普外科
理论与临床指导

主编 刘光彬 张学江 李 纲 赵晓堂
　　　刘 青 宋 艳 吕宝勇

黑龙江科学技术出版社
HEILONGJIANG SCIENCE AND TECHNOLOGY PRESS

图书在版编目(CIP)数据

普外科理论与临床指导 / 刘光彬等主编. -- 哈尔滨：黑龙江科学技术出版社, 2024.7. -- ISBN 978-7-5719-2490-4

Ⅰ. R6

中国国家版本馆CIP数据核字2024NN0455号

普外科理论与临床指导
PUWAIKE LILUN YU LINCHUANG ZHIDAO

主　　编	刘光彬　张学江　李　纲　赵晓堂　刘　青　宋　艳　吕宝勇
责任编辑	张洪娜
封面设计	宗　宁
出　　版	黑龙江科学技术出版社
	地址：哈尔滨市南岗区公安街70-2号　邮编：150007
	电话：(0451)53642106　传真：(0451)53642143
	网址：www.lkcbs.cn
发　　行	全国新华书店
印　　刷	黑龙江龙江传媒有限责任公司
开　　本	787mm×1092mm　1/16
印　　张	32
字　　数	810千字
版　　次	2024年7月第1版
印　　次	2024年7月第1次印刷
书　　号	ISBN 978-7-5719-2490-4
定　　价	198.00元

【版权所有，请勿翻印、转载】

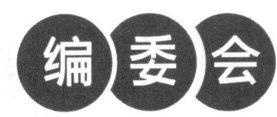

◎ 主　编

　　刘光彬　张学江　李　纲　赵晓堂

　　刘　青　宋　艳　吕宝勇

◎ 副主编

　　杨雪亮　张华伟　王风荣　李　鹏

　　帕合热迪尼·玉素甫　孙强虎　赵　伟

◎ 编　委（按姓氏笔画排序）

　　王风荣（滨州医学院附属医院）

　　吕宝勇（寿光市中医医院）

　　刘　青（青岛市黄岛区中心医院）

　　刘光彬（临朐县中医院）

　　孙强虎（江苏省沭阳医院）

　　李　纲（庆云县人民医院）

　　李　鹏（冠县桑阿镇中心卫生院）

　　杨雪亮（郓城诚信医院）

　　宋　艳（枣庄市口腔医院）

　　张华伟（聊城市传染病医院）

　　张学江（山东省滕州市中心人民医院）

　　帕合热迪尼·玉素甫（新疆医科大学第二附属医院）

　　赵　伟（河北省盐山县人民医院）

　　赵晓堂（五莲县人民医院）

　　徐　磊（临沂市妇幼保健院）

　　蒋少尧（湖南省永州市中心医院）

前言

随着医学科技的飞速发展和临床经验的不断积累，普外科作为外科学的一个重要分支，其理论与临床指导日益受到广大医务工作者的关注。普外科涉及范围广泛，包括腹部外科、乳腺外科、甲状腺外科等多个领域，其疾病种类繁多，病情复杂多变，对医务工作者的专业素养和技能要求较高。因此，编写一本全面、系统、实用的普外科理论与临床指导书，对于提高医务工作者的诊疗水平，保障患者的生命安全和身体健康具有重要意义。《普外科理论与临床指导》一书在此背景下应运而生。

本书通过深入浅出的方式，全面介绍了普外科的基本理论、手术技巧、临床诊断和治疗策略。内容上首先介绍外科学基础知识，然后重点讲解甲状腺、乳腺、胃十二指肠等具体疾病诊疗措施。在编写过程中，我们充分参考了国内外最新的研究成果和临床实践经验，力求做到内容新颖、准确、实用。本书既适合广大医务工作者作为临床工作中的参考书，也适合医学院校师生作为学习普外科知识的教材。我们希望本书的出版能够为推动普外科领域的发展，提高我国医务工作者的诊疗水平，保障人民群众的生命安全和身体健康做出积极的贡献。

在编写过程中，我们始终以提高专业人员理论与实践水平为目标，力求对普外科临床诊疗进行全面阐述，并突出实用性和先进性。在未来的医学道路上，我们将继续致力于普外科领域的研究和探索，不断更新和完善本书的内容。我们坚信，在广大医务工作者的共同努力下，普外科领域一定能够取得更加辉煌的成就。

《普外科理论与临床指导》编委会
2024 年 3 月

序　言

目 录

基础篇

第一章　普外科常用诊断检查技术 …………………………………………………（3）
　　第一节　胃液采集术 ……………………………………………………………（3）
　　第二节　十二指肠液引流术 ……………………………………………………（3）
　　第三节　肝穿刺活体组织检查术 ………………………………………………（5）
　　第四节　消化道 X 线检查 ………………………………………………………（6）
　　第五节　胃镜检查 ………………………………………………………………（9）
　　第六节　胆管镜检查 ……………………………………………………………（13）

第二章　普外科基本操作技术 ………………………………………………………（18）
　　第一节　无菌术 …………………………………………………………………（18）
　　第二节　显露 ……………………………………………………………………（21）
　　第三节　止血 ……………………………………………………………………（22）
　　第四节　打结与剪线 ……………………………………………………………（23）
　　第五节　缝合与拆线 ……………………………………………………………（26）

第三章　普外科常用微创治疗技术 …………………………………………………（29）
　　第一节　腹腔镜肠粘连松解术 …………………………………………………（29）
　　第二节　腹腔镜胆囊切除术 ……………………………………………………（31）
　　第三节　乳腺癌腔镜内乳淋巴结切除术 ………………………………………（38）

第四章　普外科患者的体液和酸碱平衡失调 ………………………………………（42）
　　第一节　概述 ……………………………………………………………………（42）
　　第二节　体液代谢的失调 ………………………………………………………（44）
　　第三节　酸碱平衡的失调 ………………………………………………………（53）

临床篇

第五章 甲状腺疾病 ·· (61)
 第一节 急性甲状腺炎 ·· (61)
 第二节 亚急性甲状腺炎 ·· (64)
 第三节 慢性淋巴细胞性甲状腺炎 ··· (67)
 第四节 单纯性甲状腺肿 ·· (71)
 第五节 结节性甲状腺肿 ·· (78)
 第六节 甲状腺腺瘤 ··· (81)
 第七节 甲状腺癌 ·· (84)

第六章 乳腺疾病 ·· (90)
 第一节 急性乳腺炎 ··· (90)
 第二节 浆细胞性乳腺炎 ·· (93)
 第三节 肉芽肿性乳腺炎 ·· (96)
 第四节 乳腺单纯性增生症 ··· (98)
 第五节 乳腺囊性增生病 ··· (100)
 第六节 乳腺导管内乳头状瘤 ·· (105)
 第七节 乳腺纤维腺瘤 ·· (108)
 第八节 乳房其他良性肿瘤 ·· (113)

第七章 胃十二指肠疾病 ··· (121)
 第一节 胃十二指肠溃疡急性穿孔 ·· (121)
 第二节 胃十二指肠溃疡大出血 ··· (125)
 第三节 胃十二指肠憩室 ··· (128)
 第四节 肥厚性幽门狭窄 ··· (132)
 第五节 急性胃黏膜病变 ··· (135)
 第六节 胃食管反流病 ·· (137)
 第七节 胆汁反流性胃炎 ··· (143)
 第八节 急性胃扩张 ··· (146)
 第九节 胃扭转 ··· (149)

第十节　胃淋巴瘤……………………………………………………………（152）
　　第十一节　胃平滑肌肉瘤………………………………………………………（155）
　　第十二节　胃平滑肌瘤…………………………………………………………（157）
　　第十三节　胃腺瘤………………………………………………………………（158）
　　第十四节　胃癌…………………………………………………………………（159）
　　第十五节　十二指肠内瘘………………………………………………………（171）
　　第十六节　十二指肠血管压迫综合征…………………………………………（177）
　　第十七节　十二指肠良性肿瘤…………………………………………………（180）

第八章　肝胆疾病………………………………………………………………………（184）
　　第一节　肝囊肿…………………………………………………………………（184）
　　第二节　肝脓肿…………………………………………………………………（186）
　　第三节　肝棘球蚴病……………………………………………………………（195）
　　第四节　肝脏外伤………………………………………………………………（200）
　　第五节　肝血管瘤………………………………………………………………（203）
　　第六节　肝细胞腺瘤……………………………………………………………（208）
　　第七节　原发性肝癌……………………………………………………………（210）
　　第八节　肝胆管结石……………………………………………………………（217）
　　第九节　胆总管结石……………………………………………………………（223）
　　第十节　胆囊结石………………………………………………………………（228）
　　第十一节　胆道先天性疾病……………………………………………………（234）
　　第十二节　胆管损伤……………………………………………………………（242）
　　第十三节　胆管良性肿瘤………………………………………………………（248）
　　第十四节　胆囊良性肿瘤………………………………………………………（251）

第九章　胰脾疾病………………………………………………………………………（254）
　　第一节　胰腺外伤………………………………………………………………（254）
　　第二节　急性胰腺炎……………………………………………………………（261）
　　第三节　慢性胰腺炎……………………………………………………………（269）
　　第四节　胰腺囊肿………………………………………………………………（272）
　　第五节　脾外伤…………………………………………………………………（275）

第十章　小肠疾病………………………………………………………………………（283）
　　第一节　肠易激综合征…………………………………………………………（283）
　　第二节　肠瘘……………………………………………………………………（290）

第三节　小肠良性肿瘤 …………………………………………………… (296)
第十一章　阑尾疾病 ……………………………………………………………… (300)
　　第一节　急性阑尾炎 ……………………………………………………… (300)
　　第二节　慢性阑尾炎 ……………………………………………………… (308)
第十二章　结直肠疾病 …………………………………………………………… (310)
　　第一节　结肠癌 …………………………………………………………… (310)
　　第二节　直肠癌 …………………………………………………………… (325)
　　第三节　结直肠息肉 ……………………………………………………… (332)
　　第四节　结直肠肛管异物 ………………………………………………… (336)
　　第五节　结直肠类癌 ……………………………………………………… (340)
　　第六节　直肠内脱垂 ……………………………………………………… (342)
第十三章　腹外疝 ………………………………………………………………… (348)
　　第一节　腹股沟疝 ………………………………………………………… (348)
　　第二节　腰疝 ……………………………………………………………… (359)
　　第三节　白线疝 …………………………………………………………… (361)
第十四章　血管疾病 ……………………………………………………………… (365)
　　第一节　颈动脉瘤 ………………………………………………………… (365)
　　第二节　腹主动脉瘤 ……………………………………………………… (369)
　　第三节　周围动脉瘤 ……………………………………………………… (376)
　　第四节　急性动脉血栓形成 ……………………………………………… (380)
　　第五节　急性动脉栓塞 …………………………………………………… (388)
　　第六节　肠系膜静脉血栓 ………………………………………………… (394)
　　第七节　下肢浅静脉曲张 ………………………………………………… (399)
　　第八节　血栓闭塞性脉管炎 ……………………………………………… (407)
第十五章　整形外科修复 ………………………………………………………… (418)
　　第一节　面横裂的整形修复 ……………………………………………… (418)
　　第二节　眉畸形及眉缺损的整形修复 …………………………………… (420)
　　第三节　唇裂和腭裂的整形修复 ………………………………………… (423)
第十六章　肝胆外科护理 ………………………………………………………… (453)
　　第一节　肝脓肿 …………………………………………………………… (453)
　　第二节　原发性肝癌 ……………………………………………………… (456)
　　第三节　急性梗阻性化脓性胆管炎 ……………………………………… (467)

  第四节 胆囊炎 …………………………………………………………………（472）
  第五节 肝胆管结石 ……………………………………………………………（474）
  第六节 胆囊结石 ………………………………………………………………（475）
  第七节 胆管癌 …………………………………………………………………（476）
第十七章 手术室护理 …………………………………………………………………（481）
  第一节 安排手术与人员 ………………………………………………………（481）
  第二节 转运和交换 ……………………………………………………………（483）
  第三节 核对手术患者 …………………………………………………………（483）
  第四节 手术中的护理配合 ……………………………………………………（484）
  第五节 普外科手术的护理 ……………………………………………………（490）
参考文献 …………………………………………………………………………………（497）

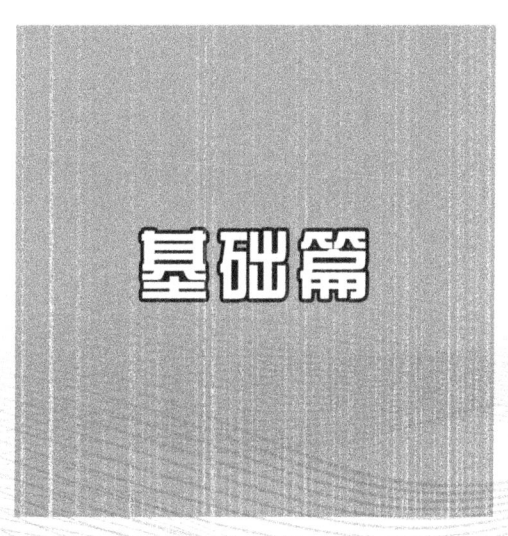

基础篇

第一章 普外科常用诊断检查技术

第一节 胃液采集术

胃液采集术是通过胃管采集胃液进行检查的一种方法,目的是了解胃分泌功能和排空状况,评价制酸药、H_2受体拮抗剂和质子泵抑制剂的治疗效果,胃内有无出血、细菌繁殖,也可进行胃灌洗和胃肠减压。

一、方法

(1)检查前48小时停用制酸药、H_2受体拮抗剂、质子泵抑制剂与糖皮质激素。检查前晚餐后不再进饮食,次晨不刷牙,取下假牙,空腹进行。

(2)患者取坐位,术者站于其右侧,将长70~75 cm的胃管,经鼻或经口送入50~55 cm(目前使用之一次性胃管长约100 cm,无标记线,用前需测距标识),自外端回抽无液体流出,则注入少量空气,用听诊器于剑突处听到有明显气过水声,或注入生理盐水20 mL后再回抽,能得到16 mL以上液体时,示导管已达胃内,外端以胶布固定于面部。

(3)外接50 mL注射器或负压吸引泵,变换不同体位,连续抽取1小时胃液总量,即基础(空腹)胃液量,测其基础胃酸排泌量。

(4)尔后肌内注射五肽胃泌素6 μg/kg,再连续收集1小时胃液,按每15分钟一次共4次分装4瓶,各测其量、pH及胃酸排泌量,再计算1小时内最大胃酸排泌量和峰胃酸排泌量。

二、注意事项

(1)腐蚀性毒物(强酸、强碱)中毒、食管静脉曲张和上消化道出血者,禁忌。
(2)有胃扩张或幽门梗阻者,宜用较粗胃管接负压吸引,以防堵塞。

(刘光彬)

第二节 十二指肠液引流术

十二指肠液引流术是用十二指肠引流管将十二指肠液及胆汁引出体外的检查方法。此术可协助诊断胆囊和胆管的炎症、结石、梗阻,判断胆系运动功能;协助肝胆寄生虫如华支睾吸虫(肝吸虫)、胆道蛔虫、蓝氏贾第鞭毛虫等病的诊断;测定十二指肠液的胰酶,了解胰腺功能;引流和经引流管注药对胆系感染亦有一定治疗作用。

一、方法

(1)术前禁饮食12小时,清晨空腹进行。

(2)用Dobell液或3%过氧化氢漱口后,将消毒的十二指肠引流管(全长105 cm,直径3~5 mm,距球端45 cm、55 cm、75 cm、85 cm处有4条标记线;目前用一次性引流管长约120 cm,无标记线,用前需测距标识)经口送入胃内50~55 cm,即达胃内,抽出全部胃内容,注入温生理盐水50 mL,使弯曲之引流管伸直。

(3)嘱患者精神放松,取右侧卧位,臀部垫高,亦可自由走动,每1~2分钟将引流管送下约1 cm,经30~60分钟可达十二指肠内;不可送入过快,以免管端部在胃内折曲打卷。

(4)当第二标记线抵达门牙后,原采取立位自由活动下管者,应改前述卧位,继续下送时应经常抽取少量胃液,根据抽出液性状判断管端位置,如呈淡黄色、较清澈、黏稠,以酚红试纸测试呈红色时,示管端已进入十二指肠内;若呈黄色,示仍在胃中。当管的第三标记(75 cm)达门牙时,即可用胶布将管固定于面部,管外端置于床面之下;液体自然流出,此为十二指肠液或称前液、D液,应尽量将前液流完,以免残存的胰酶分解、破坏以后采集的胆汁内容物。

(5)前液引流毕,将预温的33%硫酸镁50 mL自管缓慢注入,使胆道口括约肌松弛,注完后,用血管钳夹住管端5~10分钟。

(6)将管放低,松开止血钳,用注射器轻抽,即流出液体;以后因虹吸作用,液体即可自行缓慢流出,将先流出之硫酸镁残液弃去,以后注意流出之胆汁颜色和性质,将其分别收集于3个标本瓶中,最初流出来自胆总管的橙黄色或淡金黄色A胆汁,10~20 mL;继之流出来自胆囊稍黏稠的棕黄、棕褐色B胆汁,30~75 mL;最后流出来自肝内胆管的稀薄淡黄色C胆汁,持续流出不再改色,当留足标本后,即拔出引流管,将三瓶标本及时送检。

(7)当疑有胆系感染时,于引流胆汁过程中用无菌技术分别留取A、B、C胆汁各1 mL送细菌培养。

二、注意事项

(1)禁忌证同胃液采集术。

(2)引流管较难进入十二指肠时,可将管抽回至第一标记处,再如前法缓慢送入;或在X线下观察金属管头的位置,并在透视下自腹外推压金属头,使其进入十二指肠。

(3)注入硫酸镁后若无胆汁流出,可再注入50 mL,若仍无胆汁流出,提示胆管痉挛或梗阻。

(4)做治疗性十二指肠引流时,可留置2~3小时充分引流胆汁,拔管前可自引流管注入庆大霉素、阿米卡星、头孢哌酮等抗生素。

(刘光彬)

第三节 肝穿刺活体组织检查术

肝穿刺活体组织检查术,简称肝活检,是采取肝组织标本的一种简易手段。由穿刺所得组织块进行组织学检查或制成涂片做细胞学检查,以判明原因未明的肝大和某些血液系统疾病。如有出血倾向、大量腹水、肝外阻塞性黄疸,或疑为肝棘球蚴病、肝血管瘤则不宜进行此项检查。

肝组织活检的穿刺方法有多种,如一般肝穿刺术、套管针穿刺术、分叶针切取术、快速肝穿刺术等。这些方法各有优缺点,前三种较易造成肝损伤或出血;后者属抽吸式活检针,较安全,多为临床所采用。

一、方法

(1)患者取仰卧位,身体右侧靠床沿,并将右手置于枕后。

(2)穿刺点一般取右侧腋中线第8、9肋间、肝实音处穿刺。疑诊肝癌者,宜选较突出的结节处在超声定位下穿刺。

(3)常规消毒局部皮肤,用2%利多卡因由皮肤至肝被膜进行局部麻醉。

(4)备好快速穿刺套针(针长7.0 cm、针径1.2 mm或1.6 mm),套针内装有长2~3 cm钢针芯活塞,空气和水可通过,但可阻止吸进套针内之肝组织进入注射器。以橡皮管将穿刺针连接于10 mL注射器,吸入无菌生理盐水3~5 mL。

(5)先用穿刺锥在穿刺点皮肤上刺孔,由此孔将穿刺针靠肋骨上缘与胸壁呈垂直方向刺入0.5~1.0 cm。然后将注射器内生理盐水推出0.5~1.0 mL,冲出针内可能存留的皮肤与皮下组织,以防针头堵塞。

(6)将注射器抽成负压并予保持,同时嘱患者先吸气,然后于深呼气末屏住呼吸(术前应让患者练习),继而术者将穿刺针迅速刺入肝内并立即抽出。总计穿刺深度不超过6.0 cm。

(7)拔针后立即以无菌纱布按压创面5~10分钟,再以胶布固定,并以多头腹带束紧。

(8)用生理盐水从套针内冲出肝组织条于弯盘中,挑出95%乙醇或10%甲醛固定送检。

(9)近年,在超声引导下穿刺活检效率高、质量好。针有两类:①抽吸式活检针,一般选18~21 G针,在穿刺探头引导下将活检针刺入肝或肿块边缘稍停,抽提针栓造成负压后迅速将针刺入肝或肿块内2~3 cm,暂停1~2秒,尔后旋转以离断组织芯,或边旋转边进针,最后出针;②无负压切割针,目前常用弹射式组织"活检枪",一般选专用18 G活检针,进针速度极快,17 m/s,能最大限度避免被切割组织的副损伤,不仅用于肝,亦适用于肺、肾等部位活检。

二、注意事项

(1)术前应检查血小板、出血时间(BT)、凝血三项(凝血酶原时间,PT、凝血活酶时间,APTT、血浆纤维蛋白原,FG)如有异常,应肌内注射维生素K_1 10 mg,每天一次,3天后复查,如仍不正常,不应强行穿刺。

(2)穿刺前应测血压、脉搏并进行胸部X线检查,观察有无肺气肿、胸膜肥厚、验血型,以备必要时输血。术前1小时服地西泮10 mg。

(3)术后应卧床24小时,在4小时内每隔15～30分钟测脉搏、血压一次,如有脉搏增快细弱、血压下降、烦躁不安、面色苍白、出冷汗等内出血现象,应紧急处理。

(4)穿刺后如局部疼痛,应仔细查找原因,若为一般组织创伤性疼痛,可给止痛剂;若发生气胸、胸膜性休克或胆汁性腹膜炎,应及时处理。

(5)如疑为肝肿瘤,肿块位于腹部不适于活检者,可用细针穿刺吸引涂片进行细胞学检查。具体操作:①穿刺部位皮肤消毒、麻醉,用6～8号针头或小号腰椎穿刺针接于20 mL注射器上,刺入腹壁达肝包膜外,抽注射器芯造成负压并予保持。嘱患者吸气,在呼气后屏住呼吸动作,同时迅速将穿刺针刺入肝内1～2 cm,随即拔出,将吸出的少许血液或肝组织液立即涂片,固定后镜检。②局部敷以消毒纱布,用多头腹带束紧,小沙袋压迫0.5小时,严密观察脉搏、血压6小时。③有条件者可行超声引导细针穿刺细胞学检查,选20～23 G、长15～20 cm细针,引导针用18 G、长7 cm。在无菌穿刺探头引导下将导针沿探头引导槽刺入皮肤后,将穿刺针从引导针内刺入,在荧光屏上监视进入肿块内或预定刺入点,拔出针芯,接注射器抽成并保持负压状态下使针尖在病灶内小幅度前后移动3～4次,解除负压后拔针。

(刘光彬)

第四节 消化道 X 线检查

消化道包括口腔、咽、食管、胃、小肠和大肠。消化道是一个宽窄不一的肌性软组织管道,其位于胸腹腔之中,由于密度与周围组织相似而缺乏良好的自然对比,故必须借助钡餐造影检查以观察形态及功能变化等进行诊断。

一、正常 X 线表现

(一)食管

食管充盈相表现为轮廓光滑整齐,管壁柔软,在食管入口部及横膈食管裂孔部各有一生理性狭窄区。在主动脉弓,左主支气管及左心房处则形成3个生理压迹。至横膈上方处食管稍扩大,称膈壶腹。食管黏膜相可见细而光滑、互相平行、纵向走向连续之黏膜皱襞。食管双重对比造影可见整个食管轮廓清晰,管壁光滑,黏膜皱襞呈细纹状线条。

(二)胃

1.胃的 X 线解剖分区

胃入口叫贲门,出口称幽门。贲门平面以上为胃底。胃底在左膈下,立位胃内气体聚于胃底称胃泡。胃右上缘为小弯,外下缘为大弯,小弯拐角处即角切迹,简称胃角。由胃角向大弯最低连线,此线与贲门平面之间的区域为胃体,立位胃体近似胃垂直部。胃体以下为胃窦,立位胃窦近似胃水平部。临床上所谓贲门区是指以贲门为中心,半径约 2.5 cm 的区域;所谓幽门前区是指幽门近端 2～3 cm 的一段胃窦区域。

2.胃型和张力

胃的形态为弯曲囊状,因各人的体型和肌张力不同,钡餐后立位观察时可分为四型:高张型(牛角型)、中间型(鱼钩型)、低张型(无力型)、瀑布型。

胃型是人为划分的,如同人的高矮胖瘦,没有截然分界线,也非固定不变。例如,儿童期是牛角型胃,成年后可呈鱼钩型,到老年可能是无力型。在一定的生理或病理情况下,胃型也可互相转化。

3.胃黏膜皱襞或黏膜纹

胃黏膜皱襞的形状及粗细随蠕动和黏膜肌层的收缩及黏膜下层的血管充盈情况而有变化,黏膜皱襞有纵向、斜行及横行三种。胃体黏膜皱襞常表现为与胃体平行的数条纵向皱襞,靠近胃小弯侧光滑,靠大弯的皱襞渐弯曲为斜行或横行,显示大弯轮廓为锯齿状。胃窦黏膜皱襞是胃体皱襞的延续,常保持与小弯平行,与胃窦长轴一致,也可变为斜行或与长轴垂直。胃窦收缩状态时皱襞呈纵向(与长轴一致),舒张状态时多呈斜行或横行。胃底部黏膜皱襞和大弯者相似。正常胃窦黏膜皱襞宽度一般不超过 0.5 cm,胃体大弯锯齿状边缘处皱襞较粗,可宽达 1 cm。在胃双对比造影片上,上述的胃黏膜皱襞展平而显示胃微皱襞,为胃小沟和胃小区。胃小沟表现为纤细的、致密的网状影,其宽度<1 mm,胃小沟画出来的透光区即胃小区,其直径≤3 mm,可呈圆形、类圆形或不规则形等。大小近似,胃窦部易于显示。

4.胃轮廓、柔软度及移动度

正常胃充盈后轮廓光滑,仅胃底及大弯缘可呈锯齿状。胃壁柔软,挤压可变形,并有一定的移动度,胃底及幽门部移动度较小。

5.胃蠕动及动力

服钡剂后一般 1~2 分钟即出现蠕动。蠕动由胃体上部开始,由浅渐深,向幽门方向推进,胃窦呈向心性收缩将钡剂排入十二指肠。胃蠕动表现为环形收缩,相对的大弯、小弯出现凹入,向前推进,同一时间全胃可见二三个蠕动波。

动力指排出的快慢,它和蠕动的强弱、张力的高低及幽门状态等有密切关系。一般钡餐后 1~5 分钟胃开始排出,1~2 小时可排空,如果 6 小时仍有钡剂存留胃内,即为排空延迟,系器质性或功能性病变所致。

(三)十二指肠

可分为球部、降部、横部及升部,球部与降部间的弯曲称上曲,降部、横部间的弯曲称下曲。十二指肠行程弯曲如半环状(C 形),环内系胰腺头部,其远端接空肠处称十二指肠空肠曲。

X 线表现:球部充盈呈三角形或卵圆形,轮廓光滑。钡剂少时可见条纹状黏膜皱襞伸向尖端(上曲)。降部以下为环状皱襞,横纵交错表现为羽毛状。球部钡剂可短期停留,球部蠕动常表现为整体收缩将钡剂排出。降部以下表现为波浪式推进的蠕动波,钡剂通过较快不易停留,有时可出现逆蠕动。

低张十二指肠造影片上,管径明显增宽。上述之羽毛状皱襞消失,显示为环状皱襞或呈龟背状外观。十二指肠乳头多位于降部中段内缘处,呈圆形或椭圆形透光区,直径一般不超过 1.5 cm。

(四)空肠及回肠

小肠可分为六组,第一组为十二指肠;第二、三组为空肠;第四、五、六组为回肠。空、回肠逐渐移行,其间无明显分界,全长 6~7 m,迂回盘曲在腹腔内,肠腔宽 1~3 cm。空肠主要位于左上中腹部,回肠多位于右腹及盆腔。回肠末段自盆腔向上至回盲瓣连接大肠。

空肠的形态、皱襞及蠕动和十二指肠降部相似,肠腔较回肠稍宽,有深而密的环状皱襞,钡充盈时呈羽毛状,钡剂少时则表现为雪花状。空肠蠕动较强,多呈推进性蠕动,通过很快。回肠环状皱襞渐浅疏,钡充盈时多呈带状或节段状,边缘光滑,回肠黏膜皱襞较细而不明显,呈细羽毛状或平行纹理,至回肠末端常为纵向排列。蠕动较弱,钡剂停留时间较长。

正常钡餐后1小时内显示空肠,3小时钡剂大部在回肠,钡头可达回盲部,如果6小时尚未到达回盲部则为小肠动力缓慢。正常小肠钡剂全部排空时间一般不超过8小时。在透视下推压小肠,可见该段肠管随之移动,如移动度受限或固定不动,则为肠粘连征象。

(五)大肠

大肠包括盲肠、结肠和直肠。盲肠为回盲瓣入口下方的盲囊,阑尾位于内下侧。结肠分升、横、降、乙状结肠,肝曲和脾曲。肝曲一般较脾曲位置低。盲肠和结肠有结肠袋,钡剂充盈后多数呈半圆形膨出袋囊,结肠袋以升、横结肠较显著,降结肠以下就逐渐不明显。直肠没有袋形,边缘光滑,其中间最宽处称壶腹部。

结肠在肝曲及脾曲两处固定于后腹壁,直肠也是固定部分。横结肠和乙状结肠的位置及长度变化较大,其余各段则较固定。直肠居中线位置,直肠后缘与骶骨前缘之间距离不超过0.5 cm。大肠的长度和宽度随肠管的张力、充盈状况的不同而有异。

结肠黏膜皱襞表现为横、纵、斜三种,三者互相交错形成规律的条纹。升、横结肠黏膜皱襞较密,以横行皱襞为主,降结肠以下黏膜皱襞较稀,以纵向皱襞为主。黏膜皱襞的形态随结肠的运动而有改变。收缩时其黏膜皱襞为花瓣状。

结肠的蠕动,钡餐不易看到,在钡灌肠时偶尔可见结肠的强烈收缩,由升结肠某段开始迅速收缩,结肠袋随之消失呈细条状,钡剂被推向横、降或乙状结肠,称总体运动。蠕动过后肠管舒张,结肠袋又恢复。钡餐后通常6小时内钡剂到达升结肠、肝曲,12小时到降结肠,1~2天钡剂排空。

二、消化道病变的X线表现

消化道管壁有相同的解剖结构,即由黏膜、黏膜下层、肌层及浆膜构成;食管无外面的浆膜,由纤维层所覆盖。消化道不同部位病变的病理基础类似,特别是消化道肿瘤,有相同的病理类型,即溃疡型、浸润型、混合型及蕈伞型。

(一)功能性改变

功能性改变主要是指发生于消化道某段张力、动力、蠕动和分泌的异常变化。张力增高可导致管腔狭窄、变小,张力减低则使管腔扩大。动力是胃肠道输送食物的能力,动力减低表现为排空延缓,动力增强则表现为排空过速。胃肠道蠕动增强表现为蠕动波加深、加快,蠕动减弱表现为蠕动波变少而浅,运动缓慢。分泌增加造成胃肠道空腹潴留液增加造影剂涂布不良,功能性病变可单独存在,但往往是器质性病变导致。

(二)炎症病变

炎性病变的范围一般较广泛,病变处与正常段的移行处是逐渐的,黏膜可正常,亦可因水肿使黏膜增粗模糊。慢性期黏膜可显示增粗,甚至呈炎性息肉状。晚期萎缩时,黏膜皱襞可变细。管腔大小一般无改变,但在急性期有痉挛时可局限变窄;至慢性期大量纤维组织增生时,则可呈器质性狭窄,此狭窄段光滑、整齐。管壁的情况视纤维组织的多少而定,少则管壁柔软,多则管壁变硬。功能征象急性期时常有激惹征;而慢性期出现管壁僵硬。管腔狭窄时,则运动功能明显减弱,排空减缓。如炎症向外扩散,可引起粘连或炎性肿块。

(三)溃疡性病变

溃疡病变的直接征象为龛影。一般单发,也可多发。多发性溃疡一般较表浅。单发一般较深,甚至可穿透,形成穿透性溃疡。重者可形成穿孔。慢性溃疡可致黏膜皱襞集中,龛口附近有黏膜水肿是为月晕征。龛影正面为钡斑影,侧面像为轮廓腔外的乳头状影或尖顶状、锥状、刺状影等。如为多发的小溃疡,其侧位像示边缘呈锯齿状外观;而正面像(双对比)则为靶征。可伴有功能征象,如痉挛切迹等,慢性期狭窄时可致梗阻性病变。

(四)肿瘤性病变

其范围较局限,病变与正常的移行段分界截然。良性肿瘤对黏膜的改变视其大小而定,小者改变不大,大者可使黏膜展平或推开。恶性肿瘤引起黏膜皱襞破坏中断,早期则表现为局部增粗不平整。增生性病变引起充盈缺损,视缺损的轮廓光滑与否,边缘是否整齐,缺损内有无钡剂充填,管壁是否僵直等,据此以判断其良恶性。如胃管壁僵直、蠕动消失,是为革囊状胃,若侵及周围组织,可触有包块,且该部位固定。包块较大伴狭窄时,则会引起不全性或完全性梗阻。

(五)穿孔性病变

各种病变浸透消化管壁全层穿向管壁外的 X 线病理改变。穿向腹腔表现为立位时膈下游离气体;慢性穿孔向邻近管外形成局限性与管腔相通的腔外囊腔,立位服用钡剂观察到腔外囊内有气液钡三层征象;穿向邻近其他消化道或泌尿生殖道而形成内瘘管。

(六)先天性病变

如先天性食管闭锁、十二指肠的先天性梗阻、小肠重叠畸形等。

(刘光彬)

第五节 胃镜检查

消化内镜历经 100 多年的发展,目前已成为消化专科的常规诊断工具。现今普遍应用的内镜为电子内镜。电子内镜是通过安装在内镜顶端的电荷耦合器件(CCD)将光能转变为电能,再经视频处理器处理后将图像显示在电视监视器上。

一、胃镜检查的适应证及禁忌证

(一)适应证

(1)上腹不适,疑为上消化道病变,临床又不能确诊者。
(2)急性及原因不明的慢性上消化道出血。
(3)X 线检查发现胃部病变不能明确性质者。
(4)需要随诊的病变如溃疡、萎缩性胃炎、癌前病变、术后胃等。
(5)需要通过内镜进行治疗者。

(二)禁忌证

(1)严重的心、肺、脑(冠心病、肺心病、肺气肿、脑血管供血不足)等疾病或极度衰竭不能耐受检查者。
(2)精神病或严重智力障碍不能合作者。
(3)怀疑有胃肠穿孔或腐蚀性食管炎的急性期。
(4)严重脊柱成角畸形或纵隔疾病如胸主动脉瘤等。

(5)消化道大出血,休克未能纠正者。

(6)急性咽喉炎。

二、几种常见食管及胃疾病内镜下的表现及诊断

(一)反流性食管炎

反流性食管炎是由于十二指肠液、胃液反流至食管引起的食管黏膜炎症。主要表现为充血、糜烂、溃疡等,病变多以食管下段明显,如图 1-1 所示。根据食管炎严重程度不同,有很多不同的分级方法,常用的为洛杉矶分类法,分为四级。

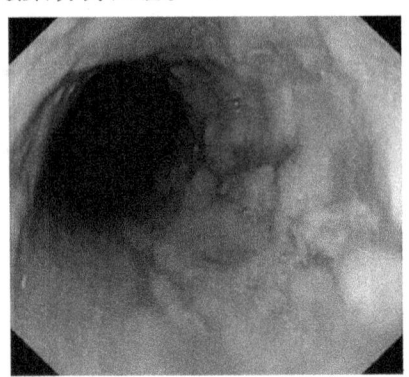

图 1-1　反流性食管炎

黏膜条状充血,中间糜烂、溃疡形成,黏膜破损间无相互融合

A 级:局限黏膜皱襞上,黏膜破损长度≤5 mm。

B 级:局限黏膜皱襞上,至少有一条黏膜破损长度>5 mm,但两条黏膜破损间无相互融合。

C 级:两条或两条以上的黏膜破损存在相互融合现象,但非全周性。

D 级:融合为全周性的黏膜破损。

(二)Barrett 食管(Barrett's esophagus,BE)

Barrett 食管是指食管下端鳞状上皮被柱状上皮替代,内镜下表现为胃食管结合处的近端出现橘红色柱状上皮,即鳞、柱状上皮交界处在齿状线的上方。按照化生的柱状上皮的长度可分为长段 BE 和短段 BE。长段 BE 指化生的柱状上皮累及食管全周且长度≥3 cm,短段 BE 指化生的柱状上皮未累及食管全周或累及全周但长度<3 cm。按照内镜下形态分类:分为全周型、舌型和岛状。

(三)食管癌

1.早期食管癌内镜下表现及分型

(1)糜烂型:最常见,占早期食管癌的半数以上,局部充血,黏膜失去正常光泽,病变周围边界清楚。糜烂区呈粗颗粒状,黏膜皱缩或伴有单发或多发性小结节。

(2)斑块型:多呈局灶性、灰白色,稍高出黏膜平面。表面粗糙或糜烂,有时并发微小癌性结节或似沙粒样小颗粒。

(3)小结节型:表现为孤立或多发性小结节,表面易碎裂出血。有时呈息肉状,周围绕以正常黏膜。此种单发或多发结节,偶可离开主灶形成卫星病灶,可能构成早期癌的多点来源。

(4)粗糙型:食管部分黏膜粗糙,进而增厚、不规则,失去正常外观。

(5)隐匿型:有少数病例,食管黏膜无明显形态改变。

2.中晚期食管癌

肿瘤似蕈状、肉芽状、菜花状、桑葚状或息肉状。颜色为淡红、暗红或灰白色不等,瘤体表面常有深浅不等的溃疡,被覆坏死组织,质脆,易出血。主要向腔内生长的癌肉瘤,可见癌蒂与管壁相连。癌至晚期或为缩窄型者则显示高度狭窄,其上方食管明显扩张,镜管难以通过(图1-2)。

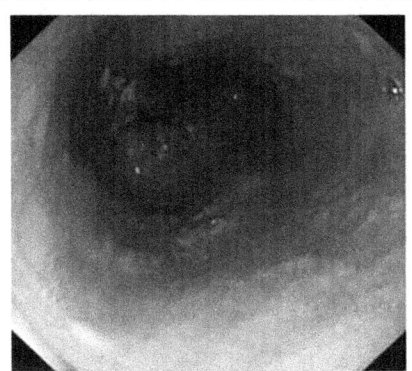

图1-2 食管癌

食管中下段前壁见一不规则隆起,表面结节样,中间溃疡形成,占据管腔约1/3,管腔狭窄

(四)慢性胃炎

1.慢性胃炎分类

慢性浅表性胃炎和慢性萎缩性胃炎。

2.慢性浅表性胃炎内镜下表现

胃黏膜充血、水肿,呈花斑状红白相间的改变,以红为主,可有局限性糜烂和出血点(图1-3)。部分表现为黏膜出现多个疣状、丘疹样隆起,直径5~10 mm,顶端可见黏膜缺损或脐样凹陷,病变多位于胃窦胃体,以大弯侧多见。

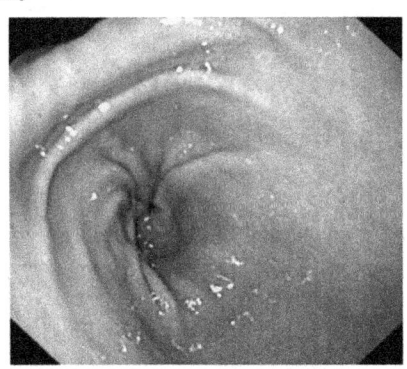

图1-3 慢性浅表性胃炎

黏膜充血水肿,呈花斑状红白相间的改变,以红为主

3.慢性萎缩性胃炎内镜下表现

胃黏膜失去正常的橘红色,可呈淡红色、灰色等,以白为主,重度萎缩呈灰白色,黏膜变薄,皱襞变细、平坦,黏膜下血管透见,如树枝状或网状。伴有异型增生性改变,黏膜可呈颗粒状、结节状(图1-4)。

(五)胃溃疡

内镜征象是溃疡呈圆形或椭圆形,边缘锐利,基底光滑,为坏死组织覆盖,呈灰白色或黄白色,有时呈褐色;周围黏膜充血水肿,略隆起;胃皱襞放射至溃疡壁龛边缘(图1-5)。胃溃疡为慢性溃疡,在不同时期内镜下表现不同,可分为活动期、愈合期、瘢痕期。

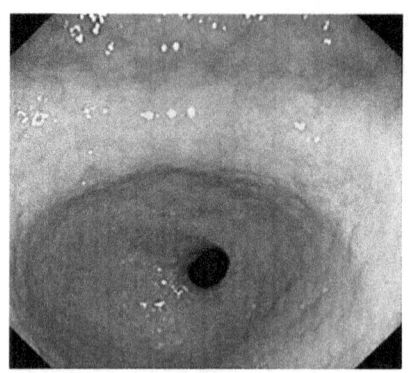

图1-4　慢性萎缩性胃炎

胃窦黏膜呈结节样,红白相间,局部以白为主,血管网透见

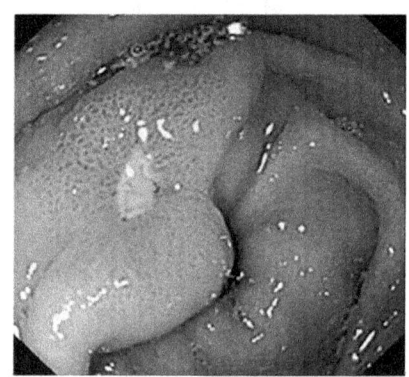

图1-5　胃溃疡

胃窦前壁见一椭圆形溃疡,表覆白苔,边缘规整,黏膜向溃疡处聚集,周围黏膜充血水肿

(六)十二指肠球部溃疡

好发于十二指肠球部前壁,内镜征象是溃疡呈圆形或椭圆形,边缘锐利,苔白色或黄白色,有时呈褐色;周围黏膜充血水肿,略隆起;可有假性憩室形成(图1-6)。

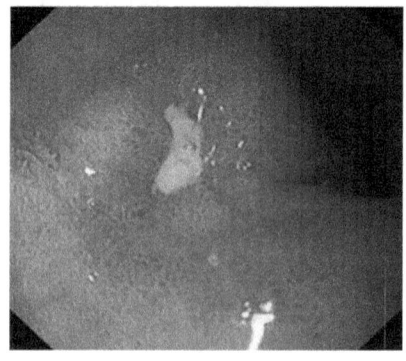

图1-6　十二指肠球部溃疡

前壁见一溃疡,表覆白苔,边缘锐利,周围黏膜稍隆起并充血水肿

(七)胃癌

1.早期胃癌

早期胃癌是指癌浸润未超过黏膜下层者,而不论有无淋巴结转移。早期胃癌内镜下可分以下各型。

(1)Ⅰ型(息肉样型):病变隆起呈小息肉状,基宽无蒂,常>2 cm,约占早期胃癌之15%。

(2)Ⅱ型(浅表型):分3个亚型,合计占75%。①Ⅱa型(隆起浅表型):病变稍高出黏膜面,高度不超过0.5 cm,面积小,表面平整。②Ⅱb型(平坦浅表型):病变与黏膜等平,但表面粗糙呈细颗粒状。③Ⅱc型(浅表凹陷型):最常见,浅注病变底面粗糙不平,可见聚合黏膜皱襞的中断或融合。

(3)Ⅲ型(溃疡型):约占早期胃癌之10%,黏膜溃烂比Ⅱc者深,但不超过黏膜下层,周围聚合,皱襞有中断,融合或变形成杵状。

2.进展型胃癌

肿瘤表现为凹凸不平、表面污秽的肿块,常见渗血及溃烂;或表现为不规则较大溃疡,其底部为秽苔所覆盖,可见渗血,溃疡边缘常呈结节状隆起,无聚合皱襞,病变处无蠕动(图1-7)。

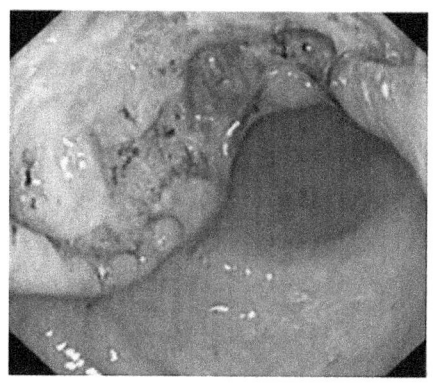

图1-7 进展期胃癌

胃体窦交界小弯侧见一巨大溃疡,表覆污秽苔,边缘结节样,不规则

(刘光彬)

第六节 胆管镜检查

一、应用胆管镜的适应证

胆管镜可以在手术中、手术后和非手术病例使用。手术中胆管镜检查有助于对胆管疾病的诊断和治疗,但不能因为要用胆管镜检查而不遵循胆总管切开探查的指征。手术后胆管镜主要用于留置有T形和(或)U形管的病例,对胆管术后残余结石的治疗有重要意义,非手术病例可以用经口胆管镜(子母镜)或经皮经肝胆管镜。

(一)术中胆管镜的适应证

(1)根据术前的临床表现、手术探查或术中胆管造影需行切开胆总管的病例。

(2)胆管结石经手术取除,但不能确定是否取净或需用胆管镜取石的病例。

(3)胆管有梗阻或狭窄,但病因不明,须取活体组织做病理检查的病例。

(4)胆管有变异或需行选择性胆管造影的病例。

(二)术后胆管镜(POC)的适应证

(1)手术中有未取尽的结石,或术后T形管造影显示胆管内有残余结石需进行治疗者。

(2)术后T形管造影显示胆管内有异常影像,如蛔虫、异物或血凝块等,需进一步诊断和治疗者。

(3)术后T形管造影显示胆管内有狭窄或梗阻,需进一步明确病因和治疗者。

(4)术后胆管出血,需明确病因和部位者。

(5)术中或术后证明括约肌有狭窄而需行切开者。

二、应用胆管镜的禁忌证

胆管镜的检查与治疗无绝对禁忌证,有明显出血倾向或出凝血时间异常者应先行治疗,纠正后再做胆管镜检查和治疗,有严重心功能不全者应慎用。对胆管以外原因所致高热,应暂缓检查。

三、胆管镜的并发症及防治

胆管镜在胆管外科的应用中发生并发症者较少。

(一)术中胆管镜的并发症及防治

术中使用胆管镜不会增加伤口的感染率。少数病例可以发生一过性胰腺炎、轻度胆管炎和黄疸,经保守治疗多可治愈。在使用时操作轻柔,尽可能不通过括约肌,以减少或防止上述并发症的发生。

(二)术后胆管镜的并发症及防治

1.T形管瘘管穿孔

多数是由于没有见到瘘孔便盲目进镜,操作不够轻柔所致。检查时间过早,窦道壁过薄,也是引起穿孔的原因。因此,强调术后6周后方能行胆管镜取石,以保证窦道壁较牢固。一旦发生穿孔,应立即停止取石,并设法放好T形管,术后给予抗感染治疗,一般多能治愈。治愈后再行取石。

2.膈下或肝下积液

可能是T形管瘘管小穿孔的后果,术后行抗感染治疗,必要时行引流术。

3.胆管出血

多为结石压迫胆管形成溃疡出血,一般出血量小,可以自行停止。术前已有凝血机制异常者,应先行治疗,以防止出血。

4.术后发热

术后发热是胆管炎的表现,有胆管炎者术前要先治疗,术中操作轻柔,尽可能先取出造成胆管梗阻的结石,术后开放T形管引流,一般都可迅速缓解。

5.取石网断裂在胆管内

取石网断裂在胆管内是少见的并发症,若术前仔细检查,术中使用适当,多可防止,一旦发生可用取石钳或从取石网拉出。

6.导管脱出

导管脱出是较常见的并发症,导管脱出后瘘管常在短时间内自行愈合,一旦发生应立即重新置管,可以先放入一细导管,以后再逐步扩张。放入困难者可先用胆管镜观察瘘孔情况,若已闭合则不宜用暴力插管,以免损伤周围脏器。超过24小时,T形管瘘管多已闭合,不要勉强插管。

7.十二指肠穿孔

十二指肠常是T形管瘘管壁的一部分,放T形管时用力过猛或重新置入的导管比原T形管粗糙是造成穿孔的原因。若拟扩张瘘管应先用前列腺导管,其前端较细,较易进入。一旦穿孔,可用胆管镜观察穿孔情况,找到原瘘管后放一导丝,再将导管套在导丝上插入。如果实在不能放入可以停止放管,加强局部引流和全身治疗,十二指肠小穿孔一般可以自行愈合。

8.其他

(1)腹泻,多因纤维胆管镜检查时灌注0.9%氯化钠注射液过多所致(超过3 000 mL)。

(2)还可能引起急性胰腺炎和迷走神经反射性休克,均少见。

四、胆管镜检查的术前准备、操作方法

(一)术前准备

1.患者的准备

在手术中放一合适的T形管,使形成粗、直、短的瘘管。术后6周T形管的周围形成坚固的瘘管,便可开始胆管镜检查与治疗。若胆管发生梗阻,有黄疸和发热的患者可在术后第3周进行胆管镜检查。T形管周围有感染或脓腔者应先行治疗或引流,好转后再行胆管镜检查。有心肺合并症者应先行治疗,基本控制病情后再做检查。T形管瘘管过细或扭曲者应先行换管扩张,能通过18F号才可开始胆管镜检查。术中行胆管镜检查的患者无须特殊准备。

2.胆管镜的准备

使用之前应先检查胆管镜和附件,以防断裂后损伤胆管和断裂物残留在胆管内。胆管镜和附件都要消毒,无论是硬性胆管镜还是纤维胆管镜都不要用蒸煮的方法消毒。常用的消毒方法有两种,一种是用0.1%新洁尔灭溶液浸泡;另一种是用甲醛(福尔马林)溶液汽熏。

(二)操作技术

1.术中胆管镜

在手术中可用硬性胆管镜和纤维胆管镜。但由于纤维胆管镜在胆管内的部分短,不易控制方向,加上胆管切口不严密,灌入的液体容易漏出,常因此而观察不满意。一般认为术中使用硬性胆管镜更为方便。

操作时,术者站在患者的左侧。胆总管的切口以0.6～1.0 cm为宜,可放入硬性胆管镜而不致漏水。若为常规的切口,在切口两侧各缝一保留牵引线,二线相互交叉牵引可关闭胆管切口以防漏水。胆管镜放入胆管后先放水冲洗胆管内的血凝块、碎石屑以及炎性絮状物、使视野清晰明亮。胆管镜先放入头侧的肝胆管,首先看到的是左右肝胆管开口和两者相汇合的第一隆凸;有时可见到3或4个开口,与左肝胆管相汇合的是右肝胆管或右叶后支胆管。再深入可达二级肝胆管。如肝胆管扩张,胆管镜可深入到三级或更小的胆管。正常的胆管壁呈粉红色,表面平滑,可见到微细的血管。有炎症时可见到充血、糜烂、溃疡和出血,胆结石的颜色与其成分有关,胆固醇结石呈白色或黄白色,胆色素钙混合结石呈黑色、褐色或黄褐色。硬性胆管镜在取石时需装上附

加管道,通过此管道引入取石网,若结石过多,过大,取出困难时不一定要在术中全部取净,可在术后继续取石。胆管肿瘤可表现为胆管突然中断,断面不平整;也可能有乳头状肿物突出管腔,表面不平整,质地硬脆,触之易出血;硬化性胆管癌则仅有管腔狭窄,管壁僵硬,表面粗糙不平。胆管良性肿瘤较少见,多为息肉样,有时难与炎性息肉区别。遇到肿瘤应当取活体组织做病理检查。胆管内的活蛔虫为白色,可见其活动,可用取石钳夹住拉出;死蛔虫为暗绿色,易于碎裂,可用取石网拉出。在检查和治疗肝内胆管的病变后,将胆管镜转向胆总管末端,除按上述方法检查和治疗所存在的病变外,还应仔细观察括约肌的舒张与收缩功能。正常的壶腹部开口为星形、鱼口状或三角形,胆管充液后可见其舒张及收缩活动,若括约肌松弛,胆管镜可进入十二指肠,看到十二指肠黏膜。如果括约肌长期无舒缩活动,对压力改变无反应或用导管触之有硬韧感,可能有括约肌狭窄。胆管若有明显扩张,应参考胆管造影判断是先天异常还是继发改变。胆囊管的开口或其内残留小结石的发现以纤维胆管镜观察较为方便。

无论胆管镜检查有无异常发现,均应放一>18F 的 T 形管,以便术后再进一步检查和治疗。T 形管应放在胆总管十二指肠上段的中部,其垂直臂应与胆总管垂直,自 Murphy 点下方引出体外。放的位置过高或过低均不利于术后胆管镜检查。

2.术后胆管镜

在做胆管镜检查之前先做 T 形管胆管造影,观察胆管残余结石的部位、大小和数目。检查前应先拔除 T 形管,常规消毒皮肤,铺手术单,术者穿手术衣,戴无菌橡皮手套。术者站在患者的右侧,接通光源与水源后再次检查胆管镜和附件。术者左手持胆管镜的硬性部分,左手拇指调节控制柄,右手轻柔地将胆管镜的前端插入 T 形管瘘管开口,开大水流(500 mL 0.9%氯化钠注射液中加入庆大霉素 8 万 U),冲净瘘管内的血性分泌物,清晰看到瘘孔时,将镜的可弯部分逐渐推入胆管。不可盲目或粗暴进镜,以防穿破 T 形管瘘管。进入胆管后观察的内容和顺序与术中胆管镜相同。当胆管镜前端顶住胆管壁时会出现一片红色,此时应适当地后退镜子,放水冲洗,看到胆管腔后再前进镜。为了寻找胆管分支的开口,应多向侧壁观察,以便发现堵塞胆管开口的结石,看到结石后,先固定胆管镜的位置,关闭水源,自器械孔插入取石网导管,当取石网导管超过结石后则可张网套石,取石网在结石的部位反复开关,若胆管较直,可见到结石进入网内,胆管弯曲时则只凭感觉判断是否套住结石,取石网不能完全拉回是套住结石的表现,此时将胆管镜和取石网一并拉出,取石的顺序可先取肝内的结石,结束前清理胆总管内的结石。若有结石嵌顿在胆总管的末端,则应先取嵌顿的结石,以利引流。每次取石结束后应放一短臂 T 形管在胆总管内,注意告诫患者保护好胆管引流管,切勿使引流管脱落;万一脱出,尽快重新放置。术后常规开放引流管 24~48 小时,如有发热,可适当延长开放时间,直到体温正常为止。第 2 次取石间隔时间 7~10 天,炎症明显或瘘管损伤较重者宜 2 周后再进行。

五、胆管镜在外科疾病诊断中的作用

(一)正常胆管内镜表现

正常胆管黏膜直视下呈白色、淡黄色或红黄色,胆总管下段黏膜变成淡红色,黏膜光滑;血管网稀疏;胆管内胆汁清亮透明,内无沉渣或絮状物。胆管分支粗细匀称,肝总管分叉的标志为交界处大隆凸,左肝管由于角度较大,有时能见度受限;分支开口大多为圆形或椭圆形。胆总管末端向前后呈漏斗状,底部为括约肌开口,呈舒缩运动,开口缘呈星状、鱼口或三角形。

(二)常见胆管疾病的内镜诊断

1. 胆管炎

黏膜充血水肿,血管网增多,肉芽组织形成,结石处黏膜有溃疡,管腔中常有脓性纤维蛋白渗出物黏附于管壁或小胆管开口,即可见"飘带"浮动。检查中反复胆管镜镜身磨擦,可引起局部充血水肿加重,易致渗血。

2. 胆石

胆管镜能真实看到胆石的颜色、形状、大小及与胆管相对关系。原发性胆管结石为黑色或棕红色,常为多枚结石依次排列或嵌顿于胆总管或肝管中,有时结石集中在一支开口极度狭窄甚至状如针尖的胆管中,经验不足时易漏诊。但若仔细观察,狭窄开口处可见一黑点或狭窄开口附近常有脓性絮状物,呈"飘带"状,此时沿絮状物追根寻源,定能找到狭窄的胆管开口。试探插入取石网,可见胆砂或脓性胆汁流出。反复扩张狭窄开口,更能清楚地看到结石,有人认为"在肝胆管内有絮状物必有结石",继发性胆管结石常为乳黄色,多位于胆总管下端,有时嵌顿于肝胰壶腹,胆管下端括约肌收缩时结石可被遮盖,易漏诊。对于不能远视十二指肠肠腔或胆管镜不能进入十二指肠时可采用取石网试探,以了解胆管下端通畅情况,以防漏诊。

3. 蛔虫或异物

蛔虫残尸呈黑色或暗绿色扁平条索状,有时表面散布黄色或棕色小颗粒,易断裂,常漂浮于胆管中。新鲜蛔虫残体呈乳白色圆筒状,头尾变细;活蛔虫为白色圆筒状,镜下可见摆动;异物中最常见的是细丝头,有时可见肠液反流的食物残渣。

4. 肿瘤

胆管肿瘤少数表现为隆起突出于管腔中,质硬,表面有溃烂,或局部管壁僵硬。一般隆起突出不明显,表面为胆管突然中断,局部管壁僵硬,黏膜表面粗糙或糜烂,触之易出血。胆管肿瘤大多表现为局部管壁狭窄。

5. 肝胰壶腹部狭窄

正常时肝胰壶腹部是柔软的,可退让,在灌洗液的压力下可张开。括约肌开口在正常时可见有典型动态的收缩与开放。狭窄的括约肌表现为一个易扩张的柔软的胆总管末端的环状开口或针孔大小开口。但这种表现不能作为诊断依据,因括约肌痉挛也常表现如此。肯定性诊断依据必须依据放射学发现或经胆管测压结果及组织学检查判定。

(刘光彬)

第二章 普外科基本操作技术

第一节 无菌术

一、手术人员、参观人员着装要求

(1) 根据身高、体型选择合适型号的刷手服。
(2) 在更衣室更换刷手服,将上衣下摆放入裤子内。穿手术室专用拖鞋。
(3) 戴好帽子、口罩。帽子尽量遮盖头发,特别是鬓角及发髻,以减少暴露。戴布口罩时,口罩上缘不低于鼻梁处,充分遮盖口鼻部。戴一次性口罩时,应在鼻梁处夹紧金属条,防止口罩滑落。

二、刷手的方法及要求

(1) 剪短指甲,使指甲平整光滑,将袖口挽至上臂上 1/3 以上。
(2) 用消毒液、流动水将双手和前臂清洗一遍。
(3) 取无菌毛刷淋上消毒液,自指尖至上臂 1/3,彻底无遗漏刷洗手指、指间、手掌和手背。双手交替用时 2 分钟,刷手臂时手保持高于手臂,用时 1 分钟,指甲及皮肤皱褶处应反复刷洗。
(4) 流动水冲洗手和手臂,从指尖到肘部,向一个方向移动冲洗,注意防止肘部水反流到手部。
(5) 流动水冲洗手刷,再用此刷按步骤(3)刷洗手及手臂 2 分钟,不再冲洗,将手刷弃入洗手池内。
(6) 手及前臂呈上举姿势,保持在胸腰段回手术间,将手、手臂用无菌擦手巾擦干。
(7) 刷手期间若被污染,应重新刷手。

三、穿无菌手术衣的注意事项

(1) 穿无菌手术衣时,需有足够的空间,以免手术衣抖开过程中被污染。
(2) 擦手完毕,双手提起衣领两端,轻轻向前上方抖开,并检查手术衣有无破洞。
(3) 未戴手套的手不可拉衣袖或触及其他部位。
(4) 穿好无菌手术衣、戴好无菌手套后,手臂应保持在胸前,高不过肩、低不过腰,双手不可交叉放于腋下。

四、戴无菌手套的方法及注意事项

(一)无触及戴手套法

(1)刷手护士穿无菌手术衣,手留在袖口内侧不伸出。
(2)隔衣袖取出一只手套,与同侧手掌心相对,手指朝向身体,手套开口置于袖口上。
(3)打开手套反折部,束住袖口,翻起反折,盖住袖口后,向后拽动衣袖,手指插入手套内。
(4)同法戴好另一只手套后,双手调整舒适。

(二)协助术者戴手套法

(1)刷手护士取一只手套,双手从手套反折处撑开手套,将手套的拇指侧朝向医师,注意避免触及医师的手。
(2)医师将手插入。
(3)同法戴另一只手套。

(三)注意事项

(1)未戴手套的手不可触及手套外面。
(2)已戴手套的手不可触及未戴手套的手。
(3)手套的上口要严密地套盖住手术衣袖。
(4)同时检查手套是否有破洞。
(5)如发现有水渗入手套内面,必须立即更换,以防止在手术过程中细菌进入切口而引起感染。
(6)协助术者戴手套时,刷手护士应戴好手套,并避免触及术者皮肤。

五、手术区皮肤消毒的原则

(1)消毒前检查皮肤清洁情况,如油垢较多或粘有胶布痕迹时,应用汽油擦净;备皮不净者,应重新备皮。
(2)消毒范围原则上以最终切口为中心向外 20 cm。
(3)医师应遵循刷手方法,刷手后方可实施消毒。
(4)消毒顺序以手术切口为中心,由内向外、从上到下。已接触边缘的消毒垫,不得返回中央涂擦,若为感染伤口或肛门区消毒,则应由外向内。
(5)医师按顺序消毒一遍后,应更换消毒钳及消毒垫后再消毒第二遍。
(6)使用后的消毒钳应放于指定位置,不可放回无菌台面上。
(7)若用碘酊消毒,待碘酊干后,应用75%乙醇彻底脱碘两遍,避免遗漏,以防化学烧伤皮肤。

六、无菌巾、无菌单铺置要求

(1)铺无菌巾由穿无菌衣、戴无菌手套完毕的刷手护士和已刷手的手术医师共同完成。
(2)刷手护士将无菌巾传递给手术医师,注意在传递过程中,手术医师避免触及刷手护士的手套。
(3)在距离切口四周 2～3 cm 铺置无菌巾,无菌巾一旦放下,不要再移动,必须移动时,只能由内向外。

(4)严格遵循铺巾顺序,方法视手术切口而定。原则上第一层无菌巾铺置的顺序是先遮住污染区域,然后顺序铺出手术野。例如,腹部切口铺巾顺序为先铺下方,然后对侧,再铺上方,最后近侧。

(5)铺第一层治疗巾后可用巾钳固定或用皮肤保护膜覆盖。其他层次固定均用组织钳。

(6)无菌大单在展开时,刷手护士要手持单角向内翻转遮住手背,以免双手被污染。

(7)无菌大单应悬垂至手术床沿30 cm以下,无菌台面布单不少于4层。

(8)打开无菌中单时,应注意无菌单不要触及无菌衣腰以下的部位。

七、手术的无菌原则

(1)手术过程中传递器械时要在医师胸前传递,隔人传递时在主刀手臂下传递。

(2)掉落到手术台平面以下的器械、物品即视为污染。

(3)同侧手术人员调换位置时,先退后一步转身,背靠背或面对面换至另一位置。

(4)手术中如手套破损或触及有菌区,应更换手套。衣袖触及有菌区则套无菌袖套或更换手术衣。

(5)无菌区被浸湿,应加盖4层以上无菌单。

(6)切开污染脏器前,用纱垫保护周围组织,以防污染。

(7)皮肤切开及缝合前、后,要用消毒液涂擦切口皮肤一次。

(8)接触有腔器官的器械与物品均视为污染。

(9)污染与非污染的器械、敷料应分别放置。

(10)无菌台上物品一旦被污染或怀疑被污染应立即更换。

八、手术伤口的分类

按手术部位有无细菌的污染或感染,可将手术分为以下三大类。

(一)无菌手术

无菌手术是指经过消毒处理,手术部位内没有细菌的手术。但实际上,多数所谓无菌手术,并非绝对无菌,只是细菌很少或接近无菌。这类手术局部感染发生率低,一般可达到一期愈合。

(二)污染手术

污染手术是指经过消毒处理,手术部位内仍有细菌,但未发展成感染的手术。例如,开放性损伤的清创术、择期性胃切除术、单纯性阑尾切除术等。根据手术局部原有的细菌数量不同,又可分为轻度污染和重度污染两种,后者术后感染率高于前者。

(三)感染手术

手术部位已发生感染(如痈、脓肿),伤口一般需要引流的手术。大多为二期愈合。

九、手术室一般规则

(1)严格执行无菌技术原则,除参加手术的医护人员及与手术相关的工作人员和学生,其他人员未经许可不得进入手术室。

(2)进入手术室的人员必须换上手术室的专用衣、帽、拖鞋、口罩等。

(3)手术时工作人员暂离手术室外出时,如到病房看患者、接送患者、送病理标本或取血时,必须更换外出的衣和鞋。

(4)手术室内须保持肃静,严禁吸烟。

(5)参加手术的人员必须先进行无菌手术,后进行感染手术。

(6)手术间内要保持肃静,谈话仅限于与手术有关的内容,严禁闲聊谈笑。

(7)手术间内外走廊的门要保持关闭状态,以保证手术间层流的正常运作。

十、参观手术规则

(1)院外人员须经医院有关部门批准后方能按照指定日期、时间、人数及指定的手术进行参观。

(2)每个手术间参观人数一般限于2~3人,且只限在指定的手术间内,不得随意进入其他手术间。特殊感染、夜间急症手术谢绝参观。

(3)参观者要注意减少走动,注意不能触及或跨越无菌区,参观者要与术者保持15 cm以上的距离。

十一、洁净手术间的等级标准

洁净手术间的等级标准见表2-1。

表2-1 洁净手术间的等级标准

等级	手术室名称	手术区空气洁净度级别
Ⅰ	特别洁净手术室	100级
Ⅱ	标准洁净手术室	1 000级
Ⅲ	一般洁净手术室	10 000级
Ⅳ	准洁净手术室	300 000级

十二、各等级洁净手术间/室适用手术

(1)Ⅰ级特别洁净手术室:适用于关节置换、器官移植及脑外科、心脏外科和眼科等手术中的无菌手术。

(2)Ⅱ级标准洁净手术室:适用于胸外科、整形外科、泌尿科、肝胆胰外科、骨外科和普通外科中的一类切口无菌手术。

(3)Ⅲ级一般洁净手术室:适用于普通外科、妇产科等手术。

(4)Ⅳ级准洁净手术室:适用于肛肠外科及污染类手术。

十三、洁净手术室的温度及湿度

室内应有冷暖空调,温度保持在20~25 ℃,相对湿度为50%~60%。

(帕合热迪尼·玉素甫)

第二节 显 露

手术野充分显露是保证手术顺利进行的先决条件。特别是深部手术,良好的显露不仅使手术野解剖清楚,而且便于手术操作,增加手术安全性。手术野显露程度虽与患者的体位、照明、麻醉时肌肉松弛情况等诸多因素有关,但选择适当的切口和做好组织分离是显露手术野的基本要求。

一、切口

正确选择手术切口是显露手术野的重要步骤,理想的手术切口应符合下列要求。

(1)能充分显露手术野,便于手术操作。原则上切口应尽量接近病变部位,同时能适应实际需要,便于延长和扩大。

(2)操作简单,组织损伤小。

(3)有利于切口愈合、瘢痕缩小及功能恢复。

在实际工作中,切口的设计还应注意下列问题:①切口最好与皮肤皱纹平行,尤以面部和颈部手术更为重要,此切口不仅缝合时张力低,而且愈合后瘢痕小。②较深部位切口应与局部血管、神经走行近于平行,可避免对其损伤。③要避开负重部位,如肩部和足部手术的切口设计应避开负重部位,以免劳动时引起疼痛。

组织切开要用手术刀,执刀方法主要有持弓式、指压式、执笔式和反挑式四种。

根据不同切口需要选用不同执刀方法。在切开时,手术刀需与皮肤垂直,用力适当,力求一次切开一层组织,避免偏斜或拉锯式多次切开,造成边缘不整齐而影响愈合。深部筋膜、腱鞘的切开,应先剪一小口,再用止血钳分离张开后剪开,以防损伤深部血管和神经。切开腹膜或胸膜时要防止内脏损伤。切开肌肉多采用顺肌纤维方向钝性分开。

二、分离

分离是显露深部组织、游离病变等的重要操作。分离的范围视手术的需要,按照正常组织间隙进行,这样不仅容易分离,且损伤轻、出血少。常用方法有两种。

(一)锐性分离

锐性分离是指用锐利的刀或剪进行的分离。常用于较致密的组织,如腱鞘、瘢痕组织、恶性肿瘤手术中分离。一般用刀刃在直视下沿组织间隙做垂直的、短距离的切开或用闭合的剪刀伸入组织间隙内。但不要过深,然后张开分离,仔细观察无重要组织后再剪开。此法组织损伤小,但要求在直视下进行,动作应精细准确。

(二)钝性分离

钝性分离是指用刀柄、止血钳、剥离纱球或手指等插入组织间隙内,用适当的力量推开周围组织的分离。常用于正常肌肉、筋膜、腹膜后、脏器间及良性肿瘤包膜外疏松组织的分离。该法分离速度快,可在非直视下进行,但力量要适当,避免粗暴动作造成不必要的组织撕裂或重要组织的损伤。在实际操作中,上述两种方法常配合使用。

(帕合热迪尼·玉素甫)

第三节 止 血

组织切开分离或病变切除等操作过程中均会导致出血,彻底止血不仅能减少失血量、保证患者安全,而且能使手术野显露清楚,便于手术操作。有时因止血不彻底造成组织血肿、继发感染等并发症。常用的止血方法有以下几种。

一、局部压迫止血法

局部压迫止血法是常用的止血初步措施。当毛细血管渗血或小血管出血,暂时用手指或纱布压迫出血处,如凝血功能正常,出血多可自止。对较大血管出血,暂时压迫出血处,待清除手术野积血,看清出血点后再予以处理。有时较大血管破裂出血或毛细血管弥漫渗血,患者全身情况危急,而用其他止血方法困难或无效时,也可用纱布局部填塞压迫止血,但纱布不能长期留在体内,一般3~5天取出,取出时间过早可再次出血,过晚容易继发感染。

二、结扎止血法

结扎止血法是最常用、最可靠的止血方法。在组织切开或分离时,如血管已断裂出血,可用血管钳的尖端快速准确地夹住出血部位的血管,或用纱布暂时压迫,待看清出血点后再予以钳夹。如已看到血管或预知有血管时可先用血管钳夹住血管两端,在其中间切断,然后用丝线结扎出血血管。切忌盲目乱夹造成组织损伤或大出血。常用的结扎方法有两种。

(一)单纯结扎

用缝线绕过血管钳下面血管或组织而结扎,适用于微小血管出血。

(二)缝合结扎

用缝线通过缝针穿过血管端和组织,绕过一侧,再绕过另一侧打结。也可绕过一侧后再穿过血管和组织,于另一侧打结。适用于较大血管重要部位的止血。对较大血管的出血,上述两种方法常合并使用,先在血管的断端做一单纯结扎,再在其远端做一贯穿缝合结扎,更为安全可靠。

三、电凝止血法

电凝止血法是用电灼器通过电流使组织发生凝固的原理达到止血目的。电灼器可以直接电灼出血点,也可先用血管钳夹住出血点,再用电灼器接触血管钳止血。此法止血迅速,常用于面积较广的表浅部位的止血。应用电凝止血时须注意:①用乙醚麻醉的手术使用该法时,应先关闭麻醉机,以免发生爆炸。②患者皮肤不宜与金属物品接触,以防电伤。③凝血组织可脱落发生再次出血,所以不用于较大血管出血和深部组织出血。

四、其他止血法

用一般方法难以止住的创面或骨髓腔等部位的渗血,可采用局部止血物品,如吸收性明胶海绵、淀粉海绵、止血纱布、骨蜡等。这些药物可以被吸收或被包裹,用于体腔内止血,不必取出。

(帕合热迪尼·玉素甫)

第四节　打结与剪线

一、打结

打结是手术操作中最常用和最基本的技术之一。止血、缝合都需要结扎,结扎是否牢靠,与打结技术是否正确有密切关系。不正确的打结易发生结扎松动、滑脱、继发性出血。因此,外科医师必须熟练地掌握打结技术,做到既简单又迅速可靠。

(一)常用的打结方法

常用的打结方法见图2-1。

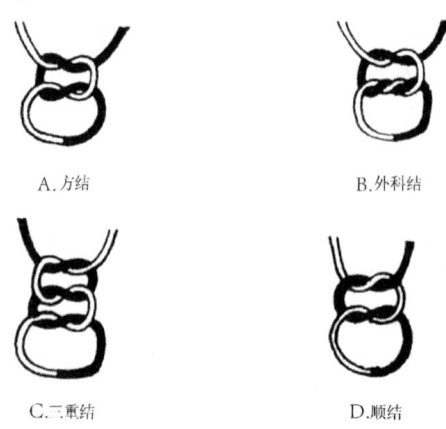

图2-1　常用手术结扣

1.方结

由两个方向相反的单结组成。该结方法简单,速度快、打成后不易松动或滑脱,是手术中最常用的结。

2.外科结

将第一结扣线重绕两次,然后打第二结扣。该结摩擦面比较大,不易松开,但比较费时,一般不采用。

3.三重结

打成方结后,再打一个与第一结扣方向相同的结,加强其牢固性。常用于较大血管或组织的结扎。在使用肠线、尼龙线打结时,因易出现松动、滑脱,也常使用三重结。

4.顺结

由两个方向完全相同的结扣组成。该结扣容易松开滑脱,除浅表部位的结扎止血外,一般不宜使用。

(二)打结技术

1.单手打结法

一般由左手持缝线,右手打结。单手打结速度快、简便,但如两手用力不当,易成滑结(图2-2)。

2.双手打结法

用双手分别打一结扣,为最可靠的打结法。但所需线较长,速度较慢。常用于深层部位的结扎(图2-3)。

3.持钳打结法

用左手持线,右手持钳进行打结。常用于缝线过短或狭小手术野的中小血管的结扎(图2-4)。

(三)注意事项

打结方法很多,不论采用何种方法,都应注意下列事项。

(1)拉线的方向应顺结扎方向,否则易在结扎处折断或结扎不牢。

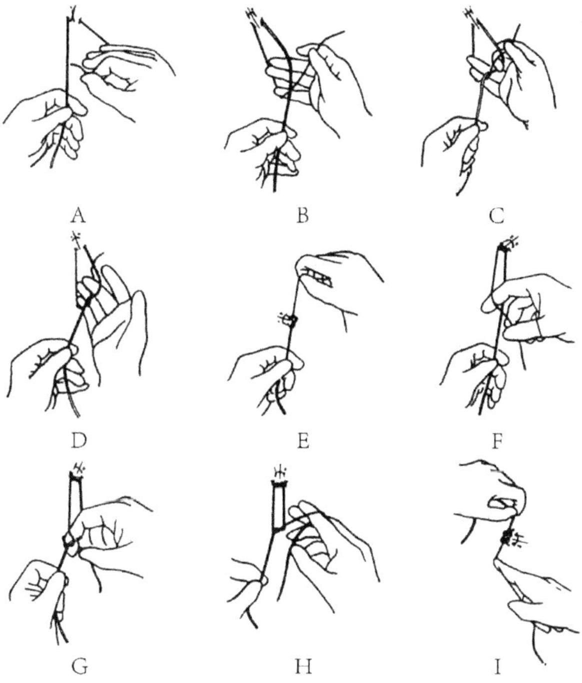

图 2-2 单手打结法

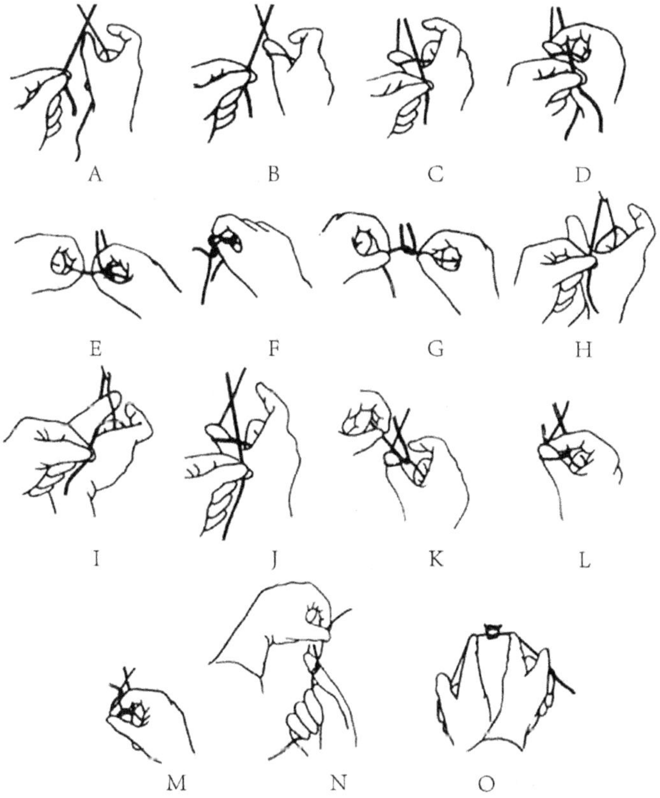

图 2-3 双手打结法

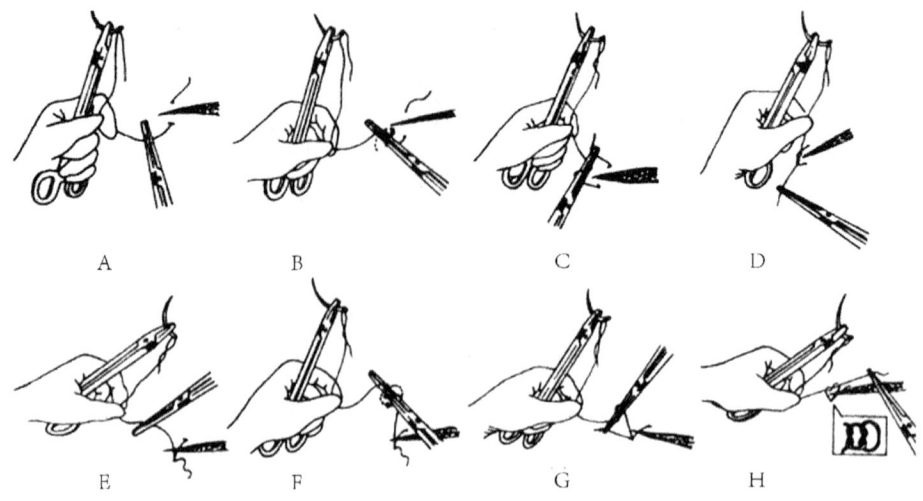

图 2-4 持钳打结法

(2) 双手用力必须相等,否则易成滑结。

(3) 在打第二结扣之前,注意第一结扣不要松开,必要时可用一把血管钳压住第一结扣,待第二结扣收紧时,再移去血管钳。

二、剪线

为了防止结扣松开,在剪线时需留一段线头。留线的长短决定于缝线的类型、粗细和结扣的多少。通常丝线留 1~2 mm,肠线和尼龙线留 3~4 mm。粗线可留长些,细线短些;深部结扎可留长些,浅部短些;结扎次数少者要留长些,结扎次数多者可短些。剪线方法是在直视下将剪刀尖端稍张开,沿拉线向下滑至结扣处,向上倾斜 25°~45°,然后剪断缝线,倾斜度的大小决定于留线头的长短。

(吕宝勇)

第五节 缝合与拆线

组织切开、断裂或恢复空腔脏器的连续性,除特殊情况外,一般均需缝合后才能达一期愈合。在正常愈合能力下,愈合是否完善,常取决于缝合方法和操作技术是否正确。目前常用的缝合法基本上可以分为两大类,即手工缝合法和器械缝合法。

一、手工缝合法

该法应用灵活,不需要特殊设备和材料,可根据不同性质的切口选用不同的缝线和缝合方法,手工缝合是手术中最常用的缝合法。

手工缝合常用的缝线有铬制肠线、丝线、尼龙线和金属线四种。各种缝线各有其优缺点,可根据手术的需要,选用合适的缝线。一般来说,无菌切口或污染很轻的切口多选用丝线。丝线不能被组织吸收,如发生感染,因异物作用,容易形成经久不愈的窦道,直至取出线头或线头脱出才能愈合;胆管、泌尿道的黏膜缝合及感染或污染严重的创口缝合,选用肠线。肠线在缝合后10～20天被组织吸收,不产生异物作用;整形手术的缝合和小血管吻合常采用尼龙线,组织反应小,抗张力强;神经、肌腱应用无创线及肌腱缝线;腹壁张力大的缝合常用金属线。

手工缝合方法基本上可分为单纯缝合、内翻缝合和外翻缝合三类,每类中又可分为间断式和连续式两种(图 2-5)。

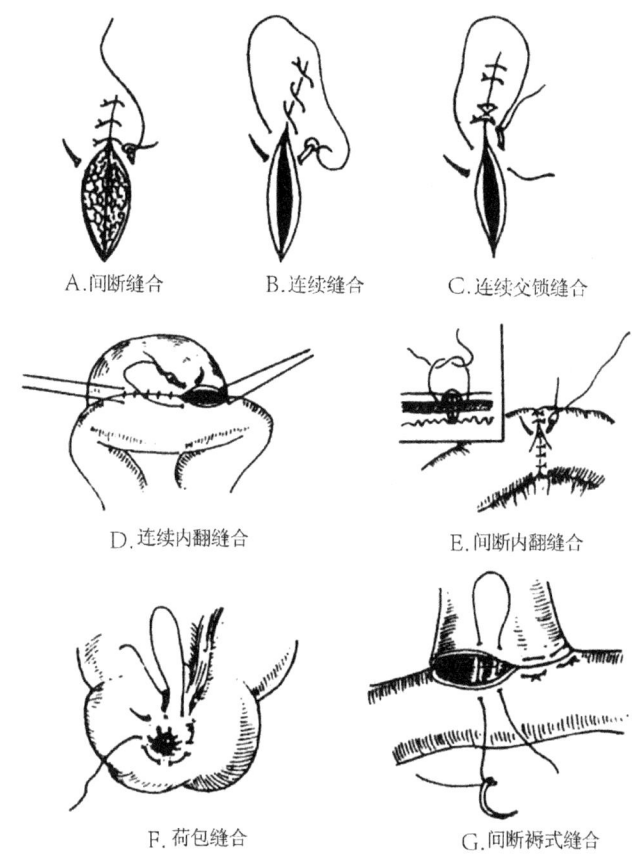

图 2-5 各种缝合法

(一)单纯缝合法

操作简单,将切开的组织边缘对正缝合即可。间断式或双间断式缝合("8"字缝合)多用于缝合皮肤、皮下组织、筋膜和肌腱等组织;连续式缝合常用于腹膜、胃肠道吻合的内层缝合;另一种连续式缝合亦称连续交锁式缝合或称毯边式缝合,多用于胃肠道吻合的后壁内层缝合,有较好的止血作用。为使对合整齐,缝合时应使切口两边缘的针距和进针深度尽量相等。

(二)内翻缝合法

将缝合组织的边缘向内翻入缝合,使其外面光滑而有良好的对合。多用于胃肠道的吻合,可减少感染和促进愈合。胃肠道吻合的内层缝合可用肠线做连续内翻缝合,也可用丝线做间断内翻缝合;外层缝合多用丝线做褥式内翻缝合。小范围的内翻,如阑尾根部残端的包埋可用荷包缝合法。

(三)外翻缝合法

将缝合的组织边缘向外翻出缝合,使其内面光滑。多用于血管的吻合和腹膜的缝合,以减少血管内血栓形成和腹膜与腹腔内容物粘连。

手工缝合方法很多,不论采用何种方法,均应注意下列事项。

(1)应按组织的解剖层次分层进行缝合,缝合的组织间要求对位正,不夹有其他组织,少留残腔。

(2)结扎缝线的松紧度要适当,以切口的边缘紧密相接为宜,过紧影响血液循环,过松则使组织对合不良,影响愈合。

(3)缝合时针间距离以不发生裂隙为宜。例如,皮肤缝合针距通常掌握在 1.0~1.5 cm,进出针与切口边缘的距离以 0.5~1.0 cm 为宜。

(4)对切口边缘对合张力大者,可采用减张缝合。

二、器械缝合法

根据钉书器的原理制成一定形状的器械,将组织钉合或吻合称为器械缝合法。用此法代替手工缝合,可省时省力,且组织对合整齐。但由于手术区的解剖关系和各种器官不同,限制了器械的使用范围。目前常用的缝合器主要用于消化道手术,如管状吻合器、残端闭合器、荷包缝合器等。使用前须详细了解器械的结构、性能和使用方法,才能取得良好效果。

三、拆线

皮肤缝合线需要拆除,因全身不同部位的愈合能力及局部的张力强度不同,所以,拆线的时间也不一样。一般来说,胸、腹、会阴部手术后 7 天拆线;头、面、颈部手术后 5~6 天拆线;四肢、关节部位手术,以及年老体弱、营养状态差或有增加切口局部张力因素存在者,可在手术后 9~12 天拆线或分期进行拆线。

拆线时先用碘酊、酒精消毒切口,然后用镊子提起线结,用剪刀在线结下靠近皮肤处剪断缝线,随即抽出。这样可使露在皮肤外面的一段线不经皮下组织抽出,可防止皮下组织孔道感染。抽出缝线后,局部再用酒精涂擦一遍,然后用无菌纱布覆盖。切口有明显感染时,可提前拆除部分或全部缝线。

(吕宝勇)

第三章 普外科常用微创治疗技术

第一节 腹腔镜肠粘连松解术

肠粘连松解为一个不定型的手术,各个套管进腹的位置不确定。它要由腹腔内粘连的部位来决定。同其他手术相比第一穿刺孔的进腹更为重要。第一个穿刺孔选择的成功与否将直接导致手术本身的成功与否。腹腔脏器粘连是腹内各种炎症、胃肠溃疡、外伤和手术的后遗症之一,有手术史的患者100%都会发生肠粘连。粘连不一定会引起梗阻。有腹腔粘连并引起梗阻的患者才都会引起症状。临床上,只有约30%的腹腔粘连患者会出现症状。常表现为慢性或急性发作性腹部疼痛、腹胀、恶心、呕吐、停止排气、排便。部分患者会发生完全性或不完全性机械性肠梗阻。过去治疗肠粘连主要靠保守治疗,无效时开腹手术治疗,手术不但不易被患者接受,而且术后常导致新的粘连。有时粘连较术前更加严重,甚至导致再次开腹手术。腹腔镜手术可以彻底松解腹腔粘连,并因损伤小、疼痛轻、具有下床活动早、胃肠功能恢复快、创伤小等优点,且术后再形成粘连比率小,并且粘连轻。

一、适应证和禁忌证

(一)适应证
(1)经非手术治疗后已经有肛门排气排便,但肠梗阻症状仍然没有完全解除者。
(2)腹部手术后曾经发作3次以上肠梗阻。
(3)粘连性肠梗阻伴有局限性包块,固定在腹部某一部位。
(4)腹部手术慢性腹痛,反复发作。
(5)有腹部手术史的单纯性粘连性肠梗阻,无明显腹胀或仅有轻、中度腹胀。
(6)平时无粘连症状,但剧烈活动或体位变动后,立即出现严重疼痛者。

(二)禁忌证
(1)严重出血倾向,心肺功能不能耐受手术。
(2)严重腹胀的患者,因肠壁高度水肿,肠腔高度扩张,缺乏手术空间。
(3)多次因肠粘连而开腹手术再次发生肠梗阻者,粘连广泛,镜下无法松解,需中转开腹处理。
(4)腹腔粘连局部尚有明显炎症充血征者。
(5)粘连带的一端为肠管、胆囊、膀胱等中空脏器者,应特别慎重选择。

二、术前准备

(一)前提条件

肠粘连松解术对手术者要具备使用超声刀、电刀、剪刀、分离钳进行分离、腹腔内缝合、打结技术。

(二)麻醉

最好选用气管内插管全身麻醉,估计粘连轻、腹胀轻也可选用持续硬膜外麻醉。

(三)术前准备

与一般开腹手术基本相同,常规胃肠减压减轻腹胀利于手术操作。全麻患者常规插导尿管。首先对患者肠粘连情况做一个基本估计,可根据上一次或几次手术的部位、手术的原因、术后有无腹腔感染来估计肠粘连部位。根据患者的症状、体征来估计梗阻的严重程度。

三、操作方法

大多数病例第一个切口可选择在脐上缘或下缘。如果术前估计脐下腹壁与大网膜或肠管有粘连(如脐处有手术瘢痕,则多数情况有粘连),则需改从其他部位放置第一套管针。气腹针要缓慢插入腹腔。遇落空感后立即回抽,观察有无血液或者肠内容物。如有则需拔出气腹针重新选择穿刺点。如无则按常规建立气腹,压力通常保持在 1.3~1.6 kPa(10~12 mmHg)。

如果通过脐部建立气腹失败,就要用 Veress 针在远离上次手术切口,估计无粘连处进针或者直接切开皮肤至腹膜,进腹腔镜套管。左腋前线第 9 肋间穿刺也可,这个位置很少有粘连,并且腹膜紧贴在肋骨正面,故很少引起皮下气肿。建立气腹后,在左肋缘锁骨中线置入 5 mm 或 10 mm 套管,从这个位置置入腹腔镜可以看到腹腔全景。如果脐部穿刺点有广泛粘连,可予以松解,以便利用脐部放置套管。如果前次手术在左上腹,该穿刺点可选在右上腹相应部位。也可由此直接切开皮肤至腹膜直接放置操作套管。

如果经脐部穿刺成功,建立了气腹,而脐周有粘连存在,则首先需要进行松解。如果这些粘连延伸到脐平面上方,那么可根据腹腔镜探查的情况在粘连最严重的部位上方另加切口,插入腹腔镜。

在腹腔镜直视下插入其他套管,用超声刀或电刀分离网膜粘连,此时的分离最好用超声刀,因电刀有时易伤及肠管。如果粘连累及小肠或者小肠与网膜粘连绞合在一起,需要用肠钳牵引或借助于小肠上方的牵开器使肠管形成一定张力,用分离剪或超声刀分离。小肠段分离后,如果有浆肌层破裂,可用 3-0 可吸收缝线进行横向浆肌层缝合修补,此时因肠管水肿、质脆故对打结缝合技术要求较高,初学者难以胜任。

术中即使最轻微的出血,也需要立即控制。必须进行细致止血,以便为后面的手术过程创造有利条件,确保下一步操作不被出血妨碍。如果血管损伤,应将腹腔镜适当后退,以防出血涌出涂在镜头上,不要盲目钳夹止血,电凝止血最好应用超声刀。

如果患者曾经有过肠梗阻发作,需要明确找到形成梗阻的部位,并将其粘连解除。和开放手术一样,寻找扩张与非扩张的交界处常常是肠管梗阻的部位。有时在腹腔镜手术中偶然发现肿瘤、转移癌、肠扭转、内疝、肠套叠等疾病,可根据术者的腹腔镜操作技术及仪器设备情况进行腹腔镜处理或中转开腹手术。

四、并发症及防治

(1) 术中未发生损伤,术后患者肛门排气后可拔出胃管,进清淡流质饮食。早期下床活动以促进肠蠕动恢复,早期下床活动可减少术后再粘连的机会。

(2) 如果术后出现腹膜炎症状,必须想到有术中损伤肠管的可能。可以再进行腹腔镜探查修补,宜早期进行,时间拖得太长易导致腹腔镜修补失败。术后有腹腔脓肿形成者,可在 B 超引导下经皮穿刺抽出脓液置管引流。

(3) 小肠广泛粘连者,套管穿刺时可损伤粘连的肠管,一经发现即应用 3-0 可吸收线缝合修补。如果技术条件限制或初学者无法完成腹腔内肠管修补也可将附近部位穿刺口扩大到 2~3 cm,拖出损伤肠管后,在体外将肠管进行修补后再放回腹腔。

(4) 大肠损伤常发生于直肠、乙状结肠或陷窝深处。累及肠壁全层缺损需进行修补。可在腹腔镜下修补,或中转开腹手术修补。如果粪便广泛污染腹腔,应考虑中转开腹手术修补。必要时需行近端肠管造瘘。所以肠粘连松解术前均应进行必要的肠道准备。

(5) 延迟性肠道损伤可来自术中发现的创伤性小穿孔,也可源自热损伤。极少数是由于肠道血运障碍或因肠系膜静脉血栓形成局部缺血、瘀血性坏死所致。热损伤造成的肠穿孔常在术后 4~10 天出现腹膜炎症状而创伤性穿孔常在术后 24~48 小时内出现相应症状和体征。

(6) 为预防术后再次粘连,除早期让患者下床活动外,术中也可置入腹腔内生物蛋白胶等防止肠粘连药物。大量腹水患者很少形成粘连,术中无肠管破裂者术后适当灌入生理盐水,3~5 天后于腹部引流管放出,以此来预防再次粘连发生。

五、临床评价

肠粘连松解术是一种比较复杂的腹腔镜手术,它不定型,千差万别,虽然腹腔镜手术效果较好,但是对术者技术要求较高,建议初学者勿施行此手术。

(赵晓堂)

第二节 腹腔镜胆囊切除术

一个世纪以来,胆囊结石、良恶性肿瘤以及急慢性胆囊病变最有效的治疗措施是开腹胆囊切除。它作为一种有效的治疗胆囊疾病的手段,也给患者在治疗疾病的同时带来了一定的痛苦。使一些患者对手术产生了畏惧心理。随着科学技术的发展,使得一些新型检查设备相继问世,并使得手术技巧不断提高,腹腔镜胆囊切除作为一种微创手术应运而生。它具有创伤小、痛苦少、恢复快、安全系数大、切口小的特点,迅速被人们采纳并遍及世界各地。1987 年 3 月 15 日法国里昂一家私人诊所的 Monret 医师在做盆腔粘连分离的同时意外地切除了胆囊。时至今日,形势已经发生了巨大变化。包括腹腔镜胆囊切除手术在内的腹腔镜技术,在我国已经得到了迅速发展。LC 已经成为胆囊疾病治疗的金标准,LC 作为最先开展的微创手术已经逐渐向广大基层医院扩展。

一、适应证和禁忌证

(一)适应证

开腹胆囊切除(OC)已经经历了一个多世纪,各种各样复杂手术的经验已经非常丰富。而 LC 作为一种新兴手术方式,要求开展 LC 手术的医师必须熟悉 OC 手术,必须掌握腹腔镜各种基本操作。它们二者所遵循的外科学原则是一致的。

1. 各种类型有症状的胆囊结石

一百多年来对症状性胆囊结石必须外科治疗这一原则已经没有争议。但是操作者还要根据患者发病情况与次数估计胆囊病变及周围组织粘连程度。

2. 静止性胆囊结石

所谓静止性胆囊结石也就是无症状性胆囊结石,这类结石一般较大,直径>3 cm,在 OC 时代可以列为观察对象。一般不需要手术治疗,但在 LC 时代这一观念有所改变。

(1)在这一所谓无症状胆囊结石人群当中每年仍有 1%~4% 出现症状。只是症状大部分较轻。

(2)无症状是因为有一部分人述说病史不可靠,把胆囊疾病症状当成胃病症状或服用胃药治疗有效。

(3)一旦出现症状有一些患者很快出现并发症。

(4)LC 手术创伤小,恢复快,危险少。这一部分人可列为相对适应证,可以根据患者自己的意愿来确定是否手术。

3. 非结石性胆囊炎

(1)慢性胆囊炎、胆囊壁增厚、胆囊功能不良或无功能者。

(2)急性胆囊炎发病早期 2 天以内或炎症控制后有手术指征者。

4. 胆囊隆起样病变

胆囊隆起样病变又称胆囊息肉样病变,是胆囊黏膜局限性隆起的统称。

(二)禁忌证

随着 LC 技术的普及,其适应证正在逐渐扩大,禁忌证逐渐缩小,但对于初学者禁忌证要放宽,大致包括以下几条。

(1)胆囊恶性病变。

(2)由于各种原因形成的胆肠内瘘。

(3)合并急性重症胆管炎。

(4)合并急性坏死性胰腺炎。

(5)腹腔内严重感染。

(6)严重出血倾向患者。

(7)严重肝硬化、门静脉高压。

(8)膈疝。

(9)严重器官功能障碍,不能耐受 LC 手术患者。

(10)Mirizzi 综合征,现在在一些技术与设备完整的大医院,也可将其列为相对禁忌证。

二、术前检查和术前准备

(一)术前检查

1.实验室检查

(1)血常规:了解白细胞、红细胞、血小板计数和出、凝血时间。

(2)尿常规:了解患者肾功能情况,如有异常,应抽血查肾功能。

(3)血生化检查:了解电解质及血糖、肾功能、肝功能。

(4)乙肝、丙肝检查:如果乙肝、丙肝抗原阳性,术中、术后设备应做特殊处理。

(5)年纪较大者(>65岁)或体质差者,应查动脉血气分析或查肺功能。

2.影像学检查及其他检查

(1)胸部X线片:了解肺部情况,有无肺部原发疾病。

(2)心电图检查:了解患者心脏情况,如有异常可请心内科会诊,完善术前准备。

(3)腹部B超:了解胆囊本身病变情况及与周围关系,使术者在术前对手术的难易程度、手术方式及术中、术后可能出现的一些意外情况有一个大概的估计,术中、术后预防并发症。

(4)口服法胆囊造影:如胆囊不显影或显影差,排空功能差,可能系胆囊炎症重、胆囊萎缩或结石嵌顿、周围粘连严重,手术困难度大。这种方法可受患者胃肠道吸收药物的影响,也可能诱发急性胆囊炎,目前较少应用。

(5)静脉胆管造影:了解胆系情况及胆囊周围情况。

(6)逆行胆胰管造影:为选择性检查,有创伤性,不作为常规检查。

(7)肝胆胰CT检查:胆总管下端有结石时,B超常因气体干扰难以发现,CT检查很容易发现,且可以根据CT情况判断胆囊与周围脏器的关系,对手术的难易程度有一个大概的估计。

(8)胃镜检查:对于年纪较大(>40岁),有明显消化道症状或大便潜血阳性者,应行胃镜检查,排除胃部疾病,以免术中因漏诊而中转开腹。

(二)术前准备

1.患者心理方面的准备

每一例外科手术不管其手术大小都会给患者在治疗疾病的过程当中带来一定的创伤打击,有一些患者因此惧怕手术,LC也不例外。由于其开展时间不长,患者对它有这样或那样的担心也不足为怪。因此应针对患者的具体情况而定,细致地做好思想工作,客观地介绍这一新术式的好处及术中、术后可能出现的各种情况、手术的必要性,消除患者的恐惧、紧张心理,更好地配合手术。

2.生理准备

针对患者的具体情况,调整好患者术前生理状态,使患者术前各项化验值正常或接近正常,达到能够耐受LC手术的程度,使患者能够最大限度地耐受手术。

(1)术前支持疗法:病史较长的胆囊炎症患者,由于多次炎症发作消化系统功能减弱,长期低脂饮食或伴有贫血、低蛋白血症、营养不良等,都将影响患者对手术的耐受,降低抗感染的免疫能力,因此,术前就给予支持治疗,年老体弱者更应如此。

(2)术前伴有高血压:血压过高亦会使术中出血增多,且不易止血。术后血压波动幅度大,易发生心脑血管意外,是LC手术的潜在危险因素。因此,术前应请心血管内科医师会诊,协助治疗,使血压维持在正常或稍高范围,必要时术中请心内科医师监护。

(3)心电图异常或有明确心脏病史者,应请心脏内科医师会诊,术前给予纠正,尽量择期手术。

(4)肺功能障碍者:有慢性阻塞性肺病、哮喘病史者,肺功能测定及动脉血气分析有明显异常患者对手术及麻醉耐受差,应请呼吸内科医师会诊,给予药物治疗。完全控制呼吸道及肺部症状,改善肺功能,使血气指标接近正常范围后,再行 LC 手术。

(5)术前伴有糖尿病:伴有糖尿病的患者,其全身动脉硬化较常见,因患者一般年纪较大,如果控制不好可能累及全身多个脏器,在手术应激情况下易发生心脑肾的并发症,且抗感染能力减低。对糖尿病患者的术前评估包括糖尿病慢性并发症(如心血管、肾疾病)和血糖控制情况,并做相应处理。

(6)肝功能障碍者:在我国肝功能障碍目前多为肝硬化门静脉高压所致,代偿期可耐受手术,失代偿期应给予清蛋白、血浆纠正低蛋白血症,极化液保护肝脏功能,肌内注射维生素 K_1,间断输入新鲜全血纠正贫血,纠正凝血机制障碍。按 Child 分级标准评定肝功能 A 级者可行 LC,B 级者纠正后择期行 LC,C 级者不予施行 LC。

(7)对水、电解质、酸碱平衡紊乱者均应在术前治疗,给予纠正。

三、操作方法

(一)体位

腹腔镜胆囊切除术患者常采取仰卧位,术者站在患者的左侧,第一助手站在患者的右侧,第二助手(持镜者)站在术者的左侧,监视器、录像系统、冷光源、气腹机、电凝器等可以放置在可移动的手术架上,置于患者头部或术者的对侧。此体位患者舒适,操作方便,很少引起患者小腿静脉压迫,目前腹腔镜胆囊切除术多取此体位。截石位:术者与第一助手的站位不变,第二助手站于患者两腿前,这种体位目前较少应用。

(二)CO_2 气腹的建立

用尖刀在脐上或下缘做一长约 10 mm 的切口,切开皮肤和皮下组织,术者与第一助手分别提起脐窝两侧的腹壁,术者右手拇指、示指夹持气腹针,垂直刺入,有突破感后,拔出针栓,滴入生理盐水。滴入的生理盐水很快消失,表示针尖已进入腹腔,接上充气管充气。建立气腹后,即行腹腔穿刺,并留置 4 个套管。术者以巾钳提起腹壁,助手右手握套管锥于手心,拇指紧靠套管,经脐部切口(SU),用腕部压力反复旋转刺入腹腔,当套管锥尖进入腹腔时有明显的突破感,拔除针芯,留置套管,接上气腹机导管,打开气阀,维持腹腔内 CO_2 压力在 1.5 kPa(12 mmHg)。进镜观察,如果能够实施 LC 手术,则可以进行以下 3 个穿刺点:经白线剑突下(SX)4 cm 处,纵向切开皮肤长约 10 mm,在腹腔镜的监视下,一助手的右手握大套管锥,经切口向右下方旋转刺入腹腔退出套管锥;然后分别于右腋前线(AA),右锁骨中线(MC)肋缘下 2~4 cm 处切开皮肤 5 mm,在腹腔镜监视下将直径 5 mm 的穿刺锥经切口垂直旋转穿入腹腔,拔除锥芯,留置套管。AA 鞘管可插入冲洗器、吸引器或作为牵拉器,MC 鞘管可插入无损伤的抓钳,用于牵拉胆囊,由于此三点的穿刺是在腹腔镜直视下进行,不易引起腹腔脏器的损伤(图 3-1)。

(三)胆囊切除的具体步骤

胆囊三角的处理与 OC 手术一样,LC 手术分离的关键在于 Calot 三角区的处理。

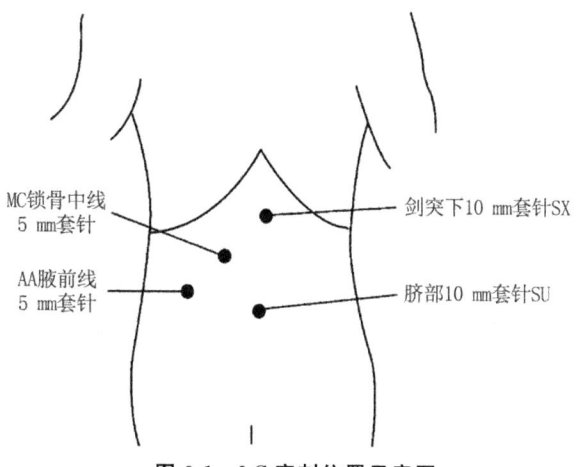

图 3-1　LC 穿刺位置示意图

1.Calot 三角的暴露

首先依靠患者体位来显露,头高脚低,左侧倾斜,倾斜角度可根据具体情况而定。术者左手的无创伤抓钳抓住胆囊壶腹部,将胆囊向外上方拉开。助手用无创伤钳杆将十二指肠球部大网膜及部分胃体向脚侧端推开,这样就可以充分显露肝十二指肠韧带和胆囊壶腹 Calot 三角。也可用 10 号丝线将胆囊底部悬吊于前腹壁来加以显露。丝线悬吊不适用于初学者。在形体较瘦的患者,此时的显露可以清楚地显示 Calot 三角的各个结构,而在比较肥胖的患者 Calot 三角结构看不清,需进一步分离来显示。另外在手术过程当中,可根据手术需要调节各操作钳的位置。Calot 三角充分显露后,术者以抓钳提起三角前方浆膜,用电钩电灼切开直至胆囊管后方,然后用分离钳分离,向两侧分离显露胆囊管及肝总管。肥胖患者因脂肪堆积,注意勿损伤胆管系统。此时分离应紧靠胆囊壶腹部,先分出壶腹部变细的部位,然后逐渐向胆总管分离,如果电钩钩起的组织有张力,应仔细分清是否为胆囊动脉。游离胆囊管长度为 1.0 cm 左右,显露胆囊管与胆总管的关系。仔细寻找有无变异胆囊动脉及胆管系统。确信为胆囊管后,距胆总管 0.5 cm 处放置第一枚钛夹,在其内侧再放置一枚钛夹,在其外侧相距 0.2 cm 放置一枚钛夹。确信为胆囊管无误后可以在第一枚钛夹外侧剪断。否则留待最后剪断。进行钝性分离时,动作要轻柔,以免损伤胆囊动脉及其分支,引起出血影响手术视野或被迫中转手术。上钛夹时一定要看到钛夹的对端,以免关闭不全造成术后胆汁漏。两钛夹之间一般用剪刀剪断,而不用电钩烧灼,电灼时千万注意勿碰触到钛夹,以免术后胆管坏死,钛夹脱落。

2.分离钳夹切断胆囊动脉

胆囊管处理完毕后,于其上方组织当中分离找到胆囊动脉,分离过程当中,遇到小的出血点可以电凝止血。如果靠近胆总管处出血,在没有看清前切忌盲目电凝止血,电凝时钳夹组织不要过多以免损伤胆总管造成胆汁漏。有条件的地方可用超声刀止血。超声刀对周围损伤很轻。于胆囊动脉近心端置两枚钛夹,远侧端置一枚钛夹,在第二枚钛夹外侧剪断胆囊动脉。注意胆囊动脉有时分前后支,手术分离时若只钳夹了其中前支,分离胆囊床时可造成大出血,有时此被迫中转手术,对于初学者更应特别注意。

3.剥离胆囊

当胆囊管与胆囊动脉处理完毕后,可以向前、向上牵拉胆囊,用电钩钩起,距肝床 0.3 cm 处浆膜电灼烧,电灼胆囊后方的结缔组织即可游离胆囊。术中可根据手术当中显露情况,顺逆行交替剥离;遇到小的出血可电凝或超声刀止血。注意术中勿弄破胆囊以免污染腹腔。剥离完毕后胆囊床小出血点电凝止血。然后将胆囊床电凝一遍,从而封闭可能存在的迷走胆管,避免术后胆汁漏。如创面有渗血,可于肝下置引流管引流,术后第二天拔除。

4.取出胆囊

如果胆囊结石或肿瘤较小,无须扩大切口,可直接将胆囊由 SX 鞘管取出。术者右手持大抓钳,通过 SX 鞘管进入腹腔,抓住胆囊管处,将其拉入鞘内,将胆囊连同鞘管一起向外拔出。如果胆囊连同其内容物不能拉出,可松开胆囊管,吸净其内胆汁及小结石将其取出。若结石块较大,可将止血钳伸入切口,扩大切口将其取出,或者将结石夹碎取出。如果结石或肿瘤直径>3 cm 也可适当扩大切口,将其取出。

5.冲洗腹腔置引流管

胆囊取出后,重新显露手术视野,胆囊床用生理盐水冲洗,观察有无出血、胆汁漏。腹腔镜胆囊切除一般不主张放置引流管,但放置引流管可观察腹腔内有无出血、胆汁漏。对于初学者应放置。有以下几种情况之一应予放置引流管:急性炎症胆囊及周围组织水肿充血严重或胆囊壁破裂、腹腔有污染者;腹腔内广泛粘连,分离粘连时出血较多且创面大,术后渗出液较多者;萎缩性胆囊或其他原因致切除困难,勉强切除者;胆囊动脉术中未显示清楚。引流管应根据情况放置 24 小时,此后渗液逐渐减少,于 48 小时后拔除。

6.解除气腹,缝合切口

以上各操作完毕后,再一次全面检查腹腔,确认无异常。先拔除 MC、AA 两套管,最后拔除腹腔镜。拔镜前观察腹壁各切口有无出血。术后 CO_2 气体尽量放净,以免刺激膈肌引起术后背部疼痛不适,或因 CO_2 过度吸收造成高碳酸血症。两大切口可分别于腹膜、皮下组织各缝合一层,两小切口不必缝合。

(四)腹腔镜胆囊切除术中的中转开腹

LC 对手术设备具有高度依赖,它本身具有诸多优点,也有一定的不足之处。术中由于病变本身或各种设备及操作者本身技术情况而必须行开腹手术者,称为中转开腹。导致中转开腹手术的原因如下。

(1)病变本身非常复杂,术前远未估计到。

(2)术前漏诊、误诊。

(3)患者不能耐受气腹。

(4)术中机械故障短时间无法修好。

(5)术者本身技术所限(随着术者操作技术逐渐熟练,由此所发生的中转开腹手术率逐渐降低)。从中转开腹的时限上分为即刻开腹、延期开腹;从中转开腹的原因上分被迫开腹与强迫开腹。要降低中转开腹率、提高手术成功率应做到:重视腹腔镜技术基础训练,特别对初学者应加强培训,术中应由经验丰富的上级医师把关;严格控制手术适应证,不能随意扩大手术指征;努力提高 LC 术前诊断水平,患者术前检查一定要全面。

四、并发症及防治

(一)胆管损伤

1.并发症

胆管损伤是最严重的并发症,它可分为以下几种类型:胆管横断损伤;胆管节段性损伤,此类损伤最严重,也是最常见的;肝外胆管撕裂伤;胆管穿孔;胆管部分或全部被钛夹夹闭而闭锁;胆管电热伤;肝外胆管缺血性狭窄。

2.预防

(1)充分显露胆囊及周围脏器,仔细解剖Calot三角,注意分清胆囊管、肝总管、胆囊动脉的位置关系,注意有无变异的胆囊动脉、副肝管,注意分离胆囊管时不要进入肝外胆管所在区域。

(2)分离Calot三角时应靠近胆囊管,必要时从胆囊颈部开始变细处分离,对胆囊管没有十分把握,暂时不要先剪断。钛夹夹闭胆囊管时,一定要看钛夹的对侧,以防夹闭不全。

(3)采用变通的腹腔镜胆囊切除术,如果术中Calot三角解剖结构复杂,为避免损伤胆管,也可行次全切除或大部切除胆囊。

(4)术中胆管造影,对降低术中胆管损伤有一定作用,也可应用腹腔镜胆管超声检查。

(5)操作者应尽快熟悉胆囊切除的各种技术,冷静处理术中突发情况,把握中转开腹时机,尤其是初学者,中转开腹宜早不宜迟。

(二)胆汁漏

胆汁漏也是LC术后较为常见的并发症,发生率在0.14%~0.29%。主要有胆囊管残端漏,由于钛夹关闭不全,钛夹术后脱落,胆囊管术后坏死,胆囊管损伤;副肝管或迷走肝管损伤,副肝管位置异常,迷走肝管较细,术中未充分注意。预防:剥离胆囊时尽量把胆囊后间隙疏松结缔组织保留在胆囊床上,这样可以避免损伤小胆管。处理胆囊管时近胆总管处双重夹闭钛夹,不要用电钩电凝,而要用剪刀剪断。夹闭胆囊管时,注意其后方组织内有无其他管道组织。

(三)术中、术后出血

术中、术后出血主要为胆囊动脉出血,术中仔细分离,找到胆囊动脉,钛夹夹闭其主干,术后仔细冲洗胆囊床及手术区,肝下可置引流管,便于发现与引流。术中胆囊动脉主干出血由于出血多,影响视野,一般要中转开腹手术。术后出血一般较少,可以给予适当止血药物治疗。

(四)胆总管结石

胆总管残留结石是指LC术后一年内发现的胆总管结石,常常是LC术前检查未查到的结石。术前检查技术越来越先进,其发生率越来越低,一般不需外科治疗,EST技术应用效果令人满意。

五、临床评价

腹腔镜胆囊切除术(LC)具有创伤小、痛苦轻、恢复快和安全可靠等优点,已经作为外科治疗胆囊炎等良性疾病的首选方法并得到国内外学者的认可。手术死亡率从0.1%降至0.019%,胆管损伤从0.31%降至0.19%,胆漏从0.72%降至0.14%,出血率从0.15%降至0.11%,胃肠道损伤率0.04%。此项数据与同期美国统计结果相似,说明我国LC技术已经成熟。目前国内经验较丰富的单位已将LC初期的手术禁忌证逐步纳入相对适应证。关于LC术中胆管造影及术后腹腔引流与否,目前多数意见是选择性应用。丰富的胆管外科理论知识、成熟的胆管外科临床经验加上娴熟的腹腔镜外科手术技巧是合格的LC手术者的理想条件。前两条是LC遵循胆管外科原则的基础,而娴熟的腹腔镜手术技巧是靠规范的专科培训和经验的积累逐步获得的。

(赵晓堂)

第三节 乳腺癌腔镜内乳淋巴结切除术

一、乳腺癌内乳淋巴结转移诊断及外科治疗现状

早在20世纪中期就已经了解内乳淋巴结是乳腺癌转移的第一站,乳腺癌根治术或改良根治术后内乳淋巴结转移是复发和远处转移的重要原因之一。在经典的 Halsted 理论指导下,针对乳腺癌内乳淋巴结转移的扩大根治术曾经是乳腺癌外科治疗的标准术式之一,同时扩大根治术的广泛开展对乳腺癌内乳淋巴结转移的规律有了更明确的认识。随着 Fisher 等提出乳腺癌生物学理论的发展和全身治疗、放射治疗(简称放疗)的进步使乳腺癌手术方式渐趋缩小,乳腺癌扩大根治术逐渐被弃用。目前,虽然乳腺癌的治疗已经发生重大变化,治疗效果和生存质量明显改善,但在临床上针对乳腺癌内乳淋巴结转移的诊断和治疗仍然存在一些没有解决的问题。首先,缺少简便、有效的乳腺癌内乳淋巴结转移的诊断方法,放疗是当前治疗的主要措施,而根据扩大根治术时代对内乳淋巴结转移规律的认识指导放疗存在一定的盲目性,无内乳淋巴结转移的患者实施放疗显然不必要,而常规放疗造成心脏、大血管和肺部等损害使患者的长期生存率并未得到明显改善,甚至有研究认为内乳区的转移并不影响乳腺癌患者的预后。一段时间里该区成为外科治疗的盲区。近年来对乳腺癌内乳淋巴结转移的认识和诊断、治疗又有了新的发展。

(一)乳腺癌内乳淋巴结转移重要性认识的进展

对乳腺癌内乳淋巴结转移规律的研究,沈镇宙等曾报告迄今国内最大组1 091例扩大根治术结果,临床Ⅰ、Ⅱ、Ⅲ期乳腺癌内乳淋巴结转移率分别为2.59%、12.53%和26.74%,乳腺癌位于外侧、中央和内侧者内乳淋巴结总转移率分别为12.92%、22.47%和21.95%,而肿瘤位于乳腺外侧的Ⅲ期乳腺癌内乳淋巴结转移率达23.26%。国外相应临床报道乳腺癌内乳淋巴结转移率与沈镇宙等研究结果类似。关于内乳淋巴结转移对预后影响的研究,对737例乳腺癌扩大根治术后未行放、化疗的患者经30年的随访,结果表明内乳淋巴结和腋窝淋巴结均阴性患者的预后好于任何单一区域淋巴结阳性的患者,只有内乳区或腋窝淋巴结转移者预后相同,而两者均有转移的患者预后最差,认为区域淋巴结治疗不能改善预后,但内乳淋巴结活检可有助于临床分期。文献综合分析6 000例乳腺癌患者随访结果,表明有内乳淋巴结转移可能预示远处转移,其预后价值和腋窝淋巴结转移相同,两个区域均有转移者预后最差,10年总生存率仅37%。虽然单独内乳区复发者少见,但提示预后不良。早期乳腺癌内乳淋巴结转移可能成为术后复发的原因之一,有学者对357例早期乳腺癌术后平均随访42.6个月,3.6%出现同侧内乳淋巴结复发。对内乳淋巴结转移的治疗意义,沈镇宙等长期随访研究显示,与同期施行典型根治术的乳腺癌比较,Ⅰ期患者内乳区转移率低,两组生存率无显著差别,而Ⅱ、Ⅲ期患者则扩大根治术的生存率显著高于典型根治术者。但亦有人认为内乳淋巴结切除术对乳腺癌长期预后无明显影响。对内乳区的放疗效果亦有争议。分析其原因,以上资料均为长期随访结果,而乳腺癌扩大根治术时代,综合治疗效果有限,局部治疗不能解决远处转移和复发等问题,而远处转移是导致乳腺癌死亡的重要因素。乳腺癌常规内乳区放疗可能因心肺并发症而降低了其治疗意义;近年发展的适形调强放疗虽可能减少心肺并发症,但其技术和设备要求较高,远期效果仍有待长期随访观察。

较明确的结论是内乳区淋巴结是乳腺癌重要的淋巴转移途径,确定乳腺癌内乳淋巴结转移对乳腺癌的精确分期和指导综合治疗及判断预后均有重要价值。因此,2002年AJCC《癌临床分期手册》(第6版)强调了乳腺癌内乳淋巴结转移的重要性。《NCCN乳腺癌临床指南》更明确提出:内乳淋巴结转移对分期的影响取决于检测方法及有无同期的腋淋巴结转移。专门用前哨淋巴结活检方法探测到的内乳淋巴结转移为N_1;使用其他影像学方法或临床检查检测到的内乳淋巴结转移为N_2;同时伴有腋淋巴结阳性为N_3。若淋巴结引流图确认前哨淋巴结在内乳淋巴链,可选择内乳淋巴结切除,而对是否放疗,专家分歧仍很大。

(二)乳腺癌内乳淋巴结转移检测方法的进展

弃用乳腺癌扩大根治术后,对乳腺癌内乳淋巴结转移检测是一个挑战。各种临床间接检查方法,如超声、CT、磁共振等影像学虽可能发现内乳淋巴结,但对较小的淋巴结检出率低,且不能确定有无转移,目前尚未列入常规检查。随着腋窝前哨淋巴结检测的发展,发现核素作为示踪剂行淋巴显像时约25%患者同时有内乳区显影,7.3%~9%仅有内乳区显影。但仍然不能确定显影的内乳淋巴结是否存在转移。进一步的活检证实,内乳淋巴结转移率为13%~26.8%。但亦有多中心临床研究得出完全不同的结论,认为淋巴显像结果可能与年龄、肿瘤部位、注射方法、肿瘤大小等有关。因此,由于乳腺癌内乳淋巴结转移规律尚不十分明确,各种检测方法及其价值仍在探索中。

目前,能够确定乳腺癌内乳淋巴结诊断转移的唯一方法是内乳淋巴结活检。国外多借助扩大根治术的方法,对核素示踪剂行淋巴显像发现内乳区显影者,切除相邻肋软骨进行内乳淋巴结活检。但内乳显像的淋巴结是否能如腋窝引流一样可代表内乳前哨淋巴结仍不清楚。经肋间隙行内乳区淋巴结切除术,对核素检查内乳淋巴结显像的乳腺癌患者标记显影部位,术前5~10分钟于肿块周围皮下注射亚甲蓝;在乳腺癌改良根治术或内侧乳腺癌行保留乳房的乳腺癌切除术后,切开标记处肋间肌用γ-探测仪再次检测,同时切开探查其相邻肋间,切取位于胸廓内血管旁的淋巴结。结果显示,内乳区前哨淋巴结可位于第1至第4肋间。内乳淋巴结转移多数位于第2、3肋间隙和(或)该软骨后方。如内乳前哨淋巴结位于肋间,通过常规手术方法切除活检简便易行,而位于肋骨后方者结合腔镜技术等可简化手术操作,这为乳腺癌内乳前哨淋巴结转移的活检提供了简便可行的方法。

二、腔镜内乳淋巴结切除术的发展概况

由于放疗备受争议,外科医师一直试图寻找微创、有效和并发症少的手术方法。引进腔镜手术技术进行内乳淋巴链切除术是乳腺癌外科治疗的一种突破。20世纪90年代,俄国学者Istagilov首先在尸体上进行了腔镜下内乳淋巴结切除术的实验,1995年11月开始临床应用,至1999年12月共对205例乳腺癌患者施行了腔镜内乳淋巴结切除,其中左侧手术96例,右侧104例,年龄23~73岁。学者于2001年对临床应用情况分别进行了报道。与此手术相似,使用胸腔镜进行分离获取内乳动脉用于冠状动脉搭桥的手术技术也在20世纪90年代取得了成功。1996年,日本学者Ogawa也成功地对乳腺癌患者实施了腔镜内乳淋巴结切除术,并于2000年首先报告了21例患者的手术结果,其中成功切除20例。该学者于同年开展了乳腺癌腔镜内乳前哨淋巴结活检术的前瞻性研究,采用^{99m}Tc标记的锡胶体进行前哨淋巴结示踪,至2001年12月共报告49例。2002年,Nechushkin报告了190例乳腺癌腔镜内乳淋巴结切除术,术前和术后进行内乳淋巴闪烁显像证实内乳淋巴链被根治性切除。同年,美国匹兹堡大学医学中心

Avisar 报道了内乳前哨淋巴结活检的动物实验结果。学者选用 5 头猪为试验对象,先用氯胺酮镇静后行气管插管,以氟烷持续全麻,于右上乳头皮下注射染料显示内乳前哨淋巴结并予以切除,手术时间 30～50 分钟。随后,有学者将该技术应用于乳腺癌患者的内乳前哨淋巴结活检。在国内,重庆第三军医大学西南医院乳腺疾病中心报道了该手术的临床应用结果。有学者对 38 例年龄 33～60 岁的女性乳腺癌患者成功行了腔镜内乳淋巴结清扫,其中右侧乳腺癌 32 例,左侧 6 例。另外,2011 年中山大学肿瘤医院龙浩也报道了该术式。

三、乳腺癌腔镜内乳淋巴结切除术

(一)手术适应证和禁忌证

由于乳腺癌发生内乳淋巴结转移时往往提示病情偏晚,手术切除创伤较大,术后效果欠佳,所以对乳腺癌内乳淋巴结的处理目前存在不同的意见。既往文献报道,内乳淋巴结清扫并未给患者带来明显的术后生存优势。因此,有人主张不行内乳淋巴结清扫,而对怀疑有内乳淋巴结转移的患者术后行放疗。但近年来,随着对内乳淋巴结转移研究的深入,临床上有了新的认识。采用染料或放射性核素示踪技术对内乳前哨淋巴结进行探测,并通过肋间隙行内乳前哨淋巴结活检的方法被越来越多的乳腺专科医师所采用。但鉴于内乳前哨淋巴结探测的局限性和假阴性率较高,目前对内乳淋巴结的切除指征仍无统一的意见。至于是否适合行腔镜内乳淋巴结清扫,应从手术适应证和禁忌证两方面考虑。

1.适应证

手术适应证即手术切除内乳的必要性,这与判断内乳淋巴结转移的可能性有关,转移可能性越高,切除的必要性越大。从尽量减少不必要的切除和创伤这一现代外科的基本原则出发,有学者认为腔镜内乳淋巴结清扫术只适合于高度怀疑或已确诊内乳淋巴结有转移的乳腺癌患者。至于哪些患者应被高度怀疑内乳淋巴结转移,可以根据肿瘤的 TNM 分期和辅助检查结果在术前进行初步判断。具体可以依据下面几点来判断内乳淋巴结转移的可能性。

(1)癌灶的部位和大小:中央和内侧象限的乳腺癌较外侧象限的乳腺癌内乳淋巴结转移概率高;病灶越大,内乳淋巴结转移的机会越大。

(2)肿瘤的局部浸润情况:肿瘤侵犯肌肉、胸壁或者出现皮肤、乳头浸润者,出现内乳淋巴结转移的可能性高。

(3)腋窝淋巴结转移情况:乳腺淋巴引流的 3/4 进入腋窝淋巴结,只有约 1/4 的淋巴直接引流入内乳淋巴结。因此乳腺癌无腋窝淋巴结转移而仅有内乳淋巴结转移的病例只占约 1/5,而乳腺癌腋窝淋巴结阳性者内乳淋巴结的转移率较腋窝淋巴结阴性者高 4 倍多,尤其是腋窝淋巴结转移 $\geqslant N_2$ 者,由于腋窝淋巴引流不畅,内乳淋巴结转移的概率更高。

(4)影像学检查:影像学检查如彩超、CT 和 MRI 等很少能发现内乳淋巴结,如能发现多表明内乳淋巴结有转移的可能性大。

(5)核素示踪探测内乳前哨淋巴结:内乳淋巴结有转移时,往往表现为内乳区核素聚集并持续较长时间不消。

结合上述几点,乳腺癌如有下列情况之一者应高度怀疑内乳淋巴结转移:内侧象限较大(肿瘤最大径 $\geqslant 4\ cm$)肿块;肿瘤侵及乳房皮肤或患侧胸肌;腋窝淋巴结体检有明显肿大或融合;影像检查发现内乳淋巴结。但对核素检查发现内乳淋巴结者应慎重考虑内乳淋巴结清扫。

2.禁忌证

腔镜内乳淋巴结清扫需要患者在单侧肺通气时能维持正常的血氧分压和氧饱和度方能进行手术。因此,年老体弱、肺功能不全、过去曾行肺叶切除及因其他原因导致胸膜粘连严重者为此手术的禁忌证。此外,也包括乳腺癌开放手术的禁忌证,如乳腺癌远处转移或有明显出血倾向者。

(二)术前准备

术前应重点了解患者的心肺功能状况,必要时行肺功能检查,以对患者能否耐受单侧肺通气做出准确的判断。包括详细询问过去史,了解患者既往有无罹患肺部疾病和胸部外伤手术史,如是否有过肺结核、胸膜炎、肺炎、胸腔积液、肋骨骨折和血气胸等情况,以判断患者有无胸膜粘连。此外,乳腺癌常规开放手术的术前准备也是不可或缺的,包括胸片、腹部彩超,必要时行全身骨扫描或 PET/CT 检查,了解有无全身远处转移。

(三)麻醉与体位

腔镜内乳淋巴结清扫术应采用双腔气管插管全身麻醉,插管深度要合适,双腔管侧孔分别对准两侧主支气管开口。插管后应常规检查双侧肺呼吸音,如有呼吸音低,必要时可在纤支镜下插管或调整插管位置。手术时,在夹闭患侧通气道后应严密监测血氧分压和氧饱和度。如单肺通气时血气值偏低,也可经患侧气道侧孔给氧,以维持血气值在正常范围。如患侧肺萎陷不佳,可开放患侧气道侧孔,通过气道吸引、挤压患侧肺或者患侧胸腔充气排出肺内残余气体,使肺萎陷。

(四)手术方法

手术时先根治切除乳房和腋窝,冲洗术区后经原根治切口或另戳孔置入穿刺鞘。体位采取对侧斜卧位15°~30°,患肢弯曲向前上举固定于头架上,以便增大肋间隙,便于操作。手术器械包括腔镜、分离钳、电凝器或超声刀、施夹器、穿刺鞘等,腔镜以斜视镜为好,视野较大,便于调整观察位置。电凝器止血效果不及超声刀,尤其是对肋间血管分支止血欠佳,另外对组织损伤重,在紧邻大血管处操作风险较大。

穿刺鞘的置入位置一般选在腋中线近腋前线3~7肋间,以血管钳分离肋间隙后置入穿刺鞘,主操作孔与辅操作孔相邻,观察孔位于一端。穿刺孔不能太靠腋后线,否则,易被心脏遮挡视野,尤其是左侧手术时穿刺孔更应靠腋前线。手术步骤是:先探查胸腔及肺有无异常,然后找到内乳血管;在靠其根部近无名静脉处剪开胸膜,分离内乳血管根部后予以缝扎或上血管夹后离断;再于第4肋间隙分离离断内乳血管,沿内乳血管两侧各0.5~1 cm剪开胸膜,自胸壁分离内乳血管及其周围淋巴脂肪组织,内乳血管肋间分支应可靠止血。分离完毕后经穿刺鞘取出组织送病检,仔细检查有无出血,冲洗吸净胸腔后放闭式引流管,开放双腔插管;鼓肺后缝闭穿刺孔,手术完毕后接闭式引流瓶;拔除气管插管前再次鼓肺使肺完全膨胀,对出血少、止血可靠者也可不放闭式引流管。

(五)术后处理要点

乳腺癌腔镜内乳淋巴结清扫术后处理与传统开胸手术类似,主要应注意预防肺部并发症的发生,要鼓励患者多做深呼吸,协助患者咳痰和排痰,防止出现肺部感染和肺不张。要经常观察胸腔闭式引流管的情况,了解引流管是否通畅,并准确记录引流量。如引流液少,可在术后24~48小时内夹管后拔除,拔管后注意观察呼吸音和有无胸腔积液。

(张华伟)

第四章 普外科患者的体液和酸碱平衡失调

第一节 概 述

一、体液的组成与分布

健康成人体内水分占全身体重的比例相对恒定,但男女之间有所差别,成年男性一般为人体重量的60%,女性约为50%。脂肪组织量和年龄等因素对其均有一定影响,脂肪含水量很少,所以体瘦者水分与体重之比高于胖者25%~30%。女性因为皮下脂肪较多而肌肉偏少,所以总体液量的百分率较低。

体液可分为细胞内液和细胞外液两大部分,细胞外液又分为组织间液和血浆。细胞内液为身体各种细胞内的水,约占体重的40%,由总体液量减去细胞外液量而间接得出,大部分存在于骨骼肌群中,主要阳离子为K^+及Mg^{2+},主要阴离子为HPO_4^{2-}和蛋白质。

细胞外液约占体重的20%,其中15%为组织间液,5%为血浆。绝大部分的组织间液能迅速地和血管内液体或细胞内液进行交换,对维持机体的水和电解质平衡起很大的作用,故又称为功能性细胞外液。另有一小部分的组织间液仅有缓慢地交换和取得平衡的能力,虽也有着各自的生理功能,但维持体液平衡的作用甚小,故又称无功能性细胞外液。结缔组织液和所谓透细胞液,如脑脊液、关节液、消化液等,都属于这种无功能性细胞外液。体液在正常情况下有一定的容量、分布和电解质离子浓度,机体必须保持它们的稳定,才能进行正常的新陈代谢。

二、渗透压

只允许溶剂分子通过而溶质分子不能通过的隔膜叫作半透膜,是渗透压存在的基本条件之一。当水和溶液被半透膜分隔时,水可通过半透膜进入溶液,该现象即为渗透作用。由于溶液含有一定数目的溶质微粒,对水产生一定的吸引力,水即渗过半透膜而进入溶液,这种对水的吸引力叫作渗透压。

细胞内外液间离子成分的差别,靠起半透膜作用的细胞膜维持。任何不能自由穿过细胞膜的物质,都能形成细胞外液和细胞内液间隙之间的有效渗透压。作为细胞外液主要阳离子的Na^+,提供了渗透压的主要部分。正常人血浆渗透压的波动范围是290~310 mmol/L。血浆渗透压可以直接测定,也可以用以下公式近似计算:血浆渗透压(mmol/L)=2×(血清钠+葡萄糖+尿素氮)。血清钠、葡萄糖和尿素氮浓度均以mmol/L表示。当直接测定的血浆渗透压超过上述公式计算的结果 10 mmol/L 以上时,即出现渗透压间隙。渗透压间隙增加,可能是由于血浆中有一个或一个以上不能被测定的渗透活性物质有关。它们相差越大,表示病情越重,预后不佳。

三、水的摄入和排出

正常人每天的需水量 2 000~2500 mL,其中约 1 500 mL 直接摄入,其余 1 000 mL 来自固体食物及其分解代谢过程。水通过 4 种途径排出体外:①尿液 1 000~1 500 mL。②呼气中丧失水分约 400 mL。如果未加雾化的气管切开,伴有通气过度时,可增加经呼吸道失水,使每天无知觉失水总量达 1 500 mL。③经皮肤不感蒸发的水约 500 mL。④每天经便排出水分 60~150 mL。

组织分解代谢也产生水。在氧化时,1 g 蛋白质可产生水 0.41 mL,1 g 糖产生水 0.60 mL,而 1 g 脂肪产生水 1.07 mL。在严重创伤时大量组织破坏可使体内迅速产生大量的内生水。每破坏 1 g 肌肉约释放出水 0.85 mL。

四、钠的摄入和排出

正常人每天摄入 4~5 g 钠盐(含 70~90 mmol Na^+),摄入的食盐和分泌到消化液中的 Na^+ 几乎全被吸收,过剩的钠主要靠肾脏排出。肾脏功能正常时,钠摄入多,排出亦多;摄入少,排出亦少。当钠摄入减少或肾外丧失增加时,正常肾脏能在 24 小时内将钠排出减低到每天 1 mmol 以下。少量出汗时,汗液是种低渗液,平均钠浓度为 15 mmol/L;而大量出汗时,汗液钠浓度可达 60 mmol/L,甚至更高。从皮肤和肺的不感蒸发为纯水。因此,肾功能正常的健康人,正常失水中含钠极低。

正常成人体内 Na^+ 的总量约为 3 700 mmol,其中 44% 分布在细胞外液中,9% 存在于细胞内液中,其余 47% 存于骨骼中。细胞内、外液中的 Na^+ 都是可交换的,而骨骼中的 Na^+ 只有 45% 是可交换的。在人体代谢或钠异常丢失过程中,可交换钠被利用,起到代偿作用。

五、酸碱平衡调节

正常人的体液保持一定的氢离子浓度,即保持一定的 pH 以维持正常的生理和代谢功能。判断酸碱中毒是以动脉血的 pH 为标准,正常值为 7.35~7.45,平均为 7.40,人体能耐受的 pH 为 6.8~8.0。

人体的糖、蛋白质和脂肪在代谢过程中均产酸,分为碳酸(H_2CO_3)和其他如乳酸、硫酸、磷酸等固定酸。人体在物质代谢过程中也产生碱性物质,如氨,但对体液酸碱状态影响不大,食物中的碱性物质主要来源于蔬菜和水果中的有机酸盐在体内形成的碱性物质。人体在代谢过程中,既产酸也产碱,酸性物质的产生量远远超过碱性物质的产生量,故体液中 H^+ 浓度经常发生变动。但人体能通过血液的缓冲系统、肺的呼吸和肾的调节作用,使血液 pH 在小范围内变动。

体内酸碱平衡的调节,以体液缓冲系统的反应最迅速,几乎立即起反应,但只能起短暂的调节作用。血液中的缓冲系统以碳酸氢盐(HCO_3^-)与碳酸(H_2CO_3)最为重要。肺的调节反应略慢,较体液缓冲系统慢 10~30 分钟,但可维持较长时间。肺部排出 H^+ 的办法是将 H_2CO_3 转化为 CO_2 与 H_2O,然后由肺呼出 CO_2,使血中 CO_2 浓度恢复正常。肾脏的调节最迟,往往需 5~6 小时以后,但是最持久,可达数天,作用亦最强。肾脏在酸碱平衡中的调节作用是一方面重吸收经肾小球滤出的$NaHCO_3$；另一方面肾小管上皮细胞分泌的H^+与肾小管滤液中的NH_3或HPO_4^{2-}结合，形成NH_4^+或可滴定酸(H_2PO_4)随尿排出。

(李　纲)

第二节　体液代谢的失调

体液代谢失调可以分为三类：容量失调、浓度失调和成分失调。容量失调是指体液量的等渗性减少或增加，仅引起细胞外液量的改变。浓度失调是指细胞外液内水分的增加或减少，以致渗透微粒的浓度发生改变，也就是渗透压发生改变，如低钠血症和高钠血症。细胞外液内其他离子的浓度改变虽能产生各自的病理生理影响，但因量少而不致明显改变细胞外液的渗透压，故仅造成成分失调，如低钾血症或高钾血症、低钙血症或高钙血症以及酸中毒或碱中毒等。

一、水代谢异常

(一)容量不足

1.病因和发病机制

细胞外液容量不足是由体内总钠的净含量降低引起。体内失钠总是伴有水丢失，失钠的最终结果是细胞外液容量丢失。伴随着容量丢失，是否存在血钠浓度降低、不变或增加主要决定于容量丧失途径(如胃肠道、肾脏)和补充液体种类。其他因素，如抗利尿激素分泌或某些物质进入远端肾小管导致水潴留同样可以影响容量丧失时血钠的浓度。细胞外液容量不足的主要病因如下。①肾外因素：有以下几种。胃肠道：呕吐、腹泻、胃肠减压、胆管引流；皮肤：出汗；透析：血透、腹透；呼吸道：气管切开合并无雾化的辅助呼吸；第三间隙丢失：大量胸腔或腹水。②肾或肾上腺因素：有以下几种。急性肾衰竭：恢复过程中多尿期；慢性肾衰竭：梗阻性肾病梗阻解除后，血液透析；利尿剂；糖尿病酮症酸中毒；肾上腺病：糖皮质激素缺乏，醛固酮缺乏症。

2.临床表现

主要临床表现为乏力、口干、心悸等。患者皮肤干燥、无弹性，直立性低血压［直立时收缩压降低＞1.3 kPa(10 mmHg)］，心动过速和中心静脉压(central venous pressure,CVP)低是比较可靠的体征。轻度细胞外液容量丢失，唯一的体征是皮肤弹性降低和眼球下陷。中度容量不足可以表现为心动过速或直立性低血压。严重容量丢失可以导致精神紊乱和明显的休克症状。

实验室检查可见血液浓缩，血细胞比容增高，白细胞计数可轻度增高。严重单纯肾外因素引起者，尿量减少，尿比重增加，血尿素氮和肌酐均可轻度增高。血钠浓度可以是降低、正常或过高。尿钠浓度根据基本病因而不同，经肾外因素丢失者可低于10 mmol/L，如果是经肾丢失者，则可达20 mmol/L。

3.治疗

容量不足的原发病因必须纠正。轻至中度容量不足，如果患者神志清楚，无胃肠功能紊乱，可以口服钠和水而纠正。如果失水较明显或肠道吸收障碍，可以静脉输入等渗生理盐水。严重容量不足时，特别伴有严重营养不良时，应尽快纠正容量不足，同时补充胶体溶液，如清蛋白或血浆容量不足的准确定量较为困难，但可根据前述的临床表现做出大致判断。轻度不足时，约丧失体重的4%;中度不足丧失体重的6%~8%;重度不足约丧失体重的10%。补液治疗应根据患者的反应和严密的临床观察进行调整,如容量不足的体征是否纠正,血压、脉率是否稳定,CVP是否正常和每小时尿量多少等,并纠正可能同时存在的浓度或成分异常。

输液速度需根据体液紊乱的类型和程度,以及是否继续丢失及心脏状况而定。在严重容量不足,开始以每小时1 000 mL的速度输入,待循环状况改善后即减速。伴有心血管疾病的老年人,纠正容量不足时,需缓慢、谨慎地在适当监测下进行,包括监测中心静脉压或肺动脉楔压,并适当使用相应的心血管药物。

在严重容量不足或休克状态下,从静脉内输给大量等渗盐水,有导致血氯过高,引起高氯性酸中毒的危险。因平衡盐溶液的电解质含量和血浆内含量相仿,用来治疗容量不足更加符合生理。

(二)水过多

机体入水总量超过排出量,以致水在体内潴留,引起血液渗透压下降和循环血量增多,又称水中毒或稀释性低钠血症。

1.病因和发病机制

水过多较少发生,仅在抗利尿激素分泌过多或肾功能不全的情况下,机体摄入水分过多或接受过多的静脉输液,才造成水在体内蓄积,导致水中毒。水中毒时,细胞外液量增大,血清钠浓度降低,渗透压下降。因细胞内液的渗透压相对较高,水移向细胞内,结果是细胞内、外液的渗透压均降低,量增大。此外,增大的细胞外液量能抑制醛固酮的分泌,使远曲肾小管减少对Na^+的重吸收,Na^+从尿内排出增多,因而血清钠浓度更加降低。

2.临床表现

急性水中毒时,因为脑细胞肿胀和脑组织水肿造成内压增高,引起各种神经精神症状,如头痛、失语、精神错乱、定向力失常、嗜睡、躁动、惊厥、谵妄,甚至昏迷。有时可发生脑疝,造成呼吸、心搏骤停。

慢性水中毒时,症状一般不明显。患者可出现软弱无力、恶心、呕吐、嗜睡等,但往往被原发疾病的症状所掩盖。患者的体重明显增加,皮肤苍白而湿润。有时唾液、泪液增多。

实验室检查可发现红细胞计数、血细胞比容、红细胞平均血红蛋白浓度、血红蛋白量和血浆蛋白量均降低,血浆渗透压降低,红细胞平均容积增加。

3.治疗

预防重于治疗。对容易发生ADH分泌过多的患者,如经历疼痛、失血、休克、创伤和大手术等情况;急性肾功能不全和慢性心功能不全的患者,应严格限制入水量。对水中毒患者,应立即停止水分摄入,在机体排出多余的水分后,程度较轻者,水中毒即可解除。程度较重者,除禁水外,还要用利尿剂促进水分排出。一般用渗透性利尿剂,如20%甘露醇静脉内快速滴注,以减轻脑细胞水肿和增加水分排出。也可静脉注射袢利尿剂,如呋塞米。注意监测血钠浓度变化,防止血钠浓度变化过快过大导致脑神经元脱髓鞘病变。

二、钠代谢异常

水和钠的正常代谢及平衡是维持人体内环境稳定的一个重要方面。细胞外液中90%的渗透微粒是Na^+,故Na^+浓度的改变会引起细胞外液渗透压的改变,因此血钠浓度是血浆渗透压的主要决定因素。血钠的正常值是135~145 mmol/L,平均为142 mmol/L,<135 mmol/L为

低钠血症,超过 145 mmol/L 为高钠血症。

(一)低钠血症

1.病因和发病机制

低钠血症反映出体内总体水量相对多于总体钠含量,按其病因可分为低血容量、稀释性和高血容量低钠血症。

低血容量低钠血症是以缺水和缺钠为特征,但缺钠多于缺水,血浆渗透压低于正常。当体液丢失时,如持续呕吐、严重腹泻、肠道引流、造瘘或由于胰腺炎、腹膜炎、小肠梗阻等原因导致液体潴留在第三间隙,仅补充葡萄糖水或低渗液体可能发生低钠血症。正常肾脏对容量丧失的反应是保留钠,典型者其尿钠的浓度<10 mmol/L。

稀释性低钠血症又称水潴留性低钠血症,其特征是体内总体水含量增加而总体钠含量无明显增加,血浆渗透压低于正常。由血内 ADH 过多或肾脏对 ADH 的作用特别敏感所致,如抗利尿激素不适当分泌综合征(syndrome of inappropriate ADH secretion,SIADH)。其发病机制是由外周产生的 ADH(或类似物质)或由病理性刺激而致 ADH 中央性释放所引起的持续性抗利尿作用,促使水慢性潴留,以致所有体液间隙的容量增大。细胞外液的增加可抑制钠在肾小管内的重吸收,使钠排出增加。其他病因有疼痛、应激、手术麻醉或利尿剂使用不当等。甲状腺功能减退和糖皮质激素缺乏也会导致稀释性低钠血症的发生。

高血容量低钠血症以体内总体钠含量增多,但总体水含量增多更甚为特征,血浆渗透压低于正常。患者常有明显的水肿。常发生在肾衰竭的患者中,另外心功能不全和肝硬化等也会引起高血容量低钠血症。这些疾病由于有效循环容量不足导致 ADH 和血管紧张素释放,降低肾小球滤过率,影响肾排水,同时可兴奋口渴中枢,大量饮水,产生低钠血症。

2.临床表现

由于缺钠时细胞内、外均呈低渗状态,所以无口渴表现。低血钠表现可能不典型,然而因为其症状主要是由于低渗状态引起的,导致水分进入脑及其他细胞,所以临床上主要是精神状态改变,包括性格改变、嗜睡和意识不清。当血浆钠<135 mmol/L,患者仅表现为疲乏、头晕和手足麻木;当血浆钠<130 mmol/L,除上述症状外,还有食欲缺乏、恶心、脉搏细速、视力模糊和直立性昏倒;当血浆钠<120 mmol/L,可以有木僵、神经肌肉兴奋性增高、癫痫、长时间昏迷和死亡。低钠血症的症状取决于血钠下降的程度及速度,下降程度越大,速度越快,症状越严重。低钠血症性脑病通常是可以完全恢复的,但血浆钠浓度急剧降低可导致永久性的神经系统损害及死亡。

如果有效血浆渗透压正常或升高,而血浆钠浓度降低,应考虑假性低钠血症。由于血钠实际上仅存在于血浆中占血浆量的93%的含水部分中,血浆中脂肪等并不含水,如果血中脂肪含量相对过高时,血浆中实际含水部分便缩减,测得的血钠浓度下降,形成假性低钠血症。类似情况也可发生在血液内含有大量球蛋白时,如多发性骨髓瘤、巨球蛋白血症等。

3.治疗

首先要积极处理病因。轻度或无症状性低钠血症一般不必治疗,严重低钠血症,或伴有明显症状的低钠血症则应及时加以处理。不同类型的低钠血症,低钠的纠正也有所区别。

低血容量低钠血症:针对细胞外液缺钠多于缺水和血容量不足的情况,首先补充血容量,采用含盐溶液或高渗盐水静脉输注,以纠正体液的低渗状态,高渗盐水一般为 5% 氯化钠溶液。需要补充的钠含量一般按下列公式计算:需补充的钠盐量(mmol)=[血钠的正常值(mmol/L)-血钠测得值(mmol/L)]×体重(kg)×0.60(女性为 0.50)。按 17 mmol Na^+=1 g 钠盐计算补给氯化钠的量。当天补给计算用量的1/2和日需量4.5g,其中2/3的量以5%氯化钠溶液输给,其余量以等渗盐水补给。以后测定血清Na^+、K^+、Cl^-和血气分析,作为进一步治疗时的参考。

稀释性低钠血症:治疗方法可参阅水过多的有关内容。对持续性SIADH的长期治疗可以采用地美环素或碳酸锂。前者疗效较好,但对肝硬化患者会引起急性肾衰竭,应尽量避免应用。

高血容量低钠血症:以治疗原发病为主,限制入水量在$10 mL/(kg \cdot d)$以下。一般不需要补钠,因为补钠可能会加重水肿。同时可用利尿剂尽快排出体内过多水分,难治患者可采用透析治疗等方法。少数低钠血症有严重症状者,应先补充高张溶液,以更快地改善血浆低渗状态。

过快纠正低钠血症后最重要的神经后遗症是中心性脑桥脱髓鞘病变。脱髓鞘同样可影响中枢其他部分,在数天至数周内出现四肢麻痹和舌无力,损伤常常是永久性的。一般认为低钠血症已持续24小时以上,并有症状,使用高张溶液时,血钠浓度提高不应快于每小时1 mmol/L,24小时内血钠浓度提高不超过12 mmol/L,在给盐水时应密切注意心脏功能变化。

(二)高钠血症

1.病因和发病机制

高钠血症较低钠血症少见,在成年人中,高钠血症是最严重的电解质紊乱,已报告死亡率介于40%~60%。因为钠是细胞外液渗透压主要决定因素,高钠血症意味着细胞外液高渗透压。细胞外液相对高张于细胞内液,导致细胞内水向细胞外运动,直至二者间张力相等。水可以单独丢失或与钠一起丢失,因此高钠血症可有细胞外液容量丢失(低容性),细胞外液浓缩和容量过负荷(潴钠性)。高钠血症的常见原因见表4-1。

表4-1 高钠血症的主要原因

低溶性高钠血症	浓缩性高钠血症	潴留性高钠血症
总体水和钠均减少,水减少相对较多	总体水减少,总体钠接近正常	总体钠和水均增加,钠增加相对较多
胃肠道:呕吐、腹泻	呼吸道:呼吸加快	补给高张液体
皮肤:烧伤、过度出汗	皮肤:发热、出汗	碳酸氢钠过多
利尿剂	中枢性尿崩症	全胃肠外营养
尿浓缩功能障碍	肾性尿崩症	醛固酮增多症
	不能获得水	Cushing综合征

2.临床表现

高钠血症的主要症状是口渴。有意识的高钠血症患者如果无口渴感觉往往提示口渴中枢障碍。高钠血症的主要体征是由于脑细胞皱缩引起的中枢神经系统功能紊乱,早期表现为嗜睡、软弱无力及烦躁;后为易激动、震颤、动作笨拙、腱反射亢进、肌张力增高;进一步发展为抽搐、惊厥、昏迷及死亡。严重高钠血症脑体积因脱水而显著缩小时,颅骨与脑皮质之间的血管张力增大,因而可导致静脉破裂而出现局部脑内出血和蛛网膜下腔出血。对于慢性高钠血症,由于中枢神经细胞内液渗透性物质增加,脑细胞脱水程度和中枢症状在慢性高钠血症较急性高钠血症轻。

3.治疗

首先要纠正病因,同时补充水分。如果患者神志清楚而且无明显胃肠道功能紊乱,直接饮水效果最好。因持续呕吐或精神状态变化不能饮水的患者,可以静脉补充5%葡萄糖溶液或0.45%氯化钠溶液。如果容量严重不足发生休克时,在给予葡萄糖水或低张盐水纠正高钠血症前,需用生理盐水或平衡液和胶体溶液增加血容量。对潴钠性高钠血症,有时需用利尿剂。

为了避免因血浆渗透压很快恢复到正常水平而导致的脑水肿,血钠浓度纠正不宜过快,一般以每小时下降 1 mmol/L 为宜。如果高钠血症时间<24 小时,可在 24 小时内加以纠正;如果不知道高钠血症持续了多少时间或慢性高钠血症,纠正时间应延长到 48 小时内。如果高钠血症已经得到改善,但中枢神经系统症状反而加剧,应想到急性脑水肿的存在。

水分补充量一般可按下列公式计算:补水量(mL)=[血钠测得值(mmol/L)-血钠正常值(mmol/L)]×体重(kg)×4。通常可先补充计算量的 1/2,以后根据血钠下降情况再决定。在纠正高钠血症的过程中,应随时注意血浆各种电解质浓度的变化,通常每 8 小时测定一次。

三、混合性容量和浓度异常

混合性容量及浓度异常可由多种疾病或者不适当的静脉输液所造成。几种液体异常并存时,其临床表现为各个异常症状和体征的代数和。相同的异常症状可起叠加作用,相反的异常症状可相互抵消。

细胞外液不足伴低钠血症是外科常见的一种混合性异常,当患者大量丢失胃肠液的同时,仅补充水分,容易发生这种情况。手术后,在胃肠液丧失时仅用 5% 葡萄糖水补充,也易发生这种情况。大量失水或低渗液的丧失(如大量出汗,渗透性利尿)可造成细胞外液容量不足伴高钠血症。

过量补充钠盐可导致细胞外液容量过多和高钠血症,如在单纯性失水(经皮肤和肺的无知觉失水)时仅补充含钠溶液,或为了对抗乳酸酸中毒而滴注过多的高浓度碳酸氢钠。对少尿性肾衰竭患者补充过量水或低张盐液,可导致细胞外液容量过多和低钠血症。

肾功能正常时,能在一定程度上减轻上述变化,并代偿不恰当补液造成的失误。无尿或少尿性肾衰竭患者则容易发生上述混合性容量和浓度异常。肾功能处于边缘状态的老年患者,轻度容量不足就能发生少尿、血清尿素氮和肌酐增高。这些变化经早期恰当地纠正细胞外液容量不足后,一般均可逆转。

四、钾代谢异常

钾是细胞内最多的阳离子,仅约 2% 总体钾在细胞外。因为大部分细胞内钾在骨骼肌细胞内,所以总体钾与身体肌肉呈粗略的比例关系,平均 70 kg 体重成人约有钾 3 500 mmol。

钾是细胞内渗透压的主要决定因素,细胞内外液钾离子浓度变化强烈影响细胞膜极化,依次影响重要的细胞程序,如神经冲动传导和肌肉(包括心肌)收缩。

许多因素影响钾在细胞内外液间的分布,其中最重要的是血液中胰岛素水平。有胰岛素,钾向细胞内移动,降低血钾浓度。当胰岛素缺乏时,即使有总体钾缺乏,钾仍可向细胞外移动,提高血钾浓度。交感神经系统兴奋同样影响细胞内钾运动。β-受体激动剂,特别是选择性 $β_2$-受体激动剂,能促使细胞吸取钾,而 β-受体阻滞剂或 α-受体激动剂能促使钾向细胞外移动。血钾浓度同样明显受血浆 pH 影响。急性酸中毒促使钾向细胞外移动,而急性碱中毒则促使钾向细胞内移动。

正常人从饮食摄入钾常波动于 40~150 mmol/d。生理状态下,摄入的钾 90% 经肾从尿排出,少量随粪便(5~10 mmol)和汗液(0~10 mmol)排出。肾排钾量因摄入量不同而有很大差异:摄入量增加,排钾量增加;摄入量减少,排钾量减少。但是,肾保钾能力不如保钠能力强,以致在低钾血症情况下,虽然肾排钾量减少,但每天仍继续排钾 15~20 mmol,几天后可发生明显的低钾血症。正常血清钾浓度为3.5～5.5 mmol/L。

(一)低钾血症

血清钾浓度<3.5 mmol/L称为低钾血症。血清钾浓度降低除体内钾分布异常外,常同时有机体总钾含量缺乏。

1.病因

低钾血症可分为急性和慢性。急性低钾血症在外科治疗过程中很少发生,除非患者发生严重糖尿病并发症而使用大量胰岛素后。在外科治疗过程中经常碰到的是慢性低钾血症。慢性腹泻、胃肠道外瘘(如十二指肠瘘,回肠造瘘等)等消化液的丢失、长期胃肠道外营养补充无钾溶液是外科常见原因。利尿剂是导致低钾血症的最常用药物之一。排钾利尿剂,包括噻嗪类、袢利尿剂和渗透性利尿剂,能阻止钠在近、远端肾小管回吸收,到达远端肾小管钾分泌部位的尿量增加,促进钾分泌。

2.临床表现

低钾血症可引起多种功能和代谢变化,这些变化的严重程度与钾缺乏程度密切相关,但不同个体间也显示出明显差异。一般而言,严重低钾血症(血清钾<3 mmol/L)才出现严重的临床症状。

肌无力为最早表现,以四肢近端肌肉最多见。少数患者有手指发硬、持物费力、腿沉、头抬不起和眼睑下垂症状。进而呼吸肌(主要是膈肌)软弱无力而引起呼吸困难。严重的病例,二头肌、三头肌、膝和跟腱反射均可完全消失。其他肌肉功能紊乱包括痉挛,肌束自发性收缩和横纹肌溶解。通过自主神经可引起肠麻痹而发生腹胀或肠梗阻。持续性低钾血症可损害肾浓缩功能,引起多尿伴继发性烦渴。常常有代谢性碱中毒和反常性酸性尿。

血清钾水平<3 mmol/L之前通常对心脏影响甚微,心脏受累主要表现为传导和节律异常。典型的心电图改变为早期出现T波降低、变宽、双相或倒置,随后出现ST段降低、QT间期延长和U波。但低钾血症患者不一定出现心电图改变,故不能单纯依赖心电图改变来判定有无低钾血症的存在。应该注意,患者伴有严重的细胞外液减少时,低钾血症的一些临床表现有时可以很不明显,而仅出现缺水、缺钠所致的症状,但在纠正缺水后,由于钾进一步被稀释,可出现低钾血症的症状。

一般可根据病史和临床表现做出低钾血症的诊断。心电图检查虽有助于诊断,但一般不宜等待心电图显示出典型改变后才肯定诊断。血清钾测定常降低。

3.治疗

应尽早治疗造成低钾血症的病因,减少或中止钾的继续丧失。

轻度低钾血症或必须持续服用排钾药物的患者,可口服含钾药物补充钾离子,如氯化钾口服液、钾碱合剂或氯化钾缓释片等。口服补钾较静脉补钾更为安全。

当低血钾严重(<3 mmol/L),症状明显或对口服补钾无反应时,必须静脉补钾。临床上常用10%氯化钾溶液来补充钾,每克氯化钾含钾13.4 mmol。静脉补钾应注意以下几点:①补钾量可根据血清钾测定结果初步确定。如果血清钾<3 mmol/L,给予钾200～400 mmol,一般能提高血清钾1 mmol/L。如果血清钾为3.0～4.5 mmol/L时,给予钾100～200 mmol,一般能提高血清钾1 mmol/L。②钾离子进入细胞缓慢,而细胞外液的钾总量仅为60 mmol,如果从静脉输入含钾溶液过快,可在短时间内使血钾增高很多,引起致命的后果。所以补钾不宜过多过快,一般速度不应超过20 mmol/h,每天的补钾总量则不宜超过100～150 mmol。③静脉补钾浓度以

每升溶液中含钾量不超过 40 mmol 为宜,但现代精确的静脉微灌注泵已大大减少了高浓度氯化钾溶液的危险。④患者如有休克,应先输入晶体和胶体溶液,以尽快恢复血容量。待每小时尿量超过 40 mL 后,再从静脉输给氯化钾溶液,"见尿补钾"是治疗的原则。⑤为了补充氯化钾,常选用生理盐水,葡萄糖液不是理想选择,因为使用葡萄糖液后患者血浆胰岛素水平的增高可导致一过性低钾血症加重,症状加剧。⑥细胞内钾恢复较慢,有时需补钾 4～6 天后细胞内外的钾才能达到平衡,严重者需补钾 15 天以上。因此,治疗钾缺乏不可操之过急。

低钾血症常合并低镁血症,镁与钾在生理功能上有协同作用,如果两者的血清含量均低,会出现尿钾排出量增加,出现顽固性低钾血症,同时增加心律失常的发生率。所以出现顽固性低钾血症时,应在补钾的同时适当补镁。

包括手术在内的各种创伤,由于组织被破坏,大量钾释放到体液中,肾排钾增加以维持血浆钾平衡,此过程可在术后持续一段时间,因此,除非术前已存在严重缺钾,术后 48 小时内一般不会发生低钾血症,不需补钾。但是,钾是一个相当关键的细胞内阳离子,在患者术后早期就应该严密监测其变化。

(二)高钾血症

血清钾浓度高于 5.5 mmol/L 称为高钾血症。

1.病因

大致可分为以下 3 类。

(1)肾排钾减少:这是引起高钾血症最主要的原因,可见于急慢性肾衰竭、Ⅳ型肾小管酸中毒、盐皮质激素缺乏和长期应用潴钾类利尿剂。

(2)钾摄入过多:在肾功能正常的情况下,高钾饮食引起的高钾血症极为罕见,只有当静脉内补钾过多过快,特别在肾功能低下时,才能引起高钾血症。

(3)细胞内钾移到细胞外:见于胰岛素缺乏和高血糖、组织损伤、酸中毒和高钾性周期性肌麻痹等。

2.临床表现

一般无特异性症状,轻度高钾血症可出现四肢感觉异常、刺痛等症状,严重高钾血症可出现吞咽、发音及呼吸困难,甚至上行性麻痹,松弛性四肢瘫痪。中枢神经系统可表现为烦躁不安、昏厥及神志不清。高钾血症最初心电图改变是 QT 间期缩短和高耸,对称"T"波峰,当血钾超过 6.5 mmol/L 时产生结性和室性心律不齐,QRS 波群增宽,PR 间期延长和"P"波消失,最后,QRS 波群衰变为正弦波和室性停搏或室性纤颤。

有引起高钾血症原因的患者出现一些不能用原发病来解释的临床表现时,即应考虑有高钾血症的可能,并应做心电图检查,血清钾测定常升高。

3.治疗

高钾血症的治疗包括尽可能纠正原发病因、停止外源钾摄入、降低血清钾的浓度和促进钾的排泄。

为了暂时对抗血钾突然升高对心肌的作用,在心电监护下,静脉注射 10% 葡萄糖酸钙溶液 20 mL,可重复应用;或将 10% 葡萄糖酸钙 30～40 mL 加入静脉补液内滴注。输入葡萄糖可刺激胰岛素的释放,进而增加细胞钾摄入,可用加有胰岛素的碳酸氢钠葡萄糖溶液(45 mmol 碳酸氢钠溶于 10% 葡萄糖溶液 1 000 mL 中,加 20 U 胰岛素)来暂时降低血清钾水平,必要时可以重复使用。如果肾功能不全,不能输液过多者,可用 10% 葡萄糖酸钙溶液 100 mL,11.2% 乳酸钠溶液 50 mL,25%葡萄糖溶液 400 mL,加入胰岛素 30 U,静脉持续滴注 24 小时,每分钟 6 滴。

以上措施可争取时间,而要彻底清除体内过多的钾可采用以下方法:口服阳离子交换树脂,每次 15～30 g,4～6 小时 1 次,可从消化道排出钾离子。为防止便秘、粪块阻塞,可同时口服山梨醇或甘露醇导泻。如果肠梗阻或其他原因不能服药的患者,可用同等剂量树脂与 10%葡萄糖溶液 200 mL 混匀后做保留灌肠。每克树脂约移去 1 mmol 钾,但治疗作用缓慢。肾衰竭患者紧急治疗无效后应迅速进行血液透析,腹膜透析除钾效果相对较差。

五、镁代谢异常

镁在含量上是机体内第四位的阳离子,仅次于钠、钾和钙;在细胞内,镁的含量仅次于钾而占第二位。正常成年人体内约有 1 000 mmol 镁,约合镁 23.5g。其中 50%存在于骨内,不易和其他部位交换,细胞外液镁分布仅占 1%,其余在细胞内。正常血镁浓度为 0.70～1.10 mmol/L。镁的主要来源为绿叶蔬菜,正常人每天需摄入 0.3 mmol/kg。镁主要由小肠吸收,钙和镁在肠的吸收有竞争作用。肾脏排镁同排钾情况相似,即虽有血清镁浓度降低,肾排镁并不停止。

镁可催化或活化机体 325 种以上的酶,在能量传递、贮存和利用上起关键作用。镁又是 Na^+,K^--ATP 酶的重要辅酶因子,因此,缺镁可影响钾的平衡。此外,镁能维持细胞膜稳定,对中枢和周围神经系统、心肌、骨骼肌以及血管和胃肠的平滑肌均有抑制作用。

(一)低镁血症

长期的胃肠道消化液丧失,如肠瘘或大部小肠切除术后,加上进食少,是造成缺镁的主要原因。其他原因有长期应用静脉营养未加适量镁作补充、甲状腺功能亢进、甲状旁腺功能低下、急性胰腺炎等。

低镁血症的主要临床表现为神经肌肉应激性增加,如肌肉抽搐,甚至惊厥,也有焦虑、激动、烦躁、精神错乱等中枢神经系统症状,以及心律不齐、心动过速、室性期前收缩、室颤等心血管系统表现。外科术后心律失常与低钾和低镁血症有关。

血清镁浓度的测定一般对确诊无多少价值。因为镁缺乏不一定出现血清镁过低,而血清镁过低也不一定表示有镁缺乏。必要时,可做镁负荷试验,有助于镁缺乏的诊断。正常人静脉输入氯化镁或硫酸镁 0.25 mmol/kg 后,注入量的 90%很快地从尿内排出,如果排出量不超过 60%,可诊断为低镁。

一般可按 0.25 mmol/(kg·d)的剂量补充镁盐。如患者的肾功能正常,而镁缺乏又严重时,可按 1 mmol/(kg·d)补充镁盐。输液后,细胞外液镁离子浓度升高,能部分或完全缓解症状,为补足细胞内镁离子,需继续补给 1～3 周,一般用量为每天补充 5～10 mmol 镁盐。镁中毒可导致心搏骤停,大剂量静脉给镁离子时应注意急性镁中毒的可能,严密监测心率、呼吸及心电图,观察有无镁中毒的征象,备好氯化钙或葡萄糖酸钙,以对抗镁浓度升高时产生的不良作用。

临床上常用 25%硫酸镁溶液补充镁离子,25%硫酸镁溶液 10 mL 大约含 10 mmol 镁。长期完全胃肠外营养患者,每天应加入 25%硫酸镁 6～7 mL,防止低镁血症的发生。

(二)高镁血症

高镁血症相当少见,主要发生在肾功能不全时,也可发生在低镁血症的治疗过程中。

临床表现早期症状和体征有嗜睡、软弱无力及腱反射进行性消失。随着血镁水平增高,出现心脏传导异常,心电图显示 PR 间期延长,QRS 波群增宽,T 波升高。随着高镁血症加重,可以出现低血压,呼吸抑制和麻醉状态,甚至心搏骤停。

治疗应先从静脉缓慢给予10％葡萄糖酸钙10～20 mL或10％氯化钙5～10 mL,能迅速改善高镁的毒性作用,如注射后2分钟仍未见效,应重复治疗,同时积极纠正酸中毒,补充细胞外液容量不足和停止给镁,并治疗其原发病因。如果容量充足和肾功能良好,静脉给予呋塞米可以增加镁从肾脏排泄。对治疗效果不佳的严重高血镁,应及早采用血液透析或腹膜透析。

六、钙代谢异常

成人体内总钙量1 000～1 200 g,大部分以磷酸盐和碳酸盐的形式存在于骨骼中,细胞外液钙仅占总钙量0.1％。血清钙浓度的正常值为2.25～2.75 mmol/L,其中约半数为与血清蛋白相结合的非离子化钙,另外5％非离子化钙与血浆和组织间液中其他物质相结合,还有45％离子化钙维持着神经肌肉的稳定性。离子化与非离子化钙的比率受pH影响,酸中毒时离子化部分增加,而碱中毒时减少。外科患者一般很少发生钙代谢紊乱。

(一)低钙血症

可发生在急性胰腺炎、慢性肾衰竭、甲状旁腺功能减退、维生素D代谢障碍、大量输库存血、消化道瘘等疾病中。

慢性、轻中度的低血钙可不伴有症状,但血清钙离子严重而迅速下降可致明显症状。临床表现主要由神经肌肉兴奋性升高引起,可出现手足抽搐、肌痉挛、喉鸣和惊厥,严重者有癫痫发作,体检有腱反射亢进,Chvostek征和Trousseau征阳性。心电图上表现为QT时间延长、ST段延长及T波平坦或倒置。

血清钙测定低于2 mmol/L时,基本上可确定诊断。治疗上,应治疗原发疾病,纠正碱中毒,同时补充缺失。静脉注射葡萄糖酸钙或氯化钙可缓解急性症状(1 g葡萄糖酸钙含Ca^{2+} 22.5 mmol;1 g氯化钙含Ca^{2+} 10 mmol),必要时可多次给药。需长期补钙的患者可口服钙剂,或同时应用维生素D。

(二)高钙血症

甲状旁腺功能亢进是高血钙的主要原因,其次是骨转移性癌,多见于转移性乳腺癌的患者。

高钙血症临床表现主要有便秘、厌食、恶心、呕吐、腹痛、多尿、夜尿。轻度高钙血症,许多患者常无症状。血清钙超过3 mmol/L时,常伴有情绪不稳定、意识模糊、谵妄、木僵和昏迷。血清钙增高达4～5 mmol/L时,即有生命危险。

轻度高钙血症若无明显的临床症状可不予治疗,控制钙和维生素D的摄入即可。有明显症状的高钙血症应及时治疗。大量输液可纠正脱水,促进钙的排泄;使用药物降低血钙,如糖皮质激素、呋塞米、降钙素等;对甲状旁腺功能亢进症应进行手术治疗,才能根本解决高钙血症。

七、磷代谢异常

成人体内磷酸盐含量为700～800 g,80％～85％存在于骨骼中,其余大部分在细胞内作为缓冲阴离子。正常成人血清无机磷浓度为0.96～1.62 mmol/L。肾脏为排磷的主要途径,正常饮食者磷缺乏罕见。

(一)低磷血症

血清无机磷浓度<0.96 mmol/L称为低磷血症,<0.5 mmol/L时为重度低磷血症。但磷缺乏者,血磷不一定降低,仍可正常。

主要发生在长期经静脉或胃肠补充不含磷营养物的患者。甲状旁腺功能亢进症由于大量无机磷从肾排泄,可引起低磷血症。另外,严重的感染、烧伤患者也可见血磷降低。

低磷血症一般无明确特异的症状,但厌食、肌肉软弱和软骨病可以发生在严重慢性磷缺失。严重低磷血症可出现神经系统和精神症状,如躁动、易激动、精神错乱、抽搐、木僵,甚至昏迷。横纹肌可出现溶解。血液学异常包括溶血性贫血,血红蛋白氧释放减少,白细胞和血小板功能下降。

如果存在发生低磷血症的原因,出现上述神经、肌肉和血液系统症状而不能用其他原因解释时,应考虑有本病可能。治疗是经验性的,除积极治疗病因外,可口服或静脉滴注磷酸盐。对需长期静脉输液者,溶液中应每天补充磷10 mmol。如患者合并肾衰竭,补磷应慎重,以免导致高磷血症。原发性甲状旁腺功能亢进症如有指征,须手术治疗。

(二)高磷血症

成人血清无机磷浓度>1.62 mmol/L 为高磷血症。

主要发生在肾衰竭和甲状旁腺功能减退患者。大多数高磷血症患者无症状,如果同时有低钙血症,可以出现低钙血症引起的各种症状。治疗上,应治疗原发病,治疗低血钙。肾衰竭所致高血磷可用透析治疗。氢氧化铝凝胶和磷形成不溶解的化合物,口服后能阻止磷从肠道吸收。

(李　纲)

第三节　酸碱平衡的失调

一、血气分析各种指标及其临床意义

(一)血液 pH

血液 pH 是反映血液中 H^+ 浓度的指标,正常人动脉血 pH 为 7.35~7.45。单凭一项 pH 仅能说明是否有酸中毒(<7.35)或碱中毒(>7.45),只有结合其他酸碱指标、生化指标(如钾、氯、钙)及病史,才能正确判断是何种类型的酸中毒、碱中毒还是复合型酸碱中毒。

(二)动脉血二氧化碳分压($PaCO_2$)

血浆中呈物理溶解状态的二氧化碳所产生的压力,是反映酸碱平衡中的呼吸因素的指标。通气不足时增高,表示有二氧化碳潴留,通气过度时二氧化碳排出过多则降低。正常值为 4.5~6.0 kPa(34~45 mmHg),平均为 5.3 kPa (40 mmHg),在代谢性酸碱平衡紊乱时可有代偿性改变。

(三)标准碳酸氢盐和实际碳酸氢盐

1.标准碳酸氢盐(standard bicarbonate,SB)

SB 指在标准条件下(37 ℃,$PaCO_2$ 5.33 kPa,血红蛋白充分氧合)测得的血浆 HCO_3^- 含量。因为已排除呼吸性因素的影响,所以 SB 是反映酸碱平衡代谢性因素的指标,正常值为 22~27 mmol/L,平均为24 mmol/L。

2.实际碳酸氢盐(actual bicarbonate,AB)

AB 是隔绝空气的血液在实际 $PaCO_2$ 和血氧饱和度条件下测得的血浆 HCO_3^- 含量(血气报告中的 HCO_3^- 即指 AB),它同时受呼吸与代谢两种因素的影响。正常人 AB 与 SB 相等,AB 与

SB 的差值反映呼吸性因素对酸碱平衡的影响。

(四)缓冲碱(buffer base,BB)

BB 指血液中所有具有缓冲作用的阴离子总和,包括 HCO_3^-、HPO_4^{2-}、血浆蛋白及血红蛋白阴离子等,通常以氧饱和的全血测定,正常值为 45～55 mmol/L。BB 不受呼吸性因素影响,所以是反映代谢性因素的指标。

(五)碱剩余(base excess,BE)

BE 是指在温度为 37 ℃,$PaCO_2$ 5.33 kPa、血红蛋白完全氧合的情况下,将 1 L 全血 pH 滴定至 7.4 所需加入的酸或碱量。如需用酸滴定,表明受测血样缓冲碱量高,为碱剩余,用正值表示(即+BE),见于代谢性碱中毒。如用碱滴定,表明受测血样缓冲碱量低,为碱缺失,用负值表示(即-BE),见于代谢性酸中毒。BE 正常值为-3～+3 mmol/L。

(六)阴离子间隙(anion gap,AG)

AG 是指血浆中未测定的阴离子(UA)与未测定的阳离子(UC)的差值,即 AG=UA-UC。由于细胞外液阴阳离子总当量数相等,故 AG 可用血浆中的可测定阳离子与可测定阴离子的差算出,即 AG=Na^+-(HCO_3^-+Cl^-),正常值为 10～15 mmol/L。一般情况下,UC 含量相对较小且较稳定,故 AG 高低主要取决于 UA 含量的变化。

二、代谢性酸中毒

代谢性酸中毒是最常见的酸碱平衡紊乱,其病理生理基础是血浆 HCO_3^- 的浓度原发性减少。

(一)病因

造成 HCO_3^- 浓度减少的原因很多,根据 AG 值的变化,可将代谢性酸中毒分为两类:AG 增高型和 AG 正常型。

1.AG 增高型代谢性酸中毒

AG 增高型是指除了含氯以外的任何固定酸的血浆浓度增大时的代谢性酸中毒。如乳酸酸中毒、酮症酸中毒、磷酸和硫酸排泄障碍在体内蓄积和水杨酸中毒等。其固定酸的 H^+ 被 HCO_3^- 缓冲,其酸根(乳酸根、β-羟丁酸跟、$H_2PO_4^-$、SO_4^{2-}、水杨酸根)增高。这部分酸根均属于阴离子,所以 AG 增大,而 Cl^- 值正常。故又称正常氯性代谢性酸中毒。

2.AG 正常型代谢性酸中毒

当 HCO_3^- 浓度降低,同时伴有 Cl^- 浓度代偿性升高时,则呈 AG 正常型或高血氯性代谢性酸中毒。常见于消化道直接丢失 HCO_3^-;轻度或中度肾衰竭分泌 H^+ 减少;肾小管酸中毒 HCO_3^- 重吸收减少或分泌 H^+ 障碍,使用碳酸酐酶抑制剂以及含氯的酸性盐摄入过多的情况下。

(二)临床表现

酸中毒的主要表现由于与原发病症状难以区别,常常不明显。轻度酸中毒可以无症状或有模糊不清的疲劳,恶心和呕吐。严重代谢性酸中毒(pH<7.20,HCO_3^-<10 mmol/L)最具特征性症状是通气增加,作为呼吸性代偿重要部分。开始,呼吸深度轻度增加;随后可见呼吸深而快、张口呼吸(Kussmaul 呼吸),呼吸辅助肌有力收缩,有时呼气中带有烂苹果味。患者面颊潮红,心率加快,血压常偏低,可出现神志不清或昏迷,常伴有严重缺水的一些症状。代谢性酸中毒可降低心肌收缩力和周围血管对儿茶酚胺的敏感性,患者容易发生心律失常、急性肾功能不全和休克。

血气分析显示 pH<7.35,BE 负值增大,起初 $PaCO_2$ 正常,SB、AB、BB 均降低。代偿期通过

$PaCO_2$ 一定程度的降低使血 pH 可在正常范围内。单纯代谢性酸中毒,$PaCO_2$ 的降低和血浆 HCO_3^- 的降低存在一定的比例,平均血浆 HCO_3^- 每降低 1 mmol/L,$PaCO_2$ 代偿性地下降 0.1～0.2 kPa(1～1.3 mmHg)。大于或小于预期的 $PaCO_2$ 降低分别提示同时有原发性呼吸性碱中毒或呼吸性酸中毒或其他混合型酸碱平衡紊乱。

(三)治疗

以消除引起代谢性酸中毒的原发病因为主要措施。由于肺部和肾脏对酸碱平衡有较强的调节能力,病因被消除、缺水被纠正后,轻度酸中毒(血浆 HCO_3^- 为 16～18 mmol/L)常可自行纠正,不必应用碱剂治疗。

低血容量休克可导致代谢性酸中毒,在补充血容量,组织灌注恢复后,轻度酸中毒也随之被纠正,这类患者不宜过早使用碱剂,否则可能会造成重度代谢性碱中毒。

对血浆 HCO_3^- 浓度低于 10 mmol/L 的重度代谢性酸中毒的患者,应立刻用液体和碱剂进行治疗。临床上常用碱性溶液为 5%碳酸氢钠溶液,其进入体液后,即解离为 Na^+ 和 HCO_3^-;HCO_3^- 与体液中的 H^+ 化合成 H_2CO_3,再解离为 H_2O 和 CO_2。CO_2 自肺部排出,体内 H^+ 减少,可改善酸中毒;Na^+ 留于体内,可提高细胞外液渗透压和增加血容量。5%碳酸氢钠溶液每毫升含有 Na^+ 和 HCO_3^- 各 0.6 mmol。因为 5%碳酸氢钠溶液为高渗性,为避免过快输入导致血渗透压升高,可稀释成 1.25%溶液后再应用。下列公式可计算拟提高血浆 HCO_3^- 浓度所需的 $NaHCO_3$ 的量。

HCO_3^- 需要量(mmol)=[HCO_3^- 正常值(mmol/L)−HCO_3^- 测得值(mmol/L)]×体重(kg)×0.4

一般可将应输给量的 1/2 在 2～4 小时内输完。

按公式法计算的碳酸氢钠输入量仅供参考,临床上在用后 2～4 小时复查动脉血气分析和电解质浓度,根据测定结果和病情变化再决定是否需继续输入碳酸氢钠。边治疗边观察,逐步纠正酸中毒是治疗的原则。酸中毒纠正后,要注意防治低钙血症和低钾血症。

三、代谢性碱中毒

代谢性碱中毒是由于体内 H^+ 丢失或 HCO_3^- 原发性增多所引起。

(一)病因

引起代谢性碱中毒的病因,通常按给予盐水后代谢性碱中毒能否得到纠正而将其分为两大类:盐水反应性和盐水抵抗性。盐水反应性碱中毒多见,常合并细胞外液容量不足,盐水抵抗性碱中毒细胞外液容量一般正常或稍增(表 4-2)。

外科患者中发生代谢性碱中毒的最常见原因是胃液丢失过多。在严重呕吐或长期胃肠减压状况下,大量 H^+ 丢失,肠液中 HCO_3^- 不能被酸中和,于是 HCO_3^- 被重吸收入血,使血浆 HCO_3^- 增高。另外,由于 Cl^- 丢失过多,血 Cl^- 降低,引起 HCO_3^- 在肾小管内的再吸收增加,大量胃液丢失也丧失了 Na^+,在代偿的过程中,K^+ 和 Na^+ 的交换及 H^+ 和 Na^+ 的交换增加,引起 H^+ 和 K^+ 丧失过多,造成代谢性碱中毒和低钾血症。

(二)临床表现

代谢性碱中毒患者通常无症状,或出现与碱中毒无直接关系的表现,如因细胞外液减少而引起的无力、肌痉挛或直立性眩晕;因低钾血症引起的口渴、肠麻痹等。但是,严重的代谢性碱中毒可出现许多功能变化。

表 4-2　代谢性碱中毒的原因

病因	原因
盐水反应性	呕吐,幽门梗阻或鼻胃管引流
	滥用泻药
	髓袢利尿药(呋塞米)或噻嗪类利尿药
	先天性氯腹泻症,结肠绒毛状腺瘤
	慢性高碳酸血症快速纠正后
	碳酸氢盐等碱性药物摄入过多
盐水抵抗性	原发性醛固酮增多症,Cushing 综合征
	慢性低钾血症或低镁血症
	大量输入库存血液
	食用含有甘草酸的物质,如甘草和某些烟草

严重的代谢性碱中毒患者常出现中枢神经系统兴奋症状,如烦躁不安、精神错乱和意识障碍等。神经肌肉兴奋性增高,可出现面部和肢体肌肉抽动,手足抽搐等症状。另外,由于血红蛋白氧离曲线左移,血红蛋白不易将结合的氧释放,因而虽然患者的血氧含量和氧饱和度仍正常,但组织仍可发生缺氧。

血气分析显示 pH>7.35,BE 正值增大,起初 $PaCO_2$ 正常,SB、AB、BB 均升高。代偿期通过 $PaCO_2$ 一定程度的升高使血 pH 接近正常。在单纯的代谢性碱中毒,$PaCO_2$ 的增高和血浆内 HCO_3^- 的增高存在一定的比例,平均血浆 HCO_3^- 每增高 1 mmol/L,$PaCO_2$ 代偿性地提高 0.1～0.1 kPa(0.5～0.7 mmHg)。大于或小于预期的 $PaCO_2$ 增高分别提示同时有原发性呼吸性酸中毒或呼吸性碱中毒或其他混合型酸碱平衡紊乱。

(三)治疗

应积极治疗原发病,尤其对盐水抵抗性碱中毒。对盐水反应性碱中毒,通过输入等渗盐水或葡萄糖盐水,恢复细胞外液量和补充 Cl^-,轻症低氯性碱中毒可被纠正,使 pH 恢复正常。

碱中毒时几乎都同时存在低钾血症,故须考虑同时补给钾盐,才能加速碱中毒的纠正,但应在患者尿量超过 40 mL/h 后再补给钾盐。对缺钾性碱中毒,补充钾才能纠正细胞内外离子的异常交换和终止从尿中继续排酸。补钾只有补充氯化钾才能同时纠正低钾血症和碱中毒,如用碳酸氢钾、醋酸钾或柠檬酸钾替代氯化钾,因能促进 H^+ 排出,碱中毒反而得不到纠正。

严重代谢性碱中毒(血浆 HCO_3^- 45～50 mmol/L、pH>7.65),上述方法不能充分纠正或无反应,可从中心静脉缓慢滴注 0.1 mmol/L 的等渗盐酸溶液(25～50 mL/h)。切忌将该溶液经周围静脉输入,因一旦溶液渗漏,会导致皮下软组织坏死的严重后果。输注盐酸溶液的目的是尽快补充 H^+ 和 Cl^-,迅速清除碳酸氢钠。也可用盐酸精氨酸纠正碱中毒,1 g 盐酸精氨酸含 H^+ 和 Cl^- 各4.8 mmol,既可补充 Cl^-,又可中和过多的 HCO_3^-,但能引起血钾升高,治疗期间注意血钾浓度。盐酸或盐酸精氨酸输入量可按下列公式计算。第一个公式是需要补给的 Cl^- 量(mmol)=[Cl^- 的正常值(mmol/L)−Cl^- 的测得值(mmol/L)]×体重(kg)×0.2。第二个公式是需要补给的 H^+ 量(mmol)=[HCO_3^- 的测得值(mmol/L)−HCO_3^- 的正常值(mmol/L)]×体重(kg)×0.4。第 1 个 24 小时内一般可给计算所得的补给量 1/2,必要时第二天重复治疗。

代谢性碱中毒纠正不宜过快,一般也不要求完全纠正,关键是解除病因。治疗期间,应经常进行血气分析、电解质、尿液 pH 或尿 Cl^- 的测定,以观察疗效。

四、呼吸性酸中毒

呼吸性酸中毒是指肺泡通气功能下降,不能充分地排出体内生成的 CO_2,使 $PaCO_2$ 增高,引起高碳酸血症。

(一)病因

呼吸性酸中毒的常见病因有:①异物、喉痉挛等造成的气道阻塞。②药物,麻醉,神经性疾病等造成的呼吸中枢抑制。③多发性脊髓炎,重症肌无力,重症低钾血症等造成呼吸肌麻痹。④胸部挤压伤、严重气胸、大量胸腔积液等造成的胸廓活动异常。⑤呼吸机使用不当,通气量过小。⑥广泛的肺组织病变,如严重支气管哮喘、成人呼吸窘迫综合征、急性心源性肺水肿和慢性阻塞性肺疾病都可由于肺通气障碍引起高碳酸血症。外科患者如果合并存在这些肺部慢性疾病,在手术后更容易产生呼吸性酸中毒。

(二)临床表现

患者可有呼吸困难,全身乏力和换气不足,有时有气促、发绀、头痛、胸闷等症状。随着酸中毒的加重,患者可有血压下降、谵妄、昏迷等。如果没有低氧性脑损伤,脑病通常可以逆转。

在急性呼吸性酸中毒,血气分析显示由于 $PaCO_2$ 急性升高导致的 pH 降低,HCO_3^- 可以正常或轻度增加。虽然存在缓冲,但是由于 $PaCO_2$ 每升高 0.1 kPa(1 mmHg),血浆 HCO_3^- 仅升高 0.1 mmol/L,而且其总量增加不超过 3 mmol/L,不足以维持血浆 HCO_3^- 和 H_2CO_3 浓度的正常比值,因此急性呼吸性酸中毒往往是失代偿的。在慢性呼吸性酸中毒,由于肾脏的代偿作用,血浆 HCO_3^- 增高,pH 下降减弱,大致 $PaCO_2$ 每升高 0.1 kPa(1 mmHg),血浆 HCO_3^- 增加 0.3~0.4 mmol/L,大于或小于预期血浆 HCO_3^- 增加提示分别同时存在原发性代谢性碱中毒或代谢性酸中毒或其他混合型酸碱平衡紊乱。

(三)治疗

急性呼吸性酸中毒时,应迅速去除引起通气障碍的原因,改善通气功能,使积蓄的 CO_2 尽快排出。必要时,做气管插管或气管切开术,使用呼吸机,以改善换气。如果因呼吸机使用不当而发生酸中毒,则应调整呼吸机的频率、压力或容量。

碳酸氢钠是常用碱性药物,但此药能产生更多的二氧化碳,所以在治疗急性呼吸性酸中毒中不常规使用,其使用指征仅限于:①pH 低于 7.10,$PaCO_2$ 又一时不能控制者,可用小量碳酸氢钠(44~88 mmol)。②严重哮喘发作状态,因 pH 低,气管对支气管舒张药的反应性降低,用碳酸氢钠调整 pH 后能产生支气管扩张效应。但必须注意治疗反应,若用药后支气管痉挛不减轻或 $PaCO_2$ 增高,则应停药或同时使用机械通气。

引起慢性呼吸性酸中毒的基础病大多难以治愈,因此强调预防,加强围术期处理,如控制呼吸道感染、体位引流、促进排痰和应用小支气管扩张剂等。严重慢性呼吸性酸中毒患者,因低 PaO_2 成为呼吸中枢唯一有效的刺激因素,而且由于血浆 HCO_3^- 代偿性地增高,CO_2 如果排出过快,将导致代谢性碱中毒,血红蛋白氧离曲线左移,血钾减低,脑血管和冠状血管收缩,致使病情恶化,所以通常给予持续低流量吸氧(0.5~2.0 L/min 或吸入氧浓度为 0.24~0.35)和(或)使用机械通气,逐步降低 $PaCO_2$(每小时不超过 0.8 kPa),同时监测血钾浓度。

五、呼吸性碱中毒

呼吸性碱中毒是指肺泡通气过度,体内生成的 CO_2 排出过多,以致血的 $PaCO_2$ 降低,引起低碳酸血症。

(一)病因

引起通气过度的原因很多,例如分离(转换)障碍、疼痛、低氧血症、水杨酸或氨中毒、肝硬化、肝性脑病、发热、革兰阴性菌败血症和呼吸机辅助通气过度等。

(二)临床表现

通常呼吸的深度和频率明显增加,患者常诉焦虑,胸部紧缩感或胸痛,可有口周、肢端麻木和针刺感,手足搐搦,头晕,轻度头痛,晕厥等症状。危重患者发生急性呼吸性碱中毒,常提示预后不良,或将发生急性呼吸窘迫综合征。

急性呼吸性碱中毒时,血浆 pH 升高,$PaCO_2$ 迅速降低,HCO_3^- 正常或略微降低,一般 $PaCO_2$ 每下降 0.1 kPa(1 mmHg),血浆 HCO_3^- 浓度仅降低 0.2 mmol/L,而且其总量降低不超过 3~4 mmol/L,不足以完全代偿。慢性呼吸性碱中毒时,由于肾脏的代偿作用,血浆 HCO_3^- 降低,pH 下降减弱,平均 $PaCO_2$ 每下降 0.1 kPa(1 mmHg),血浆 HCO_3^- 降低 0.4~0.5 mmol/L,大于或小于预期 HCO_3^- 降低提示同时存在原发性代谢性酸中毒或代谢性碱中毒或其他混合型酸碱平衡紊乱。

(三)治疗

应防治原发病和去除引起通气过度的原因。急性呼吸性碱中毒患者可吸入含 5% CO_2 的氧气,或用纸袋罩于患者口鼻使其再吸入呼出的气体以维持血浆 H_2CO_3 的浓度。对精神性通气过度患者可用镇静剂。机械通气患者,应调整呼吸机的频率、压力或容量,增加呼吸道无效腔。手足搐搦者可静脉注射葡萄糖酸钙。

六、混合型酸碱平衡紊乱

混合型酸碱平衡紊乱是指同一患者有两种或两种以上的单纯型酸碱平衡紊乱同时存在。混合型酸碱紊乱的病理生理变化比较复杂,临床表现不典型,会给诊断带来较大的困难。遇到酸碱平衡紊乱的患者,如果 $PaCO_2$ 和血浆 HCO_3^- 测定的结果不符合两者变化的比例关系时,应考虑有混合型酸碱紊乱的可能。此外,阴离子间隙的测定有助于判断是否同时存在代谢性酸中毒和代谢性碱中毒。

(李 纲)

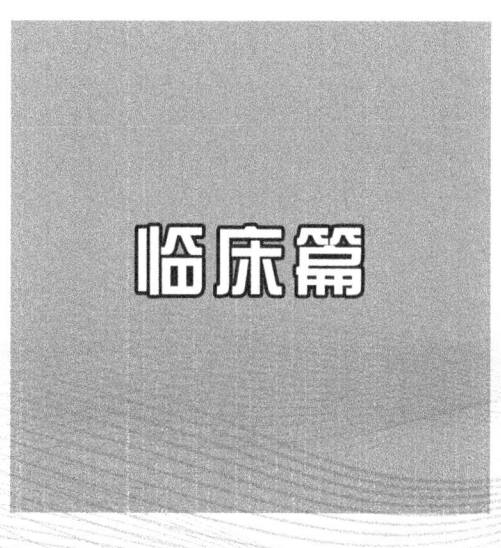

第五章 甲状腺疾病

第一节 急性甲状腺炎

急性甲状腺炎是甲状腺发生的急性化脓性感染,它是由细菌或真菌感染所致,细菌或真菌经血液循环、淋巴道或邻近化脓病变蔓延侵犯甲状腺引起急性化脓性炎症,使甲状腺组织发生变性、渗出、坏死、增生等炎症病理改变而导致的一系列临床病征。由于甲状腺血运极为丰富,淋巴回流良好,有完整的包膜,且甲状腺组织内碘浓度高,故其抗感染力强,因而受感染形成甲状腺炎的概率不高。

一、病因

常见的病原菌为金黄葡萄球菌、溶血性链球菌、肺炎链球菌、革兰阴性菌等。细菌可经血道、淋巴道、邻近组织器官感染蔓延或穿刺操作进入甲状腺。大部分病例继发于上呼吸道、口腔或颈部软组织化脓性感染的直接扩散,如急性咽炎、化脓性扁桃体炎等。少部分病例继发于败血症或颈部开放性创伤。营养不良的婴儿、糖尿病患者、身体虚弱的老人或免疫缺陷的患者易发。梨状窝瘘是引起儿童急性甲状腺炎的主要原因。Walfish等报道1例癌性食管-甲状腺瘘并甲状腺需氧菌和厌氧菌混合感染的甲状腺炎。病毒感染非常罕见,但已有数例AIDS患者患甲状腺巨细胞病毒感染的报道。

二、病理

(一)肉眼所见

甲状腺呈弥漫性或局限性肿大,如发病前甲状腺正常,多呈弥漫型;如原有甲状腺腺瘤或结节,则多为局限型。炎症可累及单侧甲状腺或双侧甲状腺,有的仅限于峡部。炎症的后期可表现局部脓肿。

(二)镜检

典型的急性甲状腺炎的组织学变化是在甲状腺内有大量中性粒细胞浸润及组织坏死,呈急性化脓性或非化脓性炎改变,化脓性炎常见微脓肿形成,甲状腺滤泡破坏,血管扩张充血,有时可见细菌菌落。

三、临床表现

急性甲状腺炎多见于中年女性。发病前1～2周多有咽痛、鼻塞、头痛、全身酸痛等上呼吸道感染史。

(一)症状

突然发病,患者出现寒战高热、出汗及全身不适,甲状腺部位出现疼痛,疼痛可波及耳后、枕部,颈部后伸、吞咽时甲状腺疼痛加剧,疼痛可向两颊、两耳或枕部放射,若化脓则出现胀痛、跳痛。严重者可有声嘶、气促、吞咽困难等,并有邻近器官或组织感染的征象。

(二)体征

体温可在38～39℃或以上,急性病容,甲状腺肿大并出现局部肿块,局部皮肤发红、发热,甲状腺区有明显触痛,呈现红肿热痛的典型的炎症表现。成脓后局部可出现波动感。少数病例可发生搏动性肿物。患者可有心动过速等。

(三)急性甲状腺炎的并发症

较为罕见。

1. 甲状腺功能减退

腺体组织的坏死和脓肿形成可引起甲状腺功能减退。主要因感染导致腺体的破坏,临床可出现暂时性甲状腺功能减退。

2. 脓肿压迫症

甲状腺脓肿压迫神经和气管,可出现声带麻痹、气管阻塞、局部交感神经功能紊乱等表现。

3. 感染局部蔓延

甲状腺脓肿破裂向周围组织和器官(如前纵隔、气管及食管)穿破及扩散,可引致颈内静脉血栓形成和气管穿孔等。

4. 感染全身扩散

感染经血路全身扩散,患者可并发肺炎、纵隔炎、心包炎、脓毒血症等。若延误治疗常可导致死亡。

5. 急性甲状腺炎复发

在复发性急性甲状腺炎中,80%是因为持续存在梨状窦-甲状腺瘘,其中的92%发生在甲状腺左叶,6%发生在右叶,2%为双侧甲状腺发生。

四、相关辅助检查

(一)实验室检查

1. 血常规

周围血白细胞计数和中性粒细胞计数升高。

2. 红细胞沉降率及C-反应蛋白

红细胞沉降率加快;C-反应蛋白增高。

3. 甲状腺的功能检查

细菌感染的急性甲状腺炎患者,其甲状腺的功能大都正常;但在真菌感染的病例中,甲状腺功能大多偏低,而分枝杆菌感染的甲状腺激素水平常偏高。

4.细菌学检查

甲状腺局部穿刺抽吸脓液进行细菌培养、革兰染色有助于确定感染细菌；做药物敏感试验有助于抗菌药物的选择。

(二)甲状腺扫描

90%以上的细菌感染患者和78%的分枝杆菌感染的患者，可发现凉结节或冷结节。有甲状腺包块的部位呈放射性分布缺损。

(三)甲状腺B超检查

可发现甲状腺单叶肿胀或脓肿形成。

(四)影像学检查

1.X线检查

可了解气管偏移或受压情况，有时可发现甲状腺及甲状腺周围组织中由产气杆菌产生的游离气体。

2.CT或MRI检查

有助于纵隔脓肿的诊断。

五、治疗

对于急性甲状腺炎患者，由于有感染、高热、甲状腺局部的红肿热痛，治疗以控制感染为主，并给予甲状腺局部对症处理，补足液体和能量。

(一)抗菌药物应用

在甲状腺局部穿刺脓液细菌培养及药敏试验未出结果前，宜选用广谱抗生素。通常针对链球菌和金黄色葡萄球菌感染选用抗生素。病情轻者可采用口服耐青霉素酶的抗生素，如氯唑西林、双氯西林或联合青霉素及β-内酰胺酶抑制剂。但是大多数患者有高热及甲状腺局部的红肿热痛，症状较重，应采用静脉给药。常用青霉素类、第二代头孢菌素类；对青霉素过敏者，可选用大环内酯类药物或氯霉素，有效抗生素的使用至少持续14天。如果伴有血行感染，有败血症、脓毒血症时，宜联合两种抗菌药物应用，如针对革兰阳性菌和革兰阴性菌的抗生素如红霉素或阿奇霉素与第三代头孢菌素联用。对于病情重者，要结合细菌培养和药敏结果选择抗菌药物，及时、有效地控制感染，防止炎症进一步发展和脓肿形成，防止病情恶化。

(二)局部处理

早期宜用冷敷，晚期宜用热敷。有脓肿形成时应早期行切开引流；或行B超或CT检查，可发现局部脓肿，或发现游离气体时，需切开引流，以免脓肿破入气管、食管、纵隔内。如有广泛组织坏死、或持续不愈的感染时，应行甲状腺切除手术，清除坏死组织，敞开伤口。

(三)营养支持疗法

对于感染性疾病有高热者，应补足液体量，输入葡萄糖盐水等液体。由于甲状腺部位的疼痛，可能影响患者的进食。根据患者每天的所需热量，如果通过进食不能达到的，可以经静脉补充能量。

(四)甲状腺激素替代治疗

在严重、广泛的急性甲状腺炎，或组织坏死导致暂时性或长期性甲减时，应行甲状腺激素替代治疗。如$L\text{-}T_4$每天25～50μg口服，根据甲状腺功能调整用量。

六、预后

本病的预后良好,可以自然缓解。一些患者在病情缓解后,数月内还可能再次或多次复发,反复发作虽不常见,而在临床上可能遇到,但最终甲状腺功能会正常。然而,甲状腺局部不适可持续存在几个月。通常,在病后数周或数月以后,大多数患者的甲状腺功能指标均恢复正常,而滤泡贮碘功能的恢复却很慢,可以长至临床完全缓解以后的1年以上。永久性甲状腺功能减退的发生率不到10%,极少数病例可发展为慢性淋巴细胞性甲状腺炎或毒性弥漫性甲状腺肿。

(徐 磊)

第二节 亚急性甲状腺炎

亚急性甲状腺炎又称为亚急性肉芽肿性甲状腺炎、非感染性甲状腺炎、巨细胞甲状腺炎、移行性甲状腺炎、De Quervain 甲状腺炎等。本病1904年由 De Quervain 首先报告。可因季节或病毒流行而有人群发病的特点。本病呈自限性,是最常见的甲状腺疼痛疾病。

一、病因与发病机制

其病因尚未完全阐明,一般认为和病毒感染有关。本病多见于 HLA-BW35 的妇女。发病前1~3周患者常有上呼吸道感染史,发病常随季节变动、且具有一定的流行性。患者血中有病毒抗体存在(抗体的效价高度和病期相一致),最常见的是柯萨奇病毒抗体,其次是腺病毒抗体、流感病毒抗体、腮腺病毒抗体等。虽然已有报告,从亚急性甲状腺炎患者的甲状腺组织中分离出腮腺炎病毒,但亚急性甲状腺炎的原因是病毒的确实证据尚未找到。另外,中国人、日本人的亚急性甲状腺炎与 HLA-BW35 有关联,提示对病毒的易感性具有遗传因素,但也有患者与上述 HLA-BW35 无关。

有人认为本病属于自身免疫性疾病,因为有报道发现在 35.1%~42.0% 的亚急性甲状腺炎患者血循环中存在直接针对 TSH 受体抗体及甲状腺过氧化物酶抗体(TPOAb)和甲状腺球蛋白抗体(TgAb),这些为多克隆抗体,很可能继发于病毒感染致甲状腺滤泡破坏后的抗原释放。

二、病理改变

甲状腺通常为双侧肿大,但是不对称,质地较实。切面仍可见到透明的胶质,其中有散在的灰色病灶。显微镜下见病变甲状腺腺泡为肉芽肿组织替代,其中有大量慢性炎症细胞、组织细胞和吞噬胶性颗粒的巨细胞形成,病变与结核结节相似,故有肉芽肿性或巨细胞性甲状腺炎之称。

肉眼观:甲状腺呈不均匀结节状轻-中度增大,质实,橡皮样。切面病变呈灰白或淡黄色,可见坏死或瘢痕,常与周围组织有粘连。

光镜下:病变呈灶性分布,范围大小不一,发展不一致,部分滤泡被破坏,胶质外溢,引起类似结核结节的肉芽肿形成,并有多量的中性粒细胞及不等量的嗜酸性粒细胞、淋巴细胞和浆细胞浸润,可形成微小脓肿,伴异物巨细胞反应,但无干酪样坏死。愈复期巨噬细胞消失,滤泡上皮细胞再生、间质纤维化、瘢痕形成。

三、临床表现

多见于中年妇女,发病有季节性,如夏季是其发病的高峰期。起病时患者常有上呼吸道感染的症状。典型者整个病期可分为早期伴甲亢,中期伴甲减以及恢复期三期。

(一)早期

起病多急骤,有上呼吸道感染的前驱症状,呈发热,伴以怕冷、寒战、疲乏无力和食欲缺乏等。随之出现最为特征性的表现:甲状腺部位的疼痛和压痛。疼痛常向颌下、耳后或颈部等处放射,咀嚼和吞咽时疼痛加重。甲状腺病变范围不一,可先从一叶开始,以后扩大或转移到另一叶,或始终限于一叶。病变腺体肿大,坚硬,压痛显著。病变广泛时,泡内甲状腺激素以及碘化蛋白质一时性大量释放入血,因而除感染的一般表现外,尚可伴有甲亢的常见表现,如心慌、多汗等,但通常不超过2周。

(二)中期

当甲状腺腺泡的储备功能由于感染破坏而发生耗竭,甲状腺实质细胞尚未修复前,血清甲状腺激素浓度可降至甲状腺功能减退水平,临床上也可转变为甲减表现。本病临床上大部分患者不出现甲减期,经历甲亢期后,由过渡期直接进入恢复期。

(三)恢复期

症状渐好转,甲状腺肿及结节渐消失,也有不少病例遗留小结节,以后缓慢吸收。如果治疗及时,患者大多可得到完全恢复,只有极少数变成永久性甲状腺功能减退。

在轻症或不典型病例中,患者无明显发热或有低热,甲状腺略增大,有轻微疼痛和压痛,全身症状轻微,临床上也未必有甲亢或甲减的表现。本病病程长短不一,可自数星期至半年以上,一般为2~3个月,故称亚急性甲状腺炎。病情缓解后,尚可能复发。

四、实验室及相关辅助检查

(1)红细胞沉降率明显增快,血白细胞计数一般正常或轻中度增高。

(2)甲状腺功能:在亚急性甲状腺炎早期,血清 TT_3、TT_4、FT_3、FT_4 可升高,TSH 降低;TgAb、TPOAb 部分患者可呈阳性。后期少数患者因甲状腺组织破坏,血清甲状腺激素水平可降低,TSH 升高。

(3)甲状腺摄^{131}I率明显降低,与早期血清甲状腺激素水平增高呈现"分离"现象。甲状腺核素扫描示甲状腺显影不均匀或呈放射稀疏区,也可甲状腺不显影。

(4)彩色多普勒超声检查:在急性阶段,受累增大的甲状腺组织没有血运增加,超声示低回声区;而在恢复阶段,超声显示为伴轻微血运增加的等回声区。

(5)甲状腺细针穿刺和细胞学(FNAC)检查:可见特征性多核巨细胞或肉芽肿样改变。FNAC 检查不作为诊断本病的常规检查。

五、诊断与鉴别诊断

(一)诊断

患者如有发热并伴有上呼吸道感染史,短期内出现甲状腺部位的疼痛,查体示甲状腺肿大,或伴单个或多个结节,触之坚硬而有显著压痛,临床上可初步拟诊为本病。实验室检查早期红细胞沉降率增快,血白细胞计数正常或增高。血 T_3、T_4、FT_3、FT_4 可增高,TSH 降低,而甲状腺摄^{131}I率可降至10%以下,甲状腺扫描甲状腺部位呈放射稀疏区或不显影,这一特征对诊断本病有重要意义。血甲状腺免疫球蛋白初期也可升高,其恢复正常也比甲状腺激素为晚。超声检查在诊断和判断其活动期时是一个较好的检查方法。超声波显像压痛部位常呈低密度病灶。细胞穿刺或组织活检可证明巨核细胞的存在。

(二)鉴别诊断

诊断亚急性甲状腺炎时需要与下列疾病相鉴别。

(1)甲状腺囊肿或腺瘤样结节急性出血:常见于用力活动后骤然出现甲状腺部位的疼痛,甲状腺在短时间内肿大,查体示甲状腺不均匀性肿大,局部有包块且有波动感,有的伴有压痛。查红细胞沉降率正常,血象正常,甲状腺功能正常,甲状腺超声检查示包块内有液性暗区。

(2)慢性淋巴细胞性甲状腺炎:多数有多年甲状腺肿大的病史,甲状腺肿大,质地韧或偏硬,有橡皮样感,无压痛;病程长者呈结节样肿大。急性发病可伴有甲状腺疼痛及触痛。但腺体多是广泛受累,甲状腺功能正常或降低,血中TGA、TMA及TPOAb大多升高。病程长者可逐渐出现甲状腺功能减退。

(3)Graves病:亚急性甲状腺炎伴有甲亢表现时,需要与Graves病相鉴别。Graves病时甲状腺多呈弥漫性肿大,无压痛。甲状腺激素水平升高,甲状腺摄^{131}I率也升高。

(4)急性化脓性甲状腺炎可见到身体其他部位有脓毒病灶,甲状腺的邻近组织存在明显的感染反应,白细胞计数明显升高,并有发热反应。急性化脓性甲状腺炎的放射性碘摄取功能仍然存在。

六、治疗

亚急性甲状腺炎属于自限性疾病,预后良好。对本病无特殊治疗,主要治疗包括两方面:减轻局部症状和针对甲状腺功能异常。一般来说,大多数患者仅行对症处理即可。

(1)轻症病例不需特殊处理,可适当休息,应用非甾体抗炎药,如阿司匹林、吲哚美辛、布洛芬等,疗程一般不超过2周。

(2)全身症状重,甲状腺肿大、压痛明显者及非甾体抗炎药治疗无效者可应用糖皮质激素治疗,可迅速缓解疼痛,减轻甲状腺毒症症状。一般初始给予泼尼松每天20~40 mg,分2~3次服用,1~2周后根据病情改善逐渐减量至停用,总疗程6~8周。停药后部分患者可能反复,再次用药仍然有效;过快减量、过早停药可使病情反复。也可以合用非甾体抗炎药,不但可以消除疼痛,还可以减少病情反复。在治疗中监测红细胞沉降率改变,可指导用药。糖皮质激素并不会影响本病的自然过程,如果糖皮质激素用后撤减药量过多、过快,反而会使病情加重。也有人提出,如果糖皮质激素连续使用,所用剂量可使患者不出现症状直至其放射性碘摄取率恢复正常,可能避免病情复发。

(3)因本病伴甲亢是暂时的且甲状腺摄碘率低,不是放射性碘治疗的指征。硫脲类药物可破坏甲状腺激素的合成,但亚急性甲状腺炎血中过多的甲状腺激素是来源于被破坏了的滤泡释出的T_4和T_3,而不是由于合成和分泌增多所致,大多数的病例无须使用抗甲状腺药物。如患者的心率快可给予小剂量普萘洛尔缓解症状,少数患者的甲亢症状明显,且有明显的高代谢综合征,也可以给予小剂量的抗甲状腺药物如丙硫氧嘧啶(100~150 mg/d)或甲巯咪唑(10~15 mg/d)治疗,但是疗程要短,及时监测甲状腺功能,防止出现甲减。

本病如出现甲减期也常是暂时的,通常甲减症状较轻,所以不需应用甲状腺激素替代治疗;

除非患者的甲减症状明显,TSH 升高,可用甲状腺制剂如 L-T_4 50~100 μg/d,可防止由 TSH 升高引起的病情再度加重。病情较重者,可用甲状腺激素替代一段时间。约有 10% 的患者可发生永久性甲状腺功能减退,需要长期应用甲状腺素替代治疗。有报道称中药对本病的急性期有较好的治疗效果。

七、预后及预防

本病的预后良好,可以自然缓解。一些患者在病情缓解后,数月内还可能再次或多次复发,反复发作虽不常见,而在临床上可能遇到,但最终甲状腺功能恢复至正常。然而,甲状腺局部不适可持续存在几个月。通常,在病后数周或数月以后,大多数患者甲状腺功能指标均恢复正常,而滤泡贮碘功能的恢复却很慢,可以长至临床完全缓解以后的 1 年以上。永久性甲状腺功能低减的发生率不到 10%。

防止亚急性甲状腺炎的发生,主要在于增强机体抵抗力,避免感冒、上呼吸道感染、咽炎等细菌或病毒感染,对预防本病的发生有重要意义。

(张华伟)

第三节 慢性淋巴细胞性甲状腺炎

慢性淋巴细胞性甲状腺炎又称自身免疫性甲状腺炎,为自身免疫性疾病,包括两种类型:①甲状腺肿型,即桥本甲状腺炎(Hashimoto thyroiditis,HT);②甲状腺萎缩型,即萎缩性甲状腺炎。两者有相同的甲状腺自身抗体和变化的甲状腺功能,而部分萎缩性甲状腺炎伴有阻滞性的 TSH 受体抗体,后者可能为前者的终末期。桥本甲状腺炎多见于 30~50 岁女性,起病隐匿,发展缓慢病程较长,主要表现为甲状腺肿大,多数为弥漫性,少数可为局限性,部分以颜面、四肢肿胀感起病。

一、病因与发病机制

本病为遗传因素和多种内外环境因素影响的自身免疫性甲状腺病。其病因和发病机制没有完全清楚,目前认为与下列因素有关。

(一)遗传因素

本病的发生与自身免疫的发病机制密切相关。本病有家族簇集现象,约 10% 的患者有家族史,且女性多发。国外在 HLA 遗传因子研究中发现,欧美白人与 HLA-DR3 和 HLA-DR5 有关;中国人 HLA 与桥本甲状腺炎关联的研究发现 HLA-DR9 与 HLA-BW64 抗原频率都显著高于正常;而日本人则是 HLA-BW53 出现频率较高。临床上常见到桥本甲状腺炎的多发家系,可见遗传因素在其发病中起了重要作用。

(二)自身免疫反应

本病为自身免疫性疾病的佐证包括在本病患者的血清中抗甲状腺抗体明显升高,如甲状腺球蛋白抗体(TgAb)与甲状腺过氧化物酶抗体(TPOAb)常明显升高。部分患者血清甲状腺刺激阻断抗体值升高。

(三)细胞免疫

细胞免疫的证据是甲状腺组织中有大量浆细胞和淋巴细胞浸润和淋巴滤泡形成。有母细胞形成,移动抑制因子和淋巴毒素的产生,本病患者的T淋巴细胞是有致敏活性的,相应的抗原主要是甲状腺细胞膜。

(四)与其他自身免疫性病并存

有的患者同时伴随其他自身免疫疾病如恶性贫血、播散性红斑狼疮、类风湿性关节炎、干燥综合征、1型糖尿病、慢性活动性肝炎等。

本病后期甲状腺功能明显低下时,临床上呈黏液性水肿。患者的抑制性T淋巴细胞遗传性缺陷导致甲状腺自身抗体产生。结合本病中尚有K细胞介导免疫,释放出包括淋巴毒素在内的可溶细胞,导致甲状腺细胞损害。

二、病理表现

甲状腺腺体大多呈弥漫性肿大,质地坚实,表面苍白,切面均匀呈分叶状,无坏死或钙化。初期甲状腺腺泡上皮呈炎症性破坏、基膜断裂,胞浆呈现不同程度的伊红着色,表示细胞功能正常,并有甲状腺腺泡增生等变化,为本病的特征性病理。后期甲状腺明显萎缩,腺泡变小和数目减少,空腔中含极少胶样物质。残余的滤泡上皮细胞增大,胞浆嗜酸性染色,称为Askanazy细胞,这些细胞代表损伤性上皮细胞的一种特征。最具特征的改变为间质各处有大量浆细胞和淋巴细胞浸润及淋巴滤泡形成,其中偶可找到异物巨细胞。此外尚有中等度的结缔组织增生。

三、临床表现

本病多见于中年女性,表现为甲状腺肿,起病缓慢,常在无意中发现,甲状腺体积为正常甲状腺的2～3倍,表面光滑,质地坚韧有弹性如橡皮样感,明显结节则少见,无压痛,与四周无粘连,可随吞咽运动活动。晚期少数可出现轻度局部压迫症状。萎缩性甲状腺炎患者的甲状腺缩小、萎缩,并可出现甲减。

本病发展缓慢,有时甲状腺肿在几年内似无明显变化。初期时甲状腺功能正常。病程中有时与甲亢并存,称为桥本甲状腺毒症(Hashitoxicosis),甲亢症状较轻,需正规抗甲状腺治疗,但是在治疗中易发生甲减。也可逐渐出现甲减,或甲状腺功能再正常;其过程类似于亚急性甲状腺炎,但不伴疼痛、发热等,故称此状态为无痛性甲状腺炎,产后发病则称为产后甲状腺炎。但当甲状腺破坏到一定程度,许多患者逐渐出现甲状腺功能减退,少数呈黏液性水肿。

本病有时可合并恶性贫血,此因患者体内存在胃壁细胞的自身抗体。桥本甲状腺炎和萎缩性甲状腺炎也可同时伴有其他自身免疫性疾病,可成为内分泌多腺体自身免疫综合征Ⅱ型的一个组成成分,即甲减、1型糖尿病、肾上腺皮质功能减退症。近年来还发现与本病相关的自身免疫性甲状腺炎相关性脑炎(桥本脑病)、甲状腺淀粉样变和淋巴细胞性间质性肺炎。

四、实验室及相关辅助检查

(一)甲状腺功能

检查结果取决于疾病阶段,少数患者在起病初期可有一过性甲状腺功能亢进表现时,血T_3、T_4、FT_3、FT_4可增高。大部分患者早期甲状腺功能可完全正常。以后可有T_3、T_4正常,但促甲状腺激素(TSH)升高,或促甲状腺激素释放激素(TRH)兴奋试验TSH呈高反应,此时甲状腺^{131}I摄取率也可升高，但可被T_3抑制试验所抑制，此点可与Graves病鉴别。本病后期出现甲减时，FT_4、T_4、FT_3、T_3降低，TSH升高，甲状腺^{131}I摄取率减低。

(二)甲状腺自身抗体测定

患者血中的抗甲状腺球蛋白抗体(TgAb)、甲状腺过氧化物酶抗体(TPOAb)滴度明显升高，两者均＞50%（放射免疫双抗法）时有诊断意义，可持续数年或十余年。这两项抗体是诊断本病的唯一依据。有文献报道，本病TgAb阳性率为80%，TPOAb阳性率97%。

(三)甲状腺超声检查

桥本甲状腺炎显示甲状腺肿，回声不均，可伴多发性低回声区域或甲状腺结节。萎缩性甲状腺炎则呈现甲状腺萎缩的特征。

(四)甲状腺核素扫描

显示甲状腺部位分布均匀或不均匀，可表现为"冷结节"。

(五)病理学检查

对于临床表现不典型，抗体滴度不高或阴性者，可做细针穿刺细胞学检查或组织活检以确诊。

五、诊断与鉴别诊断

(一)诊断

中年女性，甲状腺呈弥漫性肿大，质地坚韧有橡皮样感，不论甲状腺功能如何均应考虑本病。血清TgAb、TPOAb滴度明显升高（＞50%），可基本确诊。如临床表现不典型者，需抗体滴度连续二次＞60%，同时有甲亢表现者需抗体滴度＞60%持续半年以上。本病时甲状腺放射性核素显像有不规则浓集或稀疏区，少数表现为"冷结节"。甲状腺穿刺示有大量淋巴细胞浸润。

本病可伴有以下情况。

(1)桥本甲亢：患者有典型甲亢症状及阳性实验室检查结果，甲亢与桥本病可同时存在或先后发生，相互并存，相互转化。

(2)假性甲亢：少数患者可有甲亢的症状，但甲状腺功能检查无甲亢证据，甲状腺自身抗体阳性。

(3)突眼型：眼球突出，甲状腺功能可正常、亢进或减退。

(4)类亚急性甲状腺炎型：发病较急，甲状腺肿痛，伴发热，红细胞沉降率加快，但摄^{131}I率正常或增高，甲状腺抗体滴度阳性。

(5)青少年型：占青少年甲状腺肿约40%，甲状腺功能正常，抗体滴度较低。

(6)纤维化型：病程较长，可出现甲状腺广泛或部分纤维化，甲状腺萎缩，甲状腺功能减退。

(7)伴甲状腺腺瘤或癌：常为孤立性结节，抗体滴度较高。

(8)伴发其他自身免疫性疾病。

(二)鉴别诊断

慢性淋巴细胞性甲状腺炎需要与下列一些疾病相鉴别。

1.Graves病或突眼性甲状腺肿

Graves病或突眼性甲状腺肿是涉及多系统的自身免疫性疾病，其特点为弥漫性甲状腺肿伴甲亢、浸润性突眼及胫前黏液性水肿，多见于女性，也可有甲状腺抗体阳性，它与慢性淋巴细胞性甲状腺炎甲亢型类似，但Graves病主要由甲状腺刺激免疫球蛋白(thyroid-stimulating immunoglobulin,TSI)所引起,TSI 封闭抗体阻止甲状腺对增加的垂体 TSH 起反应,而慢性淋巴细胞性甲状腺炎除了足量的免疫细胞浸润甲状腺外,其甲状腺增生的主要刺激物是 TSH 本身,而没有 TSI 封闭抗体。本病与 Graves 病两者是密切相关的。

2．变型性慢性淋巴细胞性甲状腺炎

这可能是本病的另一种不同类型,如原发性萎缩性甲状腺炎、不对称性自身免疫性甲状腺炎、青少年型淋巴细胞性甲状腺炎、纤维化型甲状腺炎和产后桥本甲状腺炎,这些甲状腺炎多见于女性,组织学上见到腺体被淋巴细胞浸润,有不同程度的纤维化和萎缩,使甲状腺功能减退。产后甲状腺炎多发生在产后3~5个月,多数在几个月内好转。

3．其他自身免疫性疾病

在同一患者身上可以发生甲状腺炎、重症肌无力、原发性胆管硬化、红斑狼疮、自身免疫性肝病或干燥综合征。极少数慢性淋巴细胞性甲状腺炎可类同 De Quervain 甲状腺炎,表现有发热、颈部疼痛和甲状腺肿大,甲状腺抗体阳性,这可能是本病的亚急性发作。

六、治疗

目前无特殊治疗方法,原则上一般不宜手术治疗,临床确诊后,应视甲状腺大小及有无压迫症状及甲状腺功能而决定是否治疗。如甲状腺较小,又无明显压迫症状者,甲状腺功能正常者,可暂不治疗而随访观察;甲状腺肿大明显并伴有压迫症状时,采用 $L-T_4$ 制剂治疗可减轻甲状腺肿;如有甲减者,则需采用甲状腺素替代治疗。

(一)甲状腺激素治疗

甲状腺肿大明显或伴有甲减时,可给予甲状腺素治疗,可用 $L-T_4$,一般从小剂量开始,$L-T_4$ 25~50 μg/d,根据病情逐渐增加剂量,一般剂量 50~100 μg/d,直至腺体开始缩小,TSH 水平降至正常。此后,因人而异逐渐调整剂量,根据甲状腺功能和 TSH 水平减少剂量至维持量,疗程一般 1~2 年。甲状腺肿大情况好转,甲状腺功能恢复正常后可停药。一般而言,甲状腺肿大越明显时,治疗效果越显著。部分患者停药后几年内,又有可能复发,可再次给予甲状腺素治疗。患者大多有发展为甲减趋势,因而应注意随访复查,发生甲减时,应予治疗。

(二)桥本甲亢的治疗

桥本甲亢时应给予抗甲状腺药物治疗,可用甲巯咪唑或丙硫氧嘧啶治疗,但剂量应小于治疗 Graves 病时的剂量,而且服药时间不宜过长,如甲巯咪唑 10~20 mg/d 或丙硫氧嘧啶 100~200 mg/d。如为一过性甲亢,甲亢为症状性,可仅用 β 受体阻滞药,如普萘洛尔或美托洛尔进行对症治疗。

(三)类亚急性甲状腺炎的治疗

有些桥本甲状腺炎亚急性起病,甲状腺肿大并伴有疼痛时,如有红细胞沉降率快、甲状腺激素水平偏高、甲状腺吸^{131}I 率降低,有类似亚急性甲状腺炎的表现时,可用泼尼松 15~30 mg/d 治疗,待症状好转后逐渐减量,用药 1~2 个月。糖皮质激素可通过抑制自身免疫反应而提高 T_3、T_4 水平。但泼尼松疗效不持久,停药后常易复发,如复发疼痛可再次使用泼尼松。

多数患者经非手术治疗后,肿大的甲状腺可逐渐恢复正常,原来体检时触及的甲状腺结节可消失和缩小,质韧的甲状腺可能变软,但甲状腺抗体滴度却可能长期保持较高的水平。

(四)手术治疗

慢性淋巴细胞性甲状腺炎确诊后,很少需要手术治疗。许多手术都是临床误诊为其他甲状腺疾病而进行的。有报道研究手术治疗的效果,发现手术组临床甲减和亚临床甲减发生率为93.6%,而非手术组的发生率为30.8%,表明手术加重了甲状腺组织破坏,促进了甲减发生,因此,应严格掌握手术指征。

1. 手术指征

手术指征。①甲状腺弥漫性肿大,合并单发结节,且有压迫症状者;②单发结节为冷结节,可疑恶性变者;③颈部淋巴结肿大并有粘连,FNAC或组织活检证实为恶性病变者;④甲状腺明显肿大,病史长,药物治疗效果不佳,本人要求手术者;⑤甲状腺素治疗2~3个月无效,甲状腺缩小不明显并有压迫者。

2. 术式选择

术中应常规行冷冻切片组织活检,如证实为本病,应只行甲状腺叶部分切除或峡部切除手术,主要目的是去除较大的单发结节,以解除压迫。应尽量保留可修复性的甲状腺组织。如经病理确诊合并了恶性肿瘤时,应按甲状腺癌的处理原则治疗,行全甲状腺切除或近全甲状腺切除。近年许多人主张慢性淋巴细胞性甲状腺炎合并甲状腺癌时,可行甲状腺次全切除术,即甲状腺癌患侧叶全切除,加对侧叶次全切除和峡部切除术。如发现并证实有颈部淋巴结转移时,可行改良式颈部淋巴结清扫术。如无颈部淋巴结转移,不必行预防性颈部淋巴结清扫术。由于慢性淋巴细胞性甲状腺炎的冷冻切片易发生误诊,如术中冷冻切片未发现恶性肿瘤,应结束手术等待石蜡切片结果。如石蜡切片报道为甲状腺癌,可二期再行范围更大的手术。术后应常规用甲状腺素继续治疗,防止甲减发生。

七、预后与预防

慢性淋巴细胞性甲状腺炎的大多数患者预后良好,本病有自然发展为甲状腺功能减退的趋势,其演变过程很缓慢。发生甲减以后,可用甲状腺制剂替代得到很好的矫正。有文献介绍,慢性淋巴细胞性甲状腺炎患者有发展为甲状腺癌的危险。这虽不常见,但在用$L-T_4$治疗时,甲状腺仍在增大,要排除恶性病变。

(张华伟)

第四节 单纯性甲状腺肿

单纯性甲状腺肿是指非炎症和非肿瘤原因所致的、不伴有临床甲状腺功能异常的甲状腺肿。单纯性甲状腺肿患病率约占人群的5%,可由多种因素所致。常见的外源性因素包括机体缺碘、存在致甲状腺肿物质、某些药物所致;常见的内源性因素包括儿童先天性甲状腺激素合成障碍,以及甲状腺激素合成酶缺陷而引起的代偿性甲状腺增生肿大,一般无甲状腺功能异常。根据发病的流行情况分为3类。①地方性甲状腺肿:主要由缺碘所致,呈地方性分布。流行于离海较远,海拔较高的山区,是一种多见于世界各地的地方性多发病,我国西南、西北、华北等地均有分布。②散发性甲状腺肿:主要由先天性甲状腺激素合成障碍或致甲状腺肿物质所引起,散发于全国各地。③高碘性甲状腺肿:是由长期摄入超过生理需求量的高碘水或高碘食物所引起。

单纯性甲状腺肿在任何年龄均可患病,但以青少年患病率高,女性多于男性,男女发病率之比为1:(1.5～3)。

一、病因

(一)缺碘

缺碘是地方性甲状腺肿最常见的原因。国内主要见于西南、西北、华北等地区。主要由于土壤、水源、食物中含碘很低,特别在生长发育、妊娠、哺乳时,不能满足机体对碘的需要,因而影响甲状腺激素的合成。有些地区由于摄入碘过多,也可引起甲状腺肿,可能由于碘过多可抑制甲状腺有机碘形成,因而甲状腺激素合成发生障碍。

(二)致甲状腺肿物质

某些物质可阻碍甲状腺激素合成,从而引起甲状腺肿,称为致甲状腺肿物质。常见者有硫氰酸盐、保泰松、碳酸锂等。硫脲类药物用于治疗甲状腺功能亢进症(甲亢),如剂量过大,常可过分抑制甲状腺激素的合成而引起甲状腺肿大。长期服用含碘药物可阻碍甲状腺内碘的有机化,可引起甲状腺肿。木薯中含有氰基,在肠道内分解形成硫氰酸盐,抑制甲状腺摄碘。致甲状腺肿物质所引起的甲状腺肿常呈散发性,但也可呈地方性或加重地方性甲状腺肿。

(三)高碘

在自然界含碘丰富的地区也有地方性甲状腺肿流行,主要是因为摄入碘过多,从而阻碍了甲状腺内碘的有机化过程抑制 T_4 的合成,促使 TSH 分泌增加而产生甲状腺肿,称为高碘性地方性甲状腺肿。

(四)先天性甲状腺激素合成障碍

甲状腺激素生物合成的过程包括下列各步骤:将碘运输入甲状腺,碘和甲状腺球蛋白中的酪氨酸相结合,碘化酪氨酸的耦联,甲状腺球蛋白水解释放出碘化酪氨酸及甲状腺激素,甲状腺内碘化酪氨酸的脱碘作用及其碘的再利用,甲状腺激素释入血循环。在上述进程的各个步骤中可因一些特殊的酶的缺陷而引起甲状腺激素合成的障碍,迄今已知至少有五种不同的激素生成缺陷,可导致 TSH 的分泌亢进,引起甲状腺肿。有些病例由于存在的缺陷是部分性的,故可通过组织的增生肥大而使甲状腺功能得到代偿,因此临床上只有甲状腺肿大而甲状腺功能仍正常;另一些病例虽然通过甲状腺增生肥大,仍不能产生足够的甲状腺激素以适应生理需要,就同时出现甲状腺肿和甲状腺功能减退症(甲减)。

1.甲状腺摄取碘的缺陷

在这些患者,甲状腺难于从血浆中浓集碘,除甲状腺外,碘也不能运输入唾液及胃液。给正常人示踪剂量的放射性碘后2小时测定唾液碘浓度和血浆中碘浓度的比值为10～100,而患者的比值为1。这种缺陷病因不明,可能是碘进入甲状腺细胞所需能量不足,也可能是甲状腺细胞碘受体或载体异常。

2.碘的有机化缺陷

在这些患者,碘能运输入甲状腺,但不能和酪氨酸结合入甲状腺球蛋白而形成有机复合物,系缺少过氧化物酶所致。放射性碘可迅速聚集在甲状腺内,但由于甲状腺内碘未能进行有机结合而是处于游离状态,所以在给过氯酸钾或硫氰酸盐后可使碘迅速地自甲状腺释出。当血浆中碘逐渐由尿中排出,甲状腺内的碘随即回入血浆。这些患者的碘摄取率在刚给放射性碘后是高的,而在24小时后却是低的。甲状腺内含碘量显著减少,没有含碘有机复合物形成,血清蛋白结合碘浓度低。在给予放射性碘追踪剂量后2小时,给予1g过氯酸钾或硫氰酸盐能使患者甲状腺内存在的游离碘释入血浆,2小时后若20%以上的碘被释出,试验即为阳性。

3.碘化酪氨酸耦联缺陷

在此缺陷中,碘化酪氨酸不能缩合成具有激素活力的碘化甲腺原氨酸(主要为甲状腺素和三碘甲腺原氨酸)。甲状腺内有大量的碘化酪氨酸,但很少有碘化甲腺原氨酸,甲状腺球蛋白内有大量的一碘酪氨酸(MIT)及二碘酪氨酸(DIT),血浆中甲状腺激素含量低。此缺陷与耦联过程的酶缺乏或者甲状腺球蛋白结构异常,不利于碘化酪氨酸耦联有关。

4.碘化酪氨酸脱碘作用的缺陷

此缺陷在于碘一旦结合成一碘酪氨酸或二碘酪氨酸后,不能被再利用。正常甲状腺能对碘化酪氨酸进行脱碘作用,将碘再利用。脱碘作用的缺陷系由于缺乏脱卤素酶,因而一碘酪氨酸及二碘酪氨酸直接由甲状腺释入血循环,由尿液排出,造成内生性的碘损耗,临床出现甲状腺肿大及功能降低。对这些患者可予放射性碘后测定血浆及尿中放射标记的碘化酪氨酸而获得诊断。

5.异常碘化蛋白质的形成和释放

正常人血清酸化至很低pH时,正丁醇能提出它的全部碘(即甲状腺激素所含碘)。在有此缺陷患者的血清中,正丁醇仅能提出部分的血清碘,余下的为一种异常的有机复合物,它和甲状腺球蛋白不同,没有代谢作用,也不能抑制TSH的产生和释放,这种碘蛋白质主要含有一碘酪氨酸及二碘酪氨酸,而没有甲状腺素和三碘甲腺原氨酸。本病的基本缺陷尚未弄清,可能为甲状腺球蛋白分子结构的改变,也可能为甲状腺内蛋白分解酶的异常,使碘化而未成熟完备的甲状腺球蛋白释入血循环,也可能是正常甲状腺球蛋白产生不足,有时其他蛋白质进入甲状腺被碘化。

(五)肾脏碘清除率增高

引起肾脏碘清除率增高的原因较多,常受内分泌激素和代谢因素的影响。青春发育期和妊娠期碘清除率均增高,造成碘的过量丧失,使机体处于相对缺碘状态,诱发单纯性甲状腺肿。碘清除率增高可表现为家族性,患者常伴有皮质功能亢进症状。Addison病及腺垂体功能减退症使碘清除率降低,甲状腺激素TSH和雄激素对碘清除率影响较小。

二、发病机制

(一)甲状腺合成、分泌甲状腺激素减少

传统的观点认为,不同病因引起的甲状腺肿反映了共同的发病机制,即一个或几个因素造成甲状腺合成、分泌甲状腺激素减少,继而TSH分泌增多,高水平的TSH刺激甲状腺生长和甲状腺激素合成,最终甲状腺激素分泌速率恢复正常,患者代谢水平正常,但甲状腺肿大。当疾病严重时,包括TSH分泌增多的代偿性反应仍不能使分泌的甲状腺激素适应生理需要时,此时患者既有甲状腺肿又有甲减。因此,单纯性甲状腺肿与具有甲状腺肿的甲减仅是程度上的不同,在发病机制方面不能完全分开,单纯性甲状腺肿的特殊原因可能与甲减一起存在或分别存在。与上述观点不一致的是,临床发现大多数单纯性甲状腺肿患者的血清TSH水平并不增高。然而,给予抑制剂量的甲状腺激素后,甲状腺肿缩小。这一事实说明TSH对甲状腺肿的发生和维持确有作用。对这种矛盾现象的解释有三。①一种可能的机制是如果存在某些因素使甲状腺对碘的利用发生障碍,即使TSH水平正常,甲状腺肿仍可在其刺激下逐渐发生。对此观点最有力支持的动物实验是,切除大鼠垂体,观察其甲状腺重量对标准剂量的外源TSH的反应。结果显示,凡实验前存在有碘耗竭的甲状腺,给予TSH后其甲状腺增生显著。②第二种可能性为血清TSH浓度仅有轻度增加,目前所使用的放射免疫测定方法难以检测出来。③第三种推测为检测患者血清 TSH 时,甲状腺肿已经形成,当初造成甲状腺肿的刺激——高浓度的 TSH 已不再存在,此时已降至正常的 TSH,即可维持甲状腺肿。

(二)甲状腺生长免疫球蛋白

近年对单纯性甲状腺肿中甲状腺增大的机制提出了一种新的观点,认为在一些患者中可能存在一种"甲状腺生长免疫球蛋白"(TGI),它具有 TSH 样的能刺激甲状腺生长的作用,但又不具有 TSH 或 TRAb 能促进甲状腺功能的作用,因此患者无甲状腺功能亢进。这种自身免疫机制所致的单纯性甲状腺肿患者及其亲属易患自身免疫疾病。另外,患者行甲状腺次全切除术后,甲状腺肿易复发。不过,对此观点支持的资料不多,尚需进一步研究证实。对单纯性甲状腺肿中多结节性甲状腺肿发生机制的认识,单纯性甲状腺肿早期为弥漫性甲状腺肿,以后变为多结节性甲状腺肿。多结节性甲状腺肿具有解剖结构和功能上的不均一性,且倾向于发生功能自主性区域。目前对多结节性甲状腺肿发生机制的认识主要有两种意见,一种观点认为长期的 TSH 刺激或高度刺激与复旧的反复循环,造成了多结节性甲状腺肿的发生,同时也导致了某些增生区域的功能自主性。局部的出血、坏死、纤维化及钙化,更加重了结构和功能上的不均一性。另一种观点主要依据对多结节性甲状腺肿的放射自显影和临床研究的结果,认为在疾病开始时甲状腺内就已经存在解剖和功能上的不均一性的基础,后来由于受到长期刺激而变得更趋明显。由于多结节性甲状腺肿存在有自主性的高功能区域,因此当患者接受碘负荷时,易发生甲状腺毒症。为此,对单纯性多结节性甲状腺肿患者,应避免使用含碘药物;在必需使用含碘造影剂的放射学检查后,应密切观察,甚至有人提出应给予抗甲状腺药物(尤其在缺碘地区),以防甲亢发生。

三、病理改变

早期由于甲状腺激素合成和分泌减少,使垂体促甲状腺激素分泌增多,刺激甲状腺滤泡上皮增生,甲状腺呈对称性肿大,表面光滑,重量 60~800 g。切面可见结节、出血、纤维化或钙化。镜下滤泡上皮轻度或高度增生。病变进一步发展,滤泡发生复旧。此时上皮细胞变成矮立方型或扁平型。滤泡腔由于胶质蓄积而高度扩张,称为胶性甲状腺肿或单纯性甲状腺肿。由于长期反复增生与复旧,则形成结节性甲状腺肿。

肉眼及镜下可见直径几毫米至数厘米大小不等的结节形成,结节间是散在的正常甲状腺组织。结节表面有时可见明显的纤维组织包膜。结节结构极不一致,滤泡呈实心或含丰富的胶质,滤泡上皮矮立方型。部分上皮增生形成乳头状突起伸入滤泡腔内,间质结缔组织增生、透明性变及钙盐沉着,也可有淋巴细胞浸润,有时可见新鲜或陈旧性出血及坏死所引起的机化、胆固醇结晶沉着、巨噬细胞及异物巨细胞浸润等改变。

四、临床表现

单纯性甲状腺肿多见于女性,本病常发生于青春期和妊娠期内,根据国外资料,约 1% 的男孩和 4% 的女孩在 12 岁时有单纯性甲状腺肿。一般人群发病率约 4%。还有些患者主诉其甲状腺肿见于情感应激时或月经期,但这尚未证实。

(一)症状

单纯性甲状腺肿患者早期常无任何症状,偶然被家人或同事发现,或体格检查时发现甲状腺肿大。病程长者,随着病情的发展,甲状腺可逐渐增大,发展至重度肿大时可引起压迫症状。压迫气管可引起咳嗽与呼吸困难、咽下困难、声音嘶哑;压迫血管致血液回流障碍可出现面部青紫、水肿,颈部与胸部浅表静脉扩张。患者还可有头晕,甚至晕厥发生,但均较少见。

(二)体征

甲状腺一般呈弥漫性的轻、中度肿大,质地软,早期无结节,几年后可有大小不等、质地不一的结节,大多数无血管杂音,少数可闻及血管杂音。有多年的单纯性甲状腺肿病史者,甲状腺肿大常不对称,表面不光滑,呈小叶状或结节状。结节为多发性,境界常不清楚。当甲状腺肿发展成较大时,可造成食管和(或)气管的受压、移位。胸廓入口处狭窄可影响头、颈和上肢的静脉回流,造成静脉充血,当患者上臂举起时,这种阻塞表现加重(Pemberton 征)。

(三)并发症

甲状腺内出血可造成伴有疼痛的急性甲状腺肿大,常可引起或加重阻塞、压迫症状。单纯性甲状腺肿多年后可以发生一个或几个结节的结节性甲状腺肿,并可导致甲状腺功能亢进或甲状腺功能减退。结节性甲状腺肿的另一并发症为癌变,如果甲状腺肿的一部分突然增大,质地坚硬,患者出现喉返神经受压所致的声音嘶哑,或在甲状腺旁出现淋巴结肿大,应注意除外甲状腺癌的可能。

五、实验室检查

(一)甲状腺激素及抗体测定

甲状腺功能检查一般是正常的,部分患者 TT_4 正常低值或轻度下降,但 T_3/T_4 比值常增高,这可能是患者甲状腺球蛋白的碘化作用有缺陷所致。弥漫性甲状腺肿患者血清 TSH 和 TRH 兴奋试验正常,甲状腺素抑制试验阳性。病程较长的单纯性多结节性甲状腺肿患者,其功能自主性的倾向可表现为基础 TSH 水平降低或 TRH 兴奋试验时 TSH 反应减弱或缺乏。部分患者甲状腺素抑制试验可不受抑制。病程长者还可有甲状腺激素水平的降低。抗甲状腺球蛋白抗体和抗微粒体抗体阴性。大多数单纯性甲状腺肿患者的血清甲状腺球蛋白(Tg)水平增高,增高的程度与甲状腺肿的体积呈正相关。

(二)甲状腺摄碘率

放射性碘摄取率一般正常,但部分患者由于轻度碘缺乏或甲状腺激素生物合成缺陷,甲状腺摄碘率增高,但高峰不提前,可被 T_3 所抑制,但当甲状腺结节有自主性功能时,可不被其抑制。

(三)甲状腺 B 超

可示甲状腺弥漫性肿大,部分血流丰富;病程长者,可见有结节。

(四)甲状腺扫描

甲状腺放射性核素显像可见甲状腺弥漫性肿大,放射性分布均匀,如为结节性甲状腺肿,放射性分布不均,可呈现有功能的或无功能的结节。

六、诊断

(一)初步诊断

根据甲状腺肿大及实验室检查、影像学检查特点,基本可以确定诊断。

(1)在非地方性甲状腺肿地区,甲状腺肿大无明显症状者,首先应考虑散发性甲状腺肿。

(2)血清 T_3 和 T_4 水平正常,TSH 水平正常或稍低,TRH 兴奋试验 TSH 反应正常或减弱。为明确是否伴有功能亢进,还是由于缺乏甲状腺激素或缺碘引起,还可做甲状腺素抑制试验。TRAb、TPOAb 阴性。

(3)放射性碘摄取率一般正常,少数患者可呈现 ^{131}I 摄取率增高,但高峰无前移。

(4)影像学检查显示甲状腺弥漫性肿大,结节性患者质地常不均匀。

(二)病因诊断

在诊断了甲状腺肿后,还要根据病史、临床检查等特点,明确甲状腺肿的病因。

有长期服用抑制甲状腺激素合成的药物史者,考虑为药物性甲状腺肿。青春期、妊娠期、哺乳期、外伤及慢性消耗性疾病所致者,常有明显的生理、病理特征。对一些代谢缺陷引起的甲状腺肿,则需行进一步的实验室检查才能确诊为何种缺陷。如碘摄取缺陷时,做放射性碘摄取率检查,发现甲状腺不能浓集碘,唾液中也缺乏碘的浓集;过氧化物酶缺陷时,过氯酸钾释放试验为阳性,血中甲状腺激素水平降低;耦联缺陷时,层析测定甲状腺组织标本可发现甲状腺内大量碘化酪氨酸;碘化酪氨酸脱卤素酶缺陷时,在给患者示踪剂量的放射性碘后,用层析法可显示血浆及尿中碘化酪氨酸;正丁醇不溶性蛋白缺陷时,血清蛋白结合碘及正丁醇提取碘,或蛋白结合碘及血清甲状腺激素碘间差别超过20%;碘和异常蛋白质结合时,可在给放射性碘后于血浆及尿中测得碘和异常蛋白结合的复合物。

七、鉴别诊断

(一)慢性淋巴细胞性甲状腺炎

也称为桥本病,表现为甲状腺弥漫性肿大,但是质地较韧,查甲状腺过氧化物酶抗体和球蛋白抗体常明显增高,提示是一种自身免疫性的甲状腺炎。特别是儿童患者,当抗甲状腺球蛋白抗体和抗微粒体抗体阳性者,应考虑慢性淋巴细胞性甲状腺炎。

(二)甲状腺癌

甲状腺癌时甲状腺肿大,质地韧或偏硬,表面不光滑,有结节,且结节活动度差,周围可有肿大的淋巴结。查B超可示多个不规则结节,甲状腺扫描显示冷结节,查血甲状腺球蛋白、降钙素可升高,甲状腺针吸活检有助于诊断。

(三)亚急性甲状腺炎

多在病毒、细菌感染后引发了自身免疫反应。患者可有发热、咽痛,甲状腺肿大,质地韧或偏硬,压痛明显。查甲状腺功能可以升高,而甲状腺扫描示甲状腺区域显影差,摄碘率降低,这是诊断亚急性甲状腺炎的重要依据。亚急性甲状腺炎时红细胞沉降率快,合并感染时血象可升高。

(四)结节性甲状腺肿

病史多较长,甲状腺呈结节样肿大,可以发生 T_3 型甲亢,也可以出现甲减。单纯性甲状腺肿随着病程延长,进展至多结节阶段时,自主性功能的病灶可出现,部分患者可从临床甲状腺功能正常逐渐发展为甲状腺功能亢进(毒性多结节性甲状腺肿)。

(五)Graves 病

单纯性甲状腺肿的弥漫性肿大阶段类似于 Graves 病或桥本病的甲状腺特点。如果 Graves 病未处于活动的甲状腺毒症阶段和缺乏眼征表现,单纯性甲状腺肿很难与其区分开,后者 TRAb 多升高。

八、治疗

(一)内科治疗

大多数单纯性甲状腺肿患者无明确病因可寻,但无论何因,其共同发病机制是甲状腺素合成减少,所以甲状腺激素是最为有效的药物治疗。治疗前必须检测 TSH 基础水平或 TRH 兴奋试验,只有无血清 TSH 浓度降低,或 TSH 对 TRH 反应良好时,才可以用甲状腺激素治疗。较年轻的单纯性弥漫性甲状腺肿患者的血清 TSH 水平多正常或稍增高,是使用甲状腺激素治疗的指征。常用左甲状腺素(L-T_4)治疗,根据病情选择用药剂量,如每天 50~100 μg,能取得较好效果,使甲状腺逐渐缩小。病程长的多结节性甲状腺肿患者,血清基础 TSH 浓度常<0.5 mU/L,应做 TRH 兴奋试验,如 TSH 反应降低或无反应,表示甲状腺已有自主性功能,不宜用甲状腺激素治疗。

使用甲状腺激素替代治疗,所给予的剂量应不使 TSH 浓度降低至与甲状腺毒症者相似为宜,即稍小于 TSH 完全抑制的剂量(<0.1 mU/L)。早期单纯性弥漫性甲状腺肿阶段的年轻患者,可每天用 50~100 μg 的 L-T_4 治疗。对老年患者,每天 50 μg 的 L-T_4 足以使 TSH 抑制到适宜的程度(0.2~0.5 mU/L)。

对有明确病因者,应针对病因治疗。如对缺碘或使用致甲状腺肿物质者,应补充碘或停用致甲状腺肿物质,甲状腺肿自然消失。对单纯性甲状腺肿患者补碘应慎重,对无明确证据证实为碘缺乏者,补碘不但无效,而且还有可能引起甲状腺毒症。治疗结果极多样化。早期较小弥漫性增生的甲状腺肿反应良好,3~6 个月内消退或者消失。晚期,较大的多结节性甲状腺肿,自主性生长的滤泡细胞比例较高,故药物治疗反应较差,仅约 1/3 的病例腺体体积明显缩小;而其他 2/3 病例中,抑制治疗可防止腺体进一步生长。结节间组织退化,比结节本身的退化更为常见。因此,在治疗期间结节可显现得似乎更为突出。甲状腺最大限度地恢复后,抑制药物可减少到最小剂量,长期维持或有时停止服用。甲状腺肿可保持缩小,也可以复发,难以预测。如复发,应重新开始并无限期地进行抑制性治疗。对甲状腺功能正常的多结节性甲状腺肿患者,至少应每年复查甲状腺功能,并做全面体检,根据需要行影像学检查。

(二)放射性 ^{131}I 治疗

对于血清 TSH 浓度降低的、甲状腺激素水平偏高的单纯性甲状腺肿可给予小剂量放射性 ^{131}I 治疗。治疗前除测定甲状腺的 ^{131}I 摄取率外,还应做甲状腺扫描,以估计甲状腺的功能情况,有放射性 ^{131}I 治疗适应证者方可进行治疗。单纯性甲状腺肿一般不需快速治疗,因此可采取小剂量给予放射性碘。由于患者多为老年人,故应警惕放射性碘所引起的甲状腺激素急剧释放这一少见但可能发生的治疗并发症。如患者有冠心病等不能耐受一时性甲亢的疾病,可于放射性碘治疗前先给予抗甲状腺药物。

(三)外科治疗

对单纯性甲状腺肿的外科治疗无生理学依据,一般而言,不应行外科手术治疗,因为甲状腺的部分切除将更进一步限制甲状腺对激素需要增多的适应能力。但若出现压迫阻塞症状,且给予甲状腺激素治疗无效时,手术是指征。有些患者有肿瘤迹象时,应做相应检查,怀疑有恶变时有手术适应证。术后应给予甲状腺激素替代治疗。替代剂量为 L-T_4 约 1.8 μg/kg,以抑制再生性增生和进一步的致甲状腺肿作用。

九、单纯性甲状腺肿的预防

减少单纯性甲状腺肿发生的根本在于预防。多年来,我国为了降低缺碘地区甲状腺肿的发生率,提倡食用碘盐。通过补碘,使缺碘性甲状腺肿的发病率明显降低。少部分患者是由高碘引起的甲状腺肿,在明确病因后可得到较好的预防。如由缺碘引起者,尤其在青春期、妊娠期、哺乳期等生理性需碘量增加时应注意碘的补充,多吃一些海带、紫菜等含碘的食物,防止在这些时期发生甲状腺肿。服用的药物应避免对甲状腺摄碘的影响。

(张华伟)

第五节 结节性甲状腺肿

结节性甲状腺肿是一种常见的甲状腺病症,又称腺瘤样甲状腺肿,发病率很高,有学者报道可达人群中的4%,以中年女性多见。多数患者在发现结节性甲状腺肿时,已有多年的病史;部分是由单纯性甲状腺肿发展而来,患者可能无不适感觉,仅少数患者诉说有颈部胀感,待甲状腺肿大至一定程度时才发现。部分是地方性甲状腺肿和散发性甲状腺肿晚期所形成的多发结节。临床表现为甲状腺肿大,并可见到或触及大小不等的多个结节,结节的质地多为中等硬度。临床症状不多,仅为颈前区不适。甲状腺功能多数正常。甲状腺扫描,甲状腺B超可以明确诊断。

一、病因与发病机制

结节性甲状腺肿是一种良性疾病,由于机体内甲状腺激素相对不足,致使垂体TSH分泌增多,在这种增多的TSH长时期的刺激下,甲状腺反复增生,伴有各种退行性变,最终形成结节。甲状腺结节的发病机制与病因目前仍不明了,很可能系多因素所致,如遗传、放射、免疫、地理环境因素、致甲状腺肿因素、碘缺乏、化学物质刺激及内分泌变化等多方面综合刺激所致。

致甲状腺肿物质包括某些食物、药物、水源污染、土壤污染及环境污染等;碘缺乏地区有甲状腺肿伴结节性甲状腺肿流行;放射性损伤可以致癌,但应用^{131}I治疗后数十年经验与统计证明,放射性^{131}I治疗的主要不良反应不是致癌,而是甲状腺功能减退,尤其是远期功能低下。在某些多结节性甲状腺肿患者的TGA及TMA检测中发现有54.7%的阳性率,单结节阳性率为16.9%。结节性甲状腺肿患者有先天性代谢性缺陷,导致甲状腺肿代偿性增生过度。环境中缺少硒、氟、钙、氯及镁等微量元素的摄入等。

有人提出"触发因子-促进因子"理论,系由于甲状腺本身在致甲状腺肿物质与放射性损伤或致癌物质促进下,引起患者甲状腺组织细胞内DNA性质变化,促使TSH或其他免疫球蛋白物质基因突变,不断发展变化,可导致甲状腺组织增生,甚至癌变。早期未发生自主性功能变化以前,经过治疗可获良效,增生的甲状腺结节可以消退,晚期由于自主性功能结节形成或发生其他变化,则用药物治疗难以取效,必须手术切除结节为宜。总之,结节性甲状腺肿发病机制比较复杂,目前仍不确切,有待研究。

二、临床表现

(1)患者有长期单纯性甲状腺肿的病史,发病年龄一般>30岁。女性多于男性。甲状腺肿大程度不一,多不对称。结节数目及大小不等,一般为多发性结节,早期也可能只有一个结节。结节质软或稍硬,光滑,无触痛。有时结节境界不清,触摸甲状腺表面仅有不规则或分叶状感觉。病情进展缓慢,多数患者无症状。较大的结节性甲状腺肿可引起压迫症状,出现呼吸困难、吞咽困难和声音嘶哑等。结节内急性出血可致肿块突然增大及疼痛,症状可于几天内消退,增大的肿块可在几周或更长时间内减小。主要表现为甲状腺肿大,并可触及大小不等的多个结节,结节的质地多为中等硬度,活动度好,无压痛;在少数患者仅能扪及单个结节。

(2)结节性甲状腺肿出现甲状腺功能亢进(Plummer 病),患者有乏力、体重下降、心悸、心律失常、怕热多汗、易激动等症状,但甲状腺局部无血管杂音及震颤,突眼少见,手指震颤亦少见。老年患者症状常不典型。

(3)注意患者有无接受放射线史、口服药物史及家族史,患者来自地区是否为地方性甲状腺肿流行区等。一般结节性甲状腺肿病史较长,无压迫症状,无甲状腺功能亢进症状,患者多不在意,无意中发现甲状腺结节而来就诊检查。

(4)如为热结节又称毒性结节时,患者年龄多在 50 岁以上,结节性质为中等硬度,有甲亢症状,甚至发生心房纤维性颤动及其他心律失常表现,如有出血时可有痛感,甚至发热。结节较大时可出现压迫症状,如发音障碍,呼吸不畅,胸闷、气短及刺激性咳嗽等症状。

(5)如来自碘缺乏地区的结节性甲状腺肿患者,其甲状腺功能可有低下表现,临床上也可发生心率减慢,水肿与皮肤粗糙及贫血表现等。少数患者也可癌变。结节性质为温结节者比较多见,可用甲状腺制剂治疗,肿大的腺体可呈缩小。冷结节比较少见,有临床甲减者可用甲状腺制剂治疗,但往往需要手术治疗。

三、辅助检查

发现甲状腺呈结节性肿大时,需做以下检查。

(一)甲状腺 B 超

可显示甲状腺肿大,有多个低回声区,还可显示甲状腺结节的大小,有无钙化等。甲状腺 B 超可以明确甲状腺结节为实质性或囊肿性,诊断率达 95%。伴有囊肿的甲状腺结节多为良性结节,可用抽吸治愈或缩小结节。实质性结节者还应进行甲状腺扫描或穿刺病理检查等。具有高分辨力的超声图像检查可以分析结节至 1 mm 病灶,临床上认为单结节者,常可发现为多结节,接近于尸检所见,大多数囊肿病变并非真正囊性,而是具有实性组织的病变,并能显示混合性回声波群。

(二)甲状腺扫描

常用的甲状腺扫描有放射性核素 ^{131}I 和 ^{99m}Tc,即 ^{131}I 扫描、^{99m}Tc 扫描。甲状腺结节因对碘的摄取能力不同而图像不同,^{99m}Tc 可像碘一样被甲状腺所摄取,但不能转化。甲状腺扫描可显示甲状腺的吸碘率,有利于判断甲状腺功能;结节性甲状腺肿时可显示有多个稀疏区,稍大的结节可呈凉结节或冷结节。恶性结节不能摄取碘,恶变区将出现放射稀疏区,根据其摄碘能力,可分为无功能的冷结节,正常功能的温结节和高功能的热结节。放射性核素或 ^{99m}Tc 扫描的缺点是不能完全区分良性或恶性结节,而仅是一个初步判断分析。

(三)甲状腺功能

测定甲状腺功能大多正常。但是要注意 TSH,如升高提示甲状腺功能偏低,需要补充甲状腺激素治疗;如降低需排除合并甲亢的可能。如甲状腺球蛋白抗体(TGA)或甲状腺过氧化物酶抗体(TPOAb)升高,提示有桥本病的可能。

(四)血甲状腺球蛋白和降钙素测定

这两项指标有助于排除甲状腺癌。当甲状腺有结节时,需进行测定。甲状腺癌时甲状腺球蛋白可升高;降钙素升高是甲状腺髓样癌的特异性指标。

（五）甲状腺 CT 或 MRI

当怀疑有甲状腺癌的可能时，需做甲状腺 CT 或 MRI 辅助诊断。

（六）甲状腺吸^{131}I 率

结节性甲状腺吸^{131}I 率正常或增高，但无高峰前移。出现 Plummer 病时，吸^{131}I 率升高，或虽在正常范围内而高峰前移。

（七）甲状腺穿刺组织病理检查

应用细针针吸活检术检查，对甲状腺结节的诊断有一定价值，比较安全。穿刺结果有助于手术治疗指征，其细胞学准确度达 50%～97%。但也可取样有误，特别是有囊性变患者及结节较小者，如<1 cm 的病变，穿刺准确度可有困难。细针活检不能确定，还可用粗针再穿刺活检，其结果可能更加准确。但穿刺针进入恶性结节癌肿以后，可将癌细胞扩散为其害处，应特别注意。为了术前明确结节性质，也可采用开放性甲状腺组织活检，以利全面分析。

四、鉴别诊断

（一）甲状腺腺瘤

尤其是与多发性腺瘤鉴别。结节性甲状腺肿患者年龄较大，病史较长，甲状腺肿大呈分叶状或多个大小不等的结节，边界不清，甲状腺激素治疗，腺体呈对称性缩小。多发甲状腺腺瘤甲状腺肿大不对称，可触及多个孤立性结节，如合并单纯性甲状腺肿，腺瘤结节边界亦较清楚，质地较周围组织略坚韧，甲状腺激素治疗，腺体组织缩小，结节更加突出。

（二）结节性甲状腺肿伴甲亢

与 Graves 病鉴别。前者地方性甲状腺肿流行区多见，年龄一般较大，多在 40 岁以上，常在出现结节多年后发病，甲状腺功能亢进症状较轻而不典型。Graves 病发病年龄多在 20～40 岁，两侧甲状腺弥漫肿大，眼球突出，手指震颤，甲状腺局部可触及震颤及听到血管杂音。甲状腺扫描发现一个或数个"热结节"。

（三）其他

1.甲状腺囊肿

甲状腺扫描为"冷结节"，B 超检查为囊性结节，细针穿刺可明确诊断。

2.甲状腺腺瘤

多数为单发，生长缓慢，无症状。甲状腺扫描为"温结节"。若为毒性腺瘤表现为"热结节"。腺瘤也可发生出血、坏死液化呈"冷结节"。

3.甲状腺癌

甲状腺癌早期除甲状腺结节外可无任何症状，此时与结节性甲状腺肿鉴别困难。可做针刺活组织检查，尤其粗针穿刺诊断意义很大。

4.毒性结节性甲状腺肿

老年人多见，无突眼，心脏异常多见。甲状腺扫描可见多个摄碘功能增强的结节，夹杂不规则的浅淡显影区。

5.甲状腺肿瘤

滤泡性甲状腺癌分泌甲状腺激素引起甲亢。局部可扪及肿块，核素扫描、超声检查及细针穿刺细胞学检查可协助诊断。

五、治疗

(一)甲状腺激素抑制治疗

TSH 是甲状腺细胞生长增殖的主要刺激因子。甲状腺激素治疗可以抑制垂体 TSH 的分泌,减少对甲状腺的刺激,使结节性甲状腺肿停止发展并缩小。一般单纯性结节性甲状腺肿,无论是单结节及多发性结节,如果是温结节或冷结节都可使用甲状腺制剂进行治疗。给甲状腺粉(片)每天 40~80 mg 口服;或用左甲状腺素钠(L-T_4)片,每天 50~100 μg 口服。治疗后肿大的结节缩小者可继续使用至完全消失,有效的甲状腺激素治疗应能抑制 TSH 的分泌,使其维持在正常范围的低限为宜,但不宜过度抑制引起甲亢。对老年人特别是有心脏病者应适当减量。治疗至少 3~6 个月。实质性甲状腺结节用甲状腺素治疗效果尚不理想,仅有 30%~40% 的患者有效,结节缩小。如治疗过程中结节变大应考虑手术治疗。

(二)手术治疗

当结节性甲状腺肿经做相应鉴别诊断的检查,或做甲状腺针吸活检怀疑有恶变时,目前主张手术治疗。

手术指征:①结节性甲状腺肿较大,有压迫症状者;②结节迅速增大,或有颈淋巴结肿大,疑恶变者。尽管诊断手段不断改进,多数手术治疗的甲状腺结节均为良性病变。因手术的并发症随手术范围扩大而增加,病变恶性程度的估计在计划手术范围中起主要作用。经细针穿刺、病理检查诊断为恶性者,应进行甲状腺全切;如穿刺结果为良性、而临床疑为恶性者可进行甲状腺叶切除。穿刺结果可疑者根据手术中冷冻切片结果决定手术范围。

(三)Plummer 病治疗

主要用手术治疗和放射性碘治疗。手术治疗效果好,不易复发。手术前需用抗甲状腺药物治疗控制甲亢病情后再行手术治疗。该类甲状腺肿患者因只有结节具有较高的摄^{131}I 功能,结节以外的甲状腺处于抑制状态,所以放射性碘治疗不会造成结节以外的甲状腺组织损伤。可用于老年患者,特别是有心脏病者。对于老年患者或有其他严重疾病而不能耐受手术者,可用抗甲状腺药物治疗。

(张华伟)

第六节 甲状腺腺瘤

甲状腺腺瘤是起源于甲状腺滤泡细胞的良性肿瘤,目前认为本病多为单克隆性,是由与甲状腺癌相似的刺激所致。临床分滤泡状和乳头状实性腺瘤两种,前者多见。常为甲状腺囊内单个边界清楚的结节,有完整的包膜。

一、病因及发病机制

甲状腺腺瘤的病因未明,可能与性别、遗传因素、射线照射、TSH 过度刺激有关,也可能与地方性甲状腺肿疾病有关。

(一)性别

甲状腺腺瘤在女性的发病率为男性的 5~6 倍,提示可能性别因素与发病有关,但目前没有发现雌激素刺激肿瘤细胞生长的证据。

(二)癌基因

甲状腺腺瘤中可发现癌基因 $c\text{-}myc$ 的表达。腺瘤中还可发现癌基因 $H\text{-}ras$ 第 12、13、61 密码子的活化突变和过度表达。高功能腺瘤中还可发现 TSH-G 蛋白腺嘌呤环化酶信号传导通路所涉及蛋白的突变,包括 TSH 受体跨膜功能区的胞外和跨膜段的突变和刺激型 GTP 结合蛋白的突变。上述发现均表明腺瘤的发病可能与癌基因有关,但上述基因突变仅见于少部分腺瘤中。

(三)家族性肿瘤

甲状腺腺瘤可见于一些家族性肿瘤综合征中,包括 Cowden 病和 Catney 联合体病等。

(四)外部射线照射

幼年时期头、颈、胸部曾经进行过 X 线照射治疗的人群,其甲状腺癌发病率约增高 100 倍,而甲状腺腺瘤的发病率也明显增高。

(五)TSH 过度刺激

在部分甲状腺腺瘤患者可发现其血 TSH 水平增高,可能与其发病有关。实验发现,TSH 可刺激正常甲状腺细胞表达前癌基因 $c\text{-}myc$,从而促使细胞增生。

二、病理类型

(一)滤泡状腺瘤

滤泡状腺瘤是最常见的一种甲状腺良性肿瘤,根据其腺瘤实质组织的构成分为以下几种。

1.胚胎型腺瘤

由实体性细胞巢和细胞条索构成,无明显的滤泡和胶体形成。瘤细胞多为立方形,体积不大,细胞大小一致。胞浆少,嗜碱性,边界不甚清;胞核大,染色质多,位于细胞中央。间质很少,多有水肿。包膜和血管不受侵犯。

2.胎儿型腺瘤

胎儿型腺瘤主要由体积较小而均匀一致的小滤泡构成。滤泡可含或不含胶质。滤泡细胞较小,呈立方形,胞核染色深,其形态、大小和染色可有变异。滤泡分散于疏松水肿的结缔组织中,间质内有丰富的薄壁血管,常见出血和囊性变。

3.胶性腺瘤

胶性腺瘤又称巨滤泡性腺瘤,最多见,瘤组织由成熟滤泡构成,其细胞形态和胶质含量皆和正常甲状腺相似。但滤泡大小悬殊,排列紧密,亦可融合成囊。

4.单纯性腺瘤

滤泡形态和胶质含量与正常甲状腺相似。但滤泡排列较紧密,呈多角形,间质很少。

5.嗜酸性腺瘤

嗜酸性腺瘤又称 Hurthle 细胞瘤。瘤细胞大,呈多角形,胞浆内含嗜酸颗粒,排列成条或成簇,偶成滤泡或乳头状。

(二)乳头状腺瘤

良性乳头状腺瘤少见,多呈囊性,故又称乳头状囊腺病。甲状腺腺瘤中,具有乳头状结构者有较大的恶性倾向,良性乳头状腺瘤少见,多呈囊性,故又称乳头状囊腺瘤。乳头由单层立方或低柱状细胞覆于血管及结缔组织来构成,细胞形态和正常静止期的甲状腺上皮相似,乳头较短,分支较少,有时见乳头中含有胶质细胞。乳头突入大小不等的囊腔内,腔内有丰富的胶质。瘤细胞较小,形态一致,无明显多形性和核分裂象。甲状腺腺瘤中,具有乳头状结构者有较大的恶性倾向。

(三)不典型腺瘤

比较少见,腺瘤包膜完整,质地坚韧,切面细腻而无胶质光泽。镜下细胞丰富,密集,常呈片块状、巢状排列,结构不规则,多不形成滤泡。间质甚少。细胞具有明显的异形性,形状、大小不一致,可呈长方形、梭形;胞核也不规则,染色较深,亦可见有丝分裂象,故常疑为癌变,但无包膜、血管及淋巴管浸润。

(四)甲状腺囊肿

根据内容物不同可分为胶性囊肿、浆液性囊肿、坏死性囊肿、出血性囊肿。

(五)功能自主性甲状腺腺瘤

瘤实质区可见陈旧性出血、坏死、囊性变、玻璃样变、纤维化、钙化。瘤组织边界清楚,周围甲状腺组织常萎缩。

三、临床表现

甲状腺腺瘤可发生于任何年龄,但以青年女性多见;多数无自觉症状,往往在无意中发现颈前区肿块;大多为单个,无痛;包膜感明显,可随吞咽移动。肿瘤增长缓慢,一旦肿瘤内出血或囊变,体积可突然增大,且伴有疼痛和压痛,但过一时期又会缩小,甚至消失。少数增大的肿瘤逐渐压迫周围组织,引起气管移位,但气管狭窄罕见;患者会感到呼吸不畅,特别是平卧时为甚。胸骨后的甲状腺腺瘤压迫气管和大血管后可引起呼吸困难和上腔静脉压迫症。少数瘤可因钙化斑块使瘤体变得坚硬。典型的甲状腺腺瘤很容易做出临床诊断,甲状腺功能检查一般正常;核素扫描常显示温结节,但如有囊变或出血就显示冷结节。自主性高功能甲状腺腺瘤可表现不同程度的甲亢症状。

四、实验室及相关辅助检查

(一)甲状腺功能检查

血清 TT_3、FT_3、TT_4、FT_4、TSH 均正常。自主性高功能甲状腺腺瘤患者血清 TT_3、FT_3、TT_4、FT_4 增高,TSH 降低。

(二)X 线检查

如腺瘤较大,颈胸部 X 线检查可见气管受压移位,部分患者可见瘤体内钙化等。

(三)核素扫描

90%的腺瘤不能聚集放射性锝或碘,核素扫描多显示为"冷结节",少数腺瘤有聚集放射性碘的能力,核素扫描示"温结节";自主性高功能腺瘤表现为放射性浓聚的"热结节";腺瘤发生出血、坏死等囊性变时则均呈"冷结节"。

(四)B 超检查

对诊断甲状腺腺瘤有较大价值,超声波下腺瘤和周围组织有明显界限,有助于辨别单发或多发,囊性或实性。

(五)甲状腺穿刺活检

有助于诊断,特别在区分良恶性病变时有较大价值,但属创伤性检查,不易常规进行。

五、诊断与鉴别诊断

甲状腺腺瘤的诊断可参考以下要点:①颈前单发结节,少数亦可为多发的圆形或椭圆形结节,表面光滑、质韧,随吞咽活动,多无自觉症状;②甲状腺功能检查正常;③颈部淋巴结无肿大;④服用甲状腺激素3~6个月后,肿块不缩小或更明显突出。

甲状腺腺瘤需要与以下疾病相鉴别。

(一)结节性甲状腺肿

甲状腺腺瘤主要与结节性甲状腺肿相鉴别。后者虽有单发结节,但甲状腺多呈普遍肿大,在此情况下易于鉴别。一般来说,腺瘤的单发结节长期病程之间仍属单发,而结节性甲状腺肿经长期病程之后多成为多发结节。另外,甲状腺肿流行地区多诊断为结节性甲状腺肿,非流行地区多诊断为甲状腺腺瘤。在病理上,甲状腺腺瘤的单发结节有完整包膜,界限清楚。而结节性甲状腺肿的单发结节无完整包膜,界限也不清楚。

(二)甲状腺癌

甲状腺腺瘤还应与甲状腺癌相鉴别,后者可表现为甲状腺质硬,结节表面凹凸不平,边界不清,颈淋巴结肿大,并可伴有声嘶、霍纳综合征等。

六、治疗

(一)甲状腺激素治疗

能抑制垂体 TSH 的分泌,减少 TSH 对甲状腺腺瘤的刺激,从而使腺瘤逐渐缩小,甚至消失。从小剂量开始,逐渐加量。可用左甲状腺素 50~150 μg/d 或干甲状腺片 40~120 mg/d,治疗3~4个月。适于多发性结节或温结节、热结节等单结节患者。如效果不佳,应考虑手术治疗。

(二)手术治疗

甲状腺腺瘤有癌变可能的患者、或引起甲亢者,应行手术切除腺瘤。伴有甲亢的高功能腺瘤,需要先用抗甲状腺药物控制甲亢,待甲状腺功能正常后,行腺瘤切除术,可使甲亢得到治愈。

对于甲状腺腺瘤,手术切除是最有效的治疗方法,无论肿瘤大小,目前多主张做患侧腺叶切除或腺叶次全切除而不宜行腺瘤摘除术。其原因是临床上甲状腺腺瘤和某些甲状腺癌特别是早期甲状腺癌难以区别。另外约25%的甲状腺腺瘤为多发,临床上往往仅能查到较大的腺瘤,单纯腺瘤摘除会遗留小的腺瘤,日后造成复发。因甲状腺腺瘤有引起甲亢(发生率约为20%)和恶变(发生率约为10%)的可能,故应早期行包括腺瘤的患侧,甲状腺大部或部分(腺瘤小)切除。切除标本必须立即行冷冻切片检查,以判定有无恶变。

(蒋少尧)

第七节 甲状腺癌

甲状腺恶性肿瘤是最常见的内分泌恶性肿瘤。按照组织学特征,起源于甲状腺滤泡细胞可以分为分化型甲状腺癌和未分化甲状腺癌,占所有甲状腺癌的95%以上。分化型甲状腺癌包括乳头状甲状腺癌和滤泡型甲状腺癌,这类甲状腺癌通常是可治愈的。相反,未分化甲状腺癌来势凶猛,预后很差。近年来,甲状腺癌发病率逐年上升。年龄是一个影响甲状腺癌的重要因素,>45岁的患者预后较差。甲状腺癌多见于女性,但男性患者预后较差。另外的危险因素包括颈部放疗史,直径>4 cm的肿瘤,原发灶外侵,淋巴结及远处转移。

起源于甲状腺滤泡旁C细胞的恶性肿瘤称为甲状腺髓样癌,占所有甲状腺癌的3%左右,其分为散发性髓样癌、家族性髓样癌、MEN综合征。

一、概述

(一)甲状腺癌分期

2010年甲状腺癌UICC分期如下。

1.TNM分期

(1)T分期。

T_x:无法对原发肿瘤做出估计。

T_0:未发现原发肿瘤。

T_1:原发肿瘤≤2 cm,局限于甲状腺内。

T_2:2 cm<原发肿瘤≤4 cm,局限于甲状腺内。

T_3:肿瘤>4 cm,肿瘤局限在甲状腺内或有少量延伸到甲状腺外。

T_{4a}:肿瘤蔓延至甲状腺包膜以外,并侵犯皮下软组织、喉、气管、食管或喉返神经。

T_{4b}:肿瘤侵犯椎前筋膜、或包绕颈动脉或纵隔血管。

未分化癌均为T_4。

T_{4a}:未分化癌,肿瘤限于甲状腺内,尚可外科切除。

T_{4b}:未分化癌,肿瘤已侵出包膜,外科难以切除。

(2)N分期。

N_0:无淋巴结转移。

N_{1a}:肿瘤转移至Ⅵ区(气管前、气管旁和喉前淋巴结)。

N_{1b}:肿瘤转移至单侧、双侧、对侧颈部或上纵隔淋巴结。

(3)M分期。

M_0:无远处转移。

M_1:远处有转移。

2.不同甲状腺癌的临床分期

(1)甲状腺乳头状腺癌或滤泡状腺癌(45岁以下)。

Ⅰ期:任何T,任何NM_0。

Ⅱ期:任何T,任何NM_1。

(2)甲状腺乳头状腺癌或滤泡状腺癌(45岁以上)及髓样癌(任何年龄)。

Ⅰ期:$T_1N_0M_0$。

Ⅱ期:$T_2N_0M_0$。

Ⅲ期:$T_3N_0M_0$,$T_{1\sim3}N_{1a}M_0$。

ⅣA期:$T_{1\sim3}N_{1b}M_0$,$T_{4a}N_{0\sim1}M_0$。

ⅣB期：T_{4b}任何NM_0
ⅣC期：任何T任何NM_1。
(3)未分化癌(全部归Ⅳ期)。
ⅣA期：T_{4a}任何NM_0。
ⅣB期：T_{4b}任何NM_0。
ⅣC期：任何T任何NM_1。

(二)甲状腺癌危险因素

放射接触史，碘的不适当摄入，淋巴性甲状腺炎，激素原因和家族史都是可能引起甲状腺癌的危险因素。

1.放射接触史

放射接触史能够增加甲状腺乳头状癌的发生。这一现象，在广岛和长崎的原子弹爆炸，马绍尔群岛和内华达的核试验失误，以及切尔诺贝利核泄漏(后被观察及证实)出现。尤其在切尔诺贝利核泄漏后，受到核辐射的儿童发生了更多的乳头状甲状腺癌，这可能与儿童甲状腺更易受放射线影响，或者儿童食用了更多受核污染的牛奶有关。儿童时期因头颈部肿瘤接受过放疗，也会导致乳头状甲状腺癌发生风险的增加。

2.缺碘

碘是合成甲状腺激素的必需原料。缺碘引起甲状腺滤泡细胞代偿性增生，导致甲状腺肿。在缺碘地区，甲状腺滤泡性肿瘤发病率升高；而在碘摄入过多的地区，乳头状甲状腺癌则更易发生。在动物实验中，碘的过量摄入，能导致甲状腺癌由滤泡型向乳头状表型转换。但是碘的不适量摄入如何导致甲状腺癌发生依旧不明。

3.免疫因素

乳头状甲状腺癌中通常可见淋巴细胞浸润，这一现象可能提示免疫因子可能参与恶性肿瘤的发生发展。分子生物学分析提示淋巴细胞甲状腺炎可能是甲状腺恶性肿瘤的早期表现。但其确切机制依旧不明。

4.年龄因素

大多数分化型甲状腺癌发生于20～50岁患者，女性患者为男性患者的2～4倍。这一现象可能提示女性激素可能参与甲状腺癌的发生。并且，雌激素受体在甲状腺滤泡细胞膜上表达，雌激素可导致滤泡细胞的增殖。同样并没有明确的动物模型能够复制，甲状腺癌与妊娠或外源性雌激素使用的关系。

5.遗传因素

遗传性因素对于甲状腺癌的发生也是同样重要的。若父母患有甲状腺癌，则患肿瘤风险增加3.2倍；若同胞兄妹患有甲状腺癌，则患肿瘤风险增加6.2倍。非家族性髓样癌发生率为3.5%～6.2%。

二、乳头状甲状腺癌

乳头状甲状腺癌(PTC)是最常见的甲状腺癌，占所有甲状腺癌的70%～90%。乳头状癌有着其特征的组织学表现："砂粒体"和"营养不良性钙化"。甲状腺乳头状癌以淋巴结转移为主，常以颈部肿大淋巴结为首发症状。

(一)临床表现

患者以女性为多，男与女之比为1:2.7，年龄6～72岁，20岁以后明显增多，31～40岁组患病最多,占30%,50岁以后明显减少。乳头状癌淋巴结转移机会多,临床触不到淋巴结的患者,经选择性颈清扫术后,病理检查结果有46%～72%的病例有淋巴结转移。有些患者以颈部淋巴结肿大来就诊,甲状腺内肿物可能已经数月或数年。因甲状腺内肿物发展较慢,且无特殊体征,常被误诊为良性,肿物可以很小,仅0.5～1.0 cm。晚期可以明显肿大,直径可达10 cm以上。呈囊性或部分呈囊性,侵犯气管或其他周围器官时肿物固定。侵犯喉返神经出现声音嘶哑,压迫气管移位或肿瘤侵入气管内出现呼吸困难。淋巴结转移多至颈深中组及颈深下组,晚期可转移至上纵隔。血行转移较少,有4%～8%,多见于肺或骨。

(二)辅助检查

1.原发病变的诊断

无淋巴结转移的情况下,对甲状腺肿物的性质难以判断,在治疗前应进行如下的检查以明确病变的范围、与周围器官的关系、甲状腺功能的损伤程度、TSH的分泌状况等。

(1)甲状腺核素扫描:大多数滤泡型腺癌和乳头状腺癌有吸碘功能,以往为术前主要手段,目前随着其他临床检查的发展已少用。

(2)B超检查:可发现甲状腺内肿物是多发或单发、有否囊性变、颈部有否淋巴结转移、颈部血管受侵情况等。

(3)CT检查:显示甲状腺内肿瘤的位置、内部结构情况、钙化情况,无包膜恶性可能性大。虽不能做出定性诊断但对医师手术操作很有帮助,CT能显示肿物距大血管的远近,距喉返神经、甲状旁腺、颈段食管的远近,肿瘤是否侵犯气管壁及侵入气管内、向胸骨后及上纵隔延伸情况,纵隔内淋巴转移情况。使外科医师术前心中有数,减少盲目性,能制三维成像的CT更好。

(4)磁共振成像(MRI):在无碘过敏患者中,不推荐使用。

(5)PET/CT:可判断肿瘤代谢情况,主要判断远处转移情况。

(6)针吸细胞学检查:近年来由于针吸细胞学诊断的进步,广泛应用于临床,但应用于甲状腺肿物的诊断有一定限度。

2.颈淋巴结转移的诊断

(1)临床触不到淋巴结而甲状腺内肿物高度怀疑癌,此为N_0病例,这类患者不一定没有淋巴结转移,应做B超或CT检查以发现手摸不到的肿大淋巴结。因有些患者脂肪厚,肌肉发达,淋巴结虽已很大且呈串也不易触及,如B超及CT检查怀疑转移,且甲状腺内肿物证实为癌应按联合根治术准备。

(2)甲状腺肿物合并颈淋巴结肿大时,淋巴结位于中、下颈深较多,位于胸锁乳突肌前缘或被覆盖,活动或固定,大致可判断为甲状腺癌颈转移,以乳头状癌为多见。如针吸细胞学阳性则可确诊。

(三)治疗

1.放疗

分化型甲状腺癌对放疗敏感性差,以手术治疗为主要手段,单纯体外放疗对甲状腺癌的治疗并无好处。^{131}I治疗:用于手术不能切除的分化型甲状腺癌或远处转移的甲状腺癌。

2.手术治疗

(1)原发癌的处理:①一侧腺叶切除加峡部切除加Ⅵ区淋巴结清扫为单侧甲状腺癌治疗的最小手术方式。②全甲状腺切除当病变涉及两侧腺叶时行全甲状腺切除术。考虑到甲状腺多灶性癌的存在,应注意同侧腺叶多灶肿瘤,易出现对侧甲状腺内微小病灶的发生。③高分化侵袭性甲状腺癌,应积极地予以手术治疗,治疗越早,预后越好。④微小癌的治疗目前甲状腺乳头状微癌的治疗方式尚不统一。

(2)淋巴结转移癌的处理:不论是传统式的颈清扫术还是保留功能的改良根治术都应将各区淋巴结不论大小彻底切除。

三、甲状腺滤泡型腺癌

滤泡型癌较乳头状癌发病率低,占甲状腺癌的10%~15%,较乳头状癌发病年龄大,常见于中年人,平均年龄45~50岁,男女之比为1∶3。其恶性程度介于乳头状癌和未分化癌之间,易出现血行转移,如肺、骨、肝、脑等处。很少出现淋巴结转移。转移的组织,很像正常甲状腺,因此有人称为"异位甲状腺"。

临床表现大多数是单发的,少数也可是多发的。容易误诊为甲状腺腺瘤。预后较乳头状癌差。影响预后的决定因素是远处转移,不是甲状腺包膜的侵犯。

四、甲状腺未分化癌

甲状腺未分化癌(ATC)在甲状腺癌中比例较少,占3%~8%。

(一)临床表现

本病发病年龄较高,男性发病较高。病情发展较快,出现颈部肿物后增长迅速,1~2周内肿物固定,声音嘶哑,呼吸困难。有1/3患者颈部肿物多年,近几个月来迅速增大,因此有学者认为此部分病例是在原有分化型甲状腺癌或良性肿物基础上的恶变。

(二)辅助检查

CT及颈部X线片常见气管受压,或前后径变窄或左右径变窄,或气管受压移位,偏于一侧,椎前软组织增厚,表明肿瘤从食管后椎前包绕了气管、食管。常有颈淋巴结转移,有时颈部转移淋巴结和甲状腺的原发灶融合在一起。根据肿物形态及硬度常可确诊。

(三)治疗

大多数患者来诊较晚,失去根治性治疗机会。有时手术目的是为了解决呼吸道梗阻,仅做气管切开。对少部分原发肿瘤较小的病例,尽量给予切除,然后行气管切开或气管造瘘,术后给予放疗及化疗,有的患者有一定疗效,有40%的患者可获完全缓解。

五、甲状腺髓样癌

甲状腺髓样癌(MTC)起源于甲状腺滤泡旁细胞或称C细胞。癌细胞可分泌多种胺类和多肽类激素,降钙素等,此外还有5-羟色胺、组胺、前列腺素及ACTH样物质,导致部分患者出现顽固性腹泻,多为水样泄,但肠吸收障碍不严重,常伴有面部潮红。当肿瘤切除后腹泻即可消失,癌复发或转移时腹泻又可出现。

甲状腺髓样癌可分为散发性及家族性两种,前者约占80%,不伴有其他内分泌腺部位的肿瘤,没有特殊的临床表现,后者占20%,有明显家族史,分为两种类型:一类叫多发内分泌肿瘤ⅡA型,此型包括甲状腺髓样癌、嗜铬细胞瘤和甲状旁腺功能亢进,因是三十年前Sipple首先描述,被称为Sipple综合征。另一类叫多发内分泌肿瘤ⅡB型,此型包括甲状腺髓样癌、嗜铬细胞瘤及伴有多发性黏膜神经瘤,并有特征性的面部表现(嘴唇肥厚、宽鼻梁、脸外翻等)。

(一)临床表现

甲状腺髓样癌占甲状腺恶性肿瘤的6%～8%。除少数合并内分泌综合征外,大多数与其他类型的甲状腺癌相似,主要是甲状腺区肿块,有时有淋巴结肿大,可出现双侧颈转移,多数生长缓慢,病程长达10～20年,大多数1年左右。

(二)辅助检查

血清降钙素升高伴甲状腺结节患者,首先考虑甲状腺髓样癌,若无其他内分泌综合征及肿瘤可确诊。部分甲状腺髓样癌患者可有血清CEA升高。

(三)治疗

手术是治疗的有效手段。有淋巴结转移时行颈清扫手术,对于是否行预防性颈清扫术,目前有一定争议。目前有靶向药物针对甲状腺髓样癌,但疗效不明确。

六、甲状腺其他恶性肿瘤

甲状腺还有其他恶性肿瘤,如血管肉瘤、纤维肉瘤、癌肉瘤、骨肉瘤、恶性纤维组织细胞瘤等,均少见。其中值得注意的是恶性淋巴瘤,近年来文献报道有增多趋势。

恶性淋巴瘤少见,占所有甲状腺恶性肿瘤的0.6%～5%,占所有淋巴瘤的2.2%～2.5%。文献报道甲状腺恶性淋巴瘤合并慢性淋巴细胞性甲状腺炎高达95%～100%。所以细针穿刺应多方、多点穿刺。可疑者应做诊断性探查手术,术中制冷冻切片检查,确诊后根据情况行峡部切除或一叶切除,以免将来病变进一步发展压迫气管造成呼吸困难。

甲状腺恶性淋巴瘤是以放疗为主的综合治疗,配合以化疗。有低度恶性及高度恶性两种。其治疗效果优于甲状腺未分癌。

(蒋少尧)

第六章 乳腺疾病

第一节 急性乳腺炎

急性乳腺炎是由细菌感染所致的乳腺的急性炎症，大多数发生在产后哺乳期的3～4周，尤以初产妇多见。病原菌大多为金黄色葡萄球菌，少数是由链球菌引起。病菌一般从乳头破口或皲裂处侵入，也可直接侵入乳管，进而扩散至乳腺实质。一般来讲，急性乳腺炎病程较短，预后良好，但若治疗不当，也会使病程迁延，甚至可并发全身性化脓性感染。

一、病因和病理

(一) 乳汁淤积

乳汁的淤积有利于入侵细菌的繁殖。原因如下：乳头过小或内陷，妨碍哺乳，孕妇产前未能及时纠正乳头内陷；婴儿吸乳困难；乳汁过多，排空不完全，产妇未能将乳房内的乳汁及时排空；乳管不通或乳管本身炎症或肿瘤及外在的压迫；胸罩脱落的纤维也可以堵塞乳管引起乳腺炎。

(二) 细菌入侵

急性乳腺炎的感染途径：致病菌直接侵入乳管，上行到腺小叶，腺小叶中央有乳汁潴留，使细菌容易在局部繁殖，继而扩散到乳腺的实质引起炎症反应；金黄色葡萄球菌感染常常引起乳腺的脓肿，感染可沿乳腺纤维间隔蔓延，形成多房性的脓肿；致病菌直接由乳头表面的破损、皲裂侵入，沿着淋巴管迅速蔓延到腺叶或小叶间的脂肪、纤维组织，引起蜂窝织炎。金黄色葡萄球菌常常引起深部的脓肿，链球菌感染往往引起弥漫性的蜂窝织炎。

二、临床表现

(一) 急性单纯性乳腺炎

发病初期阶段，常有乳头皲裂现象，哺乳时感觉乳头有刺痛，伴有乳汁淤积不畅或乳腺扪及包块，继而乳房出现局部肿胀、触痛，患乳触及痛性肿块，界限不清，质地略硬，进一步发展则出现畏寒、发热、体温骤升、食欲缺乏、疲乏无力、感觉不适等全身症状。

(二) 急性化脓性乳腺炎

患乳的局部皮肤红、肿、热、痛，出现较明显的结节，触痛明显，同时患者可出现寒战、高热、头痛、无力、脉快等全身症状。此时在患侧腋窝下可出现肿大的淋巴结，有触痛，严重时可合并败血症。

(三)脓肿形成

由于治疗措施不得力或病情进一步加重,局部组织发生坏死、液化,大小不等的感染灶相互融合形成脓肿。浅表的脓肿极易发现,而较深的脓肿波动感不明显,不易被发现。脓肿的临床表现与脓肿位置的深浅有关。位置浅时,早期可有局部红肿、隆起,皮温高;深部脓肿早期局部表现常不明显,以局部疼痛和全身症状为主。脓肿形成后,浅部可扪及波动感。脓肿可以是单房性或多房性,可以先后或同时形成;浅部脓肿破溃后自皮肤破溃口排出脓液,深部脓肿则可通过乳头排出,也可侵入乳腺后间隙中的疏松组织,形成乳腺后脓肿。如果乳腺炎患者的全身症状不明显、局部和全身性的治疗效果不明显时,可行疼痛部位穿刺,抽出脓液即可确诊。

三、辅助检查

血常规检查白细胞计数升高,中性粒细胞计数升高。影像学超声检查可探及乳腺包块,形成脓肿的患者可探及有液性暗区。

四、诊断

急性乳腺炎多发生于初产妇的哺乳期,起病急,早期乳腺内可出现一包块,有红、肿、热、痛,严重者可有畏寒、发热等全身中毒症状。病情如未得到及时的控制,数天后可在局部形成脓肿,有波动感,穿刺抽出脓液。

急性乳腺炎的包块注意与乳腺癌的肿块相鉴别。炎性乳腺癌患者乳房内可扪及肿块,皮肤红肿范围广,局部压痛及全身炎症反应轻,细胞学检查可鉴别。

五、治疗

(一)早期

注意休息,暂停患侧乳房哺乳,清洁乳头、乳晕,促进乳汁排泄(用吸乳器或吸吮),凡需切开引流者应终止哺乳。局部热敷或用鱼石脂软膏外涂,应用头孢或青霉素类广谱抗生素预防感染。

(二)手术治疗

对已有脓肿形成者,应及时切开引流。对深部脓肿波动感不明显者,可先行B超探查,针头穿刺定位后再行切开引流,手术切口可沿乳管方向做放射状切口,避免乳管损伤引起乳瘘,乳晕周围的脓肿可沿乳晕做弧形切开引流。如果有数个脓腔,则应分开脓腔的间隔,充分引流,必要时可做对口或几个切口引流。深部脓肿或乳腺后脓肿,可以在乳腺下皱褶处做弧形切开,在乳腺后隙与胸肌筋膜间分离,直达脓腔,可避免损伤乳管。

1.手术适应证

乳头周围或乳腺周围的炎性肿块开始软化并出现波动感,且B超检查有深部脓肿或脓液穿破乳腺纤维囊进入乳房后蜂窝组织内者,需及时切开引流。

2.术前准备

应用广谱抗生素治疗感染,局部热敷促进脓肿局限化。

3.麻醉与体位

多采用局部麻醉或硬膜外麻醉,患者取仰卧位或侧卧位,有利于彻底引流。局部麻醉镇痛效果差,适于浅表的脓肿引流。

4.手术步骤

(1)乳头平面以上部位的脓肿多做弧形切口,也可做放射状切口。乳头平面以下的脓肿多做放射状切口,切口两端不超过脓肿的边界,否则可引起乳瘘。乳头或乳晕周围的脓肿多做沿乳晕的弧形切口。深部的脓肿可做乳房皱襞下的胸部切口,引流畅通,瘢痕少。

(2)针头穿刺,抽出脓液后在脓腔顶部切开,适当分离皮下组织,插入血管钳直达脓腔,放出脓液。

(3)从切口伸入手指分离脓腔间隔,使小间隔完全贯通,排出分离的坏死组织。

(4)等渗盐水或过氧化氢冲洗脓腔,凡士林纱布或橡皮片引流。若脓肿较大,切口较高,则应在重力最佳位置再做切口,便于对口引流或放置引流管引流。

(5)脓液做细菌培养,对慢性乳房脓肿反复发作者应切取脓腔壁做病理检查,排除其他病变。

5.术后处理

伤口覆盖消毒敷料后,应用宽胸带或乳罩将乳腺托起以减轻坠痛感,继续给予抗生素等抗感染治疗,控制感染至患者体温正常。术后第2天更换纱布敷料和引流物。若放置引流管可每天换药时用等渗温盐水冲洗脓腔。引流量逐渐减少,直到仅有少量分泌物时拔出引流物。术后可热敷或理疗促进炎症浸润块吸收。

6.注意

手术后伤口要及时换药,每1~2天更换1次敷料,保证有效引流,防止残留脓腔、经久不愈或切口闭合过早。创腔可用过氧化氢、生理盐水等冲洗,排出的脓液要送细菌培养,确定是何种细菌感染,指导临床用药。哺乳期应暂停吮吸哺乳,改用吸乳器及时吸尽乳汁。如有漏乳或自愿断乳者,可口服乙蔗酚 5 mg 每天3次,3~5天即可。对感染严重伴全身中毒症状者,应积极控制感染,给予全身支持疗法。

六、乳腺炎的预防

要防止乳头破裂,乳头破裂既容易乳汁淤积,又有可能因伤口而发生细菌感染。怀孕6个月以后,每天用毛巾蘸水擦洗乳头。不要让小儿养成含乳头睡眠的习惯。哺乳后,用水洗净乳头,用细软的布衬在乳头与衣服之间,避免擦伤。要积极治疗乳头破裂,防止出现并发症。轻度乳头破裂仍可哺乳,但在哺乳后局部涂敷10%复方苯甲酸酊或10%鱼肝油铋剂,下次哺乳前清洗。重度乳头破裂,哺乳时疼痛剧烈,可用乳头罩间接哺乳或用吸奶器吸出后,用奶瓶哺食小儿。对乳头上的痂皮,不要强行撕去,可用植物油涂抹,待其变软,慢慢撕掉。防止乳汁淤积,产后应尽早哺乳。哺乳前热敷乳房以促进乳汁通畅。如果产妇感到乳房胀痛更要及时热敷,热敷后用手按捏乳房,提拔乳头。婴儿吸吮能力不足或婴儿食量小而乳汁分泌多者,要用吸奶器吸尽乳汁。宜常做自我按摩。产妇要养成自我按摩乳房的习惯。方法:一手用热毛巾托住乳房,另一手放在乳房的上侧,以顺时针方向转向按摩。如果乳房感到胀痛,或乳房上有肿块时,手法可以重一些。

(张华伟)

第二节 浆细胞性乳腺炎

浆细胞性乳腺炎又叫导管扩张症,中医叫粉刺性乳痈,俗称导管炎,简称浆乳。浆乳不是细菌感染所致,而是导管内的脂肪性物质堆积、外溢,引起导管周围的化学性刺激和免疫性反应,导致大量浆细胞浸润,故本病称为浆细胞性乳腺炎。本病反复发作,破溃后形成瘘管,可以继发细菌感染,长久不愈,所以说是一种特殊的乳腺炎症。

一、病因及病理

浆细胞性乳腺炎其发生与乳头发育不良有关,像乳头内翻、乳头分裂等。内翻的乳头成为藏污纳垢的地方,常有粉刺样东西,有时还会有异味。乳头畸形也必然造成乳腺导管的扭曲、变形,导管容易堵塞。导管内容物为脂性物质,侵蚀管壁造成外溢,引起化学性炎症,大量淋巴细胞、浆细胞反应,形成小的炎性包块。

病灶多在乳晕附近,局部红肿、疼痛,一般不发热。过几天可以自行消退,当劳累、感冒等造成抵抗力低下时再次发作,但一次比一次重,肿块逐渐变大、红肿,容易误认为是小脓肿,或用抗生素治疗,导致最后切开引流形成瘘管,难以愈合。有时红肿也可自行破溃,长久不愈。发生于中老年女性的浆细胞性乳腺炎,多是由导管扩张、导管壁退行性改变所致。病灶还可多处发生,形成多个瘘管,甚至彼此相通,乳房千疮百孔,很像乳腺结核。肿块如果离乳头较远,与皮肤发生粘连,很容易误诊为乳腺癌。

二、临床表现

浆细胞性乳腺炎发病突然、发展快。患者感乳房局部疼痛不适,并可触及肿块。肿块位于乳晕下或向某一象限伸展。肿块质硬、韧,表面呈结节样,边界欠清,与胸壁无粘连。有的乳房皮肤有水肿,可呈橘皮样改变,一般无发热等全身症状。乳头常有粉渣样物泌出,有臭味。少数患者伴乳头溢液,为血性或水样液体,还可伴患侧腋下淋巴结肿大。晚期肿块发生软化,形成脓肿。脓肿破溃后流出混有粉渣样的脓汁,并形成瘘管,创口反复发作形成瘢痕,使乳头内陷。浆细胞性乳腺炎的临床表现多种多样,有的患者仅仅表现为长期乳头溢液,或仅仅表现为乳头内陷,少数患者表现为局部肿块,持续达数年之久。

三、诊断

本病多发生于 30~40 岁的非哺乳期女性,早期可有一侧或两侧乳头浆液性排液,患者感乳房局部疼痛不适,在乳头或乳晕下扪及边界不清的小结节,肿块质硬、韧,表面呈结节样,与胸壁无粘连,病变局部可有红、肿、痛等症状,一般无发热等全身症状。也有的患者乳头常有粉渣样物泌出,有臭味。少数患者伴有血性溢液。乳晕周围或乳腺实质内的包块可与皮肤粘连,致乳头回缩、局部水肿以及腋淋巴结肿大等征象,易误诊为乳腺癌。本病逐渐发展,肿块破溃,形成瘘管,经久不愈。

四、辅助检查

(一)B超检查
可探及乳晕区低回声肿块影,内部不均匀,无包膜,无恶性特征,导管呈囊状或串珠样扩张。

(二)X线钼靶检查
显示乳晕区密度不均匀团块,其间夹杂有条状或蜂窝状、囊状透亮影,可出现粗颗粒圆形钙化,但有别于乳癌集束沙砾样钙化。

(三)CT检查
炎症早期显示乳晕区皮肤增厚,主乳管区软组织阴影;后期病变周围有类圆形小结节且结节间有桥样连接,为浆细胞性乳腺炎的特有征象。

(四)纤维乳管内视镜检查
可见各级乳管扩张,管腔内充满棉絮样、网织状沉积物或黄金样炎性结晶体,部分患者可见合并有乳管内乳头状瘤。该检查可用于发现早期乳癌。

(五)细针穿刺细胞学、乳头溢液细胞学检查
可见坏死组织、炎性细胞、浆细胞、淋巴细胞、脓细胞等,但阳性率不高,缺乏特异性。

(六)术中快速冰冻切片和术后石蜡切片病理学检查
术中快速冰冻切片和术后石蜡切片病理学检查是诊断该病的可靠依据。

五、鉴别诊断

本病需要与以下疾病相鉴别。

(一)乳腺增生症
乳腺增生是女性最常见的乳腺疾病,其发病率占乳腺疾病的首位,其临床表现如下。

1.乳房疼痛

乳房疼痛常为胀痛或刺痛,可累及一侧或两侧乳房,以一侧偏重多见。疼痛严重者不可触碰,甚至影响日常生活及工作。疼痛可向同侧腋窝或肩背部放射,常于月经前数天出现或加重,行经后疼痛明显减轻或消失;疼痛亦可随情绪变化、劳累、天气变化而波动。这种与月经周期及情绪变化有关的疼痛是乳腺增生症临床表现的主要特点。

2.乳房肿块

肿块可发于单侧或双侧乳房内,单个或多个,一般好发于乳房外上象限。表现为大小不一的片状、结节状、条索状等,其中以片状为多见。边界不明显,质地中等或稍硬,与周围组织无粘连,常有触痛。大部分乳房肿块也有随月经周期而变化的特点,月经前肿块增大变硬,月经来潮后肿块缩小变软。

3.乳头溢液

少数患者可出现乳头溢液,为自发溢液,多为淡黄色或淡乳白色,也有少数患者经挤压乳头可见溢液。如果出现血性或咖啡色溢液需要谨慎。

乳腺B超及X线钼靶检查对鉴别诊断有一定的帮助。穿刺活检或局部切取活检可确诊。

(二)乳腺纤维腺瘤
乳腺纤维腺瘤是乳腺疾病中最常见的良性肿瘤,可发生于青春期后的任何年龄,多在20~30岁。乳房肿块是本病的唯一症状,多为患者无意间摸到或体检才检查出来,一般不伴有疼痛

感,也不随月经周期而发生变化。好发于乳房的外上象限,腺瘤常为单发,也有多发者,呈圆形或卵圆形,直径以 1~3 cm 者较为多见,偶可见巨大者。表面光滑,质地坚韧,边界清楚,与皮肤和周围组织无粘连,活动度大。腋下淋巴结无肿大。B 超 X 线及钼靶检查可发现边界清楚的包块,不伴有浸润现象,切除活检可确诊。

(三)乳腺癌

乳腺癌是女性排名第一的常见恶性肿瘤。乳房肿块是乳腺癌最常见的表现,其次是乳头溢液。乳头溢液多为良性改变,但对50岁以上有单侧乳头溢液者应警惕发生乳腺癌的可能性。乳头凹陷、瘙痒、脱屑、糜烂、溃疡、结痂等湿疹样改变常为乳腺湿疹样癌(乳腺 Paget's 病)的临床表现。肿瘤侵犯皮肤的 Cooper 韧带,可形成"酒窝征"。肿瘤细胞堵塞皮下毛细淋巴管,造成皮肤水肿,而毛囊处凹陷形成"橘皮征"。当皮肤广泛受侵时,可在表皮形成多数坚硬小结节或小条索,甚至融合成片,如病变延伸至背部和对侧胸壁可限制呼吸,形成铠甲状癌。炎性乳腺癌会出现乳房明显增大,皮肤充血红肿、局部皮温增高。另外,晚期乳腺癌会出现皮肤破溃,形成癌性溃疡。本病还可有腋窝淋巴结肿大:同侧腋窝淋巴结可肿大,晚期乳腺癌可向对侧腋窝淋巴结转移引起肿大;另外,有些情况下还可触到同侧和(或)对侧锁骨上肿大淋巴结。X 线钼靶检查:乳腺癌在 X 线片中病灶表现形式常见有较规则或类圆形肿块、不规则或模糊肿块、毛刺肿块、透亮环肿块四类。乳腺钼靶对于细小的钙化敏感度较高,能够早期发现一些特征性钙化(如簇状沙砾样钙化等)。乳腺B 超检查:B 超扫描能够鉴别乳腺的囊性与实性病变。乳腺癌 B 超扫描多表现为形态不规则、内部回声不均匀的低回声肿块,彩色超声检查可显示肿块内部及周边的血流信号。B 超扫描可发现腋窝淋巴结肿大。动态增强核磁共振检查:核磁检查是软组织分辨率最高的影像检查手段,较 X 线和B 超检查有很多优势,可以旋转或进行任意平面的切割,可以清晰显示微小肿瘤。肿瘤微血管分布数据可以提供更多肿瘤功能参数和治疗反应。

六、治疗

(一)非手术治疗

1.适应证

(1)年龄 30 岁以下或 55 岁以上者。

(2)红肿、疼痛明显的急性阶段患者。

(3)肿块不明显、病程短于 3 周者。

(4)暂不愿意接受手术治疗者。

2.非手术治疗方法

(1)抗感染治疗:因为本病不是由细菌引起的,所以不必用抗生素,但患者有红肿、疼痛等炎症反应时,可予以有效抗生素(如头孢类广谱抗生素)静脉滴注,每天 2 次。

(2)局部理疗:用红外线乳腺治疗仪局部治疗,每天 2 次,每次 30 分钟。

(3)乳管冲洗:对于能找到乳管开口者(有条件者可在纤维乳管内视镜引导下),用地塞米松、α-糜蛋白酶、庆大霉素、甲硝唑等做乳管冲洗,2 天 1 次。

(4)中药治疗:如用金黄散加生理盐水调至糊状敷在红肿部位上,每天更换 2 次。一般情况下,治疗2~3 天即可见病情好转表现,炎症减轻,范围缩小,乳管疏通,肿块缩小,质地变软,可继续治疗直至痊愈。若治疗 7~10 天仍无明显好转,应采取手术治疗。对于肿块与肿瘤难于鉴别者,不宜采用局部理疗和按摩,以免发生肿瘤细胞扩散。

(二)手术治疗

应根据具体情况选择相应的手术方式。

1.乳腺小叶切除术

乳腺小叶切除术是治疗本病的主要术式,适用于肿块较大或超出乳晕区以外及反复发作者,应切除病变所累及的整个乳腺小叶。手术开始前,可从病灶远端向乳头方向轻轻按压肿块,观察乳头有无溢液,循溢液的乳管口向管腔内缓慢、低压注入少量亚甲蓝,使病变乳腺小叶着色,便于完整切除又不伤及邻近正常腺叶组织。近端乳管应从乳头根部切断,以免复发和未发现乳管内微小肿瘤残留。此外,切面如有小导管少量点状牙膏样脂性溢液不影响疾病的治愈,乳头内陷者可加行乳头成形术。

2.病灶局部楔形切除术

对于肿块较小、仅位于乳晕区深部的年轻患者,可行病变乳管、肿块、连同周围部分乳腺组织楔形切除。

3.乳房单纯切除术

肿块较大,累及多个乳腺小叶,或与皮肤广泛粘连,已有乳房形态改变,年龄较大者,在征得患者的同意后,可行乳房单纯切除术。

4.脓肿切开引流术

对于已经形成乳房脓肿者,可先行脓肿切开引流,待炎症完全消退后再行病变小叶切除术。

5.慢性窦道及瘘管切除术

对于久治不愈的慢性窦道及瘘管,应行窦道、瘘管及病变组织全部切除。应当注意的是,除急性乳房脓肿切开引流术外,施行其他任何手术,都必须常规进行术中快速冰冻切片和术后石蜡切片病理检查,以明确诊断,避免漏诊和误诊。

发作间期,即伤口愈合期是最佳手术时机,手术成功的关键是翻转乳晕,彻底清除病灶,清洁所有创面。手术的技术关键是保持外形的完美,必须做乳头内翻的整形术。

(1)手术步骤:①术前病灶定位;②麻醉后消毒、铺巾;③乳房下皱褶处做弧形切口或沿乳房外侧缘做纵向弧形切口;④切开皮肤和皮下组织,找到病灶部位;⑤从皮下脂肪组织开始,锐性游离病灶;⑥组织钳提起病灶,切除病变的乳腺组织,连同周围 0.5~1.0 cm 的正常组织一并切除;⑦创口仔细止血,残腔内无活动性出血,用 0 号丝线将乳腺残面对合,注意缝闭创腔底部,不留无效腔,尽可能避免局部出现凹陷,缝合皮下脂肪层和皮下组织,应使切口满意对合,覆盖敷料,绷带适当加压包扎伤口;⑧术后 8~10 天拆线。

(2)术后处理:①为防止伤口渗血,局部纱布加压包扎 24~48 小时;②病变组织切除后常规送病理检查,排除恶性病变;③创面较大、术后遗留残腔较大时可放置橡皮片引流,并注意缝闭创腔底部。

(张华伟)

第三节 肉芽肿性乳腺炎

肉芽肿性乳腺炎也叫特发性肉芽肿性乳腺炎,简称"肉芽肿",病理特征是以小叶为中心的肉芽肿性炎症,主要细胞成分是上皮样细胞、多核巨细胞、中性粒细胞等,微脓肿形成和非干酪样坏死,是多种肉芽肿性乳腺炎的一种。1972年Kessler首次提出,1986年国内才有8例报告,至今历史不长,以往发病率不高,所以目前还有较多乳腺科医师对该病缺乏认识,经常误诊为乳腺增生症、乳腺癌、化脓性乳腺炎或浆细胞性乳腺炎,导致治疗延误。该病好发于生育年龄,尤以经产妇多见。

一、病因

肉芽肿性乳腺炎的确切病因尚不明确,多数学者认为是自身免疫性疾病,是对积存变质的乳汁发生的Ⅳ型迟发型超敏反应。但究竟是什么原因触发了这种自身免疫性炎症反应,尚不能确定,催乳素可能是发病的触发器,并与哺乳障碍、饮食污染、避孕药或某些药物有关。Brown等认为应用雌激素可诱发、加重本病的发生。

大体观察:肿块无包膜,边界不清,质较硬韧,切面灰白间杂淡棕黄色,弥漫分布粟粒至黄豆大小不等的暗红色结节,部分结节中心可见小脓腔。

二、临床表现

(1)多为年轻的经产妇,多在产后6年内发病,平均病程4.5个月,平均年龄33岁,未婚未育的患者多与药物或垂体催乳素瘤有关。

(2)临床表现以乳腺肿块为主,肿块突然出现,常在一夜之间出现巨大肿块或全乳房肿块,或原有较小的肿块迅速增大,实发部位一般距乳晕较远,但很快波及乳晕。肿块呈明显的多形性,或为伪足样延伸,或通过乳晕向对应部位横向蔓延。

(3)多数伴有疼痛,甚至是剧痛,有人甚至是以疼痛为首发症状,数天至1个月后才发现肿块。

(4)病情进展呈间歇性和阶段性,可有数月的缓解期,最长可达3年。病情的自限和缓解,经常被误认为是疗效或治愈,以后在月经前、生气或劳累后突然发作。

(5)切开引流后黄脓不多,多流淌黄色水样或米汤样物、血性脓液或出血多于出脓,有别于急性化脓性乳腺炎。

本病主要表现为乳晕区以外的乳腺其他部位肿块,生长较快,可伴有疼痛,肿块多为单发、质地较硬、活动、边界清楚,有的表面皮肤红肿,少数可以破溃。

三、诊断

本病临床上易误诊为恶性肿瘤,要根据病史及乳房肿块有触痛等情况进行细胞学检查,有助于诊断,彩超和X线钼靶检查缺乏特异性,必要时行空心针或麦默通活检,可明确诊断。

四、鉴别诊断

(一)乳腺导管扩张症

乳腺导管扩张症病变在小叶内,无大量浆细胞浸润,不可见扩张的导管,乳头溢液不常见。

(二)乳腺结核病

乳腺结核病肿块为无干酪样坏死,抗酸染色找不到结核杆菌,病灶中部常见小脓肿。

(三)乳腺癌

肉芽肿性乳腺炎与乳腺癌极相似,但仔细检查,肉芽肿性乳腺炎之肿块触之不适,皮肤可有红肿,细胞学检查找不到癌细胞。

五、治疗

本病与乳腺癌难鉴别,易发生误诊,因此发现乳房结节均应手术切除送病理检查,明确诊断后可行区段切除。

(张华伟)

第四节 乳腺单纯性增生症

乳腺单纯性增生症属于乳腺结构不良的早期病变。1922 年 Bloodgood 首先描述,1928 年 Semb 注意到此病表现为乳房疼痛并有肿块,称为单纯性腺纤维瘤病。1931 年 Beatle 称之为乳腺单纯性脱皮性上皮增生症;1948 年 Gescnickter 称之为乳痛症,一直沿用至今。

一、发病情况

乳痛症为育龄女性常见病,可发生于青年期后至绝经期的任何年龄组,尤其以未婚女性或已婚未育或已育未哺乳的性功能旺盛的女性多见,该病的发病高峰年龄为 30~40 岁。在临床上 50% 女性有乳腺增生症的表现;在组织学上则有 90% 女性可见乳腺结构不良的表现。

二、病因

该病的发生、发展与卵巢内分泌状态密切相关。大量资料表明,当卵巢内分泌失调、雌激素分泌过多,而黄体酮相对减少时,不仅刺激乳腺实质增生,而且使末梢导管上皮呈不规则增生,引起导管扩张和囊肿形成,也因失去黄体酮对雌激素的抑制作用而导致间质结缔组织过度增生与胶原化及淋巴细胞浸润。

三、临床表现

临床表现为双侧乳房胀痛和乳房肿块,并且有自限性。

(一)乳房胀痛

因个体差异及病变的轻重程度不一样,所以乳腺胀痛程度也不尽相同。但患者的共有特点为疼痛的周期性,即疼痛始于月经前期,经期及经后一段时间明显减轻,甚至毫无症状。疼痛呈弥漫性钝痛或为局限性刺痛,触动和颠簸加重,并向双上肢放射,重者可致双上肢上举受限。

(二)乳房肿块

常常双侧乳房对称性发生,可分散于整个乳腺内,也可局限于乳腺的一部分,尤以双乳外上象限多见。触诊呈结节状、大小不一、变硬,经后缩小、变软。部分患者伴有乳头溢液。

(三)疾病的自限性和重复性

该病可不治自愈。尤其结婚后妊娠及哺乳时症状自行消失,但时有反复;绝经后能自愈。

四、辅助检查

(一)针吸细胞学检查

针吸肿块内少许组织做涂片检查,可见细胞稀疏;除有少许淋巴细胞外,尚可见分化良好的腺上皮细胞及纤维细胞。

(二)钼靶 X 线检查

可见弥漫散在的、直径>1 cm、数目不定、边界不清的肿块影;如果密度均匀增高,失去正常结构、不见锐利边缘说明病变广泛。

(三)红外线透照检查

双侧乳腺出现虫蚀样或雾状的灰色影,浅静脉模糊。

五、诊断

(1)育龄期女性与月经相关的一侧或双侧乳房周期性疼痛及肿块。
(2)查体可触及颗粒状小肿物,质地不硬。
(3)疾病发展过程中具自限性特点。

六、鉴别诊断

(一)乳腺癌

有些乳腺癌可有类似增生症的表现,但乳腺癌的肿块多为单侧,肿块固定不变,且有生长趋势,在月经周期变化中表现增大,而无缩小趋势。针吸即可明确诊断。

(二)乳腺脂肪坏死

该病好发于外伤后、体质较肥胖的女性,其肿块较表浅,未深入乳腺实质,肿块不随月经周期变化。针吸细胞学检查和组织活检可明确诊断。

七、治疗

本病有自限性,属于生理性变化的范畴,可以在结婚、生育、哺乳后症状明显改善或消失。因此,只要做好患者的思想工作,消除恐癌症,可不治自愈。对于临床症状重者,可采用中、西药治疗。

(一)中医治疗

青年女性患者,一侧或两侧乳房出现肿块和疼痛,并随月经周期变化,同时伴经前心烦易怒、胸闷、嗳气、两胁胀痛者,可用逍遥散合四物汤加减:柴胡 9 g,香附 9 g,八月扎 12 g,青皮、陈皮各 6 g,当归 12 g,白芍 12 g,川芎 9 g,橘叶、橘络各 4.5 g,益母草 30 g,生甘草 3 g。

中年已婚女性,以乳房肿块为主症,疼痛稍轻,并且随月经周期变化小;伴随月经失调、耳鸣目眩、神疲乏力,可用二仙汤合四物汤加减:仙茅 9 g,淫羊藿 9 g,软柴胡 9 g,当归 12 g,熟地黄 12 g,锁阳 12 g,鹿角 9 g,巴戟天 9 g,香附 9 g,青皮 6 g。

(二)激素治疗

1.己烯雌酚

第 1 个月经期间,每周口服 2 次,每次 1 mg,连服 3 周;第 2 个月经期间,每周给药 1 次,每次 1 mg;第 3 个月经期间仅给药 1 次,每次 1 mg。

2.黄体酮

月经前两周,每周2次,每次5 mg,总量为20~40 mg。

3.睾酮

月经后10天开始用药,每天5~15 mg,月经来潮时停药,每个月经周期不超过100 mg。

4.溴隐亭

多巴胺受体激活剂,作用于垂体催乳细胞上的多巴胺受体,抑制催乳素的合成与释放。每天5 mg,疗程3个月。

5.丹那唑

雌激素衍生物,通过抑制某些酶来阻碍卵巢产生甾体类物质,从而调整激素平衡达到治疗作用。每天200~400 mg,连用2~6个月。

6.他莫昔芬

雌激素拮抗剂,月经干净后第5天口服,每天2次,每次10 mg,连用15天停药;保持月经来潮后重复。该药物治疗效果好,不良反应小,是目前治疗乳痛症的一个好办法。

(李　纲)

第五节　乳腺囊性增生病

乳腺囊性增生病是女性常见的乳腺疾病。本病的特点是以乳腺小叶、小导管及末端导管高度扩张形成的囊肿,乳腺组成成分的增生,在结构、数量及组织形态上表现出异常。本病与单纯性乳腺增生相比较,乳腺增生与不典型增生共存,存在恶变的危险,应视为癌前病变。

一、病因

本病的发生与卵巢内分泌的刺激有关。早在1930年就有学者证明切除卵巢的家鼠注射雌激素后能发生乳腺囊性病。在人类中,雌激素不仅能刺激乳腺上皮增生,也能导致腺管扩张,形成囊肿。有研究说明高催乳素血症是乳腺囊性增生症的重要原因,国外学者报道绝经后女性患乳腺囊性增生症常是不恰当应用雌激素替代治疗的结果。

二、病理

(一)大体形态

一侧或双侧乳腺组织内有大小不等、软硬不均的囊性结节或肿块。囊肿大小不一,大囊肿直径可达5 cm,呈灰白色或蓝色,又称蓝色圆顶囊肿或蓝顶囊肿。小囊肿多见于大囊周围,直径仅2 mm,甚至肉眼见不到,只有在显微镜下可见。切开大囊肿可见囊肿内容物为清亮无色、浆液性或棕黄色液体,有时为血性液体。其中含有蛋白质、激素(催乳素、雌激素、雄激素、人绒毛膜促性腺激素、生长激素、卵泡刺激素、黄体化激素等)、糖类、矿物质及胆固醇。切面似蜂窝状,囊壁较厚,失去光泽,可有颗粒状或乳头状瘤样物向囊腔内突出。

(二)组织学形态

组织学形态可见5种不同的病变。

1.囊肿

末端导管和腺泡增生,小导管扩张和伸展,末端导管囊肿形成。末端导管上皮异常增殖,形成多层,从管壁向管腔作乳头状生长,占据管腔大部分,以致管腔受阻,分泌物潴留而扩张,而形成囊肿。一种囊肿为单纯性囊肿,只有囊性扩张,而无上皮增生;另一种为乳头状囊肿,囊肿上皮增生,呈乳头状。

2.乳管上皮增生

扩张的导管及囊肿内上皮呈不同程度的增生,轻者上皮层次增多,重者呈乳头状突起,或彼此相连,呈网状或筛状、实体状、腺样。若囊肿上皮增生活跃,常见不典型增生或间变,有可能发展为癌。

3.乳头状瘤病

乳头状瘤病即在乳头状囊肿的囊性扩张基础上,囊壁上皮细胞多处呈乳头状增生,形成乳头状瘤病。根据乳头状瘤病受累范围、乳头密度及上皮细胞增生程度,可把乳头状瘤病分为轻度、中度及重度,临床上有实用意义。

4.腺管型腺病

小叶导管或腺泡导管化生并增生,增生的上皮细胞呈实性团块,纤维组织有不同程度的增生,而导管扩张及囊肿形成不明显,称为腺病形成。

5.大汗腺样化生

囊肿壁被覆上皮化生呈高柱状,胞浆丰富,其中有嗜酸性颗粒,似大汗腺细胞。此种细胞的出现,常是良性标志。此外,囊壁、导管、腺泡周围纤维组织增生,并形成纤维条索,挤压周围导管,产生阻塞,导致分泌物潴留,再引起导管扭曲或扩张。标本切面呈黄白色,质韧,无包膜。切面有时可见散在的小囊,实际是扩张的小导管。囊壁光滑,内有黄绿色或棕褐色黏稠的液体,有时可见黄白色乳酪样物质自乳管口溢出。

(三)病理诊断标准

乳腺囊性增生病具以上5种病变,它们并不同时存在。其中乳头状瘤病、腺管型腺病和囊肿是主要病变。各种病变的出现率与组织取材的部位、取材量的多少有关。如果切片中能见到5种病变中的3种,或3种主要病变中的2种,即可诊断。在5种病变中囊肿性乳管上皮增生、乳头状瘤病、腺管型腺病所致的不典型增生,易导致癌变。

三、临床表现

(一)乳腺肿块

乳腺内肿块常为主要症状,可发生于一侧乳腺,也可发生于两侧乳腺,但以左侧乳腺较为显著。肿块可单发,也可为多个,其形状不一,可为单一结节,亦可为多个结节状。单一结节常呈球形,边界不甚清楚,可自由推动,有囊性感。多个结节者常累及双乳或全乳,结节大小不等,囊肿活动往往受限,硬度中等且有韧性,其中较大的囊肿位于近表面时常可触及囊性感。有的尚呈条索状沿乳管分布,直径多在0.5~3 cm。

根据肿块分布的范围可分为弥漫型(肿块分布于整个乳腺内)、混合型(几种不同形态的肿块,如片状、结节状、条索状、颗粒状散在于全乳)。

(二)乳腺疼痛

本病乳痛多不明显,且与月经周期的关系也不密切,偶有多种表现的疼痛,如隐痛、刺痛、胸背痛和上肢痛。有的患者常有一侧或两侧乳房胀痛,如针刺样,可累及肩部、上肢或胸背部。一般在月经来潮前明显,来潮后疼痛减轻或消失,临床经验提示有此变化者多为良性。肿块增大迅速且质地坚硬者提示恶变可能。

(三)乳头溢液

本病5%~15%的患者可有乳头溢液,多为自发性乳头排液。常为草黄色浆液、棕色浆液、浆液血性或血性液体。如果溢液为浆液血性或血性液体,往往标志着有乳管内乳头状瘤。

四、诊断

乳腺胀痛,轻者如针刺样,可累及肩部、上肢或胸背部。检查时在乳腺内有散在的圆形结节,大小不等,质韧,有时有触痛。结节与周围组织界限不清,不与皮肤或胸肌粘连,有时表现为边界不清的增厚区。病灶位于乳腺的外上象限较多,也可累及整个乳房。有的患者仅表现为乳头有溢液,常为棕色、浆液性或血性液体。根据病史、临床症状及体征所见,一般能做出临床诊断。如诊断困难可结合辅助检查,协助诊断。

五、辅助检查

(一)肿物细针吸取细胞学检查

乳腺囊性增生病肿物多呈两侧性、多肿块性,各肿块病变的进展情况不一。采取多点细针吸取细胞学检查常能全面反映各肿块的病变情况或性质。特别疑为癌的患者,能提供早期诊断意见。最后确诊还应取决于病理活检。

(二)乳头溢液细胞学检查

少数患者有乳头溢液,肉眼所见多为浆液性、浆液血性。涂片镜检可见导管上皮泡沫细胞、红细胞、少许炎症细胞及脂肪蛋白质等无形物。

(三)钼靶X线检查

钼靶X线片上显示病变部位呈棉花团或毛玻璃状边缘模糊不清的密度增高影或见条索状结缔组织穿越其间伴有囊性时,可见不规则增强阴影中有圆形透亮阴影。乳腺囊性增生病肿块,需和乳腺癌的肿块相鉴别,前者无血运增加、皮肤增厚和毛刺等恶性征象;若有钙化也多散在,不像乳腺癌那样密集。

(四)B超检查

B超诊断技术发展很快,诊断率不断提高。对本病检查时常显示增生部位呈不均匀低回声区和无肿块的回声囊肿区。

(五)近红外线乳腺扫描检查

本病在近红外线乳腺扫描屏幕上显示为散在点、片状灰影或条索状、云雾状灰影,血管增多、增粗,呈网状、树枝状等改变的基础上常见蜂窝状不均匀透光区。

(六)磁共振成像(MRI)检查

典型的MRI图像表现为乳腺导管扩张,形态不规则,边界不清楚,扩张导管的信号强度在T_1加权像上低于正常腺体组织;病变局限于某一区,也可弥漫分布于整个区域或整个乳腺。本病的MRI图像特点通常为对称性改变。

六、鉴别诊断

(一)乳痛症

乳痛症多见于20~30岁年轻女性。大龄未婚或已婚未育发育差的小乳房,双侧乳腺周期性胀痛,乳腺内肿块多不明显或仅局限性增厚或呈细颗粒状,又称为细颗粒状小乳腺。

(二)乳腺增生症

乳腺增生症多见于30~35岁女性。乳痛及肿块多随月经的变化呈周期性,肿块多呈结节状多个散在,大小较一致,无囊性感,一般无乳头溢液。

(三)乳腺纤维腺瘤

乳腺纤维腺瘤多见于青年女性,常为无痛性肿块,多为单发,少数为多发。肿块边界明显,移动良好无触痛,但有时乳腺囊性增生病可与乳腺纤维腺瘤并存,不易区别。

(四)乳腺导管内乳头状瘤

乳腺导管内乳头状瘤多见于中年女性。临床上常见乳头单孔溢液,肿块常位于乳晕部,压之有溢液。X线乳腺导管造影显示充盈缺损,常可确诊。

(五)乳腺癌

乳腺癌常见于中老年女性,乳腺内常为单一无痛性肿块。肿块细针吸取细胞学检查,多能找到癌细胞。乳腺囊性增生病伴有不典型增生、癌变时,常不易区别,需病理活检确诊。

七、治疗

乳腺囊性增生病多数可用非手术治疗。

(一)药物治疗

1.中药治疗

对疼痛明显、增生弥漫者,可服中药治疗。疏肝理气、活血化瘀、软坚化结、调和冲任等方法可缓解疼痛。

2.激素治疗

中药治疗效果不佳,可考虑激素治疗。通过激素水平的调整,以达到治疗的目的。常用的药物有黄体酮5~10 mg/d,月经来潮前5~10天服用;丹那唑200~400 mg/d,口服,2~6个月;溴隐亭5 mg/d,疗程3个月;其中增生腺体病理检测雌激素受体阳性者,口服他莫昔芬20 mg/d,2~3个月。激素疗法不宜长期应用,以免造成月经失调等不良反应。绝经前期疼痛明显时,可在月经来潮前服用甲睾酮,每次5 mg,每天3次,也可口服黄体酮,每天5~10 mg,在月经前7~10天服用。近来应用维生素E治疗也可缓解疼痛。

(二)手术治疗

1.手术目的

明确诊断,避免乳腺癌漏诊和延误诊断。

2.适应证

患者经过药物治疗后疗效不明显,肿块增多、增大、质地坚实者;肿物针吸细胞学检查见导管上皮细胞增生活跃,并有不典型增生者;年龄在40岁以上,有乳腺癌家族史者,宜选择手术治疗。

3.手术方案选择

根据病变范围大小、肿块多少,采用不同的手术方法。

(1)单纯肿块切除:肿块类型属于癌高发家庭成员者,肿块直径<3 cm者,均可行包括部分正常组织在内的肿块切除。

(2)乳腺区段切除术:病变仅限于某局部,病理结果显示有上皮细胞高度增生、间变,年龄在40岁以上者,可行乳腺区段切除。

(3)经皮下乳腺单纯切除术:有高度上皮细胞增生,且家族中有同类病史,尤其是一级亲属有乳腺癌,年龄在45岁以上者,应行乳腺单纯切除术。

(4)乳腺癌根治术:35岁以下的不同类型的中等硬度的孤立肿块,长期治疗时好时坏,应行多点细针穿刺细胞学检查,阳性者应行乳腺癌根治术。阴性者可行肿块切除送病理,根据病理结果追加手术范围。

(5)乳腺腺叶区段切除术:包括以下内容。

麻醉方法与体位:采用局部浸润麻醉或硬膜外麻醉,取仰卧位,患侧肩胛下垫小枕,患侧上肢外展70°~80°,有利于显露病变部位。

手术切口:长度取决于肿瘤的部位及体积大小。乳腺上半部多采用弧形切口;乳腺下半部多采用放射状切口;乳房下半部位置深的可在乳腺下皱襞做弧形切口;当肿块与皮肤有较紧的粘连时,须做梭形切口,切除粘连的皮肤。

手术步骤:①消毒,铺无菌巾。②切开皮肤、皮下组织,确定肿块的范围。③组织钳夹持、牵引肿块,用电刀或手术刀在距离病变两侧0.5~1 cm处梭形切除乳腺组织。④彻底止血,缝合乳腺创缘,避免残留无效腔;缝合皮下组织及皮肤切开,覆盖敷料,加压包扎伤口。

注意事项:①梭形切除乳腺组织时,必须防止切入病变组织内。②创缘避免遗留无效腔。③创口较大时可放置引流片引流。

(6)全乳房切除术:包括以下内容。

麻醉方法与体位:采用硬膜外麻醉或全麻,取仰卧位,患侧肩胛下垫小枕,有利于乳腺肿块的暴露,患侧上肢外展80°,固定于壁板上。

手术切口:根治肿块的位置选择以乳头为中心的环绕乳头的梭形切口,可选用横向或斜向切口。横切口形成的瘢痕较纤细,适用于乳腺较大且下垂的患者,斜向切口有利于术后创口的引流。

手术步骤:①消毒,铺无菌巾。②确定切口。③切开皮肤、皮下组织。④提起皮瓣边缘,沿皮下组织深面潜行锐性游离皮瓣,直到乳房边缘。若为恶性肿瘤,则皮瓣不保留脂肪,游离范围上起第2或第3肋骨,下至第6或第7肋骨水平,内侧至胸骨缘,外侧达腋前线。⑤自上而下,由内而外,将整个乳房及周围脂肪组织自胸大肌筋膜表面切除。如为恶性肿瘤,应将乳房连同胸大肌筋膜一并切除。⑥创口止血,冲洗伤口,放置引流,按层缝合伤口,覆盖敷料。⑦加压包扎伤口。

注意事项:①术后2~3天,引流液减少至10 mL以下时拔出引流管,再继续适当加压包扎。②隔天换药,术后8~10天拆线。③术后常规送病理检查。若为恶性肿瘤,则要行乳腺改良根治术,最迟不超过两周。

八、预防

乳腺囊性增生病和乳腺癌的关系尚不明确,流行病学调查研究提示乳腺囊性增生病的患者以后发生乳腺癌的机会为正常人群的2~4倍。乳腺囊性增生病是癌前病变,在诊断和治疗后应给予严密的监测:每月1次的乳房自我检查;每年1次的乳腺X线检查;每4~6个月1次的临床乳房检查等。对每个患者建立一套完整的随访监测计划,在临床实践中,努力探索更有价值的诊治技术,提高对癌前疾病恶性倾向的预测,以利早期发现乳腺癌。

(吕宝勇)

第六节 乳腺导管内乳头状瘤

乳腺导管内乳头状瘤是指发生于乳腺导管上皮的良性乳头状瘤,发生于青春期后任何年龄的女性,经产妇多见,尤多发于40～50岁女性。根据其病灶的多少及发生的部位,可将其分为单发性大导管内乳头状瘤及多发性中、小导管内乳头状瘤两种。前者源于输乳管的壶腹部内,多为单发,位于乳晕下区,恶变者较少见;后者源于乳腺的末梢导管,常为多发,位于乳腺的周边区,此类较易发生恶变。本病恶变率达5%～10%,被称为癌前病变,临床上应予以足够重视。

一、病因和病理

乳腺导管内乳头状瘤是发生于导管上皮的良性乳头状瘤。根据病灶的多少或发生的部位,可分为大导管内乳头状瘤(发生于输乳管壶腹部内)和多发性导管内乳头状瘤(多发生在中、小导管内)。本病的发生是雌激素过度刺激导致的。

二、临床表现

导管内乳头状瘤以乳头溢液为主要的临床表现。本病病灶不同,表现症状各异。

(一)单发性大导管内乳头状瘤

单发性大导管内乳头状瘤可在乳晕下或乳晕边缘部位扪及长约1 cm的索状肿块,或扪及枣核大小的结节。由于肿瘤所在的导管内积血积液,按压肿块即有血样、奶样或咖啡样分泌物从乳头溢出,但溢液口固定。本病常为间歇性自发溢液或挤压、碰撞后溢液。溢液排出,瘤体变小,疼痛不明显,偶尔有压痛、隐痛,恶变较少见。

(二)多发性中、小导管内乳头状瘤

多发性中、小导管内乳头状瘤源于末梢导管,位于周边区,是由中、小导管内的腺上皮增生形成的。多在患侧外上象限有多个结节、颗粒,成串珠状,边界不清,质地不均,部分有溢液症状,也有部分无溢液者,溢液呈血样、黄水样、咖啡样。本病恶变可达10%,被称为"癌前病变"。

三、诊断

本病临床主要表现为乳头溢出浆液、血样或咖啡样的液体,呈间歇性或持续性,行经期间有量增加。部分患者在乳头附近可触及小的圆形肿物,质较软,与皮肤无粘连,可推动。本病确诊困难,要对肿块行针吸细胞学检查或活体组织病理检查方可确诊。

四、鉴别诊断

乳腺导管内乳头状瘤需与乳腺导管内乳头癌及乳腺导管扩张综合征相鉴别。

(一)乳腺导管内乳头状癌

两者均可见到自发的、无痛性乳头血性溢液,均可扪及乳晕部肿块,且按压该肿块时可自乳管开口处溢出血性液体。由于两者的临床表现及形态学特征都非常相似,故两者的鉴别诊断十分困难。一般认为,乳腺导管内乳头状瘤的溢液可为血性,亦可为浆液血性或浆液性;而乳头状癌的溢液则以血性者为多见,且多为单侧单孔。乳头状瘤的肿块多位于乳晕区,质地较软,肿块一般≤1 cm,同侧腋窝淋巴结无肿大;而乳头状癌的肿块多位于乳晕区以外,质地硬,表面不光滑,活动度差,易与皮肤粘连,肿块一般＞1 cm,同侧腋窝可见肿大的淋巴结。乳腺导管造影显示导管突然中断,断端呈光滑杯口状,近侧导管显示明显扩张,有时为圆形或卵圆形充盈缺损,导管柔软、光整者,多为导管内乳头状瘤;若断端不整齐,近侧导管轻度扩张、扭曲、排列紊乱、充盈缺损或完全性阻塞,导管失去自然柔软度而变得僵硬等,则多为导管内乳头状癌。溢液涂片细胞学检查乳头状癌可找到癌细胞。最终确立诊断则以病理诊断为准,而且应做石蜡切片,避免因冰冻切片的局限性造成假阴性或假阳性结果。

(二)乳腺导管扩张综合征

导管内乳头状瘤与导管扩张综合征的溢液期均可以乳头溢液为主要症状,但导管扩张综合征常伴有先天性乳头凹陷,溢液多为双侧多孔,性状可呈水样、乳汁样、浆液样、脓血性或血性;乳头状瘤与导管扩张综合征的肿块期均可见到乳晕下肿块,但后者的肿块常较前者为大,且肿块形状不规则,质地硬韧,可与皮肤粘连,常发生红肿疼痛,后期可发生溃破而流脓。导管扩张综合征还可见患侧腋窝淋巴结肿大、压痛。乳腺导管造影显示导管突然中断,有规则的充盈缺损者,多为乳头状瘤;若较大导管呈明显扩张,导管粗细不均匀,失去正常规则的树枝状外形者,则多为导管扩张综合征。必要时可行肿块针吸细胞学检查或活组织病理检查。

五、治疗

乳腺导管内乳头状瘤最有效的方法是手术治疗,药物治疗通常只能减轻症状。

本病的首选治疗方法是手术治疗。术前均应行乳腺导管造影检查,以明确病变的性质及定位。术后宜做石蜡切片检查,因为冰冻切片检查在辨别乳腺导管内乳头状瘤和乳腺导管内乳头状癌时最困难,两者常易发生混淆,故不宜以冰冻切片表现为恶性依据而行乳腺癌根治术。如果为单发的乳腺导管内乳头状瘤,手术时将病变的导管系统切除即可;如果为多发的乳腺导管内乳头状瘤,因其较易发生恶变,则宜行乳腺区段切除,即将病变导管及其周围的乳腺组织一并切除。对于那些年龄在50岁以上、造影显示为多发的乳腺导管内乳头状瘤或经病理检查发现有导管上皮增生活跃甚至已有上皮不典型性改变者,则宜行乳房单纯切除术,以防癌变。

(一)术前准备

纤维乳管镜确定乳腺导管内乳头状瘤与乳头的距离、深度和乳房皮肤的体表投影。

(二)麻醉方法和体位

采用局部浸润麻醉或硬膜外麻醉,患者取仰卧位。

(三)手术切口

从乳头根部向乳晕外方做放射状切口,也可沿乳晕边缘做弧形切口。

(四)手术步骤

(1)术前乳管镜确定病变部位,并在体表做标记及手术切口方案,必要时在病变乳管内保留探针,或在乳头处找到血性液体溢口,将细软的探针涂上液状石蜡后,注入0.2～0.5 mL亚甲蓝,作为寻找病变乳管的引导。

(2)消毒、铺巾。

(3)切口皮肤、皮下组织,止血钳钝性分离,暴露病变乳管。

(4)分离、切除病变乳管。

(5)0号丝线将残腔缝合,彻底止血后逐层缝合乳腺组织及皮肤切开,覆盖敷料,加压包扎。

(五)对病变限定在某一区段的乳腺囊性增生患者,可做乳腺区段的切除

(1)病变位于乳腺上半部者,按病变的长轴做弧形切口或放射状切口,位于乳腺下半部者,做放射状切口或乳房下皱褶纹的弧形切口。

(2)切开皮肤及皮下组织,潜行分离皮瓣,使肿块全部显露。

(3)仔细检查确定肿块的范围后,在其中心缝置一根粗不吸收线或用鼠齿钳夹持牵引。

(4)沿肿块两侧,距病变处0.5～1 cm做楔形切口,然后自胸大肌筋膜前将肿块切除。

(5)严密止血后,用不吸收线间断缝合乳腺组织创口,避免出现残腔,逐层间断缝合浅筋膜、皮下组织和皮肤。如有较多渗血可放置橡皮片或橡皮管引流,加压包扎,也可放置多空负压引流管。

(六)病变广泛者可行经皮下乳腺全切或乳房单纯切除术

(1)以乳头为中心,在第2～6肋之间,从外上到内下做一斜行梭形切口或以乳头为中心做横行梭形切口。

(2)选择切口时,将乳房尽量上提,在乳晕下方用亚甲蓝液画一水平线;再将乳房尽量下位,同样在乳晕(肿瘤)上方画一水平线。这两条线可根据病变位置而上下移动,待乳房恢复原位后,即表示横行梭形切口线。

(3)顺切口线切开皮肤、皮下脂肪组织,切除与否及范围取决于病变的性质。

(4)分离范围上起第2～3肋骨,下至第6～7肋骨,内达胸骨旁,外抵腋前线。当一侧皮肤分离后,用热盐水纱布填塞止血,再分离另一侧皮肤。然后沿着乳房上缘,围绕乳房基底部边切边止血,直切到胸大肌筋膜缘止。

(5)用组织钳将乳房拉下,用锐刀将整个乳房及周围脂肪组织从胸大肌筋膜上切除。

(6)乳房组织切除后,清创创口,清除残留的血凝块、脱落的脂肪组织,在切口最低位或切开外侧方戳孔置入有侧孔的引流管或橡皮卷,妥善固定在皮肤上或用安全针固定于引流物上以免脱位。

(7)按层缝合皮下组织和皮肤,切口用纱布垫适当加压包扎。

(七)术后处理

(1)术后2～3天拔出引流管,乳房全切者要加压包扎3～5天。

(2)术后7～9天拆线。

(3)乳房全切者容易发生局部皮瓣坏死、皮下积液,处理方法是术后24小时检查创口,积血者改善引流,48小时后仍有积血者,应局部穿刺洗净血清或置负压引流管引流,适当加压包扎。

(徐 磊)

第七节 乳腺纤维腺瘤

乳腺纤维腺瘤是乳腺疾病中最常见的良性肿瘤,可发生于青春期后的任何年龄,多在20~30岁。其发生与雌激素刺激有关,所以很少发生在月经来潮前或绝经期后的女性,为乳腺良性肿瘤,少数可发生恶变。一般为单发,但有15%~20%的患者可以多发。单侧或双侧均可发生。一般为圆形、卵圆形,大的可呈分叶状。初期如黄豆大小,生长比较缓慢,可以数年无变化,因为无明显不适,因此很少引起患者的注意。肿块在不知不觉中逐渐长大,还有患者由于怕羞不愿找医师检查,直到肿块长得较大时,才不得不去医院诊治,耽误诊治。

一、病因和病理

乳腺纤维腺瘤的病因及发病机制尚不十分清楚,但多数学者认为与以下因素有关。

(一)雌激素水平失衡

多数患者有雌激素水平相对或绝对升高,雌激素水平的过度刺激可导致乳腺导管上皮和间质成分异常增生形成肿瘤。

(二)局部乳腺组织对雌激素过度敏感

正常乳腺的各部组织对雌激素敏感性高低不一,敏感性高的组织易患病,不同女性乳腺组织对雌激素刺激的敏感性不同,对雌激素刺激敏感的女性患病概率大大增加。

(三)饮食及身体因素

高脂肪、高能量饮食,肥胖,肝功能障碍等使体内雌激素增多,进而刺激乳腺导管上皮及间质纤维组织增生引起本病。

(四)遗传倾向

该病提示有一定的遗传因素。

二、临床表现

乳腺纤维腺瘤最主要的临床表现就是乳房肿块,而且多数情况下,乳房肿块是本病的唯一症状。乳腺纤维腺瘤的肿块多为患者无意间摸到或查体检查出来,一般不伴有疼痛感,亦不随月经周期而发生变化。少部分患者乳腺纤维腺瘤同时伴有乳腺增生,此时则可有经前乳房胀痛不适等症状。乳腺纤维腺瘤在乳腺的各个象限均可发生,尤其好发于乳房的外上象限。腺瘤常为单发,也有多发者。腺瘤呈圆形或卵圆形,直径以1~3 cm者较为多见,偶可见巨大者表面光滑,质地坚韧,边界清楚,与皮肤和周围组织无粘连,活动度大。腋下淋巴结无肿大。腺瘤多无痛感,也无触痛。通常生长缓慢,可以数年无变化,但在妊娠哺乳期可迅速增大,个别可发生肉瘤样变。乳腺纤维腺瘤与乳腺癌的关系不大,其恶变的概率不大。

临床上见到的乳腺纤维腺瘤常有两种情况,一种是单纯的纤维腺瘤,另一种是乳腺增生伴发的纤维腺瘤。前者表面光滑,边缘清楚,质中等,活动度大,能在扪诊的手指下滑脱;后者则仅可扪及部分露在增生乳腺组织外的光滑瘤体,边缘不清,有一定的自限性,其活动性则随增生组织的活动而活动。

根据临床表现乳腺纤维腺瘤可分为 3 型。

(一)普通型纤维腺瘤

本型最常见,瘤体直径常在 1～3 cm,生长缓慢。

(二)青春型纤维腺瘤

本型较少见,月经初潮前发生,肿瘤生长速度快,瘤体较大,可致皮肤紧张变薄,皮肤静脉怒张。

(三)巨纤维腺瘤

本型亦称为分叶型纤维腺瘤,多见于 15～18 岁青春期及 40 岁以上绝经前女性。瘤体常超过 7 cm,甚至可达 20 cm,形状常呈分叶状。

三、诊断

乳腺纤维腺瘤最主要的临床表现就是乳房肿块,而且多数情况下,乳房肿块是本病的唯一症状,多为患者无意间发现,一般不伴有疼痛感,亦不随月经周期而发生变化。少部分患者乳腺纤维腺瘤与乳腺增生病共同存在,此时则可有经前乳房胀痛,肿块好发于乳房的外上象限。腺瘤常为单发(75%单发),也有多发者。腺瘤呈圆形或卵圆形,直径以 1～3 cm 者较为多见,亦有巨大者。乳腺纤维瘤表面光滑,质地坚韧,边界清楚,与皮肤和周围组织无粘连,活动度大,触之有滑动感,表面皮肤无改变;腋下淋巴结无肿大。腺瘤多无痛感,亦无触痛。肿瘤大小、性状一般不随月经周期而变化。肿块通常生长缓慢,可以数年无变化,但在妊娠哺乳期可迅速增大,个别的可于此时发生肉瘤变。对于诊断困难者,借助乳腺的特殊检查,常可明确诊断。

四、辅助检查

(一)超声检查

B 超检查能显示乳腺各层次软组织结构及肿块的形态、大小和密度。纤维腺瘤的瘤体多为圆形或椭圆形低回声区,边界清晰整齐,内部回声分布均匀,呈弱光点,后壁线完整,有侧方声影。肿瘤后方回声增强,如有钙化时,钙化点后方可出现声影。近年来,使用彩色多普勒超声检测乳腺肿瘤的供血状况以判断肿瘤的良、恶性,对诊断本病甚有帮助。

(二)乳腺钼靶 X 线检查

乳腺内脂肪较丰富者,纤维腺瘤表现为边缘光滑、锐利的圆形阴影,密度均匀,有的在瘤体周围见一层薄的透亮晕。无血管增多现象。致密型乳腺中,由于肿瘤与乳腺组织密度相似,在 X 线显示不清。有的肿瘤发生钙化,可为片状或轮廓不规则的粗颗粒钙化灶,大小为 1～25 mm,与乳腺恶性肿瘤的细沙砾样钙化完全不同。

(三)细针穿刺细胞学检查

针感介于韧与脆之间,针吸细胞量常较多。导管上皮细胞分布多呈团片排列整齐,不重叠,如铺砖状,有较多双极裸核细胞。诊断符合率达 90% 以上,少数胞核较大,有明显异形性,染色质粗糙,细胞大小不等,可被误诊为癌,造成假阳性,应特别留意。

(四)红外线扫描检查

肿瘤与周围乳腺组织透光度基本一致,或呈相对边缘锐利的灰色阴影,无周围血管改变的暗影。

(五)局部组织切除病理组织学检查

1.大体标本

纤维腺瘤的巨体态极具特征,甚至肉眼下即可诊断。肿块大致呈圆形或椭圆形,直径一般为1~3 cm,但有时可达10 cm以上,巨大者多出现于青春期前后少女中。表面光滑、结节状,质韧、有弹性,边界清楚,有完整包膜,易于剥出。切面质地均匀,呈灰白或淡粉色。导管型(管内型)纤维腺瘤及分叶型纤维腺瘤的切面常呈黏液样,并有大小不等裂隙。围管型纤维腺瘤切面呈颗粒状。病程长的纤维腺瘤的间质呈编织状而致密,有时还可见钙化或骨化区。囊性增生型纤维腺瘤的切面可见小囊肿。

2.镜下特点

根据肿瘤中的纤维组织和腺管结构的互相关系,分为导管型(管内型)纤维腺瘤、围管型(管周型)纤维腺瘤、混合型纤维腺瘤、囊性增生型纤维腺瘤和分叶型纤维腺瘤(巨纤维腺瘤)5型。

五、鉴别诊断

(一)乳腺增生

两者均可摸到乳腺内肿块,单发或多发,质地韧。乳腺纤维腺瘤的肿块以单侧单发者较为多见,多呈圆形或卵圆形,边界清楚,活动度大,肿块无痛感及触痛,与月经周期无明显关系,发病年龄以30岁以下者多见。乳腺增生的肿块以双侧多发者较为常见,可呈结节状、片块状或串珠颗粒状,质地略韧,肿块常有触痛,可随月经周期而发生变化,月经前整个乳腺常有胀感,经后可缓解,发病年龄以30岁以上者多见。必要时可行有关辅助检查予以鉴别,如乳腺X线摄片,乳腺纤维腺瘤常可见到圆形或卵圆形密度均匀的阴影,其周围可见有圈环形的透明晕,据此可与乳腺增生病相鉴别。

(二)乳腺囊肿

两者均为无痛性的乳腺肿块,多为单侧单发,边界清楚,表面光滑。但乳腺纤维腺瘤的肿块质地较囊肿稍硬韧,活动度较囊肿为大,发病年龄以18~25岁最为多见;乳腺积乳囊肿的肿块有囊性感,活动度不似腺瘤那样大,且多发于妊娠哺乳期,乳腺单纯囊肿则除囊肿外尚有乳腺增生的临床特征。可行超声检查,超声检查对于囊性肿物和实性肿物的鉴别有很大的优势。

(三)乳腺癌

两者均可见到无痛性乳腺肿块,多为单发。乳腺纤维腺瘤的肿块呈圆形或卵圆形,质地韧实,表面光滑,边界清楚,活动度大。肿块生长缓慢,一般以1~3 cm大者较常见,超过5 cm者少见。同侧腋窝淋巴结无肿大,发病年龄以30岁以下者为多见。乳腺癌的乳腺肿块可呈圆形或卵圆形,亦可呈不规则形,质地较硬,肿块表面欠光滑,活动度差,易与皮肤及周围组织发生粘连。肿块可迅速生长,同侧腋窝淋巴结常有肿大。发病年龄多见于35岁以上者,尤以中老年女性多见。乳腺X线摄片,纤维腺瘤可见圆形或卵圆形密度均匀的阴影及其周围的环行透明晕;而乳腺癌可见肿块影、细小钙化点、异常血管影及毛刺、皮肤有凹陷、乳头内陷等。必要时活组织病理检查可提供组织学证据进行鉴别。

六、治疗

乳腺纤维腺瘤虽属良性肿瘤,但极少数有恶变的可能性,而且这种恶变的危险性为累积性增加。故多数学者主张,一旦诊断,原则上均应手术切除。各类药物治疗,效果多不可靠。妊娠、哺乳期内分泌环境急骤变化时,有的乳腺纤维腺瘤会加速生长,故应早期切除。乳腺纤维腺瘤如完整切除,多可治愈。由于致病的内分泌环境持续存在,10%～25%的患者可同时多发,也可先后多发,不应将这种多发性倾向视为复发。

乳腺纤维腺瘤最有效的治疗方法就是手术,但并不是一发现腺瘤就需立即手术,而是应严格掌握手术时机及手术适应证:20岁左右的未婚女性,如果腺瘤不大,约1 cm,甚至更小,则不宜立即手术,因腺瘤体积过小,且活动度较大,手术时不容易找到;未婚的年轻女性,因小的腺瘤手术使乳房部皮肤留下了瘢痕,影响了美观;如果在观察过程中,乳腺纤维腺瘤不停地在缓慢增长,已长至1.5 cm左右,采用保守法治疗无效者,则宜考虑手术切除,以免腺瘤长得较大后,手术创伤较大,瘢痕也较明显,而且如果继续长大也有发生恶变的可能。如果腺瘤刚发现时就较大,超过2 cm,或患者年龄较大超过35岁,则主张一发现就立即手术,因为往往在妊娠哺乳期,由于体内雌性激素的大幅增加,可能刺激腺瘤迅速增长,甚至可能诱发肉瘤变;如果乳腺纤维腺瘤为多发性的,可同时多个切除;除诊断为乳腺纤维腺瘤外,乳房有乳管内乳头状瘤、乳腺囊肿、乳腺小叶增生、乳腺脂肪瘤、寄生虫性囊肿,因性质未明确而怀疑乳腺纤维腺瘤时均可做切除术。

乳腺纤维腺瘤手术切除的禁忌证:乳房及其周围皮肤上有急性感染者暂不做手术;乳腺纤维腺瘤的诊断不明确时,可穿刺诊断,暂不立即手术;乳腺纤维腺瘤的疗效判定标准有变化时暂不手术。

(一)乳腺纤维腺瘤手术方法

1.乳腺纤维腺瘤摘除术

乳腺纤维腺瘤摘除术传统的方法是在瘤体表面做放射状切口,目的是避免损伤乳腺管,但势必会留有瘢痕。将传统的放射切口选择性地改良为乳晕切口,效果满意。

(1)传统手术切除:手术切口的设计应考虑美学与功能的需要。如需要哺乳者,应做以乳头为中心的放射状切口。若以后不需要哺乳者,可沿乳晕边缘行弧形切口。如是多发者可行乳腺下缘与胸壁交界处切口或沿乳晕切口。①在瘤体表面用亚甲蓝画一个瘤体大小的圆圈,然后由圆圈的中点至乳头用亚甲蓝画一直线,用细长针注射0.5%利多卡因做局部浸润麻醉,始为乳晕部做半月形浸润麻醉,而后自乳晕部进针,沿亚甲蓝直线浸润麻醉至瘤体周围。②沿所画切口切开皮肤、皮下组织,分离浅筋膜,用血管钳或爱力斯夹住切口外侧筋膜,用血管钳沿乳腺组织表面分离至瘤体部位,爱力斯或缝线将瘤体牵引至直视下分离切除瘤体。③彻底止血,瘤体创面乳腺组织间断缝合数针。④皮内缝合或间断缝合乳晕切口。乳房表面用绷带适当加压包扎24～48小时,切除的肿块常规应做病理检查。⑤注意事项。手术时最好将整个肿瘤及其周围部分正常乳腺组织一并切除,在被切除的肿瘤以外的乳腺内,或对侧乳腺内术后再发生同样的肿瘤,不应认为复发,严格地说应为多发倾向。在原位又重新出现此种肿瘤者为复发,反复复发应警惕叶状肿瘤的可能。这种术式会在乳腺上留下瘢痕,影响美观,对于乳腺多个象限内的多个肿物不能完全切除。

(2)微创手术切除:是在腋下或乳晕等隐蔽的地方戳孔(约3 mm),在超声或钼靶引导下应用旋切针将肿物旋切出来,痛苦小,术后只留下一个3 mm左右大小的印痕,恢复快,无须住院,不用拆线。而且可以通过一个切口一次性同时切除多个肿瘤,多发肿物或临床触摸不到的微小肿物的患者特别适合采用这种手术。微创旋切的技术优势还体现在对于性质不明的肿块可以在B超定位下进行活检和病理检查,对3 mm微小的肿瘤也可精确切除,这对于乳腺癌的早期诊断和治疗无疑也是一种非常好的方法。缺点是费用高,对于接近乳头、皮肤、乳腺边缘的肿物无法保证完全切除,易有残留等。

2.多发性乳腺纤维腺瘤的处理

多发性乳腺纤维腺瘤是指乳房部有2个以上的纤维腺瘤者,其发生的比例约为15%。因为多发的乳腺纤维腺瘤可相互临近而彼此融合,也可散布于一侧或两侧的多个部位,手术全部切除有一定的困难,所以对于那些腺瘤体积不太大的多发腺瘤,临床可予以观察,腺瘤体积有所缩小,继续观察;如肿物继续生长,体积较大,超过2 cm的腺瘤,则可考虑将其切除。切除时如果附近尚有1 cm左右的纤维腺瘤亦可一并切除,而距离较远且腺瘤体积较小者,则可以继续对其进行观察。由于多发性乳腺纤维腺瘤切除后,有些仍可于原部位再发,或于其他部位继续有新发的纤维腺瘤出现,因此可在腺瘤手术切除后,即服用一段时间的中药,防止其再发。

(二)中医辨证治疗

中医称乳腺纤维瘤为乳核。多因情志内伤,肝气郁结,或忧思伤脾,运化失司,痰失内生;或冲任失调,气滞血瘀痰凝,积聚乳腺而成。乳房纤维瘤属于中医"乳癖"范畴,其主要病因多为情志内伤,多虑善感、肝气郁结、气滞痰凝或忧思伤脾、运化失职、痰浊积聚,导致气血、痰浊凝聚而成。现代医学认为本病的发生与内分泌激素水平失调有关,是雌激素相对或绝对升高引起,因此治疗本病应根据患者不同症状表现,以疏肝解郁,活血化痰,从根本上调整机体内分泌系统。

辨证论治:肝气郁结,肿块小,发展缓慢,不红、不热、不痛,推之可移,可有乳腺不适,胸闷叹气。舌苔薄白,脉弦。

药用:复方夏枯草膏、小金丹、乳结散。

用药注意事项:诊断明确的小纤维瘤可服药治疗,2个月无效者可行手术切除;较大的或妊娠前的纤维瘤应行手术切除。

疗效标准如下。①痊愈:乳房肿块消散,乳房疼痛消失。②显效:乳房肿块缩小1/2,乳房疼痛消失。③有效:乳房肿块缩小不足1/2,乳房疼痛减轻。④无效:肿块无缩小或增长,疼痛未缓解。

(三)其他治疗

还有激素疗法等病因治疗。

七、预防

(1)保持良好的心态和健康的生活节奏,克服不良的饮食习惯和嗜好,有规律地工作、生活是预防乳腺疾病发生的有效方法。

(2)少穿束胸或紧身衣,合理使用文胸。型号合适的文胸对乳房健康很重要,最好能选用柔软、透气、吸水性强的棉制文胸。平时能不戴文胸时尽量不戴,不要戴文胸睡觉。

(3)慎用含雌激素类药物和保健品,慎用丰胸产品。

(4)洗澡时避免长时间用热水刺激乳房,更不要在热水中长时间浸泡,洗澡时的水温以27 ℃左右为宜。规律的性生活能促进乳房的血液循环、性激素分泌的增加,有利于女性乳房的健康。

(5)保持适量的运动。运动不仅有助于乳房健美,还能降低乳腺疾病的发病率。

(6)每月进行乳房自检,每年进行专业检查。一般月经后的1周到2周是检查的最佳时期。如果发现乳房有肿块、乳房局部皮肤或乳头凹陷、腋窝淋巴结肿大,一定要及时就诊。

(吕宝勇)

第八节 乳房其他良性肿瘤

一、脂肪瘤

乳房脂肪瘤是由脂肪细胞增生形成的一种良性肿瘤。脂肪瘤是最常见的一种体表良性肿瘤,它可发生于体表任何部位,多见于肩背部、四肢,发生于乳腺者少见。

脂肪瘤肉眼观察与正常脂肪组织相似,但色泽较黄。有一薄层完整的纤维包膜,肿瘤呈圆形或扁圆形,表面呈分叶状。有的肿瘤富含血管及结缔组织,为血管脂肪瘤。镜下观察,肿瘤由分化成熟的脂肪细胞组成,其间有纤维组织间隔,外有薄层纤维组织包膜。瘤细胞较大,呈圆形,细胞质内充满脂滴,细胞核被挤到近包膜处。

临床表现同其他一般体表脂肪瘤。本病好发于中年以上女性,乳房较丰满、肥胖,常为无意中发现,无疼痛,无乳头溢液及其他不适症状。检查:肿瘤多为单发,圆形或椭圆形,分叶状,一般为3~5 cm,大者亦可达10 cm以上,质软,边界清楚,活动,肿瘤不与皮肤及胸壁粘连。发生于皮下脂肪层者较表浅,发生于腺体内脂肪组织者较深在。肿瘤生长缓慢。

关于本病的治疗,对较大者或生长较快者可行手术切除,一般切除后不复发。对生长较缓慢、较小的脂肪瘤允许观察。

二、平滑肌瘤

乳房平滑肌瘤是一种少见的乳房良性肿瘤。本瘤可来自乳头、乳晕的平滑肌组织及乳腺本身的血管平滑肌组织。根据生长部位、细胞来源的不同,病理分为3型:来源于乳晕区皮肤平滑肌者称浅表平滑肌瘤;来源于乳腺本身血管平滑肌者为血管平滑肌瘤;来源于乳腺本身血管平滑肌和腺上皮共同构成腺样平滑肌瘤。

大体观察:肿瘤呈圆形或椭圆形,边界清楚或有包膜、实性、质韧,一般直径为0.3~0.5 cm,切面呈灰白色或淡红色,稍隆起,呈编织状。镜下可见肿瘤由分化成熟的平滑肌细胞组成。瘤细胞呈梭形、细胞质丰富、粉染、边界清楚,并可见肌原纤维。细胞核呈杆状,两端钝圆,位于细胞中央,无核分裂。瘤细胞排列呈束状、编织状或栅栏状,间质有少量的纤维组织。血管平滑肌由平滑肌和厚壁血管构成。腺样平滑肌瘤在平滑肌瘤细胞之间夹杂着数量不等的乳腺小管状结构。

临床上,肿瘤既可位于真皮也可在乳腺实质内。位于真皮者表面皮肤隆起,略呈红色,局部有痛感或有压痛。位于乳腺实质内者,位置深在,多为血管平滑肌瘤或腺样平滑肌瘤,肿瘤有包膜,易推动,生长缓慢。

本病发生于真皮者,诊断较易确定,可行手术治疗,手术时,连同受累皮肤一并切除。对于发生于乳腺实质内者,与纤维瘤较难鉴别,有时需待手术后病理切片方可证实。本病一般不恶变,手术后不复发。

三、神经纤维瘤

乳房神经纤维瘤少见,常为神经纤维瘤的一部分。好发于皮肤及皮下的神经纤维,神经纤维瘤多位于乳头及乳头附近,可为单发或多发,肿瘤直径为1~2 cm,生长缓慢,一般不恶变,无疼痛及其他症状。单发者手术切除后一般不复发,多发者可致乳头变形,可考虑切除病变皮肤,并进行乳房整形。

四、汗腺腺瘤

乳腺汗腺腺瘤罕见,是发生于乳腺皮肤汗腺上的良性肿瘤。肿瘤在真皮内由无数小囊形管构成,管腔内充满胶样物质,管壁的两层细胞受压变扁平。

临床上,本病开始时是在皮肤上发现透明而散在的结节,软且有压缩性。结节位于真皮内,一般大小为2 cm,有时高出皮肤,肿瘤可逐渐增大呈乳头状,并发生破溃。一般不恶变,手术切除可治愈。

五、错构瘤

乳房错构瘤又称腺脂肪瘤。本病临床较少见,好发于中青年女性,一般为单发、生长缓慢、无症状、肿物边界清楚、质软、活动度好,与周围无粘连。在钼靶X线片上,本病表现为圆形或椭圆形肿块阴影,中央密度不均匀,边缘光滑,且有一圈透亮带。病因为胚芽迷走或异位,或胚胎期乳腺发育异常,造成乳腺正常结构成分比例紊乱。

肉眼观察:肿瘤呈实性,圆形或椭圆形,有一层薄而完整的包膜,直径为1~17 cm,质软。切面脂肪成分较多时呈淡黄色;腺体成分较多时呈淡粉红色,纤维组织为主者呈灰白色。

镜下观察:肿瘤为数量不等、杂乱无章的乳腺导管、小叶和成熟的脂肪组织、纤维组织混杂而成,包膜完整。小叶和导管上皮可正常,也可增生。有时可见导管扩张及分泌物潴留。当脂肪组织占肿瘤大部分时,称腺脂肪瘤。

本病需经手术切除后病理切片确诊,预后好,手术后不复发。

六、海绵状血管瘤

乳房海绵状血管瘤临床极为少见,是由血管组织构成的一种良性血管畸形。本病一般多发于乳腺皮下组织内,肿瘤体积不定,质地柔软,边界清楚。切面呈暗红色,可见多数大小不等的腔隙。腔壁厚薄不均,腔内充满血液。镜下可见肿瘤组织由大量充满血液的扩张的腔隙及血管构成,腔壁上有单层内皮细胞,无平滑肌。腔隙之间由很薄的纤维组织条索构成间隔,状如海绵,可有完整包膜,也可境界不清。本病可发生于任何年龄,一般为单发,也可多发。肿瘤境界清楚、质软、有压缩性,或呈囊性感。常无任何不适,生长缓慢。局部肿瘤穿刺抽出血性液体时,可明确诊断。较小的血管瘤可局部手术切除,范围较大者,可考虑行乳房单纯切除术。

七、淋巴管瘤

乳房淋巴管瘤临床极罕见。由淋巴管和结缔组织构成,是一种先天性良性肿瘤。淋巴管瘤多见于锁骨上区及颈部,乳房淋巴管瘤生长缓慢,无不适表现。瘤体大小不一、触之无压痛、质软,有囊性感或波动感,透光试验阳性,局部穿刺可抽出淡黄色清亮液体。临床上,肿瘤较小者行肿瘤切除,较大者行乳房单纯切除术。

八、颗粒细胞瘤

乳房颗粒细胞瘤亦称为颗粒性肌母细胞瘤,是一种少见的乳腺良性肿瘤。颗粒细胞瘤可发生于身体任何部位,好发于舌、皮下及软组织,乳腺也是本病常见的发病部位之一。

颗粒细胞瘤并非发生于乳腺组织本身,而是来源于乳腺神经鞘细胞。大体观察:肿瘤无包膜,与周围组织分界不清,直径为 0.5~4 cm,质硬,切面呈灰白色或灰黄色,均质状,表面受累皮肤可发生凹陷。镜下:肿瘤无明确分界,瘤体体积大,呈多边形或卵圆形。细胞质丰富,内含均匀分布的嗜酸性颗粒;细胞核小而圆。瘤细胞呈松散的巢状或条索状排列,其间有数量不等的纤维组织包绕。受累皮肤呈假上皮瘤样增生。

临床上,本病好发于 20~50 岁女性。主要为无痛性肿块,质硬,呈结节状,边界不清,活动度差,且常与皮肤粘连,致受累皮肤凹陷,故易与乳腺癌相混淆。依靠镜下瘤细胞核小而圆、规则、细胞质丰富呈嗜酸性颗粒状与乳腺癌鉴别。

本病手术切除预后良好。

九、软骨瘤和骨瘤

乳房软骨瘤和骨瘤极少见,可见于老年女性的乳房纤维腺瘤内。肉眼见该瘤表面呈颗粒状突起、色淡黄、质硬、无明显包膜,但境界清楚。镜下可见骨膜、断续的骨板及排列紊乱的骨小梁,小梁之间可见疏松纤维组织。一般认为一部分由成纤维细胞化生而成,另一部分由纤维瘤内纤维成分组成而来。

临床上,患者一般无自觉症状,肿瘤质硬、无触痛、可活动,与周围组织无粘连。

手术切除后一般无复发。

十、腺肌上皮瘤

乳腺腺肌上皮瘤临床少见,术前多易误诊为乳腺纤维腺瘤。本病好发于 50 岁以上女性,也有年轻女性及男性腺肌上皮瘤报道。常因无痛性肿块就诊、边界清楚、质地韧实、表面光滑、生长缓慢、无痛。

肉眼观察,肿瘤可有或无包膜,切面呈灰白色或灰黄色,质脆或鱼肉状,少数为囊实性或囊性。镜下肿瘤组织由增生的腺上皮和肌上皮组成,以肌上皮增生为主。腺上皮可有乳头状增生;肌上皮呈巢状、片状、小梁状分布,细胞呈梭形或为透明细胞。Tavassoli 根据肿瘤结构及肌上皮形态不同,将其分为 3 型。①梭形细胞型:由巢状和片状分布的梭形肌上皮细胞和少量腺腔组成;②腺管型(经典腺肌上皮瘤):主要由大小不等的腺管组成,内覆腺上皮细胞,外围为肌上皮细胞;③小叶型:增生的上皮细胞呈巢状,围绕并挤压腺腔,肿瘤周围纤维组织向瘤内生长,分隔肿瘤呈小叶状。当核分裂象超过5 个/10 个高倍视野、细胞有明显异型性、肿瘤呈浸润性生长以及肿瘤出现坏死时,考虑有恶性可能。

本病治疗方法为手术切除,应切除肿瘤周围部分正常腺体组织,否则易复发。反复复发则有恶性可能。考虑为恶性时,宜行乳房切除或改良根治术。

十一、乳头腺瘤

乳头腺瘤又称乳头导管腺瘤,是发生于乳头内的导管即乳窦部,是一种局限于集合管内或其周围的良性上皮增生。好发于 40～50 岁女性,偶有男性,发病率不到乳腺良性肿瘤的 1%,病程长,生长缓慢,肿瘤体积小,直径一般不超过 2 cm。

(一)临床表现

乳头腺瘤单侧多见,罕见双侧患者。乳头溢液为主要表现,约占 2/3 患者,其次可有乳头增粗、变硬、糜烂、溃疡、结痂出血,乳头内或其底部扪及结节等症状,切除的结节质硬,边界可清或不清楚,呈灰白色,此结节有时不在导管内。

(二)诊断与鉴别诊断

乳头腺瘤是一种少见病,对临床上有乳头溢液伴有乳头内或乳窦部有硬结节或肿块者,同时若有乳头糜烂、溃疡、出血、结痂者应高度重视,影像学检查方法,钼靶 X 线摄片通常不把乳头包括在内,所以影像学不易发现,临床上对可疑者,申请加拍乳头在内的头尾位和内外侧斜内,有时可见乳头及乳晕区有高密度肿块影。彩色 B 超可显示乳头内有实性肿块影,可协助诊断,但最终需靠病理学确诊。

乳头腺瘤多因临床表现不典型,医师经验不足,术前诊断较困难,临床检查常有漏诊或误诊,必须与乳头慢性炎症、良性肿瘤、Paget 病、乳头状癌等进行鉴别。

1.湿疹样癌(Paget 病)

初期表现为一侧乳头瘙痒、变红,继而皮肤增厚,粗糙、糜烂、出血、结痂,可见乳头变形或破坏,病理检查乳头、乳晕表皮基底层内可查到 Paget 细胞,乳头下导管内可见管内癌。即可确诊。而乳头腺瘤是导管上皮细胞增生改变、表皮内无 Paget 细胞。

2.导管内乳头状瘤

临床表现主要是以乳头溢液为主,半数左右为血性,在乳晕附近可扪及圆形肿物,乳导管造影和乳管镜检查加上取病理活检,一般可以确诊。

3.乳腺管状腺瘤

乳腺管状腺瘤是由密集增生的管状结构构成的圆形结节状良性病变,多见于年轻妇女,多为无意中发现皮肤触及包块,系为卵圆形,可单发、多发,生长较快,活动度较好,界限较清,质地中等,压痛,无皮肤及乳头改变,疼痛随月经期前后变化明显。影像学检查通常为边界清晰,偶含微钙化的肿物,乳腺管状腺瘤是良性病变,切除后无复发,预后较好,主要靠切除后行组织学检查以确诊。

4.乳头汗腺样瘤

发生部位与乳头腺瘤相似,但无乳头糜烂及乳头溢液,检查无 Paget 细胞,病理检查以乳头大导管的乳头状增生为主,该病罕见,临床检查不易确诊,而病理检查确诊不困难。

(三)治疗与预后

本病应尽量行乳头结节局部完整切除保留乳头,一般不主张行乳房单切术,术后常见复发,未见癌变报告。

十二、乳腺结节性筋膜炎

发生于乳腺的结节性筋膜炎又称假肉瘤性筋膜炎,是乳腺深、浅筋膜的成纤维细胞/肌成纤维细胞的瘤样增生性病变。由于增生的成纤维细胞数量丰富,具有一定的异型性,可见核分裂象,周边无包膜形成,生长较迅速,极易误诊为恶性肿瘤而过度治疗。

大体观察:病变位于乳腺筋膜处,向上可长入皮下,向下可长入乳腺间质。通常体积较小,平均直径 2 cm,多不超过 3 cm,病灶较局限,呈单一梭形或圆形结节,有时在主结节周围可有小的卫星结节。切面灰白、淡红或棕褐色,可有胶冻状或黏液样区域,切面呈实性,质地中等或较韧,有时较软。显微镜下可见,增生的成纤维细胞呈短束状或车辐状排列,分布于黏液样基质中,常伴有小血管增生和炎症细胞浸润。成纤维细胞的密度随病程发展变化较大。早期细胞丰富,形态多样,似肉瘤样改变,细胞呈梭形,较肥胖,核圆或卵圆形,空泡状,相对一致或轻度异性,核仁明显,核分裂象比较常见(<1个/高倍视野),有时可较多,但均为生理性。部分病例可见多核巨细胞钙化与骨化,周边组织间隙中常见红细胞外渗。免疫组化染色 Vimentin 强阳性,肌源性标记常阳性,actin 可局灶阳性,偶尔可有 Desmin 表达。

本病为一反应性、自限性病变,可发生于任何年龄,以 20~40 岁多见。最常见部位为上肢,特别是前臂屈侧、躯干和颈部,乳腺结节性筋膜炎可发生于乳房皮下组织,亦见于乳腺实质,临床表现为快速生长和局部肿块,一般为 1~2 周,通常不超过 3 个月,局部有肿胀或触疼(约 50%),数月后可自行消退。如病史超过 6 个月,或肿块>5 cm,应排除其他病变。由于本病的临床、大体及显微镜下均易与恶性肿瘤相混淆,故临床病理诊断须通过病史、病理所见,免疫组化检查等与乳腺的梭形细胞肿瘤及病变相鉴别,如恶性纤维组织细胞瘤、纤维肉瘤、黏液性脂肪瘤、平滑肌肿瘤、神经纤维瘤、纤维瘤病、叶状肿瘤、增生性肌炎、术后梭形细胞结节,放疗后成纤维细胞不典型增生等。

尽管该病变可自行消退,但其特别的临床表现往往导致需进行活检或手术切除,因其具有浸润性生长方式,切除后仍可有 1%~2%病例复发,故局部切除仍不失为较适当的治疗方法。

十三、乳腺结节病

乳腺结节病又称乳腺 Boeck 肉样瘤,类肉瘤病。一般是全身性结节病累及乳腺组织,也有少部分病例原发于乳腺。因本病可同时累及全身较多器官,起病隐匿,临床缺乏特异性,虽然少见,一旦发生,临床易误诊为肿瘤性疾病。

结节病是一种全身性肉芽肿病,病程长而隐蔽,不同阶段病理改变有所不同。急性期一般无皮肤及组织学改变,慢性期约 30%可出现皮肤斑块,丘疹或皮下结节。典型的乳腺结节病肉眼观察为乳腺皮下或实质中灰白,灰褐色形态大小较一致,境界较清楚的圆形结节,实性,中等硬度。显微镜下早期可见灶性上皮样细胞增生,散在少量 Langhans 多核巨细胞,较后期病灶扩大,形成大小相对一致,分布均匀的非坏死性结核样的肉芽肿结节,主要由上皮样细胞构成,中央无干酪坏死,偶见纤维素样坏死,周边可有少量淋巴细胞浸润,即所谓"裸结节"。其中可有多少不等的多核巨细胞,多核巨细胞内、外可见到星状包涵体,层状小体(钙化小体),有时结节周边可有蜡样小体(巨大的溶酶体)。晚期上皮样细胞消失,结节逐渐纤维化。

本病原因不明,近年来认为与自身免疫性反应有关,特别是 T 细胞介导的免疫反应,有些病例与遗传因素有关。主要发生于 20~40 岁青壮年,其累及部位除淋巴结和肺以外,还可累及骨、软组织、眼、涎腺和纵隔,尤其是肺部及支气管旁淋巴结占 60%~90%,肉芽肿病变可出现在很多疾病之中,如结核病、分枝杆菌感染、麻风、真菌、异物,甚至霍奇金淋巴瘤等,故本病是一个排除性诊断,除临床大体观察和显微镜观察之外,需通过多种实验室检查慎重鉴别才能确诊。

本病原则上以内科治疗为主,单纯皮肤及淋巴结病变常能自然缓解,不需治疗。部分病例特别是单纯性乳腺结节病因形成明显肿块,术前难以确诊,常以手术切除为主,配以内科治疗,预后良好。

十四、乳腺囊肿

乳腺囊肿在临床很常见,由于乳腺囊肿为乳房触摸明显肿物,往往引起患者的负担和恐惧,有时,一夜之间,小的囊肿即可增大明显。囊肿多发或周围组织有炎症表现,积乳囊肿、外伤性囊肿、单纯性乳腺囊肿为乳腺良性病变,是女性常见病和多发病,占所有女性病的7%左右,其发生与内分泌功能紊乱密切相关。

(一)病因

大多数学者认为乳腺囊肿发生与内分泌紊乱密切相关。本病好发于中年妇女,此期的妇女由于生理因素易出现内分泌紊乱,当黄体酮分泌减少或缺乏,雌激素水平相对增高,刺激乳腺导管上皮增生,致使导管延伸、折叠、迂曲,大量上皮细胞脱落及伴有部分导管细胞坏死,造成管腔堵塞,其分泌物大量在管腔内积聚,管内压增高而形成囊肿。乳腺囊肿病在病理上表现为一种以上皮组织增生和囊肿形成的非炎性病变。乳腺囊肿一般不会恶变,只有少数不典型导管上皮增生和重度乳头状瘤、乳头状增生,才有恶变可能。

有研究显示,患乳腺囊肿的女性患者约为其他乳腺病女性患者的腋臭发病率的8倍。根据统计欧美人士有腋臭者高达80%,而东方人较少约10%。行腋臭手术切除术后5~10年是乳腺囊肿高发期,呈多发性,乳晕区多见,部分患者伴有乳头溢液。

究其原因,乳腺组织由汗腺演化而来,腋臭是由腋部增生的大汗腺所产生的油脂、蛋白质经细菌分解形成特殊气味所形成的。同源性可能为二者紧密相关的基础。两者均来源于胚胎外胚层,表皮生发层深入到真皮部分,分化为汗腺和哺乳动物的乳腺。当乳腺受到刺激时,乳腺导管上皮出现再生,新生的幼稚细胞往往向着其同源和形态类似的汗腺上皮方向生长分化。

随着乳腺彩超及磁共振等检查的临床普及,越来越多的乳腺囊肿被早期发现。生活水平的提高而腋臭手术切除术的增加,乳腺囊肿疾病亦同时得到发现和治疗。腋臭患者与乳腺囊肿之间是否还存在其他内在关系,有待进一步观察和研究。

积乳囊肿又称为乳汁淤积症,或乳汁潴留样囊肿,较单纯囊肿少见。主要由于泌乳期乳导管阻塞,引起乳汁淤积而形成囊肿。如哺乳期患有乳腺增生、炎症或肿瘤压迫、小叶增生,可造成乳腺的1个腺叶或小叶导管填塞。另外,因哺乳期习惯不当,乳汁淤积于导管内,致使导管扩张形成囊肿,细菌入侵继发感染,导致急性乳腺炎或乳腺囊肿。

(二)病理

囊肿大小不等,体积可以很大,直径>3 mm者称为肉眼可见囊肿,对囊肿直径在3~5 mm称为囊肿早期阶段,>7 mm称为囊肿晚期阶段,直径在5~7 mm称为过渡阶段。

囊肿常常含有混浊或清亮液体。有的囊肿外观呈蓝色,又称蓝顶囊肿,大囊肿周围可见多个小囊肿,囊壁较薄。显微镜下:大多数囊肿被覆扁平上皮,上皮可以缺如,囊肿内充满多量泡沫细胞和胆固醇结晶,称为脂性囊肿。

囊肿也可破裂,内容物溢出,引起周围间质炎症反应,也可见多量泡沫细胞和胆固醇结晶,本病常同时伴有其他增生性病变,临床病例可见孤立性的大囊,也可见大囊附近又有多个小囊,囊内常含有流黄色液体或棕褐色血性液体。

单纯囊肿镜下特点:乳腺腺管增大,扩张形成小囊肿,被覆立方上皮。

乳头囊肿镜下特点:囊肿上皮乳头状增生,细胞较轻度异型性,同时有单纯囊肿。

脂性囊肿镜下特点:囊肿壁上皮呈泡沫细胞样,囊内为大量脂性物质,并有胆固醇结晶。

大汗腺乳头状囊肿:囊肿上皮乳头状增生,上皮由大汗腺细胞生成。

(三)辅助检查

1.乳房钼靶 X 线摄片

大多可见圆形或椭圆形边缘光整,密度均匀的致密阴影,囊肿因挤压周围腺体脂肪组织,在其周围可见透明晕,囊内有出血的,因含铁血黄素与正常组织相比较,密度较高,大的囊肿因凸于挤压皮下组织,但皮肤并不增厚,囊壁内偶可见蛋壳样或斑点样钙化。单发囊肿常为圆形,多发囊肿常为椭圆形高密度影,以两侧者多见。X 线片中很难区分囊实性肿块。

2.典型的乳腺囊肿彩超图像表现

内部无回声区,伴有后方回声增强;形状为圆形或椭圆形;边界清晰、边缘光整、囊壁薄而均匀。不典型者多为结节状囊肿及小囊肿,伴有扁平状的囊肿多不伴后方回声增强。有些病例囊壁可见钙化。

3.针吸细胞学检查

细针穿刺诊断即可做出诊断,囊肿较大者可抽出液体注入气体,行囊肿充气 X 线造影,这样可了解囊内有无隐藏的肿瘤,乳头状瘤或囊内上皮增生的存在,细胞涂片除了能见到腺上皮细胞外,还可见较多的泡沫细胞,其细胞大小不一,圆形边界清楚,核小、细胞质极为丰富,充满大小不等的空泡而呈泡沫状。

穿刺抽完囊液后,注入碘水造影剂,刺激囊壁,使囊腔自行封闭,约有 95% 的患者可以自行封闭。故穿刺还有一定的治疗意义。

(四)临床表现

患者多无明显临床症状。常因肿物而就诊,经常为多发。触诊肿物质中或韧,边界尚清,活动度可,大小不一。较小肿物触诊不明显。大而单发的囊肿多数为圆形,小而多发的囊肿多数为椭圆形,边界清楚,活动,月经来潮前胀痛,而乳房大小无变化,肿块逐渐增大,增多,多发囊肿及双侧乳房多见。有时触诊肿物质硬,不活动,边界欠清,疑似乳腺癌,细针穿刺或彩超检查可协助诊断。部分患者伴有明显的多孔乳头溢液。

单发囊肿一般无血性液体,如有则为囊内肿瘤,临床行常规穿刺检查,单发囊肿内多为浆液性或淡黄色液体,也有囊内坏死,有棕褐色血性液体。

不典型者多为结节状囊肿,个别绝经期妇女的单纯囊肿,可自行缩小或消失,这就需要临床医师密切观察。囊肿手术后容易复发,囊肿随着月经周期的改变而逐渐增大,由于某些原因,短期内囊肿分泌较多液体,张力明显升高,囊肿临床触诊硬韧感较强。

(五)诊断

(1)病史数月或数年,乳房内触及多发囊性肿物,常位于外上象限。

(2)圆形或椭圆形肿物边界清楚,触及弹性感,张力大,活动差。

(3)彩超引导下的穿刺有液体。

(六)鉴别诊断

1.乳腺脂肪瘤

常见于大乳房内,也可见中年及绝经后妇女,单纯囊肿绝经后较少见,脂肪瘤触之无囊性感,伸张缓慢。

2.乳腺纤维腺瘤

两者的临床表现相似,但乳腺纤维腺瘤多发生在卵巢功能旺盛时期(18~25 岁),囊肿多发生在哺乳期及以后,早期有囊性感,后期质地较硬,彩超及穿刺细胞学检查可以协助诊断。

3.外伤性乳房血性囊肿

各种原因引起乳房血管的断裂出血,形成局部血性囊肿,外伤史穿刺血液即可确诊,临床表现有外伤病史,乳房疼痛,局部皮肤青紫色瘀斑表现,少量血肿可自行吸收,大的血肿不能够吸收,逐渐形成纤维性硬化,有个别患者表现为腋窝淋巴结肿大,X线检查有阴影较高的肿物,周围有透明环带,有时易与乳腺癌混淆,切除病理检查即可确诊。早期小血肿行理疗、热敷即可吸收。大的血肿穿刺,抽完后流入适量抗生素,如果血肿处理不当,可引起乳房炎症反应,后期应用活血化瘀类中药进行治疗。

4.大汗腺囊肿

实际大多数妇女都有大汗腺囊肿,只是体积小而未被发现。

5.分泌型囊肿

不常见,含脓液,可与单纯囊肿相鉴别。

6.蓝顶囊肿

乳房囊性增生形成较大的囊肿,由于液体色蓝而得名,多恶变(10%左右),上述囊肿均行常规手术切除。

7.乳腺癌

乳腺癌患者发病年龄偏大,肿块和周围组织边界不清,质硬、活动差、腋下淋巴结可有转移肿大。一般针吸细胞学检查或粗针穿刺可明确诊断。积乳囊肿多见于哺乳期,且边界清楚。如不继发感染,患者腋下淋巴结不大。

(七)治疗

单纯囊肿切除术及多发囊肿区段切除术,预后良好。近年来,采用微创旋切术治疗亦取得良好效果,因其创伤小,不留瘢痕,患者易于接受,具有良好的发展前景。

(吕宝勇)

第七章 胃十二指肠疾病

第一节 胃十二指肠溃疡急性穿孔

急性穿孔是胃、十二指肠溃疡的严重并发症,也是外科常见的急腹症之一。起病急、病情重、变化快是其特点,常需紧急处理,若诊治不当,可危及患者生命。

一、流行病学调查

近30年来,胃、十二指肠溃疡的发生率下降,住院治疗的胃、十二指肠溃疡患者数量明显减少,特别是胃、十二指肠溃疡的选择性手术治疗数量尤为减少,但溃疡的急性并发症(穿孔、出血和梗阻)的发生率和需要手术率近20年并无明显改变。

溃疡穿孔每年的发病率为0.7/万~1/万;穿孔病住院患者占溃疡病住院患者的7%;穿孔多发生在30~60岁人群,占75%。约2%十二指肠溃疡患者中穿孔为首发症状。估计在诊断十二指肠溃疡后,在第1个10年中,每年约0.3%患者发生穿孔。十二指肠溃疡穿孔多位于前壁,"前壁溃疡穿孔,后壁溃疡出血"。胃溃疡急性穿孔大多发生在近幽门的胃前壁,偏小弯侧,胃溃疡的穿孔一般较十二指肠溃疡略大。

二、病因及发病机制

胃、十二指肠溃疡穿孔发生在慢性溃疡的基础上,患者有长期溃疡病史,但在少数情况下,急性溃疡也可以发生穿孔。下列因素可促进穿孔的发生。

(1)精神过度紧张或劳累,增加迷走神经兴奋程度,溃疡加重而穿孔。
(2)饮食过量,胃内压力增加,使溃疡穿孔。
(3)应用非甾体抗炎药(nonsteroidal anti-inflammtary durgs,NSAIDs)和十二指肠溃疡、胃溃疡的穿孔密切相关,现在研究显示,治疗患者时应用这类药物是主要的促进因素。
(4)免疫抑制,尤其在器官移植患者中应用激素治疗。
(5)其他因素包括患者年龄增加、慢性阻塞性肺疾病、创伤、大面积烧伤和多器官功能障碍。

三、病理生理

急性穿孔后,有强烈刺激性的胃酸、胆汁、胰液等消化液和食物溢入腹腔,引起化学性腹膜炎,导致剧烈的腹痛和大量腹腔渗出液,甚至可致血容量下降,低血容量性休克。6~8小时后,细菌开始繁殖,并逐渐转变为化脓性腹膜炎,病原菌以大肠埃希菌及链球菌多见。在强烈的化学刺激,细胞外液丢失的基础上,大量毒素被吸收,可导致感染中毒性休克的发生。胃、十二指肠后壁溃疡可穿透全层,并与周围组织包裹,形成慢性穿透性溃疡。

四、临床表现

(一)症状

患者以往多有溃疡病症状或肯定溃疡病史,而且近期常有溃疡病活动的症状。可在饮食不当后或在清晨空腹时发作。典型的溃疡急性穿孔表现为骤发腹痛,十分剧烈,如刀割或烧灼样,为持续性,但也可有阵发加重。由于腹痛发作突然而猛烈,患者甚至有一时性昏厥感。疼痛初起部位多在上腹或心窝部,迅即延及全腹面,以上腹为重。由于腹后壁及膈肌腹膜受到刺激,有时可引起肩部或肩胛部牵涉性疼痛,可有恶心感及反射性呕吐,但一般不重。

(二)体征

患者仰卧拒动,急性痛苦病容,由于腹痛严重而致面色苍白、四肢凉、出冷汗、脉率快、呼吸浅。腹式呼吸因腹肌紧张而消失。在发病初期,血压仍正常,腹部有明显腹膜炎体征,全腹压痛明显,上腹更重,腹肌高度强直,即所谓板样强直。肠鸣音消失。如腹腔内有较多游离气体,则叩诊时肝浊音界不清楚或消失。随着腹腔内细菌感染的发展,患者的体温、脉搏、血压、血常规等周身感染中毒症状以及肠麻痹、腹胀、腹水等腹膜炎症也越来越重。

溃疡穿孔后,临床表现的轻重与漏出至游离腹腔内的胃肠内容物的量有直接关系,亦即与穿孔的大小,穿孔时胃内容物的多少(空腹或饱餐后)以及孔洞是否很快被邻近器官或组织粘连堵塞等因素有关。穿孔小或漏出的胃肠内容物少或孔洞很快即被堵塞,则漏出的胃肠液可限于上腹,或顺小肠系膜根部及升结肠旁沟流至右下腹,腹痛程度可以较轻,腹膜刺激征也限于上腹及右侧腹部。

五、辅助检查

(一)临床表现与体征观察

患者通常会有突发性的上腹部刀割样疼痛,疼痛可迅速波及全腹,并伴有恶心、呕吐等症状。此外,患者还可能出现面色苍白、出冷汗、脉搏细速、血压下降等休克表现。体检时,发现患者全腹肌紧张,呈"木板样"强直,并有明显的压痛和反跳痛。

(二)实验室检查

通过血液检查,医师可以观察到患者的白细胞计数和中性粒细胞比例通常会有所增高,这提示了炎症的存在。此外,血清淀粉酶可能在某些情况下升高,但这需要与急性胰腺炎等其他疾病进行鉴别。

(三)影像学检查

1.X 线检查

这是最常用且有效的辅助诊断方法。患者站立位进行 X 线检查时,约 80% 的患者可见膈下新月状游离气体影,这是溃疡穿孔的典型表现。

2.CT 扫描

CT 扫描可以提供更详细的腹腔内情况,有助于发现腹腔内的积液、积气以及其他可能的并发症。

3.腹部超声

虽然不如 X 线和 CT 常用,但腹部超声在某些情况下也可能提供有用的诊断信息。

(四)诊断性腹腔穿刺

对于疑似穿孔但其他检查未能明确诊断的患者,可能会进行诊断性腹腔穿刺。如果抽出液中含有胆汁或食物残渣,则高度提示为胃十二指肠溃疡穿孔。

六、诊断和鉴别诊断

(一)诊断标准

胃、十二指肠溃疡急性穿孔后表现为急剧上腹痛,并迅速扩展为全腹痛,伴有显著的腹膜刺激征,结合 X 线检查发现腹部膈下游离气体,诊断性腹腔穿刺抽出液含有胆汁或食物残渣等特点,正确诊断一般不困难。在既往无典型溃疡病者,位于十二指肠及幽门后壁的溃疡小穿孔,胃后壁溃疡向小网膜腔内穿孔,老年体弱反应性差者的溃疡穿孔及空腹时发生的小穿孔等情况下,症状、体征不太典型,较难诊断。另需注意的是,X 线检查未发现膈下游离气体并不能排除溃疡穿孔的可能,因约有 20% 患者穿孔后可以无气腹表现。

(二)鉴别诊断

1.急性胰腺炎

溃疡急性穿孔和急性胰腺炎都是上腹部突然受到强烈化学性刺激而引起的急腹症,因而在临床表现上有很多相似之处,在鉴别诊断上可能造成困难。急性胰腺炎的腹痛发作虽然也较突然,但多不如溃疡穿孔者急骤,腹痛开始时有由轻而重的过程,疼痛部位趋向于上腹偏左及背部,腹肌紧张程度也略轻。血清及腹腔渗液的淀粉酶含量在溃疡穿孔时可以有所增高,但其增高的数值尚不足以诊断。急性胰腺炎 X 线检查无膈下游离气体,B 超及 CT 提示胰腺肿胀。

2.胆石症、急性胆囊炎

胆绞痛发作以阵发性为主,压痛较局限于右上腹,而且压痛程度也较轻,腹肌紧张远不如溃疡穿孔者显著。腹膜炎体征多局限在右上腹,有时可触及肿大的胆囊,Murphy 征阳性,X 线检查无膈下游离气体,B 超提示有胆囊结石,胆囊炎,如血清胆红素有增高,则可明确诊断。

3.急性阑尾炎

溃疡穿孔后胃、十二指肠内容物可顺升结肠旁沟或小肠系膜根部流至右下腹,引起右下腹腹膜炎症状和体征,易被误诊为急性阑尾炎穿孔。仔细询问病史当能发现急性阑尾炎开始发病时的上腹痛一般不十分剧烈,阑尾穿孔时腹痛的加重也不以上腹为主,腹膜炎体征则右下腹较上腹明显。

4.胃癌穿孔

胃癌急性穿孔所引起的腹内病理变化与溃疡穿孔相同,因而症状和体征也相似,术前难以鉴别。老年患者,特别是无溃疡病既往史而近期内有胃部不适或消化不良及消瘦、体力差等症状者,当出现溃疡急性穿孔的症状和体征时,应考虑到胃肠穿孔的可能。

七、治疗

对胃、十二指肠溃疡急性穿孔的治疗原则首先是终止胃肠内容物继续漏入腹腔,使急性腹膜炎好转,以挽救患者的生命。经常述及的三个高危因素是:①术前存在休克。②穿孔时间超过 24 小时。③伴随严重内科疾病。这三类患者病死率高,可达 5%~20%;而无上述高危因素者病死率<1%。故对此三类患者的处理更要积极、慎重。具体治疗方法有三种,即非手术治疗、手术修补穿孔以及急症胃部分切除和迷走神经切断术,现在认为后者(胃部分切除术和迷走神经切断术)不是溃疡病的合理手术方式,已很少采用。术式选择主要依赖于患者一般状况、术中所见、局部解剖和穿孔损伤的严重程度。

(一)非手术治疗

胃十二指肠溃疡急性穿孔的非手术治疗是一种保守的治疗方法,主要适用于穿孔较小、腹腔污染较轻、患者一般情况良好的情况。以下是非手术治疗的详细步骤和注意事项。首先,非手术治疗的关键在于控制病情,促进穿孔部位的自行愈合。因此,患者需要禁食,以减少食物对穿孔处的刺激,使胃肠道得到充分的休息。这有助于穿孔部位的愈合,并减少进一步的伤害。

其次,胃肠减压是非手术治疗中的重要环节。医师会通过插入一根软管到患者的鼻腔或口腔,将其引导至胃部,利用负压吸引技术移除消化道内的气体和液体。这一措施有助于降低胃内压力,减轻因穿孔引起的腹膜炎症状,为患者提供一个更舒适的治疗环境。

同时,为了预防感染和控制继发性腹膜炎的发展,医师会根据患者的具体情况选择合适的抗生素进行治疗。这通常包括口服或注射给药的方式,以确保药物的有效性和安全性。

在禁食期间,为了确保患者获得足够的营养和能量,医师会通过静脉输液的方式为患者提供补液和营养支持。这有助于维持患者的生命体征稳定,促进身体的康复。

此外,非手术治疗期间,医师还可能会使用抑制胃酸分泌的药物,如质子泵抑制剂等,以减轻胃酸对穿孔部位的刺激,为穿孔愈合提供更有利的环境。

在整个非手术治疗过程中,医师会密切观察患者的病情变化。如果治疗6～8小时后,患者的腹痛明显减轻或缓解,腹膜炎的体征范围缩小,那么说明非手术治疗是有效的。然而,如果病情继续加重或无改善,医师可能会考虑转为手术治疗。

需要注意的是,非手术治疗虽然可以避免手术的创伤和风险,但其效果并非100%。因此,在接受非手术治疗时,患者应保持积极的心态,配合医师的治疗和康复指导,以期早日康复。同时,对于那些病情较重、穿孔较大或伴有其他并发症的患者,可能仍需考虑手术治疗。

总之,胃十二指肠溃疡急性穿孔的非手术治疗是一种有效的保守治疗方法,但需要在医师的指导下进行,并密切观察病情变化。通过合理的治疗措施和患者的积极配合,大多数患者可以获得良好的治疗效果。

(二)手术治疗

胃十二指肠溃疡急性穿孔的手术治疗方式主要包括以下几种。

1.穿孔修补术

这是一种直接针对穿孔部位的手术方法,适用于穿孔较小、周围组织炎症较轻的情况。在手术中,医师会通过腹腔镜或开腹的方式找到穿孔部位,并使用专门的缝合器械将穿孔处进行精确缝合。缝合时,医师会特别注意保持胃壁的完整性和连续性,以防止胃液外漏。完成缝合后,医师还会对穿孔周围的组织进行清理和消毒,以预防感染。这种手术方式具有操作简单、恢复快的特点,但需要注意的是,术后患者仍需注意饮食调整和药物治疗,以促进穿孔部位的愈合。

2.胃大部切除术

这种手术方式适用于溃疡较大、穿孔较严重或伴有其他并发症的患者。手术中,医师会切除大部分胃组织,包括溃疡病灶及其周围的炎症组织。切除后,医师会对剩余的胃组织进行重建,以恢复其正常的生理功能。这种手术方式虽然能够彻底解决问题,但手术创伤较大,术后恢复时间较长。因此,在选择这种手术方式时,医师会综合考虑患者的身体状况和手术风险。

3.腹腔引流术

对于某些特殊情况,医师可能会采用其他手术方式。例如,对于穿孔部位周围炎症严重、组织水肿明显的患者,医师可能会选择先进行腹腔引流术,待炎症消退后再进行穿孔修补或胃大部切除术。腹腔引流术是通过在腹腔内放置引流管,将积液和炎症物质排出体外,以减轻腹腔内的压力和炎症反应。这种手术方式可以在一定程度上缓解患者的症状,为后续的手术治疗创造有利条件。

在手术过程中,医师还会根据患者的具体情况采用一些辅助措施,如使用止血药物控制术中出血、放置腹腔引流管预防术后腹腔积液等。这些措施有助于提高手术的安全性和效果。

需要注意的是,手术治疗虽然可以解决穿孔问题,但并非所有患者都适合手术治疗。在选择手术方式时,医师会综合考虑患者的年龄、身体状况、穿孔大小、腹腔污染程度等因素,制定个性化的治疗方案。同时,患者在术后也需要积极配合医师的治疗和康复指导,以促进身体的早日恢复。

(杨雪亮)

第二节 胃十二指肠溃疡大出血

胃、十二指肠溃疡患者有大量呕血、柏油样黑粪,引起红细胞、血红蛋白和血细胞比容明显下降,脉率加快,血压下降,出现为休克前期症状或休克状态,称为溃疡大出血,不包括小量出血或仅有大便隐血阳性的患者。胃、十二指肠溃疡出血,是上消化道大出血中最常见的原因,占50%以上。

一、流行病学

十二指肠溃疡并发症住院患者中,出血多于穿孔4倍。约20%的十二指肠溃疡患者在其病程中会发生出血,十二指肠溃疡患者出血较胃溃疡出血为多见。估计消化性溃疡患者约占全部上消化道出血住院患者的50%。虽然H_2受体拮抗药和奥美拉唑药物治疗已减少难治性溃疡择期手术的病例数,但因合并出血患者的手术例数并无减少。

二、病因和发病机制

(一)非甾体抗炎药

应用NSAIDs是溃疡出血的一个重要因素,具有这部分危险因素的患者在增加。在西方国家多于50%以上消化道出血患者有新近应用NSAIDs史。在老年人口中,以前有胃肠道症状,并有短期NSAIDs治疗,这一危险因素正在增高。使用大剂量的阿司匹林(300 mg/d)预防一过性脑缺血发作的患者,其相对上消化道出血的危险性比用安慰剂治疗的高7.7倍,其他NSAIDs亦增加溃疡上消化道出血的危险性。

(二)甾体类皮质类固醇

皮质类固醇在是否引起消化性溃疡合并出血中的作用仍有争议。最近回顾性研究提示,同时应用NSAIDs是更重要的危险因素。合并应用皮质类固醇和NSAIDs,上消化道出血的危险性升高10倍。

(三)危重疾病

危重患者是消化性溃疡大出血的危险人群,尤其是需要在重病监护病房治疗的。例如心脏手术后,这种并发症的发生率为0.4%,这些患者大多数被证实为十二指肠溃疡,且这些溃疡常是大的或多发性的。加拿大一个大宗的多个医院联合研究发现,ICU患者上消化道出血的发生率为1.5%,病死率达48%,这些患者常需用抗溃疡药预防。

(四)幽门螺杆菌

出血性溃疡患者的Hp感染为15%~20%,低于非出血溃疡患者,因此Hp根治对于减少溃疡复发和再出血的长期危险是十分重要的。

三、病理生理学

溃疡基底的血管壁被侵蚀而导致破裂出血,大多数为动脉出血。引起大出血的十二指肠溃疡通常位于球部后壁,可侵蚀胃、十二指肠动脉或胰十二指肠上动脉及其分支引起大出血。胃溃疡大出血多数发生在胃小弯,出血源自胃左、右动脉及其分支。十二指肠前壁附近无大血管,故此处的溃疡常无大出血。溃疡基底部的血管侧壁破裂出血不易自行停止,可引发致命的动脉性出血。大出血后血容量减少、血压降低、血流变缓,可在血管破裂处形成血凝块而暂时止血。由于胃肠的蠕动和胃、十二指肠内容物与溃疡病灶的接触,暂时停止的出血有可能再次活动出血,应予高度重视。

溃疡大出血所引起的病理生理变化与其他原因所造成的失血相同,与失血量的多少及失血的速度有密切的关系。据实验证明,出血50~80 mL即可引起柏油样黑粪,如此少量失血不致发生其他显著症状,但持续性大量失血可以导致血容量减低、贫血、组织低氧、循环衰竭和死亡。

大量血液在胃肠道内可以引起血液化学上的变化,最显著的变化为血非蛋白氮增高,其主要原因是血红蛋白在胃肠内被消化吸收。有休克症状的患者,由于肾脏血液供应不足,肾功能受损,也是可能的原因。胃肠道大出血所致的血非蛋白氮增高在出血后24~48小时内即出现,如肾脏功能未受损害,增高的程度与失血量成正比,出血停止后3~4天内恢复至正常。

四、临床表现

胃、十二指肠溃疡大出血的临床表现主要取决于出血的量及出血速度。

(一)症状

呕血和柏油样黑粪是胃、十二指肠溃疡大出血的常见症状,多数患者只有黑粪而无呕血症状,迅猛的出血则为大量呕血与紫黑血粪。呕血前常有恶心症状,便血前后可有心悸、眼前发黑、乏力、全身疲软,甚至晕厥症状。患者过去多有典型溃疡病史,近期可有服用阿司匹林或NSAIDs药物等情况。

(二)体征

一般失血量在400 mL以上时,有循环系统代偿的现象,如苍白、脉搏增速但仍强有力,血压正常或稍增高。继续失血达800 mL后即可出现明显休克的体征,如出汗、皮肤凉湿、脉搏快弱、血压降低、呼吸急促等。患者意识清醒,表情焦虑或恐惧。腹部检查常无阳性体征,也可能有腹胀、上腹压痛、肠鸣音亢进等。约半数的患者体温增高。

五、辅助检查

大量出血早期,由于血液浓缩,血常规变化不大,以后红细胞计数、血红蛋白值、血细胞比容均呈进行性下降。

依据症状和体检不能准确确定出血的原因。约75%患者过去有消化性溃疡病史以证明溃疡是其出血的病因;干呕或呕吐发作后突然发生出血提示食管黏膜撕裂症(Mallory-Weiss Tear);病史及体检有肝硬化证据提示可能食管静脉曲张出血。为了正确诊断出血的来源,必须施行上消化道内镜检查。

内镜检查在上消化道出血患者中有各种作用。除可明确出血的来源,如来源于弥漫性出血性胃炎、静脉曲张、贲门黏膜撕裂症,或胃、十二指肠溃疡出血外,内镜所见的胃、十二指肠溃疡的外貌有估计的预后意义,在有小出血的患者,见到清洁的溃疡基底或着色的斑点预示复发出血率低,约为2%,这些患者适合早期进食和出院治疗。相反,发现于溃疡基底可见血管或新鲜凝血块预示有较高的再出血率。大的溃疡(直径>1 cm)同样有高的复发再出血率。由于内镜下治疗技术的发展,非手术治疗的成功率已明显提高,手术的需要和病死率显著下降。

内镜下胃、十二指肠溃疡出血病灶特征现多采用Forrest分级:FⅠa,可见溃疡病灶处喷血;FⅠb,可见病灶处渗血;FⅡa,病灶处可见裸露血管;FⅡb,病灶处有血凝块附着;FⅢ,溃疡病灶基底仅有白苔而无上述活动性出血征象。根据上述内镜表现除FⅢ外,只要有其中一种表现均可确定为此次出血的病因及出血部位。

选择性腹腔动脉或肠系膜上动脉造影也可用于血流动力学稳定的活动性出血患者,可明确病因与出血部位,指导治疗,并可采取栓塞治疗或动脉内注射垂体加压素等介入性止血措施。

六、诊断和鉴别诊断

(一)诊断

有溃疡病史者,发生呕血与黑粪,诊断并不困难。10%~15%的患者出血无溃疡病史,鉴别出血的来源较为困难。大出血时不宜行上消化道钡剂检查,因此,急诊纤维胃镜检查在胃、十二指肠溃疡出血的诊断中有重要作用,可迅速明确出血部位和病因,出血24小时内胃镜检查检出率可达70%~80%,超过48小时则检出率下降。

(二)鉴别诊断

胃、十二指肠溃疡出血应与应激性溃疡出血、胃癌出血、食管静脉曲张破裂出血、贲门黏膜撕裂综合征和胆管出血相鉴别。上述疾病,除内镜下表现与胃、十二指肠溃疡出血不同外,应结合其他临床表现相鉴别。如应激性溃疡出血多出现在重大手术或创伤后;食管静脉曲张破裂出血体检可发现蜘蛛痣、肝掌、腹壁静脉曲张、肝大、腹水、巩膜黄染等肝硬化的表现;贲门黏膜撕裂综合征多发生在剧烈呕吐或干呕之后;胆管大量出血常由肝内疾病(化脓性感染、胆石、肿瘤)所致,其典型表现为胆绞痛、便血或呕血、黄疸之三联征。

七、治疗

治疗原则是补充血容量,防止失血性休克,尽快明确出血部位,并采取有效的止血措施,防止再出血。总体上,治疗方式包括非手术及手术治疗。

(一)非手术治疗

主要是针对休克的治疗,主要措施如下:①补充血容量,建立可靠畅通的静脉通道,快速滴注平衡盐液,做输血配型试验。同时严密观察血压、脉搏、尿量和周围循环状况,并判断失血量,指导补液。失血量达全身总血量的20%时,应输注羟乙基淀粉、右旋糖酐或其他血浆代用品,用量在1 000 mL左右。出血量较大时可输注浓缩红细胞,也可输全血,并维持血细胞比容不低于30%。输注液体中晶体与胶体之比以3:1为宜。监测生命体征,测定中心静脉压、尿量,维持循环功能稳定和良好呼吸、肾功能十分重要。②留置鼻胃管,用生理盐水冲洗胃腔,清除血凝块,直至胃液变清,持续低负压吸引,动态观察出血情况。可经胃管注入200 mL含8 mg去甲肾上腺素的生理盐水溶液,每4~6小时1次。③急诊纤维胃镜检查可明确出血病灶,还可同时施行内镜下电凝、激光灼凝、注射或喷洒药物等局部止血措施。检查前必须纠正患者的低血容量状态。④止血、制酸、生长抑素等药物的应用经静脉或肌内注射巴曲酶;静脉给予H_2受体拮抗药(西咪替丁等)或质子泵抑制药(奥美拉唑等);静脉应用生长抑素(善宁、奥曲肽等)。

(二)手术治疗

内镜止血的成功率可达90%,使急诊手术大为减少,且具有创伤小、极少并发穿孔和可重复实施的优点,适用于绝大多数溃疡病出血,特别是高危老年患者。即使不能止血的病例,内镜检查也明确了出血部位、原因,使后续的手术更有的放矢,成功率升高。内镜处理后发生再出血时仍建议首选内镜治疗,仅在以下患者考虑手术处理:①难以控制的大出血,出血速度快,短期内发生休克,或较短时间内(6~8小时)需要输注较大量血液(>800 mL)方能维持血压和血细胞比容者。②纤维胃镜检查发现动脉搏动性出血,或溃疡底部血管显露再出血危险很大。③年龄在60岁以上,有心血管疾病、十二指肠球后溃疡以及有过相应并发症者。④近期发生过类似的大出血或合并穿孔或幽门梗阻。⑤正在进行药物治疗的胃、十二指肠溃疡患者发生大出血,表明溃疡侵蚀性大,非手术治疗难以止血。

手术治疗的目的在于止血抢救患者生命,而不在于治疗溃疡本身和术后的溃疡复发问题。手术介入的方式,经常采用的有:①单纯止血手术,即(胃)十二指肠切开+腔内血管缝扎,加或不加腔外血管结扎。结合术前胃镜和术中扪摸检查,一般可快速确定出血溃疡部位,即在溃疡对应的前壁切开,显露溃疡后稳妥缝扎止血。如是在幽门部切开,止血后要做幽门成形术(Heineke-Mikulicz法)。②部分胃切除术。③(选择性)迷走神经切断+胃窦切除或幽门成形术。④介入血管栓塞术。胃部分切除术是前一段时间国内较常采用的一种手术,认为切除了出血灶本身止血可靠,同时切除了溃疡,也避免了术后溃疡的复发。但手术创伤大,在发生了大出血的患者施行,病死率及并发症发生率均高。由于内科治疗的进步和考虑到胃切除后可能的并发症和病死率,近年来更多地采用仅以止血为目的的较保守的一类手术,通过结扎溃疡出血点和(或)阻断局部血管以达到止血目的,术后再辅以正规的内科治疗。因创伤较小,尤其适合老年和高危患者。血管栓塞术止血成功率也较高,但要求特殊设备和娴熟的血管介入技术。

(刘光彬)

第三节　胃十二指肠憩室

胃、十二指肠憩室是指胃壁或十二指肠壁的局限性袋状扩张或囊样突出,其发生可能与胃肠胚胎起源有关。胃、十二指肠憩室的发病率文献报道不一,常规胃肠钡餐检查胃憩室的发现率为0.043%~0.1%,十二指肠憩室在消化道中的发生率仅次于结肠憩室,发病率为2%~22%。本病可发生于任何年龄,其发生率随年龄的增长而增高,多见于年龄50~60岁者,男女发病率无明显差异。

一、病因学

胃憩室的病因分为先天性及后天性两种。前者与胃壁肌层先天性薄弱肌层发育不良有关，好发于胃贲门近小弯后壁，多单发，常为真性憩室，即憩室壁包含有正常胃壁所有的全层。后天性胃憩室多发生于幽门附近，为假性憩室，即仅有黏膜和黏膜下层膨出，憩室壁内缺乏固有肌层，其成因可分为内压性和牵引性。内压性憩室多为胃壁先天性解剖薄弱（环肌缺如、斜行肌薄弱、纵肌分离等），加之胃内病变引起的压力增加所致。牵引性憩室多继发于炎症、溃疡及肿瘤等病理因素，与自身及邻近病变的牵拉等因素有关。

局部肠壁薄弱和肠腔内压力增高是十二指肠憩室发生的主要原因。肠壁薄弱的原因可能是先天性肠壁肌层发育不全或内在肌张力低下，或年龄增加肠壁发生退行性变化而致。肠腔外病变如炎症性粘连造成的牵拉、肠外脂垂过多、肥胖、便秘和局部血供不足亦是憩室形成的相关因素。十二指肠降段壶腹部由于有胰管、胆管、血管通过，缺乏结缔组织且肌层薄弱，加上Oddi括约肌的不断收缩牵拉，故更易发生憩室，多为肠壁全层膨出的真性憩室。位于十二指肠球部的大多为假性憩室，即憩室壁中没有肌层，由于球部溃疡痊愈后瘢痕收缩及局部肠壁变弱所致。

二、分类

按其病因可分为真性憩室和假性憩室，按憩室多少分为单发憩室与多发憩室。十二指肠憩室按憩室膨出方向与十二指肠腔的关系，可分为腔内型憩室和腔外型憩室，后者更为常见。按憩室的解剖部位可分为十二指肠乳头旁憩室和非乳头旁憩室，前者是指发生在十二指肠乳头周围2～3 cm以内的憩室，是十二指肠憩室的主要类型。

三、临床表现

胃憩室患者临床症状取决于病变部位和憩室的大小，多无明显临床症状，部分患者可出现上腹饱胀感或隐痛不适，餐后及卧位时临床症状加重，变换体位临床症状可缓解。严重者可伴有恶心、呕吐、反酸、嗳气、黑便等临床症状，与食物在憩室内滞留引起憩室炎、溃疡或出血等并发症有关。

多数十二指肠憩室无明显的临床症状，常在上消化道钡剂造影或经内镜逆行胰胆管造影（ERCP）检查胆胰疾病时偶然发现。是否出现临床症状与憩室的大小、部位及与周围脏器的关系等有关。部分患者可出现腹部不适、腹痛、反酸、呕吐、饱食后加重。并发憩室炎或溃疡时，临床症状较重甚至出现呕血、黑便。十二指肠乳头旁憩室多可合并胆胰疾病，称为Lemmel综合征，表现为胆囊结石、胆囊切除术后综合征、反复形成的胆管结石、并发胆管炎、胰腺炎等，多是由于憩室机械性压迫胆胰管造成引流不畅、憩室炎或Oddi括约肌功能障碍所致。

四、影像学检查

（一）X线钡餐检查

X线钡餐检查表现为圆形或椭圆形凸出腔外的囊袋影，边缘锐利，轮廓光整，与胃壁或肠壁间有狭颈连接，并可见黏膜伸入其内。有憩室炎时憩室轮廓可不规则，边缘毛糙。憩室的排空取决于憩室颈部狭窄的程度。较大的憩室内立位可见气、钡分层或气、液、钡分层现象（图7-1）。

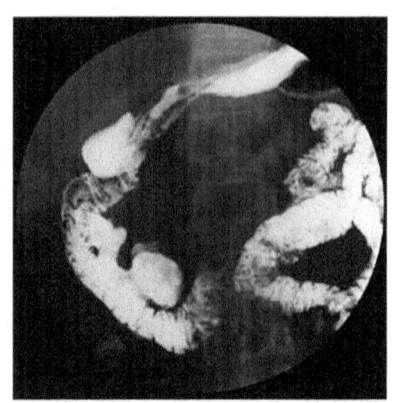

图 7-1 十二指肠憩室钡餐表现

(二)内镜检查

内镜对胃、十二指肠憩室的诊断更为直观,可以直接观察病变形态及特点。胃、十二指肠憩室的内镜表现为胃壁或肠壁的局部凹陷或膨出,憩室口多呈圆形,边缘规则清楚,黏膜皱襞向憩室内伸展,有时可见憩室腔黏膜充血、水肿及溃疡形成,偶有食物残渣潴留(图7-2)。

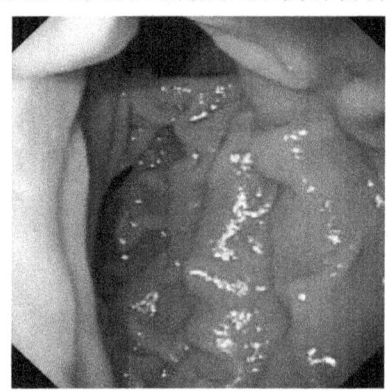

图 7-2 胃憩室内镜表现

十二指肠乳头旁憩室根据憩室与乳头的关系,又可分为乳头旁憩室(图 7-3)和憩室内乳头(图 7-4)。内径逆行胰胆管造影(ERCP)可明确憩室与胰胆管之间的关系,以及憩室合并胆胰疾病的情况。ERCP不仅有诊断价值,同时可对某些有临床症状十二指肠憩室患者进行内镜治疗。

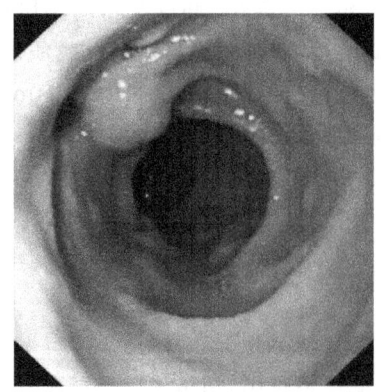 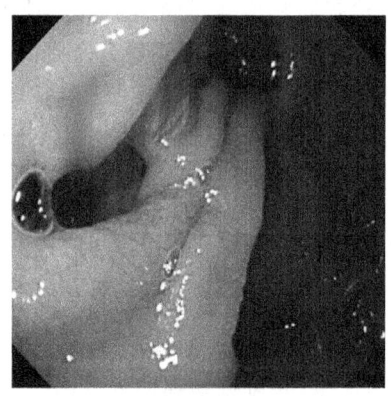

图 7-3　十二指肠乳头旁憩室(乳头旁憩室)内镜表现　　图 7-4　十二指肠乳头旁憩室(憩室内乳头)内镜表现

(三)CT、MRI 检查

CT 扫描能提示胃、十二指肠憩室诊断,典型胃、十二指肠 CT 表现为突出于胃或十二指肠轮廓之外的大小不一的圆形或椭圆形的囊袋状影,增强时可呈不均匀强化,特异性表现是于肿物内发现气体回声(图 7-5)。如憩室内容物存留时间过长,造成憩室炎、糜烂、出血及恶性变等并发症,表现为憩室轮廓不规整及内有小丘状阴影等。多层螺旋 CT 扫描还能观察十二指肠乳头旁憩室全貌及其与胆胰管解剖关系,可鉴别梗阻性黄疸的病因和急慢性胰腺炎诊断。CT 检查还有助于诊断十二指肠憩室穿孔,表现为肠壁增厚,网膜脂肪聚集包裹,肠腔外、后腹膜积液或积气。

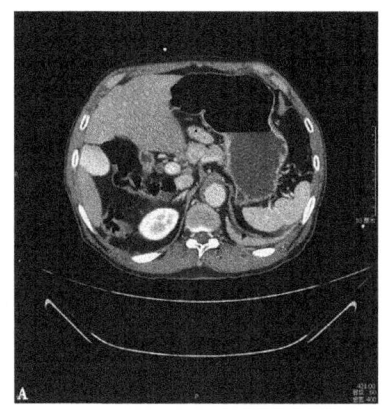
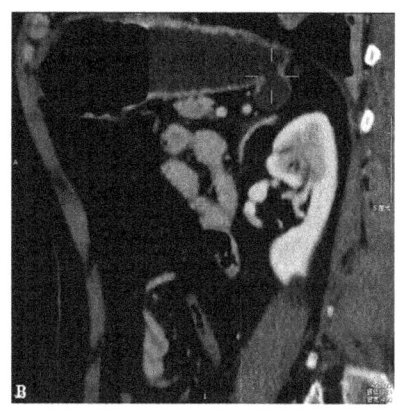

图 7-5　胃憩室 CT 表现
A.轴位连续层面;B.多平面重组

MRI 图像分辨率高、清晰,对胃底憩室的显示较好,特别是对胃黏膜及周围间隙及结构的显示优于 CT。磁共振胰胆管造影(MRCP)能够发现并诊断十二指肠憩室,特征性表现为肠外囊袋状影,内含气液平面,具有较高的诊断准确性,但完全液性或气性憩室需与胰腺囊性占位鉴别。MRCP 还有助于胰胆管疾病的检查,对 ERCP 及内镜下治疗有指导意义。

五、诊断与鉴别诊断

胃、十二指肠憩室无特异性临床症状,诊断有赖于 X 线钡餐检查和内镜检查。

胃憩室主要与胃溃疡相鉴别,一般而言胃憩室多有明显的狭颈、大小形态可变以及内有黏膜伸入、好发于胃底、贲门附近等特点,据此与胃良性溃疡相鉴别。胃小弯角切迹附近是胃溃疡的好发部位,发生于此处的憩室尤其是较大的憩室需与穿透性溃疡、胃癌相鉴别。有时胃底憩室还需与胃底间质瘤、左肾上腺区肿物鉴别。

十二指肠憩室需与消化系统常见疾病如急慢性胆囊炎、胆石症、慢性胃炎、消化性溃疡、胰腺炎、胰腺肿瘤等相鉴别。

六、治疗

无临床症状或仅有轻微临床症状的胃、十二指肠憩室无须治疗。如果确认临床症状是胃、十二指肠憩室所致,应首先采用非手术治疗,包括饮食调节、体位引流、抑酸、抗炎等,多能缓解。

随着诊疗性 ERCP 的广泛开展,内镜治疗已成为十二指肠乳头旁憩室伴胆胰疾病的新方法,可清除堵塞在憩室内的食物残渣或异物,还能解除憩室引起的胆道下端狭窄,清理结石,畅通引流,减少胆胰疾病复发。

如临床症状不改善,X线检查证实憩室口较小,引流不畅,有大出血或穿孔等并发症者或不能除外恶性病变者,需要手术治疗。

内科综合治疗无效或合并严重并发症,需要手术治疗。手术适应证有:①由憩室引起的消化道临床症状经非手术治疗无效者;②憩室有出血、坏疽及穿孔;③憩室癌变;④十二指肠憩室引起胆道、十二指肠、胰管梗阻。手术方式取决于外科适应证及憩室部位,包括憩室切除术、憩室内翻缝合术、憩室旷置术及憩室成形术等。

(刘光彬)

第四节 肥厚性幽门狭窄

肥厚性幽门狭窄是常见疾病,占消化道畸形的第3位。早在1888年丹麦医师Hirschsprung首先描述本病的病理特点和临床表现,但未找到有效治疗方法。1912年Ramstedt在前人研究基础上创用幽门肌切开术,从而使病死率明显降低,成为标准术式推行至今。目前手术病死率已降至1%以下。

依据地理、时令和种族,有不同的发病率。欧美国家较高,在美国每400个活产儿中1例患此病,非洲、亚洲地区发病率较低,我国发病率为1/3 000。男性居多,占90%,男女之比为(4～5):1。多为足月产正常婴儿,未成熟儿较少见;第一胎多见,占总病例数的40%～60%。有家族聚集倾向,母患病,则子女患病可能性增加3倍。

一、病理解剖

主要病理改变是幽门肌层显著增厚和水肿,尤以环肌为著,纤维肥厚但数量没有增加。幽门部呈橄榄形,质硬有弹性。当肌肉痉挛时则更为坚硬。一般测量长2～2.5 cm,直径0.5～1 cm,肌层厚0.4～0.6 cm,在年长儿肿块还要大些。但肿块大小与症状严重程度和病程长短无关。肿块表面覆有腹膜且甚光滑,由于血供受压力影响,色泽显得苍白。肥厚的肌层挤压黏膜呈纵形皱襞,使管腔狭小,加上黏膜水肿,以后出现炎症,使管腔更显细小,在尸解标本上幽门仅能通过1 mm的探针。细窄的幽门管向胃窦部移行时腔隙呈锥形逐渐变宽,肥厚的肌层逐渐变薄,二者之间无精确的分界。但在十二指肠侧则界限明显,胃壁肌层与十二指肠肌层不相连续,肥厚的幽门肿块类似子宫颈样突入十二指肠。组织学检查见肌层肥厚,肌纤维排列紊乱,黏膜水肿、充血。由于幽门梗阻,近侧胃扩张,胃壁增厚,黏膜皱襞增多且水肿,并因胃内容物滞留,常导致黏膜炎症和糜烂,甚至有溃疡。

肥厚性幽门狭窄病例合并先天畸形相当少见,7%左右。食管裂孔疝、胃食管反流和腹股沟疝是最常见的畸形,但未见有大量的病例报道。

二、病因

对幽门狭窄的病因和发病机制至今尚无定论,多年来进行大量研究,主要有以下几种观点。

(一)遗传因素

在病因学上起着很重要的作用。发病有明显的家族性,甚至一家中母亲和7个儿子同病,且在单卵双胎比双卵双胎多见。双亲中有一人患此病,子女发病率可高达6.9%。若母亲患病,其子发病率为19%,其女为7%;如父亲患病,则分别为5.5%和2.4%。经过研究指出幽门狭窄的遗传机制是多基因性,既非隐性遗传亦非伴性遗传,而是由一个显性基因和一个性修饰多因子构成的定向遗传基因。这种遗传倾向受一定的环境因素而起作用,如社会阶层、饮食种类、季节等。发病以春秋季为高,但其相关因素不明。常见于高体重的男婴,但与胎龄的长短无关。

(二)神经功能

从事幽门肠肌层神经丛研究的学者发现,神经节细胞直至生后2~4周才发育成熟。因此,许多学者认为神经节细胞发育不良是引起幽门肌肉肥厚的机制,否定了过去幽门神经节细胞变性导致病变的学说。但也有持不同意见者,其观察到幽门狭窄的神经节细胞数目减少不明显,但有神经节细胞分离、空化等改变,这些改变可能造成幽门肌肥厚。如神经节细胞发育不良是原因,则早产儿发病应多于足月儿,然而二者并无差异。近年研究认为肽能神经的结构改变和功能不全可能是主要病因之一,通过免疫荧光技术观察到环肌中含脑啡肽和血管活性肠肽神经纤维数量明显减少,应用放射免疫法测定组织中P物质含量减少,由此推测这些肽类神经的变化与发病有关。

(三)胃肠激素

幽门狭窄患儿术前血清促胃液素升高曾被认为是发病原因之一,经反复实验,目前并不能推断是幽门狭窄的原因还是后果。近年研究发现血清和胃液中前列腺素(PGS)浓度增高,由此提示发病机制是幽门肌层局部激素浓度增高使肌肉处于持续紧张状态,而致发病。亦有人对血清胆囊收缩素进行研究,结果无异常变化。近年来研究认为一氧化氮合成酶的减少也与其病因相关。幽门环肌中还原性辅酶Ⅱ(NADPHd)阳性纤维消失或减少,NO合酶明显减少,致NO产生减少,使幽门括约肌失松弛,导致胃输出道梗阻。

(四)肌肉功能性肥厚

有学者通过细致观察,发现有些出生7~10天的婴儿将凝乳块强行通过狭窄幽门管的征象。由此认为这种机械性刺激可造成黏膜水肿增厚。另一方面也导致大脑皮质对内脏的功能失调,使幽门发生痉挛。两种因素促使幽门狭窄形成严重梗阻而出现症状。但亦有持否定意见,认为幽门痉挛首先应引起某些先期症状,如呕吐,而在某些呕吐发作很早进行手术的病例中却发现肿块已经形成,且肥厚的肌肉主要是环肌,这与痉挛引起幽门肌肉的功能性肥厚是不相符的。

(五)环境因素

发病率有明显的季节性高峰,以春秋季为主,在活检组织切片中发现神经节细胞周围有白细胞浸润。推测可能与病毒感染有关,但检测患儿及其母亲的血、粪和咽部均未能分离出柯萨奇病毒,检测血清抗体亦无变化,用柯萨奇病毒感染动物亦未见相关病理改变。

三、临床表现

症状出现于生后3~6周,亦有更早的,极少数发生在4个月之后。呕吐是主要症状,最初仅是回奶,接着为喷射性呕吐。开始时偶有呕吐,随着梗阻加重,几乎每次喂奶后都要呕吐。呕吐物为黏液或乳汁,在胃内滞留时间较长则吐出凝乳,不含胆汁。少数病例由于刺激性胃炎,呕吐物含有新鲜或变性的血液。有报道幽门狭窄病例在新生儿高胃酸期发生胃溃疡及大量呕血者,亦有报告发生十二指肠溃疡者。在呕吐之后婴儿仍有很强的觅食欲,如再喂奶仍能用力吸吮。未成熟儿的症状常不典型,喷射性呕吐并不显著。

随呕吐加剧,由于奶和水摄入不足,体重起初不增,继之迅速下降,尿量明显减少,数天排便1次,量少且质硬,偶有排出棕绿色便,被称为饥饿性粪便。由于营养不良、脱水,婴儿明显消瘦,皮肤松弛有皱纹,皮下脂肪减少,精神抑郁呈苦恼面容。发病初期呕吐丧失大量胃酸,可引起碱中毒,呼吸变浅而慢,并可有喉痉挛及手足抽搐等症状,以后脱水严重,肾功能低下,酸性代谢产物滞留体内,部分碱性物质被中和,故很少有严重碱中毒者。如今,因就诊及时,严重营养不良的晚期病例已难以见到。

幽门狭窄伴有黄疸,发生率约2%。多数以非结合胆红素升高为主。一旦外科手术解除幽门梗阻后,黄疸就很快消退。因此,这种黄疸最初被认为是幽门肿块压迫肝外胆管引起,现代研究认为是肝酶不足的关系。高位胃肠梗阻伴黄疸婴儿的肝葡糖醛酸转移酶活性降低,但其不足的确切原因尚不明确。有人认为酶的抑制与碱中毒有关,但失水和碱中毒在幽门梗阻伴黄疸的病例中并不很严重。热能供给不足亦是一种可能原因,与Gilbert综合征的黄疸病例相似,在供给足够热量后患儿胆红素能很快降至正常水平。一般术后5~7天黄疸自然消退,无须特殊治疗。

腹部检查时将患儿置于舒适体位,腹部充分暴露,在明亮光线下,喂糖水时进行观察,可见胃型及蠕动波。检查者位于婴儿左侧,手法必须温柔,左手置于右胁缘下腹直肌外缘处,以示指和环指按压腹直肌,用中指指端轻轻向深部按摸,可触到橄榄形、光滑质硬的幽门肿块,1~2 cm大小。在呕吐之后胃空瘪且腹肌暂时松弛时易于扪及。当腹肌不松弛或胃扩张明显时肿块可能扪不到,可先置胃管排空胃,再喂给糖水边吸吮边检查,要耐心反复检查,据经验多数病例均可扪到肿块。

实验室检查发现临床上有失水的婴儿,均有不同程度的低氯性碱中毒,血液PCO_2升高,pH升高和低氯血症。必须认识到代谢性碱中毒时常伴有低钾现象,其机制尚不清楚。小量的钾随胃液丢失外,在碱中毒时钾离子向细胞内移动,引起细胞内高钾,而细胞外低钾,同时肾远曲小管上皮细胞排钾增多,从而造成血钾降低。

四、诊断

依据典型的临床表现,见到胃蠕动波、扪及幽门肿块和喷射性呕吐等3项主要征象,诊断即可确定。其中最可靠的诊断依据是触及幽门肿块。同时可进行超声检查或钡餐检查以助明确。

(一)超声检查

诊断标准包括反映幽门肿块的3项指标:幽门肌层厚度≥4 mm,幽门管长度≥18 mm,幽门管直径≥15 mm。有人提出以狭窄指数(幽门厚度×2÷幽门管直径×100%)>50%作为诊断标准。超声下可注意观察幽门管的开闭和食物通过情况。

(二)钡餐检查

诊断的主要依据是幽门管腔增长(>1 cm)和管径狭窄(<0.2 cm),"线样征"。另可见胃扩张,胃蠕动增强,幽门口关闭呈"鸟喙状",胃排空延迟等征象。有报道随访复查幽门环肌切开术后的病例,这种征象尚可持续数天,以后幽门管逐渐变短而宽,然而有部分病例不能恢复至正常状态。术前患儿钡餐检查后须经胃管洗出钡剂,用温盐水洗胃以免呕吐而发生吸入性肺炎。

五、鉴别诊断

婴儿呕吐有各种病因,应与下列各种疾病相鉴别,如喂养不当、全身性或局部性感染、肺炎和先天性心脏病、颅内压增加的中枢神经系统疾病、进展性肾脏疾病、感染性胃肠炎、各种肠梗阻、内分泌疾病以及胃食管反流和食管裂孔疝等。

六、治疗

(一)外科治疗

采用幽门环肌切开术是最好的治疗方法,疗程短,效果好。术前必须经过24~48小时的准备,纠正脱水和电解质紊乱,补充钾盐。营养不良者给静脉营养,改善全身情况。手术是在幽门前上方无血管区切开浆膜及部分肌层,切口远端不超过十二指肠端,以免切破黏膜,近端则应超过胃端以确保疗效,然后以钝器向深层划开肌层,暴露黏膜,撑开切口至5 mm以上宽度,使黏膜自由膨出,局部压迫止血即可。目前采用脐环内弧形切口和腹腔镜完成此项手术已被广泛接受和采纳。患儿术后进食在翌晨开始为妥,先进糖水,由少到多,24小时渐进奶,2~3天加至足量。术后呕吐大多是饮食增加太快的结果,应减量后再逐渐增加。

长期随访报道患儿术后胃肠功能正常,溃疡病的发病率并不增加;而X线复查见成功的幽门肌切开术后有时显示狭窄幽门存在7~10年之久。

(二)内科治疗

内科疗法包括细心喂养的饮食疗法,每隔2~3小时1次饮食,定时温盐水洗胃,每次进食前15~30分钟服用阿托品类解痉剂等三方面结合进行治疗。这种疗法需要长期护理,住院2~3个月,很易遭受感染,效果进展甚慢且不可靠。目前美国、日本有少数学者主张采用内科治疗,尤其对不能耐受手术的特殊患儿,保守治疗相对更安全。近年提倡硫酸阿托品静脉注射疗法,部分病例有效。

(刘光彬)

第五节 急性胃黏膜病变

一、病因

(一)药物

多种药物,常见的有非甾体抗炎药如阿司匹林、吲哚美辛、保泰松等以及肾上腺皮质激素类。阿司匹林在酸性环境中呈非离子型及相对脂溶性,能破坏胃黏膜上皮细胞的脂蛋白层,削弱黏膜屏障引起氢离子逆渗至黏膜内,引起炎症渗出、水肿、糜烂、出血或浅溃疡。其他药物如洋地黄、抗生素、钾盐、咖啡因等亦可引起本病。

(二)乙醇(酒精)中毒

乙醇(酒精)中毒也是本病常见的原因。大量酗酒后引起急性胃黏膜糜烂、出血。

二、临床表现

上消化道出血是其最突出的症状,可表现为呕血或黑粪,其特点是:①有服用有关药物、酗酒或可导致应激状态的疾病史。②起病骤然,突然呕血、黑粪。可出现在应激性病变之后数小时或数天。③出血量多,可呈间歇性、反复多次,常导致出血性休克。起病时也可伴上腹部不适、烧灼感、疼痛、恶心、呕吐及反酸等症状。

三、诊断

(1) X线钡剂检查常阴性。

(2) 急性纤维内镜检查(24～48小时进行),可见胃黏膜局限性或广泛性点片状出血,呈簇状分布,多发性糜烂、浅溃疡。好发于胃体底部,单纯累及胃窦者少见,病变常在48小时以后很快消失,不留瘢痕。

四、鉴别诊断

(一)急性腐蚀性胃炎

有服强酸(硫酸、盐酸、硝酸)、强碱(氢氧化钠、氢氧化钾)或来苏水等病史。服后引起消化道灼伤、出现口腔、咽喉、胸骨后及上腹部剧烈疼痛,伴吞咽疼痛,咽下困难,频繁恶心、呕吐。严重者可呕血,呕出带血的黏膜腐片,可发生虚脱、休克或引起食管、胃穿孔的症状,口腔、咽喉可出现接触处的炎症,充血、水肿、糜烂、坏死黏膜剥脱、溃疡或可见到黑色、白色痂。

(二)急性阑尾炎

本病早期可出现上腹痛、恶心、呕吐,但随着病情的进展,疼痛逐渐转向右下腹,且有固定的压痛及反跳痛,多伴有发热、白细胞计数增高、中性粒细胞明显增多。

(三)胆囊炎、胆石症

有反复发作的腹痛,常以右上腹为主,可放射至右肩、背部。查体时注意巩膜、皮肤黄疸。右上腹压痛、墨菲征阳性,或可触到肿大的胆囊。血胆红素定量、尿三胆检测有助于诊断。

(四)其他

大叶性肺炎、心肌梗死等发病初期可有不同程度的腹痛、恶心、呕吐。如详细询问病史、体格检查及必要的辅助检查,不难鉴别。

五、治疗

(一)一般治疗

祛除病因,积极治疗引起应激状态的原发病,卧床休息,流质饮食,必要时禁食。

(二)补充血容量

5%葡萄糖盐水静脉滴注,必要时输血。

(三)止血

口服止血药如白药、三七粉或经胃管吸出酸性胃液,用去甲肾上腺素8 mg加入100 mL冷盐水中。每2～4小时次1次。亦可在胃镜下止血,喷洒止血药(如孟氏溶液、白药等)或电凝止血、激光止血、微波止血。

(四)抑制胃酸分泌

西咪替丁 200 mg,每天 4 次或每天 800～1 200 mg 分次静脉滴注,雷尼替丁 150 mg,每天 2 次或静脉滴注。

近来有用硫糖铝或前列腺素 E_2,亦获得良好效果。

(刘光彬)

第六节 胃食管反流病

上消化道有两种常见的反流性疾病,一为胃食管反流,一为十二指肠胃反流。两种反流同属消化道动力学障碍,在病理生理及临床上有同异。相似之处如:①两种反流均可在生理情况下发生;②食管下端括约肌(lower esophageal sphincter,LES)和幽门均可因张力低下,手术或病理改变影响其解剖和功能,并改变了食管、胃及十二指肠的 pH 环境,构成病理性反流;一定浓度和数量反流物,及其滞留在上述器官达一定时间,均可导致反流性食管炎及胃炎;故反流性食管炎及碱性反流性胃炎的疼痛症状分别由用酸和碱的灌注所激发。

胃食管反流病(gastroesophageal reflux disease,GERD)是胃、十二指肠内容物反流入食管引起不适症状和(或)食管黏膜病理改变的一类临床状态,为常见的消化道疾病。根据是否导致食管黏膜糜烂溃疡,分为反流性食管炎(reflux esophagitis,RE)及非糜烂性反流病(nonerosive reflux disease,NERD)。胃食管反流既为一种生理现象,又是病理表现。两者的区别在于病理性胃食管反流产生症状且有食管组织学改变,生理性食管反流则否。

GERD 在全球总体人群的发病率达 20%,在我国发病率为 5%～10%,在西方国家发病率较高,在美国此病每年新发患者为 6.4×10^5,约占全部食管疾病的 3/4。据 2000 年出版的 Adam 所著《实用食管疾病的处理》(*Practical Management of Esophageal Disease*)一书介绍,西方国家每天体验到胃灼热症状者为 5%～10%,40% 的人每月有过胃灼热症状。我国工其彰对胃食管反流症状的人口调查,根据 1 727 例的总结 7.05% 的人每天至少受到一次胃灼热症状的困扰,31.9% 每月至少有一次胃灼热症状。北京协和医院1986年对 3 000 名接受胃镜检查患者调查发现,反流性食管炎占 5.8%。上海地区对成人 GERD 流行病学调查显示症状发生率为 7.68%。可见我国胃食管反流症状的发生与西方国家极为相似,但中国人群 GERD 病情较轻,非糜烂性反流病较多见。近些年来,各地食管功能检查工作的普遍开展,GERD 的发病率不断增加,该病发病率随年龄上升而增加,50 岁以上多见。GERD 男女比例接近;但男性发展成反流性食管炎高于女性,比例为(2～3):1;男性更易发展成食管下端黏膜鳞状上皮化生柱状上皮(Barrett 食管),与女性的比例为 10:1。

GERD 大多数患者症状轻微,可以通过改变生活方式及药物治疗得到控制,而其中的 10%～30% 会出现严重的食管炎等并发症而需要考虑外科治疗。

由于胃食管反流作为一种病理生理基础可累及多个领域和学科,例如呼吸科、心血管科、儿科、口腔科、耳鼻喉科、加强病房的危重患者以及需要接受手术治疗的腹/胸外科。因此,对 GERD 的研究逐渐成为国际上研究的热点,在国内业已引起密切关注。

一、病因及病理生理

食管抗反流功能的机制主要是：①膈肌脚纤维（右脚为主）环绕下端食管收缩时的钳夹作用；②食管与胃底成锐角（His 角）；③食管进入胃的入口处，其纵向皱襞形成的瓣膜作用；④腹腔内段食管受腹内压的挤压作用；⑤食管下端括约肌的作用，食管下端括约肌张力为最重要的食管抗反流因素，食管下端括约肌出现功能障碍时，则出现两种病理现象：贲门失弛缓症和胃食管反流。

GERD 是由多种因素造成的以食管下端括约肌功能障碍为主的胃食管动力障碍性疾病，直接损伤因素是胃酸、胃蛋白酶及胆汁（非结合胆盐和胰酶）等反流物。

如胃食管连接部抗反流机制中的一种或数种发生障碍（抗反流屏障结构与功能异常、食管清除作用降低、食管黏膜屏障功能降低）即可发生胃食管反流。在酸性胃内容物反流食管时，患者感觉"胃灼热"。由于炎症使食管壁变僵硬，导致食管清除酸的时间延缓，使食管下端括约肌压力下降。如此恶性循环，其结果使更多的酸易于进入食管，引起消化性食管炎，使食管应激性增强，造成继发性痉挛，该过程就是刺激、痉挛、炎症，逐渐形成瘢痕、狭窄、出血、穿孔、假憩室、Barrett 食管，或许发生食管裂孔疝。

胃食管反流患者食管以外可造成损害。过多反流，夜间刺激咽喉黏膜，引起气道吸入，发生哮喘、肺炎，婴儿及儿童则继发呼吸道感染，并发缺铁性贫血及发育障碍。

也应该指出，食管的反流液中有胆汁比无胆汁的食管炎症更为严重。Kranendonk 研究十二指肠液对鼠食管的作用，发现单独胃液不产生黏膜损害，单独胆汁或胰液能产生食管溃疡，若两者同时存在，损害更大。胃内胆盐的浓度对胃食管反流和食管炎症状的发生很重要。

二、临床表现

临床上 GERD 表现多样，轻重不一。

（一）胃灼热和反流是本病最常见的典型症状

胃灼热是指胸骨后或剑突下烧灼感；反流是指胃内容物向咽部或口腔方向流动的感觉。胃灼热和反流常在餐后 1 小时出现，姿势性或反流性胃灼热，由于扭曲弯腰、咳嗽、妊娠、腹水、用力排便、穿紧身外衣和围腰、头低位、仰卧等姿势均可诱发或加重胃灼热。由于进食过量或摄入茶、酒、咖啡、果汁、阿司匹林等物质而诱发。部分患者胃灼热和反流症状可在夜间入睡时发生。

（二）非典型症状

胸痛、上腹痛、上腹部烧灼感、嗳气等为 GERD 的不典型症状。胸痛由反流物刺激食管引起，发生在胸骨后或心窝部，严重时可为剧烈刺痛，放射到后背、胸部、肩部甚至耳后，如同心绞痛或心肌炎，可伴有或不伴有胃灼热和反流。这种由 GERD 引起的非心源性胸痛占 80%。病程初期由于炎症造成食管局限性痉挛，可发生间歇性咽下困难和呕吐；少数患者吞咽困难是由食管狭窄引起，呈持续或进行性加重。

（三）食管外症状

食管外症状包括咳嗽、咽喉症状、哮喘和牙蚀症等，无论患儿或成人均可出现吸入性肺炎甚至窒息，即食管外综合征。2006 年蒙特利尔共识意见提出，尽管以上症状已确认与 GERD 存在关联，但这些症状的发生为多因素作用的结果，GERD 并不一定是唯一的因素。另外，有 59% 的低通气睡眠呼吸暂停患者由明显的胃食管反流引起。

(四)早产儿、婴幼儿发育障碍

婴幼儿特别是早产儿的食管下端括约肌发育不成熟,极易发生胃食管反流,临床上常表现为厌食、拒奶、体重不增或消瘦明显、哭闹、呼吸暂停;稍大儿童主要表现为呕吐、甚至可出现反复的喷射性呕吐、生长发育迟缓、营养不良。北京协和医院对 15 例胎龄 29~32 周的早产儿进行 24 小时食管 pH 监测发现 73.3% 的患儿存在病理性 GERD,给予胃动力药西沙必利后患儿症状迅速缓解,体重增加。天津医科大学第二医院郑军在 1999 年报告观察 40 例早产儿发生 GERD 发生率 82.5%,80% 为无症状型。

(五)并发症

1. 上消化道出血

浅表糜烂性食管炎常为少量持久性出血,伴有不同程度的缺铁性贫血。如发生边界性溃疡甚至穿孔或大出血。

2. 食管狭窄

长期反复胃食管反流可引起食管炎,食管黏膜充血、水肿、糜烂、溃疡,纤维组织增生,瘢痕形成,食管壁的顺应性降低,食管狭窄,痉挛引起吞咽困难。

3. Barrett 食管

反复的食管炎使食管下段鳞状上皮被化生的柱状上皮替代,称之为 Barrett 食管。其腺癌的发生率较正常人高 10~20 倍。

三、诊断

腹部外科医师必须加强对 GERD 的认识,GERD 的常用诊断方法主要包括症状评估、内镜检查和食管 pH 检测等,但主要还是基于临床症状。典型症状为胃灼热及反流,典型症状者占88%,有典型症状者,不管其是否存在食管炎症均可用抗酸药物试验治疗,如治疗有效,则可进一步证实本病诊断;对症状不典型或有典型症状而抗酸药物治疗无效者,应做胃镜检查、24 小时食管 pH 监测进行综合分析来做出诊断。

(一)质子泵抑制剂(PPI)试验

PPI 试验作为 GERD 的诊断试验方法简便、有效,敏感度可达 78%,但特异度较低。具体方法为对于有胃灼热、反流症状且内镜检查阴性疑似 GERD 的患者,可给予标准剂量 PPI 口服 2 次/天,治疗 1~2 周,如症状减轻 50% 以上,则可判断为 PPI 试验阳性。

(二)内镜

与欧美国家建议初诊患者先行 PPI 试验相比,我国共识意见对内镜检查的推荐更为积极。我国共识意见建议具有反流症状的患者在初诊时即行内镜检查。

上消化道内镜(又称食管胃十二指肠镜,EGD 镜)检查时常可发现胆汁带着泡沫自幽门反喷入胃内,将黏液池染黄;可因内镜刺激导致胃肠痉挛、恶心、呕吐,并非真正 GERD,故有一定假阳性和假阴性。另则胃镜为有刺激检查,症状较轻的患者有时不能耐受,依从性差,影响检查的次数和观察的时间有限,其应用价值有一定局限性,但对食管黏膜已发生病理改变者,则可以判断反流性食管炎的严重程度和有无并发症,结合活检可与其他原因引起的食管炎和其他食管病变做鉴别。胃镜下反流性食管炎分级(Savary-Miller 4 期分级法)。①Ⅰ期:贲门上方一处或多处非融合性的黏膜损害,红斑伴/或不伴有渗出或浅表糜烂。②Ⅱ期:融合性糜烂,渗出病变,但未完全累及食管环形皱襞。③Ⅲ期:融合性糜烂,渗出病变,已完全累及食管环形皱襞,导致食管壁炎性浸润,但未引起狭窄。④Ⅳ期:慢性黏膜病变,如溃疡,壁纤维化,狭窄,短缩,瘢痕化,Barrett食管。

食管黏膜活检诊断反流性食管炎的标准是:①鳞状上皮基底细胞层增厚;②乳突向上皮表面延长,超过正常厚度的2/3;③固有膜内中性粒细胞浸润。

(三)食管反流监测

食管反流监测是GERD的有效检查方法,是GERD诊断的客观依据,包括食管pH检测、食管阻抗-pH监测和无线胶囊监测等方法。24小时食管pH监测能记录白天和夜间及24小时食管内的pH<4的百分比、pH<4的次数、持续5分钟以上的次数、最长持续时间等观察指标。这些参数能帮助确定在生理活动状态下有无过多的反流,并有助于阐明胸痛和酸反流的关系。未使用PPI的患者可选择单纯pH监测;若正在使用PPI治疗则需加阻抗监测以检测包括弱酸和弱碱反流在内的所有非酸反流,meta分析提示服用PPI后行反流监测,弱酸反流是最常见的反流形式,为PPI疗效欠佳的重要原因。无线胶囊监测可使监测延长至48小时甚至96小时。

(四)食管X线钡餐

传统的食管钡餐检查将胃食管影像学和动力学结合起来,可发现食管下段黏膜皱襞增粗、不光滑,可见龛影、狭窄,食管蠕动减弱;并可显示有无钡剂从胃反流至食管,因此对诊断有互补的作用,但其敏感性较低。2014年中国胃食管反流病专家共识提出,如患者不存在吞咽困难等症状,不推荐行食管钡剂造影。

(五)食管测压

食管测压可了解食管动力状态,用于术前评估,但不能作为GERD的诊断手段。由于食管下端括约肌压力低下以及食管蠕动障碍等动力学异常并非GERD的特异性表现,因此食管测压诊断GERD的价值有限。但通过食管测压可对食管下端括约肌进行定位,有利于置放食管反流监测导管;而且在行抗反流手术前可排除其他食管动力障碍性疾病,如贲门失弛缓症、硬皮病引起的严重食管动力低下等。因此,食管测压在临床上有利于评估食管功能。

(六)核素胃食管反流检查

用同位素标记液体,显示在平卧位及腹部加压时有过多的核素胃食管反流。如肺内显示核素增强时,表明有过多的反流,常是肺部病变的原因。由于操作烦琐,且有放射性污染,目前临床已很少使用。

四、治疗

目的在于控制症状、治愈食管炎、减少复发和防治并发症。

(一)改变生活方式

改变生活方式是GERD治疗的一部分,可以减轻症状、防止复发、且无须花钱。体位方法包括餐后保持直立位,避免用力提物、弯腰低头;避免睡前小吃或饱餐,少进水,应用促动力药;睡觉时垫高上半身15~20 cm。防止食管下括约肌基础压力降低的措施,包括尽量减少饮食中脂肪、巧克力、酒精和咖啡的摄入以减少反流和加重胃灼热症状。吸烟增加胃食管反流和促使十二指肠胃反流,因此需戒烟。减少引起腹压增高的因素,肥胖者需减肥,有证明体重下降4.5~6.8 kg可明显减轻症状;不穿紧身衣服。避免服促进反流药物,如抗胆碱能药物、钙通道阻断剂及硝酸甘油等使食管收缩力减弱及引起胃排空延迟。

(二)药物治疗

目的是减低胃内容物的酸度,减少胃食管反流,保护食管黏膜。常用药物有抗分泌剂、抗酸剂、促动力药、黏膜覆盖药,临床上常联合用药。

抗分泌剂包括PPI和H_2受体拮抗剂。多项meta分析显示,PPI对食管炎愈合率、愈合速度和反流症状的缓解率均优于H_2受体拮抗剂,是治疗GERD的首选药物,70%~80%的反流性食管炎患者和60%的非糜烂性反流病患者经8周PPI治疗后可获得完全缓解。2014年中国胃食管反流病专家共识建议,如单剂量PPI治疗无效可换用双倍剂量;如一种PPI治疗无效,可选用其他PPI进行治疗。研究显示,GERD治疗中最优胃酸抑制需要在24小时中使胃内pH>4的时间达到16小时,在疗程方面,共识意见认为PPI治疗GERD使用疗程至少8周。与治疗4周相比,治疗8周可将症状缓解率和食管炎愈合率提高10%以上。合并食管裂孔疝的GERD患者以及Savary-Miller分级Ⅲ期、Ⅳ期的患者,PPI剂量应加倍。PPI包括埃索美拉唑、奥美拉唑、泮托拉唑、兰索拉唑等;H_2受体拮抗剂有西咪替丁、雷尼替丁、法莫替丁、尼沙替丁等。

促动力药包括多潘立酮(吗丁啉)、莫沙必利、依托比利等,这类药物可能通过改变食管下端括约肌压力、改善食管蠕动功能、促进胃排空,从而达到减少胃内容物向食管反流及减少其在食管的滞留时间。但此类药物疗效不确定,因此只适用于轻症患者,或作为联合用药。

抗酸剂包括氢氧化铝、氧化镁、三硅酸镁、碳酸钙等。目前认为,长期服用含铝镁的抗酸剂应慎重,短期应用是安全的。

黏膜覆盖有硫糖铝、藻酸盐制剂、枸橼酸铋钾、蒙脱石散(思密达)等,起到一定的黏膜保护作用,可作为辅助用药。

(三)维持治疗

GERD具有慢性复发倾向,为减少症状复发,防止食管炎复发引起的并发症,可给予维持治疗。

维持治疗方法主要包括以下几种。①持续维持:指当症状缓解后维持原剂量或半量PPI每天1次,长期使用。②间歇治疗:指PPI剂量保持不变,但延长用药周期,最常应用的是隔天疗法;在维持治疗中,若症状反复出现,应增至足量PPI维持。③按需治疗:是指经初始治疗成功后停药观察,一旦出现胃灼热、反流症状,随即再用药至症状消失。2014年中国胃食管反流病专家共识指出,非糜烂性反流病和轻度食管炎(Savary-Miller分级Ⅰ期和Ⅱ期)患者可采用按需治疗和间歇治疗,PPI为首选药物,抗酸剂是可选药物;重度食管炎(Savary-Miller分级Ⅲ期、Ⅳ期)及Barrett食管患者通常需要PPI持续维持。但西方国家认为长期使用PPI有造成难辨梭状芽孢杆菌感染的可能,我国尚无此类研究证实。

(四)手术治疗

大多数患者症状轻微,可以通过改变生活方式及药物治疗得到控制,其中的10%~30%会出现严重的食管炎及其并发症而需要接受手术治疗。治疗病例数目虽然明显低于保守治疗,然而手术治疗却是胃食管反流治疗方法中最重要的一部分。过去认为重度反流性食管炎、出血、狭窄及部分Barrett食管病例,均是外科治疗的适应证。《胃食管反流病诊治指南》指出"对PPI治疗有效但需长期服药的患者,抗反流手术是另一种治疗选择"。

外科手术方法不下数十种,但不外把食管末端的一部分缝合到胃上,以便在腹内压力升高时,经胃传导压力,使缝合部起一抗反流活瓣作用,另一作用是提高食管末端压力。抗反流手术的术式,基本上有三大类:全胃底折叠术、部分胃底折叠术和贲门固定术。

1956年Nissen报告了他设计的全胃底折叠术(360°胃底折叠术)，以后屡经改进，1977年发表了最后一篇报道。"Nissen胃底折叠术"实际泛指传统和改良的Nissen手术许多术式。其目的明显减少了咽下困难和胃膨胀综合征(亦即气顶综合征，gas bloat syndrome，GBS)的发生。短松Nissen手术(short floppy Nissen)这种手术被认为是应用最广、疗效最佳的手术方式。

河北医科大学第四医院王其彰自20世纪80年代就开始研究GERD，根据胃食管结合部的解剖结构设计了贲门斜行套叠术，临床应用已上百例，全部病例术后反流症状消失，经食管pH监测未见食管异常反流，食管下括约肌压力亦显回升。此手术有效地建立了抗反流屏障，效果确实，易于掌握，有推广价值。

近年随着微创外科蓬勃发展，腹腔镜抗反流手术[食管裂孔疝修补和(或)胃底折叠术]以其只需重建(不需切除且无须取标本)、图像放大、光照良好、可在狭小间隙内操作的突出优势而迅速成为GERD的首选手术方式。用腹腔镜治疗GERD首先由加拿大医师Gegeal于1991年开始，不久Dallemagne等于1991年在比利时开会报道12例治疗效果。腹腔镜下施行的手术以Nissen手术为主，此项技术以其创伤小、恢复快、近远期疗效与开放式Nissen手术相当等优点，因此，临床上愿意接受此项手术的患者数量急剧上升，在美国等国家，每年施行此项手术患者5万~7万例。已迅速成为治疗食管裂孔疝的首选术式。在欧美国家已成为除腹腔镜胆囊切除术以外的另一标准手术。国内也已开展了此项技术。微创技术的发展，使手术治疗更为安全、简便、有效。中国对于GERD诊治的专家共识演变过程是2007年多数倾向为手术治疗应综合考虑，由有经验的外科医师慎重决定；2009年认为抗反流手术与药物治疗相当，但手术并发症和病死率与外科医师经验相关；2014年趋于一致的意见是抗反流手术在缓解症状和愈合食管炎方面的疗效在一定程度上优于药物治疗，应得到更多的认可和推广。

(五)内镜治疗

目前GERD内镜下治疗手段主要分为射频治疗、注射或植入技术和内镜腔内胃食管成形术。其中射频治疗和经口不切开胃底折叠术(transoral incisionless fundoplication，TIF)是近年研究的热点。

射频治疗技术是近几年才出现的治疗GERD的新方法。该技术具有操作简单、微创、安全、有效、不良反应少、恢复快等特点，易于被患者接受，为临床上药物疗效不理想的患者提供了新的微创治疗方法。术后2小时即可进流质，活动无限制，术后2天内可出院。关于射频治疗目前已有4项随机对照试验(RCT)，随访3~6个月，结果显示手术组症状改善和生活质量评分均优于假手术组，但上述研究均缺乏长期随访的结果。此外，大部分患者术后虽然症状改善，但仍有反流症状，术后仍需使用PPI，而pH监测参数和食管炎愈合率等客观指标改善不明显。因此，射频治疗的长期有效性仍需进一步研究证实。

TIF是近年新兴的内镜下抗反流手术，近期一项随机多中心交叉对照研究纳入了63例GERD患者，结果显示术后6个月手术组症状缓解率和食管炎愈合率均优于高剂量PPI组。但其长期疗效仍需进一步研究证实。

(六)并发症的治疗

1.食管狭窄

食管慢性溃疡性炎性反应改变可导致瘢痕形成和食管狭窄，临床上尤以食管下段多见。GERD相关食管狭窄的主要治疗方法为气囊扩张，但术后复发率较高，故合并食管狭窄的患者经扩张后需PPI维持治疗,以改善吞咽困难的症状和减少再次扩张的需要,对年轻患者亦可考虑抗反流手术。

2.Barrett食管

Barrett食管是常见的GERD相关并发症,也是与食管腺癌发病密切相关的癌前病变之一,有64%的食管腺癌患者伴有Barrett食管,故应使用PPI及长程维持治疗,定期随访是目前预防Barrett食管癌变的唯一方法。早期识别不典型增生或早期食管癌应及时手术切除。

(刘光彬)

第七节 胆汁反流性胃炎

胆汁反流性胃炎也称碱性反流性胃炎,按十二指肠内容物反流的程度分为十二指肠胃反流和十二指肠胃食管反流。因病理性十二指肠反流与胃炎、食管炎、胃溃疡,甚至胃癌(包括残胃癌)和食管癌等疾病的发生密切相关,对该病应予积极治疗。

一、病因

正常人也可有十二指肠短时逆蠕动,如在空腹和餐后偶有十二指肠胃反流,反流量小,胃排空正常,不会引起反流性胃炎,对人体无影响。但如发作频繁、反流量大、持续时间长,则可发生病理性损害。本病最常发生在BillrothⅡ式胃次全切除术后,少数也见于BillrothⅠ式胃次全切除术、胆囊切除术和Oddi括约肌成形术后。胃次全切除术后因丧失了具抗反流作用的幽门,极易发生十二指肠反流。胆囊功能障碍或胆囊切除术后,胆囊贮存浓缩胆汁以及间断排出胆汁的功能丧失,胆汁会不断排入十二指肠,空腹时胆汁反流增加而致病。许多功能性消化不良患者幽门和下食管括约肌功能性异常,频繁发生自发性松弛也可致十二指肠内容物反流。

在无胃或胆道手术史者中,内源性或外源性胃肠刺激引起幽门括约肌功能失调,也可造成反流性胃炎,但较少见。

二、发病机制

单纯胆汁接触胃黏膜一般不引起直接损害,但可刺激胃酸分泌,胆盐与胃酸结合后可增强酸性水解酶的活力而破坏溶酶体膜、溶解脂蛋白,最终破坏胃黏膜屏障,H^+逆向弥散增加,进入黏膜和黏膜下层后刺激肥大细胞释放组胺,后者又刺激胃酸和胃蛋白酶分泌,最终导致胃黏膜炎症、糜烂和出血。胆汁混有胰液时其损害作用要比单纯胆汁者为大,因胆汁中的卵磷脂与胰液中的磷脂酶A2起作用后转化成溶血卵磷脂;胆盐还能活化磷脂酶A2而使溶血卵磷脂生成增多,足量的溶血卵磷脂可损害胃黏膜,促使H^+逆向弥散入黏膜造成损害。

促胃液素可刺激胃黏膜细胞增殖以增强其屏障作用,防止H^+逆向弥散。胃次全切除术去除了胃窦,使促胃液素分泌减少50%~75%,这是术后反流性胃炎常见发病的原因之一。胃大部切除术后胆汁反流入胃是一常见现象,但不是每一患者都发生症状,其发病原因与下列因素有关。①胃内细菌作用:正常人的胃液通常是无菌的,在胃切除术后反流液在胃内滞留时间长,且胃内大量壁细胞丧失,造成低酸或无酸环境,有利于残胃中需氧菌和厌氧菌的滋生,细菌分解胆盐成次级胆盐,后者可损伤胃黏膜。在有症状的患者中,胃液内都有革兰阴性杆菌或假单胞菌,抗生素可减轻其症状;相反,在无症状的患者中,胃液内多无细菌生长,这就是一明证。②胃排空障碍:在正常人十二指肠反流也常见,不过反流物会迅速被胃排空不会对胃黏膜造成损害,如存有胃排空障碍,十二指肠反流物潴留可引起症状。③胆酸成分改变:凡胆酸成分正常者不发生症状,而去氧胆酸明显增高者常有症状。④胃液中钠浓度:凡胃液中钠浓度超过15 mmol/L者易发生胃炎,而低于15 mmol/L者常无胃炎症状。

三、症状

大多数患者主诉中上腹持续性烧灼痛,餐后疼痛加重,服碱性药物不能缓解。少数患者可表现为胸骨后烧灼痛,与反流性食管炎有关。胆汁性呕吐是其特征性表现。由于胃排空障碍,呕吐多在夜间发生,呕吐物中伴有食物,偶可有少量血丝。因顾虑进食加重症状,患者常减少食量,可发生贫血、消瘦和营养不良。

四、并发症

从病理机制上看,十二指肠反流引起胃炎、食管炎、上消化道溃疡的原因是明确的,但更具临床意义的是下列情况。①残胃癌:是胃大部切除术后的严重并发症,大量研究表明胆汁反流是活动性胃炎的原因之一,并与胃黏膜萎缩和肠化生呈正相关,已明确胆汁是残胃黏膜癌变的促发因素;②Barrett食管:是一种癌前病变,是胃食管反流性疾病的严重阶段,Barrett食管柱状上皮的癌变与十二指肠反流关系密切;③本病严重者可致食管狭窄、溃疡、出血,反流的胃液也可侵蚀咽部声带和气管引起慢性咽炎、慢性声带炎和气管炎,临床上称之为Delahunty综合征,胃液反流吸入呼吸道可致吸入性肺炎。

五、诊断

反流性胃炎的症状无特异性,需进行一些辅助检查明确诊断。

(一)纤维胃镜检查

纤维胃镜检查应是首选方法,可直接观察胃炎和反流情况,后者应在患者无呕吐动作时观察,可见胃黏膜充血、水肿或呈糜烂状,组织学变化为胃小凹上皮增生、胃腺丧失等萎缩性胃炎表现,应注意反流性胃炎和其他胃炎的表现无特殊区别,且反流量大小与症状也无明显像关性,但胃镜检查是排除其他病变必不可少的措施。

(二)核素扫描

静脉内注入^{99m}Tc-HIDA,然后对胃区进行γ闪烁扫描,观察被检者禁食时和生理状态下的十二指肠胃反流情况,可以避免因插管、胃镜带来刺激而致不准确的检查结果,同时可确定反流的程度。

(三)胃液胃酸和胆酸测定

置胃管抽取空腹和餐后胃液,测定胆酸含量,如空腹基础胃酸分泌量<3.5 mmol/L、胆酸含量>30 μg/mL,可基本确定胆汁反流性胃炎。

(四)胃内胆红素测定

用Bilitec 2 000监测仪(原理同分光光度计),能做24小时连续胃内胆红素监测,可直接反映胃内胆汁浓度。当胆红素吸光值(abs)≥0.14时诊断胆汁反流。

六、治疗

(一)药物治疗

常用药物有考来烯胺、铝碳酸镁、甲氧氯普胺、多潘力酮、西沙必利、抗酸制剂和甘珀酸等。考来烯胺为一碱性阴离子交换树脂,可与胃中胆盐结合,并加速其排空,开始时于每餐后1小时服4g,并于临睡前加服1次,1~2周后减量,服用3个月仍无效,列为治疗失败。

(二)手术治疗

凡胃镜检查胃内有胆汁和碱性分泌物,具有弥漫性胃炎的组织学证据,症状持续而影响生活质量,内科治疗又无效时,可考虑手术治疗,手术方法很多,应根据具体情况选用。

1.改为Billroth Ⅰ式式

原为Billroth Ⅱ式胃大部切除者,如手术条件允许可改为Billroth Ⅰ式,约半数患者的症状可获改善。

2.Roux-en-Y型手术

原为Billroth Ⅱ式手术者(图7-6),将吻合口处输入袢切断,近侧切端吻合至输出袢。但有并发胃排空延迟而形成胃滞留综合征的缺点。

3.空肠间置术

原为Billroth Ⅰ式胃次全切除者,在胃十二指肠吻合口中间置入一段长约20 cm的空肠,有效率为75%。

4.Tanner手术

适用于原为Billroth Ⅱ式胃次全切除者(图7-7),切断空肠输入袢,远切端与空肠输出袢吻合成环状袢,近切端吻合至原胃空肠吻合口50 cm的空肠上。为了防止吻合口溃疡的发生,可加做迷走神经切断术。

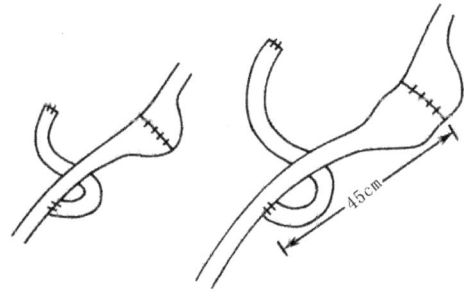

图7-6 Roux-en-Y型胃空肠吻合

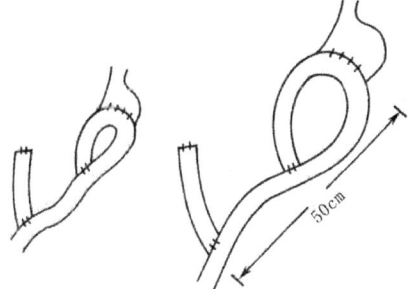

图7-7 Tanner手术

5.胆总管空肠Roux-en-Y吻合术

治疗原发性胆汁反流性胃炎效果较好。

(刘光彬)

第八节 急性胃扩张

急性胃扩张是指短期内由于大量气体和液体积聚,胃和十二指肠上段的高度扩张而致的一种综合征。由 Von Rokitansky 于 1982 年首次报道。其发病原因可能是胃运动功能失调或机械性梗阻,通常为某些内外科疾病或麻醉手术的严重并发症,国内报道多因暴饮暴食所致。任何年龄均可发病,但以 21～40 岁男性多见。

一、病因学

急性胃扩张通常发生于外科手术后,也可见于非手术疾病包括暴饮暴食、延髓型脊髓灰质炎、慢性消耗性疾病、伤寒、机械性梗阻及分娩等。常见的病因可以归纳为两大类。

(一)胃及肠壁神经肌肉麻痹

引起胃及肠壁神经肌肉麻痹的主要原因:①创伤、麻醉和外科手术,尤其是腹腔、盆腔手术及迷走神经切断术,均可直接刺激躯体或内脏神经,引起胃的自主神经功能失调,胃壁的反射性抑制,造成胃平滑肌弛缓,进而形成扩张。麻醉时气管插管,术后给氧和胃管鼻饲,亦可使大量气体进入胃内,形成扩张。②中枢神经损伤。③腹腔及腹膜后的严重感染。④慢性肺源性心脏病、尿毒症、肝性脑病是毒血症及缺钾为主的电解质紊乱。⑤情绪紧张、精神抑郁、营养不良所致的自主神经功能紊乱,使胃的张力减低和排空延迟。⑥糖尿病神经病变、抗胆碱药物的应用均可影响胃的张力和胃排空。⑦暴饮暴食可导致胃壁肌肉突然受到过度牵拉而引起反射性麻痹,也可产生胃扩张。⑧各种外伤产生的应激状态,尤其是上腹部挫伤或严重复合伤,其发生与腹腔神经丛受强烈刺激有关。

(二)机械性梗阻

正常解剖中腹主动脉与肠系膜上动脉之间成一锐角,十二指肠横部位于其中。此段十二指肠又由 Treitz 韧带将十二指肠空肠曲固定而不易活动。胃扭转以及各种原因所致的十二指肠壅积症、十二指肠肿瘤、异物等均可引起胃潴留和急性胃扩张;幽门附近的病变,如脊柱畸形、环状胰腺、胰腺癌等偶可压迫胃的输出道引起急性胃扩张;躯体部上石膏套后 1～2 天引起的所谓"石膏套综合征",可引起脊柱伸展过度,十二指肠受肠系膜上动脉压迫引起急性胃扩张。

有人认为神经肌肉麻痹和机械性梗阻两者可能同时存在,而胃壁肌肉麻痹可能占主导作用。

除了吞气症外,其他疾病所致的急性胃扩张的发病机制均不明确。术后急性胃扩张的发病机制与麻醉性肠梗阻相似。糖尿病酮症酸中毒时,代谢及电解质紊乱可能参与急性胃扩张的发病。外源性中枢去神经支配及平滑肌变性在神经源性胃扩张中起重要作用。

急性胃扩张的发生、发展是一个连续性的过程。胃及十二指肠受到各种病因的刺激,其自主神经反射性抑制,平滑肌张力减低,运动减弱,排空延缓。胃内气体增加,胃内压升高。当胃扩张到一定程度时,胃壁肌肉张力减弱,使食管与贲门、胃与十二指肠交界处形成锐角,阻碍胃内容物的排出。膨大的胃可压迫十二指肠,并将肠系膜及小肠挤向盆腔,导致肠系膜及肠系膜上动脉受牵拉压迫十二指肠,造成幽门远端梗阻。胃液、胆汁、胰液及十二指肠液分泌增多并积存于胃及十二指肠却不被重吸收,加上吞咽及发酵产生的气体,胃、十二指肠进一步扩张。扩张进一步引起肠系膜被牵拉而刺激腹腔神经丛,加重胃肠麻痹,形成恶性循环。

二、病理解剖和病理生理学

病理解剖发现胃及十二指肠高度扩张,可以占据几乎整个腹腔。早期胃壁因过度扩展而变薄,黏膜变平,表面血管扩张、充血,胃壁黏膜层至浆膜层均可见出血,少数血管可见血栓形成。由于炎症和潴留胃液的刺激,胃壁逐渐水肿、变厚。后期胃高度扩张而处于麻痹状态,血液循环障碍,在早期胃黏膜炎症的基础上可发生胃壁全层充血、水肿、微血栓形成、坏死和穿孔。

病程中由于大量胃液、胆汁、胰液及十二指肠液积存于胃及十二指肠却不被重吸收,胃内液体可达6 000～7 000 mL;又可因大量呕吐、禁食和胃肠减压引流,引起不同程度的水和电解质紊乱。扩张的胃还可以机械地压迫门静脉,使血液淤滞于腹腔内脏,亦可压迫下腔静脉,使回心血量减少,最后可导致严重的周围循环衰竭。扩张的胃还可以使膈肌抬高,使呼吸受限而变得浅快,过度通气导致呼吸性碱中毒。

三、临床表现

大多数起病慢,手术后的急性胃扩张可发生于手术期或术后任何时间,迷走神经切断术者常于术后第2周开始进行流质饮食后发病。

主要临床症状有上腹部饱胀或不适,上腹部或脐周胀痛,可阵发性加重,但多不剧烈。由于上腹部膨胀,患者常有恶心、频繁呕吐甚至持续性呕吐,为溢出性,呕吐物初为胃液和食物,以后混有胆汁,并逐渐变为黑褐色或咖啡样液体,呕吐后腹胀、腹痛临床症状并不减轻。随着病情的加重,全身情况进行性恶化,严重时可出现脱水、碱中毒,并表现为烦躁不安、呼吸急促、手足抽搐、血压下降和休克。

突出的体征为上腹膨胀,呈不对称性,可见毫无蠕动的胃轮廓,局部有压痛,叩诊过度回响,胃鼓音区扩大,有振水声,肠鸣音多减弱或消失。膈肌高位,心脏可被推向上方。典型病例于脐右侧偏上出现局限性包块,外观隆起,触之光滑有弹性、轻压痛,其右下边界较清,此为极度扩张的胃窦,称"巨胃窦症",乃是急性胃扩张特有的重要体征,可作为临床诊断的有力佐证。本病可因胃壁坏死发生急性胃穿孔和急性腹膜炎。

四、辅助检查

潜血试验常为强阳性,并含有胆汁。因周围循环障碍、肾脏缺血,可出现尿少、蛋白尿及管型,尿比重增高。可出现血液浓缩、血红蛋白、红细胞计数升高,白细胞总数常不高,但胃穿孔后白细胞总数及中性粒细胞比例可明显升高。血液生化分析可发现低血钾、低血钠、低血氯和二氧化碳结合力升高,严重者可有尿素氮升高。

立位腹部X线片可见左上腹巨大液平面和充满腹腔的特大胃影及左膈肌抬高。腹部B超可见胃高度扩张,胃壁变薄,若胃内为大量潴留液,可测出其量的多少和体表的投影,若为大量气体,与肠胀气不易区分。

五、诊断与鉴别诊断

根据病史、体征,结合实验室检查和腹部X线征象及腹部B超,诊断一般不难。手术后发生的胃扩张常因临床症状不典型而与术后一般胃肠病临床症状相混淆造成误诊。如胃肠减压引流出大量液体(3~4 L)可协助诊断。本病需与以下疾病鉴别。

(一)高位机械性肠梗阻

常有急性发作性腹部绞痛,可出现高亢的肠鸣音,腹胀早期不显著,呕吐物为肠内容物,有臭味。除绞窄性肠梗阻外,周围循环衰竭一般出现较晚。腹部立位 X 线片可见多数扩大的呈梯形的液平面。

(二)弥漫型腹膜炎

本病常有原发病灶可寻,全身感染中毒临床症状较重,体温升高。腹部可普遍膨隆,胃肠减压后并不消失,有腹膜炎体征及移动性浊音。腹部诊断性穿刺往往可抽出脓性腹水。应注意与急性胃扩张并穿孔时鉴别。

(三)胃扭转

起病急,上腹膨胀呈球状,脐下平坦,下胸部及背部有牵扯感,呕吐频繁,呕吐物量少,并不含胆汁,胃管不能插入胃内。腹部立位 X 线平片可见胃显著扩大,其内出现一个或两个宽大的液平面,钡餐检查显示钡剂在食管下段受阻不能进入胃内,梗阻端呈尖削影。

(四)急性胃炎

胃扩张好发于饱餐之后,因有频繁呕吐及上腹痛而易与急性胃炎相混淆,但急性胃炎时腹胀并不显著,呕吐后腹部疼痛可缓解,急诊内镜可确诊。

(五)幽门梗阻

有消化性溃疡病史,多为渐进性,以恶心、呕吐和上腹痛临床症状为主,呕吐物为隔天或隔顿食物。体检可见胃型和自左向右的胃蠕动波,X 线检查可发现幽门梗阻。

(六)胃轻瘫

多由于胃动力缺乏所致,一般病史较长,反复发生,可有糖尿病、系统性红斑狼疮、系统性硬化症等病史。以呕吐为主要表现,呕吐物为数小时前的食物或宿食,伴上腹胀痛,性质以钝痛、绞痛、烧灼痛为主。上腹部膨隆或胃型,无蠕动波,表明胃张力缺乏。上消化道造影提示 4 小时胃内钡剂残留 50%,6 小时后仍见钡剂残留。

六、治疗

本病以预防为主。如上腹部手术后即采用胃肠减压,避免暴饮暴食,对于预防急性胃扩张很重要。

(一)内科治疗

暂时禁食,放置胃管持续胃肠减压,经常变换卧位姿势,以解除十二指肠横部的压迫,促进胃内容物的引流。纠正脱水、电解质紊乱和酸碱代谢平衡失调。低钾血症常因血液浓缩而被掩盖,应予注意。病情好转 24 小时后,可于胃管内注入少量液体,如无潴留,即可开始少量进食。

(二)外科治疗

以简单有效为原则,可采取的术式有胃壁切开术、胃壁内翻缝合术、胃部分切除术手术、十二指肠-空肠吻合术。以下情况发生为外科手术指征:①饱餐后极度胃扩张,胃内容物无法吸出;②内科治疗 8~12 小时后,临床症状改善不明显;③十二指肠机械性梗阻因素存在,无法解除;④合并有胃穿孔或大量胃出血;⑤胃功能长期不能恢复,静脉高营养不能长期维持者。

术后处理与其他胃部手术相同,进食不宜过早,逐渐增加食量。若经胃肠减压后胃功能仍长期不恢复而无法进食时,可做空肠造瘘术以维持营养。

七、预后

伴有休克、胃穿孔、胃大出血等严重并发症者,预后较差,病死率高达60%。近代外科在腹部大手术后多放置胃管,并多变换体位。注意水、电解质及酸碱平衡,急性胃扩张发生率及病死率已大为降低。

（刘光彬）

第九节 胃 扭 转

胃扭转是由于胃固定机制发生障碍,或因胃本身及其周围系膜(器官)的异常,使胃沿不同轴向发生部分或完全的扭转。胃扭转最早于1866年由Berti在尸检中发现。

本病可发生于任何年龄,多见于30~60岁,男女性别无差异。15%~20%胃扭转发生于儿童,多见于1岁以前,常同先天性膈缺损有关。2/3的胃扭转病例为继发性,最常见的是食管旁疝的并发症,也可能同其他先天性或获得性腹部异常有关。

一、分类

(一)按病因分类

1.原发性胃扭转

致病因素主要是胃的支持韧带有先天性松弛或过长,再加上胃运动功能异常,如饱餐后胃的重量增加,容易导致胃扭转。除解剖学因素外,急性胃扩张、剧烈呕吐、横结肠胀气等亦是胃扭转的诱因。

2.继发性胃扭转

为胃本身或周围脏器的病变造成,如食管裂孔疝、先天及后天性膈肌缺损、胃穿透性溃疡、胃肿瘤、脾大等疾病,亦可由胆囊炎、肝脓肿等造成胃粘连牵拉引起胃扭转。

(二)以胃扭转的轴心分类

1.器官轴(纵轴)型胃扭转

此类型较少见。胃沿贲门至幽门的连线为轴心向上旋转。造成胃大弯向上、向左移位,位于胃小弯上方,贲门和胃底的位置基本无变化,幽门则指向下。横结肠也可随胃大弯向上移位。这种类型的旋转可以在胃的前方或胃的后方,但以前方多见。

2.系膜轴型(横轴)胃扭转

此类型最常见。胃沿着从大、小弯中点的连线为轴发生旋转。又可分为两个亚型:一个亚型是幽门由右向上向左旋转,胃窦转至胃体之前,有时幽门可达到贲门水平,右侧横结肠也可随胃幽门窦部移至左上腹;另一亚型是胃底由左向下向右旋转,胃体移至胃窦之前。系膜轴型扭转造成胃前后对折,使胃形成两个小腔。这类扭转中膈肌异常不常见,多为胃部手术并发症或为特发性,典型的为慢性不完全扭转,食管胃连接部并无梗阻,胃管或内镜多可通过。

3.混合型胃扭转

较常见,兼有器官轴型扭转及系膜轴型扭转两者的特点。

(三)按扭转范围分为完全型和部分型胃扭转

1.完全型扭转

整个胃除与横膈相附着的部分以外都发生扭转。

2.部分型扭转

仅胃的一部分发生扭转,通常是胃幽门终末部发生扭转。

(四)按扭转的性质分为急性胃扭转和慢性胃扭转

1.急性胃扭转

发病急,呈急腹症表现。常与胃解剖学异常有密切关系,在不同的诱因激发下起病。如食管裂孔疝、膈疝、胃下垂、胃的韧带松弛或过长。剧烈呕吐、急性胃扩张、胃巨大肿瘤、横结肠显著胀气等可成为胃的位置突然改变而发生扭转的诱因。

2.慢性胃扭转

有上腹部不适,偶有呕吐等临床表现,可以反复发作。多为继发性,除膈肌的病变外,胃本身或上腹部邻近器官的疾病,如穿透性溃疡、肝脓肿、胆道感染、膈创伤等亦可成为慢性胃扭转的诱因。

二、临床表现

胃扭转的临床表现与扭转范围、程度及发病的快慢有关。

(一)急性胃扭转

表现为上腹部突然剧烈疼痛,可放射至背部及左胸部。有时甚至放射到肩部、颈部并伴随呼吸困难,有时可有心电图改变,有可能被误诊为心肌梗死。急性胃扭转常伴有持续性呕吐,呕吐物量不多,不含胆汁,以后有难以消除的干呕,进食后可立即呕出,这是因为胃扭转使贲门口完全闭塞的结果。上腹部进行性膨胀,下腹部平坦柔软。大多数患者不能经食管插入胃管。急性胃扭转晚期可发生血管闭塞和胃壁缺血坏死,以致发生休克。

查体可发现上腹膨隆及局限性压痛,下腹平坦,全身情况无大变化,若伴有全身情况改变,提示胃部有血液循环障碍。反复干呕、上腹局限压痛、胃管不能插入胃内,这是急性胃扭转的三大特征,称为"急性胃扭转三联征"(Borchardt 三联征)。但这三联征在扭转程度较轻时,不一定存在。

(二)慢性胃扭转

较急性胃扭转多见,临床表现不典型,多为间断性胃灼热感、嗳气、腹胀、肠鸣、腹痛,进食后尤甚。主要临床症状是间断发作的上腹部疼痛,有的病史可长达数年。亦可无临床症状,仅在钡餐检查时才被发现。对于食管旁疝患者发生间断性上腹痛,特别是伴有呕吐或干呕者应考虑慢性间断性胃扭转。

三、辅助检查

(一)X线检查

1.立位胸腹部 X 线平片

可见两个液气平面,若出现气腹则提示并发胃穿孔。

2.上消化道钡餐

上消化道 X 线钡餐不仅能明确有无扭转,且能了解扭转的轴向、范围和方向,有时还可了解扭转的病因。器官轴型表现为胃大弯、胃底向前、从左侧转向右侧,胃大弯朝向膈面,胃小弯向下,后壁向前呈倒置胃,食管远端梗阻呈尖削影,腹食管段延长,胃底与膈分离,食管与胃黏膜呈十字形交叉。系膜轴型表现为食管胃连接处位于膈下的异常低位,而远端位于头侧,胃体、胃窦重叠,贲门和幽门可在同一水平面上。

(二)内镜检查

内镜检查有一定难度,进镜时需慎重。胃镜进入贲门口时可见到齿状线扭曲现象,贲门充血、水肿,胃腔正常解剖位置改变,胃前后壁或大、小弯位置改变,有些患者可发现食管炎、肿瘤或溃疡。

四、诊断与鉴别诊断

(一)诊断

诊断标准:①临床表现以间歇性腹胀、间断发作的上腹痛、恶心、轻度呕吐为主要临床症状,病程短者数天,长者达数年,进食可诱发。②胃镜检查时,内镜通过贲门后,盘滞于胃底或胃体腔,并见远端黏膜皱襞呈螺旋或折叠状,镜端难通过到达胃窦,见不到幽门。③胃镜下复位后,患者即感临床症状减轻,尤以腹胀减轻为主。④上消化道 X 线钡剂检查示:胃囊部有两个液平;胃倒转,大弯在小弯之上;贲门幽门在同一水平面,幽门和十二指肠面向下;胃黏膜皱襞可见扭曲或交叉,腹腔段食管比正常增长等。符合上述1~3或1~4条可诊断胃扭转。

(二)鉴别诊断

1.食管裂孔疝

主要临床症状为胸骨后灼痛或烧灼感,伴有嗳气或呃逆。常于餐后1小时内出现,可产生压迫临床症状如气促、心悸、咳嗽等。有时胃扭转可合并有疝,X 线钡餐检查有助于鉴别。

2.急性胃扩张

本病腹痛不严重,以上腹胀为主,有频繁的呕吐,呕吐量大且常含有胆汁。可插入胃管抽出大量气体及胃液。患者常有脱水及碱中毒征象。

3.粘连性肠梗阻

常有腹部手术史,表现为突然阵发性腹痛,排气排便停止,呕吐物有粪臭味,X 线检查可见肠腔呈梯形的液平面。

4.胃癌

多见于中老年,腹部疼痛较轻,查体于上腹部可触及节结形包块,多伴有消瘦、贫血等慢性消耗性表现。通过 X 线征象或内镜检查可与胃扭转相鉴别。

5.幽门梗阻

都有消化性溃疡病史,可呕吐宿食,呕吐物量较多。X 线检查发现幽门梗阻,内镜检查可见溃疡及幽门梗阻。

6.慢性胆囊炎

非急性发作时,表现为上腹部隐痛及消化不良的临床症状,进油腻食物诱发。可向右肩部放射,Murphy 征阳性,但无剧烈腹痛、干呕。可以顺利插入胃管,胆囊 B 超、胆囊造影、十二指肠引流可有阳性发现。

7.心肌梗死

多发生于中老年患者,常有基础病史,发作前有心悸、心绞痛等先兆,伴有严重的心律失常,特征性心电图、心肌酶学检查可协助鉴别。

五、治疗

急性胃扭转多以急腹症入外科治疗,手术通常是必需的。术前可先试行放置胃管行胃肠减压,可提高手术的成功率;在插入胃管时也有损伤食管下段的危险,操作时应注意。急性绞窄性胃扭转致胃缺血、坏疽或胃肠减压失败时需要尽早应用广谱抗生素和补液。如胃管不能插入,应尽早手术。在解除胃扭转后根据患者情况可进一步做胃固定或胃造瘘术,必要时须行胃大部切除术。术后需持续胃肠减压直至胃肠道功能恢复正常。近年来有人报道内镜下胃造瘘术,但主要适用于无须纠正解剖异常的系膜扭转型患者或少数手术指征不明显的慢性器官轴型扭转。

对于慢性胃扭转,医师和患者应权衡手术利弊。如果患者不愿意接受手术时,应使患者清楚病情有发展为急性胃扭转及其并发症的可能性。如果全胃位于胸腔或存在于食管旁疝,应施行手术预防急性发作。目前手术治疗慢性复发性胃扭转建议行胃扭转的复位术、胃固定术。对因膈向腹腔突出造成的胃扭转行膈下结肠移位术。合并有食管裂孔疝或膈疝者应做胃固定术及膈疝修补术。对有胸腹裂孔疝的儿童,应经腹关闭缺陷。伴有胃溃疡或胃肿瘤者可做胃大部切除。

另有一些急性和慢性胃扭转患者可通过内镜扭转复位。对可耐受手术的患者,行内镜减压可作为暂时性的处理,但不推荐用于治疗急性胃扭转。

六、预后

由于诊断和治疗措施的不断改进,急性胃扭转的死亡率已下降至15%～20%,急性胃扭转的急症手术死亡率约为40%,若发生绞榨则死亡率可达60%。已明确诊断的慢性胃扭转患者的死亡率为0～13%。

(刘光彬)

第十节 胃淋巴瘤

原发性胃淋巴瘤是最常见的胃非上皮性恶性肿瘤,占胃恶性肿瘤的4.5%～8%、胃肉瘤的60%～70%,但近年来在胃恶性肿瘤中所占比例有逐渐上升趋势。

一、组织发生与病理

原发性胃淋巴瘤是淋巴结外最常见的淋巴瘤,好发于胃窦、幽门前区及胃小弯。病变源于胃黏膜下层淋巴组织,可向周围浸润扩展而累及胃壁全层,病灶部浆膜或黏膜常完整。病灶浸润黏膜时,40%～80%患者发生大小不等、深浅不一的溃疡。

胃淋巴瘤可单发或弥漫浸润性生长,大体形态可分为:①肿块型。肿块扁平、突入胃腔,黏膜多完整;②溃疡型。溃疡可大可小,也可为大小不等、深浅不一的多发性溃疡;③浸润型。局限浸润型黏膜皱襞隆起、增厚、折叠呈脑回状,弥漫浸润型与皮革样胃癌相似;④结节型。黏膜表面呈多发性息肉样结节隆起,可伴有黏膜浅表糜烂;⑤混合型。临床上以混合出现的类型更为多见。

绝大多数原发性胃淋巴瘤为非 Hodgkin 淋巴瘤,Hodgkin 病罕见。多数为 B 细胞来源,呈高分化或低分化,瘤细胞排列呈弥漫型或结节型,以前者多见。目前认为它们属结外黏膜相关淋巴组织型淋巴瘤,组织学上可分为低度恶性 MALT 型淋巴瘤和高度恶性 MALT 型淋巴瘤两大类。低度恶性 MALT 型淋巴瘤占胃淋巴瘤的 40% 以上,大体上常呈弥漫浸润,致胃黏膜增厚呈脑回状,少数病例呈多中心性生长。组织学特点是瘤细胞弥漫性生长,以小或中等大细胞为主,出现淋巴上皮性病变是特征性改变之一,部分病例瘤细胞呈滤泡型生长。病变常限于黏膜和黏膜下层,但可穿破肌层,常累及周围淋巴结。幽门螺杆菌感染与胃低度恶性 MALT 型淋巴瘤的发生密切相关。高度恶性 MALT 型淋巴瘤发病年龄与低度恶性型相近,大体上以结节型为主,伴有浅或深溃疡,与胃癌难以区别。组织学特点是瘤细胞较大。部分病例由低度恶性瘤细胞转化而来,瘤体内常可见低度恶性型区。

二、临床表现

男性多于女性,平均发病年龄较胃癌年轻。缺乏特征性临床表现,早期症状常不明显或类似溃疡病,病程进展时可出现上腹部疼痛不适、厌食、恶心呕吐、黑便和呕血,晚期可出现不规则低热、肝脾大、血行转移等。上腹部疼痛、饱胀是最常见的症状,见于 80% 以上的患者,疼痛能为 H_2 受体拮抗剂缓解,乙醇常可诱发胃淋巴瘤患者发生腹痛。食欲减退、体重减轻也较常见,但较少出现恶病质。50% 以上的患者有黑便,但胃肠明显出血少见。上腹压痛、肿块和贫血是主要体征,约 50% 的病例表现为上腹部包块。病程进展时与进展期胃癌不易区别,但总的说来,胃淋巴瘤的发病年龄较胃癌年轻,病程较长,但全身情况相对较好;腹部肿块较多见,但因胃淋巴瘤多呈弥漫浸润生长,发生梗阻机会较少;由于肿瘤纤维组织较少,发生穿孔机会较多,为 10% 左右。

三、转移途径

胃淋巴瘤可直接浸润邻近脏器,也常发生胃周局部淋巴结转移,少数患者可经血行播散。

四、诊断

胃淋巴瘤临床表现无特异性,主要病变不在胃黏膜表面而影响各项检查的阳性率,术前诊断常较困难。

(一) X 线钡餐检查

X 线气钡双重造影病灶的发现率可达 93%~100%,但能确诊为胃淋巴瘤者仅 10% 左右。具特征性的 X 线改变有:①胃壁受肿块广泛浸润,但仍有蠕动,不引起胃腔狭窄;②弥漫性胃黏膜皱襞不规则增厚,呈脑回样改变;③不规则多发性浅表溃疡,溃疡边缘黏膜隆起增厚形成粗大皱襞;④由多发性不规则息肉样结节构成的充盈缺损,呈"鹅卵石样"改变。

(二) CT 检查

主要表现为胃壁弥漫性增厚及胃周淋巴结肿大。CT 检查胃壁厚度超过 2 cm 时提示有胃淋巴瘤可能,并有助于估计病变范围、浸润深度、有无腹部及纵隔淋巴结转移和肝、脾等邻近脏器受侵以及临床分期。与胃癌 CT 表现鉴别见表 7-1。

表 7-1　胃癌与胃淋巴瘤 CT 表现比较

胃癌	胃淋巴结
全胃癌	弥漫性胃淋巴瘤
胃壁增厚不及淋巴瘤,但胃壁僵硬,胃腔的形态固定不变	胃壁明显增厚,但尚有一定柔软度
肿块型及溃疡型胃癌	结节型胃癌
溃疡较深	溃疡浅而大,范围较广
局部黏膜破坏中断	未形成溃疡者病变区胃黏膜粗大、扭曲或被撑开
胃壁局限性僵硬	局部胃壁有一定柔软度
中晚期胃癌多伴壁外侵犯征象	胃外壁轮廓清晰,很少侵犯胃周脂肪及脏器
胃周淋巴结转移有一定规律性	弥漫性腹膜后淋巴结肿大,尤其是肾静脉以下的腹膜后淋巴结肿大及肝大、脾大

(三) 纤维胃镜检查

纤维胃镜检查是目前最主要的诊断方法。早期肿瘤位于黏膜下,黏膜完整,可与胃癌鉴别,但易漏诊。如病变已向黏膜溃破,则肉眼所见和胃癌难以鉴别。如胃镜检查见如下征象时应首先考虑为胃淋巴瘤,但只有活检组织学检查才能明确诊断:①单发或多发的息肉样结节伴肿瘤表面黏膜有糜烂或溃疡;②单发或多发不规则溃疡呈地图状或放射状,边缘呈结节状或堤样隆起;③粗大的胃黏膜皱襞。由于病变在黏膜下层,常规内镜活检难以做出诊断,应做多点、深层次取材。

(四) 胃镜超声检查

胃镜超声检查不仅可以判断原发性胃淋巴瘤的浸润深度,还可了解胃周淋巴结的转移情况,并有助于同其他胃肿瘤相鉴别。

原发性胃淋巴瘤患者的病灶局限或原发于胃,临床症状单一或主要地表现在胃肠道,临床上无全身性淋巴系统病变,通过适当检查如胸片、腹部 CT、骨髓检查和淋巴造影等排除继发于全身恶性淋巴瘤的可能性。与继发性胃淋巴瘤的鉴别标准如下:①早期没有可触及的浅表淋巴结肿大;②胸部 X 线检查无纵隔淋巴结肿大,纵隔 CT 扫描正常;③血白细胞计数及分类正常;④剖腹探查以胃病变为主,或仅有直接相关的区域淋巴结病变;⑤肝脾无明显肿瘤;⑥骨髓象正常。

五、治疗

应根据个体不同情况,如肿瘤的组织学类型、分期、全身和局部条件,有计划地安排手术、化疗、放疗等综合治疗。

外科手术是首选的治疗方法。对临床确诊为胃淋巴瘤或不能排除胃恶性肿瘤者,只要全身情况允许、无远处转移,均应积极进行手术探查,以明确诊断和了解病变范围。手术原则基本上和胃癌类似,争取做包括原发病灶、区域淋巴结和邻近受侵脏器的根治性切除。胃窦的淋巴瘤可做根治性远端胃次全切除,胃体部、近端的淋巴瘤宜行全胃切除。脾常规切除,肝穿刺活检,腹主动脉旁淋巴结切除活检。由于胃淋巴瘤常在黏膜下沿其长轴浸润扩散,周围界限不如胃癌明显,多中心病变多见,术中应打开胃腔检查有无多发病变,两端切线距肿瘤边缘应不少于 5 cm,对于多中心病变及弥漫性胃淋巴瘤,切缘应做冰冻切片检查以免肿瘤残留。精细的淋巴清扫是手术的重要组成部分,不仅提供胃周淋巴结转移的组织病理学资料,而且手术本身也是一种良好的分期方法,能正确地区分ⅠE和ⅡE期。未行胃切除手术的患者进行化、放疗可以并发高的出血或穿孔率,因此对无法根治者应尽可能行原发病灶的姑息切除,以减少化、放疗有关并发症和提高生存率。

术后均应进行辅助治疗。部分学者认为所有病例都应接受放疗,不论肿瘤是否残留或胃区域淋巴结有否转移,但多数认为有区域淋巴结转移者行术后放疗具有最大生存率改善效果。因此,放疗常用作切除术后切缘有肿瘤残留、区域淋巴结转移或邻近器官受侵犯者的辅助治疗,或用于晚期不能切除以及复发的淋巴瘤,可以改善肿瘤的局部控制,提高生存率,剂量为40~50 Gy/5~6周。术前是否进行放疗目前仍有争论。

联合化疗已被有效地应用于胃淋巴瘤手术切除后的辅助治疗或复发病变的治疗,联合化疗可选择以下方案:①MOPP方案:氮芥(HN_2)6 mg/m² 静脉注射,第1、8天;长春新碱(VCR)1.4 mg/m² 静脉注射,第1、8天;丙卡巴肼(PCB)100 mg/m² 口服,第1~14天;泼尼松(PRED)40 mg/m² 口服,第1~14天;4周为1周期,至少6个周期;②COP方案:CTX 750 mg/m² 静脉注射,第1天;VCR 1.4 mg/m² 静脉注射,第1天;PRED 100 mg/m² 口服,第1~5天;3周为1周期,至少6个周期;③CHOP方案:在COP方案的基础上加入ADM 50 mg/m² 静脉注射,第1天。

胃低度恶性MALT型淋巴瘤的发生与幽门螺杆菌(Hp)感染密切相关,文献报道在正规抗Hp治疗后,有50%~70%的患者肿瘤可完全消退,可作为综合治疗的手段之一。

六、预后

胃淋巴瘤的早期发现率和手术切除率较胃癌为高,对放疗、化疗有一定敏感性,治疗效果及预后较胃癌为好,切除后5年生存率可达50%,如切除后合并化疗或放疗则5年生存率在60%以上。接受手术治疗者,无论采用单一手术治疗,还是作为综合治疗的一部分,其生存率均高于非手术治疗者。胃淋巴瘤的预后与肿瘤的病理类型、临床分期、浸润深度、淋巴结转移、患者年龄、肿瘤大小与部位和治疗方式等多种因素有关,病理及免疫组化分型是较关键因素,浸润深度和淋巴结转移也为重要的预后因素。

(刘光彬)

第十一节 胃平滑肌肉瘤

胃是消化道平滑肌肿瘤最常发生的部位,50%以上的胃肠间质细胞肿瘤发生在胃。胃平滑肌肉瘤占胃恶性肿瘤的0.25%~3%,胃肉瘤的20%。多数为原发恶性,少数由良性平滑肌瘤恶变而致。

一、组织发生与病理

胃平滑肌肉瘤是来源于胃壁平滑肌的恶性间质性肿瘤,可单发或多发,好发于胃的中上部,以胃体部多见,其次是胃底。肿瘤位于黏膜下,基底宽,生长迅速,瘤体直径常在10 cm以上,球形或半球形,质地坚韧,表面呈结节状或分叶状,无包膜。肿瘤表面被覆黏膜常可发生溃疡出血,由于瘤体巨大其中央部常因血供不足而形成坏死、液化、囊性变,并可能有窦道与胃腔相通甚至破入腹膜腔。肿瘤生长方式有3种类型。①胃内型(黏膜下型):肿瘤突入胃腔内;②胃外型(浆膜下型):肿瘤向胃外生长;③胃壁型(哑铃型):肿瘤同时向胃内、胃外生长。剖面呈灰白色,质地柔软呈鱼肉状,常发生坏死、出血和囊性变。镜下瘤细胞呈梭形,胞质嗜酸性,束状或漩涡状排列。

区分良、恶性平滑肌肿瘤的组织病理学指标包括肿瘤大小、细胞致密度、核的多形性及核深染、核分裂情况,肿瘤>5 cm及每10个高倍镜视野有丝分裂数>5个者为恶性平滑肌肿瘤。有丝分裂情况是重要的指标,并与转移播散的早晚直接相关。但最重要的区分良、恶性的指标是肿瘤的生物学行为,有转移或胃内或胃外的浸润性生长可肯定为恶性。

二、临床表现

多见于中老年人,好发年龄较胃癌年轻。症状无特异性,其出现时间和程度取决于肿瘤的部位、大小、生长速度以及有无溃疡。主要临床表现为上消化道出血、上腹部疼痛不适、恶心呕吐、食欲减退、体重减轻、发热。上消化道出血是最常见的症状,可表现为急性大出血,也可表现为慢性少量出血,临床上有呕血、黑便、贫血。腹痛性质与消化性溃疡相似。由于多数患者的瘤体巨大而可在上腹部扪及肿块,局部有压痛。如肿瘤位于胃远端,可出现胃出口梗阻。

三、转移途径

除局部浸润转移外,主要是血行转移,转移至肝者为多,占15%~20%,转移至肺次之。淋巴结转移少见。

四、诊断

胃平滑肌肉瘤的临床表现没有特异性,常与胃癌和消化性溃疡相混淆,胃外型平滑肌肉瘤甚至在瘤体相当大的情况下仍然没有胃肠道症状。

(一)X线钡餐检查

黏膜下型胃平滑肌肉瘤于胃腔内可见边缘整齐的球形或半球形充盈缺损,其中央常有典型的黏膜溃疡"脐样"龛影;浆膜下型仅可见胃壁受压及推移征象,胃壁黏膜完整,皱襞有拉平现象。胃底平滑肌肉瘤在胃泡内空气的对比下,可见半弧形软组织块影。通常将大小在5 cm以上、外形不规整、表面溃疡较大视为平滑肌肉瘤的特征。

(二)纤维胃镜检查

黏膜下型胃平滑肌肉瘤呈突向胃腔的肿瘤,半球形或结节状,边界较清楚,表面黏膜呈半透明状,中央有"脐凹"或溃疡,其周围黏膜可见"桥形"皱襞。肿瘤向胃壁浸润时,其边界不清,可见溃疡及粗大的黏膜皱襞,胃壁僵硬。活检往往不易取得肿瘤组织,应在溃疡边缘深层次取材或同一活检多次采取标本。局部肿瘤组织往往不能区别肿瘤的良、恶性,但其作用是排除胃癌,以做出胃平滑肌肿瘤的诊断。

(三)B超检查

主要用于位置表浅的胃外型平滑肌肉瘤,肿瘤团块大,球形或分叶状,内部回声出现点片状强反射。

(四)CT 检查

具有很高的诊断价值,可清楚地显示肿瘤的位置、大小及与周围组织器官的相互关系。

五、治疗

胃平滑肌肉瘤对化疗、放疗均不敏感,手术切除是唯一的治愈手段,手术的方式取决于肿瘤的大小和位置。总的原则是完全切除肿瘤,尽可能保留胃的容量。

(一)局部切除术

对瘤体较小者,做瘤体连同肿瘤边缘 2～3 cm 正常胃壁的楔形切除。胃体部的肿瘤可作袖形切除。局部切除标本应做冰冻切片病理检查,以确定是否为平滑肌肿瘤,排除腺癌或淋巴瘤,并了解切缘有无残留病变。

(二)胃部分切除或全胃切除

瘤体较大,尤其是邻近幽门或贲门者行楔形切除易导致切除边缘不足或术后狭窄、梗阻,需做远端或近端胃部分切除。多发性肿瘤,尤其同时侵及胃窦和胃底的,或胃切除后复发者,需行全胃切除。

(三)扩大的胃切除术

肿瘤侵及邻近器官时应连同肿瘤和部分胃一并切除,这类患者一般预后不佳。转移至胃周或区域性淋巴结者少见,在胃切除时可同时切除胃周淋巴结,扩大的淋巴清除术没有必要。

对肝转移和复发病例,亦应积极手术切除转移和复发灶,有时仍可获得较长期生存。

六、预后

胃平滑肌肉瘤的预后远较胃癌为佳,肿瘤完全切除后的 5 年生存率超过 50%,有邻近脏器受累者亦可达 17% 左右,生存期的长短与核分裂情况成反比。

(刘光彬)

第十二节　胃平滑肌瘤

胃平滑肌瘤是最常见的良性胃间叶组织肿瘤,约占胃良性肿瘤的 1/4。

一、组织发生与病理

来源于胃壁平滑肌,好发于胃体及胃窦部,肿瘤位于黏膜下,常为单发,直径 2～4 cm,呈球形、半球形或分叶状,质地坚韧,界限清楚但无真正包膜,肿瘤表面被覆黏膜一般正常,但也可发生顶部溃疡。小的肿瘤局限于胃壁内,长大后可向胃腔内突出,亦可向胃壁外生长。按肿瘤的生长部位和形态,可将其分为黏膜下型、浆膜下型及哑铃型 3 型,黏膜下型最常见。镜下肿瘤组织由分化良好相互交织的平滑肌束构成,瘤细胞呈梭形,大小一致,束状或漩涡状排列,无或极少核分裂。胃平滑肌瘤具有潜在恶性倾向,有时病理形态虽属良性,但生物学行为却呈低度恶性,容易导致局部复发。

二、临床表现

可发生于任何年龄,多见于50岁以上,好发年龄较胃癌年轻。大多数无症状,肿瘤增大到一定程度可出现上腹部隐痛或胀痛、消化不良、胃出血、腹部包块、幽门梗阻、发热等。出血是常见症状,为肿瘤表面黏膜坏死、溃疡形成所致,可表现为间歇性呕血或黑便、贫血。约有2%可恶变为平滑肌肉瘤。

三、诊断

(一)X线钡餐检查

黏膜下型可见圆形或椭圆形边界清楚之充盈缺损,表面黏膜完整,肿瘤顶部黏膜有溃疡形成时可见龛影,周围黏膜有时可见"桥状"皱襞,胃壁柔软,蠕动正常;浆膜下型仅见胃受压或推移现象。

(二)纤维胃镜检查

可见基底较宽、质地柔软的胃黏膜局限性隆起,球形或半球形,钳触肿瘤可在黏膜下滚动,有时可见肿瘤将黏膜顶起形成"桥状"皱襞。胃平滑肌瘤经胃镜检查常可与胃癌相区别,但难以决定属平滑肌瘤抑或平滑肌肉瘤。一般平滑肌瘤瘤体表面的黏膜常完整无损,当瘤体巨大,呈不对称结节状或分叶状隆起,表面黏膜有破损、溃疡时,常提示有肉瘤变之可能。

(三)B超检查

可发现位置表浅、腔外生长的平滑肌瘤,肿瘤多呈圆形,直径<5 cm,内部呈低回声或等回声,少有液化坏死无回声区。

(四)CT检查

(1)圆形或卵圆形,均匀或不均匀的高密度肿块,强化扫描均匀或不均匀增强。
(2)有时可见中央部低密度区,平滑肌肉瘤因中心坏死较多,中央低密度区更常见
(3)肿瘤边缘光滑,胃壁受压呈弧形内凹,胃内壁光滑。
(4)胃小弯或贲门区外生性肿瘤可占据小网膜囊并挤压肝左叶内凹,但分界清楚,胃体大弯侧肿瘤常使脾受压外移。

胃平滑肌瘤主要应与胃平滑肌肉瘤相鉴别。如肿瘤>5 cm,侵犯邻近器官,有肝转移或腹腔转移提示恶性,特别是转移可肯定为恶性。

四、治疗

采用局部切除,做瘤体连同周围1~2 cm正常胃壁楔形切除。也可由胃镜协助定位经腹腔镜切除。

(赵晓堂)

第十三节 胃 腺 瘤

胃腺瘤亦称腺瘤性息肉,为最多见的胃良性肿瘤,约占良性肿瘤的3/4。

一、组织发生与病理

来源于胃黏膜上皮,在萎缩性胃炎、胃酸缺乏及恶性贫血患者中发生率较高。好发于胃窦部,多为单发,少数为多发,呈球形或半球形,表面光滑,常有蒂,基底边界清楚,瘤体色泽与周围胃黏膜相同。瘤体直径＞2 cm、宽蒂或无蒂,特别是基底宽度大于高度者均倾向恶变,当瘤体表面不光整而呈结节状、糜烂、溃疡甚或有菜花样改变,瘤体色泽较周围胃黏膜苍白者,常提示有癌变的可能。大体形态:①扁平腺瘤:为管状腺瘤,恶变率约10％;②乳头状(绒毛状)腺瘤,恶变率约40％。

WHO组织学分型:①乳头状(绒毛状)腺瘤;②管状腺瘤;③管状绒毛状腺瘤。

二、临床表现

可发生于任何年龄,以50～70岁为多见。较小的腺瘤可无任何症状,较大者可引起上腹部饱胀不适、隐痛、恶心。位于幽门管处的带蒂腺瘤可脱垂入十二指肠引起间歇发作性幽门梗阻,甚至导致胃十二指肠套叠。腺瘤表面黏膜可因糜烂、溃疡出血而引起间歇性或持续性黑便,临床表现酷似胃癌。

三、诊断

诊断主要依靠X线钡餐和胃镜检查。X线钡餐检查显示为直径1cm左右、形状规则、边界完整的圆形或半圆形充盈缺损,周围胃黏膜和胃壁蠕动正常,带蒂腺瘤推压时充盈缺损阴影可以移动。胃腺瘤常与隆起型早期胃癌相混淆,当腺瘤直径＞2cm,特别是其基底宽度大于高度,表面不光整而呈高低不平时,应首先考虑为恶性病变。胃镜检查不仅对腺瘤的部位、形态、大小及数目做出诊断,还可通过活组织检查明确有无恶变。

四、治疗

胃腺瘤有明显的恶变潜能,癌变率为9％～59％,一旦诊断明确,应积极予以手术切除。对瘤体较小或带有长而细蒂者可切开胃壁后将瘤体连同周围部分正常黏膜做楔形切除,也可采用经内镜电切术。对广基而瘤体较大者宜行胃次全切除术,对术中冰冻切片证实有癌变者按胃癌手术原则处理。

(赵晓堂)

第十四节 胃 癌

胃癌是来源于胃黏膜上皮的恶性肿瘤,占胃恶性肿瘤的90％～95％。我国是胃癌的高发地,发病率居全身各种恶性肿瘤的第2位,消化道肿瘤的首位,年死亡率居各种恶性肿瘤的首位,而且目前仍呈上升趋势。

一、病因

(一)癌前期疾病与病变
胃癌的发生与胃的良性慢性疾病和胃黏膜上皮异型增生有关。

1. 慢性萎缩性胃炎

慢性萎缩性胃炎由于胃酸低下或缺乏,有利于胃内细菌的繁殖,增加了胃内致癌物质的浓度。常伴有肠上皮化生,并可出现非典型增生,继而发生癌变。

2. 胃息肉

腺瘤性息肉的癌变率为9%~59%,特别是直径超过2 cm者。增生性息肉是以胃黏膜上皮增生为主的炎性病变,很少恶变。

3. 胃溃疡

虽可癌变,但恶变率并不高。以往不少被诊断为胃溃疡癌变的患者,其实是癌性溃疡,经药物治疗后症状暂时消失,甚至溃疡也能缩小、愈合,以致被误认为良性胃溃疡。

4. 胃大部切除术后残胃

因良性病变行胃切除15~20年后残胃发生胃癌的危险性增加2~6倍;间隔时间越长,发病率越高。大多数病例发生在Billroth Ⅱ式吻合术后。

5. 胃巨皱襞症

癌变率约为10%。

6. 恶性贫血

有恶性贫血者发生胃癌的风险较正常人高4倍。

7. 胃黏膜上皮异型增生

胃黏膜上皮异型增生是主要的癌前病变。分轻度、中度和重度3级,重度异型增生易与高分化腺癌混淆。有重度异型增生者70%~80%的患者可能发展成胃癌。

(二)流行病学因素

1. 幽门螺杆菌(Helicobacterpylori,Hp)感染

幽门螺杆菌是慢性活动性胃炎的病原菌和消化性溃疡的重要致病因子,还可能是胃癌的协同致癌因子,胃癌发病率与Hp感染率有平行关系。目前认为Hp感染是胃癌发病危险增加的标志,尤与肠型胃癌发病关系密切。Hp感染→慢性浅表性胃炎→慢性萎缩性胃炎→肠上皮化生及异型增生→肠型胃癌,此演变过程已经明确。

2. 化学致癌物质

亚硝胺类化合物(N-亚硝基化合物)及多环芳香烃类化合物是强烈的致癌物质。

3. 遗传因素

胃癌有家族集聚性。

4. 饮食和环境因素

饮食习惯在胃癌发生中有重要影响。高盐饮食可损伤胃黏膜,对胃癌的发生与发展起促进作用,新鲜水果、蔬菜和牛奶富含维生素C和β胡萝卜素,可抑制胃内致癌物质形成、保护胃黏膜。外界环境因素如土壤、水质主要通过食物链进入人体对胃癌的发生产生影响。

5. 微量元素

饮食中镍、铅含量增高与胃癌的发病率呈正相关;硒则能抑制某些致癌物质的致癌作用,血

清硒的降低与胃癌的发病率呈正相关。

6.社会经济状况

流行病学调查发现,胃癌的发生和发展与社会经济状况有关,社会经济状况低的阶层胃癌发病率高、死亡率高。

(三)癌基因与抑癌基因

胃癌的发生和发展是化学、物理和生物等多种因素参与的多阶段、多步骤的演变过程,涉及多种癌基因与抑癌基因的异常改变,是多基因变异积累的结果。癌基因的激活和(或)抑癌基因的失活使细胞生长发育失控、功能紊乱,最终导致细胞增殖和分化的失衡而形成肿瘤。

二、病理

(一)大体类型

1.早期胃癌

癌变局限于黏膜或黏膜下层者,不论病灶大小、有无淋巴结转移均为早期胃癌,近年又称为Borrmann 0型。早期胃癌主要见于胃的远端,肉眼形态分3型。①Ⅰ型:隆起型,癌灶隆起高度大于正常黏膜2倍,突出胃黏膜表面5 mm以上。②Ⅱ型:浅表型,癌灶微隆与低陷在5 mm以内。有3个亚型:Ⅱa型浅表隆起型,癌灶隆起高度小于正常黏膜2倍,Ⅱb型浅表平坦型,Ⅱc浅表凹陷型,其中Ⅱc型最为常见。③Ⅲ型:凹陷型,病变从胃黏膜表面凹陷深度超过5 mm。此外还有混合型,即单个癌灶有1个以上的基本类型,如Ⅱa+Ⅱc,Ⅱa+Ⅱc+Ⅲ等。癌灶直径0.6~1.0 cm和<0.5 cm的早期胃癌分别称为小胃癌和微小胃癌。早期胃癌多中心性病灶不少见,占早期胃癌的6%~10%,这些病灶常是小胃癌或微小胃癌。早期胃癌的5年生存率在70%~95%,主要影响因素是淋巴结是否转移。

2.进展期胃癌

癌变超过黏膜下层,浸润达肌层或浆膜,又称中、晚期胃癌。一般把癌组织浸润肌层称为中期胃癌,超出肌层称为晚期胃癌。依据肿瘤在黏膜面的形态和胃壁内浸润方式,Borrmann分型法将其分为4型。①Borrmann Ⅰ型(结节蕈伞型):肿瘤呈结节、息肉状,表面可有浅溃疡,主要向胃腔内生长,切面边界清楚,生长慢,向深部组织浸润和转移较晚,此型最少见,预后佳。②Borrmann Ⅱ型(溃疡局限型):溃疡较深,边缘略隆起呈环堤样改变,肿块较局限,周围浸润不明显,切面边界清楚,易发生穿孔、出血,易向深部侵入淋巴管,此型最常见。③Borrmann Ⅲ型(溃疡浸润型):溃疡底较大,边缘不整齐,癌组织向周围及深部浸润明显,切面边界不清楚,此型较常见;④Borrmann Ⅳ型(弥漫浸润型):癌组织沿胃壁各层弥漫性浸润生长,胃壁增厚变硬,黏膜皱襞消失,有时伴浅溃疡,累及全胃时整个胃壁僵硬,胃腔狭窄,如皮革状,称皮革胃;恶性程度最高,发生淋巴转移早。全国胃癌协作组提出分为9型:结节蕈伞型、盘状蕈伞型、局部溃疡型、浸润溃疡型、局部浸润型、弥漫浸润型、表面扩散型、混合型和多发癌。进展期胃癌常有淋巴、远处转移或邻近组织器官的播散。

(二)组织学类型

1.WHO分型法

依据肿瘤的组织结构、细胞性状和分化程度分为如下类型。①乳头状腺癌:癌细胞常呈高柱状,形成大型腺管,表面有明显的乳头状突起,多数为早期癌;②管状腺癌:癌细胞呈低柱状或立方状,形成小型或较大腺管;③低分化腺癌:可呈髓样癌、单纯癌、硬癌和索状癌等结构,癌细胞以立方形为主,呈单层或多层排列,有形成不规则腺管或腺泡的倾向;④黏液细胞(印戒细胞)癌:癌细胞呈圆形,胞质内含不等量黏液,有些黏液量较多将核挤压于一侧,形成新月状或印戒状;⑤黏液腺癌:癌细胞产生大量黏液,排出细胞外在间质中聚集成黏液池,癌细胞可漂浮于大片黏液之中;⑥未分化癌:癌细胞呈卵圆形或多边形,弥漫成片,与恶性淋巴瘤相似,但有成巢或条索状排列的倾向;⑦特殊型癌,包括腺鳞癌、鳞状细胞癌、类癌、小细胞癌(神经内分泌癌)等。

2.芬兰 Lauren 分型法

将胃癌分为2型:肠型和弥漫型,这种分类法具有流行病学特点,有助于判断预后。①肠型胃癌:为胃癌高发地区主要的组织形态,多见于老年,往往有较长期的癌前病变过程,以胃窦和贲门居多,局限生长,边界清楚,分化好,恶性程度较低,预后较好;②弥漫型胃癌:为胃癌低发病率地区主要的组织形态,多见于青中年,以胃体居多,浸润生长,边界不清,分化差,恶性程度较高,淋巴结侵犯和腹腔内转移更常见,预后不良。

3.Ming 生长方式分型

(1)膨胀型:癌细胞聚集成团块状,膨胀式生长,与周围组织界限比较清楚,多为分化高的腺癌。

(2)浸润型:癌细胞散在生长或呈条索状向周围浸润,与周围组织分界不清,以分化差的癌多见。

(3)中间型:难以划分膨胀型或浸润型,或两种类型并存于同一肿瘤。膨胀型预后最佳,中间型次之,浸润型最差。

(三)癌肿部位

胃癌好发于胃窦和幽门部,约占50%。发生在贲门部和胃食管连接部者近年来呈明显上升趋势。10%~15%的胃癌呈弥漫型(皮革胃),小弯部较大弯部常见。

三、临床表现

(一)症状

早期胃癌多无明显症状,随病情发展可出现一些非特异性上消化道症状,类似胃炎或胃溃疡,包括上腹部饱胀不适或隐痛、消化不良、返酸、嗳气、恶心,偶有呕吐、黑便等。进展期胃癌除上述症状外,还可发生梗阻及上消化道出血。病灶位于贲门部可发生进行性吞咽困难。病灶位于幽门部可出现幽门梗阻症状,表现为食后上腹部饱胀、呕吐宿食。上消化道出血的发生率约为30%,表现为黑便或呕血,多数为慢性小量出血,可自行停止,但多有反复出血,大出血的发生率为7%~9%,但有大出血并不意味着肿瘤已属晚期。胃癌常伴有胃酸低下或缺乏,约有10%患者出现腹泻,多为稀便,每天2~4次。多数进展期胃癌有厌食、消瘦、乏力等全身症状,严重者常伴有贫血、下肢水肿、发热、恶病质等。上腹部疼痛和体重下降是最常见的症状,发生率可达95%和62%,肿瘤侵及胰腺或后腹壁腹腔神经丛时出现上腹部持续性剧痛并可放射至腰背部,贲门或食管胃连接部肿瘤可有胸骨后或心前区疼痛。约10%的患者就诊时已有转移性症状,包括锁骨上或盆腔淋巴结肿大、腹水、黄疸或肝大。

(二)体征

早期胃癌多无明显体征,大多数体征是中、晚期胃癌的表现。部分患者上腹部有轻度压痛,位于幽门窦或胃体的进展期胃癌有时可扪及肿块,常呈结节状,质地硬。肿瘤浸润邻近脏器或组织时,肿块常固定,不能推动,提示手术切除可能性小。女性患者于中下腹部扪及可推动的肿块常提示为 Krukenberg 瘤可能。发生肝转移时,有时能在大的肝脏中触及结节状肿块。肝十二指肠韧带、胰十二指肠后淋巴结转移或原发灶直接浸润压迫胆总管时,可出现梗阻性黄疸。有幽门梗阻者上腹部可见胃蠕动波并可闻及震水音。胃癌经肝圆韧带转移至脐部时在脐孔处可触及质硬结节,经胸导管转移可出现左锁骨上淋巴结肿大。晚期胃癌有盆腔种植时直肠指检于膀胱(子宫)直肠窝内可触及结节,有腹膜转移时出现腹水。小肠或系膜转移使肠腔缩窄、胃癌腹膜腔播散造成肠道粘连可导致部分或完全性肠梗阻,溃疡型癌穿孔可导致弥漫性腹膜炎,亦可浸润邻近空腔脏器形成内瘘。以上各种体征大多提示肿瘤已属晚期,往往已丧失治愈机会。

(三)发展与转归

胃癌一经发生,癌细胞即不断增殖并向周围组织浸润扩展或向远处播散转移,引起全身组织器官的衰竭而导致死亡。进展期胃癌的自然病程为3~6年,其发展的快慢主要取决于肿瘤的生物学行为及患者的免疫状态。一般来说,肿瘤呈团块状浸润或膨胀性生长者,淋巴结转移率较低,机体的免疫功能较强;而肿瘤呈浸润性生长者,淋巴结转移率较高,癌周免疫活性细胞反应不明显。因此,胃癌的转归与其类型、生物学行为、机体的免疫功能以及治疗方法等因素密切相关。

四、转移途径

(一)直接浸润

指肿瘤细胞沿组织间隙向四周的扩散,是胃癌扩散的主要方式之一。

(1)癌细胞最初局限于黏膜层,逐渐向纵深浸润发展,穿破浆膜后,直接侵犯大小网膜、肝、胰、横结肠、脾、腹壁等邻近组织脏器,是肿瘤切除困难和不能切除的主要原因。胃癌的浸润深度与预后关系密切。

(2)癌组织突破黏膜肌层侵入黏膜下层后,可沿黏膜下淋巴网和组织间隙向周围直接蔓延,直接蔓延部位与胃癌部位有关。由于胃贲门和食管的黏膜下淋巴管相通,贲门胃底癌常向上侵及食管引起吞咽困难,浸润距离可达6 cm。胃窦部癌向十二指肠蔓延主要是经由肌肉层直接浸润或经由浆膜下层淋巴管,因此胃癌浸润至十二指肠的病例较少见,而且大多不超过幽门下3 cm。

(3)胃癌向胃壁浸润时,可侵入血管、淋巴管,形成癌栓。淋巴管有癌栓形成易有淋巴结转移,血管有癌栓形成易引起器官转移。

(二)淋巴转移

淋巴转移是指肿瘤细胞通过淋巴管向外播散的过程,是胃癌的主要转移途径。胃癌的浸润深度与淋巴结转移频度有明显的正相关关系,早期胃癌的淋巴结转移率为3.3%~34%,多在10%左右;进展期胃癌的淋巴结转移率达48%~89%,其中第1站淋巴结转移占74%~88%,有第2站以上淋巴结转移的为10%~20%。淋巴结转移的部位和程度与胃癌的部位、大小及组织学类别都有关系。

胃癌的淋巴结转移是以淋巴引流方向、动脉分支次序为分站的原则,并在此基础上根据原发肿瘤的不同部位,从胃壁开始由近及远将胃的区域淋巴结进行分组分站。胃癌细胞一般由原发部位经淋巴管网向紧贴胃壁的局部第1站淋巴结转移;进一步可伴随支配胃的血管,沿血管周围淋巴结向心性转移,为第2站转移;然后再向更远的第3站、第4站转移。转移率由近至远依次递减,最后汇集至腹主动脉周围,习惯上用 N_1、N_2、N_3、N_4 表示。淋巴转移既可是如上述的逐步转移,亦可有跳跃式转移,即第1站无转移而第2站有转移或未经过第2站就直接转移到了第3、4站。恶性程度较高或较晚期的胃癌可经胸导管转移到左锁骨上淋巴结(Virchow淋巴结),或经肝圆韧带转移到脐周淋巴结(Sister MaryJoseph淋巴结)。进展期胃癌的胃周淋巴结转移与预后显著相关。

将胃大、小弯各3等分,连接其相应点,可将胃分成3区,即上区(胃底贲门,C或U)、中区(胃体,M)和下区(胃窦,A或L),食管和十二指肠分别以E、D表示。胃癌浸润仅限于1区者分别以C、M、A表示,如癌浸润2个分区或2个分区以上则以主要部位在前,次要部位在后表示,如AM、MC或MAC;贲门癌累及食管下端时以CE表示,胃窦癌累及十二指肠则以AD表示。

(三)血行转移

血行转移是指癌组织浸润破坏局部血管,癌细胞进入血流向远处播散形成新的肿瘤病灶的过程。胃癌晚期常发生血行转移。以肝转移最多见,主要是通过门静脉转移。其他依次为肺、胰、肾上腺、骨、肾、脑、脾、皮肤、甲状腺、扁桃体及乳腺。

(四)腹膜种植性转移

癌细胞穿破浆膜后,游离的癌细胞可脱落、种植于腹膜及其他脏器的浆膜面形成种植性转移,广泛播散可形成血性腹水。累及器官依次为卵巢、膈肌、肠、腹膜壁层、胆道,盆腔种植为8.6%。癌细胞腹膜种植或血行转移至卵巢称为Krukenberg瘤,可为黏液细胞癌、低分化腺癌或管状腺癌,往往为双侧性。癌细胞脱落至直肠前窝(Douglas窝),直肠指检可触及肿块。

五、诊断

早期发现、早期诊断、早期治疗是提高胃癌治疗效果的关键。但胃癌的早期诊断困难,85%~90%的病例一经确诊即属中、晚期胃癌。

(一)X线钡餐检查

X线钡餐检查是胃癌早期诊断的主要手段之一,具有重要的定位和定性诊断价值,可以确定病灶的位置、形态、浸润范围,有助于术前评估手术切除的范围和术式。

1.早期胃癌

X线气钡双重对比造影可观察胃黏膜微细改变,包括局限性隆起、胃小区和胃小凹的破坏消失、浅在龛影、周围黏膜中断和纠集等。早期胃癌的X线表现可分4型:①隆起型(Ⅰ型),肿瘤向腔内凸起形成充盈缺损,外形不整齐;②浅表型(Ⅱ型),X线表现为不规则的轻微隆起或凹陷,包括浅表隆起型(Ⅱa)、浅表平坦型(Ⅱb)、浅表凹陷型(Ⅱc)3个亚型;③凹陷型(Ⅲ型),肿瘤呈浅溃疡改变,X线表现为大小不等的不规则龛影,边缘呈锯齿状;④混合型。

2.进展期胃癌

可表现为不规则充盈缺损或腔内龛影、黏膜中断、破坏、胃腔狭窄、胃壁僵硬、蠕动消失。进展期胃癌的X线表现与大体病理分型有密切关系,大致可分为4种类型:①增生型,肿瘤呈巨块状,向腔内生长为主,X线表现为不规则充盈缺损、病灶边缘多清楚、胃壁僵硬蠕动差;②浸润型,肿瘤沿胃壁浸润生长,X线表现为黏膜紊乱、破坏,胃腔狭窄、胃壁僵硬蠕动消失,严重者呈皮革胃改变;③溃疡型,肿瘤向胃壁生长,中心坏死形成溃疡,X线表现为不规则腔内龛影;④混合型。

(二)纤维胃镜检查

纤维胃镜检查是目前胃癌定性诊断最准确有效的方法,可直接观察黏膜色泽改变,局部黏膜隆起、凹陷和糜烂,肿块或溃疡的部位、范围和大体形态,胃的扩张度等。多点取材与组织学检查联合应用,可使诊断准确率达95%。对病变的定位不如X线钡餐精确。

(三)超声诊断

1.腹部B超

随着饮水充盈胃腔方法及胃超声显像液的应用,B超用于胃癌的诊断日益受到重视。B超将胃壁结构分为5层,可显示胃壁增厚、隆起、蠕动减缓甚至消失,肿瘤低回声或等回声,局部黏膜中断,并判断肿瘤对胃壁浸润的深度和广度;对胃外肿块可在其表面见到增厚的胃壁,对黏膜下肿块则在其表面见到1～3层胃壁结构,可鉴别胃平滑肌肿瘤;可判断胃癌的胃外侵犯及肝、淋巴结的转移情况。

2.胃镜超声检查

在观察内镜原有图像的同时,又能观察到胃壁各层次和胃邻近脏器的超声图像,判断胃壁浸润的深度以及邻近器官受侵和淋巴结转移情况。同时也能在超声引导下通过胃镜进行深层组织和胃外脏器穿刺,达到组织细胞学诊断及明确胃周围肿大淋巴结有无转移的目的,有助于胃癌的术前临床分期(cTNM)。胃镜超声对胃癌T分期的准确率为80%～90%,N分期为65%～70%,与分子生物学、免疫组化、胃癌组织血管计数等技术相结合,对胃癌的分期诊断及恶性度可进行综合判断。

(四)CT检查

CT诊断胃癌的最常见征象是胃壁增厚、肿块,并可显示肿瘤累及胃壁的范围和浸润深度、邻近组织器官侵犯以及有无转移等。胃壁增厚的范围从0.5～4 cm不等,超过2 cm可确定为恶性。CT检查能准确分辨直径>1cm的淋巴结、直径>1～2 cm的肝脏病变和受侵的邻近组织器官。几乎所有的胃癌患者都可以进行此项检查,对术前判断肿瘤能否切除有重要价值。根据CT所见可将胃癌分为4期:Ⅰ期,腔内肿块,无胃壁增厚;Ⅱ期,胃壁增厚超过1 cm,无直接扩散和转移征象;Ⅲ期,胃壁增厚,伴有直接扩散至胃周围脂肪层或邻近脏器,局部有或无淋巴结肿大,无远处转移;Ⅳ期,有远处转移。CT所见胃癌淋巴结可分为3组。1组:贲门旁,胃大小弯,幽门上下。2组:脾门,脾动脉,肝总动脉,胃左动脉。3组:腹腔动脉旁,腹主动脉和肠系膜血管根部。第3组淋巴结累及时,手术不能根治。

六、治疗

治疗原则:①根治性手术切除是目前唯一有可能治愈胃癌的方法,诊断一旦确立,只要患者全身及局部解剖条件许可,应争取及早手术治疗;②中晚期胃癌由于存在亚临床转移灶而有较高的复发及转移率,必须积极地辅以术前、后的化疗、放疗及生物治疗等综合治疗以提高疗效;综合治疗方法应根据病期、肿瘤的生物学特性以及患者的全身状况综合考虑,选择应用;③如病期较晚或心、肺、肾等主要脏器有严重合并症而不能根治性切除,应视具体情况争取做原发灶的姑息性切除,以利进行综合治疗;④对无法切除的晚期胃癌,应积极采用综合治疗,多能取得改善症状、延长生命的效果;⑤应根据局部病灶特点及全身状况,按照胃癌的分期及个体化原则制定治疗方案。

综合治疗方案选择原则。①早期胃癌:无淋巴结转移的早期胃癌(Ⅰa期),原发病灶切除后一般不需辅助治疗;有淋巴结转移者须行辅助化疗;②进展期胃癌:争取做根治性切除手术;对临床估计为Ⅲ期,尤其肿瘤较大、细胞分化较差者可行术前化疗或放疗,以提高手术切除率和术后疗效;所有进展期胃癌,尤其是浆膜面有明显浸润者应行术中腹腔内化疗;所有进展期胃癌,无论根治性切除或姑息性切除,术后均应进行辅助化疗;有条件者可对已做根治切除的Ⅱ、Ⅲ期胃癌行术中放疗;行姑息性切除者可于残留癌灶处以银夹标记定位,术后局部放疗。

(一)外科治疗

外科手术是治疗胃癌的主要手段,根据切除肿瘤的程度分为根治性手术和姑息性手术。根据病灶的位置、大小、大体形态选择合理的手术方式,施行彻底的淋巴结清除是提高疗效的重要环节。手术范围包括整块切除原发肿瘤和超越已有转移站别的淋巴结清除,根治程度取决于胃及其周围淋巴结的切除范围。胃切除和淋巴结清除范围以 D(dissection)表示,可分为 $D_0 \sim D_4$ 共5级: D_0 指姑息性手术,未能完全切除胃周淋巴结; D_1 表示完全切除胃周第1站淋巴结; D_2 表示完全切除第2站淋巴结; D_3 表示完全切除第3站淋巴结; D_4 是在 D_3 的基础上切除腹主动脉旁淋巴结; D_n 切除表示根据原发肿瘤的部位切除相应站别的淋巴结。

1. 手术指征、术式选择

(1)手术指征:凡临床检查无明显转移征象,各重要脏器无明显器质性病变,估计全身营养状态、免疫功能能耐受麻醉和手术者,均应考虑根治性手术。即使有远处转移,但患者伴有梗阻、出血、穿孔等严重并发症而一般情况尚能耐受手术者,亦应进行姑息性切除,以缓解症状、减轻痛苦。但对于无梗阻、出血而有锁骨上和腹股沟淋巴结肿大、广泛的肝转移、脐周淋巴结肿大、盆腔包块等患者不应手术探查。

(2)早期胃癌的术式选择。①胃切除范围:早期胃癌手术治疗的复发率为 2.7%～9%,其中切缘有癌残留为失败原因之一。由于早期胃癌在开腹探查时胃浆膜面无病灶可见,而且病灶微小或浅表,术者常无法扪摸清楚病灶的部位及范围,因此需手术前用胃镜行色素涂布或于胃壁内注射色素加以标记,或胃镜检查仔细描述病灶大小以及病灶上、下缘距贲门、幽门的距离,以供术者作为确定切除线的依据。一般对分化型癌要求切缘距病灶至少3 cm,未分化癌5 cm。如疑有多发癌或浅表扩散型早期胃癌可能者,应做冰冻切片检查,以确保切缘无癌残留。②淋巴结清除范围:由于术时较难确定有无局部淋巴结转移,多数学者认为早期胃癌应做 D_2 根治术,但亦可根据病灶情况做恰当的改良,对仅浸润黏膜层早期胃窦部癌,做以胃左动脉干淋巴结清除为中心的选择性 D_2 根治术已足够。

(3)进展期胃癌的术式选择。①胃切除范围:贲门癌行近端胃次全切除时,下切缘距肿瘤边缘至少5 cm处断胃,上切缘切除 4～5 cm 食管下段,如癌累及食管下端,则应在肿瘤上缘 5 cm 处切断食管。幽门部癌行远端胃次全切除时,上切缘距肿瘤上方至少 5 cm 处断胃,下切缘应切除 3～4 cm 十二指肠。病灶浸润范围超过 2 个分区、皮革胃、贲门癌累及胃体或有远隔部位淋巴结转移者,如贲门癌有幽门上淋巴结转移、幽门部癌有贲门旁淋巴结转移均为全胃切除指征。②淋巴结清除范围:进展期胃癌至少应做 D_2 根治术。凡有 N_3 转移者应做 D_3 以上根治术,包括结扎切断腹腔动脉以彻底清除其周围淋巴结的 Appleby 式手术。

2. 根治性手术

根治性手术是指将原发肿瘤连同转移淋巴结及受浸润的周围组织一并切除,从而有可能治愈的切除手术。根治的标准包括3个方面:远近切缘无肿瘤残留;淋巴结清除超越已有转移的淋巴结站别(D>N);邻近组织器官无肿瘤残留。

(1)远端胃次全切除术:胃下区及部分病灶较小的胃体远端癌适于做远端胃次全切除术。上腹正中切口,进入腹腔后先探查肝脏、盆腔有无转移或种植灶,最后探查原发灶及区域淋巴结情况。手术步骤:自横结肠缘分离大网膜、结肠系膜前叶及胰腺包膜至胰腺上缘,探查、清除No15、14组淋巴结;根部切断结扎胃网膜右动、静脉,清除No6幽门下淋巴结、No4d胃大弯淋巴结;分离结肠肝曲,Kocher切口切开十二指肠降部外侧腹膜,将十二指肠、胰头内翻,显露下腔静脉,清除No13胰头后淋巴结;切开脾结肠韧带,切断结扎胃网膜左动、静脉,分离脾胃韧带,切断结扎最后2～3支胃短动脉,清除No4s胃大弯淋巴结;显露脾门,沿胰尾上缘探查脾动脉周围,如有

No10 脾门淋巴结、No11 脾动脉干淋巴结肿大则一并清除;于幽门下 3～4 cm 切断十二指肠,近肝缘切开肝十二指肠韧带前叶及小网膜,清除肝固有动脉及胆总管旁脂肪、淋巴结 No12,根部切断结扎胃右动、静脉,清除 No5 幽门上淋巴结,沿肝固有动脉表面显露肝总动脉,清除 No8 肝总动脉旁淋巴结向左直达腹腔动脉周围;自贲门右侧向下沿胃小弯清除脂肪及 No1、3 组淋巴结至肿瘤上方 5 cm 处;根部结扎切断胃左动、静脉,清除 No7 胃左动脉干淋巴结、No9 腹腔干周围淋巴结;于肿瘤上方 5 cm 处切断胃,以 28 mm 管状吻合器做胃十二指肠端侧吻合,如肿瘤巨大胃切除范围广做 Billroth Ⅰ 式有困难时则宜行 Roux-en-Y 吻合。

(2) 近端胃次全切除术:胃底贲门部癌病灶大小未超过 1 个分区者、小弯侧上 1/3 癌适于做近端胃次全切除术。一般以胸腹联合切口为首选手术径路,优点:①先在腹部做小切口探查腹部情况,如腹腔内已有广泛转移而不适于手术,可免除开胸;②手术野暴露良好,有利于病灶及淋巴结的彻底清除;③可切除足够的食管下段,减少切缘阳性的危险性。对病灶较小、未累及食管下段或因年迈伴有心肺功能不全者可考虑经腹手术,暴露不满意时可切除剑突甚或劈开胸骨。手术步骤:切开膈肌,游离食管下段,切断迷走神经前、后干,清除 No110 食管旁淋巴结;分离大网膜及结肠系膜前叶,探查、清除 No15、14 组淋巴结,显露胃网膜右动、静脉,沿大弯向左切开大网膜至肿瘤下缘 5 cm 处;近肝缘切开小网膜、右胃膈韧带及部分膈脚,清除 No1 贲门右淋巴结及 No3 胃小弯淋巴结,胃右动脉旁如无肿大淋巴结可予保留,沿小弯远端向近端分离小网膜至肿瘤下缘 5 cm 处;提起食管下段,切开左侧胃膈韧带、部分膈脚及脾胃韧带,切断结扎胃短动脉、胃网膜左动、静脉,游离胃上部大弯侧,清除 No2 贲门左淋巴结及 No4 胃大弯淋巴结;将已游离的胃、大网膜及结肠系膜前叶上翻,分离胰包膜至胰腺上缘,结扎切断胃后动脉,清除 No10 脾门淋巴结、No11 脾动脉周围淋巴结;于肿瘤上方 5 cm 切断食管,将近端胃向下翻,根部结扎切断胃左动、静脉,清除 No7 胃左动脉干淋巴结、No8 肝总动脉旁淋巴结及 No9 腹腔干周围淋巴结;于肿瘤下方 5 cm 切断胃,以 28 mm 管状吻合器做食管胃端侧吻合。近端胃大部切除的操作程序基本上同远端胃大部切除术,但保留远端胃及胃网膜右动、静脉,清除贲门左、脾门及脾动脉旁淋巴结。由于贲门癌浸润食管下端远远超过幽门部癌浸润至十二指肠,故宜于肿瘤上方 5 cm 处切断食管做胃食管端侧吻合术。

(3) 全胃切除术:胃体部癌、癌侵及两个分区、皮革胃或下区癌有贲门旁淋巴结转移、上区癌有幽门上下淋巴结转移者均适于做全胃切除术。手术径路以胸腹联合切口暴露较好,操作方便。手术步骤:胃中、下部游离与淋巴结清除的步骤及方法同远端胃次全切除术,十二指肠于幽门下 3～4 cm 切断关闭;游离食管下段、贲门小弯侧、胃上部大弯侧及淋巴结清除同近端胃次全切除术;食管空肠端侧吻合完成消化道重建。当病灶直接侵及脾、胰实质或胰上淋巴结、脾动脉干淋巴结与胰实质融合成团而无法彻底清除时,则做全胃合并脾、胰体尾切除。

全胃切除后消化道重建的种类繁多,理想的消化道重建方式应达到以下功能:①代胃有较好的储存功能,使食糜不过早地排入空肠;②重建消化道尽量接近正常的生理通道;③防止十二指肠液的返流,减少返流性食管炎的发生;④保持较好的营养状况和生活质量;⑤手术安全、简便,手术死亡率低。各种重建的术式各有利弊。Roux-en-Y 吻合减少了十二指肠液返流,但储存功能较差;食管空肠袢式吻合操作简单,但十二指肠液返流发生率较高;双腔、三腔肠管代胃改善了食物的储存功能,但操作复杂、手术时间长。术者宜根据患者的具体情况,在术时选择合适的重建方法。

(4) Appleby 手术:是将腹腔动脉根部结扎后清除全部第 2 站淋巴结,连同全胃、脾、胰体尾部整块切除的根治性手术。手术操作与全胃切除合并脾、胰体尾切除术相似,所不同的是根部切断结扎腹腔动脉后可更彻底地清除腹腔动脉周围的淋巴结,并连同原发灶做整块切除。切断腹腔动脉后肝脏的血供全靠来自肠系膜上动脉的胰十二指肠前下动脉和后上动脉与胃十二指肠动脉吻合后的动脉弓供应肝固有动脉血液,因此在手术时必须确认胃十二指肠动脉并仔细保护免受损伤,肝总动脉必须在胃十二指肠动脉的左侧切断结扎。上述侧支循环的供血量常低于肝总动脉,术后易导致胆囊坏死,故行此术时常规做胆囊切除术。切除后的消化道重建同全胃切除术。肝硬化肝功能明显不全者不宜做此手术。

(5)胃癌合并受累脏器联合切除术:适用于肿瘤直接浸润邻近脏器或为了彻底清除转移淋巴结而需将邻近脏器合并切除者。60%以上是为清除脾动脉周围及脾门淋巴结而合并胰体、尾及脾切除的扩大根治术。由于脾的免疫功能因而丧失,对无明确脾门淋巴结转移者,做合并胰体、尾及脾切除的扩大根治术应持慎重态度。对胃癌直接浸润食管下端、横结肠、肝、胰等邻近脏器但无远处转移征象者,一般均主张积极将受累脏器合并切除。

(6)腹主动脉旁淋巴结清除术:癌肿已浸润至浆膜外或浸润至周围脏器伴第2、3站淋巴结明显转移者适于做此手术。手术步骤:切除大网膜及结肠系膜前叶至胰腺下缘,清除No15结肠中动脉周围淋巴结、No14肠系膜上动静脉根部淋巴结;切断结扎胃网膜右动、静脉,清除No4d胃大弯淋巴结、No6幽门下淋巴结;十二指肠降部外侧做Kocher切口,将十二指肠、胰头内翻,清除No13胰头后淋巴结,显露下腔静脉、腹主动脉,将结肠肝曲牵向左下,显露肠系膜下动脉,向上清除No16b_1淋巴结;切除小网膜,清除No12、5、7、8、9、1、3淋巴结;游离食管下段,切开左侧胃膈韧带,切断腹段食管,清除No2贲门左淋巴结,切开脾胃韧带,切断结扎胃短动脉及胃网膜左动、静脉,清除No4s、No19、No20和No16a_1淋巴结;将结肠系膜前叶及胰包膜分离至胰腺上缘,显露脾动脉,由脾门向右沿脾动脉清除No10、No11淋巴结至腹腔动脉根部;沿脾动脉根部下缘向右分离显露肝总动脉根部下缘,游离胰腺背侧,自脾动脉及肝总动脉根部下缘沿腹主动脉前向下分离至肠系膜上动脉及左肾静脉上缘,清除No16a_2淋巴结;切断十二指肠,将全胃及4站淋巴结全部切除,消化道重建同全胃切除术。本术式称D_4手术,日本学者报告伴有腹主动脉周围淋巴结转移者行D_4手术后的5年生存率可达10%~20%。但D_4手术创伤大、手术时间长、术后并发症多,而且临床实践证明有第4站淋巴结转移者其5年生存率难以达到20%的良好效果,因此选择D_4手术应持慎重态度。

3.姑息性手术

主要指姑息性切除,是仅切除原发病灶和部分转移病灶,尚有肿瘤残留的切除手术。

胃癌可因局部浸润、腹膜播散、远处淋巴结转移或血道播散而失去根治性手术的机会,只能做姑息性切除手术以缓解症状,防止或减少出血、穿孔、梗阻等严重并发症的发生。姑息性切除能减轻机体的肿瘤负荷,有利于提高术后化疗、生物治疗等综合治疗的疗效,有助于改善生活质量、延长生存时间。因此,除患者一般情况差不能耐受手术探查外,只要原发病灶局部解剖条件许可,应尽量做姑息性切除术。姑息性切除的原则:对患者的手术创伤越小越好;胃切除线不强求距肿瘤边缘5 cm以上,但也不可在切缘有明显的癌残留;淋巴结一般只清除胃周的N_1淋巴结,对明显肿大而切除又无困难的N_2淋巴结亦可予以摘除;切除后的消化道重建尽量采取简便易行的吻合方法,切忌手术时间冗长、复杂的重建方法;对姑息性全胃切除术应持慎重态度。对癌灶位于幽门部引起幽门梗阻者,如不能姑息性切除,可行胃-空肠吻合术缓解梗阻症状,可适当延长患者的生存时间。对梗阻性胃上部癌伴有转移者,可采用放置食管内支架或内镜激光治疗,也可采用空肠造瘘术,食管-空肠短路手术很少采用。

4.内镜手术

主要适用于无淋巴结转移的早期胃癌,手术方式包括内镜高频电切术、内镜剥离活检术、内镜双套息肉样切除术、局部注射加高频电切术等。由于癌组织的浸润深度和有无局部淋巴结转移难以估计,必须严格掌握指征:①隆起型、浅表隆起型、浅表平坦型,病灶未侵及黏膜肌层、直径<2 cm 的高分化黏膜内早期胃癌;②浅表凹陷型,病灶未侵及黏膜肌层、<1 cm 的中分化黏膜内早期胃癌;③浅表凹陷型,病灶未侵及黏膜肌层、<0.5 cm 的低分化早期胃癌;④因年老体弱不愿意接受手术或伴有心、肺、肝、肾严重的器质性疾病不能耐受手术者。

5.腹腔镜手术

(1)腹腔镜胃局部切除术:适用于位于胃前壁<2 cm 的早期胃癌。经胃镜将癌灶部胃悬吊后,插入腹腔镜自动切割缝合器切除病灶及其周围部分正常胃壁。优点为手术创伤小、失血少、恢复快、并发症少、术后生活质量高,但其远期疗效有待进一步证实。

(2)腹腔镜胃癌根治术:腹腔镜消化道肿瘤根治是目前腹腔镜技术领域中的热点问题,许多外科学者进行了腹腔镜手术治疗恶性胃肠道肿瘤的探索。腹腔镜胃癌根治术操作复杂,无论是游离胃体、清扫淋巴结、切除标本还是消化道重建,操作步骤及操作平面都较多,整个手术操作没有单一的间隙,需要多层面跳跃进行,使手术难度增加。而且目前有关腹腔镜胃癌根治术的研究均为小样本、非随机的短期试验,有待开展大宗病例的随机临床试验。

(二)化学治疗(简称化疗)

化疗作为综合治疗的重要组成部分,是胃癌治疗的重要手段之一。

1.术前化疗(新辅助化疗)

对病期较晚的进展期胃癌,术前化疗可使肿瘤缩小,癌灶局限,消灭亚临床转移灶,增加手术切除率,减少术中播散和术后复发,提高手术治疗效果,延长生存期。

2.术中化疗

手术操作可能使癌细胞逸入血液循环而导致血道播散,浸润至浆膜或浆膜外的癌细胞易脱落而引起种植性播散,手术过程中被切断脉管内的癌栓随淋巴液和血液溢入腹腔内可造成腹膜种植,术中化疗为防止医源性播散的重要措施之一。常用药物为 MMC 20 mg 静脉注射,次日再静脉注射 MMC 10 mg。

消灭腹腔内脱落的癌细胞已成为进展期胃癌外科治疗的重要环节,为达此目的术中应进行腹腔内化疗。术中持续高温腹腔灌注化疗是近 10 余年来开展的新方法,利用腹腔灌洗、热效应及化疗药物作用杀灭腹腔内残存癌细胞,以预防或减少腹膜转移,具有控制腹水、减少局部复发和延长生存期的作用。

CHpP 的主要作用机制为:①与正常细胞相比,肿瘤细胞的热耐受性差;②腹腔化疗造成腹腔及门静脉药物高浓度,药物浓度越高,抗癌作用越强;③热疗与化疗药物有协同作用,可以增加肿瘤细胞对化疗药物的敏感性;④腹腔灌洗对腹腔内游离癌细胞具有机械性清除作用。

CHpP 的适应证:癌肿浸润至浆膜或浆膜外和(或)伴有腹膜播散;术后腹膜复发,或伴有癌性腹水。

CHpP 的灌洗液温度:输入温度 44~45 ℃,腹腔内温度 42~43 ℃,输出温度 40~42 ℃。持续灌洗时间为 60~90 分钟。

常用化疗药物:MMC 20 mg/m^2,DDP 200 mg/m^2。

3.术后化疗

术后辅助化疗是胃癌最常采用的综合治疗方法,有淋巴结转移的早期胃癌和所有进展期胃癌术后均应做辅助化疗。一般于手术后 4 周开始,1～2 年内给 3～4 个疗程化疗。术后化疗多采用联合化疗,联合化疗方案的种类繁多,常用的有 FAM、EAP 及 FLP 方案。FAM 方案:5-Fu 500 mg/m² 静脉滴注,第 1、8、29、36 天;ADM 30 mg/m² 静脉注射,第 1、29 天;MMC 10 mg/m² 静脉注射,第 1 天;6 周为 1 个疗程,ADM 总量不超过 550 mg。EAP 方案:ADM 20 mg/m² 静脉注射,第 1、7 天;Vp-16 100 mg/m² 静脉滴注,第 4～6 天;DDP 40 mg/m² 水化静脉滴注,第 2、8 天;3 周为 1 周期,3 周期为 1 个疗程;EPA 方案疗效较好,但毒性反应明显。FLP 方案:CF 200 mg/m² 静脉注射,第 1～5 天;5-Fu 500 mg/m² 静脉滴注,第 1～5 天;DDP 30 mg/m² 水化静脉滴注,第 3～5 天;3 周为 1 周期,3 周期为 1 个疗程。联合化疗既可用于术后辅助治疗,亦可用于不能切除及术后复发转移胃癌的姑息性化疗。

4.晚期胃癌化疗

对无法切除的晚期胃癌采用以化疗为主的综合治疗,可以缓解或减轻症状、改善生活质量、延长生存期。

(三)放疗

放疗是进展期胃癌的治疗手段之一,目的在于减少术后局部复发。

1.适应证及禁忌证

未分化癌、低分化癌、管状腺癌、乳头状腺癌均对放疗有一定敏感性;癌灶小而浅在、无溃疡者效果最好,可使肿瘤完全消退;有溃疡者亦可放疗,但肿瘤完全消退者少见。黏液腺癌及印戒细胞癌对放疗耐受,为放疗禁忌证。

2.术前放疗

进展期胃癌病灶直径＜6 cm 者适宜术前放疗,＞10 cm 者则不宜。术前放疗剂量以 40 Gy/4 周为宜,可使 60% 以上患者原发肿瘤有不同程度的缩小,手术切除率、生存率提高,局部复发率降低。术前放疗与手术的间隔以 2 周为宜,最迟不超过 3 周。

3.术中放疗

术中放疗的适应证:①Ⅱ、Ⅲ期胃癌原发灶已切除;②无腹膜及肝转移;③淋巴结转移在 2 站以内;④原发灶侵及浆膜面或累及胰腺。剂量以一次性照射 20～30 Gy 为宜,能减少术后局部复发和远处转移,提高生存率。

4.术后放疗

术后放疗一般不作为胃癌的常规辅助治疗手段,但对姑息性切除者,应在癌残留处以银夹标记定位,术后经病理证实其组织学类型非黏液腺癌或印戒细胞癌者可行局部补充放疗。剂量一般为 50 Gy/5 周,因应用较少,疗效无法肯定。

(四)生物治疗

生物治疗的适应证包括:①胃癌根治术后适合全身应用免疫刺激剂;②不能切除或姑息切除的病例可在残留癌内直接注射免疫刺激剂;③晚期患者伴有腹水者腹腔内注射免疫增强药物。目前主要有 2 类。

1.过继性免疫治疗

主要原理是给患者输注大量具有抗肿瘤效应的免疫活性细胞,以淋巴因子激活的杀伤细胞(LAK 细胞)和肿瘤浸润淋巴细胞为代表。

2.非特异性生物反应调节剂

通过增强机体总体免疫功能达到治疗目的。目前可能有疗效的有:①BCG(卡介苗);②OK-432;③PS-K;④香菇多糖;⑤N-CWS(奴卡菌壁架)。

七、预后

胃癌是威胁生命健康最严重的恶性肿瘤之一,由于病情发展较快,如出现症状后不进行手术治疗,90%以上的患者在1年内死亡。近年来随着早期胃癌发现率的提高、手术方法的改进和综合治疗的应用,胃癌的治愈率有所提高,但总的5年生存率仍徘徊于20%～30%。

在影响预后的诸多因素中,病灶的浸润深度与淋巴结转移情况是最重要的因素。淋巴结转移与否对预后的影响极大,淋巴结转移的数量与预后的关系尤为密切,淋巴结转移数越多预后越差。其次是治疗方法包括手术类型、淋巴结清除范围、综合治疗措施等,其他如肿瘤的病理类型及生物学行为、患者的年龄性别等对预后亦有一定影响。

提高早期胃癌的诊断率和早期胃癌在治疗患者中的构成比,是改善胃癌预后最为有效的措施之一。合理选择手术方式及淋巴结清除范围,加强手术、化疗、放疗及生物治疗的综合治疗措施,亦是改善预后的方法之一。

(赵晓堂)

第十五节　十二指肠内瘘

十二指肠内瘘是指在十二指肠与腹腔内的其他空腔脏器之间形成的病理性通道开口分别位于十二指肠及相应空腔脏器。十二指肠仅与单一脏器相沟通称"单纯性十二指肠内瘘",与2个或以上的脏器相沟通则称为"复杂性十二指肠内瘘"前者临床多见,后者较少发生。内瘘时十二指肠及相应空腔脏器的内容物可通过该异常通道相互交通,由此引起感染、出血体液丧失(腹泻呕吐)水电解质紊乱、器官功能受损以及营养不良等一系列改变。

先天性十二指肠内瘘极为罕见,仅见少数个案报道十二指肠可与任何相邻的空腔脏器相沟通形成内瘘,但十二指肠胆囊瘘是最常见的一种类型,据统计其发生率占十二指肠内瘘的44%～83%,十二指肠胆总管瘘占胃肠道内瘘的5%～25%。韦靖江报道胆内瘘72例,其中十二指肠胆总管瘘,占8.3%(6/72)。其次为十二指肠结肠瘘,十二指肠胰腺瘘发生罕见。

一、病因

十二指肠内瘘形成的原因较多,如先天发育缺陷医源性损伤、创伤、疾病等。在疾病中,可由十二指肠病变所引致,如十二指肠憩室炎,亦可能是十二指肠毗邻器官的病变所造成,如慢性结肠炎胆结石等。一组资料报道,引起十二指肠内瘘最常见的病因是医源性损伤其次是结石、开放性和闭合性损伤。肿瘤、结核、溃疡病、克罗恩病及放射性肠炎等病理因素低于10%。

(一)先天因素

真正的先天性十二指肠内瘘极为罕见,仅见少数个案报道。许敏华等报道1例先天性胆囊十二指肠内瘘,术中见十二指肠与胆囊间存在异常通道,移行处黏膜均光滑,无瘢痕。

(二)医源性损伤

医源性损伤引起的十二指肠内瘘一般存在于十二指肠与胆总管之间,多见于胆管手术中使用硬质胆管探条探查胆总管下端所致,因解剖上胆总管下端较狭小,探查时用力过大穿破胆总管和十二指肠壁,形成胆总管十二指肠乳头旁瘘。薛兆祥等报道8例胆管术后发生胆总管十二指肠内瘘,原因均是由于胆总管炎性狭窄,胆管探条引入困难强行探查所致提示对胆总管炎性狭窄胆总管探查术中使用探条应慎重,不可暴力探查以减少医源性损伤。再者胆总管T形管引流时,T形管放置位置过低、置管时间过长、T形管压迫十二指肠壁致缺血坏死穿孔,引起胆总管十二指肠内瘘,亦属于医源性损伤。樊献军等报道2例胆管术后T形管压迫十二指肠穿孔胆总管T形管引流口与十二指肠穿孔处形成十二指肠内瘘,由此提示:胆总管T形管引流时位置不宜放置过低,或者在T形管与十二指肠之间放置小块大网膜并固定、隔断以免压迫十二指肠,造成继发性损伤。

(三)结石

十二指肠内瘘常发生于十二指肠与胆管系统间,大多数是被胆石穿破的结果。90%以上的胆囊十二指肠瘘,胆总管十二指肠瘘,胆囊十二指肠结肠瘘,均来自慢性胆囊炎、胆石症内瘘多在胆、胰十二指肠汇合区,与胆管胰腺疾病有着更多关系,胆囊炎、胆石症的反复发作导致胆囊或胆管与其周围某一器官之间的粘连,是后来形成内瘘的基础。在粘连的基础上,胆囊内的结石压迫胆囊壁引起胆囊壁缺血、坏死、穿孔并与另一器官相通形成内瘘。胆囊颈部是穿孔形成内瘘最常见部位之一,这与胆囊管比较细小、胆囊受炎症或结石刺激后强烈收缩、颈部承受压力较大有关。胆囊炎反复发作时最常累及的器官是十二指肠、结肠和胃,当胆管系统因炎症与十二指肠粘连,胆石即可压迫十二指肠造成肠壁的坏死、穿孔、自行减压引流,胆石被排到十二指肠从而形成胆囊十二指肠瘘、胆总管十二指肠瘘、胆囊十二指肠结肠瘘。这种因结石嵌顿、梗阻、感染导致十二指肠穿孔自行减压形成的内瘘,常常是机体自行排石的一种特殊过程或视为胆结石的一种并发症,有时可引起胆石性肠梗阻。

(四)消化性溃疡

十二指肠的慢性穿透性溃疡,常因慢性炎症向邻近脏器穿孔而形成内瘘,如溃疡位于十二指肠的前壁或侧壁者可穿入胆囊,形成胆囊十二指肠瘘。而溃疡位于十二指肠后壁者穿入胆总管,引起胆总管十二指肠瘘,十二指肠溃疡亦可向下穿入结肠引起十二指肠结肠瘘,或胆囊十二指肠结肠瘘。也有报道穿透性幽门旁溃疡所形成的胃、十二指肠瘘,肝门部动脉瘤与十二指肠降部紧密粘连向十二指肠内破溃而导致大出血的报道,亦是一种特殊的十二指肠内瘘。因抗分泌药对十二指肠溃疡的早期治疗作用,由十二指肠溃疡引起的十二指肠内瘘目前临床上已十分少见。

(五)恶性肿瘤

恶性肿瘤引起的十二指肠内瘘亦称为恶性十二指肠内瘘,主要是十二指肠癌浸润结肠肝曲或横结肠,或结肠肝区癌肿向十二指肠的第3、4段浸润穿孔所致。Hersheson收集37例十二指肠-结肠瘘,其中19例起源于结肠癌。近年国内有报道十二指肠结肠瘘是结肠癌的少见并发症,另外十二指肠或结肠的霍奇金病,或胆囊的癌肿也可引起十二指肠内瘘。随着肿瘤发病率的增高,由恶性肿瘤引起十二指肠内瘘的报道日益增多。

(六)炎性疾病

因慢性炎症向邻近脏器浸润穿孔可形成内瘘。炎性疾病包括十二指肠憩室炎、克罗恩病溃疡性结肠炎、放射性肠炎及肠道特异性感染,如腹腔结核等均可引起十二指肠结肠瘘或胆囊十二指肠结肠瘘。

二、发病机制

先天性十二指肠内瘘的病理改变:异常通道底部为胆囊黏膜,颈部为十二指肠腺体上方0.5 cm可见胆囊腺体与十二指肠腺体相移行证实为先天性异常。王元和谭卫林报道2例手术证实的先天性十二指肠结肠瘘均为成年女性。内瘘瘘管都发生在十二指肠第三部与横结肠之间。鉴于消化系统发生的胚胎学研究,十二指肠后1/3与横结肠前2/3同属中肠演化而来。因此从胚胎发生学的角度来分析,如果中肠在胚胎发育过程中发生异常,则形成这类内瘘是完全有可能的。

三、检查

(一)实验室检查

选择做血、尿、便、常规生化及电解质检查。

(二)其他辅助检查

1.X线检查

X线检查包括腹部透视、腹部平片和消化道钡剂造影。

(1)腹部透视和腹部平片:有时可见胆囊内积气,是诊断十二指肠内瘘的间接依据但要与产气杆菌引起的急性胆囊炎相鉴别。十二指肠肾盂(输尿管)瘘时,腹部平片可见肾区有空气阴影和不透X线的结石(占25%～50%)。

(2)消化道钡剂造影:消化道钡剂造影能提供内瘘存在的直接依据,可显示十二指肠内瘘瘘管的大小、走行方向、有无岔道及多发瘘。

上消化道钡剂造影:可见影像有以下几种。①胃、十二指肠瘘:胃幽门管畸形及与其平行的幽门管瘘管。②十二指肠胆囊瘘:胆囊或胆管有钡剂和(或)气体,瘘管口有黏膜征象。以前者更具诊断意义此外,胆囊造瘘时不显影也为间接证据之一。③十二指肠结肠瘘:结肠有钡剂充盈。④十二指肠胰腺瘘:钡剂进入胰腺区域。

下消化道钡剂灌肠:可发现钡剂自结肠直接进入十二指肠或胆管系统,对十二指肠结肠瘘的正确诊断率可达90%以上做结肠气钡双重造影,可清楚地显示瘘管的位置,结合观察显示的黏膜纹,有助于鉴别十二指肠结肠瘘、空肠结肠瘘、结肠胰腺瘘和结肠肾盂瘘。

(3)静脉肾盂造影:十二指肠肾盂(输尿管)瘘患者行此检查时,因病肾的功能遭到破坏,常不能显示瘘的位置,但从病肾的病变可提供瘘的诊断线索;并且治疗也需要通过造影来了解健肾的功能,所以仍有造影的意义。

2.超声、CT、MRI检查

可从不同角度不同部位显示肝内外胆管结石及消化道病变的部位、范围及胆管的形态学变化,而对十二指肠内瘘的诊断只能提供间接的诊断依据。如胆管积气、结肠瘘浸润十二指肠等。

3.ERCP检查

内镜可直接观察到十二指肠内瘘的瘘口,同时注入造影剂,可显示瘘管的走行大小等全貌,确诊率可达100%,是十二指肠内瘘最可靠的诊断方法。

4.内镜检查

(1)肠镜检查:可发现胃肠道异常通道的开口,并做鉴别诊断。十二指肠镜进入十二指肠后见黏膜呈环形皱襞柔软光滑,乳头位于十二指肠降段内侧纵向隆起的皱襞上,一般瘘口位于乳头开口的上方,形态多呈不规则的星状形,无正常乳头形态及开口特征。当瘘口被黏膜覆盖时不易发现,但从乳头开口插管,导管可从瘘口折回至肠腔,改从乳头上方瘘口插管,异常通道显影而被确诊,此时将镜面靠近瘘口观察,可见胆汁或其他液体溢出。内镜下十二指肠内瘘应注意与十二指肠憩室相鉴别,憩室也可在十二指肠乳头附近有洞口,但边缘较整齐,开口多呈圆形,洞内常有食物残渣,拨开残渣后能见到憩室底部导管向洞内插入即折回肠腔注入造影剂可全部溢出,同时肠道内可见到造影剂,而无异常通道显影。一组资料报道47例胆总管十二指肠内瘘同时合并十二指肠憩室5例,有1例乳头及瘘口均位于大憩室的腔内,内镜检查后立即服钡剂检查,证实为十二指肠降段内侧大憩室纤维结肠镜检查对十二指肠结肠瘘可明确定位,并可观察瘘口大小,活组织检查以确定原发病灶的性质为选择手术方式提供依据。

(2)腹腔镜检查:亦可作为十二指肠内瘘诊断及治疗的手段且有广泛应用前景。

(3)膀胱镜检查:疑有十二指肠肾盂(输尿管)瘘时,此检查除可发现膀胱炎征象外,尚可在病侧输尿管开口处看到有气泡或脓性碎屑排出;或者经病侧输尿管的插管推注造影剂后摄片,可发现十二指肠内有造影剂。目前诊断主要依靠逆行肾盂造影,将近2/3的患者是阳性。

5.骨炭粉试验

口服骨炭粉,15~40分钟后有黑色炭末自尿中排出。此项检查仅能肯定消化道与泌尿道之间的内瘘存在,但不能确定瘘的位置。

四、临床表现

十二指肠瘘发生以后,患者是否出现症状,应视与十二指肠相通的不同的空腔脏器而异。与十二指肠相交通的器官不同,内瘘给机体带来的后果亦不同,由此产生的症状常因被损害的器官的不同而差异较大,如十二指肠胆管瘘是以胆管感染为主要病变,故临床以肝脏损害症状为主;而十二指肠结肠瘘则以腹泻、呕吐、营养不良等消化道症状为主。

(一)胃、十二指肠瘘

胃、十二指肠瘘可发生于胃与十二指肠球部横部及升部之间,几乎都是由于良性胃溃疡继发感染、粘连继而穿孔破入与之粘连的十二指肠球部,或因胃穿孔后形成局部脓肿,继而破入十二指肠横部或升部。胃、十二指肠瘘形成后,对机体的生理功能干扰不大,一般多无明显症状。绝大部分患者都因长期严重的溃疡症状而掩盖了瘘的临床表现;少数患者偶尔发生胃输出道梗阻。

(二)十二指肠胆囊瘘

十二指肠胆囊瘘症状颇似胆囊炎如嗳气、恶心呕吐、厌食油类、消化不良,有时有寒战高热、腹痛,出现黄疸而酷似胆管炎、胆石症的表现。有时表现为十二指肠梗阻,也有因胆石下行到肠腔狭窄的末端回肠或回盲瓣处而发生梗阻,表现为急性机械性肠梗阻症状,如为癌症引起,则多属晚期,其症状较重,且很快出现恶病质。

(三)十二指肠胆总管瘘

通常只出现溃疡病的症状,有少数可发生急性化脓性胆管炎而急诊入院。

(四)十二指肠胰腺瘘

十二指肠胰腺瘘发生之前常先有胰腺脓肿或胰腺囊肿的症状,故可能追问出有上腹部肿块的病史。其次,多数有严重的消化道出血症状。手术前不易明确诊断。Berne和Edmondson认为消化道胰腺瘘具有3个相关的临床经过,即胰腺炎后出现腹内肿块及突然出现严重的胃肠道出血,应警惕内瘘的发生;腹内肿块消失之时,常为内瘘形成之日,这个经验可供诊断时参考。

(五)十二指肠结肠瘘

良性十二指肠结肠瘘常有上腹部疼痛、体重减轻、乏力、胃纳增大,大便含有未消化的食物或严重的水泻。有的患者伴有呕吐,可闻到呕吐物中的粪臭结合既往病史有诊断意义。内瘘发生的时间,据统计从1周到32周,多数(70%以上)患者至少在内瘘发生3个月才被确诊而手术。内瘘存在时间越长,症状就越突然,后果也越严重。先天性十二指肠结肠瘘最突出的症状是腹泻,往往自出生即出现,病史中查不到腹膜炎、肿瘤和腹部手术的有关资料。由于先天性内瘘在十二指肠一侧开口位置较低而且内瘘远端不存在梗阻,故很少发生粪性呕吐与腹胀。如无并发症,则不产生腹痛。要注意与非先天性良性十二指肠结肠瘘的区别。若为恶性肿瘤浸润穿破所造成的十二指肠结肠瘘,除了基本具备上述症状外,病情较重,恶化较快,常同时又有恶性肿瘤的相应症状。

(六)十二指肠肾盂(输尿管)瘘

十二指肠肾盂(输尿管)瘘临床上可先发现有肾周围脓肿,即病侧腰痛局部有肿块疼痛向大腿或睾丸放射,腰大肌刺激征阳性。以后尿液可有气泡,或者尿液混浊,或有食物残渣,以及尿频、尿急尿痛等膀胱刺激症状。如果有突然发生水样、脓性腹泻同时伴有腰部肿块的消失,往往提示内瘘的发生。此时腰痛减轻,也常有脱水及血尿。此外尚有比较突出的消化道症状如恶心、呕吐和厌食肾结石自肛门排出甚为罕见未能得到及时治疗者呈慢性病容乏力和贫血,有时可以引起明显的脓毒血症,患者始终有泌尿道的感染症状,有的患者有高氯血症的酸中毒。宁天枢等曾报道1例先天性输尿管十二指肠瘘并发尿路蛔虫病,患者自4岁起发病到18岁就诊计自尿道排出蛔虫达400条左右,该例经手术证实且治愈。原武汉医学院附属第一医院泌尿外科报道1例5岁男性右输尿管十二指肠瘘的患者,也有排蛔虫史,由于排蛔虫,首先想到的是膀胱低位肠瘘,很容易造成误诊。该例手术发现不仅右输尿管上段与十二指肠间有一瘘管,而且右肾下极1cm处有一交叉瘘管与十二指肠降部相通,实为特殊。故对尿路蛔虫病的分析不能只局限于膀胱低位肠瘘的诊断。

五、并发症

(1)感染是最常见的并发症,严重者可发生败血症。
(2)合并水电解质紊乱。
(3)出血、贫血亦是常见并发症。

六、诊断

十二指肠内瘘,术前诊断较为困难,因为大部分十二指肠内瘘缺乏特征性表现,漏诊率极高。有学者报道10例胆囊十二指肠内瘘,术前诊断7例为胆囊炎胆囊结石,3例诊断为肠梗阻提高十二指肠内瘘的正确诊断率,应注意以下几个方面。

(一)病史

正确详细的既往史、现病史是临床诊断的可靠信息来源,有下列病史者应考虑有十二指肠内瘘存在的可能。

(1)既往有反复发作的胆管疾病史尤其是曾有胆绞痛黄疸后又突然消失的患者。
(2)既往彩超或B超提示胆囊内有较大结石,近期复查显示结石已消失,或移位在肠腔内。
(3)长期腹痛、腹泻消瘦、乏力伴程度不等的营养不良。

(二)辅助检查

十二指肠内瘘诊断的确定常需要借助影像学检查,如 X 线检查、彩超或 B 超、CT、MRI、ERCP 等,能提供直接的或间接的影像学诊断依据,或内镜检查发现胃肠道异常通道的开口等即可明确诊断。

七、治疗

十二指肠内瘘的治疗分为手术治疗和非手术治疗,如何选择争议较大。

(一)非手术治疗

鉴于部分十二指肠内瘘可以自行痊愈,加之部分十二指肠内瘘可以长期存在而不发生症状,目前多数学者认为只对有临床症状的十二指肠内瘘行手术治疗,方属合理。一组资料报道 13 年行胆管手术 186 例,术后发生 8 例胆总管十二指肠内瘘(4.7%),经消炎、营养支持治疗,6 例内瘘治愈(75%)仅有 2 例经非手术治疗不好转而改行手术治疗而治愈。非手术治疗包括纠正水电解质紊乱、选用有效足量的抗生素控制感染积极的静脉营养支持,必要时可加用生长激素严密观察生命体征及腹部情况,如临床表现不好转应转手术治疗。

(二)手术治疗

在输液(建立两条输液通道)输血、抗感染等积极抗休克与监护下施行剖腹探查术。

1. 胃、十二指肠瘘

根据胃溃疡的部位和大小,做胃大部分切除术及妥善地缝闭十二指肠瘘口,疗效均较满意。若瘘口位于横部及升部,往往炎症粘连较重,手术时解剖、显露瘘口要特别小心避免损伤肠系膜上动脉或下腔静脉。Webster 推荐在解剖、显露十二指肠瘘口之前,先游离、控制肠系膜上动脉和静脉,这样既可避免术中误伤血管,又可减轻十二指肠瘘口的修补张力。

2. 十二指肠胆囊瘘

术中解剖时应注意十二指肠胆囊瘘管位置有瘘口短而较大的直接内瘘,也有瘘管长而狭小的间接内瘘。由于粘连多,解剖关系不易辨认,故宜先切开胆囊,探明瘘口位置与走向,细致地游离,才不致误伤十二指肠及其他脏器,待解剖完毕后,切除十二指肠瘘口边缘的瘢痕组织,再横行缝合十二指肠壁。若顾虑缝合不牢固者,可加用空肠浆膜或浆肌片覆盖然后探查胆总管是否通畅置 T 管引流,最后切除胆囊。对瘘口较大或炎性水肿较重者,应做相应的十二指肠或胃造口术进行十二指肠减压引流,以利缝合修补的瘘口愈合,术毕须放置腹腔引流。

3. 十二指肠胆总管瘘

单纯性的由十二指肠溃疡并发症引起的十二指肠胆总管瘘可经非手术治疗而痊愈。对经常发生胆管炎的病例或顽固的十二指肠溃疡须行手术治疗,否则内瘘不能自愈。较好的手术方法是迷走神经切断胃次全切除的胃空肠吻合术。十二指肠残端的缝闭,可采用 Bancroft 法。十二指肠胆总管无须另做处理,胃内容改道后瘘管可以自行闭合。如有胆管结石、胆总管积脓,则不宜用上述手术方法。应先探查胆总管胆管内结石、积脓、食物残渣等均须清除、减压,置 T 形管引流;或者待十二指肠与胆总管分离后分别修补十二指肠和胆总管的瘘孔,置"T"形管引流另外做十二指肠造口减压。切除胆囊,然后腹腔安置引流。

4. 十二指肠胰腺瘘

关键在于胰腺脓肿或囊肿得到早期妥善的引流,及时解除十二指肠远端的梗阻和营养支持,则十二指肠胰腺瘘均能获得自愈。因胰液侵蚀肠壁血管造成严重的消化道出血。如非手术治疗无效,应及时进行手术,切开十二指肠壁,用不吸收缝线缝扎出血点。

5.十二指肠结肠瘘

有学者曾报道1例因溃疡穿孔形成膈下脓肿所致的十二指肠结肠瘘,经引流膈下脓肿后,瘘获得自愈结核造成内瘘者,也有应用抗结核治疗后而痊愈的报道,但大多数十二指肠结肠瘘内瘘(包括先天性),均需施行手术治疗。由于涉及结肠,术前须注意充分的肠道准备与患者全身状况的改善。良性的可做单纯瘘管切除分别做十二指肠和结肠修补,缝闭瘘口倘瘘口周围肠管瘢痕较重或粘连较多要行瘘口周围肠切除和肠吻合术。对位于十二指肠第三部的内瘘切除后,有时十二指肠壁缺损较大,则修补时应注意松解屈氏韧带,以及右侧系膜上血管在腹膜后的附着处,保证修补处无张力。必要时应用近段空肠袢的浆膜或浆肌覆盖修补十二指肠壁的缺损。由十二指肠溃疡引起者,只要患者情况允许宜同时做胃次全切除术。先天性者,有多发性瘘的可能,因此手术时要认真而仔细地探查,防止遗漏。因结肠癌浸润十二指肠而引起恶性内瘘者,视具体情况选择根治性手术或姑息性手术。

(1)根治性手术:Callagher曾介绍以扩大的右半结肠切除术治疗位于结肠肝曲恶性肿瘤所致的十二指肠结肠瘘。所谓的扩大右半结肠切除,即标准右半结肠切除加部分性胰十二指肠切除然后改建消化道。即行胆总管(或胆囊)-空肠吻合,胰腺-空肠吻合(均须分别用橡皮管或塑料管插管引流),胃-空肠吻合,回肠-横结肠吻合术。

(2)姑息性手术:对于无法切除者,可做姑息性手术。即分别切断胃幽门窦横结肠、末端回肠,再分别闭锁胃与回肠的远端,然后胃-空肠吻合回肠-横结肠吻合与空肠输出袢同近侧横结肠吻合。无论是根治性或姑息性手术,术中均需安置腹腔引流。

6.十二指肠肾盂(输尿管)瘘

(1)引流脓肿:伴有肾周围脓肿或腹膜后脓肿者,须及时引流。

(2)排除泌尿道梗阻:如病肾或输尿管有梗阻应设法引流,可选择病侧输尿管逆行插管或暂时性肾造口术。经上述治疗,有少数瘘管可闭合自愈。

(3)肾切除和瘘修补术:病肾如已丧失功能或者是无法控制的感染而健肾功能良好,可考虑病肾的切除,以利内瘘的根治。采用经腹切口,以便同时做肠瘘修补。因慢性炎症使肾周围粘连较多解剖关系不清,故对术中可能遇到的困难有充分的估计并做好相应准备,包括严格的肠道准备。十二指肠侧瘘切除后做缝合修补,并做十二指肠减压,腹腔内和腹膜外的引流。

(4)十二指肠输尿管瘘多数需将病肾和输尿管全切除。如仅在内瘘的上方切除肾和输尿管,而未切除其远侧输尿管,则瘘可持续存在。少数输尿管的病变十分局限,肾未遭到严重破坏,则可考虑做病侧输尿管局部切除后行端端吻合术。术后须严密观察病情,继续应用有效的抗生素给予十二指肠减压。

(赵晓堂)

第十六节 十二指肠血管压迫综合征

十二指肠血管压迫综合征也称为十二指肠淤滞症、十二指肠血管性压迫综合征、十二指肠麻痹、胃肠系膜麻痹、肠系膜上动脉十二指肠压迫综合征或Wilkie病,而SMAS是目前普遍接受的命名。本病为十二指肠水平部受肠系膜上动脉压迫导致的十二指肠梗阻,也有学者认为是由十二指肠功能紊乱所致。临床表现为间歇性上腹痛、呕吐等上消化道梗阻症状。本病并不少见,可发生于任何年龄,但以体型瘦长的中、青年女性多见。慢性 SMAS 的临床表现无特异性,往往被误诊为胃炎、胆囊炎、消化性溃疡、神经官能症、早孕反应等,急性 SMAS 则症状持续而严重。X 线钡餐检查和 CT 是本病主要诊断方法,十二指肠空肠吻合术是目前最肯定的治疗方法。

一、病因

肠系膜上动脉(SMA)病因多为先天性因素,少为后天性因素。主要原因是 SMAS 和腹主动脉夹角变小(正常角度 30°～50°),SMA 压迫十二指肠水平部而导致梗阻(图 7-8)。消瘦造成 SMA 和腹主动脉间脂肪过少,Treitz 韧带过短,SMA 开口过低,胃或肠管下垂,腰椎前突等,均可导致这一效果。肠系膜上动脉根部淋巴结核、肿大淋巴结压迫也可造成梗阻。骨科治疗中使用躯体石膏固定,造成长时间的脊柱过伸姿势,也可能引起急性 SMAS,即"石膏管型综合征"。另外,十二指肠功能失调也是引起肠系膜上动脉综合征的一个不容忽视的原因。

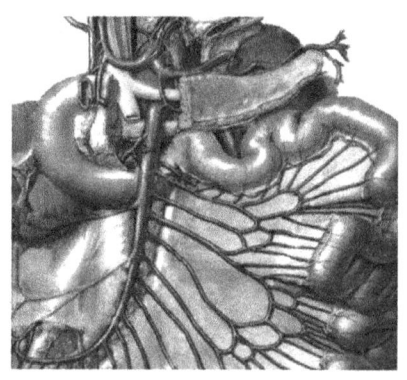

图 7-8　SMAS 的解剖基础

二、临床表现

急性 SMAS 通常表现为无诱因的餐后上腹部饱胀不适、疼痛和呕吐,有的可出现中上腹绞痛,但能自行缓解。其中呕吐为主要症状,一般发生在餐后半小时,呕吐物为含胆汁的胃内容物,呕吐后、取俯卧位或胸膝位时症状可得到缓解。症状频繁发作,间歇期长短不一。患者近期可能有情绪不佳,体重锐减,因严重疾病卧床或躯体石膏固定的病史。体格检查可见上腹部饱满,胃型及蠕动波,上腹部轻压痛,可闻及振水音。长期反复发作者可出现消瘦、贫血、低蛋白血症,急性严重发作时可出现水、电解质酸碱平衡紊乱。

三、辅助检查

(一)X 线检查

单纯立位腹部平片可见左上腹扩大的胃泡及其内的液平面,右上腹液平面,此即为十二指肠梗阻所特有的"双液面征"。钡餐检查具有特征性的表现,钡剂在十二指肠水平部的中 1/3 和远 1/3 处通过受阻、中断,呈典型垂直的钡柱截断征,也称"笔杆征"(图 7-9),近端十二指肠及胃扩张,胃潴留,胃下垂等(图 7-10),或有明显的十二指肠逆蠕动,也称"钟摆征",改变为俯卧位后梗阻消失,钡剂能顺利通过十二指肠水平部进入空肠。

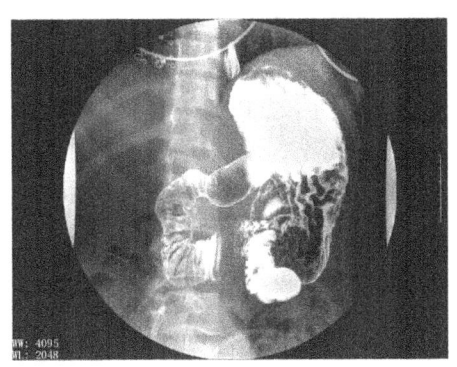

图 7-9 "笔杆征"

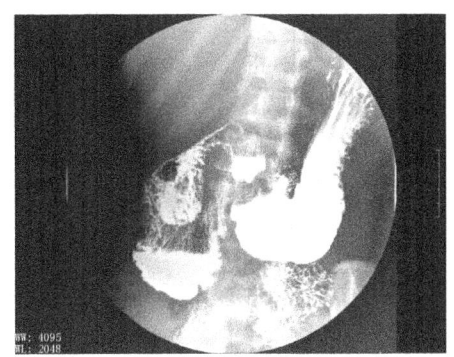

图 7-10 近端十二指肠扩张

(二) 其他检查

如电子胃镜可发现胃十二指肠的扩张,多普勒超声检查、CT 三维重建、MRA 均可测量 SMA 和腹主动脉之间的夹角,可发现夹角变小至 10°～22°,十二指肠受压处前后径＜1 cm,近端十二指肠前后径＞3 cm。

四、诊断

根据临床症状和影像学证据诊断。但要排除可引起类似症状的器质性病变,如消化性溃疡,胆道疾病,胰腺和十二指肠肿瘤,腹膜后肿瘤等,不要轻易诊断 SMAS。

五、治疗

(一) 保守治疗

治疗 SMAS 首选保守治疗,缓解期宜少食多餐,以易消化食物为主,餐后取侧卧位或俯卧位,预防发作。严重发作时应禁食、持续胃肠减压,并给予全肠外营养支持,调整水、电解质平衡。必要时输注清蛋白纠正低蛋白血症,输血纠正贫血,以改善患者全身状况。若以上保守治疗无效,呕吐发作频繁,消瘦明显,严重影响工作和生活则需手术治疗。

(二) 手术治疗

过去针对 SMAS 的手术方式有很多,有的手术还比较复杂,创伤较大,术后并发症多,但疗效并无明显优势,如胃大部切除术、胃空肠吻合术、十二指肠环形引流术等,现已很少应用,在此不详释。目前公认较为合理的术式为 Treitz 韧带松解术和十二指肠空肠吻合术。前者通过切断 Treitz 韧带,使十二指肠水平部下移至肠系膜上动脉与腹主动脉之间较宽处,此术式仅适用于十二指肠悬韧带过短的患者,且并不能使所有病例的十二指肠下降满意,而且,在一些病例中若 SMA 周围淋巴结形成硬质索带压迫十二指肠的因素未能解除,十二指肠下降亦不能改善症状。十二指肠空肠吻合术是将梗阻近端十二指肠水平部与空肠近段行侧-侧吻合,尤其适合于梗阻近端十二指肠扩张明显者。此术式疗效好(有效率 80%～100%),且不复杂,故临床应用较多。

Treitz 韧带松解术手术步骤:向上提起翻转横结肠中部,向前提起空肠上段,显露 Treitz 韧带。横行切断此韧带及其附近的后腹膜,游离十二指肠,使十二指肠与空肠交接点的位置下移 4～5 cm。十二指肠水平部肠管上缘、肠系膜上动脉起始点与腹主动脉三者之间的间隙能通过两横指较为理想。最后横行缝合后腹膜。

十二指肠空肠吻合术手术步骤：向上提起横结肠，在右侧选一无血管区横行切开横结肠系膜，显露扩张的十二指肠降部和水平部，尽量游离十二指肠水平部，应注意勿损伤结肠中动脉。将距离 Treitz 韧带 7.5～10 cm 的近段空肠提至右侧，与已游离的十二指肠做侧-侧吻合，建议使用可吸收抗菌缝线行双层间断缝合，吻合口宜大，最好宽 5 cm 以上。吻合完成后将横结肠系膜切口边缘缝合固定于十二指肠壁上，以消除裂隙，防止内疝形成。术中注意空肠切开吻合处在保证无张力的情况下，应尽量靠近 Treitz 韧带，以减少盲袢，避免"盲袢综合征"发生。

六、术后处理

手术之后应继续禁食、持续胃肠减压、全肠外营养支持 1 周左右。鼓励患者尽早下床活动，促进胃肠道功能恢复。肛门排气后可酌情拔除胃管及腹腔引流管，循序渐进恢复经口进食。

（赵晓堂）

第十七节　十二指肠良性肿瘤

十二指肠良性肿瘤（benign tumor of duodenum）少见，良、恶性比例为 1∶2.6～1∶6.8。据国内 1 747 例与国外 2 469 例十二指肠良恶性肿瘤综合统计，十二指肠良性肿瘤分别占 21% 与 33%。十二指肠良性肿瘤本身虽属良性，但部分肿瘤有较高的恶变倾向，有的本身就介于良、恶性之间，甚至在镜下均难于鉴别。尤其肿瘤生长的位置常与胆、胰引流系统有密切关系，位置固定，十二指肠的肠腔又相对较窄，因此常常引起各种症状，甚至发生严重并发症而危及生命。由于十二指肠位置特殊，在这些肿瘤的手术处理上十分棘手。

一、十二指肠腺瘤

十二指肠腺瘤是常见的十二指肠良性肿瘤，约占小肠良性肿瘤的 25%。从其发源可分为 Brunner 腺瘤和息肉样腺瘤两种。

（一）Brunner 腺瘤

Brunner 腺瘤系十二指肠黏液腺（Brunner 腺）腺体增生所致，故有人认为它并非真正的肿瘤。该腺体位于十二指肠黏膜下层，可延伸至黏膜固有层，其导管通过 Lieberkuhn 腺陷窝开口于十二指肠腔，分泌含粘蛋白的黏液和碳酸氢盐。此腺体绝大多数位于十二指肠球部，降部和水平部依次减少。

Brunner 腺瘤有三种类型：①腺瘤样增生最多见，为单个瘤样物突出肠腔内，有蒂或无蒂，质较硬，呈分叶状。国外报道其直径多不超过 1 cm，国内报道肿瘤均较大，最大达 8 cm。②局限性增生，表面呈结节状，多位于十二指肠乳头上部。③弥漫性结节增生：呈不规则的多发性小结节，分布于十二指肠的大部分。

Brunner 腺瘤显微镜下所见无明显包膜，由纤维组织、平滑肌分隔成大小不等的小叶结构，可见腺泡、腺管和潘氏细胞，故认为属错构瘤，极少恶变。

1.临床表现

十二指肠 Brunner 腺瘤常无明显临床症状，当肿瘤生长到一定程度可出现上腹部不适、饱胀、疼痛或梗阻,约45%病例有上消化道出血,以黑便为主,伴贫血,少有呕血。

2.诊断

十二指肠Brunner腺瘤常由上消化道辅助检查发现十二指肠黏膜下隆起性病变,而获得临床诊断,最后确诊常依赖病理组织检查。

常用辅助检查手段为钡餐或气钡双重造影和十二指肠镜。前者见球后有圆形充盈缺损或呈光滑的"空泡征",若为弥漫性结节样增生,则呈多个小充盈缺损,如鹅卵石样改变。十二指肠镜则可见肿瘤位于黏膜下,向肠腔内突出,质较硬,黏膜表面有炎症、糜烂,偶见溃疡,行活体组织病理检查时必须取材较深方能诊断。

3.治疗

理论上Brunner腺瘤属错构瘤性质,很少恶变,加之有学者认为Brunner腺瘤系胃酸分泌过多的反应。因而认为可经药物治疗消退,或长期追踪,但因于术前很难对Brunner腺病定性,而且腺瘤发展到一定大小常致出血、贫血等,因此绝大多数学者认为仍应手术治疗,特别是对单个或乳头旁局限性增生的腺瘤应予切除。处理方法如下。

(1)肿瘤小且蒂细长者可经内镜切除。

(2)肿瘤较大,基底较宽应经十二指肠切除。

(3)球部肿瘤直径>3 cm,基底宽,切除后十二指肠壁难以修复者,可行胃大部切除。

(4)肿瘤位于乳头周围,引起胆、胰管梗阻或疑有恶变经快速病理检查证实者,应做胰头十二指肠切除。

(二)十二指肠腺瘤性息肉

十二指肠腺瘤多属此类。源于十二指肠黏膜腺上皮,有别于Brunner腺瘤。由于腺瘤的结构形态不同,表现各异,预后亦有较大的差异。目前按腺瘤不同结构和形态将其分为3类。①绒毛状腺瘤:腺瘤内有大量上皮从管腔黏膜表面突起,呈绒毛状或乳头状,表面如菜花样,基底部、质软、易出血,恶变率高达63%,临床较少见。②管状腺瘤:较多见,肿瘤多数较小、有蒂、质较硬,肿瘤内以管腔为主,少见绒毛状上皮,恶变率较低,约14%。③管状绒毛状腺瘤:其形状结构和恶变率居前两者之间。

1.临床表现

早期多无症状,肿瘤发展到一定大小则可有上腹部不适、隐痛等胃十二指肠炎表现。较长病史者可出现贫血,大便隐血阳性,其中尤以绒毛状腺瘤表现突出。位于乳头部腺瘤可因阻塞胆总管而致黄疸或诱发胰腺炎。较大的肿瘤可致十二指肠梗阻,但较罕见。

2.诊断

同其他十二指肠肿瘤诊断方法一样,依赖于十二指肠低张造影和十二指肠镜检查,前者表现为充盈缺损;后者则可见向肠腔突起的肿块、呈息肉样或乳头状,病理学检查常可明确诊断。

B超及CT等检查对诊断较大的腺瘤也有一定参考价值。

值得注意的是十二指肠腺瘤可伴发于家族性息肉、Gardner综合征等,因而对十二指肠腺瘤做出诊断的同时,应了解结肠等其他消化道有无腺瘤存在。

3.治疗

十二指肠腺瘤被认为是十二指肠腺癌的癌前期病变,恶变率高。因此,一旦诊断确定应争取手术治疗。具体方法如下。

(1)经内镜切除:适用于单发、较小、蒂细长、无恶变可能的腺瘤。蒂较宽、肿瘤较大则不宜采用。应注意电灼或圈套切除易发生出血和穿孔。切除后复发率为28%~43%,故应每隔半年行内镜复查,1~2年后每年复查1次。

(2)经十二指肠切除:适用于基底较宽、肿瘤较大经内镜切除困难者。乳头附近的肿瘤亦可采用此法。切除后同样有较高的复发率,要求术后内镜定期随访。

手术方法是切开十二指肠侧腹膜(Kocher切口),游离十二指肠,用双合诊方法判断肿瘤部位和大小,选定十二指肠切开的部位,纵向切开相应部位侧壁至少4 cm,显露肿瘤并切取部分肿瘤行术中快速病理切片检查。如肿瘤位于乳头附近,则经乳头逆行插管以判断肿瘤与乳头和胆管的关系,如有黄疸则应切开胆总管,经胆管内置管以显露十二指肠乳头。注意切除肿瘤时距瘤体外周0.3~0.5 cm切开黏膜,于肌层表面游离肿瘤。乳头附近肿瘤常要求连同瘤和乳头一并切除,因而应同时重做胆胰管开口。其方法是在胆管开口前壁切断Oddi括约肌,用两把蚊式钳夹住胆管和胰管开口相邻处,在两钳之间切约0.5 cm,分别结扎缝合,使胆、胰管出口形成一共同通道,细丝线间断缝合十二指肠黏膜缘与胆、胰管共同开口处的管壁,分别于胆管和胰管内插入相应大小的导管,以保证胆汁、胰液引流通畅,亦可切开胆总管,内置T管,下壁穿过胆管十二指肠吻合口达十二指肠,胰管内置管,经T形管引出体外,缝合十二指肠切口,肝下置引流,将胃肠减压管前端置入十二指肠。本法虽然术后胆胰管开口狭窄、术后胰腺炎、十二指肠瘘等并发症较少,但切除范围有限。

(3)胃大部切除:适用于球部腺瘤,蒂较宽,周围有炎症,局部切除后肠壁难以修复者。

(4)胰头十二指肠切除:适用于十二指肠乳头周围单个或多发腺瘤,或疑有恶变者。十二指肠良性肿瘤是否应行胰头十二指肠切除术尚有争议。

二、其他十二指肠良性肿瘤

十二指肠良性肿瘤有的前面已经提到(如平滑肌瘤、脂肪瘤等),有的十分罕见(如神经源性肿瘤、错构瘤、纤维瘤、内分泌肿瘤等),以及一些组织的异位等在本节中不再阐述。

(一)十二指肠血管瘤(肉瘤)

血管瘤90%以上见于空肠与回肠,十二指肠少见,通常来自黏膜下血管丛。多数为很小的息肉状肿瘤,呈红色或紫血色,向肠腔内突出,可单发,也可多发,可呈局限性生长,也可弥漫性分布。可分为三型:①毛细血管瘤。无包膜,呈浸润性生长,在肠黏膜内呈蕈状突起的鲜红色或仅呈暗红色或紫红色斑。②海绵状血管瘤。由扩张的血窦构成,肿瘤切面呈海绵状。③混合型血管瘤。常并发出血,在诊断与治疗上均感棘手。极少数血管瘤可恶变为血管肉瘤。

血管肉瘤亦来自十二指肠的血管组织,除了能转移外,临床表现与血管瘤相似,但血管肉瘤的血管丰富,易向黏膜生长而形成溃疡与出血。

(二)十二指肠纤维瘤(肉瘤)

纤维瘤好发于回肠黏膜,十二指肠纤维瘤很少见,常为单发,也可多发。由肠黏膜纤维组织发生的良性肿瘤,也可发生在黏膜下、肌层、浆膜下。外观呈结节状,有包膜、界限清楚的肿瘤,切面呈灰白色,可见编织状的条纹,质地韧。镜下由胶原纤维和纤维细胞构成,其间是血管和其周围少量疏松的结缔组织。瘤组织内纤维排列成索状,纤维间含有血管的细胞,一般不见核分裂象。纤维肉瘤镜下瘤细胞大小不一,呈梭形或圆形,分化程度差异很大,瘤细胞核大深染,核分裂象多见,生长快,预后不佳。术后易复发。

临床表现:主要症状为腹痛、恶心、呕吐、食欲缺乏、消瘦等,偶可发生梗阻与出血。

十二指肠肿瘤可引起严重并发症,少数可发生恶变,故一旦确诊,应以手术治疗为主。切除率一般可达98%以上,切除方案应根据病灶所在十二指肠的部位,大小、形态、肿瘤的类型而定,一般肿瘤较小,且距十二指肠乳头有一定的距离时,可行局部肠壁楔形切除或局部摘除,有学者主张经十二指肠将肿瘤做黏膜下切除;肿瘤较大或多发性者,可行部分肠段切除术;肿瘤累及壶腹部或有恶变倾向时,应行部分十二指肠切除术。术中一定要注意将切除的肿瘤标本送冰冻切片检查,才能根据病理结果确定切除的范围。对十二指肠小的、单发的、带蒂的良性肿瘤可在内镜下用圈套器切除,或用微波、激光凝固摘除。

(赵晓堂)

第八章 肝胆疾病

第一节 肝囊肿

一、病因与病理

肝囊肿临床上较为常见,分先天性与后天性两大类,后天性多为创伤、炎症或肿瘤性因素所致,以寄生虫性如肝棘球蚴感染所致最多见。先天性肝囊肿又称真性囊肿,最为多见,其发生原因不明,可由先天性因素所致,可能与肝内迷走胆管与淋巴管在胚胎期的发育障碍,或局部淋巴管因炎性上皮增生阻塞,导致管腔内分泌物滞留所致。可单发,亦可多发,女性多于男性,从统计学资料来看,多发性肝囊肿多有家族遗传因素。

肝囊肿多根据形态学或病因学进行分类,Debakey 根据病因将肝囊肿分为先天性和后天性两大类,其中先天性肝囊肿又可分为原发性肝实质肝囊肿和原发性胆管性肝囊肿,前者又可分为孤立性和多发性肝囊肿;后者则可分为局限性肝内主要胆管扩张和 Caroli 病。后天性肝囊肿可分为外伤性、炎症性和肿瘤性,炎症性肝囊肿可由胆管炎性或结石滞留引起,也可与肝包囊病有关。肿瘤性肝囊肿则可分为皮样囊肿、囊腺瘤或恶性肿瘤引起的继发性囊肿。

孤立性肝囊肿多发生于肝右叶,囊肿直径一般从数毫米至 30 cm 不等,囊内容物多为清晰、水样黄色液体,呈中性或碱性反应,含液量一般在 500 mL 以上,囊液含有清蛋白、黏蛋白、胆固醇、白细胞、酪氨酸等,少数与胆管相通者可含有胆汁,若囊内出血可呈咖啡样。囊壁表面平滑反光,呈乳白色或灰蓝色,部分菲薄透明,可见血管走行。囊肿包膜通常较完整,囊壁组织学可分三层。①纤维结缔组织内层:往往衬以柱状或立方上皮细胞。②致密结缔组织中层:以致密结缔组织成分为主,细胞少。③外层为中等致密的结缔组织,内有大量的血管、胆管通过,并有肝细胞,偶可见肌肉组织成分。

多发性肝囊肿分两种情况,一种为散在的肝实质内很小的囊肿,另一种为多囊肝,累及整个肝脏,肝脏被无数大小不等的囊肿占据。显微镜下囊肿上皮可变性扁平或缺如;外层为胶原组织,囊壁之间可见为数较多的小胆管和肝细胞。多数情况下合并多囊肾、多囊脾,有的还可能同时合并其他脏器的先天性畸形。

二、临床表现

由于肝囊肿生长缓慢,多数囊肿较小且囊内压低,临床上可无任何症状。但随着病变的持续发展,囊肿逐渐增大,可出现邻近脏器压迫症状,如上腹饱胀不适,甚至隐痛、恶心、呕吐等,少数患者因囊肿破裂或囊内出血而出现急性腹痛。晚期可引起肝功能损害而出现腹水、黄疸、肝大及食管静脉曲张等表现,囊肿伴有继发感染时可出现畏寒、发热等症状。体检可发现上腹部包块,肝大,可随呼吸上下移动、表面光滑的囊性肿物以及脾大、腹水及黄疸等相应体征。

肝囊肿巨大时X线平片可有膈肌抬高,胃肠受压移位等征象。

B超检查见肝内一个或多个圆形、椭圆形无回声暗区,大小不等,囊壁菲薄,边缘光滑整齐,后方有增强效应。囊肿内如合并出血、感染,则液性暗区内可见细小点状回声漂浮,部分多房性囊肿可见分隔状光带。

CT表现为外形光滑、境界清楚、密度均匀一致。平扫CT值在0～20 Hu,增强扫描注射造影剂后囊肿的CT值不变,周围正常肝组织强化后使对比更清楚。

MRI图像T_1加权呈极低信号,强度均匀,边界清楚;质子加权多数呈等信号,少数可呈略低信号;T_2加权均呈高信号,边界清楚;增强后T_1加权囊肿不强化。

三、诊断

肝囊肿诊断多不困难,结合患者体征及B超、CT等影像学检查资料多可做出明确诊断,但如要对囊肿的病因做出明确判断,需密切结合病史,应注意与下列疾病相鉴别。①肝棘球蚴囊肿:有疫区居住史,嗜伊红细胞增多,Casoni试验阳性,超声检查可在囊内显示少数漂浮移动点或多房性、较小囊状集合体图像。②肝脓肿:有炎症史,肝区有明显压痛、叩击痛,B超检查在未液化的声像图上,多呈密集的点状、线状回声,脓肿液化时无回声区与肝囊肿相似,但肝脓肿呈不规则的透声区,无回声区内见杂乱强回声,长期慢性的肝脓肿,内层常有肉芽增生,回声极不规则,壁厚,有时可见伴声影的钙化强回声。③巨大肝癌中心液化:有肝硬化史以及进行性恶病质,B超、CT均可见肿瘤轮廓,病灶内为不规则液性占位。

四、治疗

对体检偶尔发现的小而无症状的肝囊肿可定期观察,无须特殊治疗,但需警惕其发生恶变。对于囊肿近期生长迅速,疑有恶变倾向者,宜及早手术治疗。

(一)孤立性肝囊肿的治疗

1.B超引导下囊肿穿刺抽液术

B超引导下囊肿穿刺抽液术适用于浅表的肝囊肿,或患者体质差,不能耐受手术,囊肿巨大有压迫症状者。抽液可缓解症状,但穿刺抽液后往往复发,需反复抽液,有继发出血和细菌感染的可能。近年有报道经穿刺抽液后向囊内注入无水酒精或其他硬化剂的治疗方法,但远期效果尚不肯定,有待进一步观察。

2.囊肿开窗术或次全切除术

囊肿开窗术或次全切除术适用于巨大的肝表面孤立性囊肿,在囊壁最菲薄、浅表的地方切除1/3左右的囊壁,充分引流囊液。

3.囊肿或肝叶切除术

囊肿在肝脏的周边部位或大部分突出肝外或带蒂悬垂者,可行囊肿切除。若术中发现肝囊肿较大或多个囊肿集中某叶或囊肿合并感染及出血,可行肝叶切除。此外,对疑有恶变的囊性病变,如肿瘤囊液为血性或黏液性或囊壁厚薄不一,有乳头状赘生物时,可即时送病理活检,一旦明确,则行完整肝叶切除。

4.囊肿内引流

术中探查如发现有胆汁成分则提示囊肿与肝内胆管相通,可行囊肿空肠 Roux-en-Y 吻合术。

(二)多发性肝囊肿的治疗

多发性肝囊肿一般不宜手术治疗,若因某个大囊肿或几处较大囊肿引起症状时,可考虑行一处或多处开窗术,晚期合并肝功能损害,有多囊肾、多囊膜等,可行肝移植或肝、肾多脏器联合移植。

(帕合热迪尼·玉素甫)

第二节 肝 脓 肿

一、细菌性肝脓肿

(一)流行病学

细菌性肝脓肿通常指由化脓性细菌引起的感染,故亦称化脓性肝脓肿。本病病原菌可来自胆管疾病(占16%~40%),门静脉血行感染(占8%~24%),经肝动脉血行感染报道不一,最多者为45%,直接感染者少见,隐匿感染占10%~15%。致病菌以革兰阴性菌最多见,其中2/3为大肠埃希菌,粪链球菌和变形杆菌次之;革兰阳性球菌以金黄色葡萄球菌最常见。临床常见多种细菌的混合感染。细菌性肝脓肿70%~83%发生于肝右叶,这与门静脉分支走行有关。左叶者占10%~16%;左右叶均感染者为6%~14%。脓肿多为单发且大,多发者较少且小。少数细菌性肝脓肿患者的肺、肾、脑及脾等亦可有小脓肿。尽管目前对本病的认识、诊断和治疗方法都有所改进,但病死率仍为30%~65%,其中多发性肝脓肿的病死率为50%~88%,而孤立性肝脓肿的病死率为12.5%~31%。本病多见于男性,男女比例约为2∶1。但目前的许多报道指出,本病的性别差异已不明显,这可能与女性胆管疾病发生率较高,而胆源性肝脓肿在化脓性肝脓肿发生中占主导地位有关。本病可发生于任何年龄,但中年以上者约占70%。

(二)病因

肝由于接受肝动脉和门静脉双重血液供应,并通过胆管与肠道相通,发生感染的机会很多。但是在正常情况下由于肝的血液循环丰富和单核吞噬细胞系统的强大吞噬作用,可以杀伤入侵的细菌并且阻止其生长,不易形成肝脓肿。但是如各种原因导致机体抵抗力下降时,或当某些原因造成胆管梗阻时,入侵的细菌便可以在肝内重新生长引起感染,进一步发展形成脓肿。化脓性肝脓肿是一种继发性病变,病原菌可由下列途径进入肝。

1.胆管系统

这是目前最主要的侵入途径,也是细菌性肝脓肿最常见的原因。当各种原因导致急性梗阻性化脓性胆管炎,细菌可沿胆管逆行上行至肝,形成脓肿。胆管疾病引起的肝脓肿占肝脓肿发病率的21.6%~51.5%,其中肝胆管结石并发肝脓肿更多见。胆管疾病引起的肝脓肿常为多发性,以肝左叶多见。

2.门静脉系统

腹腔内的感染性疾病,如坏疽性阑尾炎、内痔感染、胰腺脓肿、溃疡性结肠炎及化脓性盆腔炎等均可引起门脉属支的化脓性门静脉炎,脱落的脓毒性栓子进入肝形成肝脓肿。近年来由于抗生素的应用,这种途径的感染已大为减少。

3.肝动脉

体内任何部位的化脓性疾病,如急性上呼吸道感染、亚急性细菌性心内膜炎、骨髓炎和痈等,病原菌由体循环经肝动脉侵入肝。当机体抵抗力低下时,细菌可在肝内繁殖形成多发性肝脓肿,多见于小儿败血症。

4.淋巴系统

与肝相邻部位的感染如化脓性胆囊炎、膈下脓肿、肾周围脓肿、胃及十二指肠穿孔等,病原菌可经淋巴系统进入肝,亦可直接侵及肝。

5.肝外伤后继发感染

开放性肝外伤时,细菌从创口进入肝或随异物直接从外界带入肝引发脓肿。闭合性肝外伤时,特别是中心型肝损伤患者,可在肝内形成血肿,易导致内源性细菌感染。尤其是合并肝内小胆管损伤,则感染的机会更高。

6.医源性感染

近年来,由于临床上开展了许多肝脏手术及侵入性诊疗技术,如肝穿刺活检术、经皮肝穿刺胆管造影术(PTC)、内镜逆行胰胆管造影术(ERCP)等,操作过程中有可能将病原菌带入肝形成肝的化脓性感染。肝脏手术时由于局部止血不彻底或术后引流不畅,形成肝内积血积液时均可引起肝脓肿。

7.其他

有一些原因不明的肝脓肿,如隐源性肝脓肿,可能肝内存在隐匿性病变。当机体抵抗力减弱时,隐匿病灶"复燃",病菌开始在肝内繁殖,导致肝的炎症和脓肿。Ranson指出,25%隐源性肝脓肿患者伴有糖尿病。

(三)临床表现

细菌性肝脓肿并无典型的临床表现,急性期常被原发性疾病的症状所掩盖,一般起病较急,全身脓毒性反应显著。

1.寒战和高热

寒战和高热多为最早也是最常见的症状。患者在发病初期骤感寒战,继而高热,热型呈弛张型,体温在38~40 ℃,最高可达41 ℃,伴有大量出汗,脉率增快,一天数次,反复发作。

2.肝区疼痛

由于肝增大和肝被膜急性膨胀,肝区出现持续性钝痛;出现的时间可在其他症状之前或之后,亦可与其他症状同时出现;疼痛剧烈者常提示单发性脓肿;疼痛早期为持续性钝痛,后期可呈剧烈锐痛,随呼吸加重者提示脓肿位于肝膈顶部;疼痛可向右肩部放射,左肝脓肿也可向左肩部放射。

3.乏力、食欲缺乏、恶心和呕吐

由于伴有全身毒性反应及持续消耗,患者可出现乏力、食欲缺乏、恶心、呕吐等消化道症状。少数患者还出现腹泻、腹胀以及顽固性呃逆等症状。

4.体征

肝区压痛和肝增大最常见。右下胸部和肝区叩击痛;若脓肿移行于肝表面,则其相应部位的皮肤呈红肿,且可触及波动性肿块。右上腹肌紧张,右季肋部饱满,肋间水肿并有触痛。左肝脓肿时上述症状出现于剑突下。并发于胆管梗阻的肝脓肿患者常出现黄疸。其他原因的肝脓肿,一旦出现黄疸,表示病情严重,预后不良。少数患者可出现右侧反应性胸膜炎和胸腔积液,可查及肺底呼吸音减弱、啰音和叩诊浊音等。晚期患者可出现腹水,这可能是由于门静脉炎以及周围脓肿的压迫影响门静脉循环及肝受损,长期消耗导致营养性低蛋白血症引起。

(四)诊断

1.病史及体征

在急性肠道或胆管感染的患者中,突然发生寒战、高热、肝区疼痛、压痛和叩击痛等,应高度怀疑本病的可能,做进一步详细检查。

2.实验室检查

白细胞计数明显升高,总数达$(1\sim 2)\times 10^{10}/L$或以上,中性粒细胞在90%以上,并可出现核左移或中毒颗粒,谷丙转氨酶、碱性磷酸酶升高,其他肝功能检查也可出现异常。

3.B超检查

B超检查是诊断肝脓肿最方便、简单又无痛苦的方法,可显示肝内液性暗区,区内有"絮状回声"并可显示脓肿部位、大小及距体表深度,并用以确定脓腔部位作为穿刺点和进针方向,或为手术引流提供进路。此外,还可供术后动态观察及追踪随访。能分辨肝内直径2 cm以上的脓肿病灶,可作为首选检查方法,其诊断阳性率可达96%以上。

4.X线片和CT检查

X线片检查可见肝阴影增大、右侧膈肌升高和活动受限,肋膈角模糊或胸腔少量积液,右下肺不张或有浸润,以及膈下有液气面等。肝脓肿在CT图像上均表现为密度减低区,吸收系数介于肝囊肿和肝肿瘤之间。CT可直接显示肝脓肿的大小、范围、数目和位置,但费用昂贵。

5.其他

如放射性核素肝扫描(包括ECT)、选择性腹腔动脉造影等对肝脓肿的诊断有一定价值。但这些检查复杂、费时,因此在急性期患者最好选用操作简便、安全、无创伤性的B超检查。

(五)鉴别诊断

1.阿米巴性肝脓肿

阿米巴性肝脓肿的临床症状和体征与细菌性肝脓肿有许多相似之处,但两者的治疗原则有本质上的差别,前者以抗阿米巴和穿刺抽脓为主,后者以控制感染和手术治疗为主,故在治疗前应明确诊断。阿米巴肝脓肿常有阿米巴肠炎和脓血便的病史,发生肝脓肿后病程较长,全身情况尚可,但贫血较明显。肝显著增大,肋间水肿,局部隆起和压痛较明显。若粪便中找到阿米巴原虫或滋养体,则更有助于诊断。此外,诊断性肝脓肿穿刺液为"巧克力"样,可找到阿米巴滋养体。

2.胆囊炎、胆石症

此类病有典型的右上部绞痛和反复发作的病史,疼痛放射至右肩或肩胛部,右上腹肌紧张,胆囊区压痛明显或触及增大的胆囊,X线检查无膈肌抬高,运动正常。B超检查有助于鉴别诊断。

3.肝囊肿合并感染

这些患者多数在未合并感染前已明确诊断。对既往未明确诊断的患者合并感染时,需详细询问病史和仔细检查,亦能加以鉴别。

4.膈下脓肿

膈下脓肿往往有腹膜炎或上腹部手术后感染史,脓毒血症和局部体征较化脓性肝脓肿为轻,主要表现为胸痛,深呼吸时疼痛加重。X线检查见膈肌抬高、僵硬、运动受限明显,或膈下出现气液平。B超可发现膈下有液性暗区。但当肝脓肿穿破合并膈下感染者,鉴别诊断就比较困难。

5.原发性肝癌

巨块型肝癌中心区液化坏死而继发感染时易与肝脓肿相混淆。但肝癌患者的病史、发病过程及体征等均与肝脓肿不同,如能结合病史、B超和AFP检测,一般不难鉴别。

6.胰腺脓肿

有急性胰腺炎病史,脓肿症状之外尚有胰腺功能不良的表现;肝无增大,无触痛;B超以及CT等影像学检查可辅助诊断并定位。

（六）并发症

细菌性肝脓肿如得不到及时、有效的治疗,脓肿破溃后向各个脏器穿破可引起严重并发症。右肝脓肿可向膈下间隙穿破形成膈下脓肿;亦可再穿破膈肌而形成脓肿;甚至能穿破肺组织至支气管,脓液从气管排出,形成支气管胸膜瘘;如脓肿同时穿破胆管则形成支气管胆瘘。左肝脓肿可穿破入心包,发生心包积脓,严重者可发生心脏压塞。脓肿可向下穿破入腹腔引起腹膜炎。有少数病例,脓肿穿破入胃、大肠,甚至门脉、下腔静脉等;若同时穿破门静脉或胆管,大量血液由胆管排出十二指肠,可表现为上消化道大出血。细菌性肝脓肿一旦出现并发症,病死率成倍增加。

（七）治疗

细菌性肝脓肿是一种继发疾病,如能及早重视治疗原发病灶可起到预防的作用。即便在肝脏感染的早期,如能及时给予大剂量抗生素治疗,加强全身支持疗法,也可防止病情进展。

1.药物治疗

对急性期,已形成而未局限的肝脓肿或多发性小脓肿,宜采用此法治疗。即在治疗原发病灶的同时,使用大剂量有效抗生素和全身支持治疗,以控制炎症,促使脓肿吸收自愈。全身支持疗法很重要,由于本病的患者中毒症状严重,全身状况较差,故在应用大剂量抗生素的同时应积极补液,纠正水、电解质紊乱,给予B族维生素、维生素C、维生素K,反复多次输入少量新鲜血液和血浆以纠正低蛋白血症,改善肝功能和输注免疫球蛋白。目前多主张有计划地联合应用抗生素,如先选用对需氧菌和厌氧菌均有效的药物,待细菌培养和药敏结果明确再选用敏感抗生素。多数患者可望治愈,部分脓肿可局限化,为进一步治疗提供良好的前提。多发性小脓肿经全身抗生素治疗不能控制时,可考虑在肝动脉或门静脉内置管滴注抗生素。

2.B超引导下经皮穿刺抽脓或置管引流术

适用于单个较大的脓肿,在B超引导下以粗针穿刺脓腔,抽吸脓液后反复注入生理盐水冲洗,直至抽出液体清亮,拔出穿刺针。亦可在反复冲洗吸净脓液后,置入引流管,以备术后冲洗引流之用,至脓腔直径≤1.5 cm时拔除。这种方法简便,创伤小,疗效亦满意。特别适用于年老体虚及危重患者。操作时应注意:①选择脓肿距体表最近点穿刺,同时避开胆囊、胸腔或大血管。②穿刺的方向对准脓腔的最大径。③多发性脓肿应分别定位穿刺。但是这种方法并不能完全替代手术,因为脓液黏稠,会造成引流不畅,引流管过粗易导致组织或脓腔壁出血,对多分隔脓腔引流不彻底,不能同时处理原发病灶,厚壁脓肿经抽脓或引流后,脓壁不易塌陷。

3.手术疗法

(1)脓肿切开引流术:适用于脓肿较大或经非手术疗法治疗后全身中毒症状仍然较重或出现并发症者,如脓肿穿入腹腔引起腹膜炎或穿入胆管等。常用的手术途径有以下几种。①经腹腔切开引流术:取右肋缘下斜切口,进入腹腔后,明确脓肿部位,用湿盐水垫保护手术野四周以免脓液污染腹腔。先试穿刺抽得脓液后,沿针头方向用直血管钳插入脓腔,排出脓液,再用手指伸进脓腔,轻轻分离腔内间隔组织,用生理盐水反复冲洗脓腔。吸净后,脓腔内放置双套管负压吸引。脓腔内及引流管周围用大网膜覆盖,引流管自腹壁戳口引出。脓液送细菌培养。这种入路的优点是病灶定位准确,引流充分,可同时探查并处理原发病灶,是目前临床最常用的手术方式。②腹膜外脓肿切开引流术:位于肝右前叶和左外叶的肝脓肿,与前腹膜已发生紧密粘连,可采用前侧腹膜外入路引流脓液。方法是做右肋缘下斜切口或右腹直肌切口,在腹膜外间隙,用手指推开肌层直达脓肿部位。此处腹膜有明显的水肿,穿刺抽出脓液后处理方法同上。③后侧脓肿切开引流术:适用于肝右叶膈顶部或后侧脓肿。患者左侧卧位,左侧腰部垫一沙袋。沿右侧第12肋稍偏外侧做一切口,切除一段肋骨,在第1腰椎棘突水平的肋骨床区做一横切口,显露膈肌,有时需将膈肌切开到达肾脂肪囊区。用手指沿肾后脂肪囊向上分离,显露肾上极与肝下面的腹膜后间隙直达脓肿。将穿刺针沿手指方向刺入脓腔,抽得脓液后,用长弯血管钳顺穿刺方向插入脓腔,排出脓液。用手指扩大引流口,冲洗脓液后,置入双套管或多孔乳胶管引流,切口部分缝合。

(2)肝叶切除术适用于:①病期长的慢性厚壁脓肿,切开引流后脓肿壁不塌陷,长期留有无效腔,伤口经久不愈合者。②肝脓肿切开引流后,留有窦道长期不愈者。③合并某肝段胆管结石,因肝内反复感染、组织破坏、萎缩,失去正常生理功能者。④肝左外叶内多发脓肿致使肝组织严重破坏者。肝叶切除治疗肝脓肿应注意术中避免炎性感染扩散到术野或腹腔,特别对肝断面的处理要细致妥善,术野的引流要通畅,一旦局部感染,将导致肝断面的胆瘘、出血等并发症。肝脓肿急诊切除肝叶,有使炎症扩散的危险,应严格掌握手术指征。

(八)预后

本病的预后与年龄、身体素质、原发病、脓肿数目、治疗及时与合理以及有无并发症等密切相关。有人报道多发性肝脓肿的病死率明显高于单发性肝脓肿。年龄超过50岁者的病死率为79%,而50岁以下则为53%。手术病死率为10%~33%。全身情况较差,肝明显损害及合并严重并发症者预后较差。

二、阿米巴性肝脓肿

(一)流行病学

阿米巴性肝脓肿是肠阿米巴病最多见的主要并发症。本病常见于热带与亚热带地区。好发于20~50岁的中青年男性,男女比例约为10:1。脓肿以肝右后叶最多见,占90%以上,左叶不到10%,左右叶并发者亦不罕见。脓肿单腔者为多。国内临床资料统计,肠阿米巴病并发肝脓肿者占1.8%~20%,最高者可达67%。综合国内外报道4819例中,男性为90.1%,女性为9.9%。农村高于城市。

(二)病因

阿米巴性肝脓肿是由溶组织阿米巴原虫所引起,有的在阿米巴痢疾期间形成,有的发生于痢疾之后数周或数月。据统计,60%发生在阿米巴痢疾后4~12周,但也有在长达20~30年或之后发病者。溶组织阿米巴是人体唯一的致病型阿米巴,在其生活史中主要有滋养体型和虫卵型。前者为溶组织阿米巴的致病型,寄生于肠壁组织和肠腔内,通常可在急性阿米巴痢疾的粪便中查到,在体外自然环境中极易破坏死亡,不易引起传染;虫卵仅在肠腔内形成,可随粪便排出,对外界抵抗力较强,在潮湿低温环境中可存活12天,在水中可存活9~30天,在低温条件下其寿命可为6~7周。虽然没有侵袭力,但为重要的传染源。当人吞食阿米巴虫卵污染的食物或饮水后,在小肠下段,由于碱性肠液的作用,阿米巴原虫脱卵而出并大量繁殖成为滋养体,滋养体侵犯结肠黏膜形成溃疡,常见于盲肠、升结肠等处,少数侵犯乙状结肠和直肠。寄生于结肠黏膜的阿米巴原虫,分泌溶组织酶,消化溶解肠壁上的小静脉,阿米巴滋养体侵入静脉,随门静脉血流进入肝;也可穿过肠壁直接或经淋巴管到达肝内。进入肝的阿米巴原虫大多数被肝内单核-吞噬细胞消灭;仅当侵入的原虫数目多、毒力强而机体抵抗力降低时,其存活的原虫即可繁殖,引起肝组织充血炎症,继而原虫阻塞门静脉末梢,造成肝组织局部缺血坏死;又因原虫产生溶组织酶,破坏静脉壁,溶解肝组织而形成脓肿。

(三)临床表现

本病的发展过程一般比较缓慢,急性阿米巴肝炎期较短暂,如不能及时治疗,继之为较长时期的慢性期。其发病可在肠阿米巴病数周至数年之后,甚至可长达30年后才出现阿米巴性肝脓肿。

1.急性肝炎期

在肠阿米巴病过程中,出现肝区疼痛、肝增大、压痛明显,伴有体温升高(持续在38~39℃),脉速、大量出汗等症状亦可出现。此期如能及时、有效治疗,炎症可得到控制,避免脓肿形成。

2.肝脓肿期

临床表现取决于脓肿的大小、位置、病程长短及有无并发症等。但大多数患者起病比较缓慢,病程较长,此期间主要表现为发热、肝区疼痛及肝增大等。

(1)发热:大多起病缓慢,持续发热(38~39℃),常以弛张热或间歇热为主;在慢性肝脓肿患者体温可正常或仅为低热;如继发细菌感染或其他并发症时,体温可高达40℃以上;常伴有畏寒、寒战或多汗。体温大多晨起低,在午后上升,夜间热退时有大汗淋漓;患者多有食欲缺乏、腹胀、恶心、呕吐,甚至腹泻、痢疾等症状;体重减轻、虚弱乏力、消瘦、精神不振、贫血等亦常见。

(2)肝区疼痛:常为持续性疼痛,偶有刺痛或剧烈疼痛;疼痛可随深呼吸、咳嗽及体位变化而加剧。疼痛部位因脓肿部位而异,当脓肿位于右膈顶部时,疼痛可放射至右肩胛或右腰背部;也可因压迫或炎症刺激右膈肌及右下肺而导致右下肺肺炎、胸膜炎,产生气急、咳嗽、肺底湿啰音等。如脓肿位于肝的下部,可出现上腹部疼痛症状。

(3)局部水肿和压痛:较大的脓肿可出现右下胸、上腹部膨隆,肋间饱满,局部皮肤水肿发亮,肋间隙因皮肤水肿而消失或增宽,局部压痛或叩痛明显。右上腹部可有压痛、肌紧张,有时可扪及增大的肝脏或肿块。

(4)肝增大:肝往往呈弥漫性增大,病变所在部位有明显的局限性压痛及叩击痛。右肋缘下常可扪及增大的肝,下缘钝圆有充实感,质中坚,触痛明显,且多伴有腹肌紧张。部分患者的肝有局限性波动感,少数患者可出现胸腔积液。

(5)慢性病例:慢性期疾病可迁延数月甚至1~2年。患者呈消瘦、贫血和营养性不良性水肿甚至胸腔积液和腹水;如不继发细菌性感染,发热反应可不明显。上腹部可扪及增大坚硬的包块。少数患者由于巨大的肝脓肿压迫胆管或肝细胞损害而出现黄疸。

(四)并发症

1.继发细菌感染

继发细菌感染多见于慢性病例,致病菌以金黄色葡萄球菌和大肠埃希菌多见。患者表现为症状明显加重,体温上升至40℃以上,呈弛张热,白细胞计数升高,以中性粒细胞为主,抽出的脓液为黄色或黄绿色,有臭味,光镜下可见大量脓细胞。但用抗生素治疗难以奏效。

2.脓肿穿破

巨大脓肿或表面脓肿易向邻近组织或器官穿破。向上穿破膈下间隙形成膈下脓肿;穿破膈肌形成脓胸或肺脓肿;也有穿破支气管形成肝-支气管瘘,常突然咳出大量棕色痰,伴胸痛、气促,胸部X线检查可无异常,脓液自气管咳出后,增大的肝可缩小;肝右叶脓肿可穿破至心包,呈化脓性心包炎表现,严重时引起心脏压塞;穿破胃时,患者可呕吐出血液及褐色物;肝右下叶脓肿可与结肠粘连并穿入结肠,表现为突然排出大量棕褐色黏稠脓液,腹痛轻,无里急后重症状,肝迅速缩小,X线显示肝脓肿区有积气影;穿破至腹腔引起弥漫性腹膜炎。Warling等报道1 122例阿米巴性肝脓肿,破溃293例,其中穿入胸腔29%,肺27%,心包15.3%,腹腔11.9%,胃3%,结肠2.3%,下腔静脉2.3%,其他9.25%。国内资料显示,发生破溃的276例中,破入胸腔37.6%,肺27.5%,支气管10.5%,腹腔16.6%,其他7.6%。

3.阿米巴原虫血行播散

阿米巴原虫经肝静脉、下腔静脉到肺,也可经肠道至静脉或淋巴道入肺,双肺呈多发性小脓肿。在肝或肺脓肿的基础上易经血液循环至脑,形成阿米巴性脑脓肿,其病死率极高。

(五)辅助检查

1.实验室检查

(1)血液常规检查:急性期白细胞总数可达$(10\sim20)\times10^9/L$,中性粒细胞在80%以上,明显升高者应怀疑合并有细菌感染。慢性期白细胞计数升高不明显。病程长者贫血较明显,血沉可增快。

(2)肝功能检查:多数在正常范围内,偶见谷丙转氨酶、碱性磷酸酶升高,清蛋白下降。少数患者血清胆红素可升高。

(3)粪便检查:仅供参考,因为阿米巴包囊或原虫阳性率不高,仅少数患者的新鲜粪便中可找到阿米巴原虫,国内报道阳性率约为14%。

(4)血清补体结合试验:对诊断阿米巴病有较大价值。有报道结肠阿米巴期的阳性率为15.5%,阿米巴肝炎期为83%,肝脓肿期可为92%~98%,且可发现隐匿性阿米巴肝病,治疗后即可转阴。但由于在流行区内无症状的带虫者和非阿米巴感染的患者也可为阳性,故诊断时应结合具体患者进行分析。

2.超声检查

B超检查对肝脓肿的诊断有肯定的价值,准确率在90%以上,能显示肝脓性暗区。同时B超定位有助于确定穿刺或手术引流部位。

3.X线检查

由于阿米巴性肝脓肿多位于肝右叶膈面,故在X线透视下可见到肝阴影增大,右膈肌抬高,运动受限或横膈呈半球形隆起等征象。有时还可见胸膜反应或积液,肺底有云雾状阴影等。此外,如在X线片上见到脓腔内有液气面,则对诊断有重要意义。

4.CT检查

CT检查可见脓肿部位呈低密度区,造影强化后脓肿周围呈环形密度增高带影,脓腔内可有气液平面。囊肿的密度与脓肿相似,但边缘光滑,周边无充血带;肝肿瘤的CT值明显高于肝脓肿。

5.放射性核素肝扫描

放射性核素肝扫描可发现肝内有占位性病变,即放射性缺损区,但直径<2 cm的脓肿或多发性小脓肿易被漏诊或误诊,因此仅对定位诊断有帮助。

6.诊断性穿刺抽脓

这是确诊阿米巴肝脓肿的主要证据,可在B超引导下进行。典型的脓液呈巧克力色或咖啡色,黏稠无臭味。脓液中查滋养体的阳性率很低(为3%~4%),若将脓液按每毫升加入链激酶10 U,在37 ℃条件下孵育30分钟后检查,可提高阳性率。从脓肿壁刮下的组织中,几乎都可找到活动的阿米巴原虫。

7.诊断性治疗

如上述检查方法未能确定诊断,可试用抗阿米巴药物治疗。如果治疗后体温下降,肿块缩小,诊断即可确立。

(六)诊断及鉴别诊断

对中年男性患有长期不规则发热、出汗、食欲缺乏、体质虚弱、贫血、肝区疼痛、肝增大并有压痛或叩击痛,特别是伴有痢疾史时,应疑为阿米巴性肝脓肿。但缺乏痢疾史,也不能排除本病的可能性,因为40%阿米巴肝脓肿患者可无阿米巴痢疾史,应结合各种检查结果进行分析。应与以下疾病相鉴别。

1.原发性肝癌

同样有发热、右上腹痛和肝大等,但原发性肝癌常有传染性肝炎病史,并且合并肝硬化占80%以上,肝质地较坚硬,并有结节。结合B超检查、放射性核素肝扫描、CT、肝动脉造影及AFP检查等,不难鉴别。

2.细菌性肝脓肿

细菌性肝脓肿病程急骤,脓肿以多发性为主,且全身脓毒血症明显,一般不难鉴别(表8-1)。

表8-1 细菌性肝脓肿与阿米巴性肝脓肿的鉴别

鉴别点	细菌性肝脓肿	阿米巴性肝脓肿
病史	常先有腹内或其他部位化脓性疾病,但近半数不明	40%~50%有阿米巴痢疾或"腹泻"史
发病时间	与原发病相连续或隔数天至10天	与阿米巴痢疾相隔1~2周,数月至数年
病程	发病急且突然,脓毒症状重,衰竭发生较快	发病较缓,症状较轻,病程较长
肝	肝增大一般不明显,触痛较轻,一般无局部隆起,脓肿多发者多	增大与触痛较明显,脓肿多为单发大,常有局部隆起
血液检查	白细胞和中性粒细胞计数显著增高,少数血细菌培养阳性	血细胞计数增高不明显,血细菌培养阴性,阿米巴病血清试验阳性
粪便检查	无溶组织阿米巴包囊或滋养体	部分患者可查到溶组织内阿米巴滋养体
胆汁	无阿米巴滋养体	多数可查到阿米巴滋养体
肝穿刺	黄白或灰白色脓液能查到致病菌,肝组织为化脓性病变	棕褐色脓液可查到阿米巴滋养体,无细菌,肝组织可有阿米巴滋养体
试验治疗	抗阿米巴药无效	抗阿米巴药有效

3. 膈下脓肿

膈下脓肿常继发于腹腔继发性感染,如溃疡病穿孔、阑尾炎穿孔或腹腔手术之后。本病全身症状明显,但腹部体征轻;X线检查肝向下推移,横膈普遍抬高和活动受限,但无局限性隆起,可在膈下发现液气面;B超提示膈下液性暗区而肝内则无液性区;放射性核素肝扫描不显示肝内有缺损区;MRI检查在冠状切面上能显示位于膈下与肝间隙内有液性区,而肝内正常。

4. 胰腺脓肿

本病早期为急性胰腺炎症状。脓毒症状之外可有胰腺功能不良,如糖尿、粪便中有未分解的脂肪和未消化的肌纤维。肝增大亦甚轻,无触痛。胰腺脓肿时膨胀的胃挡在病变部前面。B超扫描无异常所见,CT可帮助定位。

(七)治疗

本病的病程长,患者的全身情况较差,常有贫血和营养不良,故应加强营养和支持疗法,给予高糖类、高蛋白、高维生素和低脂肪饮食,必要时可补充血浆及蛋白,同时给予抗生素治疗,最主要的是应用抗阿米巴药物,并辅以穿刺排脓,必要时采用外科治疗。

1. 药物治疗

(1)甲硝唑:为首选治疗药物,视病情可给予口服或静脉滴注,该药疗效好,毒性小,疗程短,除妊娠早期均可适用,治愈率70%～100%。

(2)依米丁:由于该药毒性大,目前已很少使用。对阿米巴滋养体有较强的杀灭作用,可根治肠内阿米巴慢性感染。本品毒性大,可引起心肌损害、血压下降、心律失常等。此外,还有胃肠道反应、肌无力、神经闪痛、吞咽和呼吸肌麻痹。故在应用期间,每天测量血压。若发现血压下降应停药。

(3)氯喹:本品对阿米巴滋养体有杀灭作用。口服后肝内浓度高于血液200～700倍,毒性小,疗效佳,适用于阿米巴性肝炎和肝脓肿。成人口服第1、第2天每天0.6 g,以后每天服0.3 g,3～4周为1个疗程,偶有胃肠道反应、头痛和皮肤瘙痒。

2. 穿刺抽脓

经药物治疗症状无明显改善者,或脓腔大或合并细菌感染病情严重者,应在抗阿米巴药物应用的同时,进行穿刺抽脓。穿刺应在B超检查定位引导下和局部麻醉后进行,取距脓腔最近部位进针,严格无菌操作。每次尽量吸尽脓液,每隔3～5天重复穿刺,穿刺术后应卧床休息。如合并细菌感染,穿刺抽脓后可于脓腔内注入抗生素。近年来也加用脓腔内放置塑料管引流,收到良好疗效。患者体温正常,脓腔缩小为5～10 mL后,可停止穿刺抽脓。

3. 手术治疗

常用术式有两种。

(1)切开引流术:下列情况可考虑该术式。①经抗阿米巴药物治疗及穿刺抽脓后症状无改善者。②脓肿伴有细菌感染,经综合治疗后感染不能控制者。③脓肿穿破至胸腔或腹腔,并发脓胸或腹膜炎者。④脓肿深在或由于位置不好不宜穿刺排脓治疗者。⑤左外叶肝脓肿,抗阿米巴药物治疗不见效,穿刺易损伤腹腔脏器或污染腹腔者。在切开排脓后,脓腔内放置多孔乳胶引流管或双套管持续负压吸引。引流管一般在无脓液引出后拔除。

(2)肝叶切除术:对慢性厚壁脓肿,引流后腔壁不易塌陷者,遗留难以愈合的无效腔和窦道者,可考虑做肝叶切除术。手术应与抗阿米巴药物治疗同时进行,术后继续抗阿米巴药物治疗。

(八)预后

本病预后与病变的程度、脓肿大小、有无继发细菌感染或脓肿穿破以及治疗方法等密切相关。根据国内报道,抗阿米巴药物治疗加穿刺抽脓,病死率为7.1%,但在兼有严重并发症时,病死率可增加1倍多。本病是可以预防的,主要在于防止阿米巴痢疾的感染。只要加强粪便管理,注意卫生,对阿米巴痢疾进行彻底治疗,阿米巴肝脓肿是可以预防的;即使进展到阿米巴肝炎期,如能早期诊断、及时彻底治疗,也可预防肝脓肿的形成。

(帕合热迪尼·玉素甫)

第三节 肝棘球蚴病

一、概述

肝棘球蚴病是由棘球蚴绦虫(犬绦虫)的蚴虫(棘球蚴)侵入肝脏而引起的寄生虫性囊性病变,为牧区常见的人畜共患的寄生虫病,分为单房性棘球蚴病(棘球蚴囊肿)和泡状棘球蚴病(滤泡型肝棘球蚴病)两类。前者多见,分布广泛,多见于我国西北和西南牧区。本病可发生于任何年龄和性别,但以学龄前儿童最易感染。当人食用被虫卵污染的水或食物,即被感染。棘球蚴可在人体各器官生长,但以肝脏受累最为常见,约占70%,其次为肺(约20%)。

二、病因及流行病学

棘球蚴病是一种人畜共患病,在我国西部牧区及相邻地区流行,且历史悠久,因为发病缓慢,常常得不到重视和及时治疗,严重威胁人民健康,在中国五大牧区之一的新疆,棘球蚴病分布全区。人群棘球蚴病患病率为0.6%~5.2%。在北疆地区绵羊棘球蚴的平均感染率为50%,个别地区成年绵羊棘球蚴感染率几乎达到100%;南疆地区绵羊平均感染率为30%;全疆牛棘球蚴感染率40%,骆驼感染率60%,猪感染率30%,犬的感染率平均为30%。有关部门1987年在北疆某地一个乡调查7~14岁中小学生319名,棘球蚴病患病率0.94%,1999年同地调查404名同龄学生,患病率上升到2%。甘肃省畜间棘球蚴在高发区牛、羊的平均感染率达到70%~80%,个别乡镇牲畜感染率高达100%;感染率在20%以上的县占全省总县数的32.55%;家犬感染率为36.84%,而60年代家犬棘球蚴感染率为10.11%。青海省和西藏的高原牧区畜间棘球蚴感染率同样呈高发水平。本病可发生于任何年龄及性别,但最常见的为20~40岁的青壮年,男女发病率差异不大。

三、病理及病理生理学

棘球蚴绦虫(犬绦虫)最主要的终宿主是犬,中间宿主主要为羊、牛、马,人也可以作为中间宿主。成虫寄生于犬的小肠上段,以头节上的吸盘和小钩固着小肠黏膜上,孕节或虫卵随粪便排出,污染周围环境,如牧场、畜舍、土壤、蔬菜、水源及动物皮毛等,孕节或虫卵被人或多种食草类家畜等中间宿主吞食后,在小肠中卵内六钩蚴孵出,钻入肠壁血管,随血循环至肝、肺等器官,经5个月左右逐渐发育为棘球蚴。棘球蚴生长缓慢,需5~10年才达到较大程度。棘球蚴的大小和发育程度不同,囊内原头蚴的数量也不等,可由数千至数万,甚至数百万个。原头蚴在中间宿主体内播散会形成新的棘球蚴,进入终宿主体内则可发育为成虫。

六钩蚴在其运行中可引起一过性的炎性改变,其主要危害是形成棘球蚴囊,棘球蚴囊最常定位于肝。其生长缓慢,五至数十年可达到巨大。棘球蚴囊周围有类上皮细胞、异物巨细胞、嗜酸粒细胞浸润及成纤维细胞增生,最终形成纤维性包膜(外囊)。棘球蚴囊囊壁分为两层,内层为生发层,有单层或多层的生发细胞构成,有很强的繁殖能力。生成层细胞增生,形成无数的小突起,为生发囊,其内含有头节。生发囊脱落于囊中称为子囊。棘球蚴囊壁的外层为角质层,呈白色半透明状,如粉皮,具有吸收营养及保护生发层的作用,镜下红染平行的板层状结构,棘球蚴囊内含无色或微黄色体液,液量可达数千毫升,甚至 20 000 mL。囊液中的蛋白质含有抗原体。囊壁破裂后可引起局部变态反应,严重者可发生过敏性休克。棘球蚴囊肿由于退化、感染等,囊可以逐渐吸收变为胶冻样,囊壁可发生钙化。

泡状棘球蚴病较少见,主要侵犯肝脏。其虫体较短,泡状蚴不形成大囊泡,而成海绵状,囊周不形成纤维包膜,与周围组织分界不清,囊泡内为豆腐渣样蚴体碎屑和小泡,囊泡间的肝组织常发生凝固性坏死,病变周围肝组织常有肝细胞萎缩、变性、坏死及淤胆现象。最终可致肝硬化、门静脉高压和肝功能衰竭。

四、临床表现

(一)症状

患者常有多年病史,就诊年龄以 20～40 岁居多。早期症状不明显,可仅仅表现为肝区及上腹部不适,或因偶尔发现上腹部肿块始引起注意,较难与其他消化系统疾病相鉴别。随着肿块增大压迫胃肠道时,可出现上腹部肿块、肝区的轻微疼痛、坠胀感、上腹部饱胀及食欲减退、恶心、呕吐等症状;当肝棘球蚴囊肿压迫胆管时,出现胆囊炎、胆管炎及阻塞性黄疸等;压迫门静脉可有脾大、腹水。出现毒性和变态反应时表现为消瘦、体重下降、皮肤瘙痒、荨麻疹、血管神经性水肿等,甚至过敏性休克。

肝棘球蚴病主要的并发症有二:一是囊肿破裂;二是继发细菌感染。棘球蚴囊肿可因外伤或误行局部穿刺而破入腹腔,突然发生腹部剧烈疼痛、腹部肿块骤然缩小或消失,伴有皮肤瘙痒、荨麻疹、胸闷、恶心、腹泻等变态反应,严重时发生休克。溢入腹腔内的生发层、头节、子囊经数月后,又逐渐发育成多发性棘球蚴囊肿。若囊肿破入肝内胆管,由于破碎囊膜或子囊阻塞胆道,合并感染,可反复出现寒热、黄疸和右上腹绞痛等症状。有时粪便内可找到染黄的囊膜和子囊。继发细菌感染时,主要为细菌性肝脓肿的症状,表现为起病急、寒战、高热、肝区疼痛等。但因有厚韧的外囊,故全身中毒症状一般较轻。囊肿可破入胸腔,表现为脓胸,比较少见。

(二)体征

早期体征较少。肝棘球蚴囊肿体积增大,腹部检查可见到右肋缘稍膨隆或上腹部有局限性隆起。囊肿位于肝上部,可将肝向下推移,可触及肝脏;囊肿如在肝下缘,则可扪及与肝相连的肿块,肿块呈圆形,表面光滑,边界清楚,质坚韧,有弹性感,随呼吸上下移动,一般无压痛。叩之震颤即棘球蚴囊肿震颤征;囊肿压迫胆道或胆道内种植时,可出现黄疸;囊肿压迫门静脉和下腔静脉,可出现腹水、脾大和下肢水肿等。囊肿破裂入腹腔,则有腹膜炎的体征。

五、辅助检查

(一)实验室检查

(1)嗜酸粒细胞计数:升高,通常为 4%~12%。囊肿破裂尤其是破入腹腔者,嗜酸粒细胞显著升高,有时可达 30% 以上。

(2)棘球蚴囊液皮内实验(Casoni 试验):是用手术中获得的透明的棘球蚴囊液,滤去头节,高压灭菌后作为抗原,一般用 1:(10~100)等渗盐水稀释液 0.2 mL 做皮内注射,形成直径为 0.3~0.5 cm 的皮丘,15 分钟后观察结果。皮丘扩大或周围红晕直径超过 2 cm 者为阳性。如在注射 6~24 小时后出现阳性反应者为延迟反应,仍有诊断价值,阳性者提示该患者感染棘球蚴。本试验阳性率可达 90%~93%,泡状棘球蚴病阳性率更高。囊肿破裂或并发感染时阳性率增高;包囊坏死或外囊钙化可转为阴性;手术摘除包囊后阳性反应仍保持 2 年左右。肝癌、卵巢癌及结核包块等可有假阳性。

(3)补体结合试验:阳性率为 80%~90%,若棘球蚴已死或棘球蚴囊肿破裂,则此试验不可靠。但此法有助于判断疗效。切除囊肿 2~6 个月后,此试验转为阴性。如手术一年后补体结合试验仍呈阳性,提示体内仍有棘球蚴囊肿残留。

(4)间接血凝法试验:特异性较高,罕见假阳性反应,阳性率为 81%,摘除包囊 1 年以上,常转为阴性。可借此判定手术效果及有无复发。

(5)ABC-ELISA 法:即亲和素-生物素-酶复合物酶联免疫吸附试验,特异性和敏感性均较好。

(6)Dot-ELISA 法:操作简单,观察容易,适合基层使用。

(二)影像学检查

(1)X 线检查:可显示为圆形、密度均匀、边缘整齐的阴影,或有弧形钙化囊壁影。肝顶部囊肿可见到横膈抬高,动度受限,亦可有局限性隆起,肝影增大。位于肝前下部的囊肿,胃肠道钡餐检查可显示胃肠道受压移位。

(2)B 超:表现为液性暗区,边缘光滑,界限清晰,外囊壁肥厚钙化时呈弧形强回声并伴有声影有时暗区内可见漂浮光点反射。超声检查可清楚地显示并确定囊肿的部位、大小及其与周围组织的关系,有时可发现子囊的反射波。对肝棘球蚴病有重要的诊断意义,也是肝棘球蚴囊肿的定位诊断方法。对肝泡状棘球蚴病需要结合病史及 Casoni 试验进行诊断。

(3)CT:可明确显示囊肿大小、位置及周围器官有无受压等。

六、诊断

本病主要依据疫区或动物接触史及临床表现做出诊断,棘球蚴对人体的危害以机械损害为主。由于其不断生长,压迫周围组织器官,引起细胞萎缩、死亡。同时,因棘球蚴液溢出或渗出,可引起过敏性反应。症状重、体征少是其主要特点。

凡有牧区居住或与狗、羊等动物接触史者,上腹部出现缓慢生长的肿瘤而全身情况良好的患者,应考虑本病的可能性。凡是怀疑有肝棘球蚴病的患者,严禁行肝穿刺,因囊中内压升高,穿刺容易造成破裂和囊液外溢,导致严重的并发症。

诊断需注意以下几点。

(一)病史及体征

早期临床表现不明显,往往不易发觉。在询问病史时应了解患者居住地区,是否有与狗、羊等接触史,除以上临床症状,体征外,需进行以下检查。

(二)X线检查

肝顶部囊肿可见到横膈升高,动度受限,亦可有局限性隆起,肝影增大。有时可显示圆形,密度均匀,边缘整齐的阴影,或有弧形囊壁钙化影。

(三)棘球蚴皮内试验(Casoni)试验

棘球蚴皮内试验(Casoni)试验为肝棘球蚴的特异性试验,阳性率达90%~95%,有重要的诊断价值。肝癌、卵巢癌及结核包块等曾见有假阳性。

(四)超声检查

超声检查能显示囊肿的大小和所在的部位,有时可发现子囊的反射波。

(五)同位素肝扫描

同位素肝扫描可显示轮廓清晰的占位性病变。

七、鉴别诊断

肝棘球蚴囊肿诊断确定后,应同时检查其他部位尤其是肺有无棘球蚴囊肿的存在。本病主要与以下疾病鉴别。

(一)肝脓肿

细菌性肝脓肿常继发于胆道感染或其他化脓性疾病,多起病急骤,全身中毒症状重,寒战、高热,白细胞计数明显升高,血细菌培养可阳性。阿米巴肝脓肿多继发于阿米巴痢疾后,起病较慢,全身中毒轻,常有不规则发热及盗汗,如无继发感染,血培养阴性,而脓液为特征性的棕褐色,无臭味,镜检可找到阿米巴滋养体。

(二)原发性肝癌

早期可仅有乏力、腹胀及食欲减退,难以鉴别,但进行性消瘦为其特点之一,同时常有肝区持续性钝痛、刺痛或胀痛。追问既往病史很重要,肝棘球蚴病常有流行区居住史。血清甲胎蛋白(AFP)测定有助于诊断。

(三)肝海绵状血管瘤

瘤体较小时可无任何症状,增大后常表现为肝大压迫邻近器官,引起上腹部不适、腹痛及腹胀等,多无发热及全身症状。通过B超、肝动脉造影、CT、MRI或放射性核素肝血池扫描等检查,不难诊断。

(四)非寄生虫性肝囊肿

有先天性、创伤性、炎症性及肿瘤性之分。以先天性多见,多发者又称多囊肝。早期无症状,囊肿增大到一定程度,可产生压迫症状。B超可作为首选的诊断及鉴别方法。

八、治疗

肝棘球蚴病的治疗目前仍以外科手术为主,对不适合手术者,可行药物治疗。

(一)非手术治疗

1.应用指征

早期较小、不能外科手术治疗或术后复发经多次手术不能根治的棘球蚴,也可作为防止播散于手术前应用。

2.药物选择及方法

可试用阿苯达唑每次400～600 mg,每天3次,21～30天为1个疗程;或甲苯达唑,常用剂量200～400 mg/d,21～30天为1个疗程,持续8周,此药能通过弥散作用透入棘球蚴囊膜,对棘球蚴的生发细胞、育囊和头节有杀灭作用,长期服药可使棘球蚴囊肿缩小或消失,囊肿萎陷和完全钙化率40%～80%。新的苯丙咪唑药物丙硫哒唑更容易被胃肠道吸收,对细粒棘球蚴合并感染的病例更有效。常用剂量200～400 mg/d,共6周。也可选用吡喹酮等药物治疗。

3.PAIR疗法

在超声波引导下穿刺-抽吸-灌洗-再抽吸方法,疗效显著。

(二)手术治疗

手术治疗是肝棘球蚴囊肿主要的治疗方法,可根据囊肿有无并发症而采用不同的手术方法。为了预防一旦在术中发生囊肿破裂,囊液溢入腹腔引起过敏性休克,可在术前静脉滴注氢化可的松100 mg。

1.手术原则

彻底清除内囊,防止囊液外溢,消除外囊残腔和预防感染。

2.手术方法

(1)单纯内囊摘除术。①适应证:适用于无并发症(即囊肿感染和囊肿破裂)者。②手术要点:显露棘球蚴囊肿后,用碘伏纱布或厚纱布垫将手术区与切口和周围器官隔离,以免囊内容物污染腹腔导致过敏性休克。用粗针头穿刺囊肿抽尽囊液,在无胆瘘的情况下,向囊内注入30%氯化钠溶液或10%的甲醛溶液,保留5分钟,以杀死头节,如此反复2～3次,抽空囊内液体(注:上述溶液也可用碘伏溶液代替)。如囊内液体黏稠,可用刮匙刮除。然后切开外囊壁,取尽内囊,并用浸有30%氯化钠溶液或10%甲醛溶液的纱布擦抹外囊壁,以破坏可能残留的生发层、子囊和头节,再以等渗盐水冲洗干净。最后将外囊壁内翻缝合。如囊腔较大,不易塌陷,可将大网膜填入以消灭囊腔。

(2)内囊摘除加引流术。①适应证:棘球蚴囊肿合并感染或发生胆瘘。②手术要点:在内囊摘除的基础上,在腔内置多孔或双套管负压吸引引流。如感染严重,残腔大,引流量多,外囊壁厚而不易塌陷时,可在彻底清除内囊及内容物后,行外囊与空肠侧"Y"形吻合建立内引流。③注意事项:引流的同时应用敏感抗生素;当引流量减少、囊腔基本消失后开始拔管。

(3)肝切除术。①适应证:单发囊肿体积巨大、囊壁坚厚或钙化不易塌陷,局限于半肝内,而且患侧肝组织已萎缩;限于肝的一叶、半肝内的多发性囊肿和肝泡状棘球蚴病者;引流后囊腔经久不愈,遗留瘘管;囊肿感染后形成厚壁的慢性囊肿。②手术方法:根据囊腔的位置和大小,可考虑做肝部分切除或肝叶切除。

(4)囊肿并发破裂后的处理:囊肿破裂后所产生的各种并发症或同时伴有门静脉高压者,也称为复杂性囊肿。此时处理原则是首先治疗并发症,应尽量吸除腹腔内的囊液和囊内容物,并放置橡胶管引流盆腔数天。然后,根据病情针对肝棘球蚴囊肿进行根治性手术。对囊肿破入胆管内伴有胆道梗阻的患者,应切开胆总管,清除棘球蚴囊内容物,并做胆总管引流。术中应同时探查并处理肝棘球蚴囊肿。

3.术后并发症及处理

(1)胆瘘:囊液呈黄色者表示存在胆瘘,应将其缝合,并在缝合外囊壁残腔的同时,在腔内置多孔或双套管引流。

(2)继发性棘球蚴病:多由手术残留所致,可再次手术或改用药物治疗。

(3)遗留长期不愈的窦道:可行窦道造影,了解窦道的形态、走向及与病灶的关系,行肝部分切除或肝叶切除。

(帕合热迪尼·玉素甫)

第四节 肝 脏 外 伤

肝脏外伤是指由锐性或钝性暴力而引起的肝脏完整性被破坏,病理学可分类为被膜下破裂、中央型肝破裂和真性肝破裂。病因分为因锐性外力所致的开放性肝外伤和钝性暴力所致的闭合性肝外伤。肝外伤的临床表现因肝脏损伤的病理类型、损伤范围和严重程度而不同。最常见的为右上腹痛和腹膜刺激征,严重者会有休克表现。休克发生率及病情分级和肝外伤的严重性呈正相关。严重肝外伤导致肝内的大量血液和胆汁的混合液积聚在肝脏周围,可刺激膈肌,放射致右下胸及右肩痛。腹膜刺激征较胃穿孔等消化液直接刺激为轻。积血量大者可伴明显腹胀。肝脏外伤较轻者仅有局限性小的裂伤或肝被膜下破裂,患者症状局限,可仅表现为右上腹疼痛和不明显的压痛。

注意:肝右叶比肝左叶更易遭受外伤,平均高达4~7倍。以右膈顶部外伤最多见。肝内血肿若与胆道相通可致胆道出血,血肿的继发感染可出现肝脓肿,血肿压迫可致肝组织缺血坏死。

一、诊断要点

(一)病史与体检

(1)病史:①上腹痛为主,可伴有腹胀、恶心、呕吐。②往往有暴力或锐器直接或间接作用于胸腹部的外伤史。③不断加重的腹腔内出血和腹膜刺激征。

注意:肝硬化及肝癌患者,仅需轻度外伤即可破裂。部分肝癌患者甚至出现自发性肝破裂。

(2)体格检查:①右上腹出现压痛、反跳痛,伴随局限性甚至全腹肌紧张。②被膜下的血肿可表现为右上腹胀痛、肝区包块、肝脏浊音区扩大。③积血量大者可有腹部移动性浊音和直肠刺激症状。④右上腹、右下胸或右腰部皮肤挫伤及右胸部第六肋以下骨折应考虑肝外伤。

(二)辅助检查

(1)腹部超声、超声造影:彩超可检查腹腔和腹膜后积血,显示肝脏被膜连续性破坏的部位和形态。发现可疑无回声区,有凝血块出现时显示异常高回声。超声造影能更清晰地显示肝脏创面,尤其通过静脉造影剂发现肝脏异常增强区可判断活动性出血的部位和出血量。

注意:超声造影相较于超声更易检测出创面的活动性出血,可显著提高肝外伤的诊断率。

(2)诊断性腹腔穿刺术、腹腔穿刺灌洗术:诊断性腹腔穿刺术抽出不凝血证实腹腔内出血的正确率达80%以上,腹腔穿刺灌洗术的正确率几乎为100%。腹腔内出血是手术探查的重要指征。

注意:腹腔穿刺术出血量少可能有假阴性的结果。一次结果阴性不能除外肝脏损伤可能,怀疑肝脏创伤者,需在不同位置及时间,重新穿刺检查。

(3)实验室检查:疾病早期可有白细胞计数、血清丙氨酸氨基转移酶(谷丙转氨酶)和天冬氨酸氨基转移酶(谷草转氨酶)升高。随病情加重,红细胞计数、血红蛋白和血细胞比容会逐渐下降。

注意:血清谷丙转氨酶在肝中选择性浓缩,肝损伤后大量释放,所以肝外伤时谷丙转氨酶较谷草转氨酶更有诊断意义。怀疑腹腔内出血时需定期复查血常规,以免延误病情。

(4)X线检查:X线征象多为间接表现。肝创伤时可能显示肝区阴影增大,右侧膈肌升高,右侧胸腔积液,甚至右侧肋骨骨折。X线透视可见膈肌运动减弱。

(5)CT:肝脏被膜下破裂会在肝被膜与肝实质之间形成新月形或凸透镜形低密度区。中央型肝破裂显示肝实质内边缘模糊的异常低密度区。真性肝破裂可见肝脏一处或多处不规则线性低密度影。

(6)MRI:MRI能更精确地显示肝损伤程度。急性肝外伤T_2WI出现明显高信号,6~8天后转变为血肿外缘高信号并逐渐向中心转变。

注意:当血流动力学不稳定时,切忌苛求完善各种影像学检查而延误诊治。

(7)肝动脉造影:肝动脉造影既是检查手段又是治疗方法,必要时可及时栓塞外伤所致的出血动脉以控制出血。

(三)分级标准

较为通用的是美国创伤外科学会(AAST)的肝外伤分级标准,共分6级。

Ⅰ级。包膜下血肿:<10%表面积的非膨胀性血肿裂伤;包膜下涉及实质深度<1 cm的撕裂。

Ⅱ级。包膜下血肿:占肝脏表面积10%~50%的实质内血肿;直径<10 cm的非膨胀性血肿;裂伤:包膜撕裂长度<10 cm,深度在1~3 cm。

Ⅲ级。包膜下血肿:大于肝脏50%表面积的血肿或进行性扩张的膨胀性血肿;实质内血肿:直径>10 cm的血肿或膨胀性血肿;裂伤:实质裂伤深度>3 cm。

Ⅳ级。裂伤:实质裂伤累及25%~75%肝叶,或在一肝叶中累及1~3个肝段。

Ⅴ级。裂伤:实质裂伤累及>75%肝叶,或在同一肝叶内累及3个以上肝段;血管:近肝静脉的损伤。

Ⅵ级。肝血管性撕脱伤。

(四)鉴别诊断

(1)胸腹壁挫伤:局限性的压痛,皮下淤血、血肿。做腹肌收缩动作时疼痛加重,屈身侧卧位时疼痛减轻。

鉴别要点:胸腹壁挫裂症状往往更局限,病情变化波动小,少有全身症状,挫伤广泛时可有发热。

(2)脾破裂:左上腹腹痛为主,左上腹体征明显,腹式呼吸受限。

鉴别要点:脾破裂可扪及左上腹固定包块,伴脾大的Balance征。

(3)小肠损伤:腹胀、腹痛症状明显,伴恶心、呕吐,腹膜刺激征强烈。创伤后肠鸣音消失。

鉴别要点:小肠破裂时,诊断性腹腔穿刺可抽出肠液、胆汁以及食物残渣。

(4)结直肠损伤:腹膜内结肠破裂诊断性腹腔穿刺液呈粪便样液体,腹膜外结肠破裂者腰部压痛较腹部压痛更明显,影像学检查发现腹膜后积气及腰大肌阴影模糊。直肠损伤时直肠指诊指套染血。

(5)胰腺损伤:上腹部深入腹腔的损伤都要考虑。腹腔穿刺或腹腔灌洗液淀粉酶升高。彩超及CT方便证实。

鉴别要点:胰腺损伤后血清淀粉酶测定缺乏特异性。

二、治疗

(一)非手术治疗

卧硬板床休息,加强腰背肌锻炼,辅以理疗、NSAIDS类药物及牵引治疗。

非手术治疗指征包括以下几点。

(1)患者血流动力学稳定。

(2)患者神志清楚,无昏迷、休克。

(3)有影像学资料证实肝实质裂伤轻微或肝内血肿,无活动性出血。

(4)未合并其他需手术的腹内脏器损伤。

注意:血流动力学稳定且无腹膜刺激征的患者,无论损伤程度,应以保守治疗为主。

方法:绝对卧床休息,禁食,胃肠减压,预防性广谱抗生素应用(以减少形成肝脓肿和腹腔脓肿),定期监测肝功,定期腹部CT检查,选择性肝动脉造影。

(二)手术治疗

(1)适应证:①肝脏外伤休克患者;②积极补液治疗,血流动力学仍不稳定者;③创伤性肝血肿进行性增大者;④创伤性肝血肿并发感染者;⑤经观察,病情不好转甚至加重者。

(2)禁忌证:高龄体弱及血友病患者慎行手术治疗。

(3)术前准备:①完善常规术前检查;②肝脏及腹部彩超或CT等影像学诊断依据;③迅速建立输液通道;④积极交叉配血并术中备血。

(4)手术方式:①单纯缝合术;②局部清创加大网膜填塞及缝合修补术;③筛网肝修补术;④肝动脉结扎术;⑤填塞法;⑥肝切除术;⑦肝移植术;⑧腹腔镜破裂修补术。

(5)手术常见并发症:①感染;②出血;③创伤性胆道出血;④胆漏⑤创伤性肝囊肿⑥肝肾综合征。

(6)术后康复:①开腹手术术后2～3天可下地活动。②腹腔镜破裂修补患者,术后1天后可下地活动。③排气后即可拔除胃肠减压管;④术后第1天间断性夹闭导尿管,患者有憋尿感后拔除导尿管;⑤排气后即可进食,如无合并腹腔内其他脏器损伤,建议早期进食或肠内营养;⑥术后1个月可适当进行轻体力劳动。

三、健康教育

了解患者一般状况,把握患者心理动态,客观阐述病情,指导患者及家属配合。

因急诊入院,术前无充足时间详细指导,故术后应加强指导呼吸功能锻炼,重视消毒卫生重要性,练习有效排痰,加强活动及卧床指导,加强营养指导。

注意:尤其是钝性所致肝外伤,诊断难度较大,病死率高于开放性肝外伤,更要敦促患者积极就诊。

四、转诊条件

(1)涉及医疗服务内容超出医疗机构核准登记的诊疗科目范围的。

(2)依据卫生计生委规定,基层医疗卫生机构不具备相关医疗技术临床应用资质或手术资质的。

(3)重大伤亡事件中伤情较重及急危重症,病情难以控制的。

(4)在基层医疗卫生机构就诊3次以上(含3次)仍不能明确诊断,需要进一步诊治的。

(5)病情复杂,医疗风险大、难以判断预后的。

(刘光彬)

第五节 肝血管瘤

一、概述

肝血管瘤是肝脏常见的良性肿瘤,肿瘤生长缓慢,病程长达数年以上。本病可发生于任何年龄,但以30~50岁居多。女性多见。多为单发,也可多发;左、右肝的发生率大致相等。肿瘤大小不一,大者可达十余千克,小者仅在显微镜下才能确诊。

二、病因

血管瘤的病因学仍然不清楚,大多数研究人员认为,它们是良性的、先天性的错构瘤。肿瘤的生长是进行性膨胀的结果,而非源于增生或者肥大,血管瘤压迫周围肝脏组织,保持一个可以解剖的平面。在怀孕或者口服避孕药期间肿瘤生长和出现症状,同时血管瘤组织内雌激素受体含量明显高于周围正常肝组织,提示雌激素可能在肿瘤的生长过程中起重要作用。

三、病理及病理生理学

肝血管瘤可分为海绵状血管瘤和毛细血管瘤,前者多有血栓。它在尸检中的检出率为0.4%~20%。肝血管瘤大小不一,最小者需在显微镜下确认,巨大者下界达盆腔。当病变>4 cm时称为巨大血管瘤。肿瘤可发生于肝脏任何部位,但常位于肝右叶包膜下,多数为单发,多发者约占10%。肉眼观察呈紫红色或蓝紫色,不规则分叶状。质地柔软或弹性感,亦可较坚硬,与周围肝实质分界清楚,切面呈网状。血管瘤内并发血栓形成时有炎症改变。多数血管瘤常可见到退行性病理变化,如包膜纤维性硬化、陈旧的血栓机化、玻璃样变伴有胶原增加,甚至钙化等。

四、分型

根据纤维组织多少可将其分为四型。

(一)肝脏海绵状血管瘤

此型最多见。肿瘤切面呈蜂窝状,由充满血液及机化血栓的肝血窦组成。血窦壁内衬以内皮细胞,血窦之间有纤维间隔,大的纤维隔内有小血管和残余胆管分布。纤维隔和管壁可发生钙化或静脉石。瘤体与正常肝组织分界明显,有一纤维包膜。

(二)硬化性血管瘤

血管塌陷或闭合,间隔纤维组织极丰富,血管瘤呈退行性改变。

(三)肝毛细血管瘤

以血管腔狭窄、纤维间隔组织丰富为其特点,此型少见。

(四)血管内皮细胞瘤

此型罕见,为起源于血管内皮细胞的肝肿瘤。病因未明。女性占60%。肿瘤由树枝状细胞和上皮样细胞组成,间质显著硬化,其特征为多源性和广泛的窦样和脉络样浸润。常因腹痛就诊或因剖腹探查时偶然发现。肿瘤生长缓慢,30%的患者有5年生存期。lshak认为,本型肯定恶变,几乎均伴有肝内蔓延,属良性血管瘤和肝血管内皮细胞肉瘤的中间型,并将其单列为上皮样血管内皮细胞瘤。

五、临床表现

(一)症状

常无明显的自觉症状,直径>4 cm的病变中有40%的病例引起症状,而直径>10 cm的病例中90%引起症状。压迫邻近器官时,可出现上腹部不适、腹胀、上腹隐痛、嗳气等症状。由血栓引起的症状也可以是间歇性的。疼痛的原因可能包括梗死和坏死、相邻结构受压、肝包膜膨胀或血液流速过快。

(二)体征

腹部肿块与肝相连,表面光滑,质地柔软,有囊性感及不同程度的压痛感,有时可呈分叶状,但是血管瘤较小且位于肝脏内部时,常不可触及。有时血管瘤内可听见血管杂音。自发性破裂罕见,在巨大血管瘤病例中,可能会出现消耗性凝血病,患者出现弥散性血管内凝血和Kasabaeh-Merrit综合征(血管瘤伴血小板减少综合征)。

六、辅助检查

(一)超声

单用超声检查对于80%的直径<6 cm的病变能够做出明确的诊断。

(1)二维灰阶超声检查:显示肝内强回声病变(67%~79%),边界大多清楚,或病变区内强回声伴不规则低回声,病变内可履示扩张的血窦,较大血管瘤异质性更强,需要进一步的影像学检查。

(2)彩色多普勒:肝血管瘤的血流显示多在边缘出现,且血管走行较为平滑,色彩均匀,无彩色镶嵌图像。频谱多普勒多表现为低速中等阻力指数的血流频谱。

(3)超声造影:动脉期呈周边环状增强伴附壁结节状突起,门脉期呈缓慢向心性充填,瘤体可完全充填或不完全充填,回声高于周围肝组织,此方式与增强CT表现一致,当对比剂充填不完全时,瘤体内可能存在血栓或纤维化改变。少数血管瘤在动脉期、门脉期及延迟期呈无增强,考虑瘤体内为血栓或纤维化改变。

(二)CT检查

对于直径>2 cm以上病变诊断的敏感性和特异性超过90%。三相螺旋CT能增加良性病变的检出率。

(1)平扫:多表现为结节状或者肿块状的低密度影,直径<4 cm的肿瘤边界清楚,密度均匀;直径>4 cm者,边界可分叶,少数扫描层面瘤内出现不多的密度更低区,肿瘤大而瘤内密度更低,这与肝细胞肝癌多数层面出现多数密度更低区的特征有明显不同。海绵状血管瘤瘤内的密度更低区在病理上是血栓机化,故增强后扫描仍显示低密度。

(2)"两快一长"增强扫描:本病的CT特征,主要表现在"两快一长"增强扫描上。典型表现是快速注射碘对比剂后1分钟,在瘤的周边或者一侧边缘出现数目不等、密度高于同层正常肝或近似主动脉的小结节强化。注药后2分钟见上述瘤边的高密度强化向瘤中心扩大,密度仍高于同层正常肝或近似主动脉的小结节强化,其后,随着时间的推移,注药后5～7分钟,上述瘤周的强化渐扩大到全瘤范围内。强化密度从高于至渐等于正常肝,并保持等密度至注药后10～15分钟或者更长。上述碘对比剂充盈"快进慢出"的特征,与肝细胞肝癌碘对比剂充盈的"快进快出"表现不同,有鉴别诊断意义。

(3)常规增强扫描:可出现"两快一长"增强扫描注药后某一段时间内的CT特征。具体表现由肿瘤在肝内的部位以及扫描速度而定。在肝上部的肿瘤,常规增强扫描时,肿瘤层面多落在手推法注药后的1～2分钟。但如果用高压注射器以3 mL/s速度注射,则肝上部肿瘤可落在注药后的1分钟之内的层面,故肿瘤边缘可见多数的小结节强化。在肝下部的肿瘤,因CT机扫描速度慢,肿瘤所在的层面可能落在注药后的5分钟,故肿瘤可表现为全瘤强化。

(4)动态增强扫描:在常规CT的同层动态增强扫描或螺旋CT的全肝双期增强扫描上,多表现为动脉期瘤内边缘有少数小点状或小结节状的强化灶,强化密度高于周围正常肝组织,近似同层主动脉的密度。门脉期瘤内的边缘性强化灶略微增大变多,密度仍高于周同正常肝组织,近似同层主动脉的密度。如加扫注药开始后5分钟或以后的延时扫描,可出现全瘤强化,并逐渐降为等密度。上述动态增强扫描表现与"两快一长"增强扫描大体相同,不同的是,动态增强扫描的动脉期时间比手推法注药的"两快一长"增强扫描提前30～60秒,故瘤内的边缘性强化的病灶可能比"两快一长"注完药后第1分钟内的强化灶要少。

(三) MRI

准确、无创,但价格昂贵,敏感度＞90%。

(1)平扫:T_1WI上病灶直径≤4 cm,多为圆形、卵圆形低密度影,边界清楚。大的病灶可以分叶,信号可不均匀,其中可见更低的信号或者混杂影,为瘤内发生囊变、纤维瘢痕、出血或者血栓等改变所致。T_2WI多回波技术对于肝海绵状血管瘤的检出和定性有重要作用。随着TE的延长,肿瘤信号逐渐增高,在重T_2WI上,病灶信号最高,边界锐利,称"亮灯征",为肝海绵状血管瘤的特征性表现。

(2)增强:多期增强的典型表现为动脉期肿瘤周边环型或一侧边缘小点状或小结节状强化灶,门脉期边缘性强化灶增多、增大,强化区域逐渐向中央扩展,延迟期为高信号或者等信号充填。较小的病灶,动脉期可表现为全瘤的强化,但门脉期和延迟期始终为高信号。较大的病灶由于有时有纤维瘢痕、出血或者栓塞,中心可始终无强化。

(3)少见表现:厚壁型海绵状血管瘤,血管腔隙之间纤维组织多,血管腔隙小,造影剂不易进入或者进入很慢,在动脉期、门脉期及延迟期上始终无明显强化。加长延时期可见病灶逐渐大部分或者全部充填。

(四)核素显像

肝血管瘤由血窦构成,静脉注入^{99m}Tc-红细胞后,需要一定时间后才能在血窦中原有的未标记的红细胞混匀,故有缓慢灌注的特点。小的血管瘤往往在5～10分钟即达到平衡,之后放射性不再增强。较大的血管瘤有时需要1～2小时以后才能达到平衡,放射性明显增高,接近心血池强度。因此,常规需要早期和延迟两种显像。大的血管瘤由边缘向中心缓慢填充,如瘤内有纤维化,则表现为放射性缺损,但整个病灶区放射性强度高于周边正常肝组织。平衡后血池期如病变显示不清或可疑时,加做血池层显像可提高病变检出率。部分肝血管瘤病例表现为血流、血池显像相匹配。即病变在动脉相有充盈,静脉相仍可见,达到平衡后血池相时,逐渐填充增浓。而另有些病例变现血流、血池不相匹配,即病变区动脉相不充盈,静脉相也往往有放射性缺损,到平衡后血池相,放射性随时间的增强而逐渐增浓。几乎所有病例病变区的放射性活度在平衡后期均明显高于肝组织。肝血池显像病变局部过度充盈,对于肝血管瘤的诊断具有相当的特异性,假阳性很少。

(五)血管造影

肝血管瘤血管造影的表现取决于瘤体的组织学类型,薄壁者血管腔隙宽,进入造影剂多,形成血管湖。由于腔壁内无肌肉组织,进入腔内的造影剂时间比较长,且可逐渐弥散,甚至充盈整个瘤体。厚壁者血管腔隙窄,进入造影剂少。事实上,瘤体内薄壁和厚壁者并存,所以,图像上见大小不等的血管湖。肝血管瘤血管造影表现主要有:血管瘤的肿瘤血管呈团状或丛状,没有血管包绕、侵及和静脉早期显影,血管瘤内血流停滞缓慢,最多停留30秒,血管瘤的肝动脉和分支没增粗,仅血管瘤供血动脉增粗。

(六)实验室检查

肝脏血清学指标在没有肝脏基础性病变时常在正常范围,但肿瘤较大压迫引起梗阻性黄疸时,可能会有肝酶水平升高、胆红素含量增加。

七、诊断

本病的诊断主要依靠临床表现以及影像学检查来确诊。以往对于较小的血管瘤术前诊断比较困难,目前由于影像学诊断技术的发展,临床诊断符合率大大提高。

(1)临床表现上:肿瘤生长缓慢,病程长,较大的肿瘤表面光滑,质地中等有弹性感可压缩。

(2)B超检查:可见有血管进入或血管贯通征。巨大肿瘤,扫查中探头压迫肿瘤,可见肿瘤受压变形。

(3)CT检查:主要表现为平扫表现为境界清楚的低密度区,增强扫描表现为"早出晚归"的特征。

(4)核磁检查:可出现所谓的"灯泡征"。

(5)肝血管造影:可发现肿瘤有较粗的供应血管,具有特征性表现。

八、鉴别诊断

(一)原发性肝癌

有肝炎或肝硬化背景或证据;肝痛、上腹肿块、食欲缺乏、乏力、消瘦、不明原因发热、腹泻或右肩痛、肝大、结节感或右膈抬高;少数以癌结节破裂急腹症、远处转移为首发症状;AFP阳性。

(二)继发性肝癌

继发性肝癌可在腹腔脏器恶性肿瘤手术前或手术时发现;亦可在原发癌术后随访时发现。超声显像、核素肝扫描、CT、磁共振成像(MRI)或选择性肝动脉造影等显示散在性实质性占位,占位常为大小相仿、多发、散在,CT或血池扫描无填充,^{99m}Tc-PMT扫描阴性,超声示"牛眼征",难以解释的CEA增高等,鉴别并不困难。

(三)肝脓肿

不规则发热,尤以细菌性肝脓肿更显著。肝区持续性疼痛,随深呼吸及体位移动而增剧。体检发现肝脏多有大(肝脏触痛与脓肿位置有关),多数在肋间隙相当于脓肿处有局限性水肿及明显压痛。白细胞及中性粒细胞升高可达$(20\sim30)\times10^9/L$,阿米巴肝脓肿患者粪中偶可找到阿米巴包囊或滋养体,酶联免疫吸附(ELISA)测定血中抗阿米巴抗体可帮助确定脓肿的性质,阳性率为85%~95%。肝穿刺阿米巴肝脓肿可抽出巧克力色脓液;细菌性可抽出黄绿色或黄白色脓液,培养可获得致病菌。早期脓肿液化不全时,增加与肝血管瘤鉴别难度,尤其是低回声型血管瘤。CT检查可见单个或多个圆形或卵圆形界限清楚、密度不均的低密区,内可见气泡。增强扫描脓腔密度无变化,腔壁有密度不规则增高的强化,称为"环月征"或"日晕征"。MRI T_1WI脓液为低信号,脓肿壁厚薄不一,脓液壁外侧有低信号的水肿带,T_1WI脓液为高信号,脓肿壁厚薄不一,呈稍高信号,脓液壁外侧的水肿带也呈高信号。核素显像表现为放射性缺损区。

(四)肝局灶性结节增生(FNH)

一般也无症状,与肝血管瘤主要靠影像学来鉴别诊断。超声表现:可以有低、高或混合回声,缺乏特征性,可见纤维分隔。CT表现,平扫:肝内低密度或等密度改变,边界清楚。当中心存在纤维性瘢痕时,可见从中心向边缘呈放射状分布的低密度影像为其特征。增强:可为高密度、等密度或低密度不等,主要因其供血情况而不同。病变内纤维分隔无增强,动脉晚期病变呈低密度。血管造影:典型病变可表现为血管呈放射状分布,如轮辐样和外围血管的抱球现象。同位素^{99m}Tc胶体硫扫描:65%的病变可见有核素浓聚,因该种病变内有肝巨噬细胞,所以能凝聚核素,这点和肝血管瘤不同,因而有较高诊断价值。

九、治疗

肝血管瘤生长缓慢,经长期随访仅有大约10%的血管瘤会进行性增大,其余无明显变化,并且不会恶变。因此,需要经手术治疗者仅为少数。对肝血管瘤治疗的原则:直径<5 cm,者不处理,定期观察;直径≥10 cm主张手术切除;直径6~9 cm者依情而定;有以下情况者可考虑手术:年轻患者尤其是育龄期妇女,瘤体继续生长机会大者;肿瘤靠近大血管,继续生长估计会压迫或包绕大血管给手术增加难度者;患者症状较明显,尤其是精神负担重者;合并有其他上腹部良性疾病(如胆囊结石等)需手术可一并处理者;随访中发现瘤体进行性增大者。而有以下情况者,则不主张手术,年龄超过60岁的中老年患者;重要脏器有严重病变不能耐受手术者。

常见治疗方法如下。

(一)肝血管瘤切除术

较小的血管瘤一般采用沿其假包膜剥离或沿瘤体周边正常肝组织切除等方法,可达到出血少、彻底切除病灶的目的。很少需采用全肝血流阻断术。

(二)肝血管瘤捆扎术

血管瘤捆扎术对较小的瘤体是一种安全、有效、简便的治疗方法。近年来,随着血管瘤切除率的提高,采用捆扎术治疗的患者逐渐减少。目前,常用于多发性血管瘤主瘤切除后较小瘤体的捆扎,或其他疾病行上腹部手术时对较小血管瘤的顺便处理。

(三)肝动脉结扎加放疗术

肝血管瘤主要由肝动脉供血,结扎肝动脉后可暂时使瘤体缩小变软,结合术后放疗可使瘤体机化,减轻症状,但长期效果有限。主要用于无法切除的巨大血管瘤,近年来,由于新技术的采用,以往认为不能切除的血管瘤已能顺利切除,故该种方法已很少应用。

(四)术中血管瘤微波固化术

主要用于无法切除的巨大血管瘤。采用此疗法的重要步骤之一是必须阻断第一肝门,减少瘤体内血液流动,使微波热能不会被血流带走而能集中于被固化瘤体的周围。术中微波固化术已很少采用。

(五)肝动脉插管栓塞术(TAE)

经过栓塞后部分血管瘤可缩小机化。一般栓塞剂碘化油、吸收性明胶海绵等对较大的瘤体效果较差,无水乙醇、鱼肝油酸钠、平阳霉素对管内皮具有强烈刺激性的栓塞剂应用后,可达到使血管瘤内皮细胞变性、坏死,血管内膜增厚,管腔闭塞的目的。治疗后瘤体能不同程度的缩小。但是,由于栓塞剂对血管的强烈刺激性,在对血管瘤起栓塞作用的同时,也常常累及到肝门部血管及正常肝内血管,造成一些严重的并发症,常见的有肝细胞梗死、肝脓肿、胆道缺血性狭窄及胆管动脉瘘等。TAE治疗肝血管瘤仍有争议,其原因有:TAE对小血管瘤的效果较好,但5 cm及5 cm以下的血管瘤往往不需治疗;大血管瘤的TAE治疗长期效果差,难以达到瘤体缩小机化的目的。TAE术后瘤体与肝裸区、网膜等建立了广泛的侧支循环,增加了手术难度及出血量;TAE可造成肝脏坏死、肝脓肿、胆道缺血性狭窄等严重并发症。

目前,真正难处理的是那些多发性、弥漫性或生长在肝实质内的中央型血管瘤,而生长在肝表面、肝脏一叶或半肝以上的巨大血管瘤,均能获得完整切除(包括尾叶血管瘤),由于血管瘤极少合并肝硬化,因此,行肝小叶切除也很少发生肝功能衰竭。对肝血管瘤的处理不能像肝癌那样积极,虽然许多用于肝癌治疗的方法也可用于血管瘤的治疗,但两种疾病的性质不同,不能认为对血管瘤治疗有效就认为其治疗合理。如果指征不明确,宁愿观察也不要随意治疗,以免造成严重的后果。

(刘光彬)

第六节 肝细胞腺瘤

肝细胞腺瘤是一种女性多发的肝脏良性肿瘤,通常由类似正常的肝细胞所组成。

一、病因与病理

主要与口服避孕药的广泛应用有关。在口服避孕药没有问世以前该病的发生率相当低,Edmondson统计,1918—1954年洛杉矶总医院的5 000例尸检,仅发现2例。20世纪60年代至70年代,该病的发病率显著增高。1973年Baum报道了口服避孕药与肝细胞腺瘤的关系,发现避孕药及同类药物均与肝细胞腺瘤有明显的关系,在美国肝细胞腺瘤几乎都发生于服避孕药物5年以上的妇女,发生率约为3.4%,据认为雌激素能使肝细胞增生,孕激素使肝血管肥大。该病晚期易恶变。但在临床上往往还可见到一些并无服避孕药物历史的成年男性、婴儿、儿童等患者。

肝细胞腺瘤多发生于无肝硬化的肝右叶内,左叶少见。多为单发的孤立结节,可有或无包膜,境界清楚、质软,表面有丰富的血管,直径从1~2 cm到10 cm大小,切面呈棕黄色,内有暗红色或棕色出血或梗死区,无纤维基质。少数有蒂,有时可见不规则坏死后所遗留的瘢痕标志。往往可见较粗的动静脉内膜增生性改变。光镜所见肝细胞腺瘤由分化良好的肝细胞所组成,细胞较正常肝细胞为大,因为有较多的糖原或脂肪,胞质常呈空虚或空泡状。细胞排列成片状或条索状,无腺泡结构。很少有分裂象,核浆比正常。无明显的狄氏腔,无胆管。电镜检查瘤细胞内细胞器缺乏。有时瘤体由分化不同的肝细胞组成,若有明显的异型性应警惕同时并有肝细胞癌的可能。

二、临床表现

肝细胞腺瘤生长缓慢,早期多无临床症状,往往于体检或剖腹手术时发现。该病多发生于15~45岁服避孕药的育龄妇女,其中以20~39岁最为多见。男性及儿童也可发病。随着肿瘤逐渐增大,可出现腹胀、隐痛或恶心等压迫症状。肝细胞腺瘤有明显的出血倾向。当瘤内出血时可有急性腹痛,甚至出现黄疸。遇外伤瘤体破裂,可造成腹腔内大出血,出现低血容量性休克及贫血,甚至引起循环衰竭而死亡。

(一) 肝功能、AFP、ALP

通常都在正常范围。

(二) 影像学检查

(1) B超示肿瘤边界清楚、光滑。常可见明显包膜,小的肝腺瘤多呈分布均匀的低回声,大的肝腺瘤亦是分布欠均匀的低回声或间以散在边缘清晰的增强回声,部分还可呈较强的回声斑,但后方不伴声影,肿瘤后方多无增强效应,较大的肝腺瘤内常伴有出血或坏死液化,超声图像上显示有不规则的液性暗区。

(2) CT表现。①平扫:肝内低密度或等密度占位性病变,出血、钙化可为不规则高密度,边缘光滑,周围可见"透明环"影,常为特征性表现。病理基础一般是由瘤周被挤压的肝细胞内脂肪空泡增加而致。②增强:早期可见均匀性增强,之后,密度下降与正常肝组织呈等密度。晚期呈低密度。其瘤周之透明环无增强表现。③肿瘤恶变可呈大的分叶状肿块或大的坏死区,偶尔可见钙化。

(3) 放射性核素 ^{67}Ga 扫描表现为冷结节,^{99m}Tc PMT 表现为早期摄入、排泄延迟以及放射性稀疏。

(4) 细针穿刺细胞学检查能明确诊断,但有出血的可能,应慎重对待。

三、诊断

首先要引起注意的是男性也可以患肝腺瘤,其次就是与肝癌的鉴别诊断。根据患者病史、实验室检查以及影像学综合检查,多数患者可做出诊断。

四、治疗

手术切除为最好的治疗方法,因肝细胞腺瘤有出血及恶变的危险,且常与肝癌不易相区别。故有学者主张一旦发现,均应行手术治疗。又因有学者发现在停用口服避孕药后有些肝细胞腺瘤患者肿瘤可发生退化,故多数学者认为对于≥5 cm的肝细胞腺瘤应积极手术治疗;<5 cm的肿瘤,若无症状或症状较轻者,在停用口服避孕药的情况下,定期行CT或B超检查,若继续增大,则行手术治疗。对于因肝细胞腺瘤破裂所致腹腔内出血者,应根据患者情况酌情处理。对于手术切除有困难的患者应做活检确诊,并长期随访。

(孙强虎)

第七节 原发性肝癌

肝癌即肝脏恶性肿瘤,可分为原发性和继发性两大类。原发性肝脏恶性肿瘤起源于肝脏的上皮或间叶组织,前者称为原发性肝癌,是我国高发的,危害极大的恶性肿瘤;后者称为肉瘤,与原发性肝癌相比较较为少见。继发性或称转移性肝癌系指全身多个器官起源的恶性肿瘤侵犯至肝脏。一般多见于胃、胆道、胰腺、结直肠、卵巢、子宫、肺、乳腺等器官恶性肿瘤的肝转移。近年,肝癌外科治疗的主要进展包括早期切除、难切部位肝癌的一期切除和再切除、不能切除肝癌的二期切除、姑息性外科治疗、肝移植等。小肝癌治疗已由单一切除模式转变为切除为主的多种方法的合理选用。

一、流行病学

(一)发病率

原发性肝癌较之继发性肝癌虽为罕见,但在我国其实际发病率却远较欧美为高。据 Charache 统计:美洲原发性肝癌与继发性肝癌之比例在 1∶(21~64),Bockus 估计则在 1∶40 左右;但在我国,原发性肝癌与继发性肝癌之比则通常在 1∶(2~4)。

患者大多为男性,其与女性之比为(6~10)∶1。患者之年龄则多在中年前后,以 30~50 岁最多见,20~30 岁者次之,其发病年龄较一般癌瘤为低。文献中报道的原发性肝癌,最幼患者仅为 4 个月的婴儿。徐品琏等报道,男女之比为3.3∶1,年龄最小者为 12 岁,最大者 70 岁,绝大多数患者(50/57 例,87.7%)在 30~59 岁。

(二)病因

不同地区肝癌的致病因素不尽相同。在我国病毒性肝炎(乙型和丙型)、食物黄曲霉毒素污染以及水污染,被认为是主要的危险因素。另外,北部地区的饮酒、肥胖、糖尿病、吸烟、遗传等因素,亦可能发挥重要作用。

1.肝炎病毒

在已知的肝炎病毒中,除甲型、戊型肝炎病毒外,均与肝癌有关。HBV 感染与肝癌发生的密切关系已被诸多研究证实。在发达国家肝癌患者血清中 HCV 流行率超过 50%。对于 HBV 与 HCV 合并感染者,发生肝癌的危险性进一步增加,因为两者在发生过程中具有协同作用。

2.慢性炎症

任何病变可导致肝脏广泛炎症和损害者,均可能引起肝脏的一系列变化,并最后导致肝癌之发生。Sanes 曾观察到在肝胆管结石及胆管炎的基础上发生胆管细胞癌的事实。Stewart 等则曾结扎实验动物的肝胆管使发生胆汁积滞,结果导致胆管黏膜的乳头状及腺瘤样增生,且伴有明显的核深染色及丝状分裂现象。

3.肝寄生虫病

肝寄生虫病与肝癌的发生可能有关。它可能先引起肝脏的硬变,再进而发生癌变;也可能是由于肝细胞直接受到刺激的结果。但不少学者也注意到在印度尼西亚爪哇地方肝癌很常见,而该地既无肝蛭亦无血吸虫流行;在埃及则血吸虫病颇多而肝癌鲜见;因此肝寄生虫病与肝癌的关系尚有待进一步研究。

4.非酒精性脂肪变性肝炎(NASH)

近年的研究表明,肥胖、2型糖尿病和非酒精性脂肪变性肝炎,导致肝脏脂肪浸润,进而造成NASH,并与肝癌的发生发展有关。美国学者报道,NASH致肝硬化患者的肝癌发生危险率增加,多因素回归分析显示,年龄大和酒精饮用量是NASH相关肝硬化患者发生肝癌的独立影响因素,与非饮酒者相比,规律饮酒者的肝癌发生危险率更高(风险比为3.6)。

5.营养不良

长期的营养不良,特别是蛋白质和B族维生素的缺乏,使肝脏易受毒素作用,最终导致肝癌。

6.其他因素

霉菌毒素中的黄曲霉毒素对实验动物有肯定的致癌作用,故人类如食用被黄曲霉毒素污染的花生或其他粮食制品,也可引起肝癌。先天性缺陷及种族或家族的影响,亦曾疑与某些肝癌的发生有关。

二、病理

(一)大体分型

1.结节型

肝脏多呈硬变,但有结节性肿大;其结节为数众多,常在肝内广泛分布,直径自数毫米至数厘米不等,颜色亦有灰黄与暗绿等不同。

2.巨块型

肝脏往往有明显增大,且包有一个巨大的肿块;该肿块大多位于肝右叶,在肿块的周围或表面上则有继发的不规则突起。

3.弥散型

肝大小多正常,有时甚至反而缩小,似有广泛的瘢痕收缩;肝表面有无数的细小结节,外观有时与单纯的肝硬化无异,只有用显微镜检查方可确认。

我国最新的肝癌诊治专家共识,将肝癌分为:①弥漫型;②巨块型,瘤体直径>10 cm;③块状型,瘤体直径在5～10 cm;④结节型,瘤体直径在3～5 cm;⑤小癌型,瘤体直径<3 cm。

(二)组织学分型

以组织学论之,则原发性肝癌也可以分为以下3类。

1.肝细胞癌(恶性肝瘤)

一般相信系由实质细胞产生,占肝癌病例的90%～95%,主要见于男性。其典型的细胞甚大,呈颗粒状,为嗜酸性,排列成索状或假叶状,于同一病例中有时可见结节性增生、腺瘤和肝癌等不同病变同时存在,且常伴有肝硬化。

2.胆管细胞癌(恶性胆管瘤)

可能由肝内的胆管所产生,患者以女性为多。其肿瘤细胞呈圆柱状或立方形,排列成腺状或泡状。

3.混合型

混合型即上述两种组织之混合,临床上甚为罕见。

上述组织学上之不同类别与肉眼所见的不同类型之间并无明显关系;不论是何种组织型类,

肿瘤都可呈巨块型,或者分布在整个肝脏中。总的说来,原发性肝癌绝大多数是肝细胞癌,主要见于男性,而在女性则以胆管细胞癌为多见。

由于肿瘤细胞的侵袭,肝内门静脉和肝静脉内可有血栓形成,因此约 1/3 的肝癌病例可有肝外的远处转移;以邻近的淋巴结和肺内最多,肋骨或脊柱次之,其他的远处转移则属罕见。远处转移,亦以肝细胞癌发生较早,而胆管细胞癌发生肝外转移者少见。

三、临床表现

原发性肝癌的临床病象极不典型,其症状一般多不明显,特别是在病程早期;而其病势的进展则一般多很迅速,通常在数星期内即呈现恶病质,往往在几个月至 1 年内衰竭死亡。临床病象主要是两个方面:①肝硬化的表现,如腹水、侧支循环的发生、呕血及肢体的水肿等;②肿瘤本身所产生的症状,如体重减轻、周身乏力、肝区疼痛及肝大等。

根据患者的年龄不同、病变之类型各异,是否并有肝硬化等其他病变亦不一定,故总的临床表现亦可以有甚大差别。一般患者可以分为 4 个类型。①肝硬化型:患者原有肝硬化症状,但近期出现肝区疼痛、肝大、肝功能衰退等现象;或者患者新近发生类似肝硬化的症状如食欲减退、贫血清瘦、腹水、黄疸等,而肝大则不明显。②肝脓肿型:患者有明显的肝大,且有显著的肝区疼痛,发展迅速和伴有发热及继发性贫血现象,极似肝脏的单发性脓肿。③肝肿瘤型:此型较典型,患者本属健康而突然出现肝大及其他症状,无疑为一种恶性肿瘤。④癌转移型:临床上仅有肿瘤远处转移的表现,而原发病灶不显著,不能区别是肝癌或其他恶性肿瘤;即使肝大者亦往往不能鉴别是原发性还是继发性的肝癌。

上述几种类型以肝肿瘤型最为多见,约半数患者是以上腹部肿块为主诉,其次则为肝脓肿型,1/3 以上的病例有上腹部疼痛和肝大。肝癌的发生虽与肝硬化有密切关系,但临床上肝癌患者有明显肝硬化症状者却不如想象中之多见。

(一)症状

肝癌患者虽有上述各种不同的临床表现,但其症状则主要表现在全身和消化系统两个方面。60%～80% 的患者有身体消瘦、食欲减退、肝区疼痛及局部肿块等症状;其次如乏力、腹胀、发热、腹泻等亦较常见,30%～50% 的患者有此现象;而黄疸和腹水则较国外报道者少,仅约 20% 的患者有此症状。此外还可以有恶心、呕吐、水肿、皮肤或黏膜出血、呕血及便血等症状。

(二)体征

患者入院时约半数有明显的慢性病容(少数可呈急性病容)。阳性体征中以肝大最具特征:几乎每个病例都有肝大,一般在肋下 5～10 cm,少数可达脐平面以下。有时于右上腹或中上腹可见饱满或隆起,扪之有大小不等的结节(或肿块)存在于肝脏表面,质多坚硬,并伴有各种程度的压痛和腹肌痉挛,有时局部体征极似肝脓肿。唯当腹内有大量腹水或血腹和广泛性的腹膜转移时,可使肝脏的检查发生困难,而上述的体征就不明显。约 1/3 的患者伴有脾大,多数仅可扪及,少数亦可显著肿大至脐部以下。20% 的患者有黄疸,大多为轻、中度。其余肝硬化的体征如腹水、腹壁静脉曲张、蜘蛛痣及皮肤黏膜出血等亦时能发现;约 40% 的患者可出现腹水,比较常见。

上述症状和体征不是每例原发性肝癌患者都具有,相反有些病例常以某几个征象为其主要表现,因而于入院时往往被误诊为其他疾病。了解肝癌可以有不同类型的表现,当可减少诊断上的错误。

(三)少见的临床表现

旁癌综合征为肝癌的少见症状,如红细胞增多症、低血糖等。红细胞增多症占肝癌患者中的10%左右,可能与肝细胞癌产生促红细胞生成素有关。低血糖发生率亦为10%左右,可能与肝癌细胞可异位产生胰岛素或肝癌巨大影响肝糖的储备有关。但近年临床上肝癌合并糖尿病者并不少见。

(四)转移

肝癌的血路转移较多。侵犯肝内门静脉可致肝内播散;侵入肝静脉则可播散至肺及全身其他部位。肺转移常为弥散多个肺内小圆形病灶,亦有粟粒样表现或酷似肺炎和肺梗死者;如出现在根治性切除后多年者,则常为单个结节。肺转移早期常无症状,以后可出现咳嗽、痰中带血、胸痛、气急等症状。骨转移在晚期患者中并不少见,肾上腺、脑、皮下等转移亦可见到。骨转移常见于脊椎骨、髂骨、股骨、肋骨等,表现为局部疼痛、肿块、功能障碍等,病理性骨折常见。脑转移可出现一过性神志丧失而易误为脑血管栓塞。肝癌亦可经淋巴道转移至附近的淋巴结或远处淋巴结,常先见于肝门淋巴结,左锁骨上淋巴结转移亦时有发现。肝癌还可直接侵犯邻近器官组织,如膈、胃、结肠、网膜等。如有肝癌结节破裂,则可出现腹膜种植。

(五)并发症

常见的并发症包括肝癌结节破裂、上消化道出血、肝功能障碍、胸腔积液、感染等。

(六)自然病程

过去报道肝癌的平均生存期仅2~5个月,但小肝癌研究提示,肝癌如同其他实体瘤一样也有一个较长的发生、发展阶段。复旦大学肝癌研究所资料显示,肝癌的自然病程至少两年。如果从患者患肝炎开始,由最早证实乙型肝炎开始至亚临床肝癌的发生,中位时间为10年左右。

四、实验室检查

肝癌的实验检查包括肝癌及其转移灶,肝病背景,患者的免疫功能,其他重要脏器的检查等,其中肝癌标记占最重要的地位。

(一)甲胎蛋白(AFP)

1956年Bergstrand和Czar在人胎儿血清中发现一种胚胎专一性甲种球蛋白,现称甲胎蛋白。这种存在于胚胎早期血清中的AFP在出生后即迅速消失,如重现于成人血清中则提示肝细胞癌或生殖腺胚胎癌,此外妊娠、肝病活动期、继发性肝癌和少数消化道肿瘤也能测得AFP。至今,AFP仍为肝细胞癌诊断中最好的肿瘤标记,其引申包括AFP的异质体与单抗。我国肝癌患者60%~70% AFP高于正常值。如用免疫反应或其他方法测得患者血内含有此种蛋白,要考虑有原发性肝细胞癌可能,而在胆管细胞癌和肝转移性癌则不会出现此种异常蛋白。试验的准确性仅为70%~80%,但本试验一般只有假阴性而极少假阳性;换言之,原发性肝癌患者AFP测定有可能为阴性,而试验阳性者则几乎都是肝癌患者,这对肝细胞癌与其他肝病的鉴别诊断有重要意义。

(二)其他实验室检查

随着病情的发展,多数患者可有不同程度贫血现象。白细胞计数虽多数正常,但有些病例可有明显的增加。林兆耆报道的207例肝癌中有2例呈类白血病反应,中性粒细胞分别占95%与99%,且细胞内出现毒性颗粒。

各种肝功能试验在早期的原发性肝癌病例多无明显变化,仅于晚期病例方见有某种减退。

总体来说,肝功能试验对本病的诊断帮助不大。

五、影像学检查

(一)超声检查

肝癌常呈"失结构"占位,小肝癌常呈低回声占位,周围常有声晕;大肝癌或呈高回声,或呈高低回声混合,并常有中心液化区。超声可明确肝癌在肝内的位置,尤其是与肝内重要血管的关系,以利指导治疗方法的选择和手术的进行;有助了解肝癌在肝内以及邻近组织器官的播散与浸润。通常大肝癌周边常有卫星结节,或包膜不完整;超声显像还有助了解门静脉及其分支、肝静脉和下腔静脉内有无癌栓,对指导治疗选择和手术帮助极大。

(二)计算机断层扫描(CT)

CT在肝癌诊断中的价值:有助提供较全面的信息,除肿瘤大小、部位、数目外,还可了解肿瘤内的出血与坏死,其分辨力与超声显像相仿;有助提示病变性质,尤其增强扫描,有助鉴别血管瘤。通常肝癌多呈低密度占位,增强扫描后期病灶更为清晰;近年出现的螺旋CT,对多血管的肝癌,动脉相时病灶明显填充;肝癌典型的CT强化方式为"早出早归"或"快进快出"型;CT肝动脉-门静脉显像在肝癌诊断中的价值也得到重视;碘油CT有可能显示0.5 cm的肝癌,即经肝动脉注入碘油后7~14天再做CT,则常可见肝癌结节呈明显填充,既有诊断价值,又有治疗作用;CT还有助了解肝周围组织器官是否有癌灶。CT的优点是提供的信息比较全面,缺点是有放射线的影响,且价格比超声高。

(三)磁共振成像(MRI)检查

MRI检查的优点是:能获得横断面、冠状面和矢状面三维图像;对软组织的分辨较好;无放射线影响;对与肝血管瘤的鉴别有特点;不需要增强即可显示门静脉和肝静脉分支。通常肝癌结节在T_1加权图呈低信号强度,在T_2加权图示高信号强度。但亦有不少癌结节在T_1示等信号强度,少数呈高信号强度。肝癌有包膜者在T_1加权图示肿瘤周围有一低信号强度环,而血管瘤、继发性肝癌则无此包膜。有癌栓时T_1呈中等信号强度,而T_2呈高信号强度。

(四)放射性核素显像

正电子发射计算机断层扫描(PET-CT)的问世是核医学发展的一个新的里程碑,是一种无创性探测生理、生化代谢的显像方法。有助了解肿瘤代谢,研究细胞增殖,进行抗癌药物的评价以及预测复发等。PET-CT是将PET与CT融为一体的成像系统,既可由PET功能显像反映肝占位的生化代谢信息,又可通过CT形态显像进行病灶精确解剖定位。^{11}C-醋酸盐与^{18}F-脱氧葡萄糖结合可将肝癌探测敏感性提升到100%。

(五)肝动脉和门静脉造影

由于属侵入性检查,近年已不如超声显像与CT常用。通常仅在超声与CT仍未能定位的情况下使用。近年出现数字减影血管造影(DSA)使其操作更为简便。肝癌的肝动脉造影的特征为肿瘤血管、肿瘤染色、肝内动脉移位、动静脉瘘等。肝动脉内注入碘油后7~14天做CT,有助0.5 cm小肝癌的显示,但有假阳性。目前肝癌做肝血管造影的指征通常为临床疑肝癌或AFP阳性,而其他影像学检查阴性;多种显像方法结果不一;疑有卫星灶需做CTA者;需做经导管化疗栓塞者。

六、临床分期

国际抗癌联盟(UICC)的肝癌TNM分期2002年第6版做了一些修改。T、N、M分类主要依据体检、医学影像学和(或)手术探查。

T_0:无肿瘤。

T_1:单发肿瘤,无血管浸润。

T_2:单个肿瘤,有血管浸润;多个肿瘤,最大者直径≤5 cm。

T_3:多发肿瘤,最大者直径>5 cm,侵及门静脉或肝静脉的主要属支。

T_4:侵及除胆囊以外的邻近器官,穿透脏腹膜。

N_0:无区域淋巴结转移。

N_1:有区域淋巴结转移。

M_0:无远处转移。

M_1:有远处转移。

进一步分为Ⅰ~Ⅳ期。

Ⅰ期:$T_1N_0M_0$。

Ⅱ期:$T_2N_0M_0$。

ⅢA期:$T_3N_0M_0$。

ⅢB期:$T_4N_0M_0$。

ⅢC期:任何TN_1M_0。

Ⅳ期:任何T任何NM_1。

七、治疗

(一)外科治疗手术适应证

肝癌外科治疗中的基本原则是既要最大限度切除肿瘤又要最大限度地保护剩余肝脏的储备功能。肝癌手术适应证具体如下。

(1)患者一般情况好,无明显心、肺、肾等重要脏器器质性病变。

(2)肝功能正常或仅有轻度损害,肝功能分级属Ⅰ级;或肝功能分级属Ⅱ级,经短期护肝治疗后有明显改善,肝功能恢复到Ⅰ级。

(3)肝储备功能正常范围。

(4)无广泛肝外转移性肿瘤。

(5)单发的微小肝癌(直径≤2 cm)。

(6)单发的小肝癌(直径>2 cm,≤5 cm)。

(7)单发的向肝外生长的大肝癌(5 cm<直径≤10 cm)或巨大肝癌(直径>10 cm),表面较光滑,界限较清楚,受肿瘤破坏的肝组织少于30%。

(8)多发性肿瘤,肿瘤结节少于3个,且局限在肝脏的一段或一叶内。

(9)3~5个多发性肿瘤,超越半肝范围者,做多处局限性切除或肿瘤局限于相邻2~3个肝段或半肝内,影像学显示,无瘤肝脏组织明显代偿性增大,达全肝的50%以上。

(10)左半肝或右半肝的大肝癌或巨大肝癌;边界清楚,第一、第二肝门未受侵犯,影像学显示,无瘤侧肝脏明显代偿性增大,达全肝组织的50%以上。位于肝中央区(肝中叶,或Ⅳ、Ⅴ、Ⅷ段)的大肝癌,无瘤肝脏组织明显代偿性增大,达全肝的50%以上。Ⅰ段的大肝癌或巨大肝癌。肝门部有淋巴结转移者,如原发肝脏肿瘤可切除,应做肿瘤切除,同时进行肝门部淋巴结清扫;淋巴结难以清扫者,术后可进行放疗。周围脏器(结肠、胃、膈肌或右肾上腺等)受侵犯,如原发肝脏肿瘤可切除,应连同做肿瘤和受侵犯脏器一并切除。远处脏器单发转移性肿瘤,可同时做原发肝癌切除和转移瘤切除。

以上适应证中,符合第5~8项为根治性肝切除术,符合第9~14项属姑息性肝切除术。

(二)手术操作要点

1.控制术中出血

目前方法有第一肝门暂时阻断法、褥式交锁缝扎法、半肝暂时阻断法、常温下全肝血流阻断法等,其中常用者为第一肝门暂时阻断法,采用乳胶管或普通导尿管套扎肝十二指肠韧带,方法简单且控制出血较满意。

2.无瘤手术原则

由于肝脏在腹腔内位置较高且深,暴露较困难。现虽有肝拉钩协助术野显露,但在游离肝脏过程中,有时难免使肝脏和肿瘤受到挤压,有可能增加肿瘤转移的机会。但外科医师在肝肿瘤切除过程中仍需尽量遵循无瘤手术原则,尽量不直接挤压肿瘤部位,在切肝前可在切除范围内切线和肿瘤边缘之间缝合2~3针牵引线,既有利于切线内管道显露和处理,又有利于牵拉肝实质后减少肝断面渗血,而避免术者直接拿捏肿瘤。

3.肝断面处理

肝断面细致止血后上下缘或左右缘对拢缝合,对小的渗血点亦可达压迫止血作用。如肝断面对拢缝合张力大,或邻近肝门缝合后有可能影响出入肝脏的血流者,可采用大网膜或镰状韧带覆盖后缝合固定。近来,我们对此类肝断面常涂布医用止血胶再用游离或带蒂大网膜覆盖,止血效果满意。

(三)术后并发症的预防和处理

1.术后出血

与术中止血不周、肝功能不佳引起的出血倾向、断面覆盖或对拢不佳等有关。术前要注意患者的凝血功能,术中要争取缩短手术时间,对较大的血管要妥善结扎,断面对拢给予一定的压力且不留无效腔。一般保守治疗,若出血不止需探查。

2.功能失代偿

主要原因为肝硬化条件下肝切除量过大、术中失血过多、肝门阻断时间过长。处理包括足够的氧供,血与蛋白质的及时和足量的补充及保肝治疗。

3.胆漏

左半肝和肝门区肝癌切除后多见。术中处理肝创面前必须检查有无胆漏,处理主要是充分的引流。

4.膈下积液或脓肿

膈下积液或脓肿多见于右肝的切除,尤其是位于膈下或裸区者。主要与止血不佳,有胆漏或引流不畅有关。治疗主要是超声引导下穿刺引流。胸腔积液需考虑有无膈下积液或脓肿。

5、胸腔积液

胸腔积液多见右侧肝切除后。治疗主要是补充清蛋白和利尿,必要时抽胸腔积液。

6.腹水

腹水多见肝硬化严重者或肝切除量大者。处理为补充清蛋白和利尿。

(赵晓堂)

第八节　肝胆管结石

肝胆管结石亦即肝胆管结石,是指肝管分叉部以上原发性胆管结石,绝大多数是以胆红素钙为主要成分的色素性结石。虽然肝胆管结石属原发性胆管结石的一部分,有其特殊性,但若与肝外胆管结石并存,则常与肝外胆管结石的临床表现相似。由于肝内胆管深藏于肝组织内,其分支及解剖结构复杂,结石的位置、数量、大小不定,诊断和治疗远比单纯肝外胆管结石困难,至今仍然是肝胆系统难以处理、疗效不够满意的疾病。

一、病因和发病情况

原发性肝胆管结石的病因和成石机制,尚未完全明了。目前比较肯定的主要因素为胆系感染、胆管梗阻、胆汁淤滞、胆管寄生虫病、代谢因素,以及胆管先天性异常等。

几乎所有肝胆管结石患者都有不同程度的胆管感染,胆汁细菌培养阳性率达95%～100%。细菌谱以大肠埃希菌、克雷伯菌属和脆弱类杆菌等肠道细菌为主。这些细菌感染时所产生的细菌源性β-葡萄糖醛酸苷酶(β-glucuronidase,β-G)和由肝组织释放的组织源性β-G,可将双结合胆红素分解为单结合胆红素,再转变成非结合胆红素。它与胆汁中的钙离子结合,形成不溶解的胆红素钙。当胆管中的胆红素钙浓度增加处于过饱和状态,则可沉淀并形成胆红素钙结石。在胆红素钙结石形成的过程中,尚与胆汁中存在的大分子物质——黏蛋白、酸性黏多糖和免疫球蛋白等形成支架结构并与钙、钠、铜、镁、铁等金属阳离子聚合有关。

胆管寄生虫病与肝胆管结石形成的关系,已得到确认。已有许多资料证实在一些胆管结石的标本内见到蛔虫残体。显微镜下观察,在结石的核心中找到蛔虫的角质层残片或蛔虫卵等。1983—1985年的全国调查资料中,26%～36%的原发性胆管结石患者有胆管蛔虫病史。推测蛔虫或肝吸虫的残骸片段、虫卵等为核心,由不定形的胆色素颗粒或胆红素钙沉淀堆积,加上炎症渗出物、坏死组织碎片、脱落细胞、黏蛋白和胆汁中其他固定成分沉淀形成结石。

胆管梗阻、胆流不畅、胆汁淤滞是发生肝胆管结石的重要因素和条件。胆汁淤滞、积聚或流速减慢,一方面为成石物质的聚集、沉淀提供了条件,另一方面也是发生和加重感染的重要因素。正常情况下,胆管内胆汁的流动呈层流状态。胆汁中的固体质点沿各自流线互相平行移动,胆汁中的固体成分不易发生聚合。当肝胆管发生狭窄或汇合异常等因素,上端胆管扩张,胆汁停滞;胆管狭窄或扩张后胆汁流动可出现环流现象,有利于成石物质集结,聚合形成结石。胆汁淤滞的原因,多为胆管狭窄、结石阻塞、胆管或血管的先天异常,如肝内胆管的解剖变异,血管异位压迫胆管导致胆流不畅。结石和炎症往往并发或加重狭窄,互为因果,逐渐加重病理和病程进展。

我国各地肝胆管结石的调查结果,农民所占的比例较多,达50%～70%。提示肝胆管结石的发生可能与饮食结构、机体代谢、营养水准和卫生条件等因素有关。

我国和东亚、东南亚一些国家和地区,均属肝胆管结石的高发区。据1983—1985年全国调查结果和近年收集的资料,我国肝胆管结石占胆系结石病的16.1%～18.2%,但存在明显的地区差别:华北和西北地区仅4.1%和4.8%,华中和华南地区高达25.4%和30.5%。虽然目前我国尚缺乏人群绝对发病率的资料,但就近年国内文献表明,肝胆管结石仍然是肝胆系统多见的、难治性的主要疾病之一。

二、病理生理改变

肝胆管结石的基本病理改变是由于结石引起胆管系统的梗阻、感染,导致胆管狭窄、扩张,肝脏纤维组织增生、肝硬化、萎缩,甚至癌变等病理改变。

肝胆管结石2/3以上的患者伴有肝门或肝外胆管结石。据全国调查资料78.3%合并肝外胆管结石,昆明某医院559例肝胆管结石的资料中有3/4(75.7%)同时存在肝外胆管结石。因此有2/3~3/4的病例可以发生肝门或肝外胆管不同程度的急性或慢性梗阻,导致梗阻以上的胆管扩张,肝脏淤胆,肝大,肝功损害,并逐渐加重肝内汇管区纤维组织增生。胆管梗阻后,胆管压力上升,当胆管内压力高达2.9 kPa(300 mmH$_2$O)时肝细胞停止向毛细胆管内分泌胆汁。若较长时间不能解除梗阻,最后难免出现胆汁性肝硬化、门静脉高压、消化道出血、肝功障碍等。若结石阻塞发生在肝内某一叶、段胆管,则梗阻引发的改变主要局限于相应的叶、段胆管和肝组织。最后将导致相应的叶、段肝组织由肥大、纤维化至萎缩,丧失功能。相邻的叶、段肝脏可发生增生代偿性增大。如左肝萎缩则右肝代偿性增大。由于右肝占全肝的2/3,右肝严重萎缩则左肝及尾叶常发生极为明显的代偿增大。这种不对称性的增生、萎缩,常发生以下腔静脉为中轴的肝脏转位,增加外科手术的困难。

感染是肝胆管结石难以避免的伴随病变和临床主要表现之一。炎症改变累及肝实质。胆管结石与胆系感染多同时并存,急性、慢性的胆管炎症往往交替出现、反复发生。若结石严重阻塞胆管并发感染,即成梗阻性化脓性胆管炎,并可累及毛细胆管,甚至并发肝脓肿。较长时间的严重梗阻、炎症,感染的胆汁、胆沙、微小结石,可经小胆管通过坏死肝细胞进入肝中央静脉,造成胆沙血症、败血症、肺脓肿和全身性脓毒症、多器官衰竭等严重后果。反复急慢性胆管炎的结果,多为局部或节段性胆管壁纤维组织增生,管壁增厚。逐渐发生纤维瘢痕组织收缩,管腔缩小,胆管狭窄。这种改变多发生在结石部位的附近或肝的叶、段胆管汇合处,如肝门胆管、左右肝管或肝段胆管口等部位。我国4 197例肝胆管结石手术病例的资料,合并胆管狭窄平均占24.28%,高者达41.96%。昆明某医院1 448例中合并胆管狭窄者占43.8%,日本59例肝胆管结石合并狭窄占62.7%。可见肝胆管结石合并胆管狭窄的发生率很高。狭窄部位的上端胆管多有不同程度的扩张,胆汁停滞,进一步促进结石的形成、增大、增多。往往在狭窄、梗阻胆管的上端大量结石堆积,加重胆管感染的程度和频率。肝胆管结石的病情发展过程中结石、感染、狭窄互为因果,逐渐地不断地加重胆管和肝脏的病理改变,肝功损毁,最终导致肝叶或肝段纤维化或萎缩。

长期慢性胆管炎或急性炎症反复发生,有些病例的整个肝胆管系统,直至末梢胆管壁及其周围组织炎性细胞浸润,胆管内膜增生,管壁增厚纤维化,管腔极度缩小甚至闭塞,形成炎性硬化性胆管炎的病理改变。

肝胆管结石合并胆管癌,是近年来才被广泛重视的一种严重并发症。其发生率各家报告的差别较大,从0.36%~10%不等。这可能与诊断和治疗方法不同、病程长短等因素有关。

三、临床表现

肝胆管结石虽然以30~50岁的青壮年多发,但亦可发生在不满10岁儿童等任何年龄。女性略多于男性,男∶女约为0.72∶1。50%以上的病例为农民。

(一)合并肝外胆管结石表现

肝胆管结石的病例中有 2/3~3/4 与肝门或肝外胆管结石并存。因此大部分病例的临床表现与肝外胆管结石相似。常表现为急性胆管炎、胆绞痛和梗阻性黄疸。其典型表现按严重程度,可出现 Charcot 三联征(疼痛、畏寒发热、黄疸)或 Reynolds 五联征(前者加感染性休克和神志改变)、肝大等。有些患者在非急性炎症期可无明显症状,或仅有不同程度的右上腹隐痛,偶有不规则的发热或轻、中度黄疸,消化不良等症状。

(二)不合并肝外胆管结石表现

不伴肝门或肝外胆管结石,或虽有肝外胆管结石,而胆管梗阻、炎症仅发生在部分叶、段胆管时,临床表现多不典型。常不被重视,容易误诊。单纯肝胆管结石、无急性炎症发作时,患者可以毫无症状或仅有轻微的肝区不适、隐痛,往往在 B 超、CT 等检查时才被发现。

一侧肝胆管结石发生部分叶、段胆管梗阻并急性感染,引起相应叶、段胆管区域的急性化脓性胆管炎(acute obstructive suppurating hepatocholangitis, AOSHC)。其临床表现,除黄疸轻微或无黄疸外,其余与急性胆管炎相似。严重者亦可发生疼痛、畏寒、发热、血压下降、感染性休克或神志障碍等重症急性胆管炎的表现。右肝叶、段胆管感染、炎症,则以右上腹或肝区疼痛并向右肩、背放散性疼痛和右肝大为主。左肝叶、段胆管梗阻、炎症的疼痛则以中上腹或剑突下疼痛为主,多向左肩、背放散,左肝大。由于一侧肝叶、段胆管炎,多无黄疸或轻微黄疸,甚至疼痛不明显,或疼痛部位不确切,常被忽略,延误诊断,应于警惕。一侧肝胆管结石并急性感染,未能及时诊断有效治疗,可发展成相应肝脏叶、段胆管积脓或肝脓肿。长时间消耗性弛张热,逐渐体弱、消瘦。

反复急性炎症必将发生肝实质损害,肝包膜、肝周围炎和粘连。急性炎症控制后,亦常遗留长时间不同程度的肝区疼痛或向肩背放散痛等慢性胆管炎症的表现。

(三)腹部体征

非急性肝胆管梗阻、感染的肝胆管结石患者,多无明显的腹部体征。部分患者可有肝区叩击痛或肝大。左右肝内存在广泛多发结石,长期急慢性炎症反复交替发作者,可有肝、脾大,肝功能障碍,肝硬化,腹水或上消化道出血等门静脉高压征象。

肝内胆管急性梗阻并感染患者,多可扪及右上腹及右肋缘下明显压痛、肌紧张或肝大。同时存在胆总管结石和梗阻,有时可扪及肿大的胆囊或 Murphy 征阳性。

四、诊断

由于肝内胆管解剖结构复杂,结石多发,分布不定,治疗困难,因此对于肝胆管结石的诊断要求极高。应在手术治疗之前全面了解肝内胆管解剖变异,结石在肝内胆管具体位置、数量、大小、分布以及胆管和肝脏的病理改变。如肝胆管狭窄与扩张的部位、范围、程度、肝叶、段增大、缩小、硬化、萎缩或移位等状况,以便合理选择手术方法,制定手术方案。

肝胆管结石常可落入胆总管,形成继发于肝内胆管的胆总管结石或同时伴有原发性胆总管结石。故所有胆总管结石患者都有肝胆管结石可能,均应按肝胆管结石的诊断要求进行各种影像学检查。

(一)病史

要详细询问病史,重视临床表现。

(二)实验室检查

慢性期可有贫血、低蛋白血症。急性感染期多有白细胞计数增高,血清转氨酶、胆红素增高。严重急性感染菌血症者,血液培养常有致病菌生长。

(三)影像学检查

最后确定诊断并明确结石和肝胆系统的病理状况,主要依靠现代影像学检查。

1.B型超声检查

简便、易行、无创。对肝胆管结石的阳性率为70%左右。影像特点是沿肝胆管分布的斑点状或条索状、圆形或不规则的强回声、多数伴有声影,其远端胆管多有不同程度的扩张。但不足之处是难以准确了解结石在胆管内的具体位置、数量和胆管系统的变异和病理状况,并易与肝内钙化灶混淆,难以满足外科治疗的要求。

2.CT扫描

肝胆管结石CT检查的敏感性和准确率平均80%左右,略高于超声检查。一般结石密度高于肝组织,对于一些含钙少,散在、不成型的泥沙样胆色素结石可成低密度。在扩张胆管内的结石容易发现,但不伴胆管扩张的小结石不易与钙化灶区别。对于伴有肝内胆管明显扩张、肝脏局部增大、缩小、萎缩或并发脓肿甚至癌变者,CT检查有很高的诊断价值。但不能准确了解肝胆管的变异和结石在肝胆管内的准确位置和分布。

3.经皮肝穿刺胆系造影(PTC)和经内镜逆行胆胰管造影(ERCP)

PTC成功后肝胆管的影像清晰,对肝胆管的狭窄、扩张、结石的诊断准确率达95%以上。伴有肝胆管扩张者穿刺成功率90%以上,但无胆管扩张者成功率较低,70%左右。此检查有创,平均有4%左右较严重并发症及0.13%的死亡率。不适于有凝血机制障碍、肝硬化和腹水的病例。ERCP的成功率在86%~98%,并发症约6%,但一般比PTC的并发症轻,死亡率约8/10万。相比之下,ERCP比PTC安全。但若肝门或肝外胆管狭窄者,肝内胆管显影不良或不显影。因此ERCP还不能完全代替PTC。

阅读分析胆系造影片时应特别注意肝胆管的正常典型分支及变异,仔细辨明各叶段胆管内结石的具体位置、数量、大小、分布以及肝胆管狭窄、扩张的部位、范围、程度和移位等。若某一叶段胆管不显影或突然中断,很可能因结石阻塞或严重狭窄,应在术中进一步探明。因此显影良好的胆系造影是诊断肝胆管结石病不可缺少的检查内容。

4.磁共振胆系成像

磁共振胆系成像(MR cholangiography,MRC)可以清楚显示肝胆管系统的影像,无创。用于胆管肿瘤等梗阻性黄疸的影像诊断很有价值。但对于胆固醇和钙质含量少的结石,仅表现为低或无MR信号的圆形或不规则形阴影和梗阻以远的胆管扩张。对肝胆管结石的诊断不如PTC和ERCP清晰。

5.影像检查鉴别结石和钙化灶

目前B超和CT已广泛用于肝胆系统的影像诊断,或一般体检的检查内容。由于肝胆管结石和钙化灶在B超和CT的影像表现相似,常引起患者不安,需要鉴别。一般情况下肝内钙化无胆管梗阻、扩张及感染症状,鉴别不难。但遇无明显症状和无明显胆管扩张的肝胆管结石或多发成串排列的钙化灶,在B超、CT影像中难于准确区别。昆明某医院曾总结B超或CT检查报告为肝胆管结石或钙化灶的225例进行了ERCP或肝区X线平片检查,结果证实有73.8%(166/225)属肝胆管结石,26.2%(59/225)为肝内钙化病灶。ERCP显示钙化灶在肝胆管外、结石在肝胆管内。钙化灶多可在X线平片上显示肝胆管结石X线平片为阴性,因此最终需要显影良好的胆系造影和(或)X线平片才能区别。

6.术中诊断

由于肝内胆管的解剖结构、结石状况复杂病情因素或设备条件限制,有时未能在术前完成准确定位诊断的检查。有的术前虽已进行 ERCP 或 PTC 等影像检查,但结果并不满意,或术中发现新的病理状况或定位诊断与术前诊断不相符合等情况时,则需在术中进行胆系影像学检查,进一步明确诊断。胆管探查取石后,不能确定结石是否取净或疑有其他病理因素者,最好在术中重复影像检查,以求完善术中措施。

术中常用的影像检查方法有术中胆管造影、术中胆管镜检查和术中 B 超检查,可根据具体情况和设备条件选择。一般常用术中胆管造影,影像清晰,准确率高。术中胆管镜检查发现结石,可随即取出,兼有诊断与治疗两者的功能。

五、手术治疗

由于肝内胆管的解剖结构和结石的部位和分布复杂多样,并发胆管狭窄的发生率高,取石困难。残留和再发结石率高,迄今治疗效果尚不够满意。目前仍然是肝胆系统难治性疾病之一。

(一)术前准备

肝胆管结石,特别是复杂性肝胆管结石病情复杂,手术难度大,时间长,对全身各系统功能的影响和干扰较大。除按一般常规手术的术前准备外,还应特别注意下列问题。

(1)改善全身营养状况:肝胆管结石常反复发作胆管炎或多次手术,长期慢性消耗,多有贫血、低蛋白等营养状况不佳。术前应给予高蛋白、高碳水化合物饮食,补充维生素。有低蛋白血症或贫血者应从静脉补充人体清蛋白、血浆或全血,改善健康状况,提高对手术创伤的耐受性和免疫功能。

(2)充分估计和改善肝、肾功能、凝血机制:术前要求肝、肾功能基本正常,无腹水。凝血酶原时间和凝血酶时间在正常范围。

(3)重视改善肺功能:肝胆系统手术,对呼吸功能影响较大,易发生肺部并发症。术前应摄胸片,必要时检查肺功能。有慢性支气管炎或肺功能较差,应在术前治疗基本恢复后进行手术。

(4)抗感染治疗:肝胆管结石,多有肠道细菌的感染因素存在,术前应使用对革兰阴性细菌和厌氧菌有效的抗菌药物,控制感染。

(二)麻醉

可根据病情、术前诊断、估计手术的复杂程度选择麻醉。若为单纯切开肝门或肝外胆管取石,连续硬膜外麻醉多可完成手术。但肝胆管结石多为手术复杂、时间较长,术中需要严密监控呼吸、循环状况,选择气管内插管全身麻醉比较安全。

(三)体位和切口

一般取仰卧位或右侧抬高 20°~30°的斜卧位。若遇体形宽大或肥胖患者,适当垫高腰部或升高肾桥便以操作。切口最好选择右肋缘下斜切口,必要时向左肋缘延伸呈屋顶式。如果术前能够准确认定右肝内无胆管狭窄等病变存在,手术不涉及右肝者,也可采用右上腹经腹直肌切口,必要时向剑突方向延长,亦可完成左肝切除或左肝内胆管切开等操作。

(四)手术方式的选择

肝胆管结石手术治疗的原则和目的是取净结石、解除狭窄、去除病灶、胆流通畅和防止感染。

为了达到上述目的,需要根据结石的部位、大小、数量、分布范围和肝胆管系统、肝脏的病理改变以及患者的全身状况综合分析,选择合理、效佳的手术方式。

治疗肝胆管结石的术式较多,目前较常用的主要术式有胆管切开取石、引流,胆管整形,胆肠吻合,肝叶、肝段切除等基本术式和这几种术式基础上的改进术式,或几种术式的联合手术。

1．单纯肝外胆管切开取石引流术

仅适用于不伴肝内外胆管狭窄,Oddi括约肌功能和乳头正常,局限于肝门和左右肝管并容易取出的结石。取石后放置T形管引流。

2．肝外胆管切开、术中、术后配合使用纤维胆管镜取石引流术

适用于肝内Ⅱ、Ⅲ级以上胆管结石并有一定程度的胆管扩张,允许胆管镜到达结石部位附近,而无明显肝胆管狭窄或肝组织萎缩者。取石后放置T形管引流。若术后经T形管造影发现残留结石,仍可用纤维胆管镜通过T形管的窦道取石。昆明某医院按此适应证的461例,平均随访5年半的优良效果达85.7%。

3．肝叶、肝段切除术

1957年我国首次报道用肝叶切除术治疗肝胆管结石,今已得到确认和普遍采用。肝切除可以去除病灶,效果最好,优良达90%～95%。其最佳适应证为局限性的肝叶肝段胆管多发结石,合并该叶段胆管明显狭窄或已有局部肝组织纤维化、萎缩者。对于肝内胆管广泛多发结石或合并多处肝胆管狭窄者,则需与其他手术方法联合使用,才能充分发挥其优越性。

4．狭窄胆管切开取石、整形

单纯胆管切开取石、整形手术,不改变胆流通道,保留Oddi括约肌的生理功能为其优点。但此法仅适于肝门或肝外胆管壁较薄、瘢痕少、范围小的单纯环状狭窄。取石整形后应放置支撑管半年以上。对于狭窄部胆管壁厚或其周围结缔组织增生、瘢痕多、狭窄范围大者,日后瘢痕收缩、容易再狭窄。因此大多数情况下,胆管狭窄部整形应与胆肠吻合等联合应用,才能获得远期良好的效果。

5．胆管肠道吻合术

胆肠吻合的目的是为了解除胆管狭窄、重建通畅的胆流通道,并有利于残留或再发结石排入肠道,目前已广泛应用于治疗肝胆管结石并狭窄者。胆肠吻合的手术方式包括胆总管十二指肠吻合、胆管空肠Roux-en-Y吻合、胆管十二指肠空肠间置3种基本形式,或在此基础上设置空肠皮下盲瓣等改进的术式。

(1)胆总管十二指肠吻合术:不可避免地发生明显的十二指肠内容物向胆管反流。此术式用于肝胆管结石的优良效果仅为42%～70%。不适于难以取净的肝胆管结石或合并肝门以上的肝内胆管狭窄、肝萎缩者。对于无肝门、肝内胆管狭窄或囊状扩张、不伴肝纤维化、肝萎缩、肝脓肿,并已确认结石取净无残留结石,仅单纯合并胆总管下段狭窄者,可以酌情选用。总之肝胆管结石在多数情况下不宜采用这一术式,应当慎重。

(2)胆管空肠Roux-en-Y吻合术:空肠袢游离性好、手术的灵活度大,几乎适用于各部位的胆管狭窄。无论肝外、肝门和肝内胆管狭窄段切开,取出结石后均可将切开的胆管与空肠吻合。可以达到解除狭窄、胆流通畅的目的。辅于各种形式的防反流措施,可以减轻胆管反流,减少反流性胆管炎。优良效果在85%～90%。

(3)胆管十二指肠空肠间置术:适应证和效果与胆管空肠Roux-en-Y吻合相近,但其胆管反流和胆汁淤积比Roux-en-Y吻合明显,较少采用。

6.游离空肠通道式胆管造口成形术

切取带蒂的空肠段12～15 cm,远侧端与切开的肝胆管吻合,近端缝闭成盲瓣留置于腹壁皮下。既可解除肝胆管狭窄又保留Oddi括约肌的正常功能。日后再发结石,可通过皮下盲瓣取石。适于胆总管下段、乳头无狭窄和Oddi括约肌正常者。

7.肝胆管结石并感染的急诊手术

肝胆管结石并发梗阻性的重症急性胆管炎,出现高热、休克或全身性严重中毒症状,非手术治疗不能缓解者,常需急诊手术。急诊情况下,不宜进行复杂手术。一般以解除梗阻、疏通胆管引流胆汁为目的。应根据梗阻部位选择手术方式。肝外胆管、肝门胆管或左右肝管梗阻,一般切开肝外或肝门胆管可以取出结石,放置T管引流有效。肝内叶、段胆管梗阻,切开肝外或肝门胆管取石困难者,可在结石距肝面的浅表处经肝实质切开梗阻的肝胆管,取出结石后放置引流管。待病情好转、恢复后3个月以上再行比较彻底的根治性手术为妥。

(刘光彬)

第九节　胆总管结石

一、概况

胆总管结石多位于胆总管的中下段。但随着结石增多、增大和胆总管扩张、结石堆积或上下移动,常累及肝总管。胆总管结石的含义实际上应包括肝总管在内的整个肝外胆管结石。胆总管结石的来源分为原发性和继发性。原发性胆总管结石为原发性胆管结石的组成部分,它可在胆总管中形成,或原发于肝内胆管的结石下降落入胆总管。继发性胆总管结石是指原发于胆囊内的结石通过胆囊管下降到胆总管。

继发性胆总管结石的发生率,各家报道有较大的差异。国内报道胆囊及胆总管同时存在结石者占胆石症例的5%～29%,平均18%。我国1983—1985年和1992年的两次调查,胆囊及胆总管均有结石者分别占胆石症的11%和9.2%,分别占胆囊结石病例的20.9%和11.5%。国外报告胆囊结石患者的胆总管含石率为10%～15%,并随胆囊结石的病程延长,继发性胆总管结石相对增多。

原发性胆总管结石,西方国家很少见,东方各国多发。我国20世纪50年代原发性胆管结石占胆石症的50%左右。1983—1985年全国11 307例胆石症手术病例调查结果,胆囊结石相对构成比平均为52.8%。胆囊与胆管均有结石为10.9%。肝外胆管结石占20.1%,肝胆管结石16.2%,实际的原发性胆管结石应为36.3%。1992年我国第二次调查相对构成比有明显变化:胆囊结石平均为79.9%,胆囊、胆管结石9.2%,肝外胆管结石6.1%,肝胆管结石4.7%,原发性胆管结石平均为10.8%。这与我国20世纪80年代以后生活水平提高、饮食结构改变和卫生条件改善密切相关。不过这两次调查资料主要来自各省、市级的大医院,对于农村和基层医院的资料尚觉不足。我国幅员辽阔、人口众多,地理环境、饮食结构和卫生条件的差异很大,其发病构成比亦有较大差别。总的状况为我国南方地区和农村的原发性胆管结石发病率要比西北地区和城市的发病率高。如广西地区1991—1999年胆石症调查的构成比:肝外胆管结石和肝胆管结石仍分别占23.6%和35.8%,农民占36.7%和53.1%。因此目前我国原发性胆管结石仍然是肝胆外科的重要课题。

原发性胆总管结石,可在胆总管内形成或原发于肝内胆管的结石下降至胆总管。全国4 197例肝胆管结石病例同时存在肝外胆管结石者占78.3%。提示在诊治胆总管结石过程中要高度重视查明肝内胆管的状况。

二、病因

(一)继发性胆总管结石

形状、大小、性状基本上与同存的胆囊结石相同或相似。数量多少不一,可为单发或多发,若胆囊内多发结石的直径较小、并有胆囊管明显扩张者,结石可以大量进入胆总管、肝总管或左右肝管。

(二)原发性胆总管结石

原发性胆总管结石是发生在胆总管的原发性胆管结石。外观多呈棕黑色、质软、易碎、形状各异、大小及数目不一。有的状如细沙或不成形的泥样,故有"泥沙样结石"之称。这种结石的组成是以胆红素钙为主的色素性结石。经分析其主要成分为胆红素、胆绿素和少量胆固醇以及钙、钠、钾、磷、镁等矿物质和多种微量元素。在矿物质中以钙离子的含量最高并易与胆红素结合成胆红素钙。此外尚有多种蛋白质及黏蛋白构成网状支架。有的在显微镜下可见寄生虫的壳皮、虫卵和细菌聚集等。

原发性胆管结石的病因和形成机制尚未完全明了。目前研究结果认为这种结石的生成与胆管感染、胆汁淤滞、胆管寄生虫病有密切关系。

胆总管结石患者,绝大多数都有急性或慢性胆管感染病史。胆汁细菌培养的阳性率达80%~90%,细菌谱以肠道细菌为主。其中85%为大肠埃希菌,绝大多数源于上行感染。带有大量肠道细菌的肠道寄生虫进入胆管是引起胆管感染的重要原因。这是我国农民易发胆管结石的主要因素。此外,Oddi括约肌功能不全,肠内容物向胆管反流,乳头旁憩室等都是易发胆管感染的因素。胆管炎症水肿,特别是胆总管末端炎症水肿,容易发生胆汁淤滞。感染细菌和炎症脱落的上皮可以成为形成结石的核心。

肠道寄生虫进入胆管,一方面引起感染炎症,另一方面虫卵和死亡的虫体或残片可以成为形成结石的核心。青岛市立医院先后报告胆石解剖结果,以蛔虫为核心者占69.86%~84.00%。

胆汁淤滞是结石生成和增大、增多的必需条件。如果胆流正常通畅,没有足够时间的淤滞积聚,即使胆管内存在感染、寄生虫等成石因素,胆管内的胆红素或胆红素钙等颗粒,可随胆流排除,不至增大形成结石病。反复胆管感染,胆总管下段或乳头慢性炎症,管壁纤维组织增生管腔狭窄,胆管和Oddi括约肌功能障碍等因素都可影响胆流通畅,导致胆总管胆汁淤滞,利于结石形成。但临床常可遇见胆总管结石患者经胆管造影或手术探查,虽有胆总管扩张而无胆总管下段明显狭窄,有的患者Oddi括约肌呈松弛状态,通畅无阻甚至可以宽松通过直径1 cm以上的胆管探子。此种情况,可能与Oddi括约肌功能紊乱,经常处于痉挛状态有关。胆管结石形成之后又容易成为胆管梗阻的因素。因此,梗阻-结石-梗阻,互为因果,致使结石增大、增多甚至形成铸形结石或成串堆积。

三、临床表现

胆总管结石的临床表现比较复杂,其临床症状和体征主要表现为胆管梗阻和炎症并存的特征。由于结石的生成、增大和增多为一缓慢过程,其病史往往长达数年、数十年之久。在长期的病理过程中,多为急、慢性的梗阻、炎症反复发生。病情和表现的轻、重、缓、急,均取决于胆管梗阻是否完全和细菌感染的严重程度。

胆总管结石患者的典型临床表现多为反复发生胆绞痛、梗阻性黄疸和胆管感染的症状。常为餐后无原因的突然发生剧烈的胆绞痛,疼痛以右上腹为主,可向右侧腰背部放散,多伴恶心呕吐,常需口服或注射解痉止痛类药物才能缓解。绞痛发作之后往往伴随出现四肢冰冷、寒战、高热等感染症状,体温可达39~41 ℃。持续数小时后全身大汗,体温逐渐降低。一般在绞痛发作后12~24小时出现黄疸,尿色深黄或浓茶样。如不及时给予有力的抗感染等措施,则可每天发作寒战、高热,甚至高热不退、黄疸加深、疼痛不止。有的很快发展成急性梗阻化脓性重症胆管炎、胆源性休克、肝脓肿、器官衰竭等严重并发症,预后凶险。

结石引起胆总管梗阻,除非结石嵌顿,则多属不完全性。梗阻发生后,胆管内压力增高,胆总管多有不同程度扩张,随着炎症消退或结石移动,胆流通畅,疼痛减轻,黄疸很快消退,症状缓解,病情好转。

继发性胆总管结石的临床表现特点。一般为较小的胆囊结石通过胆囊管进入胆总管下端,突然发生梗阻和Oddi括约肌痉挛,故多为突然发生胆绞痛和轻中度黄疸,较少并发明显胆管炎。用解痉挛、止痛等对症处理,多可在2~3天缓解。如果结石嵌顿于胆总管下端或壶腹部而未并发胆管感染者,疼痛可以逐渐减轻,但黄疸加深。若长时间梗阻,多数患者将会继发胆管感染。

原发性胆总管结石由于胆管感染因素长期存在,一旦急性发作,多表现为典型的疼痛、寒战高热和黄疸三联征(Charcot's triad)等急性胆管炎的症状。急性发作缓解后,可呈程度不同的慢性胆管炎的表现。常为反复出现右上腹不适、隐痛、不规则低热、消化紊乱,时轻时重,并可在受冷、疲劳时症状明显,颇似"感冒"。有的患者可以从无胆管炎的病史。在体检或首次发作胆管炎进行检查时发现胆总管多发结石并胆管扩张,或已明确诊断后数年无症状。这种情况可能因为Oddi括约肌功能良好,结石虽多但间有空隙,胆管随之扩张,没有发生明显梗阻和感染。说明胆总管虽有结石存在,若不发生梗阻或感染,可以不出现临床症状。

腹部检查在胆总管梗阻、感染期,多可触及右上腹压痛、肌紧张或反跳痛等局限性腹膜刺激征。有时可扪到肿大的胆囊或肝脏边缘或肝区叩击痛。胆管炎恢复后的缓解期或慢性期,可有右上腹深部压痛或无明显的腹部体征。

实验室检查在急性梗阻性胆管炎时主要为白细胞计数增多和中性粒细胞增加等急性炎症的血液像,血胆红素增高和转氨酶增高等梗阻性黄疸和肝功受损的表现。若较长时间的胆管梗阻、黄疸或短期内反复发作胆管炎肝功明显受损,可出现低蛋白血症和贫血征象。

四、治疗

胆总管结石患者多因出现疼痛、发热或黄疸等急性胆管炎发作时就诊。急性炎症期手术,难以明确结石位置、数量和胆管系统的病理改变,不宜进行复杂的手术处理,需要再手术的机会较多。但若梗阻和炎症严重,保守治疗常难以奏效。因此急诊情况下恰当掌握手术与非手术治疗的关系,具有重要性。

一般情况下,应尽量避免急诊手术。采用非手术措施,控制急性炎症期,待症状缓解后,择期手术为宜。经强有力的抗炎、抗休克、静脉输液保持水、电解质和酸碱平衡、营养支持和对症治疗，PTCD或经内镜乳头切开取石，放置鼻胆管引流减压，多能奏效。经非手术保守治疗12～24小时，不见好转或继续加重，如持续典型的Charcot三联征或出现休克，神志障碍等严重急性梗阻性化脓性重症胆管炎表现者，应及时行胆管探查减压。

胆总管结石外科治疗原则和目的主要是取净结石、解除梗阻，胆流通畅，防止感染。

(一) 经内镜Oddi括约肌切开术或经内镜乳头切开术

经内镜Oddi括约肌切开术(endoscopic sphincterotomy,EST)或经内镜乳头切开术(endoscopic papillectomy,EPT)适于数量较少和直径较小的胆总管下段结石。特别是继发性结石，多因结石小、数量少，容易嵌顿于胆总管下段、壶腹或乳头部。直径1 cm以内的结石可经EPT或EST取出。此法创伤小，见效快，更适于年老、体弱或已做过胆管手术的患者。

经纤维内镜用胆管子母镜取石，需先行EST，然后放入子母镜，用取石网篮取石。若结石较大，应先行碎石才能取出。此法可以取出较高位的胆管结石，但操作比较复杂。

(二) 开腹胆总管探查取石

目前仍然是治疗胆总管结石的主要手段。采用右上腹经腹直肌切口或右肋缘下斜切口都能满意显露胆总管。开腹后应常规触扪探查肝、胆、胰、胃和十二指肠等相关脏器。对于择期手术，有条件者在切开胆总管之前最好先行术中胆管造影或术中B超检查，进一步明确结石和胆管系统的病理状况。尤其原发性胆总管结石，多数伴有肝胆管结石或胆管狭窄等改变，需要在术中同时解决。

切开胆总管取出结石后，最好常规用纤维胆管镜放入肝内外胆管检查和取石。直视下观察肝胆管系统有无遗留结石、狭窄等病变并尽可能取净结石。然后用F10～12号导尿管，若能顺利通过乳头进入十二指肠并从导尿管注入10 mL左右的生理盐水试验无误，表明乳头无明显狭窄。如果F10导尿管不能进入十二指肠，可用直径2～3 mm的Bakes胆管扩张器试探。正常Oddi乳头可通过直径3～4 mm以上的扩张器，使用金属胆管扩张器应从直径2～3 mm的小号开始，能顺利通过后逐渐增大一号的扩张器。随胆总管的弯度轻柔缓慢放入，不可猛力强行插入，以免穿破胆总管下端形成假道，发生严重后果。胆总管明显扩张者可将手指伸入胆总管探查。有时质软、泥样的结石可以黏附在扩张胆管一侧的管壁或壶腹部，不阻碍胆管探子和导尿管通过，此时手感更为准确。还应再次强调，无论采用导尿管、Bakes扩张器或手指伸入探查，都不能准确了解有无胆管残留结石或狭窄，特别是肝内胆管的状况。而术中胆管镜观察和取石，可以弥补这一不足，有效减少或避免残留结石。北京大学第三医院手术治疗1 589例原发性肝胆管结石病例，单纯外科手术未使用胆管镜检查取石的683例中，残留结石达42.8%(292/683)。术中术后联合使用胆管镜检查碎石取石的906例中，残留结石仅2.1%(19/906)。因此择期胆管探查手术，常规进行胆管镜检查取石具有重要意义。

胆总管切开探查后，是否放置胆管引流意见不一致。目前认为不放置胆管引流，仅适于单纯性胆总管内结石(主要是继发结石)，胆管系统基本正常。确切证明无残留结石、无胆管狭窄(特别是无胆总管下段或乳头狭窄)、无明显胆管炎等少数情况。可以缩短住院时间，避免胆管引流的相关并发症。严格掌握适应证的情况下可以即期缝合胆总管。在缝合技术上最好使用无创伤的带针细线，准确精细严密缝合胆总管切口，预防胆汁溢出。但应放置肝下腹腔引流，以便了解和引出可能发生的胆汁溢出。

胆总管探查取石放置"T"形管引流，是多年来传统的方法。可以有效防止胆汁外渗，避免术后胆汁性腹膜炎和局部淤胆感染，安全可靠，并可在术后通过"T"形管了解和处理胆管残留结石等复杂问题。特别是我国原发性胆管结石发病率高,并存肝胆管结石和肝内外胆管扩张狭窄等复杂病变者较多,很难保证胆总管探查术中都能完善处理。因此大多数情况下仍应放置"T"形管引流为妥。"T"形管材料应选择乳胶管,容易引起组织反应,一般在2~3周可因周围粘连形成窦道。用硅胶管或聚乙烯材料的 T 形管,组织反应轻,不易形成窦道,拔管后发生胆汁性腹膜炎的机会较多,不宜采用。"T"形管的粗细,应与胆总管内腔相适应。经修剪后放入胆总管的短臂直径不宜超过胆管内径,以免缝合胆管时有张力。因为张力过大、过紧,有可能导致胆管壁血供不足或裂开、胆汁溢出和日后发生胆管狭窄。若有一定程度胆总管扩张者,最好选用22~24F 的"T"形管,以便术后用纤维胆管镜经窦道取石。缝合胆总管切口,以 00 或 000 号的可吸收线为好。因为丝线等不吸收线的线结有可能进入胆总管内成为结石再发的核心。胆总管缝合完成后,可经 T 管长臂,轻轻缓慢注入适量生理盐水试验是否缝合严密,若有漏水应加针严密缝合,以免术后发生胆汁渗漏。关腹前将"T"形管长臂和肝下腹腔引流管另戳孔引出体外,以免影响腹壁切口一期愈合。

(三)腹腔镜胆总管探查取石

主要适于单纯性胆总管结石,并经术前或术中胆管造影证明确无胆管系统狭窄和肝内胆管多发结石者。因此这一方法多数为继发性胆总管结石行腹腔镜胆囊切除术时探查胆总管。切开胆总管后多数需要经腹壁戳孔放入纤维胆管镜用取石网篮套取结石,难度较大,需要有熟练的腹腔镜手术基础。取出结石后可根据具体情况决定直接缝合胆总管切口或放置"T"形管引流。

(四)胆总管下段狭窄、梗阻的处理

无论原发性或继发性胆总管结石并胆总管明显扩张者,常有并存胆总管下端狭窄梗阻的可能。术中探查证实胆总管下端明显狭窄、梗阻者,应同时行胆肠内引流术,建立通畅的胆肠通道。

1.胆总管十二指肠吻合术

手术比较简单、方便、易行,早期效果较好,过去常被采用。但因这一术式不可避免发生胆管反流或反流性胆管炎,反复炎症容易导致吻合口狭窄,复发结石,远期效果欠佳。特别是吻合口上端胆管存在狭窄或肝内胆管残留结石未取净者,往往反复发生严重胆管炎或胆源性肝脓肿。学者总结72例胆总管十二指肠吻合术后平均随访5年半的效果,优良仅占70.8%,死于重症胆管炎或肝脓肿者占6.3%。分析研究远期效果不良的原因:吻合口上端胆管存在不同程度的狭窄或残留结石占52.7%,吻合口狭窄占21%,单纯反流性胆管炎占26.3%。因此,胆总管十二指肠吻合术今已少用。目前多主张仅用于年老、体弱、难以耐受较复杂的手术并已明确吻合口以上胆管无残留结石、无狭窄梗阻者。吻合口径应在2~3 cm,防止日后回缩狭窄。

2.胆总管十二指肠间置空肠吻合术

将一段长 20~30 cm 带血管的游离空肠两端分别与胆总管和十二指肠吻合,形成胆总管与十二指肠间用空肠架桥式的吻合通道。虽然在与十二指肠吻合处做成人工乳头或延长空肠段达50~60 cm,仍难以有效防止胆管反流并易引起胆汁在间置空肠段内滞留、增加感染因素。手术过程也比较复杂,远期效果和手术操作并不优于胆总管空肠吻合术。目前较少采用。

3.胆总管空肠 Roux-en-Y 吻合术

利用空肠与胆总管吻合,容易实现3~5 cm 的宽大吻合口,有利于防止吻合口狭窄。空肠的游离度大、操作方便、灵活,尤其并存肝总管、肝门以上肝胆管狭窄或肝胆管结石者,可以连续切开狭窄的肝门及左右肝管乃至Ⅲ级肝胆管,解除狭窄,取出肝内结石,建立宽畅的大口吻合。适应范围广、引流效果好。辅以各种形式的防反流措施,防止胆管反流和反流性胆管炎,是目前最常用的胆肠内引流术式。

4. Oddi 括约肌切开成形术

早年较多用于胆总管末端和乳头狭窄患者,切开十二指肠行 Oddi 括约肌切开、成形。实际上如同低位胆总管十二指肠吻合,而且操作较十二指肠吻合复杂、较易发生再狭窄,远期效果并不优于胆总管十二指肠吻合术。特别是近年来 EST 成功用于临床和逐渐普及,不开腹、创伤小、受欢迎。适于 Oddi 括约肌切开的病例,几乎均可采用 EST 代替,并能获得同样效果,因此开腹 Oddi 括约肌切开成形术已极少采用。

(刘光彬)

第十节 胆囊结石

一、发病情况

胆囊结石是世界范围的常见病、多发病,其发病总体呈上升趋势,而且近些年的研究提示胆囊结石与胆囊癌的关系密切,因而,对胆囊结石的发病研究越来越重视,目的是找出与其发病相关的因素,以便更好地预防其发生,同时减少并发症,也可能对降低胆囊癌的发病率起到一定作用。我国胆石症的平均发病率为 8% 左右,个别城市普查可高达 10% 以上,而且胆石症中 80% 以上为胆囊结石。

胆囊结石的发病与年龄、性别、肥胖、生育、种族和饮食等因素有关,也受用药史、手术史和其他疾病的影响。

(一)发病年龄

大多的流行病学研究表明,胆囊结石的发病率随着年龄的增长而增加。本病在儿童期少见,其发生可能与溶血或先天性胆管疾病有关。一项调查表明,年龄在 40~69 岁的 5 年发病率是低年龄组的 4 倍,高发与低发的分界线为 40 岁,各国的报道虽有一定差异,但发病的高峰年龄都在 40~50 岁这一年龄段。

(二)发病性别差异

近年来超声诊断研究结果男女发病之比约为 1∶2,性别比例的差异主要体现在胆固醇结石发病方面,胆囊的胆色素结石发病率无明显性别差异。女性胆固醇结石高发可能与雌激素降低胆流、增加胆汁中胆固醇分泌、降低总胆汁酸量和活性,以及黄体酮影响胆囊动力、使胆汁淤滞有关。

(三)发病与肥胖的关系

临床和流行病学研究显示,肥胖是胆囊胆固醇结石发病的一个重要危险因素,肥胖人发病率为正常体重人群的 3 倍。肥胖人更易患胆囊结石的原因在于其体内的胆固醇合成量绝对增加,或者比较胆汁酸和磷脂相对增加,使胆固醇过饱和。

(四)发病与生育的关系

妊娠可促进胆囊结石的形成,并且妊娠次数与胆囊结石的发病率呈正相关,这种观点已经临床和流行病学研究所证明。妊娠易发生结石的原因有:①孕期的雌激素增加使胆汁成分发生变化,可增加胆汁中胆固醇的饱和度。②妊娠期的胆囊排空滞缓,B超显示,孕妇空腹时,胆囊体积增大,收缩后残留体积增大,胆囊收缩速率减小。③孕期和产后的体重变化也影响胆汁成分,改变了胆汁酸的肠肝循环促进了胆固醇结晶的形成。

(五)发病的地区差异

不同国家和地区发病率存在一定差别,西欧、北美和澳大利亚人胆石症患病率高,而非洲的许多地方胆石症罕见;我国以北京、上海、西北和华北地区胆囊结石发病率较高。国家和地区间的胆石类型亦也不同,在瑞典、德国等国家以胆固醇结石为主,而英国则碳酸钙结石比其他国家发病率高。

(六)发病与饮食因素

饮食习惯是影响胆石形成的主要因素,进食精制食物、高胆固醇食物者胆囊结石的发病率明显增高。因为精制碳水化合物增加胆汁胆固醇饱和度。我国随着生活水平提高,即胆囊结石发病已占胆石症的主要地位,且以胆固醇结石为主。

(七)发病与遗传因素

胆囊结石发病在种族之间的差异亦提示遗传因素是胆石症的发病机制之一。即凡有印第安族基因的人群,其胆石发病率就高。以单卵双胎为对象的研究证明,胆石症患者的亲属中发生胆石的危险性亦高,而胆石症家族内的发病率,其发病年龄亦提前,故支持胆石症可能具有遗传倾向。

(八)其他因素

胆囊结石的发病亦与肝硬化、糖尿病、高脂血症、胃肠外营养、手术创伤和应用某些药物有关。如肝硬化患者胆石症的发病率为无肝硬化的3倍,而糖尿病患者胆石症的发病率是无糖尿病患者的2倍。

二、病因及发病机制

胆囊结石成分主要以胆固醇为主,而胆囊结石的形成原因至今尚未完全清楚,目前考虑与脂类代谢、成核时间、胆囊运动功能、细菌基因片段等多种因素密切相关。

人类对于胆囊结石形成机制的研究已有近百年历史,并且在很长的一段时间内一直处于假说的水平。20世纪60年代Small等人提出胆囊结石中胆固醇的主要成分是其单水结晶,胆囊结石的形成实际上是单水结晶形成、生长、凝固和固化的结果。他们并对胆汁中胆固醇的溶解过程进行了详细的研究,最终发现胆固醇与胆盐、磷脂酰胆碱三者以微胶粒的形式溶解于胆汁中,并且于1968年提出了著名的"Admriand-Small"三角理论。1979年Holan等在实验中将人体胆汁进行超速离心,用偏光显微镜观察胆汁中出现单水结晶所需的时间即"成核时间",发现胆囊结石患者胆汁的成核时间要明显短于正常胆汁成核时间,在正常的胆囊胆汁其成核时间平均长达15天,因而胆汁中的胆固醇成分可通过胆管系统而不致被析出;相反,胆囊结石患者的胆汁,其成核时间可能缩短至2.9天。目前显示胆汁中的黏液糖蛋白、免疫球蛋白等均有促成核的作用。至于抑制成核时间的物质可能与蛋白质成分有关,多为小分子蛋白质,但具体性质尚未确定。因而初步发现胆囊结石的形成与胆汁中胆固醇过饱和的程度无关。其实验结果明显与Small等研究结果相矛盾,这样使胆石成因的研究工作一度处于停顿状态。

在以后的胆石成因探讨中,人们发现胆囊结石的形成不仅与胆固醇有关,而且与细菌感染存在一定的联系,细菌在胆石形成中的作用开始被重视。过去的结果显示细菌在棕色结石的病因发生中具有至关重要的作用,较典型的证据是细菌多在胆总管而非胆囊中发生。然而形成鲜明对照的是进行胆囊结石手术的患者10%～25%可得到胆汁阳性细菌培养结果,并发胆囊炎时则更高。但由于过去人们把研究目标集中到胆囊结石中的主要成分胆固醇上,细菌在其发生中的作用被忽略了。Vitetta终于注意到了这一点,并在胆囊结石相关胆汁中发现了胆色素沉积,他通过进一步研究发现近半数的胆囊结石尽管胆固醇是其主要成分,但在其核心都存在着类似胆色素样的沉积,这其中一部分甚至是胆汁细菌培养阴性的患者。Stewart用扫描电镜也发现细菌不仅存在于色素型胆囊结石中,而且也存在于混合型胆囊结石中。在这诸多探讨中,Goodhart的研究应当说是最为接近的,在他实验中约半数无症状胆囊结石患者的胆石、胆汁及胆囊壁培养出有短棒菌苗生长,但最为可惜的是当时由于培养出的细菌浓度较低和缺乏应有的生物学性状,最终把实验结果归结于细菌污染而没有进行更深入的探讨。

无论前人的研究如何接近,由于受研究方法的限制一直没有从胆囊结石中可靠地繁殖到大量细菌,而且用传统方法所培养出来的细菌往往不能代表原始的菌群,因此只有在方法上改进才能使这一研究得以深入。现代分子生物学的飞速发展为胆囊结石成因的探讨提供了新途径,尤其是具有细菌"活化石"之称的16S rRNA的发现,为分析胆囊结石形成中的细菌序列同源性提供了有力手段。Swidsinsk通过对20例胆汁培养阴性患者的胆囊结石标本行PCR扩增,结果在胆固醇含量70%～80%的17例患者中16例发现有细菌基因片段存在,而胆固醇含量在90%以上的3例患者则未发现细菌DNA。此后细菌在胆囊结石形成中的作用才真正被人们所关注,有关该方面的报道日渐增多。由此认为细菌是胆石症患者结石中一个极其重要的分离物,初步揭示了细菌在胆囊结石的形成初期具有重要作用。然而由于16S rRNA的同源性分析仅适合属及属以上细菌菌群的亲缘关系,因此该方法并不能彻底确定细菌的具体种类,也就无法确定不同细菌在胆囊结石形成中的不同作用。因此确定胆囊结石形成中细菌的种类成为胆石成因研究中的关键问题。而目前只有在改良传统培养方法的基础上,确定常见的胆囊结石核心细菌菌种,才能设计不同的引物,进行更深入的探讨。

国内学者通过对胆固醇结石与载脂蛋白B基因多态性的关系研究,发现胆固醇组X^+等位基因频率明显高于对照组,并且具有X^+等位基因者其血脂总胆固醇、低密度脂蛋白胆固醇及ApoB水平显著高于非X^+者,提示X^+等位基因很可能是胆固醇结石的易感基因。

三、临床表现

约60%的胆囊结石患者无明显临床表现,于查体或行上腹部其他手术而被发现。当结石嵌顿引起胆囊管梗阻时,常表现为右上腹胀闷不适,类似胃炎症状,但服用治疗胃炎药物无效,患者多厌油腻食物;有的患者于夜间卧床变换体位时,结石堵塞于胆囊管处暂时梗阻而发生右上腹和上腹疼痛,因此部分胆囊结石患者常有夜间腹痛。

因胆囊结石多伴有轻重不等的慢性胆囊炎,疼痛可加剧而不缓解,可引起化脓性胆囊炎或胆囊坏疽、穿孔,而出现相应的症状与体征。胆囊结石可排入胆总管而形成继发性胆总管结石、胆管炎。

当胆囊结石嵌顿于胆囊颈或胆囊管压迫肝总管和胆总管时,可引起胆管炎症、狭窄、胆囊胆管瘘,也可引起继发性胆总管结石及急性重症胆管炎,这是一种少见的肝外梗阻性黄疸,国外报道其发生率为0.7%～1.8%,国内报道为0.5%～0.8%。

四、鉴别诊断

(一)慢性胃炎

慢性胃炎主要症状为上腹闷胀疼痛、嗳气、食欲减退及消化不良史。纤维胃镜检查对慢性胃炎的诊断极为重要,可发现胃黏膜水肿、充血、黏膜色泽变为黄白或灰黄色、黏膜萎缩。肥厚性胃炎可见黏膜皱襞肥大,或有结节并可见糜烂及表浅溃疡。

(二)消化性溃疡

有溃疡病史,上腹痛与饮食规律性有关,而胆囊结石及慢性胆囊炎往往于进食后疼痛加重,特别进高脂肪食物。溃疡病常于春秋季节急性发作,而胆石性慢性胆囊炎多于夜间发病。钡餐检查及纤维胃镜检查有明显鉴别价值。

(三)胃神经官能症

虽有长期反复发作病史,但与进食油腻无明显关系,往往与情绪波动关系密切。常有神经性呕吐,每于进食后突然发生呕吐,一般无恶心,呕吐量不多且不费力,吐后即可进食,不影响食欲及食量。本病常伴有全身性神经官能症状,用暗示疗法可使症状缓解,鉴别不难。

(四)胃下垂

本病可有肝、肾等其他脏器下垂。上腹不适以饭后加重,卧位时症状减轻,立位检查可见中下腹部胀满,而上腹部空虚,有时可见胃型并可有振水音,钡餐检查可明确诊断。

(五)肾下垂

常有食欲不佳、恶心呕吐等症状,并以右侧多见,但其右侧上腹及腰部疼痛于站立及行走时加重,可出现绞痛,并向下腹部放射。体格检查时分别于卧位、坐位及立位触诊,如发现右上腹肿物因体位改变而移位则对鉴别有意义,卧位及立位肾 X 线平片及静脉尿路造影有助于诊断。

(六)迁延性肝炎及慢性肝炎

本病有急性肝炎病史,尚有慢性消化不良及右上腹不适等症状,可有肝大及肝功不良,并在慢性肝炎可出现脾大,蜘蛛痣及肝掌,B超检查胆囊功能良好。

(七)慢性胰腺炎

常为急性胰腺炎的后遗症,其上腹痛向左肩背部放射,X线平片有时可见胰腺钙化影或胰腺结石,纤维十二指肠镜检查及逆行胆胰管造影对诊断慢性胰腺炎有一定价值。

(八)胆囊癌

本病可合并有胆囊结石。本病病史短,病情发展快,很快出现肝门淋巴结转移及直接侵及附近肝组织,故多出现持续性黄疸。右上腹痛为持续性,症状明显时多数患者于右上腹肋缘下可触及硬性肿块,B超及CT检查可帮助诊断。

(九)肝癌

原发性肝癌如出现右上腹或上腹痛多已较晚,此时常可触及肿大并有结节的肝脏。B超检查,放射性核素扫描及CT检查分别可发现肝脏有肿瘤图像及放射缺损或密度减低区,甲胎蛋白阳性。

五、治疗

胆囊结石的治疗方法很多,自1882年Langenbuch在德国实行了第一例胆囊切除术治疗胆囊结石以来,已沿用了一百多年,目前仍不失为一种安全有效的治疗方法。但对患者和医师来讲,手术毕竟不是最理想的方案,因此这一百多年来,医务工作者不断探讨非手术治疗胆囊结石的方法,如溶石、碎石、排石等,但均有其局限性和不利因素。

(一)非手术治疗

1.溶石治疗

自1891年Walker首创乙醚溶石治疗以来,医务工作者不断探讨溶石药物如辛酸甘油三酯、甲基叔丁醚等。它们在体外溶石试验具有一定的疗效,但体内效果不佳,且具有一定的毒性,而这种灌注溶石的药物在临床适用术后由T管灌注治疗胆管残余结石,而对胆囊结石进行溶解则需要穿刺插管再灌注的方法,其复杂性不亚于手术,且溶石后易再复发。

1972年美国的Danzinger等用鹅去氧胆酸溶解胆囊结石取得成功以来,鹅去氧胆酸、熊去氧胆酸作为口服溶石方法一直被人们沿用,其机制是通过降低胆固醇合成限速酶、还原酶的活性,降低内源性胆固醇的合成,扩大胆酸池,减少胆固醇吸收与分泌,因而使胆固醇结晶在不饱和胆汁中得以溶解,达到溶石目的。但溶石率较低且用药时间长,费用高。1983年全美胆石协作组报道连续服药2年完全溶石率只达5%~13%,停药后复发率达50%,且多在1~2年内复发,此二药对肝脏具有一定的毒性,可导致GTP升高、腹泻、肝脏和血浆胆固醇的蓄积。

2.体外冲击波碎石术

20世纪70年代中期慕尼黑大学医学院首先采用体外冲击波碎石方法治疗肾结石以来,得到广泛应用。在此基础上1984年医务工作者对胆石也采用体外冲击波碎石的方法治疗胆囊结石,但实验和临床结果表明其与肾结石碎后排石截然不同,胆结石不易排出体外,其原因有胆汁量明显少于尿量而较黏稠;胆囊管较细,一般内径在0.3 cm左右,内有多数螺旋瓣,而且多数有一定的迂曲,阻碍了破碎结石的排出;体外震波碎石后,胆囊壁多半受到冲击导致水肿充血,影响胆囊的收缩,进而导致胆囊炎发作,所以部分病例,在碎石后常因同时发生急性胆囊炎而行急诊胆囊切除术,所以体外震波碎石术对胆囊结石的治疗目前已较少应用,对肝内结石、胆总管单发结石尚有一定疗效。

(二)手术治疗

鉴于上述非手术治疗未获满意的效果,所以一百多年来胆囊切除术治疗胆囊结石一直被公认为有效措施。

1.胆囊切开取石术

简化手术方法的同时治疗外科疾病,一直是外科医师努力奋斗的目标。胆囊切开取石与胆囊切除相比确实创伤小、简便,但对于胆囊结石的治疗是一个不可取的方法。因为胆囊结石的形成是多因素作用的结果,一是胆汁成分的改变,二是胆囊运动功能的障碍,三是感染因素。另外胆囊本身分泌的黏蛋白等多种因素导致胆石的形成,胆囊切开取石术后胆囊周围的粘连无疑增加了胆囊运动功能的障碍,影响胆囊的排空,同时增加了感染因素,所以切开取石术后胆石复发率较高。因此,学者认为胆囊切开取石只适用于严重的急性胆囊结石,胆囊壁的炎症和周围粘连,导致手术时大量渗血,胆囊三角解剖关系不清,易造成胆管损伤。这种患者可采用切开取石胆囊造瘘,待手术3个月到半年后再次行胆囊切除术。目前随着影像学的发展,有人采用硬质胆管镜在B超定位下经皮肝胆囊穿刺取石,虽然手术创伤进一步缩小,但仍存在着上述缺点,且操作难度大,故不易推广,适应证与胆囊切开取石相同。

2.开腹胆囊切除术

(1)适应证:胆囊结石从临床症状上大致分为3类:第一类为无症状胆囊结石;第二类具有消

化不良表现,如食后腹胀、剑下及右季肋隐痛等症状的胆囊结石;第三类具有典型胆绞痛的胆囊结石。从临床角度上讲,除第一类无症状的胆囊结石外,第二、第三类患者均为手术适应证。所谓无症状胆囊结石是指无任何上腹不适的症状,而是由于正常查体或其他疾病检查时发现胆囊结石的存在,这一类胆囊结石的患者是否行切除术具有一定的争议。无症状胆石可以不采用任何治疗,包括非手术疗法在内,但是随着胆囊结石病程的延长,多数患者所谓无症状胆石会向有症状发展,加之近年来胆囊结石致胆囊癌的发病率有增高趋势,故无症状胆囊结石是否需要手术治疗是一值得探讨的问题。胆囊结石并发症随着年龄增长而升高,故所谓"静止"的胆囊结石终生静止者很少,70%以上会发生一种或数种并发症而不再静止,且随着年龄的增长,癌变的风险增加。胆囊结石并发胆囊炎很少有自行痊愈的可能,因此,现在比较一致的意见是有条件地施行胆囊切除术,即选择性预防性的胆囊切除术。综合国内外的研究,以下胆石患者应行预防性胆囊切除术:年龄>50岁的女性患者;病程有5年以上者;B超提示胆囊壁局限性增厚;结石直径在2 cm以上者;胆囊颈部嵌顿结石;胆囊萎缩或囊壁明显增厚;瓷器样胆囊;以往曾行胆囊造瘘术。

(2)手术方法:有顺行胆囊切除术、逆行胆囊切除术、顺逆结合胆囊切除术之分。对Calot三角粘连过多、解剖不明者,多采用顺逆结合法进行胆囊切除,既能防止胆囊管未处理而导致胆囊内的小结石挤压至胆总管,又能减少解剖不清造成的胆管或血管损伤。下面以顺逆结合法为例介绍胆囊切除术。

麻醉和体位:常用持续硬膜外腔阻滞麻醉,对高龄、危重以及精神过于紧张者近年来选择全身麻醉为妥。患者一般取仰卧位,不需背后加垫或使用腰桥。

切口:可采用右上腹直或斜切口。多选用右侧肋缘下斜切口,此种切口对术野暴露较满意、术后疼痛轻,而且很少发生切口裂开、切口疝或肠粘连梗阻等并发症。切口起自上腹部中线,距肋缘下3~4 cm与肋弓平行向右下方,长度可根据患者的肥胖程度、肝脏高度等具体选择。

显露胆囊和肝十二指肠韧带。

游离胆囊管:将胆囊向右侧牵引,在Calot三角表面切开肝十二指肠韧带腹膜,沿胆囊管方向解剖分离,明确胆囊管、肝总管和胆总管三者的关系。穿过4号丝线靠近胆囊壁结扎胆囊管,并用作牵引,胆囊管暂不离断。

游离胆囊动脉:在胆囊管的后上方Calot三角内解剖分离找到胆囊动脉,亦应在靠近胆囊壁处结扎。若局部炎性粘连严重时不要勉强解剖胆囊动脉,以防不慎离断回缩后出血难止或损伤肝右动脉。

游离胆囊:自胆囊底部开始,距肝脏约1 cm切开胆囊浆膜层,向体部用钝性结合锐性法从肝床上分离胆囊壁,直至胆囊全部由胆囊窝游离。此时再明确胆囊动脉的位置、走行,贴近胆囊壁离断胆囊动脉,近心端双重结扎;另外,仅剩的胆囊管在距胆总管约0.5 cm处双重结扎或缝扎。

对于胆囊结石并慢性炎症很重及肥胖的病例,胆囊壁明显水肿、萎缩或坏死,Calot三角处脂肪厚、解剖关系难辨,胆囊从肝床上分离困难,可做逆行切除或胆囊大部切除术。逆行切除游离胆囊至颈部时不必勉强分离暴露胆囊动脉,在靠近胆囊壁处钳夹、切断、结扎胆囊系膜即可,只留下胆囊管与胆囊和胆总管相连时较容易寻找其走行便于在适当部位切断结扎。有时胆囊炎症反复发作后Calot三角发生明显的纤维化或胆囊壁萎缩纤维化与肝脏紧密粘连愈着,不适宜勉强行常规的胆囊切除术,可行胆囊大部切除术,保留小部分后壁,用电刀或用石炭酸烧灼使黏膜坏死。胆囊管距胆总管适当长度予以结扎,留存的胆囊壁可缝合亦可敞开。

胆囊床的处理:慢性胆囊炎的胆囊浆膜层往往较脆,切除后缝合胆囊床困难,是否缝合存在争议。主张缝合的理由是防止出血和预防术后粗糙的胆囊床创面引起粘连性肠梗阻,但是依学者的经验,胆囊去除后对胆囊窝创面认真地用结扎或电凝止血、用大网膜填塞创面,数百例患者不缝合胆囊床无一例发生此类并发症。

放置引流管:在 Winslow 孔处常规放置双套管引流,自右侧肋缘下腋中线处引出体外。对于病变较复杂的胆囊切除术,应常规放置引流,这样可减少渗出液吸收,减轻局部和全身并发症。另外胆囊切除术后大量渗胆和胆外瘘仍有发生的报道,引流在其诊治方面可起重要作用。

部分胆囊结石患者同时合并胆管结石,当有下列指征时,应在胆囊切除术后行胆总管探查术:既往有梗阻性黄疸病史;有典型的胆绞痛病史,特别是有寒战和高热病史;B 超、MRCP、PTC 检查发现胆总管扩张或胆总管结石;手术中扪及胆总管内有结石、蛔虫或肿瘤;手术中发现胆总管扩张>1.5 cm,胆管壁炎性增厚;术中行胆管穿刺抽出脓性胆汁、血性胆汁、或胆汁内有泥沙样胆色素颗粒;胰腺呈慢性炎症而无法排除胆管内有病变者。

3.腹腔镜胆囊切除术

自 1987 年法国 Mouret 实行了第一例腹腔镜胆囊切除术,短短的十余年间腹腔镜胆囊切除术迅速风靡全世界,同时也促进了微创外科的发展。腹腔镜胆囊切除术有创伤小、恢复快、方法容易掌握等优点,其手术适应证基本同开腹胆囊切除术。但是必须清楚地认识到腹腔镜不能完全代替开腹胆囊切除术,有些报道腹腔镜胆囊切除术合并胆管损伤率明显高于开腹手术,所以腹腔镜胆囊切除术是具有一定适应证的,特别是对于初学者应选择胆囊结石病程短、B超提示胆囊壁无明显增厚的胆囊结石患者。腹腔镜探查时若发现胆囊周围粘连较重,胆囊三角解剖不清,应及时中转开腹手术。即使对于熟练者也应有一定的选择,对于老年、病程长、胆囊壁明显增厚、不排除早期癌变者,最好不要采用腹腔镜手术,以免延误治疗。

(孙强虎)

第十一节　胆道先天性疾病

一、胆道闭锁

胆道闭锁是一种极为严重的疾病,如果不治疗,不可避免地会发展为肝硬化、肝衰竭以致死亡。其发病率在成活新生儿中 1/12 000~1/5 000,亚洲明显高于西方国家。一般认为无种族差异,尚未发现与之相关遗传因素,大约 10% 的病例合并其他畸形。1959 年 Kasai 首创肝门空肠吻合术治疗"不可治型"胆道闭锁,使疗效显著提高。近年来,肝移植治疗胆道闭锁已获成功,胆道闭锁的治疗已进入一个崭新的时代。

(一)病因

迄今,对于病因尚无定论,临床上可以把它分成 3 组或者 4 组。

1.合并先天性畸形类的胆道闭锁

该类又可分为两型:合并畸形为先天畸形综合征的胆道闭锁(如多脾副脾综合征、猫眼综合征)或者合并孤立散发的畸形的胆道闭锁(如食管闭锁、肠闭锁)。

2. 囊性胆道闭锁

肝外阻塞的胆道结构被囊肿代替。虽然囊肿都与肝内胆管相通,但是该类型胆道闭锁与合并梗阻的胆总管囊肿截然不同。

3. 巨细胞病毒相关性胆道闭锁

该类型患儿存在显著的血清 CMV 阳性抗体,考虑围生期巨细胞感染导致胆道闭锁。

4. 孤立型胆道闭锁

该类型患儿数量最多,但是该类型胆道闭锁患儿的发病时间、炎症程度以及胆管阻塞程度各不相同。

一些病例已经可以明确是在胎儿期发生的,在出生的时候梗阻情况已经出现,称作"发育性胆道闭锁"。它包括了第 1 和第 2 组的病例。第 3 组病例梗阻的发生机制很可能是在围生期由于病毒介导的胆道系统闭塞。最常见的孤立性胆道闭锁是最难辨别病因的,因此被简单地定为不合并其他异常的胆道闭锁。它们有些是在最开始的时候发生的,另一些则是在围生期发生的。从近期研究结果来看,越来越多的理论支持胆道闭锁的发生起源于围生期获得性损伤。目前比较公认的观点是围生期胆道上皮的损伤,可能由病毒所激发,造成机体细胞免疫紊乱(以 T 细胞免疫为主),随之带来一系列病理改变,诸如肝脏纤维化、胆管上皮凋亡、细胞内胆汁淤积。

(二)病理

胆道闭锁病理特征为肝外胆管表现不同程度的炎症梗阻,受累胆管狭窄、闭塞,甚至完全缺如。胆囊亦纤维化、空瘪或有少许无色或白色黏液。组织学检查示胆管存在不同阶段的炎症反应,大多呈纤维索状。纤维索位于肝门部的横断面上尚可见一些不规则的胆管结构,与肝内胆管相通,这些胆管结构即为 Kasai 手术的解剖基础。研究发现,肝内胆管亦存在与肝外胆管相似的损害,肝内、外胆管的同时累及又与 Kasai 手术的疗效及并发症密切相关。胆道闭锁的肝脏损害与新生儿肝炎相似,但前者汇管区纤维化及胆小管增生明显,具有一定的鉴别诊断价值。胆道闭锁按胆管受累而闭塞的范围可分为 3 个基本型。Ⅰ型为胆总管闭塞,约占 10%;Ⅱ型为肝管闭塞,占 2%;Ⅲ型为肝门部闭塞,即所谓"不可治型",约占所有病例的 88%。根据远端胆管是否开放或肝门部病变差异,可再分亚型、亚组。

(三)合并畸形

胆道闭锁的合并畸形比其他先天性外科疾病的发生率为低,各家报告相差较大,在 7%~32%,主要是血管系统(下腔静脉缺如、十二指肠前门静脉、异常的肝动脉)、消化道(肠旋转不良)、腹腔内脏转位等。

(四)临床表现

胆道闭锁的典型病例,婴儿为足月产,在生后 1~2 周时往往被家长和医师视作正常婴儿,大多数并无异常,粪便色泽正常,黄疸一般在生后 2~3 周逐渐显露,有些病例的黄疸出现于生后最初几天,当时误诊为生理性黄疸。粪便变成棕黄、淡黄、米色,以后成为无胆汁的陶土样灰白色。但在病程较晚期时,偶可略现淡黄色,这是因胆色素在血液和其他器官内浓度增高而少量胆色素经肠黏膜进入肠腔掺入粪便所致。尿色较深,将尿布染成黄色。黄疸出现后,通常不消退,且日益加深,皮肤变成金黄色甚至褐色,可因瘙痒而有抓痕。肝大,质地坚硬。脾在早期很少扪及,如在最初几周内扪及肿大的脾,可能是肝内原因,随着疾病的发展而产生门静脉高压症。

在疾病初期,婴儿全身情况尚属良好,但有不同程度的营养不良,身长和体重不足。疾病后期可出现各种脂溶性维生素缺乏,维生素 D 缺乏可伴发佝偻病串珠和阔大的骨骺。由于血流动

(五)实验室检查

血清胆红素水平持续不变或进行性上升,特别是当结合胆红素占总胆红素50%以上时,是诊断胆道闭锁最重要的实验室检查指标。有学者发现,当结合胆红素占总胆红素的20%以上,就应该开始评估。其他指标如γ-谷氨酰转氨酶高峰值高于300 IU/L,呈持续性高水平或迅速增高状态对诊断有参考价值。谷丙转氨酶、谷草转氨酶及碱性磷酸酶等均没有特异性。

(六)早期诊断

如何早期鉴别阻塞性胆管疾病,是新生儿肝炎综合征,还是胆道闭锁,是极为重要。因为从目前的治疗结果来看,手术时间在日龄60天左右者,术后胆汁排出率可达82%~90%,黄疸消退率55%~66%;如手术时间延迟,术后胆汁排出率为50%~61%。由于患儿日龄的增加,肝内病变继续发展,组织学观察可见肝细胞的自体变性和肝内胆系的损害,日龄在90~100天者小叶间胆管数显著减少,术后黄疸消退亦明显减少,由此可见早期手术的必要性。

但要做出早期诊断是个难题,必须在内外科协作的体制下,对乳儿黄疸病例进行早期筛选,在日龄30~40天时期进行检查,争取60天以内手术,达到早期诊断和治疗的要求。对于黄疸的发病过程、粪便的色泽变化、腹部的理学检查,应作追迹观察,进行综合分析。目前认为下列检查有一定的诊断价值。

1.血清胆红素的动态观察

每周测定血清胆红素,如胆红素量曲线随病程趋向下降,则可能是肝炎;若持续上升,提示为胆道闭锁。但重型肝炎伴有肝外胆道阻塞时,亦可表现为持续上升,此时则鉴别困难。

2.超声显像检查

超声显像探及肝门部的三角形纤维块或肝门处囊性扩张是具诊断特异性的,但对于绝大多数Ⅲ型肝门部闭塞的诊断意义有限;多数B超仅提示胆囊较小或充盈不佳,胆总管1~2 mm,很难判断是否存在管腔结构,手术中往往也发现胆总管存在,有或没有管腔,而闭锁最严重部位大多位于总肝管。

3.^{99m}Tc-diethyl iminodiacetic acid(DIDA)排泄试验

经静脉注入^{99m}锝制剂后,如放射性核素积聚在肝内,肠道不显影,则提示胆道完全性梗阻,胆道闭锁可能性大,但这一检查结果也不是完全肯定,对于同时也存在梗阻性病变的婴儿肝炎综合征鉴别诊断作用不大,目前临床采用不多。

4.十二指肠引流液分析

胆道闭锁患儿十二指肠液不含胆汁,化验示无胆红素或胆酸,理论上是可行的。但临床上多数儿科医师认为置管入十二指肠,一是比较痛苦,小儿配合有困难,二是如何保证导管进入十二指肠亦有一定难处。与通过临床判断(包括症状、生化检查及B超和核素检查的结果)比较,在诊断符合率上没有优势,大多数不采用。

5.诊断性治疗

对于30天左右的胆汁排泄受阻的患儿,可以进行7天的实验性治疗,包括使用熊去氧胆酸和甲泼尼松(静脉)等,再次复查胆红素是否有所下降,如果明显下降,可以强烈提示婴儿肝炎综合征。

6.剖腹或腹腔镜下胆道造影

对病程已接近2个月而诊断依然不明者,应剖腹或腹腔镜下胆道造影,如发现胆囊,做穿刺得正常胆汁,提示近侧胆管系统未闭塞,术中造影确定远端胆管系统。

7.其他

亦有运用 CT、ERCP 或 MRCP 诊断胆道闭锁的报道,但与超声比较,在胆道闭锁的诊断方面,这些影像学诊断方法均并不具有诊断价值。

(七)治疗

1.外科治疗

Kasai 根治术开创了"不可治型"胆道闭锁治疗的新纪元,直至目前,Kasai 根治术仍然是胆道闭锁的首选手术方法,肝移植可用于晚期病例和 Kasai 根治术失败的病例。Kasai 根治术强调早期诊断和治疗,手术年龄应在 60 天左右,最迟不超过 90 天。

Kasai 根治术手术的关键是要彻底剪除肝门纤维块,此时操作最好在手术放大镜下进行,使剪除断面的侧面达门静脉入口的肝实质,纵向达门静脉后壁水平,切除肝门纤维块的深度是此手术的关键性步骤,过浅可能未达到适宜的肝内小胆管,过深损伤肝实质影响手术吻合处的愈合。一般切除肝门纤维块时肝表面上只保存很薄一层包膜;其次,对于剪除创面的止血要慎用电凝,特别是左右肝管进入肝实质处,此时压迫止血可以达到一定效果。胆道重建的基本术式仍为 Roux-en-Y 式空肠吻合术,目前各种改良术式结果并不理想。

术后最常见的并发症为胆管炎,发生率在 50%,甚至高达 100%。有些学者认为这是肝门吻合的结果,阻塞了肝门淋巴外流,致使容易感染而发生肝内胆管炎。不幸的是每次发作加重肝脏损害,因而加速胆汁性肝硬化的进程。应用三代头孢菌素 7~19 天,可退热,胆流恢复,常在第 1 年内预防性联用抗生素和利胆药。另一重要并发症是吻合部位的纤维组织增生,结果胆流停止,再次手术恢复胆汁流通的希望是 25%。此外,肝内纤维化继续发展,结果是肝硬化,有些病例进展为门脉高压、脾功能亢进和食管静脉曲张。

2.术后药物治疗

有效的药物治疗对于改善胆道闭锁肝肠吻合术后的预后极为重要。因为手术本身虽然可以延长患儿的生命,却不能逆转肝脏的损伤及进行性的肝脏硬化,大约 70% 的患儿最终需要肝移植才能长期生存。近年来认识到胆管和肝脏的免疫损伤可能与胆道闭锁的发病以及术后肝功能进行性恶化有关,使得通过药物辅助治疗改变疾病的进程成为可能。

(1)术后激素治疗皮质类固醇作为辅助治疗的主要组成部分,被认为可以明显地改善术后的生存质量,增加自体肝生存的年限。由于胆管炎本身的炎症性质以及相关的免疫机制异常可能与胆道闭锁的发病有关,从理论上讲,肝肠吻合术后可以使用药物(如类固醇)等来减少免疫介导的肝脏损伤、改善胆汁引流、减少反流性胆管炎的发生率。目前正在进行临床 RCT 研究证实。

(2)术后利胆药物的长期应用包括去氢胆酸、胰高血糖素、前列腺素 E_2、熊去氧胆酸。其中熊去氧胆酸显著改善必需脂肪酸的缺乏,并能降低胆红素水平,目前作为常规使用获得良好疗效,尚未有不良反应报道。临床上推荐口服熊去氧胆酸 10 mg/(kg·d),术后进食即开始,一般维持 1~2 年,亦有口服终身的报道。

(3)术后预防性抗生素的应用 20 世纪 90 年代后 3 代头孢菌素成为主导,有时结合氨基糖苷类。3 代头孢通过被动分泌途径在胆汁中达到足够的浓度。

(八)预后

随着肝移植的开展,胆道闭锁的预后得到极大改善。但是 Kasai 手术仍是目前外科治疗的一线选择。长期生存的依据是:①生后 10~12 周之前手术;②肝门区有一大的胆管(>150 μm)

③术后3个月血胆红素浓度<8.8 mg/dL。在经验丰富的治疗中心,50%~60%的患儿会有理想的胆汁引流,胆红素恢复正常(<20 μmol/L),这些患儿的长期生存质量良好。而Kasai手术无效者(术后2~3个月即可判断),需要考虑进行肝移植。

对胆道闭锁的治疗究竟是直接进行肝移植,还是行Kasai手术无效之后再行肝移植,目前的看法是应根据患儿的情况综合考虑。Kasai手术与肝移植是相互补充的:①患儿年龄<90天,应先行Kasai手术,如患儿手术后没有胆流或仅有短暂胆汁引流,而且肝门部组织学检查显示胆道口径小,数量少,这些患儿不必行再次Kasai手术,因反复多次手术增加了以后肝移植的难度;②如患儿已>90天且无明显慢性肝病,可先开腹解剖肝门部了解有无残留肝管,如发现有开放的残留肝管,则可做Kasai手术,否则应行肝移植;③如患儿就诊时已有明显的肝病如肝硬化及门静脉高压,则应行肝移植。即使Kasai手术后胆汁引流满意,黄疸逐渐减轻,也应长期进行密切随访,如出现慢性肝脏病变,则应尽快行肝移植。近年活体部分肝移植治疗胆道闭锁的报道增多,病例数天见增加,手术年龄在4个月至17岁,3年生存率在90%以上。

二、胆管扩张症

胆管扩张症为较常见的先天性胆道畸形,以往认为是一种局限于胆总管的病变,因此称为先天性胆总管囊肿。于1723年Vater首例报道,1852年Douglas对其症状学和病理特征作了详细介绍。一个多世纪以来,随着对本病认识的加深,近年通过胆道造影发现扩张病变可以发生在肝内、肝外胆道的任何部位,根据其部位、形态、数目等可分为多种类型,临床表现亦有所不同。本病在亚洲地区发病率较高,可发生在任何年龄,从新生儿至老年均有报道,由于产前超声的开展,很多患儿在产前就得到诊断,75%病例在10岁以前发病而得到诊断。女孩多见,女男之比大约为3:1。

(一)病因

有关病因学说众多,至今尚未定论。多数认为是先天性疾病,亦有认为有获得性因素参与形成。主要学说有3种。

1.先天性异常学说

在胚胎发育期,原始胆管细胞增殖为一索状实体,以后再逐渐空化贯通。如某部分上皮细胞过度增殖,则在空泡化再贯通时过度空泡化而形成扩张。有些学者认为胆管扩张症的形成,需有先天性和获得性因素的共同参与。胚胎时期胆管上皮细胞过度增殖和过度空泡形成所造成的胆管壁发育薄弱是其先天因素,再加后天的获得性因素,如继发于胰腺炎或壶腹部炎症的胆总管末端梗阻及随之而发生的胆管内压力增高,最终将导致胆管扩张的产生。

2.胰胆管合流异常学说

该学说认为由于胚胎期胆总管与主胰管未能正常分离,两者的交接处距Vater壶腹部较远,形成胰胆管共同通道过长,并且主胰管与胆总管的汇合角度近乎直角相交。因此,胰管胆管汇合的部位不在十二指肠乳头,而在十二指肠壁外,局部无括约肌存在,从而失去括约功能,致使胰液与胆汁相互反流。当胰液分泌过多而压力增高超过胆道分泌液的压力时,胰液就可反流入胆管系统,产生反复发作的慢性炎症,导致胆管黏膜破坏和管壁纤维变性,最终由于胆管的末端梗阻和胆管内压力增高,使胆管发生扩张。胰胆管造影亦证实有胰管胆管合流异常高达90%~100%,且发现扩张胆管内淀粉酶含量增高。

3.病毒感染学说

该学说认为胆道闭锁、新生儿肝炎和胆管扩张症的同一病因,是肝胆系炎症感染。在病毒感染之后,肝脏发生巨细胞变性,胆管上皮损坏,导致管腔闭塞(胆道闭锁)或管壁薄弱(胆管扩张)。但目前支持此说者已见减少。

(二)病理

胆管扩张可发生于肝内、肝外的任何部位,基本上是囊状扩张和梭状扩张两种形态。常见型是胆总管囊状扩张,肝内胆管不扩张或有多发囊状扩张,而扩张以下胆管显著狭小,仅有1~2 mm直径,胆管狭窄部位在胰外的游离胆总管与胰内胆总管的移行部,由于梗阻而致近侧胆管内压增高而导致囊形扩张和管壁增厚,合流形态为胆管→胰管合流型。胆总管梭状扩张病例的肝内胆管扩张至末梢胆管渐细,其狭窄部位在两管合流部和胰胆共通管的十二指肠壁内移行部两处,由于梗阻而致共通管轻度扩张和胆总管梭状扩张,合流形态为胰管→胆管合流型。发病时胆管扩张明显,症状缓解时略见缩小。

按病程的长短,扩张管壁可呈不同的组织病理变化,在早期病例,管壁呈现反应性上皮增生,管壁增厚,由致密的炎症性纤维化组织组成,平滑肌稀少,有少量或没有上皮内膜覆盖。囊状扩张的体积不一,腔内液体可自数十毫升至千余毫升。囊内胆汁的色泽取决于梗阻的程度,胆汁黏稠或清稀呈淡绿色,胆汁可以无菌,如合并感染,常为革兰阴性菌。炎性病变发展较突然者,甚至可引起管壁穿孔。可发现囊内有小粒色素结石存在。恶变率随年龄的增长而增加,小儿病例不足1%,而成人病例高达15%,病理组织学证明,以腺癌为多,在囊壁组织及免疫组织化学的研究中,发现胆管上皮化生与癌变相关。

胆管阻塞的持续时间决定肝脏的病理改变,在早期门脉系统炎性细胞浸润,轻度胆汁淤积和纤维化。在婴儿,胆管增生和小胆管内胆汁填塞,类似胆管闭锁所见,但病变是可逆性的。如果梗阻持续和(或)上行性胆管炎发生,则有胆汁性肝硬化,并可继发门静脉高压及其并发症,腹水及脾大也有所见。

(三)分类

胆管扩张症的分类方法较多,现今可按扩张的部位,分为肝内、肝外和肝内外三大类型;又可按扩张的数目,分为单发和多发;按扩张的形态,分为囊状、梭状、憩室状等各种亚型;并可将合并的胰管异常、肝门狭窄、结石等一并做出表示。例如,多发性肝内胆管囊状扩张伴有结石,胆总管梭状扩张伴有胰胆管异常连接等。

(四)临床表现

多数病例的首次症状发生于1~3岁,随着B超检查的普及,确诊的年龄较以往提早,目前已有较多产前诊断的报道。囊状型在1岁以内发病几占1/4,其临床症状以腹块为主,而梭状型多在1岁以后发病,以腹痛、黄疸为主。

腹部肿块、腹痛和黄疸,被认为是本病的经典三联症状。腹块位于右上腹,在肋缘下,巨大者可占全右腹,肿块光滑、球形,可有明显的囊肿弹性感,当囊内充满胆汁时,可呈实体感,好似实瘤。但常有体积大小改变,在感染、疼痛、黄疸发作期,肿块增大,症状缓解后肿块又可略为缩小。小的胆管囊肿,由于位置很深,不易扪及。腹痛发生于上腹中部或右上腹部,疼痛的性质和程度不一,有时呈持续性胀痛,有时是绞痛,病者常取屈膝俯卧体位,并拒食以减轻症状。腹痛发作提示胆道出口梗阻,共同管内压上升,胰液胆汁可以相互逆流,引起胆管炎或胰腺炎的症状,因而临床上常伴发热,有时也有恶心呕吐。症状发作时常伴有血、尿淀粉酶值的增高。黄疸多为间歇性,常是幼儿的主要症状,黄疸的深度与胆道梗阻的程度有直接关系。轻者临床上可无黄疸,但随感染、疼痛出现以后,则可暂时出现黄疸,粪色变淡或灰白,尿色较深。以上症状均为间歇性。由于胆总管远端出口不通畅,胰胆逆流可致临床症状发作。当胆汁能顺利排流时,症状即减轻或消失。间隔发作时间长短不一,有些发作频繁,有些长期无症状。

近年的报告,由于获早期诊断者逐渐增多,发现梭状扩张者增多,有三联症者尚不足10%。多数病例仅有一种或两种症状。虽然黄疸很明显是梗阻性的,但事实上许多患者被诊断为肝炎,经反复的发作始被诊断。腹痛也缺少典型的表现,因此易误诊为其他腹部情况。肝内、外多发性胆管扩张,一般出现症状较晚,直至肝内囊肿感染时才出现症状。

Caroli病:Caroli于1958年首先描述肝内末梢胆管的多发性囊状扩张病例,因此先天性肝内胆管扩张症又称Caroli病,属于先天性囊性纤维性病变,认为系常染色体隐性遗传,以男性为多,主要见于儿童和青年。2/3病例伴有先天性肝纤维化,并时常伴有各种肾脏病变,如多囊肾等,晚期病例并发肝硬化门静脉高压症。按Sherlock分类,分为先天性肝纤维化、先天性肝内胆管扩张症、先天性胆总管扩张症和先天性肝囊肿4类,统称肝及胆道纤维多囊病。肝胆系统可同时存在一种或一种以上的病变。本病以肝内胆管扩张和胆汁淤积所导致的胆小管炎症和结石为其病理和临床特点,但由于临床症状常不典型,可起病于任何年龄,反复发作右上腹痛、发热和黄疸。在发作时肝脏明显大,待感染控制后随着症状的好转,则肝脏常会较快缩小。肝功能损害与临床症状并不成正比。起病初期常被诊断为胆囊炎或肝脓肿,如若合并有先天性肝纤维化或肝外胆管扩张症等其他纤维囊性病变,则症状更为复杂,可出现肝硬化症状、肝外胆道梗阻症状,以及泌尿系统感染症状等。近年来由于超声显像和各种胆道造影技术等诊断方法的应用,可获得肝内病变的正确诊断,因此病例报道也日见增多,但往往将其他原因压迫所致的继发性胆道扩张也包括在内,从而使Caroli病的概念出现混乱。

(五)诊断

本病的诊断可根据从幼年时开始间歇性出现的3个主要症状,即腹痛、腹块和黄疸来考虑。若症状反复出现,则诊断的可能性大为增加。囊状型病例以腹块为主,发病年龄较早,通过触诊结合超声检查,可以做出诊断。梭状型病例以腹痛症状为主,除超声检查外,还可行MRCP检查,才能正确诊断。

1.生物化学检查

血、尿淀粉酶的测定,在腹痛发作时应视为常规检查,有助于诊断。可提示本症有伴发胰腺炎的可能。或提示有胰胆合流,反流入胆管的高浓度胰淀粉酶经毛细胆管直接进入血液而致高胰淀粉酶血症。同时测定总胆红素、碱性磷酸酶、转氨酶等值均升高,在缓解期都恢复正常。

2.超声显像

超声显像具有直视、追踪及动态观察等优点。如胆道梗阻而扩张时,能正确地查出液性内容的所在和范围,胆管扩张的程度和长度,其诊断正确率可达94%以上。应作为常规检查的诊断方法。

3.磁共振胰胆管显像(MRCP)

MRCP是近年快速发展起来的一种非介入性胰胆管检查方法,它能清晰显示胆管树的立体结构甚至胰管形态,即使在先天性胆管扩张症合并黄疸或急性胰腺炎时仍可进行检查,为术者制定手术方案提供了较理想的解剖学依据,目前临床上已经部分取代了ERCP的应用,其不足之处是部分病例的胰胆合流异常显示欠佳。

4. 术中胆道造影

在手术时将造影剂直接注入胆总管内,可显示肝内、外胆管系统和胰管的全部影像,了解肝内胆管扩张的范围、胰管胆管的反流情况,有助于选择术式和术后处理。

(六)并发症

病变部的囊状扩张和远端胆管的相对狭窄所引起的胆汁引流不畅甚至阻塞是导致并发症的根源。主要并发症有复发性上行性胆管炎、胆汁性肝硬化、胆管穿孔或破裂、复发性胰腺炎、结石形成和管壁癌变等。

(七)鉴别诊断

在婴儿期主要应与胆道闭锁和各种类型的肝炎相鉴别,依靠超声检查有助于诊断。在年长儿应与慢性肝炎相鉴别。往往在第一次发作有黄疸时,可能被误诊为传染性肝炎,对于梭状型胆管扩张,或触诊肿块不清楚者,尤其如此。较长期观察和反复多次进行超声检查和生化测定,常能明确诊断。

(八)治疗

症状发作期的治疗,采取禁食 2～3 天,以减少胆汁和胰液的分泌,缓解胆管内压力。应用解痉剂以缓解疼痛,抗生素 3～5 天以预防和控制感染,以及相应的对症治疗,常能达到缓解症状的目的。鉴于其频繁的发作和各种并发症,宜及时进行手术治疗。

1. 外引流术

应用于个别重症病例,如严重的阻塞性黄疸伴肝硬化、重症胆道感染、自发性胆管穿孔者,待病情改善后再作二期处理。

2. 囊肿与肠道间内引流术

囊肿空肠 Roux-en-Y 式吻合术,但仍存在胰胆合流问题,因而术后还是发生胆管炎或胰腺炎症状,甚至需要再次手术,且术后发生囊壁癌变者屡有报道。所以目前已很少采用。

3. 胆管扩张部切除胆道重建术

切除胆管扩张部位以及胆道重建,可采用肝管空肠 Roux-en-Y 式吻合术,主要的是吻合口必须够大,以保证胆汁充分引流。目前腹腔镜下操作进行胆管扩张部切除、肝管空肠 Roux-en-Y 式吻合术已广泛应用于临床,其疗效也已达到开放手术的效果。

至于肝内胆管扩张的治疗,继发于肝外胆管扩张者,其形态系圆柱状扩张,术后往往可恢复正常。如系囊状扩张则为混合型,肝外胆管引流后,不论吻合口多大,仍有肝内胆管淤胆、感染以致形成结石或癌变,故肝内有局限性囊状扩张者,多数人主张应行肝部分切除术。

Caroli 病的治疗:以预防和治疗胆管炎为主,长期应用广谱抗生素,但治疗效果一般并不满意。由于病变较广泛,所以外科治疗也时常不能成功。如病变限于一叶者可行肝叶切除,但据报道能切除者不足 1/3 病例。长期预后极差,随着目前肝移植成功率的提高,本病已有根治的病例报道。

胆管扩张症根治术后,即使达到了胰液和胆汁分流的目的,但部分病例仍经常出现腹痛、血中胰淀粉酶增高等胆管炎或胰腺炎的临床表现,此与肝内胆管扩张和胰管形态异常有关。症状经禁食、抗炎、解痉、利胆后可缓解,随着时间推移,发作间隔逐渐延长。长期随访 80% 病例得到满意效果。

(孙强虎)

第十二节 胆管损伤

胆管损伤主要由于手术不慎所致,是一种严重的医源性并发症,90%发生在胆囊切除术等胆道手术。综合国内外文献报道,剖腹胆囊切除术(OC)的胆管损伤发生率为0.1%~0.3%,腹腔镜胆囊切除术(LC)的胆管损伤发生率约为OC的2倍。随着胆囊结石发病率的上升、腹腔镜胆囊切除术的推广应用以及部分单位采用小切口胆囊切除术,胆管损伤的病例比以前有所增加。一部分胆管损伤病例虽可在手术的当时被发现而及时处理,但常因处理不够恰当,为后期的处理带来许多不必要的麻烦。尤其不幸的是大部位病例常在手术后才发现,造成处理上的困难,也影响了治疗的效果。不少患者遭受多次手术痛苦或终身残疾(胆道残废),甚至失去生命。

一、病理

胆管损伤大多位于肝总管(邻近它与胆囊管的汇合处),约有10%位于左右肝管汇合部或更高。在损伤部位(损伤可为完全断裂、部分缺损或结扎)发生炎症和纤维化,最后引起狭窄和闭塞。狭窄近侧的胆管发生扩张、管壁增厚;远侧胆管也有壁增厚,但管腔缩小,甚至闭塞。近侧胆管内胆汁几乎都有革兰阴性肠道细菌的感染,引起反复发作的胆管炎。胆管狭窄的另一后果是肝脏损害。胆管持续阻塞时间超过10周后,肝细胞即发生不可逆和进行性的损害。胆管狭窄并发反复的胆管炎的结果是肝小叶内出现再生结节,导致肝硬化。Scoble报道457例胆汁性肝硬化患者,有1/3是在胆管梗阻后12个月内即发生肝硬化的。在伴有胆外瘘的患者,肝脏损害虽可较轻,但因经常丧失胆汁,可引起营养和吸收方面的问题。

二、病因

胆管损伤大多数发生在胆囊切除过程中。胆总管探查、肝脏手术、十二指肠憩室手术所致的胆管损伤也偶有发生。肝门部胆管和胆总管上段的损伤,多发生在胆囊切除术,LC多于OC;胆总管下段的损伤,主要发生于胆总管、胃和十二指肠的手术。尚有少数发生于胆总管切开探查术后(如胆总管剥离太多,以致影响管壁的血供,或机械性损伤等)。腹部损伤直接造成胆管损伤者甚为少见。

分析胆囊切除术时造成胆管损伤的原因和类型可大致归纳为以下几种。

(一)解剖因素

文献报道肝外胆管和血管解剖变异的发生率超过50%,尤以胆道变异多见。

胆道变异主要有两个方面:①右肝管的汇合部位异常,副右肝管多见;②胆囊管与肝外胆管汇合部位异常。

一般认为胆囊管缺乏或直接开口于右肝管、副肝管开口于胆囊管以及肝外胆管管径细小者均对手术构成潜在危险,术者对此应有足够认识和准备。

1.胆囊管解剖变异

胆囊管解剖变异包括胆囊管的数目、长度、汇入肝外胆管部位及汇合形式等多种变异。

一般胆囊管只有1条,个别报道有胆囊管缺如或2~3条胆囊管。胆囊管过短或缺如者,特别是在病变情况下胆囊颈与胆总管粘连时,术中误将胆总管作为胆囊管而切断,或在分离胆囊颈和壶腹部时易损伤黏着的肝外胆管前壁或侧壁;在结扎胆囊管时过于靠近胆总管,致使结扎部分胆总管壁而致胆总管狭窄。

胆囊管绝大多数(96%)汇入胆总管,少数(4%)汇入右肝管或副肝管。胆囊管汇入胆总管的部位多在肝外胆管中1/3范围内(65%以上),下1/3者次之(25%以上),上1/3者较少。胆囊管多以锐角汇入胆总管右壁(60%以上),其他变异型有胆囊管与肝总管并行于右侧一段后汇入胆总管,胆囊管斜经肝总管后方而汇入胆总管左壁,胆囊管潜行于并汇入肝总管后方,胆囊管汇入胆总管前方等。

胆囊管本身的种种变异是增加胆囊切除术复杂性的重要解剖学因素,在合并其他病变的情况下此种变异可使情况更为复杂,可能在判断和识别上造成困难而致错误的处理。如与肝总管并行低位开口于胆总管下段的胆囊管,未解剖清晰即行钳夹切断会造成胆总管损伤,若胆囊管汇入走行位置低的右肝管,在分离胆囊与肝门部结缔组织时可误将右肝管切断。在胆囊切除术中分离胆囊管时必须追溯至胆囊管汇入胆总管处,认清胆囊管与胆总管及肝总管的关系之后,方可切断。

2.副肝管变异

副肝管是肝内外胆道中最复杂而且最常见的解剖变异之一,随着磁共振胆道成像(MRCP)的不断普及和腹腔镜胆囊切除术(LC)的广泛开展,副肝管的诊断及其临床意义越来越受到重视。副肝管的认识为各种胆道手术,特别是LC的顺利开展提供了详细的胆道解剖和变异资料,在预防胆管损伤及其他胆道并发症的发生中起了重要作用。副肝管多位于胆囊三角或肝门附近,与胆囊管、胆囊动脉、肝右动脉的毗邻关系密切,胆囊切除术或肝门区手术时容易受到损伤。根据其汇入肝外胆管的部位不同,分为3种类型。

(1)汇接于肝总管或胆总管:副肝管开口越低,越接近胆囊管开口,则胆囊切除时被损伤的机会越大;低位开口于胆总管右侧的副肝管,若不加注意,可能被误认为是胆囊管的延续或粘连带而被切断。

(2)汇接于胆囊管:开口于胆囊管的右侧副肝管,在首先切断胆囊管的逆行法胆囊切除术,常被认为胆囊管而被切断,或当胆囊管被切断后才发现连接于其上的副肝管。

(3)胆囊副肝管:副肝管始于胆囊邻近之肝组织直接开口于胆囊,胆囊副肝管在作胆囊切除时必定被切断。

副肝管损伤所致胆漏在术中常难发现,细小的副肝管损伤后胆漏,经一段时间引流后漏胆量逐渐减少以致停止,不会遗留严重后果。但若腹腔未放置引流或引流不充分,胆汁聚积于肝下区及胆总管周围,可引起胆汁性腹膜炎、膈下感染,日久可致胆管狭窄。

副肝管虽然常见,但其出现并无一定的规律性,主要依靠手术时的细心解剖,对未辨明的组织,绝不可贸然结扎或切断,以避免损伤副肝管。术中胆道造影对确定副肝管的来源、走向、汇合部位等很有帮助。近年来,国外许多医院在腹腔镜胆囊切除术中常规做胆道造影以发现可能存在的胆管变异。

对不同类型的副肝管损伤,在处理上应分别对待。若副肝管管径较细,其引流肝脏的范围有限,被切断后只需妥善结扎,防止胆汁漏,并无不良后果。多数副肝管可以结扎。对管径较粗的副肝管被切断后则应作副肝管与肝外胆管端-侧吻合或肝管-空肠吻合。

3.肝管变异

具有临床意义的肝管变异主要是一级肝管在肝门区汇合方式的变异。肝门区胆管的解剖主要受右肝管变异的影响,较少来自左肝管变异。最常见的右肝管变异是肝右叶段肝管分别开口于肝总管而不形成主要的右肝管,在这种分裂型右肝管中可能有一支段肝管开口于左肝管,最多见为右前叶肝管(占51%),其次为右后叶肝管(占12%)。由于右肝管有部分收纳变异的前、后叶肝管及右前叶下部胆管,在行左半肝切除术时,应分别在上述异位肝管汇入点左侧结扎切断肝管。在做右半肝切除时,应在肝切面上妥善处理上述可能出现的肝管。上述肝管变异,事先很难发现,若在开口处切断左肝管,则将切断异位开口的肝管。左肝管在肝门部的解剖较恒定,很少无左肝管,但左内叶段肝管与左肝管汇合的变异较常见。如左内叶肝管汇入左外上段肝管、左外叶上与下段肝管汇入处,其中一些变异在做左侧肝段切除术时肝切面不当会导致损伤。术中胆道造影有助于判别变异的肝管。

4.血管变异

肝右动脉和胆囊动脉变异,是胆囊切除术术中出血的主要原因之一,盲目止血则易导致胆管损伤。

(二)病理因素

病理因素包括急慢性或亚急性炎症、粘连;萎缩性胆囊炎;胆囊内瘘;Mirizzi综合征;胆囊颈部结石嵌顿及慢性十二指肠溃疡等。

(三)思想因素

对胆管损伤的潜在危险性认识不足、粗心大意,盲目自信,多在胆囊切除手术很顺利时损伤胆管。过分牵拉胆囊使胆总管屈曲成角而被误扎。

(四)技术因素

经验不足、操作粗暴;术中发生大出血,盲目钳夹或大块结扎,损伤或结扎了胆管;胃和十二指肠手术时损伤胆总管。

(五)腹腔镜胆囊切除术胆管损伤的原因

(1)操作粗暴,套管针及分离钳扎破、撕裂胆管。

(2)分断胆囊管及胆囊颈时,电灼误伤或热传导损伤胆管。

(3)将较细的胆总管误断。

(4)胆道变异,主要是胆囊管与胆管、肝管的关系异常及出现副肝管引起的损伤。

(5)断胆囊管时,过分牵拉胆囊颈引起胆管的部分夹闭而狭窄。

(6)盲目操作,如出血时盲目钳夹,对重度粘连引起分离难度及变异、变形估计不足。

(六)胆管损伤的类型

1.分类

(1)单纯性胆管损伤:占70%以上。

(2)复合性胆管损伤:即右上腹部胃切除等手术,损伤胆管外的同时又损伤了胰管,甚至大血管,病情特别严重,病死率较高。

(3)损伤性质:误扎、钳夹伤、撕裂伤、切割伤、穿通、灼伤和热传导伤以及缺血性损伤等。

(4)损伤程度:胆管壁缺损和横断伤。

2.复杂单管损伤

(1)高位胆管损伤。

(2)复合性胆管损伤:同时损伤其他脏器(如伴有胰腺损伤的胆总管下段损伤),甚至大血管,术中大出血。

(3)伴有严重腹腔感染的胆管损伤等。

(4)因胆汁漏、反复炎症或初次或多次手术修复失败,形成损伤后胆管狭窄。

3.胆管损伤后狭窄的分型(Bismuth 分型)

Ⅰ型:低位胆管狭窄,肝管残端>2 cm 以上。

Ⅱ型:中位肝管狭窄,肝管残端<2 cm。

Ⅲ型:高位肝管狭窄,肝总管狭窄累及肝管汇合部,左右肝管尚可沟通。

Ⅳ型:超高位肝管狭窄,肝管汇合部缺损,左右肝管尚不能沟通。

三、临床表现和治疗

按照发现胆管损伤的时间,可分为术中、术后早期、术后晚期 3 种情况,其表现和处理有所不同。胆管损伤处理的基本原则:保持胆肠的正常通路;保持 Oddi 括约肌的正常功能;避免胆管狭窄,防止反流性胆管炎;根据损伤的时间、部位、范围和程度,制订合理的治疗方案。

(一)术中发现的胆管损伤

胆囊切除术中出现下列情况,应仔细检查是否发生胆管损伤:①手术野有少量胆汁渗出、纱布黄染,多见于肝、胆总管的细小裂口。②胆囊切除后,发现近侧胆管出持续有胆汁流出,或发现远侧胆管有一开口,探条能进入胆总管远端。这种情况见于 Mirizzi 综合征Ⅳ型,尤其是胆囊胆管瘘处还有巨大结石嵌顿时,使术者将胆管壁误认为胆囊壁高分离解剖,胆囊一旦切下来,胆总管已完全离断。③经"胆囊管"行术中胆道造影后,胆总管清楚显示,其上端截断,胆总管和肝内胆管不显影。这种情况见于逆行法切除胆囊时,胆总管较细,被误认为胆囊管行插管造影,在等待洗片过程中已将胆囊切下,看 X 线片才发现胆总管已被横断。

术中发现胆管损伤后,宜请有经验的医师到场指导或上台协助做修复手术。必要时改用全身麻醉,扩大伤口,以利手术野显露。胆管壁的细小裂口或部分管壁切除,可用 3-0 丝线或 6-0 薇乔(Vicry1)线横行缝合,在其近侧或远侧的胆管处切开,放置 T 管支撑引流,也可酌情不放置 T 管。如果胆管壁缺损区较大,可在 T 管支撑的同时,在脐部稍上处切断肝圆韧带(也可用残留的胆囊壁、胃窦前壁等组织),游离后,以其浆膜面覆盖缺损处,周围稍加固定,在小网膜孔处放置粗乳胶管引流。胆管横断伤,经修正断端,剪除结扎过的胆管壁后,胆管缺损长度<2 cm,应争取做胆管对端吻合术。"松肝提肠":先做 Kocher 切口,充分游离十二指肠和胰头,必要时切断左右三角韧带和镰状韧带,使肝脏下移。同时可切断胆管周围神经束,但要注意保护胆管的血供,使胆管上下断端在无张力的情况下,用 5-0 或 6-0 单乔线(或 PDS 线)行一层间断外翻缝合,间距不宜过密,并根据胆管的口径和血供、吻合口张力、周围组织有无炎症等情况,决定是否放置 T 管支撑引流。如放置 T 管,通常在吻合口近侧或远侧切开胆管,一般放置 3~6 个月。定期检查 T 管固定线是否脱落,观察胆汁是否澄清,有无胆泥形成和沉积,并作胆道冲洗,拔管前经 T 管行胆道造影。如果胆管横断缺损超过 2 cm,或虽将十二指肠、肝脏游离,对端吻合仍有张力时,宜施行胆管空肠 Roux-en-Y 吻合术,行一层外翻间断缝合,切忌怕再发生胆漏而行二层缝合,也不作胆管十二指肠吻合,不需要放置双套管引流,在小网膜孔处放置粗乳胶管 1 根引流即可,即使有少量胆漏也能自行愈合。如果胆漏引流量大,可将 T 管接肠减压器,行负压引流。

肝门部的胆管损伤需行肝门胆管成形、胆管空肠 Roux-en-Y 吻合术。胆管下段合并胰腺损伤的贯通伤,可在胆道镜的引导下找到胆管破口处,切开表面胰腺实质,完全显露胆管破口,以5-0或6-0单乔线(或PDS线)修补满意后,再修补切开的胰腺实质,同时放置T管支撑。

(二)术后早期发现的胆管损伤

术后数天到2周有下列情况出现应高度怀疑胆管损伤:①术后引流口大量漏胆汁,而大便颜色变浅。可见于副胆管、肝总管、胆总管损伤后胆漏;②胆囊切除术后未放引流,或引流物已拔除后,患者出现上腹痛、腹胀、低热、胃肠功能不恢复。这是由于胆漏后胆汁积聚在肝下间隙,形成包裹性积液,进而可扩展到肝脏周围,甚至发生弥漫性胆汁性腹膜炎。这种情况可发生在开腹胆囊切除术后,更多见于腹腔镜胆囊切除术后,在分离Calot三角时,电凝电切产生的热效应会引起胆管壁灼伤,近期内可引起胆管壁的坏死穿孔,远期还可引起胆管纤维性狭窄。在重新观看这种患者手术过程的连续录像时,并不能发现明显的操作错误;③术后梗阻性黄疸。术后2~3天起巩膜皮肤进行性黄染,大便呈陶土色、小便如浓茶、全身皮肤瘙痒,肝功能检查亦提示梗阻性黄疸。当胆总管、门静脉、肝固有动脉三管都结扎切断后,患者出现腹胀、腹水、黄疸急速加重,转氨酶极度升高,病情迅速恶化,犹如急性重症肝炎,患者很快死亡。

当术后发现存在胆漏后,应立即做超声和CT检查,了解胆漏的程度,肝周及腹腔有无积液,同时行MRCP检查了解胆道的连续性是否存在。如患者无腹膜炎症状和体征,可在超声引导下置管引流,必要时可行ERCP检查,明确损伤部位是狭窄或完全不通还是结石引起的梗阻,通过注射造影剂可了解胆漏的部位和程度,并可放置胆管支撑管(ERBD或ENBD),起到胆道减压、减少胆漏的作用。2周后经窦道注入造影剂摄片检查,观察窦道与胆道的关系,确定有无胆管损伤和损伤的部位、类型,以便做相应的后期处理。

当胆漏量大,并出现弥漫性腹膜炎的症状和体征时,宜即刻施行剖腹探查术。吸尽原来手术野、肝脏周围和腹腔内的胆汁,用大量生理盐水冲洗。寻找胆管断端,用探条探查其与胆道的关系,由于肝门周围组织水肿、感染,一般需遵守损伤控制的原则,只能施行胆管外引流术,将导管妥善缝扎固定。在其旁边放粗乳胶管引流。等待3个月后,再施行胆管空肠Roux-en-Y吻合术。但考虑到以后再次手术十分困难且疗效多不佳的实际情况,对少数年轻患者,在生命体征稳定的情况下,也可行Ⅰ期修复手术,但必须予T管支撑,行胆肠吻合者,T管支撑吻合口,经肠袢壁穿孔引出体外。

当术后表现为梗阻性黄疸时,应与引起胆管梗阻的其他疾病相鉴别,如胆总管结石、胆管炎性狭窄或胆管癌肿。在未查清原因之前,切忌仓促手术探查,可稍加等待。先行B超检查,了解肝下有无积液、肝内胆管是否扩张、肝总管和胆总管是否连贯、胆总管下端有无结石或新生物。必要时可行CT检查。待患者能耐受ERCP检查时再做本项检查,损伤的肝、胆总管往往呈截断样改变,有时还可见少量造影剂从断端溢入腹腔,而截断水平以上的胆管大多不能显示,或损伤处呈极度缩窄,有纤细通道与其近侧胆管相通。对决定治疗最有帮助的当属PTC检查,能确定胆管损伤的部位、程度,缺点是一小部分患者因肝内胆管扩张不明显而检查失败。有条件的单位亦可采用磁共振胆道成像(MRCP),可起到与PTC相似的诊断作用。当确诊为胆管损伤且胆管较粗时,视胆管损伤的类型、长度不同,可施行胆管整形,对端吻合或胆管空肠Roux-en-Y吻合。如胆管较细,可再等待2~4周,待近端胆管扩张后再施行修复手术。如在修复手术时仍发现近侧胆管较细,且管壁薄,行胆肠吻合亦相当困难时,可行肝门空肠Roux-en-Y吻合,将胆管断端种植在肠袢内,胆管内置导管支撑,日后胆管断端必然会逐渐狭窄,直至完全闭锁。但在这过程中,由于胆道渐进性高压的存在,胆管腔逐渐增厚,为下一步重建胆肠吻合口创造较好的条件。

(三)术后晚期发现的胆管损伤

胆囊切除后数月至数年,患者反复发生胆道感染甚至出现上腹疼痛、寒战高热、黄疸等症状,经过抗生素治疗后,症状可以缓解,但发作间期缩短,症状日益加重。这是由于胆管被不完全结扎或缝扎,或电凝灼伤后引起胆管炎性损伤、胆管狭窄所致,随着胆管狭窄程度的加重,甚至在其近侧胆管内形成色素性结石,症状日趋明显。术者可能在手术中并未发现胆管损伤,或在术中已加以处理,但对患者隐瞒了胆管损伤这一事实,凭手术过程和术后的临床表现便可推测胆管损伤的存在。通过 B 超、ERCP、PTC、CT 或 MRI 检查,可以确定胆管损伤的部位和程度,并与胆管癌、胆管结石、硬化性胆管炎等疾病相鉴别。

这种患者因反复炎症或多次手术,而形成损伤后胆管狭窄,损伤部位近侧的胆管大多明显扩张,管壁增厚,而损伤部位的纤维化、瘢痕较严重,残留的胆管会越来越短,甚至深埋在瘢痕组织中。高位胆管损伤性狭窄的修复手术十分困难,最困难的步骤是显露肝门部的近端胆管并整形,应由经验丰富的外科医师执行。常用的方法:①切开肝正中裂途径;②肝方叶切除途径;③左肝管横部途径。技术要点如下:不要在纤维瘢痕部位切割寻找胆管腔。应在其上方扩张的胆管处用细针穿刺(或超声引导下穿刺置管引导),抽到胆汁后切开胆管,再向下切开狭窄部,切除瘢痕组织,并向上沿左右肝管纵向切开至Ⅱ级胆管开口,使胆管吻合口足够大,以免术后胆肠吻合口再狭窄。在通常的情况下,不能采用记忆合金胆道内支架解除胆管狭窄,只有在极端特殊的高位胆管损伤患者,可用胆道内支架解除一侧的肝管狭窄,另一侧肝管仍宜施行胆管空肠 Roux-en-Y 吻合术。

对因胆管狭窄而导致胆汁性肝硬化和门脉高压症等严重病例可先行 PTBD 等胆道减压、控制感染,必要时先行门-体分流术,再行胆道的修复和重建。

近年来,通过内镜和介入方法治疗胆道良性狭窄取得进展,但仍存争议。通常在以下情况时可考虑经 PTBD 或 ERCP 球囊扩张临时或永久胆道内支架支撑引流(ERBD、ENBD、网状金属支架、可回收带膜支架等):①患者年高体弱,有心血管疾病,不能耐受手术;②有严重并发症,如门脉高压症、胆汁性肝硬化、有明显出血倾向;③胆肠吻合术后再次出现吻合口狭窄,而肝门部位分离异常困难。

对胆汁性肝硬化,肝功能衰竭的患者,肝移植是最后的"救命稻草",但费用昂贵,肝源少。

四、胆管损伤的预防

(1)思想重视:"从来没有一个简单的胆囊切除术",对手术难度和危险性要有充分的估计。

(2)有良好的胆道手术素养和处理意外情况的能力。

(3)良好的手术视野:满意的麻醉和恰当的切口。

(4)细心解剖胆囊三角区是关键,熟悉胆道的解剖变异。

(5)切忌大块组织切断结扎,以免误伤副胆管。

(6)结扎胆囊管时应辨清肝总管、胆囊管和胆总管三管位置关系;牵拉胆囊和肝十二指肠韧带时,不要使它们形成锐角。

(7)有出血时,不要盲目钳夹或缝扎。

(8)采用合适的手术方法:胆囊切除术有顺行法和逆行法,一般先用顺行法,有困难时亦可两法交叉使用;对胆囊切除确有困难,亦可采用胆囊大部切除术,不要勉强切除损伤胆管;胆囊颈部结石嵌顿、结石巨大,可先切开胆囊取出结石;仔细检查切下的胆囊标本有无胆管损伤;用白纱布压迫手术区检查腹腔有无胆汁渗出;放置适当的引流物,如有胆瘘,可早期发现。

(9)LC 胆管损伤的预防:选用良好的摄成像系统;正确掌握 LC 手术指征及 LC 中转手术指征;正确暴露 Calot 三角;避免电凝电切的热效应损伤胆道;术前 MRCP、术中胆道造影及术中超声的应用。

(孙强虎)

第十三节　胆管良性肿瘤

胆管良性肿瘤临床上极其罕见。在 2 500 例尸检中仅发现 3 例肝外胆管的良性肿瘤,在连续 20 000 例胆管外科手术病理中仅有 4 例肝外胆管的良性肿瘤。据统计,胆管良性肿瘤占胆管手术的 0.1% 及胆管肿瘤的 6%,多见于胆总管和壶腹部,向上则逐渐减少。胆管良性与恶性肿瘤常常不易区分,术前极少确诊,应注意此类肿瘤的临床特点及诊断处理原则,以使患者得到妥善的处理。

一、类型和特点

胆管良性肿瘤中 2/3 为乳头状瘤或腺瘤。

(一)上皮性肿瘤

1.腺瘤

多年来,良性上皮肿瘤在病理名称上相当混淆,多数把肿瘤命名为息肉和非肿瘤息肉样病变,目前腺瘤可分为三型:管状、乳头状及乳头管状。最常见的是管状腺瘤,它是由幽门腺型体偶尔含有内分泌细胞及鳞状上皮样的桑葚体组成,并认为某些管状、乳头状和乳头管状腺瘤在组织学上与肠腺瘤有区别。这些腺瘤虽然不常见,但伴有的肠表型与通常的幽门型不同,常含有 Paneth 细胞和内分泌细胞,主要为血清免疫反应细胞。此外,常表现为严重的增生不良和原位癌。肝外胆管腺瘤很少见,多见于肝内胆管,通常表现为无症状的肝结节,而意外在腹内手术中或活检时发现。应当注意与恶性肿瘤及其他良性病变的鉴别。有报告尸检中 5 000 例发现 4 例,Cho 等在 10 年内 2 125 次连续活检中发现 13 例。此种肿瘤通常在包膜下,呈螺旋或卵圆形,大小 1~20 mm(平均 5.8 mm),界限清楚,无包膜,从灰白色到黄色或棕黄色。

2.多发性乳头状瘤病

胆管乳头状瘤是良性的上皮肿瘤,其特点是多发的,排泌黏液的胆管黏膜疾病,大小在 2~20 mm。新生物软而质脆,肉眼呈粉红色或白色。组织学上是由向胆管内突起的伴纤细纤维血管茎组成,主要由单层立方和柱状上皮细胞覆盖,其尖端分泌黏液,很易被黏液胭脂红与 PAS 染色。这些乳头状瘤组织学看来是良性的伴有规则的,单层乳头状外观,无核异型性、有丝分裂或恶变。肿瘤易发生女性,年龄为 19~89 岁,多数患者在 60~70 岁。主要表现为部分性间歇性梗阻性黄疸,系由绒毛状肿瘤的碎片及分泌的物质造成,常并发胆管炎。Mercadiet 指出乳头状肿瘤的发生,加上黏液的蓄积及脱落的肿瘤碎片,可导致胆管呈纺锤形或囊状扩张,如果肿瘤体积大,可使肝脏变形,甚至进展为肝硬化。

乳头状瘤可分泌大量黏液,呈无色,有黏性,类似白胆汁或酷似腹膜假性黏液瘤见到的液体,不含胆汁也不含色素。液体中有悬浮颗粒和群集的脱落上皮细胞、红细胞和坏死碎屑,液体富含清蛋白和电解质等,在丰富的黏液分泌及梗阻性黄疸病例,引流后会引起严重的蛋白质与电解质丢失。

3.囊腺瘤

少见,占非寄生性胆源性囊肿的5%以下,85%起源于肝内胆管尤其右侧肝内胆管,其次是肝外胆管与胆囊。病因依然不明,虽然囊腺瘤病理发现有迷走胆管,提示病变可能为先天性或良性,但切除后易复发,并可发展为囊腺癌,临床又显示恶性的特征。囊腺瘤可持续生长直径最长可达20cm以上,病变含有黏液、浆液,呈淡胆汁色或褐色的云翳状,缺乏细胞成分。其病理特征呈多房状,肉眼或镜下均可见房性结构,囊壁和中隔衬以高柱状上皮,类似正常胆管的衬里。典型的囊腺瘤由浓染的柱状细胞组成,此种细胞伴有凸起的核,频繁的有丝分裂形成乳头状突起和多形腺体的病变。

(二)非上皮肿瘤

1.颗粒细胞肿瘤

颗粒细胞瘤又曾被称为颗粒细胞成肌细胞胞瘤,可发生在人体的任何组织中。胆管颗粒细胞瘤罕见,首先由1952年Coggins描述。普遍认为该瘤来源于神经的外胚层,特别是Schwann细胞,因此1991年Sanchez又称之为施万瘤。胆管颗粒细胞瘤多见于妇女(占89%),黑人较多(占76%),偶见于黄色人种。世界上已有近50例报道,其中半数发生在胆总管,约37%发生在胆囊管,约11%发生在肝总管。肉眼所见为较硬的黄褐色肉样肿物,边界不太清,较小,有人报道可达1.2cm大小。切面呈黄色实体肿物。组织学所见肿瘤由成束的多角形细胞组成,胞质丰富,呈嗜酸性;胞质颗粒呈PAS强阳性反应;核小,卵圆形,居中;表面由胆管黏膜柱状上皮细胞覆盖。

2.神经性肿瘤

神经节瘤致肝门胆管梗阻,继发于既往手术后的截断性神经瘤也可能为胆管梗阻的原因。

3.平滑肌瘤

常见于上消化道其他部位,发生于胆管者极少见,推测与胆管缺乏肌肉组织有关。1976年Kune和1983年Pouka等均曾报道过胆总管的血管平滑肌瘤。患者可有黄疸和疲乏,但无疼痛和消瘦。有些病例无症状,在尸检时发现。肿物位于胆总管下段可引起胆管扩张,局部狭窄,但是黏膜完整。镜下显示肿物由多个血管组成,血管由高分化内皮细胞衬里;有各种平滑肌细胞束,细胞核椭圆形,胞质丰富;还有原纤维丝。

二、诊断

(一)临床表现

胆管良性肿瘤患者一般无症状,只有在肿瘤生长到一定程度时,才会出现黄疸,此时多合并有上腹疼痛等胆管炎的表现。有些患者在进高脂肪饮食后出现上腹不适,少数表现为右上腹部突然疼痛,向肩背放射,并伴有恶心、呕吐。一些病例因肿瘤缓慢生长导致胆管梗阻而仅表现为梗阻性黄疸。

体检时可发现肝大,胆囊肿大,右季肋部压痛,但均非特异性体征。良性肿瘤由于病理分类的不同,也具有相应的不同表现。

(二)影像学检查

有些胆管良性肿瘤患者伴有梗阻性黄疸,故除了临床症状和体征外,影像学方法是本病的主要诊断手段。

1.B超

B超通常为首选检查,可发现梗阻部位以上胆管扩张和(或)胆囊肿大,部位在十二指肠上方的肿瘤可看出肿瘤的异常回声改变。虽然肝内胆管扩张是胆管梗阻的证据,但在良性肿瘤可有梗阻存在而胆管扩张不明显的情况,见于壶腹部病变或占位所表现,质软的胆管内肿瘤,均可表现为暂时性胆管扩张,完全可为一次B超检查所漏诊。另一方面,慢性不完全梗阻可产生肝纤维化,甚至最终导致继发性胆汁性肝硬化,在此情况将减低肝实质的顺应性,而掩盖肝内胆管的扩张,或使扩张不明显。现已明确,许多胆管肿瘤在超声图像上可以显示胆管壁增厚或胆管内充盈缺损。

2.CT扫描

其优于超声诊断之处在于能检出胆管恶性肿瘤,对诊断肿瘤的肝内扩散及局部淋巴结肿大更有优势,但对良性肿瘤则体现不明显。由于良性肿瘤之特征主要是胆管内肿块,故在动态超声扫描诊断更易,当然CT诊断胆管梗阻的平面更为准确。

3.血管造影

肿瘤侵犯血管是恶性的特征,血管造影对肿瘤邻近的血管受累征象有诊断价值,但亦可从超声检查中满意获得,尤其是彩色多普勒超声。但如有手术史掺杂其中则可致疑点,经内脏血管造影可获得肿瘤较满意的图像,但必须记住,血管造影显示的为二维血管影像,很难区分门静脉受压或肿瘤浸润,超声诊断对此更有优越性,动脉包绕征可诊断恶性肿瘤。

4.胆管造影

胆管造影是一项重要的检查手段,最常用的为PTC检查,可以明确梗阻部位及阻范围。对于肿瘤体积较大,因充盈缺损范围广而很难确定其起源部位时,要以选用ERCP,但因不能全部显示肝内分支,最好能联合PTC与ERCP同时检查,也有学者认为术前完全的胆管造影并非必要。由于可导致已梗阻而未引流肝段的急性感染危险失去手术时机,建议行术中胆管造影和(或)术中超声来确定病变的解剖部位,考虑到诱发胆管炎的危险性,宁愿进行积极的外科处理,并用广谱抗菌药物预防或减少感染并发症和谨慎地行术中低压胆管造影。

(三)病理学诊断

对于胆管良性肿瘤,术前很少能获取组织学诊断,临床也多不提倡依赖病理诊断来确定治疗方式。如果在行ERCP时,直视下能钳夹组织或从胆管内取脱落细胞检查,应进行病理学检查。较好的办法是在B超与CT引导下细针穿刺,获得标本后行活检或细胞学检查,部分病例可得到诊断。有报告本方法的假阳性结果为1/200,阳性预测值与阴性结果分别为98%与53%。此种检查的可靠性取决于活检取材的正确及细胞病理学者的经验。通过病理检查可排除胆管恶性肿瘤的诊断,从而进行必要的治疗,不过对此尚无大宗病例的报道。

三、治疗

治疗目的是消除已存在的胆管梗阻及预防胆管梗阻的再发,主要是通过手术切除肿瘤。具体为胆管局部切除及对端吻合,并加T形管支撑。如胆管端端吻合困难,胆管近端可与十二指肠吻合或胆管空肠Roux-en-Y吻合,位于胆管末端壶腹部之肿瘤可采用经十二指肠切开的局部肿瘤切除,并同时行 Oddi 括约肌成形术。当胆管良性肿瘤位于胆总管下段胰腺内段时,常需胰头十二指肠切除,无条件切除时也可旷置肿瘤,行姑息性胆肠吻合术以解除胆管梗阻。

胆管良性肿瘤在切除不彻底时,常致复发,有报告 88 例良性肿瘤的治疗效果,49 例切除胆管壁或仅做搔刮术者,11 例复发,复发率 22%,而 18 例做胆管袖形切除及至肝叶切除等较为根治性手术,仅 1 例(6%)复发。局部切除之手术死亡率 8%,而根治性手术则为 11%。因此,对胆管良性肿瘤,鉴于高复发率及癌变的特点,应采取更为积极的手术。

(吕宝勇)

第十四节 胆囊良性肿瘤

胆囊良性肿瘤是指经病理证实的胆囊良性的真性肿瘤病变,与非肿瘤性息肉样病变在外形上相似,一般都表现为胆囊壁向内的隆起。有人将它们均归为胆囊隆起性病变或胆囊息肉样病变,本节讨论的是胆囊真性良性肿瘤病变。由于命名和观点上的混乱,有关胆囊良性肿瘤的发病率的报道各家不一,如 Kirrlin、Kane 和 Swinton 等分别报道 1 700 例、2 000 例和 4 553 例胆囊手术标本中胆囊腺瘤的发病率分别为 8.5%、0.4% 和 0.1%,差异较大。近年来,由于影像学技术的不断发展和应用,尤其是 B 超技术在各级医院的普及和广泛应用,胆囊良性肿瘤的检出呈现增多趋势。据国内不完全统计,胆囊良性肿瘤占同期囊切除病例的 4.5%~8.6%。

一、类型和特点

胆囊良性肿瘤的分类方法很多,迄今尚未统一,比较公认的是 Christensen 的分类方法。根据此种分类方法,胆囊良性肿瘤包括上皮性肿瘤及支持组织肿瘤。

(一)上皮性肿瘤

腺瘤是最常见的胆囊良性肿瘤,来自胆囊黏膜上皮。综合文献报道腺瘤约占胆囊良性病变的 23%,占同期胆囊切除病例的 1%。胆囊腺瘤可发生在胆囊的任何部位,以体、底部多见。大多数为单发,少数多发,平均直径 5.5±3.1 mm(1~25 mm),大多数腺瘤<10 mm。瘤体以蒂与胆囊壁相连或呈广基性隆起,呈绒毛状或桑葚状,色不一,褐色至红色,质软。女性比较多见,小儿偶见报道。部分病例同时伴有胆囊结石。病理分为乳头状腺瘤和非乳头状腺瘤两种亚型。

1.乳头状腺瘤

可再分为有蒂和无蒂两种,前者多见。镜下显示呈分支状或树枝结构,带有较细的血管结缔组织蒂与胆囊壁相连,有单层立方上皮或柱状上皮覆盖,与周围正常的胆囊黏膜上皮移行较好。

2.非乳头状腺瘤

非乳头状腺瘤又称腺管腺瘤,大部分有蒂,由紧密排列的腺体和腺管组成,内衬单层立方或柱状细胞。镜下可见多数增生的腺体被中等量的结缔组织间质包绕,覆盖的单层柱状上皮与胆囊黏膜上皮相连续。偶尔见腺体显示囊样扩张。有时可见杯状细胞或基底颗粒细胞的肠上皮化生改变。

3.混合性腺瘤

少数腺瘤可介于乳头状腺瘤和非乳头状腺瘤之间,也可合并胆囊结石。

目前多数学者认为腺瘤具有癌变倾向,是胆囊癌的癌前病变。Vadheim 于 1944 年首先报道胆囊腺瘤癌变4例,之后不断有腺瘤恶变的报道,并从不同的角度总结出胆囊腺瘤癌变的一些证据。小冢贞雄等观察发现,随着腺瘤体积的增大,间质变少,腺管互相接近,上皮细胞核逐渐增大,部分出现假复层上皮细胞,癌的先行性病灶改变逐渐明显。在大的腺瘤中,常常出现上皮细胞排列紊乱,部分细胞核了腺瘤在组织学上有恶变的移行迹象。Kozuka观察了79例胆囊浸润癌中15例有腺瘤组织残余,提示部分胆囊癌变来源于早已存在的腺瘤组织。腺瘤的大小与恶变的关系具有一定的相关性。Kozuka报道良性腺瘤的大小平均直径为(5.5±3.1)mm,而恶变的腺瘤平均直径为(17.6±4.4)mm,因此将判断腺瘤的良恶界限定为直径12 mm,超过12 mm的腺瘤恶变的可能性很大。白井良夫认为,最大直径超过15 mm的胆囊隆起性病变有相当高的恶性的可能性。国内学者则认为,超过10 mm者应警惕有恶变,并将该项指标定为重要的手术指征之一。Koga于1988年报道94%的良性病变直径<10 mm,88%的恶性病变>10 mm。因此,当肿瘤超过10 mm时应该考虑为恶性。事实上仍有少部分腺瘤在直径<10 mm时,就已经发生了癌变,所以<10 mm的腺瘤也不要放松警惕。

胆囊结石与胆囊癌之间存在着密切的关系,部分腺瘤癌变的同时也伴有胆囊结石,可能与胆石的存在及其对胆囊黏膜的慢性机械刺激有关。

(二)支持组织肿瘤

此类良性肿瘤罕见,包括血管瘤、脂肪瘤、平滑肌瘤和颗粒细胞瘤等。

血管瘤、脂肪瘤及平滑肌瘤的镜下结构与发生在其他部位的同类肿瘤完全相同。胆囊颗粒细胞瘤(granular cell tumor,GCT)非常罕见,既往该病被称为颗粒细胞成肌细胞瘤。多见于胆囊管,占肝外胆管系统GCT的37%。肉眼所见为胆囊管的局限性肉样、褐黄色、较硬的小病变,造成胆囊管的狭窄和梗阻,导致胆囊的黏液囊肿。组织学显示神经源性,细胞内的嗜酸性颗粒,呈PAS强阳性反应。临床上,胆囊造影显示胆囊不显影或无功能。到目前为止,尚未见到胆囊颗粒细胞瘤恶变倾向的报道。

二、诊断

(一)临床表现

胆囊良性肿瘤患者多无特殊的临床表现。最常见的症状为右上腹疼痛或不适,一般症状不重,可耐受。如果病变位于胆囊颈部,可影响胆囊的排空,常于餐后发生右上腹的疼痛或绞痛,尤其在脂餐后。伴有胆囊结石者可有胆囊结石的症状。其他症状包括消化不良,偶有恶心、呕吐等,均缺乏特异性。部分患者可无症状,在健康检查或人群普查时才被发现。

胆囊良性肿瘤多无明显体征,部分患者可以有右上腹深压痛。如果存在胆囊管梗阻时,可扪及肿大的胆囊。偶见胆囊乳头状腺瘤部分脱落导致梗阻性黄疸。

(二)影像学检查

由于胆囊良性肿瘤缺乏特异的临床症状和体征,根据临床表现很难做出正确的诊断,影像学是主要的诊断方法。

1.超声检查

B超为诊断胆囊息肉样病变的首选方法,具有无创、简便、经济和病变检出率高和易普及等优点。胆囊息肉样病变的共同特点是向胆囊腔内隆起的回声光团,与胆囊壁相连,不伴有声影,不随体位改变而移动。胆固醇息肉常为多发,息肉样,有蒂,常<10 mm,蒂长者可在胆囊内摆动,高辉度不均一的回声光团,无声影,不随体位变动而移位。炎性息肉呈结节状或乳头状,多无

蒂,直径常<10 mm,最大可达30 mm,有蒂或无蒂,呈低辉度回声、无声影。腺肌瘤样增生B超下可见突入肥厚胆囊壁内的小圆形囊泡影像和散在的回声光点。超声检查的误诊率或漏诊率受胆囊内结石的影响,往往是发现了结石,遗漏了病变。也有因病变太小而未被发现者。

超声内镜检查(EUS)可清楚地显示出胆囊壁的三层结构,从内向外显示,回声稍高的黏膜和黏膜下层,低回声的肌纤维层和高回声的浆膜下层和浆膜层。在胆固醇息肉、腺瘤及胆囊癌的鉴别诊断方面有重要作用,对于B超难以确诊的病例,用EUS检查有效。胆固醇息肉为高回声的浆膜下层和浆膜层。胆固醇息肉为高回声光点组成的聚集像或多粒子状结构,胆囊壁三层结构清楚。胆囊癌为乳头状明显低回声团块,胆囊壁的层次破坏或消失,并可了解肿瘤浸润的深度。此法对胆囊壁息肉样病变的显像效果明显优于普通B超检查,但对于胆囊底部病变的检查效果较差。

2.X线胆囊造影

X线胆囊造影包括口服胆囊造影、静脉胆管造影及内镜逆行性胆管造影等,是一项有用的诊断方法。影像特点主要为大小不等充盈缺损。但是,大多数报道认为胆囊造影的检出率和诊断符合率偏低,一般约为50%(27.3%~53%)。检出率低受胆囊功能不良、病变过小或胆囊内结石等因素的影响。

3.CT检查

胆囊息肉样病变的CT检出率低于B超,高于胆囊造影,检出率为40%~80%。其影像学特点与B超显像相似。如果在胆囊造影条件下行CT检查,显像更为清楚。

4.选择性胆囊动脉造影

根据影像上羽毛状浓染像、动脉的狭窄或闭塞等特可区别肿或非肿瘤病变。但是,早期的胆囊癌和胆囊腺瘤均可能没有胆囊动脉的狭窄和闭塞像或均有肿瘤的浓染像,两者间的鉴别较困难。

总的说来,胆囊良性肿瘤的影像学表现缺少特异性,病变的大小仅仅是鉴别诊断的初步标准。对于B超诊断的困难的病例,可进一步进行EUS或选择性胆囊动脉造影,有益于鉴别诊断,但最终诊断仍然要依靠病理组织学检查。在临床工作中,还要与上腹部的其他病变,包括十二指肠溃疡、肝外胆管结石、慢性胰腺炎和肝炎等相鉴别。否则,手术治疗后仍会残留症状。

三、治疗

对于直径<10 mm的病变,又无明显的临床症状,无论单发或者多发,可暂不手术,定期做B超观察随访。当发现病变有明显增大时,应考虑手术治疗。胆囊良性肿瘤尚无有效的药物治疗方法,外科手术切除胆囊是主要的治疗手段。

(一)手术指征

指征如下:①病变>10 mm;②怀疑为恶性肿瘤,病变侵及肌层;③良性与恶性难以确定;④经短期观察病变增大较快;⑤病变位于胆囊颈管部影响胆囊排空;⑥有明显的临床症状及合并胆囊结石或急慢性胆囊炎等。凡具有上述指征之一者,均应手术治疗。

(二)手术方法的选择

单纯胆囊切除术适用于各种胆囊良性肿瘤。如果胆囊良性病变发生癌变且已侵及肌层甚至浆膜层,应按胆囊癌处理。在胆囊切除术中,应解剖检查胆囊标本,对可疑病变常规做冰冻切片病理检查,以发现早期病变。

(吕宝勇)

第九章 胰脾疾病

第一节 胰腺外伤

胰腺位于腹膜后，位置深在，一般腹部闭合性外伤不易伤及胰腺，故胰腺外伤并不多见，占腹部外伤的 3%～5%，多为机动车事故、高空坠落或上腹部穿透性创伤所致。但胰腺创伤后果较严重，大多合并周围器官和重要血管损伤，且合并伤的处理常常决定胰腺外伤的预后和死亡率。因此，熟悉胰腺解剖对其外伤的救治非常重要。

一、损伤原因

(一) 闭合性创伤

胰腺为腹膜后器官，紧贴并横跨脊柱，组织脆弱，移动度小，常见高速行驶的车辆突然减速，致方向盘撞击上腹部，与脊柱共同挤压胰腺，导致胰腺损伤；高空坠落时上腹部受到巨大冲击，同样可使脆弱的胰腺组织挤压于腹壁与脊柱之间，引起损伤。

(二) 开放性创伤

占胰腺创伤的 70%～80%，常伴一个或多个周围脏器损伤。下胸部、腰部、上腹部的刀、枪、爆炸等外伤皆应警惕胰腺损伤。枪伤和爆炸伤常致胰腺不规则断裂、贯通性损伤，多合并较严重的污染。

(三) 医源性损伤

胰腺肿块活检、腹膜后穿刺引流、胰腺周围脏器手术等可引起胰腺损伤。

二、分型

了解胰腺损伤的类型有助于选择合理治疗方案。目前对胰腺外伤的分型国际上有以下几种方法：Lucas 分型法、Smego 分型法、道见弘分型法、AAST 分型法，其中以 AAST 分型法应用最为普遍。

(一) Lucas 分型法

Ⅰ型，胰腺轻度挫伤或裂伤，无大胰管损伤；Ⅱ型，胰腺远侧部裂伤，可疑有大胰管损伤；Ⅲ型，胰腺近侧部(胰头)挫裂或断裂伤；Ⅳ型，严重的胰十二指肠损伤。

(二) Smego 分型法

Ⅰ型，胰腺挫伤或被膜下小血肿；Ⅱ型，胰腺实质内血肿，但无大胰管损伤；Ⅲ型，胰腺实质挫裂或断裂伤,有大胰管损伤;Ⅳ型,胰腺严重挫裂伤。

(三)道见弘分型法

Ⅰ型(挫伤型),胰腺点状出血或血肿,被膜完整,腹腔内无胰液漏出;Ⅱ型(裂伤型),无主胰管损伤的各类胰腺损伤;Ⅲ型(主胰管损伤):①胰体、尾部主胰管损伤;②胰头部主胰管损伤。

(四)AAST分型法

Ⅰ型,小血肿、浅表裂伤,无大胰管损伤;Ⅱ型,较大血肿、较深裂伤,无大胰管损伤;Ⅲ型,胰腺远侧断裂伤,有大胰管损伤;Ⅳ型,胰腺近侧断裂伤或累及壶腹部,有大胰管损伤;Ⅴ型,胰头严重毁损,有大胰管损伤。

三、临床表现

胰腺损伤的临床表现差异很大,主要受胰管有无损伤、损伤程度及部位等影响。胰管无破裂的胰腺挫伤或包膜撕裂伤,往往表现出急性胰腺炎的症状和体征。一些轻伤患者可能在受伤后数周至数年,才因为胰腺损伤后并发症,如胰腺假性囊肿出现上腹部包块,慢性胰腺炎、胰腺脓肿、胰腺纤维化等出现低热、肩背部牵涉痛或上腹长期不适等就诊。有胰管损伤的患者,胰液外溢引起急性腹膜炎,表现为剧烈腹痛、腹胀、恶心、呕吐。如近端胰管破裂,大量胰液外漏,可出现虚脱或休克。合并十二指肠损伤的患者,损伤早期即可出现休克,腹部检查可有全腹明显的肌紧张、压痛及反跳痛,肠鸣音减弱至消失。

偶然有些病例,尽管胰管完全断裂,伤后数周或数月也无症状和体征出现。这种情况可能与下列因素有关:①胰腺位于腹膜后、位置深,胰液未流入腹腔。②损伤部位被隔离,胰酶未被激活。③胰实质受损伤后,胰液分泌减少。

靠近胰腺的腹部手术,如有胰腺损伤,术后即可出现持续性腹痛,或伴有持续呕吐、体温升高、脉搏增快以及腹膜炎征象。有些患者表现为手术切口或引流口较多渗液,测定渗液pH常为碱性,淀粉酶值可高达1 000~2 000 U/dL(Somogyi法)。

四、辅助检查

(一)实验室检查

1.血液检查

红细胞计数减少,血红蛋白及血细胞比容下降,而白细胞计数明显增加。早期白细胞计数增加是应激反应所致。

2.血清淀粉酶测定

胰腺闭合性损伤血清淀粉酶升高较穿透伤者多,但文献报道血清淀粉酶测定对诊断胰腺外伤的价值有争论。部分胰腺损伤的患者早期测定血清淀粉酶可不增高,目前大多认为血清淀粉酶超过300 U/dL(Somogyi法),或伤后连续动态测定血清淀粉酶出现逐渐升高趋势,应作为诊断胰腺损伤的重要依据。

3.尿淀粉酶测定

胰腺损伤后12~24小时尿淀粉酶逐渐上升,虽然晚于血清淀粉酶升高,但持续时间较长,因此尿淀粉酶测定有助于胰腺损伤的诊断。对怀疑有胰腺损伤的患者进行较长时间监测,若尿淀粉酶>500 U/dL(Somogyi法)有诊断意义。

4.腹腔穿刺液淀粉酶测定

在胰腺损伤早期或轻度损伤的患者,腹腔穿刺可为阴性。胰腺严重损伤的患者,腹腔穿刺液为血性,淀粉酶升高,可高于血清淀粉酶值。有人认为超过 100 U/dL(Somogyi 法)可作为诊断标准。

5.腹腔灌洗液淀粉酶测定

对怀疑有胰腺损伤的患者,腹部症状和体征不明显,全身情况稳定,若腹腔穿刺为阴性,可行腹腔灌洗后测定灌洗液中淀粉酶浓度,对胰腺损伤的诊断有一定价值。

(二)影像学检查

1.X 线平片

可见上腹部大片软组织致密影,左侧腰大肌及肾影消失,腹脂线模糊或消失,为胰腺肿胀和周围出血所致。若合并胃十二指肠破裂,可见脊肋三角气泡或膈下游离气体。

2.B 超检查

可判断腹腔内实质性器官的损伤和部位、程度、范围以及创伤后腹腔内局限性感染、脓肿。能发现胰腺局限性或弥漫性增大,回声增强或减弱,血肿及假性囊肿形成,并可定位行诊断性穿刺。胰腺断裂伤可见裂伤处线状或带状低回声区。但该检查易受肠道积气的影响。

3.CT 检查

CT 对胰腺损伤的早期诊断有很高价值。胰腺损伤的 CT 表现为胰腺弥漫性或局限性增大,边缘不清,或见包裹不全的非均匀性液体积聚,CT 值在 20~50 Hu,胰腺水肿或胰周积液,左肾前筋膜增厚。在增强 CT 片上可见断裂处呈低密度的线状或带状缺损。合并十二指肠损伤者还可见肠外气体或造影剂。

4.内镜逆行胰胆管造影(ERCP)

有时对胰腺损伤有一定诊断价值,可发现造影剂外溢或胰管中断,是诊断有无主胰管损伤的可靠方法。但该检查可能出现 4%~7% 的并发症,病死率为 1%,而且上消化道改建手术,食管、胃十二指肠严重狭窄及病情危重者不能行此项检查。腹部闭合性损伤患者度过急性期后行该检查,能够明确胰管损伤情况,对手术方案的确定有重要价值(图 9-1)。

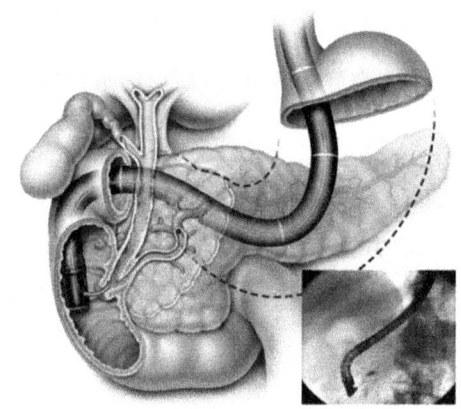

图 9-1　ERCP 示意

5.磁共振胰胆管造影(MRCP)

MRCP 是一种观察胰胆管系统的无创技术,可以显示自然的胰胆管形态,无注射造影剂压力的影响,能够与 ERCP 互补,已成为胆胰系统疾病的重要诊断方法。

6.诊断性腹腔镜探查

腹腔镜探查的优点是可在微小创伤下直接观察损伤脏器并判断有无活动性出血,不但可提供准确诊断,有利于选择适宜的治疗方案,也避免了不必要的剖腹探查,减少了手术所致的并发症和病死率,可使54%~57%的患者避免剖腹手术的创伤。但它仍属侵入性诊治方法,因暴露不易,对腹膜后脏器的诊断不及CT检查,肠道损伤有可能漏诊,大出血、明显腹膜炎和患者全身情况不佳时并不适用,因此合理选择病例非常重要。有报道认为腹腔镜探查适用于患者临床症状较轻,但又无法排除腹内脏器损伤时,或已经证实有腹内脏器损伤,而血流动力学相对稳定的伤者;或不同程度意识障碍致临床表现和体征模糊,需排除腹内脏器损伤者。腹腔内大出血、休克、危重患者、腹腔广泛粘连、中期以上妊娠等属禁忌证。有报道普通外科诊断性腹腔镜探查术的并发症发生率为0~3%。

五、诊断

胰腺损伤的诊断,尤其闭合性胰腺损伤的诊断较困难。由于胰腺的解剖学特点,其损伤初期腹部症状、体征轻微,甚至胰管横断患者外伤后数周,乃至数月无症状,直至形成假性胰腺囊肿时才获得诊断。在合并腹内其他脏器损伤时,更无法依据腹腔内出血或弥漫性腹膜炎在术前确诊胰腺损伤。在剖腹探查中,外科医师也可能将注意力集中于处理其他腹内脏器损伤,或仅注意了胰腺前表面包膜撕裂和胰实质小裂伤,而忽略了胰腺后面和主胰管的损伤。在颅脑、脊髓损伤或意识障碍者,腹部症状、体征可被掩盖,更易导致遗漏胰腺损伤。因此,提高对胰腺损伤的警惕是很必要的。以下几个方面有助于胰腺损伤的诊断。

(一)外伤史和体征

枪弹伤或利器伤引起的上腹、下胸部开放性损伤,都要考虑胰腺损伤的可能。一般对腹部枪弹伤主张立即剖腹探查。前腹壁刀伤,如有腹膜炎症状、体征,伤道检查证明穿透腹膜者也应立即剖腹探查。如没有明显腹膜炎表现,而又怀疑腹腔内脏器损伤者,腹腔穿刺或腹腔灌洗有助于诊断。钝性腹部外伤中,如交通事故中方向盘撞击,突然减速时安全带压迫,高空坠地,以及其他高动能重物撞击等,暴力方向直接作用于上腹或季肋区者,都需高度注意胰腺损伤。

(二)淀粉酶测定

胰腺外伤后胰管断裂时,胰液流入腹腔,经腹膜淋巴管回流入静脉,引起血尿淀粉酶升高。有学者观察到损伤部位越接近主胰管的近端,血清淀粉酶水平越高,这反映了在主胰管断裂远侧,分泌胰液的腺泡细胞和漏出的分泌物容量越多。当远侧胰腺组织严重损毁,使腺泡细胞大量失活,血清淀粉酶可能正常。据国外资料统计约40%的胰腺外伤最初血清淀粉酶水平正常。有学者发现低血容量性休克和应用血浆增容剂可引起血淀粉酶升高,认为这种现象与肾脏低灌流或增容剂抑制肾廓清有关。Olsen报道225例钝性腹部外伤血清淀粉酶升高者中,证实有胰腺外伤的仅8%。腮腺也分泌淀粉酶,因此血淀粉酶由胰和非胰淀粉酶两部分组成,而腮腺外伤也可引起血淀粉酶升高。所以,淀粉酶作为胰腺外伤的血清学标志物,缺乏特异性和敏感性。只有当缺乏立即剖腹探查指征时,定时监测血、尿淀粉酶,呈持续高水平或进行性升高时,对胰腺外伤及其并发症诊断有帮助。胰腺外伤初期血淀粉酶水平增高,随后恢复正常者,应进行其他详细检查。

(三)诊断性腹腔穿刺

对腹腔内出血的诊断价值高。当患者昏迷、截瘫掩盖症状及体征时,诊断困难,腹腔穿刺是很好的诊断方法。主胰管断裂时,腹腔穿刺液淀粉酶明显升高。

(四)影像学诊断

血流动力学稳定而又可疑胰腺损伤者,可进一步选用影像学诊断。

1.B超检查

可显示胰腺影像及腹腔内积液情况。文献报道B超检查对钝性腹部外伤诊断敏感性为92.8%,特异性为100%。因此,B超检查对钝性腹部外伤中胰腺损伤的诊断具有重要价值。

2.CT检查

CT扫描可显示腹腔内和腹膜后脏器影像,腹腔内100 mL以上的液体CT即可显示,对诊断腹腔内出血有帮助。有学者报道CT对胰腺外伤诊断的准确性为99%、敏感性为95%、特异性为100%。血流动力学稳定时,可疑胰腺外伤者,CT检查是可靠的诊断方法。

3.ERCP

对确定胰管的完整性是最有用的检查方法。适用于胰腺损伤后症状、体征轻微,血流动力学稳定的少数患者。

(五)术中诊断

术中胰腺损伤诊断依据包括:①显露胰腺可直接看见胰腺损伤。②胰腺周围、小网膜囊内腹膜水肿,脂肪坏死或皂化斑。③后腹膜胆汁染色。

六、治疗

胰腺损伤的治疗原则为控制出血,寻找胰管,适当清创,充分引流,处理联合伤。胰腺轻度挫裂伤占胰腺损伤的87%,这类损伤没有较大胰管的破裂,治疗需要严密止血及充分外引流。胰腺组织的出血需通过缝扎止血,切忌钳夹,否则不仅达不到止血目的,反而会造成新的出血。钛夹和氩气刀均可尝试,止血效果较好。对于胰腺被膜下血肿,应切开被膜,清除血肿。胰腺被膜不需要修补,修补会增加假性囊肿形成的机会。无论损伤大小,局部引流都十分重要。引流的目的在于控制胰漏,防止脓肿及假性囊肿形成。主动的负压引流优于被动引流,有学者报道前者的并发症发生率只有2%,而后者高达39%。另也有研究显示两种引流的效果差别不大。引流后虽然有些患者会发生胰漏,但多数胰漏可以自愈,少数长期不愈的胰漏,可再次手术行内引流。放置引流时,最好选择质地柔软的硅胶管,过硬的引流管可能会对周围组织造成损伤。引流管放置时间一般为1周左右,渗液减少后即可拔除。对于损伤复杂严重,引流放置时间较长的患者,需注意保持引流管通畅。

远端胰腺损伤是指肠系膜上血管左侧胰腺的挫裂伤或断裂伤,占胰腺损伤的11%,当此类损伤伴有主胰管断裂时,可将损伤的远端胰腺切除,并将保留的头端胰腺的胰管找出,予以缝扎。对于此类损伤单纯引流并发症多,不提倡。对仅累及胰尾的严重挫裂伤,行简单的胰尾切除术即可,预后多良好。如果胰尾很容易被游离出来,应当尽量保留脾。如果胰腺损伤严重或血流动力学不稳定,而保留脾需花费许多时间游离胰尾与脾门时,则应果断切除脾。脾切除术后败血症的发生率并不高,但术后有脾静脉和门静脉血栓形成的可能,应注意预防。

胰腺残端可以间断缝合或使用缝合器关闭。Wisnar发现使用不可吸收缝线比使用可吸收缝线术后并发症发生率高。也有多种临床实验显示缝线的类型以及是否使用缝合器对术后并发症的发生率并无影响,但是使用缝合器关闭胰腺残端显然更加快捷、安全。为降低胰漏的发生率,可以在缝线上使用纤维蛋白胶,也可以在胰腺残端上覆盖网膜。但是无论采用何种方法关闭胰腺残端,均应放置引流管。如果近端胰管有损伤或有病变影响胰液引流,则胰腺残端应与空肠行 Roux-en-Y 胰肠吻合术。

值得注意的是,胰腺远端断裂伤的切除界限清楚,而重度挫裂伤,尤其是胰腺背侧的挫裂伤,其前表面可能损伤不严重。为明确有无主胰管损伤或断裂,常需要显露胰腺的后方。可通过 Kocher 手法松解十二指肠第 2 段至 Treitz 韧带,以便从胰头和十二指肠的后方进行探查。切开降结肠旁沟无血管区,游离降结肠和结肠脾曲,在胰腺和肾脏之间的平面游离,将脾和结肠脾曲向中线掀起,可游离并从后方探查胰体尾部。

近端胰腺损伤是指肠系膜上血管右侧胰腺组织的挫裂伤或断裂伤。此类损伤情况复杂,处理起来比较困难,主要有下列几种情况。

(1)单纯胰头损伤而没有胰管断裂,仅需清创缝合损伤处,然后置管引流即可。

(2)单纯胰头重度挫裂伤,难以寻找断裂的胰管,患者情况不稳定,不允许手术时间过长时,可对挫伤或断裂的胰腺创面施以缝合,放置外引流,这种情况术后发生胰漏往往是不可避免的,通过营养支持以及生长抑素等治疗措施,部分患者的胰漏可在术后 1~2 个月愈合。

(3)胰头损伤合并主胰管断裂时,如果切除损伤处远端胰腺后剩余胰腺占全胰 20% 以上,则行远端胰腺切除、胰头断端修补缝合术,并放置引流管,亦可不做胰腺切除,而将胰头损伤处直接与空肠做吻合(图 9-2),局部留置充分引流。

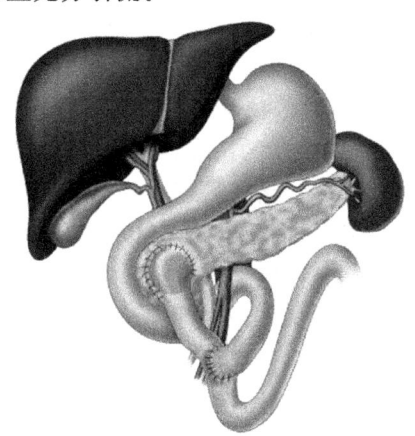

图 9-2 胰头与空肠吻合

(4)上述情况如果切除的远端胰腺将占全胰 80% 以上,可能会引起术后胰腺功能不全。此种情况下在对损伤面清创处理后,应行远端胰腺与空肠 Roux-en-Y 吻合术。

需强调的是,是否应行吻合术式,有时医师的抉择非常困难。原则是治疗中应分清主次,抓住主要矛盾,关键问题是患者能否耐受。如果患者血流动力学不稳定,应放弃该术式而单纯引流。不提倡对胰腺断端两侧施行胰肠吻合术。

(5)胰管的处理很重要但又非常困难,胰管处理是否得当关系到并发症发生率的高低。超过胰腺实质横径一半以上的断裂伤、穿透伤或严重挫裂伤常合并胰管断裂。在手术中判断胰管断裂很困难,如能确定胰管断端,则果断将其结扎,以减少并发症。但当胰腺组织破坏较严重,血肿、污染、组织水肿,或患者全身情况不稳定时,很难找到胰管,或没有时间寻找,则可在胰腺损伤处水平缝合胰腺断面,达到结扎胰管的目的。

(6)胰头与十二指肠的严重挫裂伤或断裂伤处理起来相当困难,此类型损伤常合并胆总管或胰头周围大血管损伤,抢救的首要目的是控制出血,进行循环复苏,待患者生命体征稳定后,才可以考虑胰头和十二指肠的修复或切除。下列术式可供参考。

十二指肠旷置术:亦称十二指肠憩室化手术。自1968年Berne首次报告用之治疗胰头十二指肠联合伤后,现已成为胰头十二指肠联合伤的标准术式。十二指肠旷置术的内容包括胃窦部切除、迷走神经切断、胃空肠吻合、十二指肠断端闭合或十二指肠置管造瘘、腹腔置多管引流、胆总管引流、十二指肠破裂和胰头损伤的清创缝合。近年来还提倡在胃空肠吻合时向空肠输出袢放置营养管,以便术后行肠内营养支持。该术式设计的原理是胃窦部切除、胃空肠吻合将十二指肠旷置,使胃液不再经过十二指肠;胃窦部切除和迷走神经切断使胃酸分泌减少,使十二指肠液和胰液分泌减少,抑制胰酶激活;十二指肠造瘘可降低十二指肠腔压力,有利于十二指肠破裂修补处的愈合;胆总管引流通过降低胆总管压力,有利于胰液引流,减轻损伤所致的胰液外溢,同时可以使进入十二指肠的胆汁量减少。

改良十二指肠旷置术(胃幽门缝合术):1982年Cogbill等报告了改良十二指肠旷置术,具体方法是先切开胃窦前壁,在胃内用可吸收缝线缝合胃幽门,再将胃窦处切口与空肠吻合,这样胃内容物通过胃空肠吻合进入远端空肠,不再进入十二指肠,便于十二指肠破损修补后的愈合。闭锁的幽门将在术后3~4周随着缝线吸收而自行开放。此术式的优点是可缩短手术时间,尤其适用于病情危重,生命体征不稳定而不能耐受长时间手术的患者。有文献报告可用缝合器闭合幽门,然后再行胃空肠吻合术,理论上更能节省时间。上述两种方法死亡率12%~19%,胰瘘发生率12%~25%。

胰十二指肠切除术:只有大约3%的胰腺损伤患者须行胰十二指肠切除术,适应证包括十二指肠胰头严重损伤,或胰头部出现难以控制的出血,或胰腺内胆管损伤,或门静脉损伤。外伤行胰十二指肠切除术的死亡率超过29%,如此高的死亡率原因在于这些患者往往伴有大出血、休克等,病情危重,难以耐受长时间手术。如果患者血流动力学不稳定,胰十二指肠切除术的重建步骤可以延时进行,也可将胰管结扎来保证胰肠吻合口的安全愈合,但结扎胰管后胰瘘、胰腺炎以及消化不良的发生率明显增加。胰腺损伤患者的胆管和胰管无扩张,术中寻找胰管困难,胰十二指肠切除术后胰肠与胆肠吻合口发生吻合口漏及狭窄的可能性大,建议胰肠吻合采用捆绑式胰肠套入吻合法,胆肠吻合可采用胆囊空肠吻合。应当明确,行胰十二指肠切除术是迫不得已的措施,只能在其他各种方法无效时采用,不能将其作为首选。

胰腺外伤手术后2~3天应使用广谱抗生素。术后营养支持也非常重要,给予方式可行全肠外营养,也可通过术中放置的空肠营养管行肠内营养。空肠肠内营养并不增加胰腺的外分泌。腹腔引流对于胰腺损伤十分重要,至少要放置1周。患者能进食后,24小时引流液少于20 mL后才考虑拔除引流管,如果引流量持续无减少,应及时检测引流液的淀粉酶,排除胰瘘。

生长抑素对于减少手术后并发症是有益的。有研究表明使用生长抑素后,胰腺切除的并发症发生率从54%降至32%,另一项研究显示,胰腺外伤后预防性使用生长抑素使并发症发生率从29%降至0。生长抑素的常用方法为"生长抑素3 mg+50 mL生理盐水"静脉泵入,维持12小时,连续应用3~5天。

七、术后处理

胰腺外伤手术常有多种严重并发症,术后处理可能甚为复杂,这主要取决于胰腺的伤情、手术的方式、合并伤的严重程度。无主胰管断裂的单纯胰腺外伤手术后患者常能顺利恢复,而伤情严重,需要行胰十二指肠切除术者,术后并发症多,处理复杂,病死率也高。合并伤常是胰腺外伤手术中和术后早期死亡的原因,如合并重型颅脑损伤、腹膜后大血管伤、腹腔内大出血等。

胰腺外伤手术后的一般处理应包括以下:①重症患者转外科 ICU 治疗。②对合并伤的相应处理。③保持胃肠减压和腹腔引流管通畅,腹腔引流常加用负压吸引,注意引流液的性质、量、淀粉酶值。④遇有腹胀、肠麻痹、胃肠功能恢复缓慢时,应寻找其原因,可能与胰漏、腹膜后感染有关。⑤保持足够的尿量。⑥全肠外营养支持或经空肠肠内营养支持,直到胰漏愈合或已完全形成窦道。⑦若有胰管伤,经口进食时间应推迟,应到胰漏停止,一般至少 2 周以后。若有严重并发症,则需要更长时间,此时主要经全肠外营养支持或经空肠造口肠内营养支持。⑧腹腔引流管放置的时间较一般腹部手术要长,平均 10 天左右,据伤情和有无并发症而定。⑨使用广谱抗生素。⑩使用生长抑素,可减少胰液分泌,使胰漏易于处理,但不能防止胰漏发生。

胰腺外伤手术后并发症总发生率为 20%~35%,包括以下几种。①胰瘘是胰腺创伤常见的并发症,发生率为 10%~35%,其中多数是低流量瘘(<200 mL/d),如果引流通畅,一般可在 2 周左右自行闭合。高流量瘘(>700 mL/d)很少,都需长期外引流和再次手术治疗。在胰瘘患者治疗中,营养支持十分重要,采用要素饮食、全肠外营养支持或经空肠肠内营养支持,不仅能维持内环境稳定,补充营养,还可以减少胰腺分泌,有助于胰瘘自愈。②腹腔脓肿:发生率 5%~11%。常由于坏死胰腺组织清创不彻底,引流不通畅所致,一旦发现需积极引流,否则会造成毒血症至 MODS。③继发性出血:胰腺创伤手术后 8%~16%的患者可能发生继发性出血,表现为消化道出血或引流管出血,通常可采用血管介入动脉造影栓塞止血,或再手术止血。④胰腺假性囊肿:创伤后胰腺囊肿发生率占胰腺创伤患者的 5%,一般需要行内引流等手术治疗。⑤创伤性胰腺炎:有文献报告 150 例胰腺创伤手术后 7 例发生术后胰腺炎,其临床表现与非创伤性胰腺炎相似,一般采用非手术治疗均可收到良好疗效。

(杨雪亮)

第二节 急性胰腺炎

急性胰腺炎是指胰腺及其周围组织被胰腺分泌的消化酶自身消化而引起的急性化学性炎症,临床表现以急性腹痛、发热,伴有恶心呕吐、血尿淀粉酶升高为特征。大多数患者病程呈自限性,20%~30%的病例临床经过凶险,总体病死率 5%~10%。AP 按病情程度可分为轻症急性胰腺炎和重症急性胰腺炎。MAP 无器官功能障碍和局部并发症,保守治疗效果好。SAP 病情发展迅猛,并发症多,病死率高,短期内可引起多器官系统功能障碍乃至衰竭而危及生命。

一、病因

(一)胆道疾病

胆道疾病在我国仍是主要的发病因素,胆石症、胆道感染、胆道蛔虫等均可引起 AP。胆道结石常是 AP 首发及反复发作的主要原因,发病机制主要为"共同通道学说"(图 9-3),也与梗阻或 Oddi 括约肌功能不全有关,导致胆汁或十二指肠液反流入胰管,激活消化酶,损伤胰管黏膜,进而导致胰腺组织自身消化而引起胰腺炎。Lankisch 等总结过去 50 年各国关于 AP 的 20 项研究显示,胆道疾病是 AP 发病的首要原因,占 41%。

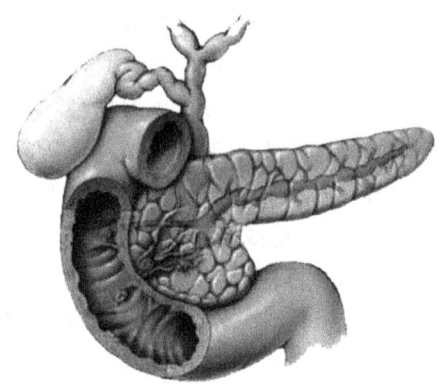

图 9-3　胆道结石阻塞胆胰共同通道

(二)高脂血症

自 Klatskin 1952 年首次报道 1 例高脂血症胰腺炎以来,国内外学者对其进行了大量研究,发现高脂血症胰腺炎与甘油三酯有关,而与胆固醇无关。近年来随着我国居民饮食结构发生改变,动物性食物比例上升,使高脂血症引起的 AP 数量上升,国内有些报道认为高脂血症已成为 AP 的第二位病因。目前高脂血症引起 AP 的原因尚不明确,可能由于其导致动脉粥样硬化,使内皮细胞损伤,合成或分泌前列腺素(PGI_2)减少,可激活血小板,释放血栓素(TXA_2),使 PGI_2-TXA_2 平衡失调,胰腺发生缺血性损伤。另外高脂血症时血液黏稠度增加,有利于血栓形成;过高的乳糜微粒栓塞胰腺微血管或在胰腺中发生黄色瘤;胰腺毛细血管内高浓度的甘油三酯被脂肪酶水解,生成大量具有毒性的游离脂肪酸,引起毛细血管脂肪栓塞和内膜损伤,均可引起胰腺炎发作。随着人们生活水平的提高,高脂血症引起的 AP 患病率正逐渐增高,故在 AP 防治中应重视控制血脂水平。

(三)大量饮酒

酗酒是西方国家急、慢性胰腺炎的首要病因,在我国占次要地位。一般认为乙醇通过下列机制与酒精性胰腺炎有关:刺激胰腺分泌,增加胰腺对胆囊收缩素的敏感性,使胰液中胰酶和蛋白质含量增加,小胰管内蛋白栓形成,引起胰管阻塞,胰液排出受阻;使胰腺腺泡细胞膜的流动性和完整性发生改变,线粒体肿胀,细胞代谢障碍,细胞变性坏死;引起胆胰壶腹括约肌痉挛,导致胰管内压力升高;引起高甘油三酯血证直接毒害胰腺组织;刺激胃窦部 G 细胞分泌胃泌素,激发胰腺分泌;从胃吸收,刺激胃壁细胞分泌盐酸,继而引起十二指肠内胰泌素和促胰酶素分泌,最终导致胰腺分泌亢进。

(四)暴饮暴食

暴饮暴食使短时间内大量食糜进入十二指肠,引起乳头水肿和 Oddi 括约肌痉挛,同时刺激大量胰液和胆汁分泌,进而由于胰液和胆汁排泄不畅而引发 AP。故养成良好的进食习惯非常重要,尤其对患有胆源道疾病的患者进行饮食指导可能对预防 AP 有重要作用。

(五)其他病因

包括药物、妊娠、手术和创伤、胰腺肿瘤、特发性胰腺炎等。

1.药物

迄今为止已经发现超过260种药物与胰腺炎发病有关,常用药物如氢氯噻嗪、糖皮质激素、磺胺类、华法林、拉米夫定、他汀类药物等均能导致胰腺炎发生,其发病机制至今仍未完全阐明,其发病率呈逐年上升趋势。

2.手术和创伤

胃、胆道手术或ERCP容易引发术后胰腺炎。

3.感染

感染是AP的少见病因。现已发现细菌感染(伤寒杆菌、大肠埃希菌、溶血性链球菌)、病毒感染(柯萨奇病毒、HIV、泛嗜性病毒、乙肝病毒)和寄生虫感染(蛔虫、华支睾吸虫等)均能引起胰腺炎。

4.肿瘤

胰腺或十二指肠附近的良恶性肿瘤压迫导致胰管梗阻、胰腺缺血或直接浸润胰腺激活胰酶均可诱发AP。

5.特发性胰腺炎(idiopathic acute pancreatitis,IAP)

部分胰腺炎未能发现明确病因,临床上称为特发性胰腺炎。

二、病理生理

正常情况下,胰液中的胰蛋白酶原在十二指肠内被胆汁和肠液中的肠激酶激活后,方具有消化蛋白质的作用。如果胆汁和十二指肠液逆流入胰管,胰管内压增高,使腺泡破裂,胰液外溢,大量胰酶被激活。胰蛋白酶又能激活其他酶,如弹性蛋白酶及磷脂酶A。弹性蛋白酶能溶解弹性组织,破坏血管壁及胰腺导管,使胰腺充血、出血和坏死。磷脂酶A被激活后,作用于细胞膜和线粒体膜的甘油磷脂,使其分解为溶血卵磷脂,后者可溶解破坏胰腺细胞膜和线粒体膜的脂蛋白结构,致细胞坏死,引起胰腺和胰周组织的广泛坏死。饮酒能刺激胃酸分泌,使十二指肠呈酸性环境,刺激促胰液素分泌增多,使胰液分泌增加。乙醇还可增加Oddi括约肌阻力,或者使胰管被蛋白阻塞,导致胰管内压和通透性增高,胰酶外渗引起胰腺损伤。乙醇还可使自由脂肪酸增高,其毒性作用可引起胰腺腺泡细胞和末梢胰管上皮细胞损害。氧自由基损伤也是乙醇诱发胰腺损伤的机制之一。此外,细胞内胰蛋白酶造成细胞的自身消化也与胰腺炎发生有关,人胰腺炎标本的电镜观察发现细胞内酶原颗粒增大和较大的自身吞噬体形成。另外,脂肪酶使脂肪分解,与钙离子结合形成皂化斑,可使血钙降低。大量胰酶被吸收入血,使血淀粉酶和脂肪酶升高,并可导致肝、肾、心、脑等器官损害,引起多器官功能不全综合征(MODS)。

三、临床表现

AP发病多较急,主要表现有腹痛、腹胀、腹膜炎体征及休克等,因病变程度不同而使临床表现复杂。

(一)腹痛

不同程度的腹痛常在饱餐或饮酒后1~2小时突然起病,呈持续性,程度多较重,也可因结石梗阻或Oddi括约肌痉挛而有阵发性加剧。腹痛位于上腹正中或偏左,有时呈带状,并放射到腰背部、左肩,患者常喜蜷曲前倾,一般镇痛剂不能使疼痛缓解。腹痛原因包括胰腺肿胀,包膜张力增高,胰胆管梗阻和痉挛,腹腔化学性物质刺激和腹腔神经丛受压。

(二)恶心、呕吐

90%以上患者在起病时有频繁恶心、呕吐,呕吐后腹痛并不减轻,病程初期呕吐为反射性,呕吐物为食物和胆汁,至晚期因胰腺炎症渗出致麻痹性肠梗阻,呕吐物可有粪臭味。

(三)发热

根据胰腺炎的发病原因和是否继发感染,患者可出现不同程度的发热。若为胆源性胰腺炎,胆道感染可有寒战、高热。MAP多为中等程度发热,体温一般不超过38.5℃,SAP体温常超过39℃。早期的发热是由于组织损伤及代谢产物引起,后期发热常提示胰周感染、脓肿形成或其他部位如肺部感染的存在。若继发感染发生的较晚,病程中可有一个体温下降的间歇期。

(四)黄疸

胆源性胰腺炎时胆道感染、梗阻,胰头水肿造成胆总管下端梗阻,或Oddi括约肌痉挛水肿,都可引起梗阻性黄疸。病程长、感染严重者,可因肝功能损害而发生黄疸。

(五)休克

为SAP的全身表现,患者烦躁、出冷汗、口渴、脉细速、四肢厥冷、呼吸浅快、血压下降、尿少,进一步发生呼吸困难、发绀、昏迷、血压测不到、无尿等,主要原因是胰酶外渗、组织蛋白分解、多肽类物质释放使毛细血管通透性增加,腹膜及胰周组织受到刺激,大量组织液渗出至腹膜后和腹腔内,导致血容量大量减少。

(六)体征

1.腹膜刺激征

MAP时腹部压痛轻,局限于上腹或左上腹,肌紧张不明显。SAP时有明显的腹部压痛,范围广泛可遍及全腹,腹肌紧张明显。

2.腹胀、肠鸣音消失

腹膜后渗液、内脏神经刺激、腹腔内渗液导致肠麻痹,引起腹胀,随之肠鸣音消失。

3.腹水

MAP一般无腹水或仅有少量淡黄色腹水。SAP腹水多见,可从淡黄色、粉红色至暗红色,颜色深浅常可反映胰腺炎症的程度,腹水内胰淀粉酶通常很高。诊断性腹腔穿刺抽出血性腹水对SAP有诊断价值。

4.皮下出血征象

较少见,仅发生于严重的SAP,在起病数天内出现,常伴有血性腹水。其发生机制为含有胰酶的血性渗液沿组织间隙到达皮下,溶解皮下脂肪,发生组织坏死、毛细血管破裂出血,表现为局部皮肤青紫色瘀斑。发生在腰部两侧的皮肤瘀斑称为Grey-Turner征,发生在脐周者称为Cullen征。

5.腹部包块

在部分患者由于胰腺水肿增大,小网膜囊积液,胰腺周围脓肿或假性胰腺囊肿形成,在上腹部可扪及边界不清有压痛的肿块。

四、辅助检查

(一)血清酶学检查

强调血清淀粉酶测定的临床意义,尿淀粉酶变化仅作参考。血清淀粉酶活性高低与病情不呈相关性。AP血淀粉酶升高始于发病后1~3小时,24小时达到高峰,超过500 U/dL(Somogyi

法)有诊断意义,72小时后降至正常;尿淀粉酶升高始于发病后24小时,可持续1~2周,超过250~300 U/dL(Somogyi法)有诊断意义。血清淀粉酶持续增高要注意病情反复、并发假性囊肿或脓肿、存在结石或肿瘤、肾功能不全、巨淀粉酶血证等。要注意鉴别其他急腹症引起的血清淀粉酶增高。血清脂肪酶活性测定具有重要临床意义,尤其当血清淀粉酶活性已经下降至正常,或其他原因引起血清淀粉酶活性增高时,血清脂肪酶活性测定有互补作用。血清脂肪酶活性与疾病严重度亦不呈正相关。

(二)血清标志物

推荐使用C-反应蛋白(CRP),发病72小时后CRP>150 mg/L提示胰腺组织坏死。动态测定血清白细胞介素-6(IL-6),增高提示预后不良。

(三)影像学诊断

在发病初期24~48小时行B超检查,可以初步判断胰腺形态变化,同时有助于判断有无胆道疾病。但受AP时胃肠道积气影响,B超可能不能做出准确判断,故推荐CT作为诊断AP的标准影像学方法,必要时可行增强CT或动态增强CT检查,根据炎症程度分为A~E级(Balthazar分级)。A级:正常胰腺;B级:胰腺实质改变,包括局部或弥漫性腺体增大;C级:胰腺实质及周围炎症改变,胰周轻度渗出;D级:除C级外,胰周渗出显著,胰腺实质内或胰周单个液体积聚;E级:胰腺或胰周有2个或多个积液区,不同程度的胰腺坏死。

五、诊断

以上腹痛为主诉的急腹症患者均需考虑急性胰腺炎可能,并进行相关检查,常规有血淀粉酶检查和B超或CT。根据临床表现,实验室检查和影像学检查诊断并不困难。

六、治疗

因生长抑素类药物和外科营养支持的发展,现在MAP的治疗效果普遍较好。而SAP病情重,临床变化多样,存在较大的个体差异,虽经国内外学界多年探索,仍属复杂而疑难的临床问题,其治疗观点近年来也多有变化。AP的基本治疗要点如下。

(一)发病初期的处理和监护

目的是纠正水、电解质紊乱,支持治疗,防止局部及全身并发症。内容包括血、尿常规检查,粪便隐血、血糖、肝肾功能、血脂、血清电解质测定,血气分析,心电监护,胸片,中心静脉压(IVP)测定,动态观察腹部体征和肠鸣音变化,记录24小时出入量。上述指标可根据患者具体病情做选择。常规禁食,对有严重腹胀、麻痹性肠梗阻者应留置胃管胃肠减压。在患者腹痛减轻或消失、腹胀减轻或消失、肠道动力恢复或部分恢复时可以考虑恢复流质饮食,开始以碳水化合物为主,逐步过渡至低脂饮食。血清淀粉酶活性不作为恢复饮食的判断指标。

(二)补液

补液量包括基础需要量和丢失液体量及继续丢失量,并根据间断复查实验室指标,调整水、电解质和酸碱平衡。

(三)镇痛

AP诊断明确后,腹痛剧烈时可给予镇痛治疗,在严密观察病情下,可注射盐酸哌替啶。不推荐应用吗啡或胆碱能受体拮抗剂,如阿托品、山莨菪碱等,因前者会收缩壶腹部和十二指肠乳头括约肌,后者则可能诱发或加重肠麻痹。

(四)抑制胰腺外分泌和应用胰酶抑制剂

生长抑素类药物可以有效抑制胰腺外分泌,已成为 AP 治疗的重要措施。H_2 受体拮抗剂和质子泵抑制剂可通过抑制胃酸分泌间接抑制胰腺分泌,并可预防应激性溃疡。蛋白酶抑制剂主张早期、足量应用,可选用加贝酯等。

(五)血管活性物药物

由于微循环障碍在 AP 发病中起重要作用,推荐应用改善胰腺和其他器官微循环的药物,如前列腺素 E_1 制剂、血小板活化因子拮抗剂、丹参制剂等。

(六)抗生素应用

对非胆源性 MAP 不推荐常规使用抗生素,而对胆源性 AP 应常规使用抗生素。AP 感染的致病菌主要为革兰阴性菌和厌氧菌等肠道常驻菌。使用抗生素应选用抗菌谱以革兰阴性菌和厌氧菌为主,脂溶性强,能有效通过血胰屏障的种类。推荐甲硝唑联合喹诺酮类药物为一线用药,疗效不佳时改用其他广谱抗生素,疗程不宜超过 14 天,否则可能导致二重感染。要注意真菌感染的诊断,如无法用细菌感染来解释的发热等表现,应考虑到真菌感染可能,可经验性应用抗真菌药,同时进行血液或体液真菌培养。

(七)营养支持

MAP 患者只需短期禁食,可仅需短期的肠外营养支持。SAP 患者常先施行全肠外营养支持,待病情趋向缓解,则过渡至肠内营养支持。肠内营养支持时需将鼻饲管放至 Treitz 韧带远端,输注能量密度为 4.187 J/mL 的要素营养物质,若能量不足,可辅以部分肠外营养支持。应注意观察患者反应,如能耐受则逐渐加大肠内营养支持剂量。应注意补充谷氨酰胺制剂。对于高脂血症患者,应减少脂肪类物质的补充。进行肠内营养支持时,应注意患者的腹痛、肠麻痹、腹部压痛等胰腺炎症状和体征是否加重,并定期复查电解质、血脂、血糖、总胆红素、血清蛋白、血常规及肝肾功能等,以评价机体代谢状况,调整营养支持剂量。

(八)免疫增强剂

对于重症病例,可选择性使用胸腺素等免疫增强制剂。

(九)预防和治疗肠道衰竭

对于 SAP 患者,应密切观察腹部体征和排便情况,监测肠鸣音变化。早期给予促肠道动力药物,包括生大黄、硫酸镁、乳果糖等;给予微生态制剂调节肠道菌群;应用谷氨酰胺制剂保护肠道黏膜。同时可应用中药外敷,如皮硝。病情允许时应尽早恢复流质饮食或实施肠内营养支持,对预防肠道衰竭具有重要意义。

(十)中医中药

单味中药,如生大黄,复方制剂,如清胰汤、柴芍承气汤等被临床实践证明有效。中药制剂通过降低血管通透性、抑制巨噬细胞和中性粒细胞活化、清除内毒素而达到治疗功效。

(十一)胆源性 AP 的内镜治疗

对于怀疑或已经证实的胆源性 AP,如果符合重症指标,和(或)存在胆管炎、黄疸、胆总管扩张,或最初判断是 MAP,但在治疗中病情恶化,应首选内镜下括约肌切开术(EST)和鼻胆管引流。

(十二)并发症的处理

并发症的处理是 AP 治疗中较困难和复杂的部分,并发症多发生于 SAP,种类多样,个体差异较大。急性呼吸窘迫综合征(ARDS)是 AP 的严重并发症,治疗包括机械通气和大剂量、短程应用糖皮质激素,如甲泼尼龙,必要时行气管镜下肺泡灌洗术。对急性肾衰竭主要采取支持治疗,稳定血液循环,必要时透析。低血压与高动力循环相关,治疗包括密切的血流动力学监测,静脉补液和使用血管活性药物。AP 有胰液周围积聚者,部分会发展为假性胰腺囊肿,应密切观察,部分病例可自行吸收,若假性囊肿直径>6 cm,且出现周围压迫症状,可行穿刺引流或外科手术引流。胰腺脓肿是外科手术的绝对指征。上消化道出血可应用制酸剂,如 H_2 受体拮抗剂和质子泵抑制剂。

(十三)手术治疗

手术治疗主要针对 SAP,而确定其手术时机和手术方式仍是临床疑难问题,观点不甚统一。而对处于高度应激状态的 SAP 患者实施手术,创伤大,风险高,更应慎重决定。现在较多支持的观点包括对胆源性 SAP 伴有胆道梗阻和胆管炎但无条件行 EST 者,经积极保守治疗 72 小时病情未有好转者,出现胰周感染者应予手术干预。

1.手术步骤

(1)切口:上腹正中纵向切口对腹腔全面探查的灵活性较大,组织损伤小,但对暴露全部胰腺,探查腹膜后间隙和清除坏死组织较困难,在切口开放者或栅状缝合者更易发生肠道并发症。两侧肋缘下切口可以良好暴露全部胰腺,有利于清理两侧腹膜后间隙的坏死组织,且网膜与腹膜缝闭后,将小肠隔离于大腹腔,对横结肠系膜以上的小网膜囊可以充分引流或置双套管冲洗,若须重复手术,肠道损伤机会亦减少。近年来一些有经验的医师倾向于选择两侧肋缘下切口或横切口(图 9-4)。

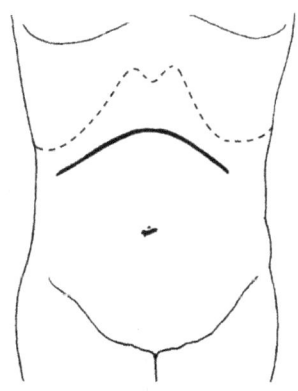

图 9-4 两侧肋缘下切口

(2)暴露胰腺:进入腹腔后先检查腹腔渗液,包括渗液量、性状及气味,抽取渗液做常规、生化、淀粉酶、脂肪酶检查和细菌培养。之后尽可能吸尽渗液,切开胃结肠韧带即可显露胰腺。

(3)确定胰腺坏死部位及坏死范围:发病 3 天内的手术,判断胰腺坏死部位和范围仍然是关键问题,也是当前尚未解决的问题。胰腺坏死范围一般分为局灶坏死(30%),大片坏死(50%~75%),和次全、全部坏死(75%~100%)。亦有以切除坏死组织的湿重区别程度,即局灶坏死(切除坏死组织湿重<50 g),大片坏死(<120 g),次全坏死(<190 g),超过 190 g,其中未检查到有活力组织者为完全坏死。

(4)胰腺坏死组织清除:用指捏法清除坏死组织,保护目测大致正常的组织。清除坏死组织无须十分彻底,对肠系膜根部的坏死组织切忌锐性解剖或试图完全清除,这样很可能会误伤肠系膜上动、静脉,发生致死性危险,明智的做法是任其自行脱落,经冲洗排出。坏无效腔内应彻底止血,以免术中或术后发生大出血。清除的坏死物应称湿重并记录,以判断坏死范围,同时立即送细菌学检查,做革兰染色涂片和需氧、厌氧菌培养。标本需做病理检查,以进一步判断坏死程度。

胰腺坏死严重者往往在胰周和腹膜后间隙存留有大量渗出物,其中富含血管活性物质和毒素、脂肪坏死组织,故在清除胰内坏死组织的同时还应清除胰周和腹膜后间隙的坏死组织。探查腹膜后间隙时对胰腺头、颈部病变主要分离十二指肠结肠韧带,游离结肠肝曲、右侧结肠旁沟、肠系膜根部和肾周围;胰体尾部病变累及脾门、肾周围时,应游离结肠脾曲和左侧结肠旁沟、肠系膜根部。凡属病变波及范围均应无遗漏地探查,清除坏死组织,吸尽炎性渗液,特别应注意肾周围及两侧结肠后间隙的探查和清理。

(5)局部灌洗腔形成:将胰内、胰周和腹膜后间隙的坏死组织、渗出物清理后,用大量生理盐水冲洗坏无效腔。缝合胃结肠韧带,形成局部灌洗腔。

(6)引流和灌洗:单纯胰腺引流目前已无人采用,无论胰腺坏死组织清除后或是胰腺规则性切除术后都必须放置引流和(或)进行双套管灌洗,放置位置包括小网膜囊,腹膜后间隙或结肠旁沟。胰腺广泛坏死者还须进行"栽葱"引流。有胆囊和胆总管结石并伴有黄疸,又不允许施行胆囊切除者应切开胆囊或胆总管取石,放置胆囊引流和胆总管 T 管引流。术后冲洗小网膜囊平均需 25 天,根据坏死范围大小而有不同,局灶性坏死平均 13 天,大片坏死平均 30 天,次全或全部胰腺坏死平均 49 天,最长 90 天。灌洗液体量局灶性坏死平均 6 L/24 h,大片、次全或全部坏死平均 8 L/24 h,最多可达 20 L/24 h。冲洗液体可以是等渗或稍高渗的盐水。停止灌洗的指征为吸出液培养无菌生长;组织碎片极少或未见(<7 g/24 h);淀粉酶同工酶和胰蛋白酶检查阴性。

(7)三造口术:指胆囊造口,胃造口和空肠造口。由于急性坏死性胰腺炎伴有肠梗阻、肠麻痹,特别是十二指肠空肠曲近端胃肠液潴留,胃液、胆汁和十二指肠液淤积,且胃肠道梗阻往往持续数周甚至数月,三造口术即针对此状况。近年来由于肠外营养支持的质量不断提高,加之三造口术在病变剧烈进展期难以达到预期目的,反而增加并发症危险,故而主张选择性应用。

(8)腹壁切口处理:急性坏死性胰腺炎病理变化复杂,尚无一种手术能将本病一次性治愈。胰腺坏死清除术辅以坏死区冲洗虽然手术次数减少,但再次乃至多次手术仍难避免。胰腺早期规则性切除术结果更差,据统计其再次手术的次数较坏死清除术更多。再次和多次坏死组织清除手术需要多次打开腹部切口,针对此点,提出对腹壁切口的几种不同处理方法:①如前所述将坏死区作成灌洗腔,插入两根粗而软的双套管,持续灌洗引流,切口缝合。②用不易粘连的网眼纱布覆盖内脏,再以湿纱垫填充于腹内空间和腹壁切口,腹壁切口不缝合,或做全层栅状缝合数针固定。根据病情需要,定期更换敷料。此法可动态观察病情,及时清除不断形成的坏死组织,进行局部冲洗,避免多次切开、缝合和分离粘连。但每次更换敷料均需在全麻下进行,切口形成肉芽创面后方可能在病房内更换敷料。此法仅适用于胰腺坏死已有明显感染,胰腺脓肿形成,或有严重弥漫性腹膜炎的病例。③胰腺坏死组织清除后,切口开放,填塞敷料,然后盖以聚乙烯薄膜,在腹壁安装尼龙拉链闭合切口。此法优点与切口开放填塞法相同,更因有拉链闭合切口,减少了经蒸发丢失的液体量。但反复全身麻醉,出血、肠瘘、感染等严重并发症风险也决定了此类方法必须严格选择病例,不可轻率施行。

2.术中要点

(1)胰腺坏死组织清除术的关键步骤是有效清除胰内、胰周和腹膜后间隙坏死组织及感染病灶,保护仍有活力的胰腺组织,尽量用手指做钝性分离,保护主要血管。肠系膜根部周围的坏死组织无须分离,切忌追求彻底清除而导致术中或术后大出血。必须彻底止血,必要时结扎局部主要供血血管,但若为肠系膜根部血管受累,只能修补不可结扎。

(2)选择引流管质地应柔软,以避免长期使用形成肠瘘。有严重腹膜炎时腹腔应灌洗1～3天。腹膜后间隙坏死,感染严重时应作充分而有效的引流。

(3)为不可避免的再次手术或重复手术所设计的腹部开放填塞或腹壁安装拉链术,要注意严格选择病例,不宜作为常规方式。

3.术后处理

(1)患者需ICU监护治疗。

(2)应用抗生素防治感染。选择广谱、对需氧及厌氧菌均有效的药物,或联合用药。

(3)严密监测主要脏器功能,及时治疗肺、肾、心、循环及脑功能不全。若有指征及时应用呼吸机辅助呼吸,观察每小时尿量及比重,观察神志、瞳孔变化。

(4)肠外营养支持,一旦肠功能恢复,即逐渐过渡至肠内营养支持。

(5)持续双套管冲洗,严格记录出入量,测量吸出坏死组织重量,吸出液行细菌培养,以决定何时停止冲洗。

(6)发现需要再次手术的指征,主要是经过坏死组织清除及冲洗,症状一度缓解却又再度恶化,高热不退,局部引流不畅。

(7)若发现坏无效腔出血,应停止冲洗,出血量不大时可采用填塞压迫止血,出血量大则应急诊手术。

(8)发现继发性肠瘘,应立刻进行腹腔充分引流。

(9)主要并发症:胰腺坏死清除术的主要并发症为胰腺坏死进展,继发严重感染,形成胰腺脓肿或感染性假性胰腺囊肿;胰腺坏死累及主要血管发生大出血,继发休克;严重感染、中毒导致脓毒血症;多因素导致MODS。①感染:坏死性胰腺炎手术中胰腺坏死组织细菌培养阳性率为62.8%。手术引流不畅或感染进展时,细菌培养阳性率增高,术中培养阳性者病死率比培养阴性者高1倍。感染未能控制,发生脓毒血症者则存活率很低。②出血:往往由于术中企图彻底切除坏死组织或坏死、感染侵蚀血管引起。预防方法是术中对血管周围或肠系膜根部的坏死组织不必彻底清除,及时发现和处理出血。若发生大出血则病死率接近40%。③肠瘘:包括小肠瘘和结肠瘘,是最常见的并发症之一。约1/10的患者发生肠瘘。与坏死病变侵蚀,反复行胰腺坏死组织清除术,或切口开放有关。④胰瘘:坏死性胰腺炎术后约8%的病例发生胰瘘,经充分引流,多可自行愈合。超过半年不愈合者应手术治疗。⑤假性胰腺囊肿:多在SAP发病4周以后形成,是由纤维组织或肉芽组织囊壁包裹的胰液积聚。直径<6 cm无症状者可不处理,若发生感染或>6 cm者,需做B超或CT引导下的介入引流,或手术行内引流或外引流。

(杨雪亮)

第三节　慢性胰腺炎

一、概述

慢性胰腺炎是各种原因所致的胰实质和胰管的不可逆慢性炎症,其特征是反复发作的上腹部疼痛伴不同程度的胰腺内、外分泌功能减退或丧失。

长期酗酒是慢性胰腺炎最主要的病因。甲状旁腺功能亢进的高钙血症和胰管内蛋白凝聚沉淀均可形成胰腺结石,导致慢性胰腺炎;此外,高脂血症、营养不良、血管因素、遗传因素、先天性胰腺分离畸形以及急性胰腺炎造成的胰管狭窄等均与本病的发生有关。

病理病变为不可逆改变。典型的病变是胰腺缩小,呈不规则结节样变硬。胰管狭窄伴节段性扩张,其内可有胰石或囊肿形成。显微镜下见:大量纤维组织增生,腺泡细胞缺失,胞体皱缩、钙化和导管狭窄。电子显微镜下可见致密的胶原和成纤维细胞增生,并将胰岛细胞分隔。

二、临床表现

腹痛是本病最常见症状。疼痛位于上腹部剑突下或偏左,常放射到腰背部,呈束腰带状。平时为隐痛,发作时疼痛剧烈,酷似急性胰腺炎。随着急性发作的次数增加,间歇期逐渐变短,最后呈持续痛。

疼痛的发作主要是由于结石或胰管上皮增生所造成的胰管阻塞,使胰液不能通畅流入十二指肠,管内压力增高所引起;在手术解除梗阻后,疼痛就得到缓解。如果梗阻原因得不到解除,反复急性发作,纤维化病变逐渐加重,最后是胰腺的主要管道多处出现狭窄,犹如串珠状,疼痛就更难缓解。

血糖增高和出现糖尿是胰腺内分泌腺遭到破坏的表现。由于胰腺炎的反复发作,胰岛破坏严重,胰岛素分泌减少。但与急性胰腺炎不一样,糖尿病不仅不会缓解,且日趋严重。

腹胀、不耐油腻、腹泻是胰腺外分泌缺少的症状。由于胰管的阻塞,腺泡被破坏,使蛋白酶、脂肪酶和淀粉酶的分泌减少,蛋白质、脂肪等吸收都受到影响,表现为大便次数增多,粪便量大、不成形、色浅、发亮带油粒,即所谓"脂肪泻"。由于吸收不良,加以进食后引起疼痛而畏食,患者逐渐消瘦,体质量减轻。

少数患者出现黄疸,是因为慢性胰腺炎在胰头的纤维病变,压迫胆总管下端,或因为同时伴有胆管疾病。如果引起慢性胰腺炎的病因是慢性酒精中毒,还可出现营养不良性肝硬化所引起的一系列症状。

三、诊断

依据典型临床表现,可做出初步诊断。

(一)常规检查

粪便检查可发现脂肪滴,胰功能检查有功能不足。

(二)超声检查

B超可见胰腺局限性结节,胰管扩张,囊肿形成,胰大或纤维化。

(三)腹部 X 线

腹部 X 线平片可显示胰腺钙化或胰石影。

(四)CT

CT 扫描可见胰实质钙化,呈结节状,密度不均,胰管扩张或囊肿形成等。CT 检查的准确性远较 B 超为高。

四、治疗

(一)非手术治疗

1.病因治疗

治疗胆管疾病,戒酒。

2.镇痛

可用长效抗胆碱能药物,也可用一般止痛药,要防止药物成瘾,必要时行腹腔神经丛封闭。

3.饮食疗法

少食多餐,高蛋白、高维生素、低脂饮食,按糖尿病的要求控制糖的摄入。

4.补充胰酶

消化不良,特别对脂肪泻患者,大量外源性胰酶制剂有一定治疗效果。

5.控制糖尿病

控制饮食,并采用胰岛素替代疗法。

6.营养支持

长期慢性胰腺炎多伴有营养不良。除饮食疗法外,可有计划地给予肠外和(或)肠内营养支持。

(二)手术治疗

手术治疗目的主要在于减轻疼痛,延缓疾病的进展,但不能根治。

1.纠正原发疾病

若并存胆石症应行手术取出胆石,去除病因。

2.胰管引流术

(1)经十二指肠行肝胰壶腹括约肌切开术或成形术:可解除括约肌狭窄,使胰管得到引流;也可经ERCP行此手术。

(2)胰管空肠侧-侧吻合术:全程切开胰管,取除结石,与空肠做侧-侧吻合。

3.胰腺切除术

有严重胰腺纤维化而无胰管扩张者可根据病变范围选用适宜的手术。

(1)胰体尾部切除术:适用于胰体尾部病变。

(2)胰腺次全切除术:胰远侧切除达胆总管水平,适用于严重的弥漫性胰实质病变。术后有胰岛素依赖性糖尿病的危险,但大部分患者可获得疼痛的减轻。

(3)胰头十二指肠切除术:适宜于胰头肿块的患者。可解除胆管和十二指肠梗阻,保留了富有胰岛细胞的胰体尾部。

(4)保留幽门的胰头十二指肠切除术:由于保留了幽门,较前者更为优越。

(5)保留十二指肠的胰头切除术:残留胰腺与空肠施 Roux-en-Y 吻合术,与PPPD效果相似。

(6)全胰切除术:适用于顽固性疼痛患者。半数以上患者可解除疼痛,但术后发生糖尿病、脂肪泻和体重下降,患者需终生依靠注射胰岛素及口服胰酶片的替代治疗。

(李 纲)

第四节 胰腺囊肿

一、胰腺真性囊肿

(一)诊断

1.症状

胰腺先天性囊肿常伴发肝肾等多发囊肿,很少见,常无明显症状。潴留性囊肿常有上腹部胀痛或钝痛,囊肿增大压迫胃肠道可出现消化道症状,还可以出现体重下降等。

2.体征

部分患者在上腹部可扪及肿块,常为单发、圆形、界限清楚的囊性肿块,可有不同程度的压痛。

3.实验室检查

部分潴留性囊肿患者可出现血液白细胞计数增加、血清淀粉酶升高。穿刺检查可发现囊液淀粉酶含量高。囊壁活检可以发现上皮样囊壁结构。

4.辅助检查

B超检查先天性囊肿,一般较小,常伴有肝肾等多发囊肿;潴留性囊肿多为沿主胰管或其分支处出现单房无回声区。CT检查能明确肿物为囊性及其与周围器官的关系,了解胰腺的情况。

(二)鉴别诊断

1.胰腺囊性疾病

如胰腺假性囊肿、胰腺囊性肿瘤,仅能通过手术切除后的病理诊断进行确诊。

2.胰腺脓肿

胰腺脓肿可出现发热、畏寒等脓毒血症表现,上腹部可出现腹膜刺激征,血液中白细胞计数显著增加,腹平片和CT上有时可见气体影。

3.胰腺癌

部分胰腺癌出现中心区坏死液化,可出现小囊肿,影像学检查有助于鉴别诊断。

(三)治疗原则

如无禁忌证需行手术探查,明确病理诊断。对于较大的囊肿,尤其是突出于胰腺表面的囊肿应尽量予以切除。难以切除的囊肿可考虑行胰腺囊肿空肠 Roux-en-Y 吻合术。

二、胰腺假性囊肿

(一)诊断

1.症状

病史多有急、慢性胰腺炎或胰腺外伤史。有不同程度的腹胀和腹部隐痛,常放射至右肩部。有胃肠道症状;压迫胆管可引起胆管扩张和黄疸;胰腺外分泌功能受损引起吸收不良。并发感染、消化道梗阻、破裂和出血时,可出现相应的症状。

2.体征

可在上腹部扪及肿块,圆形或椭圆形,边界不清,较固定,不随呼吸移动,有深压痛,巨大囊肿可测出囊性感。

3.实验室检查

在早期囊肿未成熟时部分患者可有血尿淀粉酶升高。囊壁活检无上皮细胞覆盖。囊液一般混浊,淀粉酶一般很高。

4.辅助检查

腹平片可见胃和结肠推挤移位,胃肠钡餐造影则可见到胃、十二指肠、横结肠移位及压迹。B超可显示分隔或不分隔的囊性肿物。CT检查对假性囊肿影像更清晰明确,并可了解胰腺破坏的情况。必要时行逆行胰胆管造影(ERCP),观察囊肿与胰管是否相通。

(二)鉴别诊断

术前不易与其他胰腺囊性疾病(胰腺真性囊肿、胰腺囊性肿瘤)进行鉴别诊断,仅能通过手术切除后的病理诊断进行确诊。

(三)治疗原则

(1)胰腺假性囊肿形成早期(<6周),囊壁较薄或较小时,如无明显并发症,无全身中毒症状,可在B超或CT随诊下观察。

(2)急性假性囊肿,特别是在伴有感染时,以及不适于手术的慢性胰腺假性囊肿,可在B超和CT引导下行囊肿的穿刺外引流。

(3)囊肿直径超过6 cm,且有症状的胰腺假性囊肿,特别是胰头部假性囊肿而又不适宜手术的患者,可选择内镜进行囊肿造瘘或十二指肠囊肿造瘘。

(4)手术疗法是治疗胰腺假性囊肿的主要方法,对非手术疗法无效的病例,均应在囊壁充分形成后进行手术疗法,一般在发病后3个月以上手术为宜。

外引流术作为急症手术用以治疗囊肿破裂,出血及感染。术后多形成胰瘘或囊肿复发,而需再次行内引流术。

内引流术有囊肿胃吻合和囊肿空肠Roux-en-Y吻合术,吻合口应尽可能足够大,宜切除一块假性囊肿壁,而不是切开囊壁。吻合口应尽量选择在囊肿的最低点,以便重力引流。术中应注意:①先行囊肿穿刺,抽取部分囊液送淀粉酶测定。②对囊腔应做全面探查,发现赘生物应冰冻切片检查,同时切取部分囊壁做冰冻切片,确定是否囊腺瘤和有无恶变,并除外腹膜后肿瘤或恶性肿瘤坏死后囊性变。③如发现囊内有分隔,应将其分开,变成单囊后再做引流术。

对于一些多房性胰腺假性囊肿,估计内引流术的引流效果不彻底,可选择切除,如假性囊肿位于胰腺尾部可以连同脾一并切除外,胰头部囊肿可行胰十二指肠切除术。

三、胰腺囊腺瘤和胰腺囊腺癌

(一)诊断

1.症状

早期多无症状,生长慢,随肿瘤生长和病情发展可能出现上腹部持续性隐痛或胀痛。位于胰头部的囊腺瘤可压迫胆总管下端,发生梗阻性黄疸。病变广泛时,胰腺组织受损范围大,部分患者出现糖尿病;压迫胃肠道可发生消化道梗阻。位于胰尾部的囊性肿瘤,可压迫脾静脉导致脾大、腹水、食管静脉曲张。恶性变时体重减轻,胰腺囊性癌可发生远处转移。

2.体征

上腹部可有压痛,程度不一,多不伴有肌紧张。上腹部可扪及无压痛的肿块,稍活动,可出现腹水和脾大。

3.实验室检查

穿刺囊液测定的淀粉酶一般正常,囊液涂片发现富有糖原的浆液或黏液细胞,对囊腺瘤的诊断具有较高的特异性。囊液中CEA等肿瘤标志物有助于鉴别诊断。

4.辅助检查

(1)B超发现病变部位的液性暗区,囊腔内为等回声或略强回声光团,并有粗细不等的分隔光带及等回声漂浮光点;囊壁厚薄不均或有乳头状突起,常提示恶性病变的可能。多数胰管不扩张,胰腺组织本身形态回声正常。

(2)CT和MRI检查:可了解肿瘤的大小,部位和内部情况。进行增强扫描后出现囊壁结节提示囊性癌可能性大。

(3)X线检查:腹平片可见上腹部肿块影,胃肠钡餐检查可出现周围肠管、胃等脏器受压移位。囊壁出现钙化灶影提示恶变的可能。

(4)术中必须进行全面探查,囊肿外观无特异性,良性病变和恶性病变可以并存,并多点多次取材才能避免误诊。

(二)鉴别诊断

1.胰腺假性囊肿

胰腺假性囊肿多发生在胰腺外伤或胰腺炎后,囊壁无上皮覆盖,而由囊肿与周围脏器共同构成。B超和CT多显示单腔囊肿,呈水样密度,腔内无分隔。囊壁薄而均匀无强化,无囊壁结节。ERCP检查常发现胰管变形,大部分囊肿与胰管相通,囊液淀粉酶明显增高。

2.乳头状囊性肿瘤

乳头状囊性肿瘤极少见疾病,极易与黏液性囊腺瘤或囊性癌混淆。瘤体部分较黏液性囊腺瘤更多,壁厚而不规则,可见乳头伸入,囊内充斥血块和坏死组织,CT值较高,内无分隔。恶性程度低,根治术后可长期存活。

3.胰腺导管扩张症

胰腺导管扩张症多发生于胰腺钩突部,是由主胰管及其分支局限性囊状扩张所致,瘤体约3 mL大小早葡萄串状,囊内无分隔。ERCP的典型表现是囊腔与主胰管相通充满造影剂。

(三)治疗原则

胰腺囊腺癌对放疗化疗不敏感,手术切除是其唯一的治疗方法,彻底切除肿瘤可获长期存活。肿瘤一般与周围组织粘连较少,切除不难。因囊腺癌的囊腔较大并且呈多房性,故不可做外引流术和内引流术,以免引发感染或贻误手术切除时机。手术中注意进行全面探查并行病理检查,如怀疑胰腺囊腺瘤应多处取材送病理检查,注意局部恶变的可能。手术方式:位于胰体尾者可行胰体尾切除,一般同时行脾切除术;位于胰头者可行胰头十二指肠切除术。除非病变范围广泛,患者不能耐受根治性手术,或肿瘤已经有转移外,一般不作单纯肿瘤切除。

(李 纲)

第五节 脾外伤

脾是人体最大的淋巴器官,位于胃左侧与膈之间,相当于第 9~11 肋的深面,其长轴与左侧第 10 肋平行。脾的体积为(12~14)cm×(7~10)cm×(3~4)cm,正常人脾重 100~250 g。脾毗邻胃、膈、胰尾、左肾和左肾上腺、结肠脾曲等重要结构,故脾的位置可因体位、呼吸和胃的充盈程度而有所变化(图 9-5)。

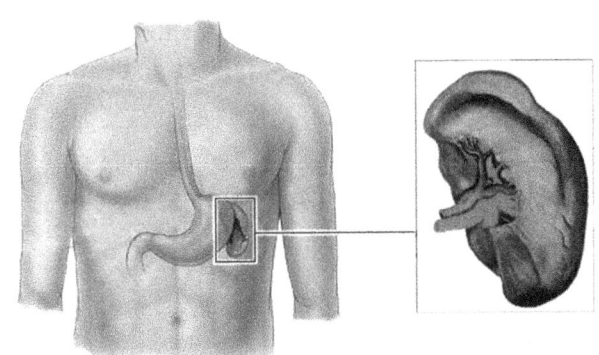

图 9-5 脾位置和解剖

脾色暗红,质软而脆。左季肋区受暴力时,常导致脾破裂。脾是腹部内脏中最容易受损伤的器官,其发病率在开放性损伤中约为 10%,在闭合性损伤中为 20%~40%。病理情况下(如血吸虫病、疟疾、黑热病、传染性单核细胞增多症、淋巴瘤等)的脾更容易破裂。根据病理解剖,脾破裂可以分为中央型破裂(破损在脾实质深部)、被膜下破裂(破损在脾实质周边)和真性破裂(破损累积被膜)3 种。

一、病因

主要病因有创伤性脾破裂、自发性破裂和医源性脾损伤 3 种。创伤性脾破裂占绝大多数,往往都有明确的外伤史,破裂部位主要取决于暴力作用的方向和部位,又可分为开放性和闭合性两类。开放性脾破裂多由刀刺、子弹贯通和爆炸等所致。闭合性脾破裂多由交通事故、坠落伤、左胸外伤和左上腹挫伤等引起。自发性脾破裂极少见,主要发生在病理性肿大的脾,多数有一定的诱因,如剧烈咳嗽、打喷嚏或突然体位改变等。医源性脾损伤主要是指手术操作或医疗器械使用不当造成的脾损伤。此损伤一旦发生,将影响手术过程,甚至会因此行脾切除。

二、病理生理

根据脾破裂的临床特点,一般分为Ⅳ级。Ⅰ级,脾被膜下破裂或被膜及实质轻度损伤,脾裂伤长度≤5.0 cm,深度≤1.0 cm;Ⅱ级,脾裂伤总长度>5.0 cm,深度>1.0 cm,或脾段血管受累,但脾门未累及;Ⅲ级,脾破裂伤及脾门或脾部分离断,或脾叶血管受损;Ⅳ级,脾广泛破裂,或脾蒂、脾动静脉主干受损。

脾破裂由于病因和损伤程度不同,病理生理变化差异较大。中央型破裂和被膜下破裂,因脾包膜完整,出血受到限制,故临床上并无明显内出血征象而不易被发现。如未被发现,可形成血肿而最终被吸收。但有些血肿(特别是包膜下血肿)在某些微弱外力的影响下,可以突然破裂,应予警惕。脾实质深处的血肿也可逐渐增大而发生破裂,少数可并发感染而形成脾脓肿。

真性脾破裂时破损累积脾被膜,破裂部位较多见于脾上极及膈面,有时也发生在脏面。当脏面破裂,尤其邻近脾门时,有撕裂脾蒂的可能。这种类型的脾破裂出血量大,患者可迅速发生休克,导致生命危险。真性脾破裂的患者往往出现有效循环血容量锐减及组织灌注不足的病理生理改变,同时还伴随微循环改变、血液流变学改变、细胞代谢改变及器官功能的改变。

三、临床表现

脾破裂的临床症状轻重取决于脾损伤程度、就诊早晚、出血量多少及合并伤的类型。出血量少而慢者症状轻微,除左上腹轻度疼痛外,多无恶心,呕吐等表现。随着出血量越来越多,才会出现休克前期的表现,继而发生休克。出血量大而速度快的很快就出现低血容量性休克,出现烦躁、口渴、心慌、心悸、乏力、呼吸急促、神志不清等症状;严重者可因循环衰竭而死亡。由于血液对腹膜的刺激而有腹痛,起初在左上腹,慢慢涉及全腹,但仍以左上腹最为明显。有时因血液刺激左侧膈肌而有左肩牵涉痛,深呼吸时牵涉痛可以加重。

四、辅助检查

(一)血常规检查

可以发现红细胞和血红蛋白下降,呈急性贫血表现。伤后早期也可有白细胞计数升高,为急性出血反应。

(二)腹部 X 线片

可以发现肋骨骨折,并观察脾轮廓、形态、大小和位置改变。

(三)腹部超声

可以显示脾轮廓不整齐,表面欠光滑,脾包膜及实质性组织连续性中断,并可见脾进行性大和双重轮廓影,同时在脾周、肝前间隙、肝肾间隙、左右髂窝可探及液性暗区。

(四)腹部 CT

CT 检查能清楚地显示脾形态,对诊断脾实质裂伤或包膜下血肿具有非常高的敏感性和特异性。

(五)放射性核素显像

一般用于病情稳定后或病情复杂时,对了解受损脾的功能状况有特殊价值。

(六)诊断性腹腔穿刺和腹腔灌洗

从腹腔内抽出不凝血,是判断内出血最简单易行的方法,积血 500 mL 时阳性率可达 80%。腹腔灌洗用于发现腹腔内少量出血,可提高对内出血诊断的阳性率至 90% 以上。方法是向腹腔内放置一根塑料软管,注入 500~1 000 mL 生理盐水,抽出灌洗液观察其性状并进行生化检测。

(七)选择性腹腔动脉造影

能明确显示脾受损的血管和部位,对脾损伤诊断的准确率可高达 100%。一般用于伤情稳定而其他方法未能明确诊断的闭合性损伤。该检查既可以明确诊断,又可以同时进行栓塞治疗。

五、诊断

(一)病史

多有胸部或腹部损伤史,左上腹或左季肋部外伤常致脾破裂,尤其是在肋骨骨折时更易发生。有此类损伤时必须想到和排除脾损伤。

(二)临床表现

腹痛以左上腹为主,为持续性疼痛,部分患者伴左肩部疼痛。伴有腹膜刺激征,压痛以左上腹为显著,往往伴有轻度肌紧张和明显反跳痛。出血量大时有内出血或出血性休克的临床表现。

(三)辅助检查

包括血常规监测、腹部X线片、超声检查、CT、放射性核素显像、诊断性腹腔穿刺和腹腔灌洗以及选择性腹腔动脉造影,有助于明确诊断。

六、治疗

随着医学免疫学的发展,人们已认识到脾是免疫系统的重要组成部分,在体液免疫和细胞免疫中发挥重要作用。1919年Morris和Bullock通过详细的临床观察,认识到脾切除术后患者对感染的易感性增加。1952年King和Schumacker首先提出脾切除后可导致严重的全身性感染,即脾切除术后凶险感染(overwhelming postsplenectomy infection,OPSI)。OPSI主要发生于儿童,尤其是血液病患儿。目前,普遍认同的脾外伤处理原则是:①抢救生命第一,保留脾第二。②年龄越小,保脾价值越大。③根据脾损伤程度和患者病情选择最佳手术方式,全部或部分保留脾。④不主张保留病理性脾。

(一)保守治疗

对于一些包膜下或浅层脾破裂的患者,如出血不多,生命体征稳定,又无合并伤,可在严密监视血压、脉搏、腹部体征、血细胞比容及影像学变化的条件下行保守治疗。主要措施包括绝对卧床、禁食水、胃肠减压、输血补液、止血、抗炎及对症治疗等,2~3周后可下床轻微活动,恢复后1个月内应避免剧烈活动。住院期间如出现继续出血,应及时手术治疗。

(二)保脾治疗

1.脾栓塞术

脾栓塞可以栓塞脾动脉主干,也可以选择性栓塞脾动脉分支,现在以后者为主。栓塞材料包括吸收性明胶海绵、聚乙烯醇颗粒、可脱球囊、无水乙醇、碘化油、鱼肝油酸钠等。脾栓塞术保留了脾组织结构的完整,符合现代外科保留脾及其功能的要求。脾部分栓塞术(partial splenic embolization,PSE)降低了全脾栓塞后的严重并发症,同时也可避免脾切除术后导致严重感染。一般在局麻下,于腹股沟下方经皮行股动脉穿刺,选择性插管至脾动脉分支,将栓塞剂注入血管进行栓塞,即可以达到脾部分切除的效果。脾栓塞术后常见并发症有穿刺部位血肿、栓塞后综合征(包括腹痛、发热、恶心、呕吐等)、肺炎、肺不张、胸腔积液、脾脓肿、脾静脉或门静脉血栓形成等。

2.脾破裂修补术

适用于小而浅的脾裂口。选择左侧经腹直肌切口或左肋缘下斜切口进腹,吸尽腹腔积血,探查腹腔脏器。如发现脾破裂处大量出血,可以先捏住脾蒂控制出血。充分显露脾破裂处后,用不可吸收缝线和肝针间断缝合,打结前可以用吸收性明胶海绵或大网膜填塞裂口。缝合裂口时缝线应穿过裂口底部,以免残留无效腔,打结时要松紧适度。缝合完毕后应该仔细检查有无其他裂口,以免遗漏。如果缝合修补失败,应立即行脾部分切除术或全脾切除术。

3.脾破裂物理凝固止血

脾破裂物理凝固止血是通过微波、红外线、激光等物理方法使脾破裂处表面凝固而达到止血目的。该方法可以单独应用,也可与其他保脾手术联合应用。

4.脾破裂生物胶黏合止血

主要是用快速医用 ZT 胶、PW 喷雾胶等生物胶在脾裂口处形成薄膜,堵塞血管裂口而止血。主要适用于表浅且未伤及大血管的裂伤。

脾动脉临时阻断可减少脾血流量,使脾体积缩小、表面张力降低,以利于协同缝合、黏合或其他方法来共同达到止血目的。

5.脾部分切除术

分为规则性和不规则性两种。规则性脾部分切除术主要是指根据脾血管的分布规律所施行的脾段切除、脾叶切除和半脾切除术。不规则性脾部分切除术是指根据脾破裂的实际情况,而非一定按照脾血管分布规律所施行的脾部分切除术。脾部分切除术主要适用于脾某一部分重度破裂,无法缝合修补的情况。目前普遍认为脾切除不应超过全脾的 2/3,否则将不能维持正常脾功能。进入腹腔后,探查脾破裂的情况,拟定预切线。切开脾被膜,用电刀或超声刀切断脾实质,所遇血管钳夹离断,近心端用丝线双重结扎。断面可用肝针和不可吸收缝线间断缝合。有空腔脏器损伤时不应行脾部分切除术。

6.脾破裂捆扎术

脾破裂捆扎术是通过压迫脾周边,减少脾门向裂口的供血,从而达到止血目的。手术方法是用肠线沿脾的横轴与纵轴进行多道捆扎,捆扎后肠线形成"♯"形分布,应有捆扎线靠近裂口或跨越其上,从而达到压迫止血的目的。对捆扎止血效果不理想的,可用吸收性明胶海绵或大网膜填塞裂口之后再行捆扎。

(三)自体脾组织大网膜内移植

脾功能的重要性越来越多地被认识,自体脾组织大网膜内移植对行脾切除术后保留脾功能有重要意义。通常将相对完整的 1/3 脾剪切成硬币大小的脾片,再将脾片缝合固定在大网膜内放回腹腔。该方法可以减少 OPSI 和血栓形成的发生率,但应根据患者综合病情制订方案,必须遵循生命第一、移植脾片第二的原则。另外,移植脾片的大小和数量也是手术成败的关键,移植脾片太多会引起腹腔粘连,数量太少又不能有效发挥脾功能。通常将相对完整的 1/3 脾剪切成硬币大小的脾片,移植数量从 5 片、10 片至几十片到 100 余片,报道不一,尚无统一标准。

(四)脾切除术

对于开放性脾损伤,合并空腔脏器破裂的脾损伤,病理脾自发性破裂,年老体弱、全身情况差,不允许行保脾手术的情况,应行急诊脾切除术。脾切除术可以分为开腹手术和腹腔镜手术。

1.开腹脾切除术

可以选用上腹正中切口、左旁正中切口、左肋缘下斜切口等。进腹后,首先用手指捏住脾蒂,控制出血,同时吸尽腹腔内游离血液,清除血凝块,确认脾损伤程度。探查中如果发现脾裂口内有血凝块,切勿取出,以防增加出血。经简单分离后用粗线或血管钳阻断脾蒂,将脾由腹腔左外侧翻向内侧,并托出腹壁切口外,在脾窝内置入纱布垫,防止脾回缩。向下分离脾结肠韧带,所遇血管结扎后切断,游离脾下极;分离脾肾韧带,再向上分离脾上极的脾膈韧带;分离脾胃韧带,结扎切断胃短血管及其分支,直至脾上极。脾游离后,将其托起并仔细分离胰尾和脾蒂,用血管钳钳夹脾蒂,切断脾蒂,移除脾,脾蒂残端先用7号丝线结扎,再用4号丝线贯穿缝扎。如果脾动、静脉较粗大,需将其分别结扎后再切断。腹腔彻底止血后,于脾窝处放置腹腔引流管一根,关腹术毕。若脾较大时,则不需将脾托出切口外,上述操作全部在腹腔内进行。

2.腹腔镜脾切除术

腹腔镜技术已经越来越多地应用于腹部外科急诊手术中。当发生脾破裂时,如果患者生命体征平稳,心肺功能无明显异常,能够耐受CO_2气腹,则可以考虑行全腹腔镜下脾切除术或手助腹腔镜下脾切除术。

(1)体位与套管位置:患者取头高右倾体位,监视器置于患者头侧,术者、扶镜手及第一助手均位于患者右侧,术者居中,扶镜手位于其右侧,第一助手位于其左侧。取脐与左肋缘中点连线的中点放置10 mm套管(A点)为观察孔,建立气腹后在腹腔镜直视下于剑突左侧肋缘下2 cm处放置5 mm套管(B点)及左腋前线肋缘下2 cm处放置12 mm套管(C点)为主操作孔,剑突右侧肋缘下2 cm处放置5 mm套管(D点)为辅助操作孔(图9-6和图9-7)。

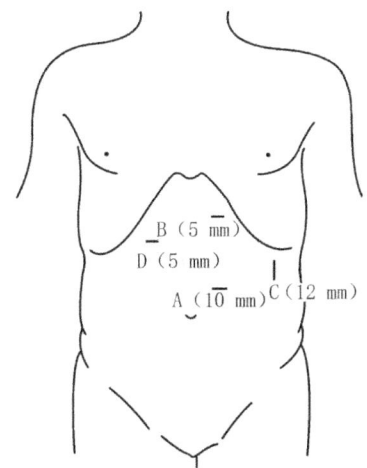

图9-6 全腹腔镜下脾切除术套管位置

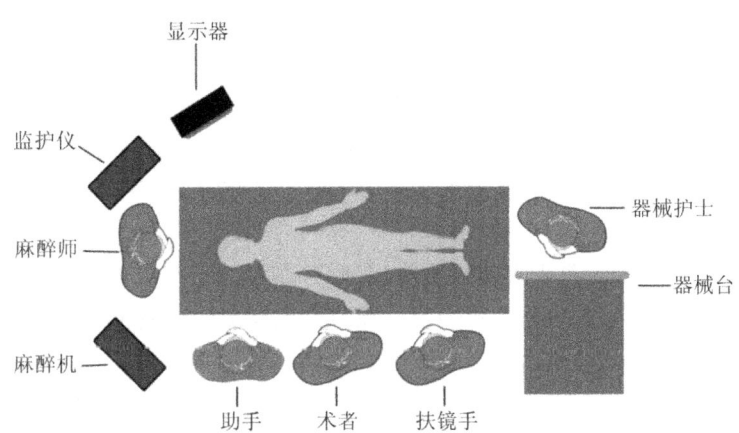

图9-7 全腹腔镜下脾切除术手术室布局

如果施行手助腹腔镜下脾切除术,则首先作上腹正中切口或右侧腹直肌旁辅助切口,长度约为6 cm,置入蓝碟手助器,术者左手置入患者腹腔后,再放置观察孔及操作孔套管。

(2)探查腹腔：首先吸尽腹腔内游离血液和血凝块，探查脾的膈面、脏面、上极、下极和脾门等处，找到出血部位。脾探查完毕后，还应探查其他脏器有无损伤破裂。

(3)阻断脾动脉：用超声刀或双极电凝刀自幽门下方向胃近端离断胃结肠韧带、脾胃韧带和胃短血管，在胰尾上缘游离暴露脾动脉主干，用丝线结扎阻断，或用血管夹夹闭，不必切断。

(4)处理脾韧带，切除脾：通常从脾下极开始，用超声刀分离脾结肠韧带、脾胃韧带中下部及脾肾韧带，显露脾蒂。第一助手将脾下极抬起，在脾门处自下而上逐支分离出脾蒂血管分支，用丝线结扎或用血管夹夹闭后离断。最后处理胃脾韧带上部及脾膈韧带，移除脾。处理脾蒂时也可以用腔内切割缝合器夹闭并离断脾动静脉。腹腔彻底止血后，于脾窝处放置腹腔引流管一根，关腹术毕。

七、术后处理

(一)术后注意事项

术后应严密观察血压、脉搏、呼吸和引流液性状，注意有无活动性出血、胰漏、胃肠漏等并发症。动态监测血小板数量，如血小板过高应及时给予抗凝治疗，避免长时间卧床导致的下肢深静脉血栓形成。给予液体支持和营养支持，应用抗生素预防感染。对儿童及衰竭患者要注意OPSI。患者清醒后应取半卧位，鼓励并协助患者深呼吸和咳痰，以防止膈下积液和肺部感染的发生。排气后可以拔除胃管，饮食从流质过渡到半流质、普食。

(二)术后并发症防治

1.出血

术后腹腔内出血一般发生在术后早期，常为术中止血不彻底、结扎线脱落或凝血机制障碍引起的手术创面渗血。对于肝硬化和血液病患者，应针对性地纠正凝血功能。对于怀疑结扎线脱落的患者，应立刻再次手术止血。

2.上消化道大出血

对于肝硬化门静脉高压症患者，脾切除术破坏了门-体静脉间的侧支循环，使门脉系统的血流更为集中地经过胃冠状静脉流向胃底和食管下段，更容易发生食管胃底静脉曲张破裂、门脉高压性胃炎、应激性溃疡，从而导致严重的上消化道大出血。首选治疗方案是保守治疗，补足循环血量，应用抑酸药和垂体加压素，放置三腔二囊管压迫止血等。条件允许时也可行内镜治疗或介入治疗。

3.肺部感染

患者术后往往因疼痛而使膈肌活动受限，导致左膈下积液感染，并引起胸腔内炎症反应、肺不张，继发肺部感染。主要临床表现是咳嗽咳痰、持续发热、呼吸不畅等。预防措施主要是术中减少对膈肌的刺激、术后取半卧位、鼓励患者咳嗽咳痰以及深呼吸、及时处理膈下积液。

4.膈下积液、腹腔感染

膈下积液感染的主要原因是术中胰腺损伤、止血不彻底、术后引流不通畅及患者免疫功能低下等。其临床表现为持续高热、左季肋区疼痛等。预防措施有术中彻底止血、避免损伤胰尾、保持引流通畅、使用有效抗生素等。如果已经形成膈下脓肿，可以在B超或者CT引导下穿刺置管引流。

5.脾热

脾切除术后2～3周，患者持续低热，体温波动在38℃左右，常常可自行缓解。脾热的发生机制尚不明确，可能与脾静脉血栓形成、腹腔包裹性积液、免疫因素等有关。对这些患者首先要排除全身性感染，其次要排除局部感染，如切口感染、膈下感染、肺部感染等常见术后并发症。对于脾热症状不明显者，可采取精神安慰及对症治疗，发热多可自行消退。对于体温较高，持续时间较长者,可以首选足量广谱抗生素,短期应用观察疗效。如效果不明显,可加用适量肾上腺皮质激素。如效果仍不满意,可试用中医中药调理或全面停药观察。

6.血栓形成

脾切除术后血小板迅速升高,一般在2周达到高峰。血小板升高至$600 \times 10^9/L$时为血栓形成危险因素,栓塞发生于肠系膜上静脉、门静脉残端及主干时可造成严重后果。临床表现多为上腹疼痛、恶心、呕吐、发热、血便等。脾切除术后应常规监测血小板,及时给予肠溶阿司匹林、双嘧达莫等药物处理。静脉血栓形成多用抗凝、祛聚治疗。肠系膜上静脉血栓形成应根据病情积极予介入或手术治疗。

7.伤口感染

部分患者由于免疫功能低下、营养状况不良,易发生伤口感染、全层或部分裂开。主要预防措施是及时改善患者营养状况,重视伤口换药,发现感染后及时充分敞开引流,治疗糖尿病等合并症。

8.肠梗阻

脾切除术后,因腹腔内积血积液、脾窝空虚、下床活动时间晚等原因,可导致肠粘连、肠梗阻的发生。患者主要表现为恶心、呕吐、腹胀、腹痛、排气排便减少或停止等症状。治疗措施以胃肠减压、禁饮食、灌肠等保守治疗为主,如果肠梗阻症状不能缓解,则应该考虑手术治疗。

9.肝性脑病

重症肝硬化患者,由于术前就存在肝功能不良、黄疸、腹水等症状,又遭受大量失血、手术应激等因素的影响,极易诱发肝性脑病,以内科治疗为主。

10.OPSI

OPSI的发病率因不同脾切除原因而异,外伤所致脾切除的OPSI发病率最低(0.5%~1%),血液系统疾病所致脾切除的OPSI发病率最高(1%~25%)。OPSI在切脾后数天至终身均可发病,但多在术后2~3年。儿童易患,主要是婴幼儿,其发病率虽然不高,但发病急、死亡率高。OPSI的临床特点是起病隐匿、发病突然、来势凶猛,症状包括骤起寒战、高热、头痛、腹泻、恶心、呕吐、昏迷、休克、弥漫性血管内凝血(DIC)和多器官功能障碍综合征(MODS)等。50%患者的致病菌为肺炎链球菌,其次为奈瑟脑膜炎球菌、大肠埃希菌、流感嗜血杆菌。对已诊断为OPSI的患者,应及时进行细菌培养及药敏试验,同时给予积极有效的抗感染、抗休克治疗,维护重要脏器功能,可以获得较好的疗效。为预防脾切除术后OPSI的发生,在坚持"抢救生命第一,保留脾第二"的原则下尽量保留脾(特别是儿童)已被越来越多的外科医师所接受,应缩小全脾切除术的适应证,提倡脾修补术、脾部分切除术及脾移植术等保脾手术。另外,预防OPSI可用多价肺炎链球菌疫苗,丙种球蛋白以及中药(如人参、黄芪、白花蛇舌草等)。

八、延迟性脾破裂

延迟性脾破裂(delayed rupture of the spleen,DRS)是创伤性脾破裂的一种特殊类型,临床上不多见。DRS的临床诊断标准是腹部钝性创伤后(48小时内,隐匿期)无腹内损伤的临床证据,或B超等特殊检查正常,后来又发生脾破裂。DRS出现症状的时间距离受伤时间长短不一,大部分患者在受伤2周内,个别病例长达数周或数月,甚至更长。DRS早期症状不典型,病情变化快,如果不能得到及时有效的诊治,病死率较高。

(一)发病机制

DRS多见于交通事故、钝器伤、坠落伤、挤压伤、摔伤等。其发生机制可能有:①脾实质损伤而脾包膜完整,包膜下出血及血肿经过一段时间后张力增大,包膜破裂,出现腹腔内大出血。②脾包膜裂伤后,局部血凝块与周围组织嵌顿包裹裂口,在轻微外力影响下,血凝块脱落,导致腹腔内大出血。③脾包膜破裂较小,出血少,持续一段时间后才表现出腹腔大出血症状。

(二)临床表现与检查

DRS的临床表现往往有左上腹疼痛、左肩放射痛,深呼吸时加重,另外可以出现脉搏细速、皮肤苍白、四肢厥冷、尿量减少、烦躁不安、神志模糊等休克表现。也有患者在轻度左季肋部或左上腹外伤后局部疼痛或体征很快消失,或轻度损伤后无明显不适,而在伤后2周左右因咳嗽、打喷嚏等腹内压突然增高,或无任何先兆而突然出现全腹剧痛、休克等脾破裂症状。DRS容易发生诊断延迟和误诊,应注意以下几点:①左上腹及左季肋区有外伤史的患者,应在伤后密切观察病情变化,定期监测血常规等常规检查。②定期检查血压、脉搏,进行体格检查,了解腹部体征。③动态监测B超、CT等影像学检查,B超简便易行,是DRS的主要检查方法,可发现脾背面覆盖一层不均等回声组织带,与脾界限清楚,是包膜下积血和血凝块的反射层,称为超声"被覆征",是脾破裂出血尤其是DRS的特有图像,CT检查能更准确地评估脾损伤程度及部位。④借助其他检查来完善诊断,包括选择性腹腔动脉造影、诊断性腹腔穿刺和腹腔灌洗等。⑤有条件的医院也可以用腹腔镜进行探查,其优点是直观可靠,并且可以同时采取有效的治疗措施。

(三)治疗

DRS治疗需根据脾损伤程度决定,主要分为保守治疗和手术治疗。保守治疗包括绝对卧床休息、暂禁食、禁止增加腹压的咳嗽与排便,维持正常血容量,必要时输血治疗,另外给予抗感染、止血药及对症治疗。定期监测血压、脉搏、尿量、血常规、B超、CT等检查,严密观察病情变化及腹部体征。通过动态观察评估病情变化及保守治疗效果。若病情加重应及时手术治疗。因保守治疗疗效不确定且治疗时间较长,选择保守治疗时应充分告知患者及家属利弊。手术治疗主要包括脾修补术、脾部分切除术、脾动脉结扎术及脾切除术等。对生命体征平稳、血流动力学稳定的患者,有条件的医院可以开展腹腔镜下手术治疗,但术中必须注意气腹压力不宜过高,以免造成气体栓塞。在诊治腹部外科急症患者时应重视DRS的可能性,提高警惕。

九、医源性脾损伤

主要指手术操作或医疗器械使用不当造成的脾损伤。医源性脾损伤多发生于食管癌、十二指肠溃疡、胃溃疡、胃癌、结肠癌、胰腺肿瘤等手术中。

引起医源性脾损伤的原因主要有:①麻醉效果不理想,手术视野暴露不良。②拉钩用力不当或角度不适。③特殊的体形与体位。医源性脾损伤多数在术中或手术结束检查腹腔时发现,也有极少数病例是在关腹后发现。其治疗同样遵循"抢救生命第一、保留脾第二"的原则。其次应根据脾损伤的程度进行适当处理,切忌为避免医疗纠纷而对重度脾破裂的患者行保脾手术,从而导致更严重的后果。医源性脾损伤的治疗包括脾局部电凝、脾动脉结扎、生物胶粘合、大网膜或吸收性明胶海绵填塞、脾部分切除或全脾切除术等。

对于医源性脾破裂的预防应注意以下几点:①术野暴露清楚、精细轻柔操作。②术中维持良好的麻醉状态。③拉钩牵拉适度,及时调整角度。④手术全程应时刻注意保护脾。

(杨雪亮)

第十章 小肠疾病

第一节 肠易激综合征

肠易激综合征是一种常见的功能性肠病,以反复发作的腹痛或腹部不适为主要症状,排便后可改善,经常伴有排便习惯改变,但又缺乏形态学、组织学、细菌学及生化代谢方面的异常。本征最早于1820年由Powell报道,其特征是肠道功能的易激惹性。本征多见于中青年人,其世界范围患病率占普通人群的5%~25%,中国人群患病率5%~8%,严重影响患者的生活质量和正常的工作。所以,受到国内外学者的广泛重视。

根据功能性胃肠病罗马Ⅲ诊断标准,IBS可分为腹泻型、便秘型、混合型和不定型。

一、病因及发病机制

IBS的病因和发病机制尚未完全阐明。普遍认为可能存在多种因素。目前受到广泛重视的有精神(心理)应激因素,内脏感觉异常,肠道动力异常,免疫内分泌系统紊乱,脑-肠轴功能紊乱,肠道微生态改变等因素。

(一)精神(心理)应激因素

各种应激对胃肠道运动功能都具有广泛的影响,其中以结肠的功能紊乱持续的最久,在解除应激后很长时间里仍难以恢复。这不仅存在IBS患者,也同样见于正常人。不过IBS患者的阈值更低,表现得更敏感,更突出,更持久。大量资料表明,很多IBS患者都有心理障碍或精神的异常表现。症状的出现和加重之前常有遭受各种应激事件的经历。因症状而求医者较有症状不求医者相比,多有从小养成的赖医倾向和更多地有心理障碍,并对应激的反应更为敏感和激烈。所以,很多学者认为IBS是一种心身疾病。精神因素在IBS发病时可能有两种机制。一种认为IBS是机体对各种应激事件的超常反应,另一种是精神因素并非直接病因,但可诱发或加重症状,促使患者就医。

支持精神因素与IBS发病有的关的证据有:①到医院就诊的IBS患者中,伴有焦虑、抑郁、恐惧等精神因素,甚至有神经质、癔症、妄想、对抗等精神病学异常的发生率明显高于有IBS症状但未就诊者及无IBS症状的对照组;②精神状态的改变能诱发IBS症状的产生或复发,约65%的IBS患者精神症状出现于肠道症状之前;③实验研究发现,当IBS患者受到某些精神因素刺激时,可发生胃肠电活动、胃肠运动等胃肠运动功能紊乱;④抗抑郁等精神治疗可缓解部分IBS患者的临床症状。

但是,也有一些证据否认精神因素与 IBS 的发病有关:①非 IBS 胃肠功能紊乱性疾病(如非溃疡性消化不良、慢性便秘等)、乳糖不耐受症患者,伴有精神因素或精神病学异常的发生率与 IBS 患者相似;②没有一种特定的精神因素及某一种人格个性类型见于全部或大部分 IBS 患者;③有些 IBS 患者精神状态完全正常。

(二)内脏感觉异常

内脏感觉异常是 IBS 最主要的发病机制。主要表现在以下方面。

(1)IBS 患者对胃肠道充盈扩张、肠肌收缩的疼痛阈值明显降低。

(2)黏膜及黏膜下的传入神经末梢兴奋性降低。

(3)高级中枢对外周传入信息的感知异常。

(三)免疫内分泌系统紊乱

消化系统是一个大的内分泌器官,很多病症的发生和胃肠道激素的分泌状态密切相关。已有研究证实,IBS 患者餐后腹痛可能与缩胆囊素(CCK)有关。临床发现,CCK 阻滞剂能缓解餐后腹痛。此外还发现,给 IBS 患者静脉注射 CCK,其直肠、乙状结肠电节律改变为以每分钟 3 次的节律为主。IBS 患者,餐后 CCK 分泌的高峰延迟至餐后 40～80 分钟,与餐后胃肠反射推迟的时间一致。还有研究发现 IBS 患者晨起皮质醇水平升高,应激后呈现低水平反应状态,患者对外界刺激的易感性增强,说明 IBS 患者的排便情况可能与晨起血清皮质醇水平相关。研究还发现,IBS 患者结肠黏膜内分泌细胞的分布密度减少,有可能是导致肠神经系统活化受限,从而产生各种 IBS 症状的病理生理机制。

(四)脑-肠轴功能紊乱

肠道的神经支配与调节是通过肠神经系统、自主神经系统和中枢神经系统三者在不同层次相互联系、相互协调实现的,这个复杂的神经-内分泌网络称为脑-肠轴。以脑-肠轴为物质基础的脑肠间的交互作用关系称之为脑-肠互动。视觉、嗅觉等外源性输入信息或情感、思维等内感性信息通过中枢神经系统传出神经冲动影响肠道感觉、运动及分泌功能,而内脏感应也可以通过肠神经系统影响中枢神经系统的感知和情绪。自主神经系统在脑-肠轴中起桥梁作用,研究发现不同亚型的 IBS 患者存在自主神经功能异常,可能是导致 IBS 患者出现不同症状的主要病理机制。胃肠道和中枢神经系统双重分布的多种小分子肽类物质,称之为脑-肠肽,主要包括舒血管活性肽、P 物质、神经肽-γ、神经降压素、降钙素基因相关肽等,它们在外周和中枢广泛参与胃肠道生理功能的调节。

(五)肠道微生态改变

在临床实践中观察到,一些具有 IBS 症状的患者发病前曾患有细菌性痢疾,经针对细菌性痢疾的治疗后,痢疾症状缓解,细菌学检查转为阴性,但逐渐发生 IBS 症状。此外,阿米巴肠病、肠血吸虫病、肠蛔虫症等感染性肠病患者常在原发病治愈后出现 IBS 症状。可能是由于肠道感染改变了肠道菌群及肠道对各种刺激的反应能力所致。感染后 IBS(post-infectious IBS,PI-IBS)是近年研究热点,由于 PI-IBS 患者的肠道菌群存在差异,导致结肠黏膜存在低度炎症,进而诱发肠道免疫系统活化,导致 IBS 相关症状出现。

二、病理生理

IBS 曾被认为是生物心理的疾病,是心理因素,胃肠动力和食物传导异常共同作用的结果。研究发现 IBS 常伴有胃肠敏感性增加和肛门直肠功能的异常,调整这些异常也是我们治疗的目的。

有人认为,功能性肠病患者内脏输入神经和传入神经信息在中枢的识别能力的改变对自体内脏感觉和运动功能都是重要的。在便秘型和腹泻型 IBS 患者,分别表现为迷走神经功能的异常和交感、肾上腺素能神经功能异常。

最近,很多学者研究重点集中在感染性胃肠炎后可能存在的神经免疫的反应上。这种反应可导致胃肠感觉和运动功能异常。他们认为微细的炎性反应,如肠神经系统的浸润都有助于 IBS 的发生。

某些 IBS 患者还有碳水化合物的不耐受表现,这种表现同时也加重 IBS 的症状。糖类的不耐受性现象往往由患者的种属决定。如乳糖不耐受向现象在葡萄牙人和黑人发生率最高,而果糖和山梨醇的不耐受在北欧血统人中常见。

IBS 患者回肠对胆汁酸特别敏感。此外,应激和情绪的变化对 IBS 患者的胃肠道功能有明显的影响,往往加重 IBS 的临床症状。

综上所述,IBS 是一种较复杂的疾病,其病理生理学改变并非一致,呈多样性,有些机制还没有被揭示。目前认为其病理生理学的特征是对多种生理性和非生理性刺激的反应性增高。主要的表现如下。

(一)胃肠动力学异常

1.食管和胃

食管下端括约肌的压力降低,三相收缩增加,食管下段扩张耐受性差。胃食管反流,胃排空延缓多见。

2.小肠

腹泻型患者白天的移行性综合运动(MMCs)出现次数增多,空肠段出现较多簇状波,回肠推进性收缩增多;腹泻型患者小肠转运加快,而便秘型减慢。

回盲部:转运速度异常,腹泻型加快,腹胀明显者减慢。

3.结肠

结肠异常包括以下方面。①肌电:正常人进食后结肠平滑肌的峰电位立即增加,30 分钟达到高峰,50 分钟后静息下来。而 IBS 患者在前 30 分钟内增长缓慢,70～90 分钟才达到高峰;②动力学:腹泻型患者乙状结肠腔内压力降低,而便秘型患者压力增高;③胃结肠反射:进食后结肠运动增强的持续时间明显延长;④对胆汁酸、新斯的明、CCK 刺激的动力学反应增强;⑤腹泻型患者的近端结肠通过时间缩短,而便秘型患者延长。

4.直肠和肛门

直肠对气囊扩张的耐受性差,易引起过强收缩和腹痛。便秘型患者肛管直肠压力升高,肛门括约肌对直肠扩张的反应迟钝,排便时外括约肌异常收缩。

5.胆囊

给予 CCK 静脉注射后,便秘型患者收缩较正常人增强、腹泻型减弱。

(二)其他

(1)结肠黏膜黏液分泌增多。

(2)由于小肠转运增快,胆汁酸和短链脂肪酸等物质吸收不充分。

(3)小肠黏膜对刺激性物质的分泌性反应增强。

三、临床表现

IBS并无特异性的临床表现。所有的症状均可见于器质性胃肠病。其主要的症状为大便习惯的改变和腹痛。

(一)大便习惯改变

大便习惯的改变是IBS的一个重要的症状。IBS引起的肠道功能的异常往往在青年时出现。仅有一小部分患者从小就出现肠道功能紊乱。这种肠道功能异常往往逐渐加重,最终出现典型的便秘、腹泻和便秘腹泻交替的3种典型症状。

1.便秘

便秘是很难定义的一个症状,包括主观的症状和客观的指标。客观指标是每周排便次数3次或少于3次。主观症状为排便困难和排便疼痛。大便的软硬也是一个很难评价的指标。一般来说,大便习惯的改变包括3个方面:大便次数、大便的质地和排便的难易程度。

便秘可发生在IBS早期,呈进行性加重。迫使患者常常依赖于泻药和灌肠来维持大便的排出。因大便在结肠内存留的时间过长、水分吸收的过多而引起大便干硬。由于结肠、直肠的痉挛状态,引起便块的直径变小,往往形容为铅笔杆或束带样大便。另外,结肠袋强烈收缩,形成块状、球状大便,有如羊粪球样大便。随着便秘症状的加重,腹痛也越来越显著。排便后可能有腹痛的缓解,但常常有排便不尽的感觉,迫使患者进行反复的排便动作,有时排便的时间持续数小时。

2.腹泻

客观上,腹泻比便秘更难定义。一般来讲腹泻的含义包括大便次数的增多(每天超过3次)及大便性状的改变(稀便、糊状或水样便)。每天大便3次,并无不适者很难做出腹泻的诊断。相反,每天1次大量稀水便的患者不能排除在腹泻之外。往往测定肠道运动功能的状态有助于腹泻的诊断。

IBS的腹泻类型主要是少量多次的稀便,排便前往往有窘迫感和里急后重的感觉。便后这些症状消失,也有部分患者不伴腹泻,极少有患者在睡眠中因腹痛、腹泻而致醒。少数患者粪便中含有少量未被消化的食物残渣。最典型者,腹泻常发生在清晨和进食后。最开始排出是正常大便,接着是软便,最后是大量稀便。除乳糖不耐受的患者外,食后腹泻的程度和进食的量有关,而同进食的种类关系不大。腹泻可持续数十年,但极少因腹泻而发生消化不良、脱水、水电解质紊乱和酸碱平衡失调。小儿和青春期患者也不会因腹泻而影响生长发育。

3.便秘与腹泻交替

引起便秘与腹泻交替出现的原因之一是因为消化道运动功能紊乱的程度不稳定,或在病程中受到的刺激各异,肠道的反应不同所致。另一原因可能是医源性的。腹泻患者乱用止泻药可导致便秘,而便秘患者使用泻药不当又可引起腹泻。部分患者经过一段时间后便秘腹泻交替后转变为持续腹泻或持续性便秘。

(二)腹痛

腹痛是IBS最常见的症状。腹痛的性质可多种多样,有隐痛、胀痛、痉挛痛、烧灼痛、钝痛、刀刺样痛、刺痛,以胀痛、钝痛为常见。有的患者在腹部钝痛的基础上出现刺痛、刀割样痛。腹痛可很轻,也可很重,可局限在腹部的一象限,也可在全腹部。但最常见是在左下象限和整个下腹部。一般无放射痛,严重时伴有腰背痛。结肠扩张能诱发IBS患者腹痛。

疼痛常发生在进食后,排便后缓解。疼痛一般不在夜间发作,这一点可同肠器质性病变和炎症性病变相鉴别。

(三)腹胀、嗳气和排气增多

腹胀是 IBS 患者常见的症状。有些患者述大量嗳气和肛门排气。有时腹胀是患者最主要的症状。很多患者清晨时即觉腹胀,到下午和晚上越来越重。虽然某些 IBS 患者诉说有大量的气体排出,但实际测量发现其气体排出的总量仍在正常范围之内。还有研究显示,即使 IBS 患者肠腔内的气体很少,患者还有腹胀的感觉。这些都说明这类患者腹胀感的产生是因肠道对气体的耐受性下降,并非是肠腔内的气体明显增多所致。但也有研究表明通过 CT 的连续观察某些 IBS 的患者 1 天中的腹围可有 3~4 cm 的改变。所以,IBS 患者腹胀的原因可能有肠腔内气体增多和肠管对气体的耐受性降低两种因素存在。

(四)其他消化道系统症状

有 25%~50%的 IBS 患者有消化不良、胃灼热、恶心、和呕吐等症状,44%~51%患者有食管病变的症状。食管下括约肌静息压力的下降,食管体部收缩功能的异常可能是这些症状产生的原因。研究还发现 IBS 患者胃、小肠和胆囊的运动功能异常。

(五)全身症状

IBS 患者症状的出现和加重常与精神因素或遭遇应激状态有关。部分患者可伴有自主神经功能紊乱,以及心理精神异常的表现,如失眠、焦虑、心悸、手心潮热、抑郁、紧张、多疑、敌意等。

四、诊断与鉴别诊断

因为 IBS 没有特异性的临床表现,没有特异性的实验室指标,也没有大体形态学,组织学和细菌学及生化代谢的异常,常不易与一些品质性、炎性疾病鉴别。IBS 诊断首先是强调详细采集病史,分析和把握其临床特征,有步骤地进行检查,谨慎地排除可能的品质性疾病。诊断做出后还要注意随访,一般至少要 2 年,以确保诊断的准确性。

(一)诊断线索

诊断 IBS 的主要线索是病史。详细地询问病史,凡缓慢起病,反复发作或慢性迁延,临床表现为腹痛、便秘或腹泻,无特异性指征,即应考虑 IBS 诊断。

(二)诊断标准

到目前为止,尚无严格、确切、实用、特异性的诊断标准。

(1)Manning 等 1978 年提出的标准,至今仍被广泛应用。Manning 的诊断标准是:①便后腹痛减轻;②腹痛时伴大便次数增多;③腹痛时排泄稀便;④明显腹胀。

(2)1988 年罗马会议提出了诊断 IBS 的罗马标准。该标准也是根据症状判定的,具体为:①腹痛,可在便后缓解,或伴有大便次数和性状的改变。②具有以下 2 项或 2 项以上排便方面的异常:大便次数改变;大便性状改变(干、稀、水样);排便过程改变(便急、窘迫、排便不尽感);黏液便。③腹胀。

(3)1986 年我国学者根据自己的临床经验和我国国情,拟定了 IBS 临床诊断标准和科研病例选择标准。为我国的 IBS 研究奠定了基础。

(三)诊断程序

应主张以下的诊断程序。

(1)首先根据病史和临床特征做出初步诊断可行 B 超及消化道 X 线钡餐或钡灌肠造影检

查,有条件者行纤维结肠镜检查。诊断较明确者可试行诊断性治疗并进一步观察。不提倡一开始就做拉网式的详查。

(2)对于诊断可疑和症状顽固、治疗无效患者,应选择以下方法进一步检查,一方面可进一步明确诊断,另一方面可发现症状产生的可能机制,有利于进行针对性更强的治疗。这些检查包括:①甲状腺功能测定;②乳糖氢呼吸试验;③粪便培养;④72小时粪便脂肪定量;⑤上消化道内镜检查和抽取胃、十二指肠液镜检、培养,排除小肠菌污染征和某些寄生虫感染;⑥小肠造影;⑦胃肠通过时间测定;⑧肛门直肠压力测定;⑨排粪造影;⑩食管、胃、十二指肠压力测定;⑪腹部CT,MR,MRCP;⑫ERCP;⑬^{75}Se-类胆碱牛磺酸试验(用于观察有无胆汁酸吸收不良);⑭肠腔放置气囊扩张试验。

(四)鉴别诊断

在鉴别诊断方面,腹痛位于上腹部或右上腹者,应与胆囊、胰腺及十二指肠疾病相鉴别。肝胆胰超声检查无创伤并可多次复查,值得提倡。上消化道钡餐造影及胃镜检查可排除胃十二指肠病变,必要时可行上腹部CT、MRCP或逆行胆胰管造影排除肝、胆、胰疾病。如腹痛位于下腹部,伴有排尿异常或月经异常者,应与泌尿系统疾病及妇科疾病鉴别。腹痛位于脐周者,需与肠道蛔虫症相鉴别。

以腹泻为主要症状者,应与感染性腹泻和吸收不良综合征相鉴别。如便常规检查发现大量白细胞、红细胞、脓细胞、大量黏液,提示感染性腹泻。应进一步做细菌培养及寄生虫学检查,明确感染原因。与吸收不良的鉴别需做吸收不良试验和粪脂检查。IBS与乳糖不耐受症的鉴别应选用乳糖吸收试验及氢呼气试验。

对于以便秘为主的IBS,应与药物不良反应所致的便秘、慢性便秘及结肠器质性疾病相鉴别。通过详细询问病史,充分了解药物作用及不良反应。停药后便秘改善有助于药物所致便秘的诊断。结直肠器质性疾病所致的便秘主要见于肿瘤和各种炎症所致的肠腔狭窄。除特有的临床表现外,X线钡灌肠及纤维结肠镜检查是确诊的主要手段。

五、治疗

因IBS的病因和发病机制还不十分清楚,迄今尚无根治的方法。IBS无器质性病变,治疗的主要目的是纠正病理生理改变,缓解症状,减少复发。IBS的病因、病理、自然病程及临床表现存在异质性,单一治疗难以奏效。现今治疗基本只限于对症处理。药物应用在于特异性地减轻某些症状,不作为首选,且避免长期使用。处理这类患者时首先应耐心解释,消除疑虑,取得患者的高度信任和充分合作。这是取得良好疗效的重要前提。治疗上应对每个患者进行认真的分析,确定发病因素和可能出现的主要病理反应,选择个体化和分级化的治疗方法。并在治疗过程中严格观察患者对治疗的反应,谨慎地把握尺度,避免矫枉过正。

治疗的措施大致有以下几方面:①对症处理为主;②寻找并消除促发因素,包括饮食治疗和精神、行为治疗;③矫正与症状相关的病理生理基础,如改善胃肠运动功能,解除肠管痉挛,减少肠内产气积气等。

(一)饮食治疗

目前尚无一种特定的食谱及摄食规律适用于所有的IBS患者。饮食疗法的原则是减少对消化道的不良刺激,避免食物变态反应和少摄入能在消化道内产气的食品,如奶制品、大豆、扁豆、卷心菜、洋葱、葡萄干等。应避免过分辛辣、甘、酸、凉、粗糙等刺激性食物。多食易消化,营养丰富的食物。便秘患者多摄入富含纤维素的食品和水果。对有过敏者的IBS患者,应避免摄入海鱼、海蟹等可能引起过敏的食品。对疑有乳糖不耐受症者,应避免大量饮牛奶及摄入大量的牛奶制品。细嚼慢咽,少嚼或不嚼口香糖,戒烟或减少吸烟量可减少吞入消化道内的气体。少饮碳酸饮料和少吃富含乳糖、豆类的食品可减少食物在消化过程中或在肠道中被细菌分解而产生的大量气体。高脂肪食物抑制胃排空、增加胃食管反应、加强餐后结肠运动。苹果汁、梨汁、葡萄汁可能引起腹泻。高纤维素食物(如麸糠)可刺激结肠转运,对改善便秘有明显效果。通过饮食疗法可减少消化道气体,对减轻腹胀和腹痛有一定作用。

(二)心理治疗

精神因素在IBS发病中占有重要的地位中,所以,心理治疗特别重要。首先医师要取得患者的信任,建立友善的关系。每次和患者接触时都应耐心,向患者耐心讲解本病的发病原因,病理过程和良性愈后。打消转为恶性病症,尤其是恶性肿瘤的顾虑。提高对治疗的信心,以便积极配合治疗。

对于有抑郁、精神高度紧张、焦虑等患者,可给予三环类抑郁药,如阿米替林10~25 mg,3次/天或每晚1次;多塞平25 mg,2~3次/天,或每晚1次;脱甲丙米嗪50 mg,1~3次/天或每晚1次。也可选用镇静药,如地西泮2.5~10 mg,3次/天,苯巴比妥15~30 mg,2~3次/天,氯丙嗪10~25 mg,2~3次/天。使用这些药物可缓解精神症状和腹部症状。

(三)抗痉挛和抗胆碱药物

抗胆碱药可阻断肠平滑肌细胞乙酰胆碱调节下的去极化反应,临床上常常用来治疗IBS的腹痛和餐后腹痛的治疗,也用于腹泻的治疗。对于便秘为主的患者,精神因素明显及某些女性患者疗效较差。国内临床常用的药物有颠茄、阿托品、山莨菪碱和丙胺太林等。其不良反应有尿潴留,心率加快,口干,青光眼等。

(四)钙通道阻滞剂

钙通道阻滞剂可以松弛痉挛的胃肠平滑肌。这类药物(如硝苯地平)常用于治疗IBS患者的腹痛。最近研究发现,有些钙通道阻滞剂,如匹维溴铵、奥替溴胺,可选择性地作用于消化道平滑肌,特别是小肠和结肠,被称为选择性消化道钙通道阻滞剂。如匹维溴铵仅作用于胃肠道平滑肌,对心肌、血管平滑肌无明显作用。匹维溴铵阻滞平滑肌细胞表面电位依赖性钙离子通道,能使IBS患者胃肠平滑肌峰电位数量减少,解除平滑肌痉挛,抵制餐后结肠运动反应,减轻无益的肠道痉挛性收缩,增强生理性蠕动,对很多药物引起的胃肠平滑肌收缩也有抑制作用。匹维溴铵的用法是,50毫克/次,3次/天,疗程为2~4周。

(五)胃肠动力相关药物

洛哌丁胺,又名易蒙停,2~4 mg,4次/天,可抑制肠蠕动,止泻效果良好。多潘立酮是一种多巴胺受体阻滞剂,可促进胃、十二指肠排空和减弱胃结肠反射,每次10 mg,3次/天。西沙必利通过对5-HT_3受体的拮抗和5-HT_4受体的激动来增加肌间神经丛节后纤维的乙酰胆碱的释放,对全胃肠动力有刺激作用。用法是每次10 mg,2~4次/天。红霉素可作用于胃动素受体,刺激胃、小肠和结肠运动,并已开发出其强效衍生物Motilide,可能有类似西沙必利的作用。β-受体阻滞剂,如普萘洛尔,可增强直肠、乙状结肠的收缩,使肠腔内压力升高,可试用于腹泻型患者。

(六)激素和胃肠肽制剂

这方面的研究工作刚刚起步。生长抑素的类似物善宁可抑制大多数胃肠激素的释放,从而减少胃肠运动过程中的某些刺激因素。近来发现它可以提高 IBS 患者的痛阈。阿片肽拮抗剂纳洛酮和 nalmefen glucoronide 及 CCK 阻滞剂 loxiglumide 对减轻腹痛和改善排便有一定作用,但目前尚处于试用阶段。Leupromide 是一种促性腺激素类药物,可影响女性排卵周期,对伴随于女性月经周期出现或加重的症状如恶心、胃排空减慢、大便紊乱、腹痛等有一定疗效。

综上所述,IBS 的治疗多为对症疗法,目前尚无根治的措施。同时,因临床表现的多样性也很难用一种方法治疗所有患者。最近 Camilleri 提出了治疗 IBS 的方案可以借鉴。

(李　纲)

第二节　肠　瘘

肠瘘是一种较常见的外科病理状态,凡因各种原因所形成的肠道之间的异常交通、肠管与其他器官之间或肠道与体表之间的病理通道,皆属于肠瘘的范畴。在需要外科治疗的肠瘘中,2/3～3/4 继发于炎症及手术后。随着基础外科的进展及肠瘘处理方法的改进,肠瘘的治疗结果已不断有所改善。孙健民等综述国外的报道,在 20 世纪 50、60 年代及 70 年代,平均病死率分别为 62%、41.2% 及 24.5%。国外近年关于肠瘘的报道,病死率仍在 15%～20%。国内原南京军区南京总医院报告的 1 168 例(1971—2000 年)中,仅死亡 65 例,病死率为 5%,为疗效较好的一组报告。在肠瘘的处理上,既是需要医务人员细心的观察及耐心的治疗,也是对外科工作者基础知识与处理技巧的考验。本节主要对小肠外瘘的有关问题加以讨论,十二指肠瘘及结肠瘘在此从略。

一、病因

绝大多数小肠外瘘的发生与炎症及胃肠道手术有关。原南京军区南京总医院的报告资料表明,72.6% 的肠瘘发生在手术后,并多发生在一些常见的手术之后。手术前已经存在的病理改变,如腹腔内严重感染,广泛的肠管粘连,使正常解剖标志难以辨认,全身营养状态不良,皆可成为促进肠瘘发生的客观因素。但也有一些肠瘘的发生,显然与手术适应证选择不当或操作粗暴有关,这类肠瘘本来是可能防止的。

关于小肠瘘发生的具体病理过程可分为以下 4 种情况。

(一)肠吻合口破裂

常见的吻合口破裂原因,除患者周身情况不良及吻合技术欠佳之外,主要是由于局部组织供血不良、水肿、感染、局部张力过大,以及肠吻合口的远端梗阻未完全解除等原因所致。

(二)分离肠粘连时的损伤

在分离粘连时损伤肠管,修补后发生的肠瘘是另一个肠瘘的常见原因。有的病例在粘连分离时只损伤浆肌层,但由于水肿及血运障碍,在术后出现肠瘘。故对粘连较重而又累及的肠段不长时,应考虑切除粘连肠团,利用病理损害较轻的远近端进行肠吻合。这样既可避免因分解粘连所造成的肠管损伤,又有助于预防术后再次梗阻。对于有广泛粘连的肠梗阻,术前最好放置双腔长管,以便进行有效的肠腔减压,对于预防分离粘连时的损伤是有帮助的。

(三) 继发于术中肠管切开减压

术中做肠管切开减压,也可导致肠瘘的发生。应该强调指出,在手术中进行肠管穿刺或切开减压,一般很难达到有效的减压,因而不能完全消除手术操作中所遇到的困难,故对切开减压严格掌握。在需行肠切除的病例,可利用断端通畅地排除肠内容物以达到有效的减压。

(四) 继发于腹壁切口裂开

由于腹壁切口裂开,肠管外露,感染,或因张力缝线安置失当,或在更换敷料时损伤肠管,均可引起肠瘘的发生。

二、诊断与分类

(一) 诊断

肠瘘的诊断比较容易。在胃肠道手术后,凡出现以下几种情况时,即应考虑到肠瘘的可能。①腹部切口或引流管出现多量渗液者。②自切口或引流管出现胆汁样液体、排出气体或引流出粪便气味液体者。③手术后原因不明的持续性腹痛或发热。④出现膈肌刺激(如呃逆)、盆腔刺激或腹膜炎体征者。

当发现上述可疑情况时,应及时对切口及患者周身情况进行认真的检查。适当拆除缝线,观察有无感染及积液,必要时进行胸、腹部X线检查及B超检查。一般经过短时间的观察多可做出肯定的判断。如一时不能完全排除肠瘘,可先按早期肠瘘对待,患者禁食,安放胃肠减压。

对于病情已经稳定、炎症已经局限的肠瘘,为了进一步了解肠瘘的部位、大小及肠瘘近远端肠管的情况,可进行以下特殊检查辅助肠瘘的诊断。

1. 口服染料检查

常用炭末、亚甲蓝、靛胭脂等,根据染料出现在瘘口的时间及量的多少,来判断瘘的位置的高低及瘘的大小。

2. 瘘管造影

经瘘管插入导管注入造影剂,可以帮助了解肠瘘的部位、大小、瘘管的走行方向,以及周围肠管的情况等。

3. 胃肠钡剂检查

有助于了解瘘的部位、瘘的大小及瘘远端有无梗阻等。

(二) 分类

对于肠瘘可以不同的角度进行分类,常用的分类方法有以下几种。

(1) 按病因分类:可分为损伤性、炎症性或肿瘤性等几种。对于那些慢性、经久不愈的肠瘘,通过活检判定其病理性质是十分必要的。

(2) 按解剖部位分类:可根据瘘的原发部位而命名。如十二指肠瘘、空肠瘘、回肠瘘等。有人把十二指肠以下的小肠瘘统称之为肠系膜小肠瘘,对于空肠瘘亦有人命名为高位小肠瘘,对于末端回肠瘘,则称之为低位小肠瘘。这种分类主要着眼于可能引起的水分、电解质失衡的性质及程度,便于指导临床治疗。

(3) 根据肠瘘与皮肤的关系:可分为间接肠瘘(亦称为复杂性肠瘘)及直接性肠瘘(单纯性肠瘘)。一般在瘘的始发阶段多为间接性肠瘘,肠内容物聚集在腹腔某处而间接地引流到腹外,这种肠瘘对患者的危害性最大。

(4) 根据瘘的形态:可分为唇状瘘及管状瘘。前者系指肠黏膜部分外翻与皮肤周边愈着呈唇状而得名,这种瘘多不能自愈。管状瘘则不然。这种分类对治疗有指导意义。

(5)根据肠瘘发生在肠管的侧面还是断端:可分为侧壁瘘与端瘘。如十二指肠残端瘘,十二指肠侧壁瘘。

(6)根据空腹时经瘘口24小时内流出量的多少,可分为高流量肠瘘(500 mL以上)及低流量瘘(<500 mL)。

(7)根据瘘的数目多少而分为单发性与多发性肠瘘。

总之,这些分类都是从某一个侧面出发而提出的分类,其目的是为了对瘘的各个方面做出估量以便于指导临床治疗。因此,当肠瘘发生后,经过一个阶段的紧急处理,要尽可能对已发生的肠瘘做出定性、定位及定量的诊断,综合以上的各种分类,做出全面的综合判断,以便安排好相应的治疗计划。

三、病理与病理生理

肠瘘对局部的损害和全身的影响,受许多因素的影响,其中最主要的因素是瘘的位置高低、流量的大小及引流的通畅程度。肠瘘一旦发生后可引起下述病理损害及生理紊乱。

(一)腹膜炎及腹腔脓肿

肠瘘发生后,肠内容流入腹腔,对腹膜产生强烈刺激。高位小肠的高流量肠瘘,由于肠内容含有大量的胆汁及胰液,对腹膜的刺激极为明显,可引起急性弥漫性腹膜炎,如不及时引流可导致中毒性休克,甚至在短期内死亡。如肠瘘的位置较低、瘘口小、流量低,则先引起局限性腹膜炎,随后发展为腹腔脓肿。脓肿引流后形成肠外瘘,经过全身及局部治疗瘘多能自行关闭而治愈。但如引流不及时或不通畅,感染可继续加重,甚至发展为败血症及多器官衰竭。腹膜炎及腹腔脓肿是肠瘘早期最主要的病理损害,早期发现及时引流就可中断其发展,为下一步治疗提供有利的条件。

(二)液体、电解质丢失及酸碱平衡紊乱

通过肠瘘每天可丢失液体及电解质,给患者造成程度不同的生理紊乱。高位小肠的高流量肠瘘丢失液量很大,如未能及时补充,数天内即可出现明显的脱水及酸碱平衡紊乱,严重者可发生周围循环衰竭、低血容量休克,甚至死亡。低位小肠的低流量肠瘘对全身影响较小,适当补充后多能维持平衡。

(三)营养不良

由于消化液的不断丢失、进食困难,再加上消化吸收障碍,患者多出现程度不同的营养不良。这种改变,高位肠瘘亦较低位肠瘘为突出,患者日渐消瘦、体重减轻、器官萎缩。不但伤口难于愈合,而且由于免疫功能的低下,抗御感染的能力亦日益降低。营养不良如果得不到积极的改善,可因过度消耗而出现恶病质,也可因并发感染而死亡。

(四)瘘口周围皮肤的损害

因受消化液中消化酶的消化腐蚀,瘘口周围的皮肤常出现潮红、糜烂及剧痛,也可因腐蚀瘘口周围、腹腔内或消化道内的血管而出现出血。低位肠瘘对皮肤的损害较轻,但由于肠液的刺激,亦可在瘘口周围皮肤发生湿疹及皮炎,或发生疖肿及蜂窝织炎等软组织感染。

(五)肠瘘本身的病理改变

肠瘘发生后其发展变化与最后结局,总是与肠瘘所在部位的肠管与邻近组织的病理情况密切相关的。在肠瘘发生的早期阶段,肠瘘附近的肠管多有水肿及炎症,并常伴有相应的动力障碍,因而导致肠内容物淤滞及肠内压增高。由于上述病理改变的存在,往往在一个阶段内,可使瘘继续增大,从瘘口丢失的肠液亦增加。经过引流及其他治疗措施之后,肠壁炎症及水肿逐渐消退,周围组织的炎症亦减轻,肠道的通畅性恢复,肠瘘亦随之缩小,流出量亦开始减少。肠瘘周围形成粘连,随着肉芽组织的增生形成管状瘘,最后瘘管被肉芽组织填充并形成纤维瘢痕而愈合。上述过程就是通常所见到的瘘由小变大,再由大变小,经过妥善的处理而终于自然关闭的过程。还有一些肠瘘虽然未能自然闭合,但随着时间的推移逐步从复杂瘘转变为单纯瘘,为进一步治疗创造了条件。这些肠瘘主要是深在的肠瘘。在瘘的初期阶段,由于引流不畅容易在腹腔内形成脓肿或较大的积液腔。在引流得到改善之后,感染减轻,脓腔缩小,形成管状瘘,或者位置较深的肠瘘逐渐表浅化,肠瘘部位外翻的黏膜与腹壁伤口边缘靠拢,形成唇状瘘。

根据上述肠瘘发生后的全身与局部病理变化过程,为了便于指导临床治疗,可以把整个病理过程及治疗过程分为3个阶段。

1. 第1阶段

从肠瘘的发生到病情开始稳定的一段时间,一般为2~3周。这一阶段的主要矛盾是腹膜炎、腹腔脓肿及丢失大量肠液所造成的脱水及酸碱平衡紊乱。在治疗上应针对上述几个矛盾采取积极的措施,力争病情早日稳定。

2. 第2阶段

腹膜炎已得到控制,脓肿已被引流,肠液的丢失开始减少,病情相对稳定。随着病期的延长,营养问题将转为主要矛盾,应把减少肠液的丢失及补充营养,促进肠瘘的缩小及伤口愈合放在重要地位。如此阶段旷日持久,仍可能发生其他并发症,甚至导致患者衰竭而死亡。

3. 第3阶段

周身情况从稳定走向好转,体重开始增加。瘘口局部随着肉芽组织的增生及瘢痕的形成逐渐缩小,大部分管状瘘可自行闭合,不能自然闭合的管状瘘及唇状瘘,也具备了进行修补手术的条件,经过必要的准备可以择期进行手术治疗。

四、治疗

肠瘘的治疗可分为局部治疗与全身治疗两个方面,应根据不同阶段的病理特点,把局部治疗与全身治疗有机地结合起来,方能收到良好的治疗效果。

(一)第1阶段

此阶段的主要治疗包括以下几点。

1. 做好患者的思想工作,稳定情绪

当患者出现腹膜炎症状或发现大量肠液外流后,患者多感恐惧,情绪波动,烦躁不安。医务人员应及时并恰如其分地向患者及家属解释病情,进行安慰及鼓励,使患者树立信心,在治疗上进行充分的合作。在许多治疗成功的病例中,患者自身所起的作用及家属所给予的密切配合是不能低估的。医务人员则应对治疗肠瘘的复杂性与长期性要有充分的思想准备,不能抱有"速战速决"的幻想,认真地对待每一项具体治疗措施,务必不再发生疏漏失误,尽最大努力缩短疗程,提高疗效。

2. 改善引流,控制感染

由于腹膜炎及腹腔脓肿是本阶段的主要矛盾,故首先应建立通畅的引流及合理使用抗菌药物以控制感染。在此阶段肠瘘所在部位的肠管存在着炎症、水肿等病理改变,故任何试行缝合或压迫堵塞肠瘘的企图,不但无益,反而可能加重已有的病理变化,使病情更加复杂。如切口已经感染,可拆除部分缝线敞开切口,探明脓腔部位,安放导管进行引流;如消化液自手术中留置的引流管流出,可视引流的通畅与否再决定是否需要进行进一步的处理,如引流不畅则应扩大原来的引流切口,根据脓腔的方向及部位,重新放置合适的引流管;在腹腔的其他部位发现的脓肿,则应选择适当的进路进行引流。为了能把脓液及外漏的消化液及时引出,可采用双套管连续负压装置持续引流,待脓腔已开始缩小,引流量也逐渐减少时,再改用单管引流。

3.补充水分、电解质,纠正酸碱失衡、进行营养支持

这是第1阶段非常重要的治疗措施,除及时补充水分及电解质外,静脉高价营养疗法应提早进行。大量的临床观察及实验研究证实,静脉高价营养不但能补充所需的热量及营养物质,而且能抑制胰腺的分泌,对于高位、高流量肠瘘也是一项有意义的治疗措施。由于外周静脉补充营养受到输液量及浓度的限制,很难满足治疗高流量肠瘘的需要,故近年来多采用中心静脉插管,有效地补充所需的热量、氨基酸、脂肪乳剂及各种维生素。通过这种治疗,能够较快地达到氮的正平衡,从而可促进肠瘘的愈合。应用时要加强对患者的监护,定期检查各项血、尿指标,进行代谢监测,根据病情的变化修订营养方案。

4.合理地选用抗生素,消除腹腔炎症

针对肠道内的常见菌种,选用适当的抗生素,单药常用含β-内酰胺酶抑制剂的药物如哌拉西林他唑巴坦、头孢哌酮舒巴坦等;碳青霉烯类药物如厄他培南、亚胺培南/西司他丁,美罗培南等;喹诺酮类的如莫西沙星等。因为肠瘘多为合并厌氧菌的混合感染,故甲硝唑、替硝唑等常被选做联合应用的药物。

(二)第2阶段

当瘘已完全形成,流出量不再增加或开始减少,瘘附近的感染已经控制,患者周身情况已趋稳定时,即可转入第2阶段的治疗。第2阶段除继续进行全身营养支持疗法外,应积极加强局部治疗。在肠瘘的局部治疗上,容易出现两种偏向:一是在瘘的初期过于急躁,企图匆忙地处理局部,往往事与愿违,使瘘扩大病情更加复杂;二是在第2阶段,对瘘的处理放任自流,未进行积极的局部处理,拖延了时间,造成了患者的长期消耗。

关于局部处理方法黎介寿曾做过详细的介绍,可根据瘘的具体情况加以选用。

1.外堵法

此法主要适用于管状瘘。首先要测定瘘管的长度、大小及位置,使堵塞物恰好接近瘘孔所在部位,长期阻止肠液外流,促进肠瘘的闭合。

(1)使用医用黏合胶(2-氰基丙烯酸丁酯或异丁酯)黏合的方法:将胶直接灌入直径<1 cm的瘘管内,胶即迅速凝固,2~3周后渐被排出或松动之时将其拔除。如病例选择得当经过1次或几次粘堵之后,瘘即可愈合。

(2)水压法:选择直径合适的导管放入瘘管内,其长度略短于瘘管全长,使其距肠壁瘘口1~2 cm,导管接输液瓶,持续均匀地滴入无菌等渗盐水,以1 000 mL/24 h为度,并置放在距伤口1 m左右高度以维持一定的压力。这样的压力可对抗肠液自瘘口外溢,同时达到使局部处于清洁的状态,促进肉芽组织生长。如漏液渐少,可更换较细导管直到盐水不再进入肠腔,然后拔除。一般需3周左右。这种方法适用于细长且较直的瘘管。

(3)管堵法:在瘘管内放入一直径大小合适的一端闭合的管子,顶端距肠瘘内口约1 cm,使肠液不向外漏,如从导管周围仍有少量外漏时,可在导管外注入少量黏合剂,以补充管堵之

不足。

2.内堵法

本法主要适用于唇状瘘。这一方法的优点是能保持肠管的通畅,有利于恢复肠道营养且便于管理。使用硅橡胶片,从肠腔内将瘘口自内堵住,在肠瘘外口使用一个固定架以保持内堵硅橡胶片的位置。黎介寿使用这种方法,取得较满意的效果。在得不到硅橡胶片时亦可用一般的软橡胶片代替之。

在局部治疗时,尚需注意患者皮肤的清洁卫生,不应使用多种有刺激性的药膏,以免引起药物过敏性反应。如患者体质好,应帮助患者洗浴,这对肠瘘的愈合也是有好处的。采用局部理疗,保护局部皮肤,也是可以选用的治疗方法。

(三)第3阶段

为瘘的修复性手术治疗阶段。一般肠瘘经过前两个阶段的治疗,大部分患者已闭合治愈,尚有一部分病例,全身情况虽已日趋好转,但肠瘘仍不能自然闭合,探讨其原因有下列几种情况:①肠瘘口太大,成为一个完全性瘘,虽经各种方法处理仍不能闭合者;②在肠瘘的远端梗阻病变未能解除,使肠瘘难于闭合者;③有一些管状瘘,瘘管已完全上皮化,难于粘连封闭;④有异物存留或属于特异性病理性瘘,难于闭合治愈者。

1.手术适应证

凡以上情况存在时,用一般方法很难收到好的效果,即或暂时封闭,也多一再反复。因此,在经过1~3个月的一般治疗后,如肠瘘仍无闭合的趋势时,应考虑进一步的治疗。以下条件可作为选择手术治疗的参考。

(1)患者全身情况稳定或已显著改善,体重已在恢复。

(2)患者的贫血及低蛋白血症已得到纠正。

(3)患者重要脏器功能良好,无施行修复肠瘘手术的禁忌证者。

(4)局部组织较好,炎症及水肿已消除。

(5)引起肠瘘的腹内原发疾病已经治愈,腹内的急性炎性病理改变已基本消散,腹腔粘连已局限者。

2.手术原则

这类手术是一种没有固定术式的手术,要根据每个患者的具体情况来选择最佳的手术方法。手术原则是切除肠瘘及其周围的瘢痕肉芽组织,为瘘口修复或肠切除吻合创造良好的愈合条件。还应充分地考虑到修复失败的可能性,做出适当地安排,不至于使治疗陷入更加被动的局面,态度要积极而又稳妥,手术的规模宜小不宜大。

3.术前准备

在手术前应进行充分的术前准备,应包括以下内容。

(1)术前要做瘘液及切口部位的细菌培养,以便更合理地选用抗生素类药物。

(2)对局部皮肤要进行妥善的准备,如有皮炎必须进行治疗使之完全治愈,手术前数天采用物理及药物方法使周围皮肤保持清净。

(3)按常规准备肠道,彻底排除结肠粪便,这一方面便于术后管理,同时也有助于预防结肠损伤,万一在术中损伤结肠,由于肠道已经过充分的准备,也可以进行修补缝合。

(4)肠瘘发生后,瘘的远端肠管,特别是结肠,长时期处于功能静止状态,术前要注意到这一点,可通过灌肠等方法促进其功能恢复,对于减少术后并发症可能是有益的。

4.手术方式

手术方式很多,过去多主张分期手术,即先将肠瘘旷置,建立正常的肠管通道;第 2 期再将肠瘘切除。在现代条件下,分期手术已较少采用,多主张 1 期手术,切除病变的肠管后同时进行修复或吻合。在皮肤准备时,可经瘘口分别向近、远端肠管插入导管,以便于辨别方向。应在距瘘口稍远一点处切开皮肤,并一并切除附近的瘢痕组织。开腹后进行必要的探查是不可缺少的一个步骤。在分离受累肠段附近的粘连后,借助事先插入的导管找到近、远端肠袢并切断之,暂时用止血钳夹两个断端,随后切除肠瘘及部分肠管,再进行两断端的端端吻合。在吻合口的附近应放置引流,以备失败时,做好引流的准备。对于那些有广泛肠粘连的病例,在松解粘连之后,可考虑施行肠排列手术,以预防肠梗阻的发生。肠排列的方法可根据术者的经验来选择,但编者认为先向肠内插入长导管,以后再进行排列比较安全。术后(或在手术前几天)开始静脉高价营养治疗,对保证吻合口的安全愈合,有着肯定的意义。

纵观外科医师对肠瘘的处理,可能存在着 3 种倾向。在瘘的初期阶段,容易有急于求成的思想,故有不少患者在这一阶段多次手术,使病情更加复杂。在病情稳定后,可能产生放任自流的思想,未能采取有效的治疗方法促进肠瘘的闭合,拖延了治疗时间。在最后的手术治疗中,又易出现盲目乐观的情绪,对手术的困难及可能发生的问题估计不足,没有做好手术可能失败的思想准备,因而未能提出有效的预防措施。黎介寿将肠瘘的处理简要地归纳为 3 个字即"引""堵""修",提出了在肠瘘不同阶段的治疗要点,但还需要强调的是,改善营养及控制感染应贯穿在整个治疗过程之中。在营养问题上,静脉营养有着突出的价值,但只能作为暂时性供给手段,我们要从实际出发,千方百计地建立经肠道的营养途径。这种途径更为安全,而且在经济上多数患者亦能承受。

肠瘘的治疗工作,大家已有一定的共识。自 20 世纪 80 年代以来,出现了些新的药物,合理的在整个治疗过程中,序贯的配合使用,将会进一步改善此病的预后。

生长抑素在瘘的初始阶段,对减少瘘液的丢失是有利的。在瘘的修复阶段,对那些小的侧壁瘘及部分管状瘘,使用生长激素,将会促进这些有可能自愈的瘘达到痊愈的目的,在瘘的手术修复肠吻合时,生长激素也会起到好的作用,减少吻合口漏的发生,这些药物的配合使用,将是今后我们临床实践的新课题。

(李　纲)

第三节　小肠良性肿瘤

较为常见的小肠良性肿瘤包括平滑肌瘤、脂肪瘤、腺瘤、纤维瘤和血管瘤,而神经纤维瘤、黏液瘤与囊性淋巴管瘤则更为少见。据统计小肠良性肿瘤约占原发性小肠肿瘤的 18%～25%,占全部胃肠道肿瘤的 0.5%～1%。小肠良性肿瘤可见于任何年龄组,多见于 30～60 岁,男女比例在发病学上无意义。由于不同的小肠良性肿瘤在临床上并无特征性表现,故术前正确诊断极为困难。

一、病理

(一)平滑肌瘤

平滑肌瘤为小肠良性肿瘤中最常见的一种,可见于小肠的任何部位,但以空、回肠较为多见。肿瘤多为单发,瘤体圆形或椭圆形,多数在 8 cm 以下,超过8 cm多为恶性。根据瘤体与小肠间的关系可将小肠平滑肌瘤分为肠内型、壁间型、肠外型和混合型 4 种。瘤体一般质地硬,但较大者可因变性与坏死而变软。部分病例可恶变。

(二)脂肪瘤

脂肪瘤位于小肠黏膜下,形成大小不一的单发或多发性肿瘤,切面与体表脂肪瘤无异,很少有恶变。

(三)血管瘤

血管瘤源于黏膜下血管,可分为海绵状血管瘤、毛细血管瘤和蔓状血管瘤,以前两种多见。因瘤体膨胀性生长易致肠黏膜溃疡、急性消化道出血与肠穿孔。

(四)纤维瘤

纤维瘤源于小肠壁组织中的纤维细胞,常与其他组织成分一同构成混合瘤,如腺纤维瘤、肌纤维瘤等,有恶变倾向。

(五)腺瘤

腺瘤源于黏膜或腺体上皮,外观呈息肉状,数毫米至数厘米不等,也有恶变的可能。

二、临床表现

小肠良性肿瘤早期症状不明显,偶因其他疾病手术时发现,也有部分患者因合并症就诊,术前正确诊断率仅 20% 左右。常见症状可归纳如下。

(一)腹部不适或腹痛

腹部不适或腹痛是最常见和最为早期出现的症状,占 63%。引起腹痛的原因多数为肠梗阻,也可因肿瘤的牵伸、瘤体坏死继发炎症、溃疡和穿孔。疼痛部位与肿瘤发生部位有关,但大多数位于脐周及右下腹。疼痛性质可为隐痛且进食后加重,呕吐或排便后减轻,也可为阵发性绞痛、胀痛等。

(二)肠梗阻

急性完全性或慢性进行性小肠梗阻是小肠良性肿瘤常见症状之一。肠梗阻的主要原因为肠套叠,占68%,少部分为肠扭转与肠腔狭窄。临床表现为机械性小肠梗阻:反复发作性剧烈绞痛、腹胀伴肠鸣音亢进等。部分患者可触及腹部包块。平滑肌瘤、脂肪瘤、腺瘤、纤维瘤等都可致肠梗阻。临床上若遇到无腹部手术史,反复发生肠梗阻且渐加重或成年人肠套叠患者时应考虑小肠肿瘤的可能。

(三)消化道出血

9%~25%的小肠肿瘤患者有消化道出血表现,多见于平滑肌瘤、腺瘤和血管瘤。大多数患者表现为间断性柏油便或血便,但发生于十二指肠的腺瘤和平滑肌瘤以及部分空、回肠肿瘤由于肠黏膜下层血管丰富,在炎症或瘤体活动过度牵拉基底时可发生消化道大出血,表现为呕血或大量血便,此时行常规胃镜或结肠镜检查不易发现病变所在。慢性失血的患者常被误诊为缺铁性贫血。

(四)腹部包块

腹部包块的发生率各家报道不一,在30%~72%。包块可为肿瘤本身,也可为套叠的肠袢。包块多位于脐周和右下腹,移动度大、边界清楚、表面光滑、伴有或不伴有压痛。

(五)肠穿孔

肠穿孔多由肠平滑肌瘤所致,原因是肿瘤生长较大,瘤体中心缺血坏死,肠壁溃疡形成,最终引发肠穿孔。

三、诊断

除依据前述临床表现外,可根据病情和医院条件选用以下检查。

(一)非出血患者的检查

1.X线检查

(1)腹部平片:可用于观察肠梗阻征象及有无膈下游离气体等。

(2)普通全消化道钡剂造影:可能发现的影像包括肠腔内充盈缺损与软组织阴影、某段肠腔狭窄伴其近侧扩张、肠壁溃疡性龛影(常见于肠平滑肌瘤)等,但实际上由于小肠较长,影像常因小肠迂曲重叠以及检查间隔期长而致效果不十分理想。

(3)气钡双重造影,可提高阳性发现率。

(4)低张十二指肠造影。

2.纤维内镜

(1)纤维胃十二指肠镜:可直接观察十二指肠内病变,超声内镜更可显示出肿瘤的原发部位及侵犯肠壁的层次。

(2)小肠镜:理论上讲可观察小肠内病变,但实际上成功率较低。

(3)纤维结肠镜:可对小部分患者回肠末端的病变进行观察与活检。

3.其他影像学检查

对表现为腹部包块或疑有腹部包块的患者可根据情况选用B超、CT或MRI等项检查,以确定包块的位置并估计其来源。

(二)出血患者的检查

1.除外胃和结、直肠出血

引起消化道出血的疾病多在消化道的两端,故遇消化道出血患者应先选用内镜法以排除之。急性消化道出血不是内镜检查的禁忌证,因此宜尽早进行以提高诊断符合率。

2.小肠气钡造影

经十二指肠内导管注入气体与钡剂进行气钡双重造影,其诊断率高于普通全消化道钡餐检查。

3.小肠镜与小肠钡灌联合检查

最近Willis等人采用推进式电子小肠镜结合小肠钡灌检查小肠出血原因,证明两者有明显互补作用,检出阳性患者占57%。

4.选择性内脏血管造影

当出血速度>0.5 mL/min时,外渗到肠腔内的造影剂可显示出血部位及病变性质。对初次血管造影未能做出诊断而仍有出血的患者可于次日及出血停止后4周再行血管造影检查,可提高诊断率。有条件者可采用数字减影技术,据报道定性与定位率都很高。

5.同位素扫描

常用的有^{99m}Tc硫化胶体和^{99m}Tc标记红细胞。前者在静脉内迅速被肝脾清除,同时外渗到出血部位形成焦点。动物试验证明该法可发现出血速度0.1 mL/min的出血点。后者衰变比前者慢,限制了这一方法的应用,动物试验证明30～60 mL的血液外渗才能获得阳性结果。同位素扫描可反复使用。

6.术中内镜检查

术前全肠道灌洗,术中取截石位,内镜医师经肛门插入纤维结肠镜,外科医师引导前进,除个别肥胖患者,镜子很容易达到十二指肠,然后关闭室内照明退镜观察出血部位。一般需30分钟即可完成检查,无合并症发生。

7.术中注射亚甲蓝显示病变

利用选择性动脉插管术中注射亚甲蓝可较好地显示病变的肠管。也可将10 mL亚甲蓝稀释液直接注射到供应可疑病变血管内,根据病变部位清除亚甲蓝较其他部位迅速的原理找出出血部位。

小肠出血定位诊断较难,常需联合几种方法反复检查,方能做出正确诊断。

四、治疗

小肠良性肿瘤可致肠套叠、肠穿孔、消化道出血等严重合并症,部分有恶变的可能,因此无论腹部手术中偶然发现还是患者就诊时发现都应手术治疗。根据病情可行小肠局部切除或小肠部分切除术。对发生在十二指肠乳头周围的腺瘤如无法行局部切除,也可行胰头十二指肠切除术。

(李 纲)

第十一章 阑尾疾病

第一节 急性阑尾炎

急性阑尾炎是外科急腹症中最常见的一种疾病,一般占外科住院患者的10%左右。任何年龄均可发病,以10~40岁年龄组发病为多。接近70%的急性阑尾炎患者年龄小于30岁。男性发病较女性为高,约为1.4∶1。

一、病因病理

(一)病因

1.神经反射因素

阑尾炎的发病和神经系统活动有着密切关系。神经调节的失调以及胃肠道功能活动障碍时,导致阑尾壁肌肉和血管的反射性痉挛,使阑尾管腔梗阻和供血障碍,甚至形成血栓,易造成细菌感染。

2.阑尾管腔梗阻

因异物堵塞、瘢痕狭窄、阑尾扭曲、淋巴组织增生等原因使阑尾腔发生完全或不完全性梗阻,阑尾内压力增高,阑尾壁的血运障碍,以致继发细菌感染,导致阑尾炎。

3.细菌感染

阑尾腔内存在致病菌,当黏膜有损害时,细菌由损害处侵入阑尾壁而发生炎症或当上呼吸道感染以及机体存在某些细菌感染病灶时,细菌可经血液循环到达阑尾而引起阑尾炎。致病菌多为肠道内的革兰阴性杆菌和厌氧菌。

(二)病理

根据临床过程和病理解剖学变化,急性阑尾炎在病理上可分为三种类型。

1.急性单纯性阑尾炎

急性单纯性阑尾炎是急性阑尾炎的病变早期,病理变化较轻。镜下可见阑尾壁各层水肿,血管扩张充血,一般黏膜下层较明显,血管周围有中性多核白细胞浸润。

2.急性化脓性阑尾炎

阑尾肿胀,浆膜面失去光泽,浆膜层高度充血,附着脓性渗出物,阑尾各层因炎症浸润变脆,黏膜有明显坏死灶及溃疡,阑尾腔内积脓,其病变可累及全阑尾或局限于远端,并可发生局限坏死穿孔。镜下除一般炎症改变较剧外,阑尾壁中可见小脓肿形成,黏膜被破坏而有溃疡。

3.坏疽性及穿孔性阑尾炎

阑尾壁因坏死而呈暗紫色或灰黑色,阑尾变粗,阑尾壁变薄并失去光泽和组织弹性,腔内蓄积黑褐或黑红色臭脓,腔内压力大,很容易穿孔破裂,其病变多累及全阑尾包括系膜,少数患者坏疽病变亦可局限在梗阻的远端。穿孔部位多在阑尾根部和尖端,穿孔如未被包裹,感染继续扩散,则可引起急性弥漫性腹膜炎。镜下可见阑尾各层坏死、炎症、栓塞,出血等相兼的病变。

二、临床表现

(一)症状

1.腹痛

腹痛是急性阑尾炎的主要症状。典型的腹痛多起始于上腹或脐周围,经过数小时至24小时左右,转移至右下腹,这是由于阑尾的炎症穿透浆膜,引起腹膜炎症所致,这种转移性腹痛是急性阑尾炎的特点。有70%~80%的患者有此典型症状。

少数患者无典型的转移性腹痛或腹痛部位开始于腰部、会阴部、腹股沟部、大腿部等,这些患者虽然开始腹痛部位不同,但最后一般都出现右下腹的定位性腹痛。

2.胃肠道症状

在急性阑尾炎中,恶心呕吐为仅次于腹痛的常见症状,通常在出现腹痛后短时间内出现恶心,可伴有或不伴有呕吐,属神经反射性呕吐,吐物多为食物,恶心重吐物不多。

3.全身症状

发病初期可有头晕、头痛、身倦、四肢无力等营卫不和气血失调的先驱症状。炎症明显后可出现发热、脉数、尿黄、口渴等内热的征象。单纯性阑尾炎体温一般在37~38℃,化脓性或坏疽性阑尾炎可在38~39℃,少数坏疽性阑尾炎可有寒战高热,体温可达40℃以上。

(二)体征

1.一般征象

体温正常或升高;急性阑尾炎早期气滞血瘀阶段,舌苔白薄,脉弦或弦紧;化热以后舌苔转黄,热甚者可出现黑燥苔,脉象转数,弦数、滑数或洪数。

2.局部征象

(1)压痛:压痛是急性阑尾炎的最重要体征,压痛以阑尾所在部位最明显,一般位于右下腹髂前上棘的内侧,临床常用的体表标志定位点有二:一为右髂前上棘与脐孔连线中外1/3交界点,名为麦氏点(McBurney点);二为左右髂前上棘连线的右1/3与中1/3交界点,为兰氏点(Lanz点)。

(2)腹膜刺激征:腹膜壁层受刺激后可出现防御性肌紧张,但在阑尾未穿孔前一般不出现腹肌紧张而呈现腹壁肌肉的敏感现象。敏感现象表现为开始检查触及右下腹时有抵抗感觉,经适应以后或改以轻柔操作后,腹肌仍可松软下来。这个特点可和真性腹肌紧张做出鉴别。单纯性阑尾炎一般不出现腹肌过敏和抵抗,而重型阑尾炎则可能出现明显的腹肌抵抗。

(3)Blumberg征(反跳痛):用手指在阑尾部位渐次施压,然后突然抬手放松,此时患者感到该区腹内剧痛为阳性。

(4)腰大肌紧张试验:将左手按在患者右下腹,适当加压后,抬高患者右下肢,如果产生右下腹痛或腹痛较原来加重为阳性,表示发炎的阑尾靠近腰大肌。

(5)闭孔肌试验:患者平卧,右腿屈曲并内旋髋关节,如能引起腹痛加剧为阳性,表示系盆腔位阑尾炎。

(6) Rovsing 征(结肠充气实验):用手按压患者左下腹,挤压结肠,如出现右下腹疼痛为阳性。很多患者当按压左下腹的手突然放松时,也可出现右下腹疼痛。

(7) 直肠指检:在直肠右侧上方有压痛,表示阑尾发炎而位置较低。

(8) 经穴触诊:急性阑尾炎患者中 60%~80% 在足三里穴附近有压痛,两侧均可出现,以右侧明显而多见,压痛部位多在足三里和上巨虚两穴之间,称"阑尾穴"。

三、实验室及影像学检查

(一)实验室检查

1.血常规检查

血常规检查常显示白细胞计数及中性粒细胞多有增高。约有 70% 患者白细胞计数 $>10\times10^9$/L,但也有 10% 左右的患者白细胞计数低于 10×10^9/L。因此,白细胞计数不高亦不能否定阑尾炎的诊断。

2.急性时相蛋白

C-反应蛋白是非特异性急性时相蛋白,并刺激细胞介导的免疫和趋化,在急性阑尾炎中会增高,并与疾病的严重性成一定的比例,一般来说炎症越重,C-反应蛋白越高。降钙素原是机体对炎症和手术状态的应答,并且随感染的严重性而增高。有研究表明降钙素原更有助于诊断细菌性感染。相比化脓性阑尾炎,降钙素原在穿孔性阑尾炎和坏疽性阑尾炎中会明显增高。

(二)影像学检查

腹部彩色多普勒检查是目前最常用的检查手段,超声检查常可有以下几种表现:①显示阑尾管壁层,横断面可见"靶环征";②明显肿大的管状结构;③浆膜层增厚,欠规整,长轴呈手指状偏低回声,横切仍可显示"靶环征";④阑尾正常结构消失,阑尾明显肿大壁增厚,厚度不一、层次不清,管壁连续性中断;⑤周围较多积液。

腹部 CT 检查对急性阑尾炎的诊断是一种敏感准确的手段。其关键是找到阑尾,当阅片时发现回盲部周围管状结构,中心可见气体、钙化灶、根部与"回盲部"相连、直径>0.6 cm 时,应高度怀疑急性阑尾炎的存在。一项 Meta 分析表明,CT 诊断阑尾炎的敏感性为 0.94,特异性为 0.95。因此 CT 有很高的阴性诊断价值,尤其有助于诊断不清的患者除外阑尾炎。不过阑尾炎早期的 CT 检查可能看不到典型的影像学表现,在鉴别困难时,经过 24 小时观察,可复查 CT。

四、诊断与鉴别诊断

(一)急性胃肠炎

急性胃肠炎往往有饮食不当的病史,且多以吐泻为主,吐泻先于腹痛,腹部压痛范围较广,多在脐周围,压痛的程度不恒定。大便化验检查可有脓细胞及未消化食物残渣。

(二)急性肠系膜淋巴结炎

本病多见于儿童,常有上呼吸道感染病史。右下腹压痛范围较大,而且偏向中线。

(三)克罗恩病

克罗恩病的腹痛多为阵发性绞痛,走窜不定,无典型的转移性腹痛,可伴有腹泻,大便内可有红细胞、白细胞及脓细胞,体征也较广泛,有时可触及肿胀、痉挛或粘连的肠管。

(四)溃疡性结肠炎

盲肠区域的溃疡早期一般不如急性阑尾炎的起病急,恶心呕吐也不明显,患者常有腹泻病史。

(五)急性盆腔炎

多发生在已婚妇女,病起下腹,可逐渐向上扩延,往往牵及腰骶部,腹痛以下腹为主,尤以两侧耻骨联合上方最明显。白带增多或变为脓性,臭味大,镜检有脓细胞,盆腔检查多有阳性发现。

(六)卵巢囊肿蒂扭转

卵巢囊肿蒂扭转引起的腹痛位置偏低,腹痛为阵发性,早期就可出现脉速或轻度休克现象。一般疼痛重而体征相对较轻,盆腔检查可发现右侧与卵巢相连的囊性肿物,超声检查也可提供鉴别诊断有价值的结果。

(七)右侧输尿管结石

一般输尿管结石腹绞痛,并常向会阴部及大腿内侧放射,腹部体征不明显,叩击肾区可引起剧烈疼痛。此外,可伴有尿频、尿痛或肉眼可见血尿等症状。尿液检查急性阑尾炎发现以白细胞为主,而尿路结石多以红细胞为主。X线摄片约有90%可发现阳性结石。

五、治疗

(一)西医治疗

1.非手术治疗

(1)适应证:急性单纯性阑尾炎、轻型化脓性阑尾炎、妊娠早期和后期急性阑尾炎、高龄合并有主要脏器病变的阑尾炎均可采用非手术疗法。

(2)治疗方法:①清淡饮食或半流质;②静脉支持,纠正水电解质紊乱;③使用广谱抗生素,包括抗厌氧菌药物。一般应用原则为早期、有效、足量、安全;④有肠麻痹时可行胃肠减压。

2.手术治疗

(1)适应证:①急性化脓性、坏疽性阑尾炎,临床表现严重者;②急性阑尾炎穿孔并发弥漫性腹膜炎并有休克现象;③梗阻性阑尾炎;④经非手术治疗症状未见缓解甚至病情恶化者。

(2)手术方法:手术治疗急性阑尾炎的主要方法是阑尾切除术,腹腔渗液较多者应放置腹腔引流管。弥漫性腹膜炎的腹腔冲洗是必需的,而且冲洗量应该比较充足,腹引管的置放数量也应酌情增加。①开腹阑尾切除术:一般选择右下腹麦氏切口、经腹直肌切口或腹直肌旁切口入腹,沿结肠带找到阑尾,结扎阑尾动脉,切除阑尾,根部双重结扎,距根部 0.5 cm 处荷包缝合,将阑尾根部埋入盲肠,擦拭腹盆腔,如果腹腔感染严重,则放置引流管,而后缝合伤口。②腹腔镜阑尾切除术:随着科技进步的日新月异,20世纪80年代,法国外科医师 Philipe Mouret 完成首例腹腔镜胆囊切除术,德国妇科医师 Semm 完成首例腹腔镜阑尾切除术,宣告外科手术自此进入微创时代。但是直至20世纪90年代,腹腔镜阑尾切除术才被众多临床医师所接受,目前已广泛应用于临床。腹腔镜的应用首先有利于明确诊断。对于术前诊断不确定的阑尾炎,腹腔镜检查有助于提高准确率,避免了不必要的剖腹探查术。采用腹腔镜实施阑尾切除术与传统的开腹阑尾切除术相比,优点多于缺点,详见表11-1。

(3)术后处理:阑尾切除术后,最初24小时,因为不能进饮食需给以静脉补液。24小时后麻醉恢复即可鼓励患者早期下床活动,术后可给理气消胀、活血通便中药或针刺,以促使胃肠功能早日恢复,胃肠功能恢复后,可根据食欲情况逐步给予饮食。因急性单纯性或慢性阑尾炎而行阑尾切除术者,术后可不用抗生素。而术前体温高,腹腔已有粘连和渗液的重型阑尾炎,术后仍应给予抗生素治疗,抗生素的选择应以对革兰阴性杆菌有效的广谱抗生素为佳,足量应用,待体温正常,胃肠功能恢复即可停止使用,不宜无原则久用。

表 11-1 腹腔镜和开腹阑尾切除术对比

腹腔镜优点	开腹手术优点
诊断其他疾病	手术时间缩短
疼痛减轻	手术室费用降低
住院时间缩短	腹腔内脓肿少见
伤口感染率低	住院成本降低
日常活动恢复快	

(二)注意事项

由于阑尾的特殊解剖生理特点,致使炎症发展很快。因此,在用药 1~2 天内密切观察临床症状体征的变化,一旦保守治疗无效,则应及时改为手术治疗。

六、转归

(一)基本痊愈

大部分急性单纯性阑尾炎痊愈后,可不留解剖上的明显改变。少数黏膜损害较重者,可遗留瘢痕,也可以形成阑尾腔的狭窄。

(二)管腔狭窄

轻型化脓性阑尾炎治愈后,可不形成管腔狭窄。但化脓炎症重者,常可造成阑尾腔的狭窄或闭塞。

(三)包块形成

阑尾坏疽或阑尾周围脓肿,因为组织破坏严重,痊愈后阑尾可能形成无腔的纤维条索或被吸收而消失。有时也可因阑尾根部坏死后管腔闭塞,阑尾远端形成纤维增生管壁变厚的炎症肿块。

(四)肠粘连

形成腹膜炎者,除阑尾本身改变外,还可发生腹腔内粘连。

七、阑尾切除术后并发症的防治

(一)切口感染

切口感染为阑尾切除术后最多见并发症,特别是重型阑尾炎或穿孔伴腹膜炎的手术切口感染率更高。

切口感染的最常见原因为术中切口的污染、切口牵拉损伤过重和伤口积血也是造成感染的有利因素。降低阑尾切口感染率,应该注意几点:①早期诊断、早期治疗,以减少阑尾化脓穿孔后的感染威胁;②严格执行术野皮肤的清洁准备和消毒;③采用适当的麻醉方式。一般不易采用局麻,因局麻镇痛不全,增加手术难度,容易污染切口;④选择最易暴露阑尾的切口,减少术中寻找阑尾的困难;⑤术中动作轻巧,严格注意无菌操作,妥善保护切口;⑥合理应用抗生素。

术后体温升高、切口的静止疼痛,常常是切口感染的早期征象。术后应即时定期检查切口,如果发现切口皮下有分离现象或切口内有红肿积液时,应即时拆线引流,不要延误拖延以免感染范围进一步扩散。

(二)内出血

较多见原因为系膜处理不当或系膜水肿变脆,结扎过紧而断裂出血,常造成早期腹腔内出血;其次为阑尾残端结扎不牢而脱落或过紧而断裂,术后可出现便血。较少见者尚有盲肠壁血管损伤而出现肠内或腹腔内出血,损伤腹腔内血管(刺伤髂动脉静脉或肠系膜血管或拉破大网膜血管等)。至于因分离粘连造成的渗血一般多能自止。

鉴于以上造成出血的原因,术中应当仔细妥善处理好阑尾系膜和残端,为防止术后扎线脱落可用双重结扎或缝扎。对可能发生出血的病例,尤其凝血机制异常出血而出现休克时,应立即进行开腹止血。

(三)肠梗阻

急性阑尾炎术后出现肠梗阻最常见原因是粘连性肠梗阻,合并腹膜炎的病例尤为明显。少见原因是术后早期炎性肠梗阻,多见于弥漫性腹膜炎术后。绝大部分病例均可通过非手术治疗而得到完全缓解,轻易不进行手术干预。如果有绞窄性肠梗阻出现,诊断明确后应尽快手术治疗。这种情况多见于腹腔粘连形成的肠管内疝。

(四)腹腔脓肿

常发生在穿孔性阑尾炎手术后,多因腹腔脓液较多、清除不净、当引流而未置引流或引流物放置不当或术后引流管拔除过早所致。对腹腔脓液多、污染重、炎症较重的病例可采用剖腹探查切口,以便彻底清洗腹腔,预防术后腹腔脓肿的形成。

腹腔内脓肿一经确诊应以非手术引流为主。可根据不同部位施以不同的引流方法,膈下或腹腔内脓肿可采用穿刺抽脓或穿刺置管引流的方法。对盆腔低位脓肿可经直肠或阴道引流。

(五)肠瘘

肠瘘是少见但后果严重的术后并发症,多发生在病理改变比较严重的阑尾炎病例,尤其是阑尾根部炎症较重者。此时,需要仔细而恰当地处理阑尾根部,放置有效的引流管,并与家属做好充分沟通。

八、几种特殊情况下的急性阑尾炎

(一)小儿急性阑尾炎

急性阑尾炎是小儿腹部外科的常见病。发病年龄以6~12岁最多。以春秋季节多发。病死率略高于成人,0.7%~2.4%,小儿时期急性阑尾炎有以下一些特点:①机体防御能力弱,炎症反应剧烈,容易出现高热,中毒症状常较严重;②6岁以下婴幼儿常缺乏典型的转移性右下腹疼痛的症状,且腹痛症状和腹部体征也往往不固定,故临床急性阑尾炎的误诊率很高;③小儿阑尾淋巴组织丰富,阑尾壁很薄,发炎后淋巴水肿严重,故多有阑尾腔梗阻存在很容易穿孔。因小儿大网膜发育不全,穿孔后多形成腹膜炎,很难粘连局限形成脓肿。

1.临床表现

(1)腹痛:腹痛范围常较广泛;且有时腹痛不是首发症状。

(2)消化道症状:消化道症状常明显而突出,呕吐可为首发症状,呕吐程度较重且持续时间也长,可因呕吐量大,不能进饮食而产生脱水和酸中毒。有时可出现腹泻,而出现大便秘结的少见。

(3)全身症状:全身症状较剧烈,发热出现早,且常可高达39~40℃,甚至出现寒战发热,热甚惊厥抽搐。

2.诊断要点

(1)高度重视:小儿出现右下腹痛即应考虑到阑尾炎之可能,应做必要的检查或观察。腹部体征在诊断上有较大价值。如果反复检查均可发现右下腹有明显的压痛,则对确定诊断很有价值。肛门指检在小儿有一定困难,但在鉴别肠炎、痢疾、肠套叠等疾病时确有实际价值,故在诊断中不能从简。

(2)辅助检查:在病史和体检不能明确诊断时,CT对诊断的准确性很有帮助。一项研究显示,对疑似阑尾炎的病例,CT比超声更灵敏(CT为97%,超声为44%),更特异(CT为94%,超声为93%),更准确(CT为94%,超声为76%)。但是,为了让患儿尽量不接受CT照射,可采用腹部超声检查,必要时可以动态观察。

3.鉴别诊断

需特别注意与急性胃肠炎、肠蛔虫症、肠套叠、痢疾、急性肠系膜淋巴结炎、原发性腹膜炎等相鉴别。

4.治疗

诊断一经明确,原则上应采取手术治疗。个别病例由于各种原因不能接受手术治疗,可行中西医结合非手术治疗。

(二)老年急性阑尾炎

1.临床特点

(1)病理变化较重:老年人血管、淋巴常有退行性改变,故阑尾发炎后容易发生坏死、穿孔。

(2)免疫功能低下:老年人反应力低下,故临床症状、体征常和病理改变不一致。症状和体征常较病理改变为轻,症状持续时间长,白细胞增加的程度不如年轻患者明显。老年人往往就诊较晚,所以在就诊时多数已有坏疽穿孔或已形成脓肿,65岁以上患者阑尾穿孔的发生率高达50%。

(3)并存疾病较多:老年人常常合并有其他重要脏器的病理改变或潜在疾病,如心、肺、肾等方面的疾病,而这些疾病又常是致死的原因。在一组病例中,年龄大于80岁的患者穿孔性阑尾炎的死亡率高达21%。

2.临床表现

急性阑尾炎在老年人有时起病症状常不突出,腹痛可逐渐发生而较轻,呕吐也可不发生。因此,有时缺乏恶心呕吐和转移性右下腹痛等典型病史;甚至发热也不明显。阑尾穿孔后能局限形成肿块者,一般预后较好,但穿孔后形成腹膜炎,甚至出现肠麻痹或出现中毒症状者,则表示炎症较剧,病情凶险,往往预后也差。

3.诊断与鉴别诊断

一般诊断不难,但在个别病期晚,症状不典型的患者则常发生误诊或难诊,应提高警惕。鉴别诊断中,有腹膜炎时常需和溃疡病穿孔、中毒性炎性肠疾病等做鉴别;有肠梗阻时则需区别动力性肠梗阻和机械性肠梗阻;有右下腹包块时需和盲肠癌、肠套叠等鉴别。除阑尾炎的诊断问题外,对患者的一般情况需给予特别注意,如水电解质是否有紊乱,心血管、肺、肾等脏器是否有其他病变,并在治疗中予以充分重视。

4.治疗

急性阑尾炎的一般治疗原则也适用于老年期患者,只是在治疗中对全身状态必须给以足够重视,对其他重要脏器功能应有充分了解和必要治疗,这是降低老年人急性阑尾炎死亡率的重要环节。

(三)妊娠期急性阑尾炎

妊娠期急性阑尾炎并不少见,且死亡率较一般人为高,死亡率为2%左右,胎儿死亡率约为20%。

1.病因特点

(1)阑尾位置改变:随着妊娠期子宫逐渐增大,阑尾的位置也因子宫的推挤而逐月有所改变。阑尾位置改变的方向为随子宫的胀大而向上向后改变。

(2)体征不典型:妊娠期急性阑尾炎穿孔后腹膜炎,由于腹部体征不典型,腹部压痛和腹壁肌肉紧张可以不明显,故容易延误诊断和治疗。在妊娠和分娩过程中随时可以导致炎症的扩散。由于从出现症状到明确诊断的时间较长,故阑尾穿孔率高。因此,严重地影响妇女和胎儿的安全。

(3)感染不易局限:由于子宫胀大及大网膜游动受限,阑尾化脓穿孔后不易局限;腹腔脓液多少不易判断;且容易并发腹腔多发脓肿;由于盆腔充血,血循旺盛,也容易出现毒血症、败血症等全身炎症扩散的严重并发症。

2.临床表现

妊娠早期急性阑尾炎的症状和体征可与非妊娠期阑尾炎临床表现一样。妊娠中后期因子宫胀大在体征上则可有一些变化,随阑尾的位移压痛点也发生部位变化,如果阑尾移到子宫外后方,则腹部体征可不明显而出现右腰部压痛;因子宫张大而腹肌紧张可不明显,但一般反跳痛仍可明显查出。妊娠后期阑尾向上移位可至右上腹,患者可能出现右上腹痛和右肋下疼痛,在妊娠后期常合并便秘、腹胀,则更会增加查体上的困难。妊娠中后期有时因炎症刺激可出现子宫阵缩,更增加了症状和体征的复杂性。

3.诊断与鉴别诊断

妊娠期急性阑尾炎的诊断具有很大的挑战性。因为恶心、食欲缺乏和腹痛可能是阑尾炎和正常妊娠的共同表现。而且阑尾位置发生改变,给查体增加了很多困难。及时诊断和积极恰当的治疗是降低妊娠期阑尾炎死亡率的关键。

(1)症状:有恶心呕吐和腹痛的妊娠妇女,应首先考虑阑尾炎的可能,如果孕前曾有阑尾炎病史者,更应疑及此病。

(2)体征:查体时应仔细反复检查,并应想到妊娠期阑尾炎的特点。如在右下腹或右侧腹有明显固定的压痛点,则急性阑尾炎的可能性很大。

(3)会诊:当怀疑急性阑尾炎诊断时,应留院观察,和妇产科医师一起会诊观察,以期明确诊断。

(4)其他措施:如疑有腹膜炎时,可做腹腔穿刺检查;右下腹有包块时,可做超声检查,以判明肿块性质以及和子宫的关系。

在鉴别诊断中,除一般急性阑尾炎诊断中需鉴别的疾病外,在妊娠初期当子宫不太大时需和异位妊娠相鉴别。当子宫胀大后,原有子宫附属器官的病变可发生扭转而引起急腹症情况,这些情况需和急性阑尾炎相鉴别。在以上妇科疾病鉴别中,B超检查具有重要价值。

4.治疗

妊娠期急性阑尾炎应及时诊断和积极治疗,以避免病情进展。急性单纯性阑尾炎,无论在妊娠初、中、后期均可应用非手术疗法,中药以清热安胎为主,不宜过多应用破血药和峻下药。如果经药物非手术治疗,病情加重或1~2天不见好转时,则应考虑改行手术治疗。其他病理类型的急性阑尾炎,则应以手术治疗为好。

妊娠期急性阑尾炎手术治疗时,应根据子宫大小、压痛部位来选择恰当切口;手术操作要轻,尽量减少对子宫的刺激,最好不放腹腔引流管;切口应妥善保护,防止污染,以预防切口疝的形成,术前后选用合适抗生素,以期迅速控制感染,减少并发症。对临产期的坏疽和化脓性阑尾炎以及穿孔性阑尾炎原则应手术治疗,但对妊娠和分娩的安排和处理则需依患者的具体情况和产科医师共同权衡利弊审慎研究决定。

(杨雪亮)

第二节 慢性阑尾炎

慢性阑尾炎在阑尾切除术中,除各种急性阑尾炎外,居第 2 位原因。慢性阑尾炎虽为临床常见病,但确诊并不容易,不适当地扩大阑尾切除术,其结果不但不一定满意,甚至可给患者造成痛苦,故应引起临床注意。

一、病因和病理

造成以右下腹痛为主要症状的慢性阑尾炎的病因是较复杂的。主要是由于阑尾管壁纤维结缔组织增生,阑尾扭曲并与周围组织粘连,导致管腔狭窄闭塞等急性炎症消退后遗留病变造成的。慢性阑尾炎主要分为原发性慢性阑尾炎和继发性慢性阑尾炎两种,其中原发性慢性阑尾炎发病时症状不明显同时病情发展相对缓慢,一般情况下持续时间较长且发病过程中无反复性发作;继发性慢性阑尾炎多为首次发作急性阑尾炎时经非手术治疗而愈,但是有遗留临床症状,之后多次发作无法彻底治愈。

(一)阑尾的先天异常

如阑尾细长或阑尾弯曲扭结,管腔或开口部狭窄等均可造成阑尾腔排空障碍,潴留的内容刺激黏膜可导致慢性炎症。

(二)急性炎症的迁延

急性阑尾炎后,可遗留下阑尾形态学的改变,如管腔绞窄或闭塞,阑尾壁炎性细胞浸润和组织增殖,炎症粘连扭曲。

(三)阑尾本身及周围组织的其他病变的影响

如血吸虫病,蛲虫在阑尾的寄生,粪石或其他异物的刺激或阻塞,结核、肿瘤和其他炎性肠病等均可成为慢性阑尾炎的病因。

(四)盲肠功能失调

因移动盲肠或盲肠慢性炎症致盲肠功能失调,盲肠经常有气体和粪便滞留,容易产生阑尾腔的逆流而引起慢性炎症。

二、临床表现

(一)急性迁延型

过去有不同类型的急性阑尾炎病史,非手术疗法治愈后。如果发作时具有急性阑尾炎的所有表现,则称之为复发性急性阑尾炎;如果发作时仅表现为右下腹痛,不发热,白细胞计数不升高,在右下腹仅有局限性深部压痛,则诊为复发性慢性阑尾炎。

(二)慢性发作型

临床表现主要为发作性右下腹痛,多发生于饱食及暴急奔跑之后,发作时右下腹绞痛,少数为胀痛,有时可伴轻度恶心或呕吐。发作时右下腹可有轻度压痛及反跳痛,但从无急性炎症表现。

除此之外,临床常能见到表现为右下腹持续绵绵作痛,疼痛范围较大,症状持续时间很长,有时或伴有低热、便秘、腹胀或腹泻,还有的患者伴有月经失调、食欲不佳或周身不适。腹部压痛部位不固定,或压痛范围较广。

三、诊断与鉴别诊断

慢性阑尾炎发病率的高峰年龄为20～40岁青壮年男女。临床确立诊断的主要依据为典型的右下腹疼痛和局限的右下腹麦氏点压痛。对以往有明确的急性阑尾炎病史,以后有不断的右下腹疼痛和局限的麦氏点压痛的病例,一般诊断不难,而那些症状不典型或症状较复杂的病例,则诊断很难确定。需与下述疾病鉴别。

(一)肠道系统疾病

肠道结核病、肠系膜淋巴结炎、克罗恩病、慢性结肠炎、慢性痢疾、盲肠淤滞症等。

(二)肠道外疾病

慢性输卵管炎、慢性盆腔炎、输尿管结石、精索慢性炎症、睾丸神经痛、慢性前列腺炎等。

四、治疗和预后

明确诊断的慢性阑尾炎可选用腹腔镜或开腹的方式进行阑尾切除术,一般能获满意效果。术前一定做好鉴别诊断,对症状较重,而确诊又实属困难,又有手术治疗指征者,应首选腹腔镜探查,以利于彻底探查和处理腹内其他病变,根据术中情况选择是否中转开腹。

(李 鹏)

第十二章 结直肠疾病

第一节 结 肠 癌

大肠癌为我国常见的恶性肿瘤之一,据全球肿瘤流行病统计数据资料显示,我国结直肠癌发病 253 427 例,位于肺癌、胃癌、肝癌和乳腺癌之后,居第 5 位;死亡 139 416 例,位于肺癌、肝癌、胃癌和食管癌之后,居第 5 位。从世界肿瘤流行病学调查中可以看出,澳大利亚、新西兰、欧洲和北美的结直肠癌发病率最高,而西非、中非和中南亚发病率最低。我国结直肠癌以 50～70 岁年龄段的发病率为最高,50 岁以下及 80 岁以上发病率较低,中位发病年龄在 45～50 岁,男性发病率明显高于女性。近年来的统计资料表明,在胃癌、食管癌发病率下降的同时,大肠癌发病率却在不断增高,其中尤以结肠癌增加更为明显。近年来我国结肠癌的总发病率已超过直肠癌,改变了长期以来大肠癌中以直肠癌为主的格局。目前我国结直肠癌的好发部位依次为直肠、乙状结肠、升结肠、降结肠和横结肠。

一、病因

对于结肠癌的病因目前尚未完全明确。近年来多采用队列及配对调查方法对饮食、生活习惯及体格素质等因素与结肠癌的发病关系进行分析,同时也注意了环境影响、遗传、结肠腺瘤、慢性炎症等癌前状态及免疫功能缺陷因素的影响。

(一)饮食及环境因素

其在北美、西欧和澳大利亚发病率相对高,在非洲和亚洲相对低。根据这个发现提出了 Burkitts 假说:不同人群中的饮食差异,特定的纤维素和脂肪摄入导致了世界各地不同区域的结直肠癌的发病率的差异。

1.脂肪和红色肉类

饮食中肉类及脂肪含量高时,刺激肠道大量分泌胆汁,导致肠道中胆汁酸和胆固醇的含量增加,而高浓度的胆汁酸具有促癌作用。其促癌机制:①促进肠黏膜细胞、癌细胞增生;②致 DNA 损伤及干扰 DNA 代谢;③抑制肠黏膜固有层淋巴细胞增生,减弱免疫功能等。同时,在胆汁酸增高的情况下摄入高蛋白,会被肠道细菌降解产生致癌性的氨基酸产物。无论在实验性结肠癌或临床结直肠癌病例中,粪便中胆汁酸和胆固醇代谢产物的含量均明显高于对照组或正常人。进食高脂饮食国家的人群的结直肠癌的发病率要高于进食低脂饮食的国家的人群。而同时目前多项研究指出红色肉类的摄入与结直肠癌存在相关。红色肉类富含铁元素,一种促氧化剂。食物中的铁会增加肠道内的自由基产物,而这些自由基会导致肠黏膜的慢性损伤或增加致癌物。在人类,红色肉类的摄入以剂量响应模式刺激 N-亚硝基化合物的产物。因为许多 N-亚硝基化合物的产物是公认的致癌物,所以这是红色肉类与结直肠癌相关的潜在机制。经过明火烹调或加热完毕的肉类会产生杂环胺和多环芳烃等产物,这些产物在动物实验中是存在致癌性的。已有多篇 Meta 分析指出红色肉类的摄入与结直肠癌的发生存在关系。

2.膳食纤维

饮食中另外一个重要的因素是纤维素的含量。饮食中膳食纤维的含量也是结直肠癌发病的重要因素,高膳食纤维可降低结直肠癌发病机制的可能原因是其可吸收水分,增加粪便体积,稀释粪便中致癌物浓度,纤维可以加快肠道传输,便于其排出。但是目前关于膳食纤维对预防结肠癌的发生仍存在很多争论,两项美国的大宗队列研究发现,并没有证据证实膳食纤维能减少结肠癌的发生。而有的学者指出全谷物纤维可能对结直肠癌有预防作用,此外,纤维摄入本身可能没有预防作用,但可能与许多其他健康的生活方式及其他健康饮食的成分有关(比如大量蔬菜,低脂肪和低肉类)。与观察实验相比,随机研究缺少实验结果显示这可能是其中的原因。然而干预实验可能因实验周期太短而无法显示其效果。

3.肠道菌群

随着微生态学的发展,肠道菌群与结直肠癌的发病关系得到了越来越多的重视。健康人体肠道内的细菌种类有成百上千种,这些寄生在人体肠道中的微生物在维持健康方面有重要作用,如营养、能量代谢、免疫功能等。研究表明,结直肠癌患者的肠道菌群出现失调状态,粪便中的检查表现为厌氧菌与需氧菌的比值明显下降。另外,与健康人的肠道标本相比,具核梭杆菌在结直肠癌患者肠道中的比值很高。肠道菌群失调致结直肠癌发生的可能机制为肠道菌群通过慢性炎症刺激促进结直肠癌发病;肠道菌群通过酶与代谢产物致癌。同时,该学者还提出,益生菌能改善肠道菌群结构,影响肠道代谢,降低诱发结直肠癌的风险。

病例对照研究表明,叶酸和维生素 D 均可降低大肠癌发病的相对危险度。长期叶酸缺乏可导致胃肠道细胞核变形,甚至发生癌前病变。国内有学者通过实验发现,叶酸缺乏可能与结直肠癌的发生有关,其可能的机制是叶酸可导致肠黏膜上皮细胞的 DNA 甲基化状态发生改变。另外,葱、蒜类食品对机体的保护作用越来越受到人们的关注,实验证实大蒜油能减少甲基胆蒽引发的大肠黏膜损伤,临床流行病研究也证实喜于进食蒜类食品者的大肠癌发病率相对较低。与此相反,进食腌制食品可以造成大肠癌发生的相对危险度增高,从高至低增高危险度的分别是直肠癌、左半结肠癌、右半结肠癌。有学者认为,腌制食品的致癌作用与食品腌制中产生的亚硝酸类化合物有关,而高盐摄入只是一种伴随状态。油煎和烘烤食品也可以增加大肠癌的发生风险,蛋白质在高温下所产生的甲基芳香胺可能是导致大肠癌的重要物质。

(二)个体因素

由流行病学研究得到的大肠癌易患因素中,可以归因于个体因素的原因十分复杂,可能需涉及个人体态、生活嗜好、体力活动、既往手术等多个方面。

肥胖似乎会增加男性和绝经期女性的结肠癌风险。在肥胖人群中,结直肠癌风险增加了两倍,其中一项机制是许多肥胖患者存在胰岛素抵抗。胰岛素抵抗会导致外周高血糖并增加胰岛素生长因子肽活性。高 IGH-1 水平与细胞增生有关,并增加结肠肿瘤的风险。

文献的综述显示吸烟与结直肠腺瘤的关系存在正相关,吸烟者腺瘤的风险是非吸烟者的 2～3 倍,而流行病学研究显示烟草与结直肠癌风险存在联系,吸烟者所吸入的烟雾中富含肼类烃合物和苯并芘,这二者均可引起大肠癌的发生,特别是在动物实验中已可复制相关模型。

另外,对照分析结果表明,体力活动较大者罹患大肠癌的可能性较小。研究认为中等强度的职业体力活动有助于防止结肠癌的发生,体力活动影响结直肠癌发生风险的生物机制并不清楚,增加体育锻炼会导致胰岛素敏感性和IGF水平的改变,而且胰岛素和IGF潜在参与到结直肠的致癌过程中。其他可能的机制包括体力活动对前列腺素合成的影响,对抗肿瘤免疫防御的影响和减少活动相关的身体中的脂肪。这些机制通常可能是多因素的。

目前国内外很多学者在研究胆囊切除术与结直肠癌的关系,但目前仍存在争论。胆囊切除术后,在粪便中可以检测到的胆酸盐的数量在增加,其可能在结肠致癌过程中起作用,但也可能与发生胆石症相关的饮食和生活方式因素与结直肠癌风险的关系极易混淆。前期的胆囊切除术并不是腺瘤形成的危险因素。其与结直肠癌的联系也是不确定的,但可能与近端结肠癌更相关。

随着心脑血管患者增多,服用阿司匹林与结直肠癌之间的关系也逐渐被人们所关注。研究证据显示使用阿司匹林或其他非甾体抗炎药对所有分期的结直肠致癌过程(异常隐窝灶,腺瘤,癌症和结直肠癌的死亡)都有保护作用。非甾体抗炎药的抗肿瘤机制并不完全清楚,但可以确定的是花生四烯酸依赖和花生四烯酸非依赖途径均有所涉及。因为化疗预防药物需要在普通人群广泛应用以最终减少肿瘤的风险,应用阿司匹林或非甾体抗炎药的化学预防风险可能会超过其益处。正常服用阿司匹林或非甾体抗炎药的患者可能会发生严重的胃肠道并发症。此外,COX-2抑制剂存在潜在的心脏毒性,因此将其用于化学预防是不受支持的。有很多学者评估了用非甾体抗炎药或COX-2抑制剂预防结直肠癌的成本效益,发现这些成分的化学预防作用无法有效地节省成本。

原发性免疫功能缺陷的患者恶性肿瘤发病率约为普通人群的1 000倍。脏器移植患者因长期使用免疫抑制剂,恶性肿瘤发病率也较高。将癌细胞植入健康人体一般较难生长和发展,如机体免疫功能低下或长期使用免疫抑制剂(如硫唑嘌呤、泼尼松、或在脏器移植后施行脾切除术、胸腺切除术、或投入抗淋巴血清等以增加免疫抑制治疗效果)使体内的免疫监视功能受到破坏,则恶性肿瘤发生机会大为增加。根据美国移植处的资料,脏器移植后恶性肿瘤的发病率为5%~6%,大于同龄普通人群的100倍,术后生存时间越长,恶性肿瘤发生率越高,每年递增5%,9年后可达44%。

(三) 癌前病变

结直肠腺瘤与结直肠癌之间关系较为密切,欧美大肠癌高发地区大肠腺瘤的发病率也较高。日本宫城县50岁以上的尸检标本中,有26.8%可见到大肠腺瘤,而大肠癌高发区的夏威夷,50岁以上的日本移民尸检中,63.3%可发现大肠腺瘤。与大肠癌有关的两种腺瘤是绒毛状腺瘤及管状腺瘤。Rhoad观察到有腺瘤的每平方厘米大肠黏膜上发生癌的机会要比正常黏膜高100倍。典型的绒毛状腺瘤基底广,表面呈绒毛状、有显著恶变倾向,40%~50%浸润癌孕育于其中。管状腺瘤与结肠癌的发病年龄、性别及好发部位相同。从病理组织学上也观察到管状腺瘤有不同程度的非典型性增生,随着管状腺瘤的增大,细胞非典型性增生及浸润性癌的发生率也迅速增高。腺瘤直径<1 cm时,非典型细胞占细胞总数的3%,若直径超过2 cm,非典型细胞占28%。Ando用分子生物学方法研究大肠癌发生与腺瘤的关系:正常黏膜及伴轻度非典型增生的腺瘤无 *C-K-ras*2 基因密码子12突变;伴中度非典型性增生的腺瘤突变占8.1%;伴重度非典型增生的腺瘤突变占83.3%;原发性大肠癌突变占26%;转移癌突变占23.1%,伴重度非典型性增生的腺瘤的 *C-K-ras*2 基因12密码子突变率明显高于原发癌及转移癌,提示大肠癌可能并非

由重度非典型增生的腺瘤发展而来。尽管如此,一般认为腺瘤恶变与其病理类型、不典型增生程度、位置、数目及大小有关。

大肠的慢性炎症也是导致大肠癌的重要因素,其主要包括炎症肠病、血吸虫性结肠炎。长期罹患炎性肠病的患者其结直肠癌风险更高,UC存在巨大的癌症风险;对于长期患病,病变广泛的患者来说,全结肠切除术是最有效的预防结直肠癌风险的方式。其他一些手段包括内镜监测异常的病变或使用一些化学预防药物。内镜检查通常适用于全结肠炎病史超过10年并且不希望切除全结肠的患者。有证据显示UC患者给予化学预防结直肠癌是可能的。5-ASA产物可能会减低UC患者发生恶变的比率。其他的一些药物包括叶酸、钙,以及合并原发性硬化性胆管炎患者给予熊去氧胆酸。CD与结直肠癌的进展存在联系的观点是有争议的。一些研究显示,结直肠癌进展的风险在罹患广泛CD的患者中是增加的。其增加的风险似乎与UC相似。然而,最近的一些基于人群的研究却显示其作用要更弱。在血吸虫病流行区,血吸虫感染与大肠癌有明显相关性。据浙江嘉兴市第一医院报道,在314例大肠癌患者中,有96.1%合并血吸虫病,在3 678例晚期血吸虫患者中,发现大肠血吸虫性肉芽肿241例,占6.6%,其中继发性大肠腺癌者占62.7%。苏州医学院报告的60例血吸虫性大肠炎手术切除标本上,53%有Ⅰ~Ⅱ级间变,7%发生原位癌。多数发生于乙状结肠及直肠,即虫卵沉积最多的部位,从病理组织学上尚可观察到从黏膜增生到癌变的渐进过程。

(四)遗传因素

Duke在1913年就注意到结肠癌有家族性集聚现象,据估计20%~30%的大肠癌患者中家族遗传因素起着重要的作用。与遗传有关的病变,在一项最近的包括59项研究的meta分析中,一个一级亲属罹患结直肠癌的患者发生结直肠癌的RR值为2.24,超过两个一级亲属罹患结直肠癌的患者其RR值为3.97。有学者曾对2例先后发生了3次及6次癌的患者进行了细胞遗传学检查发现其染色体结构畸变率达36.5%($P<0.01$)、二倍体数较正常人少($P<0.05$),姐妹染色单体互换率高于正常人($P<0.01$),并伴有免疫功能低下,说明对高危患者应用细胞遗传学方法进行分析,是研究大肠癌病因学的一种有效手段。

二、发病机制

癌的发生是细胞生长、更新的生理过程的病理扩展,正常的结肠黏膜上皮细胞5~6天更新1次,新生的细胞在到达黏膜表面时已停止了DNA的合成及细胞增殖活动。

大多数大肠癌通常发生在良性腺瘤性肿瘤基础之上。按照Morson的观点需经历正常上皮黏膜、异常增生、腺瘤、恶变,直至发生腺癌这样一个漫长的过程,进程长者可达10年以上。其发展过程中涉及多种基因的突变和甲基化的发生,癌的发生是原癌基因激活和抑癌基因失活的综合性累积效应。Ras基因(包括Ha-ras、KI-ras、N-ras等)的点突变是伴随恶性病变的重要生物学变化,但与肿瘤的临床生物学行为无明显关系。APC基因位于5号染色体(5q)的长臂上,被认为是结直肠癌致癌过程的管家基因,APC基因的变异会导致癌症的发生。APC基因的变异发生在50%散发的腺瘤和75%散发的结直肠癌病例中。$P53$基因为肿瘤抑癌基因,其缺失或点突变能使该基因失活,对人类恶性肿瘤的发生可能起决定性作用,Shirasawa(1991)用体外基因扩增技术(polymeras chain reaction,PCR)及变性梯度凝胶电泳方法发现$p53$基因在腺瘤型息肉、家族性结肠及结肠癌标本的斑点杂交中均有突变。故$p53$基因突变是大肠癌发生、发展中最常见的基因变化之一。大肠癌是研究肿瘤多步发展的一个很好的模型,腺瘤型息肉是癌的前驱形式,癌家族综合征的特点是结肠上有许多息肉,可利用它做连续分析。第5号染色体长臂2区1带(521)上有2个基因:APC、MCC,以及另外一种抑癌基因DCC的突变或缺失也与腺瘤向腺癌转变密切相关。

由腺瘤转变为腺癌可能是大肠癌发生的重要途径,但并不能囊括所有大肠癌发病机制。从正常肠黏膜不经腺瘤阶段,直接恶变生成腺癌也是一个不容忽视的发病机制。使用微卫星标志物可以证明存在于HNPCC患者的FCC基因决定着大肠癌的易感性,与DNA频繁发生复制误差有关。

三、病理

结肠癌的发病部位以乙状结肠癌为最高,以下依次为右半结肠、横结肠、降结肠。多为单发,但在结肠不同部位同时发生、在不同时期先后发生或合并其他脏器癌瘤者亦非鲜见。

(一)形态学分类

根据1982年全国大肠癌病理研究协会组讨论决定,将大肠癌分为早期癌及中晚期癌两大类,结合其大体形态再分为若干不同类型。

1.早期结肠癌分类

(1)息肉隆起型(Ⅰ型):多为黏膜内癌(M癌),又可分为有蒂型(Ip)及广基型(Is)。

(2)扁平隆起型(Ⅱa型):多为黏膜下癌(SMV癌),形似盘状。

(3)扁平隆起溃疡型(Ⅲ型):也有称为Ⅱb+Ⅱc型,呈小盘状隆起,中央凹陷为一浅表溃疡,亦属于黏膜下层癌。

2.进展期结肠癌分类

(1)隆起型:瘤体较大,呈球状、半球状、菜花样或盘状突起,向肠腔内生长,表面易发生溃疡、出血及继发感染,多见于右半结肠。较少累及周围肠壁,肠腔狭窄较少见。临床常见贫血、毒素吸收后的中毒症状及恶病质等。一般生长缓慢,浸润性小,局部淋巴转移也较晚,预后较好。

(2)浸润型:肿瘤沿肠壁周径浸润生长,常见于左半结肠,因含结缔组织较多质较硬,故又称为硬癌。多伴纤维组织反应,引起肠腔狭窄。一般生长较快,易导致急性肠梗阻,淋巴转移较早,恶性度高,预后较差。

(3)溃疡型:50%以上的结肠癌属于溃疡型,可以在肿块型基础上瘤体表面坏死脱落形成溃疡、也可以从开始即表现为溃疡型病变。周围浸润较广,早期侵犯肌层,易发生穿孔、出血等并发症。此型根据溃疡的外形和生长情况又可以分为两类,一类是局限溃疡型,由不规则的溃疡形成,貌似火山口状,边缘隆起外翻,基底为坏死组织,肿瘤向肠壁深层浸润性生长,恶性程度较高;另一类是浸润溃疡型,肿瘤向肠壁深层浸润性发展,与周围组织分界不清,中央坏死,为底大的深在溃疡,边缘黏膜略呈斜坡状抬高,形状与局限性溃疡明显不同。

(二)组织学分类

根据2010年WHO对结肠肿瘤的组织学分类,结肠癌可分:①腺癌;②黏液腺癌;③印戒细胞癌;④鳞癌;⑤腺鳞癌;⑥髓样癌;⑦未分化癌;⑧其他;⑨不能确定类型的癌。

(三)恶性程度

根据Broders分级,将结肠癌分为4级,其中Ⅰ级指2/3以上癌细胞分化良好,属高分化,恶性程度低;Ⅱ级指1/2~2/3癌细胞分化良好,属中分化,恶性程度较高;Ⅲ级指癌细胞分化良好者不足1/4,属低分化,恶性程度高;Ⅳ级指未分化癌。细胞学本身的分化程度虽然是肿瘤恶性程度重要标志,但并不完全,组织结构的异型程度、肿瘤组织浸润能力和血管生成能力都在不同的程度上影响着肿瘤的恶性程度。

(四)播散途径

结直肠癌有多种播散、转移方式,主要包括直接浸润、淋巴转移、血行转移及种植转移等4种途径播散。

1.直接浸润

肿瘤可向3个方向上发生局部浸润与扩散:①沿肠管纵向扩散,速度较慢,一般局限于5 cm范围内,很少超过8 cm;②沿肠管水平方向环形浸润,一般浸润肠管周径1/4需6个月,浸润1/2周径需1年,浸润一周约需2年;③肠壁深层浸润,从黏膜向黏膜下、肌层和浆膜层浸润,最后穿透肠壁,侵入邻近组织器官,肠壁深层浸润深度是目前常用结肠癌分期的基础,如Duke或TNM分期。

2.淋巴转移

淋巴转移是扩散和转移的主要方式,结肠的淋巴引流一般通过4组淋巴结,即结肠上淋巴结、结肠旁淋巴结、中间淋巴结及中央淋巴结。结肠壁存在淋巴管,因此淋巴管浸润与肿瘤肠壁浸润深度有相关性。T_1肿瘤淋巴管浸润率为9%,T_2上升至25%,T_3则达到45%。大多数分期系统都包含了对T分期和淋巴结转移的评价,并且预后与总分期有相关性。结肠淋巴回流与静脉相伴行,最终汇入门静脉流入肝脏。因此结肠癌常出现肝转移。

3.血行转移

结肠癌通常较少侵入动脉,但侵入静脉却十分常见。结肠的静脉回流分别经上、下静脉汇入门静脉。癌细胞继续经门静脉进入体循环,进而播散至全身,如肺、骨、脑等脏器转移。但在极少数病例中也发现了首先出现肺或骨转移的现象。

4.种植播散

浆膜阳性的肿瘤有可能会出现腹膜种植,肿瘤细胞通过盆腔腹膜种植到各种器官组织。最常出现种植的有卵巢,网膜,浆膜或腹膜表面,可形成12 mm大小的白色硬质结节,外观酷似粟粒性结核,广泛的腹膜种植常伴有血性腹水。

此外,还有极少数肿瘤通过浸润神经周围间隙或神经鞘,沿着结肠的神经播散。多项试验证实出现神经侵犯的患者预后变差。

四、分期

最初的直结肠癌分期是由Cuthbert Dukes在1930年提出的,后经过不断地修订,该系统将直结肠癌分为A、B、C、D 4个阶段。

(一)Dukes分期

A期:癌细胞局限于肠壁内。

B期:癌细胞浸出肠壁,其中B1期肿瘤浸润部分肌层,B2期肿瘤渗透全层,均无淋巴结转移。

C期:在A、B的基础上淋巴结有转移,其中癌灶邻近淋巴结转移属C1期,肠系膜淋巴结或肠系膜血管根部淋巴结转移属C2期。

D期:远处有癌细胞转移。

(二)TNM 分期

而目前 TNM 分期是首选的结直肠癌分期标准;TNM 分期系统是 1950 年由国际抗癌联盟(UICC)首先提出,1978 年美国癌症分期和疗效总结联合委员会(AJC)建议在人肠癌分期中使用的。其中 3 个字母分别代表 3 个系统的首字母,即 T 为肿瘤浸润深度,N 为淋巴结受累,M 为远处转移。基于 T、N、M 的组合,能够对给定肿瘤以相应的Ⅰ~Ⅳ分期。以下为 2009 年 AJCC 第七版 TNM 分期。

1.原发肿瘤(T)

T_x:原发肿瘤无法评价。

T_0:无原发肿瘤证据。

T_{is}:原位癌,局限于上皮内或侵犯黏膜固有层。

T_1:肿瘤侵犯黏膜下层。

T_2:肿瘤侵犯固有肌层。

T_3:肿瘤穿透固有肌层到达浆膜下层,或侵犯无腹膜覆盖的结直肠旁组织。

T_{4a}:肿瘤穿透腹膜脏层。

T_{4b}:肿瘤直接侵犯或粘连于其他器官或结构。

2.区域淋巴结(N)

N_x:区域淋巴结无法评价。

N_0:无区域淋巴结转移。

N_1:有 1~3 枚区域淋巴结转移。

N_{1a}:有 1 枚区域淋巴结转移。

N_{1b}:有 2~3 枚区域淋巴结转移。

N_{1c}:浆膜下、肠系膜、无腹膜覆盖结肠或直肠周围组织内有肿瘤种植,无区域淋巴结转移。

N_2:有 4 枚以上区域淋巴结转移。

N_{2a}:4~6 枚区域淋巴结转移。

N_{2b}:7 枚及更多区域淋巴结转移。

3.远处转移(M)

M_0:无远处转移。

M_1:有远处转移。

M_{1a}:远处转移局限于单个器官或部位(如肝脏、肺、卵巢和非区域淋巴结)。

M_{1b}:远处转移分布于 1 个以上的器官或部位或腹膜转移。

T_{is} 包括肿瘤细胞局限于腺体基底膜(上皮内)或黏膜固有层(黏膜内),未穿过黏膜肌层到达黏膜下层。

T_4 的直接侵犯包括穿透浆膜侵犯其他肠段,并得到镜下诊断的证实(如盲肠癌侵犯乙状结肠)。或者位于腹膜后或腹膜下肠管的肿瘤,穿破肠壁固有基层后直接侵犯其他脏器或结构,例如,降结肠后壁的肿瘤侵犯左肾或侧腹壁,或者中下段直肠癌侵犯前列腺、精囊腺、宫颈或阴道。

肿瘤肉眼上与其他器官或结构粘连则分期为 cT_{4b}。但是,若显微镜下该粘连处未见肿瘤存在则分期为 pT_3。V 和 L 亚分期用于表明是否存在血管和淋巴管浸润,而 PN 则用以表示神经浸润(可以是部位特异性的)。

五、临床表现

结肠癌多见于中老年人,30~69岁占绝大多数,男性多于女性。早期症状不明显,中晚期患者常见的症状有腹痛、消化道刺激症状、腹部肿块、排便习惯及粪便性状改变、贫血及慢性毒素吸收所致的全身症状,以及肠梗阻、肠穿孔等。

(一)腹痛及消化道刺激症状

多数患者有不同程度的腹痛及腹部不适,腹痛的类型、定位及疼痛强度多有不同,如结肠肝曲癌可表现为右上腹阵发性绞痛,类似慢性胆囊炎。一般认为,右半结肠癌疼痛常反射至脐上部;左半结肠癌疼痛常反射至脐下部。当出现肿瘤较大出现梗阻时,此时腹痛多为绞痛,并与进食相关,常在餐后出现,多为脐周或中腹部,而当癌瘤穿透肠壁引起局部炎性粘连,或在慢性穿孔之后形成局部脓肿时,疼痛部位即为癌肿所在部位。

(二)排便习惯及粪便性状改变

其为癌肿坏死形成溃疡及继发感染的结果。首先表现为排便次数增加或减少,有时腹泻与便秘交替出现,排便前可有腹部绞痛,便后缓解,有时出现便中带血,血的颜色则与肿瘤的位置相关。特征性的改变还包括粪便变细,形状不规则,稀便。这一变化主要取决于肿瘤位置,右半结肠肿瘤因管腔大、粪便含水量多故出现症状较晚;但左半结肠因管腔狭小、粪便成形故出现时间较早。

(三)腹部肿块

腹部肿块一般形状不规则、质地较硬、表面呈结节状。横结肠和乙状结肠癌早期有一定的活动度及轻压痛。升、降结肠癌如已穿透肠壁与周围脏器粘连,慢性穿孔形成脓肿或穿破邻近脏器形成内瘘时,肿块多固定不动,边缘不清楚,压痛明显。但要注意的是,有时梗阻近侧的积粪也可表现为腹部肿块。

(四)贫血及慢性毒素吸收症状

癌肿表面坏死形成溃疡可有持续性少量渗血、血与粪便混合不易引起患者注意,从而导致出现贫血。同时也因毒素吸收及营养不良出现贫血、消瘦、乏力及体重减轻。晚期患者有水肿、肝大、腹水、低蛋白血症、恶病质等现象。如癌肿穿透胃、膀胱形成内瘘也可出现相应的症状。

(五)肠梗阻和肠穿孔

肠梗阻和肠穿孔多为肿瘤中晚期症状,因肠腔内肿块填塞、肠管本身狭窄或肠腔外粘连、压迫所致。多表现为进展缓慢的不完全性肠梗阻。梗阻的早期患者可有慢性腹痛伴腹胀、便秘,但仍能进食,进食后症状较重。经泻药、洗肠、中药等治疗后症状多能缓解。经过较长时间的反复发作之后梗阻渐趋于完全性。当结肠癌发生完全性梗阻时,因回盲瓣阻挡结肠内容物逆流至回肠而形成闭袢性肠梗阻。从盲肠至梗阻部位的结肠可以极度膨胀,肠腔内压不断增高,迅速发展为绞窄性肠梗阻,甚至肠坏死穿孔,引起继发性腹膜炎。位于盲肠、横结肠、乙状结肠的癌肿在肠蠕动剧烈时可导致肠套叠。

六、诊断

(一)疾病史和家族史

(1)结直肠癌发病可能与以下疾病相关:UC、结直肠息肉病、结直肠腺瘤、CD、血吸虫病等,应详细询问患者相关病史。

(2)遗传性结直肠癌发病率约占总体结直肠癌发病率的6%,应详细询问患者相关家族病史:遗传性非息肉病性结直肠癌、家族性腺瘤性息肉病、黑斑息肉综合征、幼年性息肉病等。

(二)体格检查

腹部体征与病程进展关系密切。早期患者无阳性体征;病程较长者腹部可触及肿块,也可有消瘦、贫血、肠梗阻的体征。对于怀疑结肠癌的患者也应常规行肛门指诊,可明确是否合并有距肛门8 cm以内的病变,同时可明确有无盆腔种植转移。

(三)实验室检查

血常规检查可了解有无贫血。粪常规检查应注意有无红细胞、脓细胞。结肠癌大便潜血试验多为阳性,大便潜血试验简便易行可作为大规模普查的方法,如消化道癌肿行根治术后,大便潜血试验呈持续阳性反应,应高度怀疑癌肿复发或在消化道其他部位又发生新的癌肿。血清肿瘤标志物测定,结肠癌患者在诊断、治疗前、评价疗效、随访时必须检测癌胚抗原(CEA)和糖链抗原19-9(CAl9-9);有肝转移患者建议检测AFP;疑有卵巢转移患者建议检测CAl25。目前CEA、CAl9-9在对术后复发监测和预后判定方面的作用得到较好的认可。

(四)内镜检查

乙状结肠镜及纤维结肠镜是诊断结肠癌的重要方法。乙状结肠镜镜身长30 cm,75%~80%的直肠、乙状结肠癌均能通过乙状结肠镜检查发现,而纤维结肠镜检查可观察整个结肠,对诊断钡灌肠不易发现的较小病变甚为重要,可明确肿物大小、距肛缘位置、形态、局部浸润范围。同时结肠镜可以进行病理活检进行确诊。但要注意的是结肠肠管在检查时可能出现皱缩,因此,内镜所见肿物远侧至肛缘的距离可能存在误差,建议结合CT、MRI或钡剂灌肠检查明确病灶部位。

(五)影像学检查

1.结肠钡剂灌肠检查

结肠钡剂灌肠检查特别是气钡双重造影检查是诊断结直肠癌的重要手段,可了解全结肠情况。钡灌肠的X线表现与癌肿大体形态有关:肿块型表现为肠壁充盈缺损、黏膜破坏或不规则;溃疡型较小可见龛影,较大时该处黏膜完整性遭到破坏;浸润性累及部分肠壁一侧缩小、僵硬,如病变浸润肠管全周则呈环形狭窄。但疑有肠梗阻的患者应当谨慎选择。

2.超声检查

超声检查可分为经腹壁超声检查和内镜超声检查(EUS)。经腹部超声检查可了解患者有无肿瘤复发转移,具有方便快捷的优越性。EUS可以清晰显示肠壁黏膜、黏膜肌层、黏膜下层、固有肌层和浆膜层,有助于对肿瘤浸润深度的判定,其正确率可达到80%左右。

3.CT与MRI检查

CT检查可以帮助临床医师了解肿瘤的位置、对周围组织、器官有无侵犯,是否合并远处转移,进行术前分期。MRI可以弥补CT的不足,能更易于了解肿瘤对周围脂肪组织的浸润程度。近年来,由CT或MRI可进行消化道重建成像,被称为"放射内镜",可以清晰显示肿物的主体状态和向深层的浸润情况。

4.PET/CT检查

不推荐常规使用,但对于病情复杂、常规检查无法明确诊断的患者可作为有效辅助检查。术前检查提示为Ⅲ期以上肿瘤,为了解有无远处转移,推荐使用。

5.排泄性尿路造影检查

不推荐术前常规检查,仅适用于肿瘤较大可能侵犯泌尿系统的患者。

6.病理组织学检查

病理学活组织检查仍为明确占位性病变性质的"金标准",组织病理学检查能对恶性细胞的分化程度、组织结构进行进一步的确认,有助于治疗方案的确定。病理活检诊断为浸润性癌的患者进行规范性结直肠癌治疗。而确定为复发或转移性结直肠癌时,推荐检测肿瘤组织 Ras 基因及其他相关基因状态以指导是否可采取靶向药物治疗。

7.开腹或腹腔镜探查术

当出现下述情况时,则建议行开腹或腹腔镜探查术:①经过各种诊断手段尚不能明确诊断且高度怀疑结直肠肿瘤;②出现肠梗阻,进行保守治疗无效;③可疑出现肠穿孔;④保守治疗无效的下消化道大出血。

七、筛查

目前有明确证据证明,筛查及切除结直肠腺瘤可预防结直肠腺癌,并且监测早期的肿瘤可减低此病的病死率。腺瘤和早期肿瘤通常没有症状。而当肿瘤生长足够大并引起症状时将导致不良预后。因此,对无症状人群的筛查更加重要。而在国外和国内的多地已开展了相关工作。

美国癌症协会建议对平均风险的人群从 50 岁(黑人应在 45 岁开始)开始进行筛查。筛查建议包括以下几点:①每年 1 次高灵敏度的粪便潜血试验或粪便免疫试验;②每 5 年 1 次乙状结肠镜检查;③每 5 年 1 次气钡双重造影检查;④每 5 年 1 次 CT 检查;⑤每 10 年 1 次结肠镜检查;⑥粪便 DNA 测试(没有指定的时间间隔)。

八、治疗

以手术切除癌肿为主的综合治疗法仍是当前治疗结肠癌的主要而有效的方法,化疗、放疗治疗、生物治疗的效果有待于进一步评价,近年来推崇了术前化疗、术前放疗等新辅助治疗增加了对晚期大肠癌根治切除机会,但对早期和进展期大肠癌是否值得贻误手术时机去完成术前治疗亟待商榷。

(一)治疗原则

就结肠癌的临床治疗水平而言,结肠癌治疗方案各地区或不同等级医院仍难能统一,但以下治疗原则已为多数学者认同,并证实可有效减少患者痛苦,提高生存率。

(1)对于 T_1 期的结肠癌建议局部切除。而直径>2.5 cm 的绒毛状腺瘤癌变率高,推荐行结肠切除联合区域淋巴结清扫。

(2)肿瘤局限于肠壁,且无明显淋巴结转移时,进行标准的结肠癌根治性手术就可达到根治目的。而当癌肿侵破肠壁浆膜或已伴有区域淋巴结转移时,在施行根治性手术的基础上还要在术中及术后使用辅助治疗,以除去难以避免的微转移灶或脱落的癌细胞。

(3)对晚期结肠癌,如果患者一般情况允许,也需要采取积极的治疗态度。对局部癌肿比较固定,手术切除比较困难,但无远处转移者,应采用新辅助化疗等方法使局部肿瘤降期,争取完成比较彻底的根治手术,对已有远处转移但原发灶尚能切除的患者,应争取尽量切除原发肿瘤,对癌肿局部情况较好,但伴有单发性远处转移灶者,可力争行转移灶的一期或二期切除;伴有多发性转移灶者,应进行综合治疗。

(4)对于确实无法根治性切除的肿瘤,应争取切除主要瘤体进行姑息性手术;对于无法切除的患者为解除或预防梗阻进行短路手术或造瘘手术等减症性手术。

(二)手术治疗

1.手术适应证和禁忌证

(1)适应证:①全身状态和各脏器功能可以耐受手术;②肿瘤局限于肠壁或侵犯周围脏器,但可以整块切除,区域淋巴结能完整清扫;③已有远处转移(如肝转移、卵巢转移、肺转移等),但可以全部切除,酌情同期或分期切除转移灶;④广泛侵袭或远处转移,伴有梗阻、大出血、穿孔等症状应选择姑息性手术。

(2)禁忌证:①全身状态和各脏器功能不能耐受手术和麻醉;②广泛侵袭和远处转移,无法完整切除,无梗阻、穿孔、大出血等严重并发症。

2.术前准备及术后处理

(1)术前准备:一般性准备,应了解有无出血倾向及药物过敏史,检查及纠正贫血、低蛋白血症以保证吻合口愈合;检查并纠正水、电解质及酸碱失衡;全面了解心、肝、肾等重要脏器功能;对合并高血压、心脏病、糖尿病、甲状腺功能亢进等患者必须使并发症迅速控制后再进行手术治疗。

肠道准备一直以来被认为是患者术前准备必不可少的一部分。机械清肠和口服抗生素能够降低结肠内厌氧菌和需氧菌的浓度,保证术后吻合口一期愈合,并降低伤口感染的发生率。但近年对这种观点存在很多争论甚至是全盘否定。多篇近期前瞻性随机试验质疑,与适时静脉应用恰当的抗生素相比,肠道准备无额外的获益。Bucher等所做的一项Meta分析对比了565例进行机械肠道准备的患者和579例未行肠道准备的患者,除一项研究外其他所有研究均证实机械肠道准备组有更高的吻合口漏发生率。但在国内外尚未完全一致认同时,仍应重视术前肠道准备。对于无梗阻的患者术前不必禁食,可于术前2天起进食流质,同时给予静脉补液,维持水电解质平衡。术前一天口服泻药,如聚乙二醇电解质散等。对伴有不全性梗阻或慢性梗阻的患者不宜使用泻药。

(2)术后处理。①胃肠减压:胃肠减压应持续进行,直到术后2~3天,患者无腹胀,肠鸣音已恢复,已有肛门排气为止。在应用胃肠减压期间,每天应经静脉补充必要水、葡萄糖、电解质、维生素,保持水、电解质平衡,补充血容量,注意各重要脏器功能状态。②饮食:肛门排气后可开始进流质,如无腹胀再改为半流质,一般在两周后可进少渣普通饮食。③抗生素:已有许多临床试验证明,术前预防性使用全身抗生素后,术后没有必要再继续应用抗生素。如确实术中发生肠内容物沾染,可在术后极短时间内再应用抗菌药物1~2次,但切忌过长时间应用。在选择抗生素时,应根据细菌流行学情况,抗生谱应覆盖革兰阴性杆菌和厌氧菌。④引流管的处理:腹部引流一般留置48~72小时,如渗液量少,非血性、无感染迹象,即可予以拔除。⑤结肠造口的处理:对单腔造瘘应注意造口处肠黏膜的血运情况,有无出血、缺血、坏死、回缩及周围感染等情况现象。造口周围皮肤用氧化锌软膏保护。术后以低渣饮食为主,防止腹泻,训练患者养成定时排便习惯。

3.手术方式

结肠癌的手术方式和切除范围应根据癌肿的部位、病变浸润和转移的范围及有无肠梗阻等情况而定。就手术方式和手术效果而言,结肠癌手术分为局部切除、根治性手术和包括减荷手术、减症手术在内的姑息性手术。

(1)局部切除:对于$T_1N_0M_0$结肠癌,建议局部切除。术前检查属T_1或局部切除术后病理

提示 T_1，如果切除完整且具有预后良好的组织学特征（如分化程度良好，无脉管浸润），则无论是广基还是带蒂，均不推荐再行根治性手术。如果是带蒂，但具有预后不良的组织学特征，或者未完整切除，或标本破碎、切缘无法评价，则推荐行结肠切除术加区域淋巴结清扫。

（2）根治性手术：应将原发性病灶与所属引流淋巴结整块切除。为了减少及防止肿瘤复发，应遵循以下原则：①切缘应保证足够的无瘤侵犯的安全范围，切除肿瘤两侧包括足够的正常肠段。如果肿瘤侵犯周围组织或器官，需要一并切除，同时要保证切缘足够以清除所属区域的淋巴结。切除肿瘤两侧 5～10 cm 正常肠管已足够，但为了清除可能转移的肠壁上、结肠旁淋巴结，以及清除系膜根部区域淋巴结，结扎主干血管，故实际切除肠段的范围应根据结扎血管后的肠管血运而定。②完全清除区域淋巴结；③避免挤压肿瘤；④防止肠腔内播散。

1）根治性右半结肠切除术：适用于盲肠、升结肠、结肠肝曲癌。切除范围包括回肠末端 10～15 cm、盲肠、升结肠、横结肠肝曲和部分横结肠，连同有关的肠系膜及其中的淋巴结。在肠系膜根部切断回盲肠动脉、右结肠动脉、结肠中动脉右支或主干，暴露肠系膜上静脉外科干以清扫肠系膜根部淋巴结，然后做回肠与横结肠对端吻合术。根据具体切除肠段情况和离断血管情况，根治性右半结肠切除术也有一些变形。如针对盲肠癌可不切断结肠中血管，并保留肝曲，此术式有学者称为右侧结肠切除术。而在肝曲癌时往往要离断结肠中血管主干，于近脾曲切断肠管，被称为扩大右半结肠切除术。

2）根治性横结肠切除术：适用于横结肠癌。切除范围包括肝曲、脾曲的整个横结肠，连同系膜及其中淋巴结、胃结肠韧带及其淋巴结一并切除。在根部切断结肠中动脉，然后做升结肠与降结肠对端吻合术。

3）根治性左半结肠切除术：适用于结肠脾曲、降结肠。切除范围包括横结肠左半、降结肠、部分乙状结肠，自根部切断左结肠动脉、乙状结肠动脉。在乙状结肠全部切除时，也可从根部切断肠系膜下支脉，然后做横结肠与直肠对端吻合术。和结肠肝曲癌手术类似，在处理脾曲癌时可离断结肠中血管左支，近肝曲离断肠管，实行扩大左半结肠切除术。

4）根治性乙状结肠切除术：适用于乙状结肠癌。切除范围包括降结肠远端、乙状结肠和乙状结肠直肠曲，自根部离断肠系膜下动、静脉，以更方便清扫肠系膜下血管根部淋巴结。做降结肠直肠吻合，如降结肠张力较大，可游离脾曲以保证吻合口处于无张力状态，防止发生吻合口漏。

在实际操作中，如肠袢切除不充分，肠系膜保留过多，或未从血管干根部切除等，都会影响手术的疗效。另一方面，当淋巴管被癌细胞栓塞后，随着淋巴流向的改变可出现逆向性转移或累及邻近肠袢的结肠旁淋巴结，因此必须按照根治性手术的要求去操作才能达到根治目的。在升、降结肠切除时，必须在 Toldt 筋膜深面游离结肠系膜才能保证根治性手术的彻底性，但要十分注意后腹壁血管和输尿管，以防发生损伤，标本的整块切除、Turnbull 等提出的无触瘤手术、顺行结肠切除、术中局部化疗等手段无疑提高了根治性手术的质量，确保了根治的彻底性。凡结肠癌与周围脏器有炎性粘连、癌性浸润、穿破到其他脏器或肝脏有局限性转移时，只要有可能切除均应与原发病灶一起切除。近年来，结肠癌的同时性或异时性肝转移采用肝切除手术积累了许多经验，成绩斐然，患者术后生存时间与 Dukes C 期的预期生存时间相仿，从而改变了长期以来对结肠癌肝转移治疗上的消极态度和预后上的悲观观点。

腹腔镜技术在结直肠手术中应用已超过 15 年。然而直到 2004 年多中心前瞻性随机试验 COST 结果的发表开始，它才广泛应用于结直肠癌的治疗。许多研究证实了腹腔镜技术的短期获益，比如肠道功能的快速恢复、住院时间的缩短，以及麻醉用药的减少。同时 2007 和 2009 年，英国 CLASICC 和欧洲 COLOR 试验均报道结肠癌腹腔镜和开腹结肠切除的各分期生存率和复发率相当。CLASICC 试验包括生存质量评分,而且再次证明腹腔镜与开腹结肠切除术二者无差异。两项试验均证实存在与腹腔镜结肠切除相关的明显的学习曲线。因此在经验充足的情况下,腹腔镜结肠切除术应用于右侧或左侧的结肠癌是安全的,而且提供了与开腹结肠切除术相似的预后。目前尚无关于横结肠癌腹腔镜切除的数据。最新的机器人手术在结直肠癌手术中也逐渐应用,但需要更多的数据。

(3)姑息性手术:如结肠癌已浸润到盆壁、已有腹膜广泛种植、弥漫性肝或肺转移等,均属晚期已无根治的可能。其中 95% 以上的患者在 3 年内死亡。姑息性手术只能减轻症状、延长生存时间。姑息性手术包括局部切除、短路手术及近端结肠造瘘等,应根据患者的不同情况加以选用。

(4)紧急性手术:结肠癌所致的完全性肠梗阻或肠穿孔等,应在适当准备(补充血容量、纠正脱水、纠正酸中毒及电解质紊乱、胃肠减压)后紧急手术治疗。

梗阻性结肠癌的手术处理:急性结肠梗阻导致梗阻近端肠管膨胀,其内大量排泄物堆积。与之相关的近端肠管菌群过度繁殖及可能存在的血运破坏,是典型的需要切除和近端造瘘的主要因素。有条件的医院可首先使用内镜下放置自扩张金属支架处理急性结肠梗阻的患者,能作为择期手术的桥梁,使手术癌症患者的急诊手术转变为择期手术。试验显示支架作为手术的桥梁,有助于减少吻合口漏的发生率、减少伤口感染率、缩短住院时间。

对于无法进行放置肠道支架或放置失败的患者应在胃肠减压,补充容量、纠正水电解质紊乱和酸碱平衡失调后,宜早期进行手术。盲肠癌如引起梗阻时,临床上常表现为低位小肠梗阻的征象。虽然发生坏死穿孔的危险性似乎较小,但梗阻趋向完全性,无自行缓解的可能,故亦以早期手术为宜。在手术处理上可遵循下列原则:①右侧结肠癌并发急性梗阻时应尽量争取做右半结肠切除一期吻合术;②对右侧结肠癌局部确已无法切除时,可选作末端回肠与横结肠侧-侧吻合术-内转流术(短路手术);③盲肠造口术由于减压效果不佳,目前已基本被废弃;④左侧结肠癌引起的急性梗阻在条件许可时应尽量一期切除肿瘤。切除手术有 3 种选择,一是结肠次全切除,回肠乙状结肠或回肠直肠吻合术;二是左半结肠切除,一期吻合、近端结肠失功性造口术,二期造口关闭;三是左半结肠切除,近远端结肠造口或近端造口,远端关闭,二期吻合;⑤对肿瘤已无法切除的左侧结肠癌可选作短路手术或横结肠造口术。

结肠癌穿孔的处理:结肠癌并发穿孔大多发生在急性梗阻后,少数亦可发生在癌肿穿透肠壁溃破。不论其发生的机制属哪一种都是极其严重的临床情况,急性梗阻时发生的穿孔大多发生在盲肠,由于肠腔内压力过高导致局部肠壁缺血、坏死而穿孔,此时将有大量粪性肠内容物进入腹腔,产生弥漫性炎性粪性腹膜炎,并迅速出现中毒性休克。因此感染和中毒将成为威胁患者生命的两大因素。至于癌肿溃破性穿孔则除粪汁污染腹腔外,尚有大量癌细胞的腹腔播散、种植。因此即使闯过感染和中毒关,预后仍然不佳。在处理上首先强调一旦明确诊断即应急诊手术,同时加强全身支持和抗生素治疗。手术原则为不论哪一类穿孔,都应争取一期切除癌肿,右侧结肠癌引起穿孔者可一期吻合,左侧结肠癌并发穿孔者切除后,宜近侧造口。对癌肿溃破而不作切除的病例,结肠造口宜尽量选在肿瘤近端,并清除造口远端肠腔内粪便,以免术后粪便随肠蠕动不断进入腹腔。

4.转移灶的处理原则

(1)肝转移:完整切除必须考虑肿瘤范围和解剖部位。切除后,剩余肝脏必须能够维持足够功能。不推荐达不到R_0切除的减瘤手术。无肝外不可切除病灶。新辅助治疗后不可切除的病灶要重新评估其切除的可能性。当所有已知的病灶均可做消融处理时可考虑应用消融技术。全身化疗无效或化疗期间肝转移进展,可酌情选择肝动脉灌注化疗及栓塞化疗,但不推荐常规应用。当确定原发灶能够得到根治性切除时,某些患者可考虑多次切除转移灶。

(2)肺转移。肺转移的外科治疗原则为:原发灶必须能根治性切除(R_0);有肺外可切除病灶并不妨碍肺转移瘤的切除;完整切除必须考虑肿瘤范围和解剖部位,肺切除后必须能维持足够肺功能;某些部分患者可考虑分次切除;无论肺转移瘤能否切除,均应考虑化疗;不可手术切除的病灶,可以消融处理(如能完全消融病灶);必要时,手术联合消融处理;肺外可切除转移病灶,可同期或分期处理;肺外有不可切除病灶不建议行肺转移病灶;推荐多学科讨论后的综合治疗。

5.影响吻合口愈合的因素

为使根治性手术获得成功,除加强术前准备、术后处理、控制感染外,吻合口的安全性尚依赖于保持肠管良好的血运、正确的操作技术及吻合口无张力。结肠由垂直进入肠壁的终末血管所供应,右侧结肠因有回结肠动脉、右结肠动脉及结肠中动脉的右支相互连接成网,故血运较好。左结肠动脉与结肠中动脉左支因联络线太长,与乙状结肠动脉、痔上动脉间侧支吻合更少,在行根治性手术时因结扎血管干及清除动脉旁淋巴结进一步破坏了肠壁的血液供应。由于左半结肠血运较差,在采用离断肠系膜下血管的乙状结肠根治术及直肠癌根治术时,尤应妥善保护降结肠的边缘血管弓,必要时可使用动脉夹实验性暂时阻断肠系膜下动脉30分钟,如降结肠近端无缺血表现,再行血管断离。手术时对颜色苍白发暗、终末血管无搏动的肠管应予以切除,肠管的对系膜缘亦多切除些。操作应轻柔,吻合口缝线的疏密应适度,不宜缝扎过紧。

6.手术过程中癌细胞扩散途径及预防

在手术操作过程中,癌细胞可经肠壁、肠腔、静脉、淋巴扩散,也可脱落种植于腹膜及吻合口,因此需要采取必要的预防措施,以提高手术效果。

(1)操作宜轻柔,避免挤压触摸癌肿。先用布带结扎癌肿两端肠管,如技术上可能,在解剖及分离受累肠段之前,先结扎其于根血管,吻合前用抗癌液冲洗肠腔。

(2)肠管切缘应距癌肿 10 cm,以保证断端无癌细胞残留,避免局部复发及肠壁内扩散。

(3)从探查开始即给予抗癌药静脉滴注,可用氟尿嘧啶 10 mg/kg,以减少经血行扩散。

(4)术中所用之针线用抗癌药液浸泡,减少创面种植,局部以抗癌药或低渗液(无菌水)冲洗以破坏脱落的癌细胞,关闭腹腔前应更换器械手套。

术中严格遵守癌外科原则可显著提高结肠癌根治术的 5 年生存率。

7.术后并发症及其预防和处理

(1)切口裂开及感染:常见于营养不良,贫血及低蛋白血症患者。切口有积血也是导致切口裂开和感染的常见原因,多发生于术后 5~14 天。切口一旦裂开多有粉红色液体渗出或肠管膨出,此时应消除患者的恐惧心理、以无菌纱布垫覆盖伤口防止肠管进一步大量膨出,立即将患者送手术室在适当麻醉下对腹壁皮肤及外露肠管进行消毒,将肠管送回腹腔以张力缝线全层缝合腹壁。如切口部分裂开可将肠管送回后在腹壁无张力的情况下使两侧对合以宽胶布固定。无论缝合或固定切勿将肠管或网膜夹于两侧切缘内。术后应补充全血或清蛋白,用抗生素有效地控制腹腔感染。

切口感染多与切口被肠内容物污染、脂肪或肌肉集束结扎或电刀应用造成坏死有关。术中妥善保护切口、操作细致轻柔、术前规范预防应用抗生素是防止感染发生的关键,一旦发生切口感染,应尽早拆除缝线,敞开伤口充分引流,使用碘伏纱条覆盖被感染的创面有助于伤口的愈合。

(2)非吻合性肠梗阻:可发生于肠切除、肠造口术时对肠系膜关闭不全,小肠进入孔隙形成的内疝。乙状结肠切除过多时膀胱后出现较大的空腔,如小肠坠入与周围粘连则可形成梗阻。因此,术中注意缝合肠系膜空隙以防小肠脱出。一旦确诊应立即手术探查并矫正之。

(3)吻合口漏:为结肠癌手术的严重并发症。多见于结肠癌合并肠梗阻术前肠道准备不充分;患者有贫血或低蛋白血症;吻合口血运不良,吻合口张力过大或缝合不够严密等。常发生于术后4~9天。如吻合口漏发生在腹腔内,表现为弥漫性腹膜炎,全身中毒症状十分明显,应立即引流,同时作吻合口近侧结肠造口。如漏发生在盆腔,则出现明显的直肠刺激症状,引流处有粪便排出,但腹痛、发热等症状可不明显。时间较长的可形成盆腔脓肿甚至直肠阴道瘘。处理时应加强局部引流,控制感染,根据破口大小决定是否需要作横结肠造口术。

(4)吻合口绞窄:在结肠癌手术中并不多见,多源于吻合口术后水肿、机体低蛋白性营养不良,一般需2~3周多能在水肿消退后自行缓解。吻合手术操作对吻合口绞窄的产生也具有一定的作用。使用断端对合型吻合可有效防止肠壁断端内翻过多,加之水肿造成吻合口绞窄。

(5)结肠造口并发症:由于术中损伤了结肠边缘动脉,腹壁切口太小或拉出肠管及系膜太短,张力太大,均可发生结肠造口坏死。如坏死范围较大,应再次手术切除坏死肠管重新作结肠造口。如腹壁切口太小,或该处感染后瘢痕挛缩可引起造口绞窄。如绞窄处能通过小指可定期扩张造口,如不能通过小指则需要新造。

(6)假膜性肠炎:多发生于术后2~5天。临床表现为剧烈腹泻排出大量暗绿色浑浊的稀薄液体,有时含坏死的黏膜组织。因肠液及电解质大量丢失,患者很快进入脱水、酸中毒、休克。治疗时首先补充血容量;维持水、电解质平衡,纠正酸中毒;停止原来使用的抗生素改用对难辨梭状芽孢杆菌、金黄色葡萄球菌有效的抗生素,如万古霉素和甲硝唑等;严重时可插肛管注入正常人粪便混悬液以恢复肠道内的菌群比例。

8.手术病死率

近年来因对结肠癌的认识不断提高,术前准备比较充分,手术操作的改进及加强术后管理,手术病死率已大为下降。在肿瘤专科医院病死率为1.7%~1.8%。在综合性医院因患者病情较复杂(如合并心脑血管疾病、高血压、糖尿病等),患者对手术的耐受能力低下,手术病死率可达6%~7%。

九、预后

重视结肠癌的高发因素、提高早期结肠癌诊断率,改善进展期结肠癌的发现时间,拓宽晚期结肠癌的治疗手段,是延长结肠癌患者生存时间的关键,随着诊断水平的提高、治疗手段的拓宽,结肠癌患者生存时间多年徘徊的局面即将改变。结肠癌的预后较食管癌、胃癌等为佳。其生长较缓慢,恶性程度较低,转移发生较晚,且肠管游离度大切除率高。不经治疗的结肠癌,自症状出现后平均生存期为9.5个月(4周到6年)。在影响预后的诸多因素中,以癌细胞分化程度及扩散范围最为重要。分化程度较好的腺癌比黏液癌预后好;低分化癌因病程进展快、淋巴结转移率高,预后最差。有学者统计:Ⅰ期癌根治切除术后5年生存率92.5%,10年生存率53.6%;Ⅱ期癌5年生存率61.7%,10年生存率31.7%;Ⅲ期癌5年生存率33.3%,10年生存率29.2%。影响预后的其他因素,如患者年龄、癌肿部位、单发或多发、治疗方式及患者的免疫功能等。

十、预防

(一)改变饮食习惯

减少食物中肉类及脂肪含量,食物不宜过于精细,要多吃蔬菜、水果及含粗纤维、维生素 A、维生素 C 的食物。同时保持规则排便习惯,忌烟既能减少环境污染也有助于大肠癌的预防。

(二)早期处理结肠腺瘤

Gilbertsen 对 45 岁以上无症状的人群,每年做 5 次乙状结肠镜检查并切除所发现的腺瘤,25 年中共检查 18 158 人,结果低位大肠癌的发病率比预期的减少了 85%。Lee 报道美国结肠镜发病率上升,但直肠癌的发病率在近 25 年中下降了 26%,这与广泛开展乙状结肠镜检查及积极治疗有关疾病密切相关。

(三)加强对结肠癌高发人群的定期检查

对结肠癌高发人群定期检查有助于降低结肠癌的发病率和病死率。2%~7.8%的大肠癌患者同时或异时性大肠多发源癌,常见于消化道的其他部位及泌尿生殖系统,可同时发生,也可以先后发生。近年来随着手术病死率的下降及术后生存期延长异时性多发源大肠癌的发生率亦随之增加。结肠癌术后在剩余结肠上发生癌的机会较正常人群增加 3 倍。Pok 报告一组 2 157 例大肠癌患者,其中生存期超过 5 年的约 1/3 继发结肠或结肠以外的恶性肿瘤,发生次数有的达 4~5 次(1 例患者在先后施行手术的两位外科医师都已故去而他还健在)。因此不能忽视大肠癌患者的术后定期随访工作。

(四)积极治疗血吸虫病

在血吸虫病流行地区约 10.8%的大肠癌合并血吸虫病,因此积极防治血吸虫病是预防大肠癌的有效措施。

(刘 青)

第二节 直 肠 癌

一、临床表现

早期直肠癌仅限于黏膜层常无明显症状,仅有间歇性少量便血和大便习惯改变。肿瘤进展后出现破溃,继发感染,可产生直肠刺激症状,表现为大便次数增多,里急后重或排便不尽感;肿瘤破溃感染后可有出血及黏液排出。便血为直肠癌最常见的症状,80%以上的直肠癌有便血。癌引起肠腔狭窄可致腹胀、腹痛、排粪困难甚至肠梗阻,如癌累及肛管括约肌,则有疼痛。男性直肠癌可侵犯尿道、前列腺和膀胱,女性直肠癌可侵犯阴道后壁,并出现相应症状。病程晚期,肿瘤可侵犯骶神经导致会阴部疼痛;癌转移至肝脏和腹膜时,可出现黄疸、腹水等征。

二、诊断

直肠癌早期症状不明显,最初多为无痛性便血、黏液血便或大便次数增多,不易引起重视,常被误诊为"痔疮"或"痢疾",使病情延误。因此对由上述表现者,应认真做下列检查。

(一)直肠指诊

直肠指诊目前仍是诊断直肠癌最基本、最重要和最简单的方法。直肠癌好发于直肠中、下段,约80%的直肠癌可经直肠指诊发现,在直肠癌被误诊者中,约80%是因未行直肠指诊。

(二)实验室检查

1.粪隐血试验

此方法简便易行,且由于80%~90%的直肠癌有便血,此试验可作为直肠癌普查初筛的常规检查,但阴性结果亦不能完全排除肿瘤。

2.血清癌胚抗原(CEA)检测

CEA检测特异性较差,有一定的假阳性和假阴性,不适合普查和早期诊断,但对估计预后、检查疗效及复发有一定帮助。对CEA升高的直肠癌患者,术后应随访CEA水平,如下降表示手术效果好,如不降或反升则有复发或转移。化疗后如CEA下降,表示对化疗敏感,反之则无效。对术前CEA不升高者,术后监测CEA意义不大。

(三)内镜检查和影像学检查

1.直肠镜、乙状结肠镜检查

对所有指诊怀疑直肠癌者均应做内镜检查,在内镜直视下协助诊断并取活检做出病理诊断。取活检时需考虑不同部位的肿瘤细胞分化存在差异,要做多点活检,以便明确诊断。

2.钡剂灌肠、纤维结肠镜检查

该检查适用于直肠上段或乙状结肠与直肠交界处癌的检查,尚可除外结肠部同时有多发性原发癌或息肉。

3.CT检查

CT检查可明确肿瘤大小、肠壁内外及周围淋巴结受累情况,对直肠癌分期有重要意义。但难以发现直肠黏膜表面异常或直径<1 cm的病灶,因此不能作为早期诊断的方法。当肿瘤向肠壁外生长,侵及周围组织使肠壁外侧轮廓模糊时,CT有助于做出诊断。直肠癌在CT图像上表现为腔内肿块,肠壁局限性或环形增厚超过2 cm,病变区CT值为40~60 HU,病变区弥漫性钙化或坏死导致病变中央密度降低,直肠周围组织结构模糊、增厚或密度增加。CT对晚期和复发性直肠癌的评估意义较大,可以直接观察到肿瘤侵犯邻近组织,尤在Miles手术后不能做内镜和直肠腔内超声者,手术后3个月可做盆腔CT扫描作为基础,便于以后随访时对照用。随访时复查CT,与术后3个月的摄片比较,若发现有组织影增大,中央出现低密度区或弥漫性钙化,则可能有复发。诊断不能明确时,可在CT引导下做细针吸取细胞学诊断。但CT对判断淋巴结转移准确性较差。

4.直肠腔内超声检查

直肠腔内超声检查是探测直肠癌外侵和直肠壁浸润的一种新的诊断方法,于20世纪80年代开始应用于临床,用于直肠癌的术前分期。腔内超声能准确地诊断出肿瘤所侵犯的部位及大小。在正常人,直肠内超声图像上可见到同心圆排列的直肠壁各层结构。由内向外分别是黏膜、黏膜肌层、黏膜下层、肌层和浆膜或直肠周围脂肪。而肿瘤表现为局部破坏的不规则影像,失去了原直肠周围的正常腔隙结构。近年来,不少国内外文献报道,直肠腔内超声检查判断肿瘤侵犯深度对直肠癌术前分期较CT摄片更灵敏和精确。但腔内超声对淋巴结的检查只能估计其大小,不能分辨其性质。

5.MRI 检查

MRI 检查对盆腔肿块有较高的敏感性,能根据解剖学改变和信号强弱的变化来区别其良、恶性,对直肠癌的外侵,MRI 检查较 CT 更有意义,用于直肠癌的术前分期。MRI 检查尚优于直肠内超声检查,直肠内超声不能探测肿瘤的广度和传感器探头外的淋巴结,对直肠系膜淋巴结诊断准确率低,而 MRI 观察范围广,可识别肿瘤浸润深度、直肠系膜累及、淋巴结及肿瘤的位置,对直肠高位病变或狭窄亦可成像。

三、治疗

近年来,随着学者们对直肠盆底结构局部解剖、直肠癌肿瘤生物学的再认识,医疗器械设备的不断发展,外科医师手术技巧和手术方法的改进及多学科规范化、个体化综合治疗的广泛应用,使直肠癌外科治疗模式发生了根本性的变化。现代直肠癌外科仍遵循肿瘤根治第一、器官功能保留最大化的治疗原则。直肠癌的外科治疗 5 年生存率在 50%~60%,局部复发率和远处转移的发生率较高。为了更好地提高治疗效果,应强调早期发现、早期诊断、早期治疗,对进展期直肠癌应强调规范化的综合治疗。

直肠癌手术应遵循 Heald 1982 年首先提出的全直肠系膜切除术原则,所谓直肠系膜是一潜在间隙,内含淋巴和脂肪组织,不是真正的肠系膜。直肠癌术后局部复发最可能是由于原发肿瘤远侧的直肠系膜内残留了播散的癌组织。直肠癌外科治疗的 TME 定义为直视下完整锐性切除直肠及直肠系膜,并保证切除标本环周切缘阴性。该法切除了包括盆腔筋膜脏层内的全部直肠系膜,其目的在于整块地切除直肠原发肿瘤及所有的区域性播散。这一手术使术后 5 年局部复发率降至 4%~10%,无瘤 5 年生存率为 80% 以上,这是近年来对直肠癌手术的理念革新和技术规范,被称为直肠癌手术新的"金标准"。

(一)手术治疗

直肠癌的治疗以手术根治切除为主,根治范围包括全部癌灶、两端足够的肠段、周围可能被癌浸润的组织及有关的肠系膜和淋巴结。

1.直肠癌根治,永久性结肠造瘘

(1)腹会阴联合切除术(APR 手术):这一经典的手术方式由 Miles 于 1908 年首次提出,其手术过程和操作至今改变不多。其适用于距肛缘 7 cm 以下的直肠下段癌。手术范围包括乙状结肠及其系膜、直肠、肛管、肛提肌、坐骨肛门窝脂肪和肛周皮肤,一般包括全部乙状结肠及结肠系膜内直肠上、肠系膜下血管及淋巴结及连接直肠上部分腹膜。此手术缺点是需做永久性人工肛门,给患者带来不便。

(2)盆腔后部切除术(后盆腔清除术):主要适用于女性低位直肠癌,尤其癌位于直肠前壁或侵及直肠前壁 Dukes B、C 期的低位直肠癌,手术切除范围基本上同腹会阴联合切除,再联合阴道侧后壁、子宫和双侧附件一并切除。

(3)盆腔脏器清除术(全盆腔清除术):适用于直肠前壁癌向膀胱后壁及前列腺或者尿道浸润无法分离者。手术切除范围为腹会阴联合切除连同全膀胱、前列腺及部分后尿道一并切除。需做永久性人工肛门及尿路改道术。此手术创伤大,并发症多,术后粪便和尿路双重改道给患者生活带来很大不便,故临床应用较少。

(4)直肠癌扩大切除术:随着对直肠淋巴结转移规律的深入研究,近来发现直肠癌尤其是位于腹膜返折以下的直肠癌侧方淋巴结转移发生率较高。故对于癌下缘位于腹膜返折以下的直肠癌,有侧方淋巴结转移的可能性,除了进行上方淋巴结清扫外还应进行侧方清扫,即行扩大根治术。手术清扫范围为腹会阴切口,上方清扫直肠系膜下动脉根部,如同 APR 手术,肛提肌于起始部切断,根部切断直肠下动脉,彻底清除坐骨肛门窝内脂肪淋巴组织,并清除髂内动脉及其主要分支周围的脂肪淋巴组织。对病灶局限固定于 S_2 平面以下、无远处转移的直肠癌,可合并行部分骶、尾骨切除。针对传统腹会阴联合切除术治疗低位直肠癌术后局部复发率较高的缺点,近年来提出了柱状腹会阴联合切除术的手术方法和经肛提肌外腹会阴联合切除术。

2.保留肛管括约肌的直肠切除术

(1)直肠前切除术(Dixon 手术):适用于肿瘤下缘距肛缘 7 cm 以上的直肠中上段癌。远侧切断距肿瘤缘 3～5 cm,在腹腔内直肠与乙状结肠做吻合,完全保留肛门括约肌,该术是直肠癌切除术中控制排粪功能最为满意的一种手术。但是直肠下段切除组织和范围有限,根治不彻底,盆腔内吻合困难,术后有一定的并发症,如吻合口瘘、盆腔感染出血、吻合口狭窄和复发等。传统手工行结直肠吻合,现多采用吻合器手术,这是一种新型的外科技术,经过多年的临床实践效果满意。器械吻合优点为扩大了前切除的适应证,使更低位的直肠癌得以经此手术保留了肛门括约肌功能。

吻合器手术过程与前切除大致相同,主要操作步骤为在肿瘤下方 3 cm 处用旋转头线型闭合器关闭并切断远端直肠,切除肿瘤段直肠、乙状结肠及其系膜淋巴结,近端结肠行荷包缝合并置入钉钻座,经肛门放入端-端吻合器,其锥形头从直肠闭合端中央戳空而出,插入钻座中心杆内,旋紧尾端螺杆使两断端靠紧,击发切割,打钉变成吻合。双吻合器方法较通常吻合器操作更简便、安全,吻合成功率高,对远端直肠可一次切割闭合,避免了低位盆腔内荷包缝合操作的困难和污染盆腔的缺点,尤其适用于低位和超低位直肠吻合术,成为低位直肠癌实行保肛手术的首选术式。

(2)经腹骶联合切除术:因中低位直肠癌经腹手法吻合困难,有学者采用腹骶联合切除术。右侧卧位,首先进腹游离直肠和乙状结肠,缝合腹壁,然后在骶尾部做横切口,切除尾骨,暴露直肠,将乙状结肠、直肠和肿瘤由骶部切口牵出,切除吻合后送入盆腔。该手术暴露好,吻合安全可靠,但手术费时,并发症多。

(3)经腹肛切除吻合术(Parks 手术):适用于低位直肠肿瘤,肛提肌上方残留直肠太短而无法进行低位吻合者,腹部手术与前切除术相同,在肛提肌上约 0.5 cm 处将直肠横断,齿状线上 1 cm 处将黏膜环形切除,将近端结肠拉至肛缘,将结肠断端与肛管黏膜做吻合。为防止吻合口瘘,可做一临时性横结肠造口。

(4)直肠经腹、肛管拉出切除术(改良 Bacon 手术):手术适应证和操作与 Parks 手术基本相同。在剥离直肠黏膜和切除直肠肿瘤后,经肛门拉出近端结肠 6～7 cm,将直肠残端与结肠浆肌层缝合固定,拉出肠段在术后 12～14 天在齿线平面切断,并将其断段与齿状线做一圈缝合,该术式现已较少应用。

(5)Maunsell-Weir 手术:经腹低位切除直肠和部分乙状结肠,将肛管、直肠外翻,近端结肠经肛门拖出,在肛外做结肠直肠吻合后退回盆腔。手术优点:保留了正常的排便反射及肛管括约肌功能,缺点为手术困难,根治性差,易出现吻合口瘘、狭窄及复发。

(6)Turnbull-Curait 手术:即将 Maunsell-Weir 手术分成二期手术。肛管、直肠残端拉出外翻,中央置一胶管,使外翻肛管、直肠与结肠浆膜愈合,2 周后切除外突的直肠和结肠,将结肠端与直肠黏膜缝合,推回肛门。手术比较安全,肛门功能较好。但可发生肠坏死。

(7)经括约肌间手术:分为内括约肌部分切除和内括约肌全切除。适用于 T_1 和部分 T_2 期低位直肠癌,腹部操作:远端超过盆底肌裂孔沿内外括约肌间隙游离,保证远端切缘阴性前提下行乙状结肠/直肠-肛管手法吻合,可做一临时性保护性造口。该术式肿瘤根治性和肛门功能评估还有待大样本资料长期随访。

(8)经前会阴平面超低位前切除术(APPEAR):英国的 Williams 等首先应用,适用于常规需要行 APR 手术或全直肠切除手术而不能保肛的良恶性疾病。该技术是先通过腹部游离直肠中上段,再经前会阴平面(男性在直肠和尿道之间,女性在直肠和阴道之间)途径到达所谓"无人区",游离下段直肠,切除标本后通过吻合器或手工缝合的方法保留肛管括约肌。"无人区"所含的直肠位于盆底肌肉组织中,其上界为肛提肌的上沿,下界为肛门外括约肌的上缘(在肛管直肠连接处为耻骨直肠肌),加行保护性回肠造口。

3.治愈性局部切除术

在对直肠癌病理学和生物学特性的深入研究中,人们发现早期直肠癌淋巴转移率低于10%,在早期病例中行局部扩大切除可获得治愈性的效果。但仍需按临床和病理学特点严格选择手术病例。此手术适用于年老、体弱及合并严重器质性疾病不能耐受根治手术的患者,病灶限于黏膜层,位于直肠中下端直肠病灶,分化好或中等,直径<3 cm,活动度好,与肌层无粘连、肠壁外无侵犯及无淋巴结转移的直肠癌。

(1)经肛门局部切除:经肛门局部切除术包括传统的经肛门局部切除术和经肛门内镜微创手术(TEM),适合于距齿状线 5 cm 以下的病灶,根据切除深度分为黏膜下切除及全层盘状切除。经肛门黏膜下切除术适用于病灶尚未侵及直肠肌层者,切缘距癌 1 cm 以上,经肛门全层盘状切除术适用于溃疡性肿瘤,将肠壁全层切除,切缘 2 cm 以上。对于超过 T_2 的直肠癌不适合行局部切除术,因为随着分期的增加,淋巴结转移率增高,行局部切除术后的局部复发率也会增高。

(2)经括约肌局部切除:适合于齿状线上 5~12 cm 的 Dukes A 或 B 期肿瘤。术中需仔细切开括约肌每一层肌肉组织,切除肿瘤后用不吸收缝线逐层缝合切断的括约肌,为防止切口感染可做临时性肠造口。

(3)经骶骨部切除:适用于距齿状线 5 cm 以上中上位直肠癌。在骶尾关节处做横切口,切除尾骨及部分骶骨,以获得对高位直肠肿瘤的暴露。

4.腹腔镜直肠切除术

美国的 COST 研究、欧洲的 COLOR 研究及英国的 CLASSIC 研究奠定了腹腔镜手术在结肠癌手术治疗中的地位。目前腹腔镜直肠癌手术在国内外也已广泛开展,近年来 3D 腹腔镜手术、机器人辅助腹腔镜直肠手术也逐步在临床推广应用。其手术方法有以下几种:①腹腔镜辅助的腹会阴联合切除。腹腔镜下游离降结肠与乙状结肠,腹腔镜下分离结肠系膜血管,离断降结肠。会阴部做切口,直视下分离直肠下端与腹腔会合,拖出直肠及病灶,降结肠近端自左下腹拉出造口。②腹腔镜辅助直肠切除及通过吻合器吻合术。经腹腔镜分离左半结肠,离断结肠,经左下腹切口将直肠拉出,结扎血管,常规法切除病变肠段,在近端结肠做荷包放入吻合器钉钻座,放入腹腔,重建气腹,自肛门伸入管状吻合器,做降结肠直肠吻合。腹腔镜手术优点是手术切口小,疼痛轻、术后恢复快,缺点是需要一定时段的学习曲线,手术器械的依赖性强。

5.其他手术

(1)经腹直肠切除、永久性结肠造瘘术(Hartmann 手术):适用于直肠癌经腹切除后因全身和局部条件不宜做吻合者。手术操作基本与 Dixon 术相同,只是远端予以缝闭,近端自腹壁引出造瘘。

(2)结肠造瘘术:目的是减压和排粪。适用于伴急性肠梗阻及肿瘤无法切除者。分为临时性和永久性两类。造口方式可为端式造口和袢式造口。造口部位多选在乙状结肠或横结肠。

(二)转移和复发患者的治疗

1.局部复发直肠癌(LRRC)的治疗

直肠癌局部复发是指直肠癌根治术后原发肿瘤部位或者术野范围内出现与原发疾病病理相同的肿瘤。常见的复发部位有吻合口、盆腔器官、会阴部、骨性骨盆、淋巴结等,患者可出现肠梗阻、腹痛、便血、会阴部坠胀、包块、会阴部窦道不愈等临床症状。有时临床症状多不典型,与肿瘤复发部位密切相关,也较常被患者忽视。统计资料显示,60%~80% LRRC 患者在肿瘤根治术后 2 年内复发,50%的复发患者肿瘤局限于盆腔内。最新统计数据表明,进展期中低位直肠癌局部复发率为 6%~10%。虽然所占的百分比不高,但绝对数值还是不小。若不经治疗,LRRC 患者的中位生存期低于 8 个月。虽然放/化疗能部分改善 LRRC 患者的生活质量,但 LRRC 预后仍极差,中位生存期仅为 4~13 月,许多患者常在痛苦和绝望中等待死神的来临,这是结直肠外科领域的诊治难题。多学科协作模式下的 LRRC 手术是目前唯一有机会根治直肠癌复发的治疗手段。对符合手术指征的患者而言,LRRC 不再是绝症,是有希望治愈的,应该摒弃姑息疗法的传统思想,采取多学科积极治疗。

2.肝转移的治疗

对于直肠癌切除术后肝转移手术的指征,以往受限于肝转移癌数目、大小、分布的可切除性标准已经被摒弃,取而代之以新的标准:所有的肝脏转移灶均 R_0 切除后,尚能够保留足够的残余肝(约 30%正常肝脏或 50%硬化肝脏);没有无法切除的肝外转移灶。对同期肝转移的处理多主张分期行肝转移灶切除。理由:①同期的切口暴露困难;②除发现转移灶外,可能还有隐藏着的微小结节而术前未做仔细检查;③原发灶生物学特性不明,不能选择手术类型;④分期切除比同期切除预后好。故尽可能原发灶切除后 4~6 个月再行肝转移灶根治术。但随着微创外科技术和综合治疗手段的进步,现在有越来越多的医师逐步接受了原发灶和肝转移灶的同步切除手术。肝转移癌切除术后有 10%~20%的患者可在肝内再次复发,近来多主张再次手术以提高生存率。目前认为手术治疗直肠癌肝转移是唯一能治愈的手段,但切除率仅为 10%~15%。对许多不能切除的患者可通过全身化疗(可联合分子靶向药物)、肝动脉化疗等多种治疗手段来获得肿瘤降期,以获得更多的根治性切除机会,有效率为 50%~70%。

(三)男性直肠癌术后性功能障碍的处理

1.发生机制

男性阴茎勃起由副交感神经控制,起于 $S_{2\sim4}$ 的内脏传入纤维,自骶孔发出盆内脏神经沿盆腔与腹下神经汇合而形成盆丛;而射精由交感神经控制,其于 $T_{12}\sim L_1$,沿主动脉下降,形成上腹下丛和分出腹下神经。盆丛位于直肠壶腹的外前侧,紧贴盆侧壁。在一般的经腹会阴切除手术不易损伤盆丛,但在 Miles 术会阴操作时,勃起神经可能随 Waldayer 筋膜的撕裂而在其骶根部断裂;副交感神经纤维更可在前列腺周围丛处损伤,如在直肠癌浸润直肠前列腺筋膜而行广泛切除时。交感神经损伤则多发生在其骶岬水平和直肠周围近腹膜处。Miles 术后性功能障碍的发生率可高达 20%,在扩大根治术后尤为多见,偶见于直肠前侧切除术后。

2.预防和治疗

关键在于术中保护自主神经,打开后腹膜后,在腹主动脉近分叉处的前方游离并保护交感神经,随后行淋巴结清扫。直视神经束的行径,在直肠侧后方切开其深筋膜,认清腹下神经丛及其膀胱支和直肠支,保护其膀胱支,在骶前切断直肠及其直肠支神经。如癌已浸润直肠周围脂肪和直肠前列腺筋膜,行扩大根治术就很难保护前列腺周围丛副交感神经。在彻底清除癌和淋巴结病灶的条件下,自主神经的完整保护就成为次要地位。自主神经损伤引起的性功能障碍很难恢复,如应患者要求,可试行膨胀的阴茎假体植入术。

(四)放疗

1.直肠癌术前放疗

直肠癌术前放疗又称新辅助放疗,常结合氟尿嘧啶为基础的同期化疗,适用于距肛缘10 cm 内 $T_{3\sim 4}Nx$ 或 $TxN(+)$ 的进展期中低位直肠癌,其目的是:①使肿瘤缩小,提高手术切除率;②减少淋巴结转移;③减少远处转移;④减少局部复发机会。多采用体外照射,放疗后手术时间随剂量不同而异。长程放化疗:45~50 Gy/25~28 Fx,放疗同期联合氟尿嘧啶类药物,放疗结束后6~10周接受手术;短程放疗:25 Gy/5 Fx,放疗结束后1周接受手术。目前认为术前放疗比术后放疗更有效,术前放疗的局部复发率明显低于术后放疗。

2.直肠癌术后放疗

术后放疗可减少局部复发率,提高生存率。适用于手术切除不彻底,Dukes B、C 期患者或任何一期的直肠中、下段癌。

3.直肠癌术前、术后放疗及放疗-手术-放疗

其被称之为"三明治"式治疗,此法可提高疗效。可于术前一次照射5 Gy,然后手术,手术后5周内再放疗45 Gy。有报道称此法治疗的5年生存率为78%,明显高于单纯手术者的35%。

4.术中放疗

近年来有报道采用术中直视下放疗,这样可提高肿瘤组织的照射剂量并减少正常组织的不必要照射。应一次照射10~20 Gy,适用于肿瘤过大而无法切除或局部复发病例,效果良好。

5.不能手术直肠癌的放疗

对晚期直肠癌不能手术者,部分患者在接受一定剂量的放疗后可以增加手术切除的机会,大多可以达到缓解症状或镇痛的效果。

(五)化疗

化疗主要用于手术切除后预防复发或转移及治疗未切除尽的残留癌。在结、直肠癌的化疗领域中,最常用的化疗药物氟尿嘧啶(5-FU)目前仍占主导地位。

用药方案有下列几种。①每周给药1次方案:每次5-FU 500~750 mg,缓慢静脉注射,每周1次。②负荷剂量方案:5-FU 每天12 mg/kg,连用5天,以后隔天半量给药,直至出现毒性反应或11次后每周15 mg/kg维持,其有效率为33%。辅助化疗的时间,有认为以5-FU为主的化疗药物,在术前术中就开始使用,即使癌肿早期,术前很可能已有远处转移灶存在,在术中其可消灭手术中逸出的癌细胞,术后化疗持续0.5~2.0年。

5-FU可单独给药(氟嘧啶甲氨酸酯剂卡培他滨口服化疗)也可联合化疗,目的在于增加疗效,减少化疗药物的毒性和耐药性。目前有5-FU和丝裂霉素(MMC)或5-FU和顺铂(DDP)/奥沙利铂或5-FU和伊立替康联合等方法。部分患者联合分子靶向药物贝伐单抗或西妥昔单抗可进一步提高疗效。

(刘 青)

第三节 结直肠息肉

一、概述

肠息肉是指一类从黏膜表面突出到肠腔内的隆起状病变。肠息肉是一类疾病的总称。1981年,全国大肠癌病理专业会议参考了国外对大肠息肉的分类,结合我国病理学家的实践经验,按照病理性质的不同分为以下几种:①腺瘤性息肉,包括管状、绒毛状及管状绒毛状腺瘤。②炎性息肉:黏膜炎性增生、血吸虫卵性及良性淋巴样息肉。③错构瘤性息肉:幼年性息肉及色素沉着息肉综合征(Peutz-Jeghers综合征,P-J综合征)。④其他:化生性息肉及黏膜肥大赘生物。不同性质的息肉,其预后和处理亦不相同。息肉在形态上可分为有蒂、无蒂、广基、扁平状等。在数目上又有单发与多发两类(图12-1)。息肉病是指息肉数目在100枚以上(仅P-J综合征除外),反之,则称散发性息肉。本节仅限于讨论单发的各种息肉。

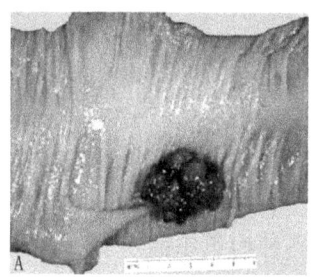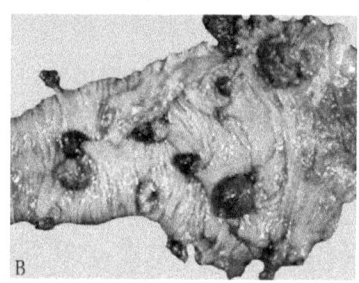

图12-1 单发与多发肠息肉
A.结肠单发息肉;B.结肠多发息肉

二、病因

结直肠息肉的病因及发病机制目前仍不清楚。研究证明,影响腺瘤性息肉与结直肠癌发病的危险因素基本一致。目前初步证实腺瘤的发生是多个基因改变的复杂过程,而环境因素改变致基因表达异常或突变基因在环境因素作用下表达形成腺瘤;而增生性息肉或炎性息肉则与感染和损伤相关。有研究已经证实,息肉与CD44基因mRNA的表达明显相关。散发性结直肠肿瘤中,结直肠息肉和癌组织APC基因突变率无显著差异,而在正常结直肠黏膜、炎性息肉和增生性息肉中均无突变。

三、发病

结直肠息肉的发生率各国不同,总的肠镜检出率为10%左右。其发病率随年龄的增长而增加,30岁以上结直肠息肉开始增多,60~80岁的发病率最高,尤以腺瘤增加显著,女性略低于男性。以腺瘤性息肉为多见,约占70%,其次是增生性息肉和炎性息肉,错构瘤性息肉主要见于幼年性息肉和P-J综合征(Peutz-Jeghers息肉)。我国肠息肉发病率较低,成人多为腺瘤性息肉,好发于乙状结肠、直肠,占全结直肠息肉的70%~80%。大小一般为0.5~2.0 cm。

四、组织学分类

(一)腺瘤性息肉

腺瘤是息肉中最常见的一种组织学类型。腺瘤在病理切片中除可见管状腺体结构外,还常伴乳头状成分,亦即绒毛状成分,根据组织学中两种不同结构成分所占比例决定腺瘤的性质。Appel 提出管状腺瘤中绒毛状成分应<5%,当绒毛状成分达 5%~50%时属混合性腺瘤,>50%者则属绒毛状腺瘤。Shinya 则认为管状腺瘤中绒毛状成分应<25%,在 25%~75%者属混合性腺瘤,>75%者属绒毛状腺瘤。鉴于标准不同,各家报道腺瘤中各种腺瘤的比例可有较大差异,且无可比性。为此,1981 年我国第一次大肠癌病理会议上建议统一标准为绒毛状成分<20%者属管状腺瘤,>80%者为绒毛状腺瘤,20%~80%者则属混合腺瘤。

1. 管状腺瘤

管状腺瘤是最常见的组织学类型,占腺瘤的 60%~80%,发病率随年龄增加而增加,在小于 20 岁的年轻人中极少存在。多为带蒂型(占 85%),亚蒂、无蒂少见。常多发,<0.5 cm 的小腺瘤多由正常的黏膜覆盖,多数管状腺瘤为 1.0~2.0 cm 大小,少数>3 cm,腺瘤的恶变与其大小直接相关。常有蒂、呈球状或梨状,表面光滑,可有浅沟或分叶现象,色泽发红或正常,质地软。活检组织学检查管状腺瘤由密集的增生的腺体构成,腺体大小、形态不一致,常见有分枝和发芽(图 12-2)。多数管状腺瘤仅表现为轻度不典型增生。然而,可以有高达 20%的表现为重度非典型增生、原位癌或浸润性癌,仅 5%管状腺瘤是恶性的。

2. 绒毛状腺瘤

绒毛状腺瘤较少见,又称乳头状腺瘤,这是一种癌变倾向极大的腺瘤,一般癌变率为 40%,故被认为是一种癌前病变,其发病率仅为管状腺瘤的 1/10,好发于直肠和乙状结肠,临床所见绝大多数为广基型,呈绒毛状或粗颗粒状隆起,伴有宽广的基底,有时可侵占肠周径的大部分,其表面可覆盖一层黏液,质地较管状腺瘤为软(图 12-3)。在少数病例中绒毛状腺瘤可以有蒂,活动度极大。体积大,一般直径>3.0 cm,可达 10~20 cm。活组织检查见绒毛结构占据腺瘤的 80%以上。

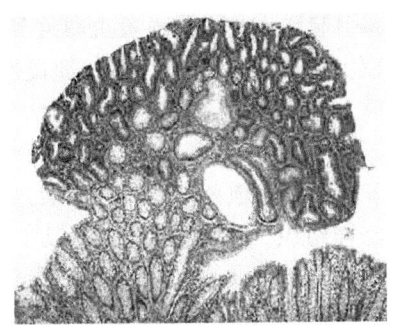

图 12-2 管状腺瘤

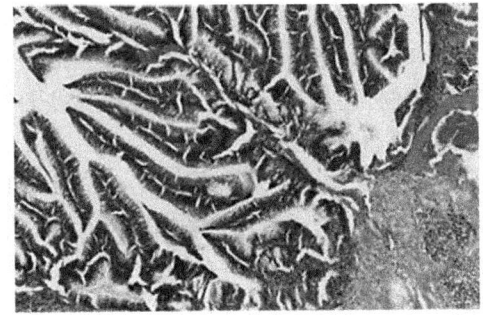

图 12-3 绒毛状腺瘤

3. 绒毛状管状腺瘤

这类息肉兼有管状腺瘤和绒毛状腺瘤两种组织学特点(图 12-4)。即有分支状的腺体,同时也有像手指一样突起的长长的腺体。绒毛状管状腺瘤是 10~20 mm 息肉中最常见的一种。其恶变率介于管状腺瘤与绒毛状腺瘤之间。

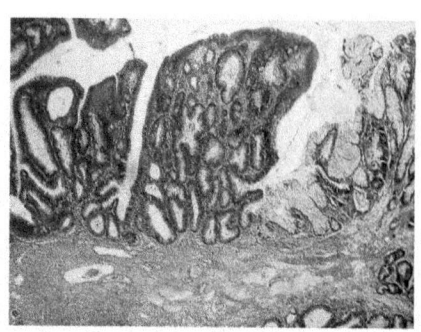

图 12-4　绒毛状管状腺瘤

(二)炎性息肉

炎性息肉是由对炎症反应的再生上皮组成。可以继发于任何一种炎症反应,但是最常见的原因是溃疡性结肠炎。炎性息肉也可以继发于感染性疾病,例如阿米巴性结肠炎、慢性血吸虫病或细菌性痢疾。炎性息肉没有恶变倾向,但是,对溃疡性结肠炎患者,可以有某些部位的异型性改变或恶性变同时存在。

1.假息肉病

假息肉病主要发生于慢性溃疡性结肠炎或克罗恩病,由于慢性炎症刺激,形成多发性肉芽肿。在其形成的早期,如炎症能获控制,肉芽肿有可能随之消失。但如慢性炎症不能得到有效的控制,而呈持久的慢性刺激,肉芽肿就有恶变的可能。癌变率与病程长短往往呈正相关。病程超过30年时癌变率达13%~15%。慢性溃疡性结肠炎具有极高的癌变率,是公认的癌前病变之一。因此,对这些假息肉病应慎重处理。

2.炎性息肉

炎性息肉指单发的非特异性炎症所引起的息肉,组织结构与上述相同,但不会癌变。往往炎症消退后,息肉可自行消逝。

3.血吸虫性息肉

在慢性血吸虫病时,大肠黏膜下常有血吸虫卵沉着,其周围伴纤维组织增生,或形成虫卵结节。当虫卵多时,固有膜内亦可有虫卵沉着,并破坏腺管和引起增生。一般血吸虫卵结节体积不大,呈小球状或条索状,并常呈簇状分布,外观中央呈橘黄色,周围呈灰白色。在长期慢性、反复感染的病例,这类息肉可进一步发展成炎性肉芽肿,具有很大癌变倾向,也是一种癌前病变。

4.良性淋巴样息肉

直肠具有丰富的淋巴组织,在肠道炎症时,直肠黏膜下的淋巴滤泡即可增生并形成息肉而突入肠腔。因此,所谓息肉实质上是增生的、高度活跃的淋巴样组织。细胞分化成熟,其上覆盖有正常的直肠黏膜上皮,是一种良性病变,应与恶性淋巴瘤区分。因为本病不会恶变,无须做肠断切除。

(三)错构瘤性息肉

幼年性息肉是一种错构瘤,属大肠黏膜上皮的错构瘤,又称先天性息肉,主要发生于儿童,以10岁以下多见,尤以5岁左右为最多。息肉好发于直肠和乙状结肠,多数发生在距肛缘5 cm以内的直肠内。

息肉多呈圆球形或椭圆形,鲜红、粉红或暗红色,表面光滑,如继发感染可呈现粗糙颗粒状或分叶状。其大小在1 cm左右,多数有蒂。组织学上息肉蒂为正常结直肠黏膜,当形成息肉时,结直肠黏膜上皮即转为慢性肉芽组织,由大量结缔组织、血管组织、单核细胞和嗜酸性粒细胞浸润,其中还有许多黏液腺增生和含有黏液囊肿组成。因此,组织学上这不是肿瘤,也不属肿瘤性质,而是正常组织的异常组合,故称为错构瘤。

关于错构瘤形成的机制尚不清楚。有人认为其发生与黏膜慢性炎症、腺管阻塞、黏液滞留相关,故又有滞留性息肉之名。肠道错构瘤有恶变可能。为进行组织学检查和去除症状,应当切除。多数可以经内镜切除,需特别小心将其富含血管的蒂处理好。在直肠下端或从肛门脱垂出的病变可以经肛门切除。切除后复发非常少见。

(四)增生性息肉

增生性息肉是在结肠和直肠内发现的最常见的非肿瘤性息肉,常常是多发的,多无蒂,直径多<5 mm;>10 mm的增生性息肉非常罕见。在无症状患者的结肠镜检查中,可以发现增生性息肉约占10%。这些病变一般可以保持大小不变和无症状。然而,由于它们从外表与肿瘤性息肉不能区分,因此常常将其切除并活检。

组织学方面,增生性息肉表现为黏膜隐窝拉长的正常乳头状的表现。没有细胞异型表现。隐窝基底可见有丝分裂,表现为正常的成熟过程。其发生机制尚不清楚,可能与正常细胞在成熟过程中未脱落有关,演变成了一大的增生区。对这些病变不需要特殊的治疗。仅仅有增生性息肉存在也不需要进行结肠镜随访。

五、临床表现

大多数息肉并无任何自觉症状,而在纤维结肠镜检查或X线钡剂灌肠造影时无意中发现。大肠息肉约半数无临床症状,仅当发生并发症时才被发现,其表现:①肠道刺激症状,腹泻或排便次数增多,继发感染者可出现黏液脓血便。②便血可因部位及出血量而表现不一,高位者粪便中混有血,直肠下段者粪便表面附有血,出血量多者为鲜血或血凝块。③肠梗阻及肠套叠,以盲肠息肉多见。④位于直肠内较大的有蒂息肉可随排便脱出肛门外,甚至需反复手法帮助回纳。偶尔,蒂细长的息肉可发生蒂部扭转,坏死而自行脱落。

炎性息肉主要表现为原发疾病如溃疡性结肠炎、肠结核、克罗恩病及血吸虫病等的症状,炎性息肉乃原发疾病的表现之一。

六、诊断

发生在直肠中下段的息肉,直肠指检可以触及,发生在乙状结肠镜能达到的范围内者,也易确诊,但国内已较少开展这种简便、经济的乙状结肠镜检查方法,这可能与当前社会的医患关系紧张、恐漏诊引起纠纷有关。位于乙状结肠以上的息肉需做钡剂灌肠气钡双重对比造影,或纤维结肠镜检查确认。结直肠息肉明确诊断并无困难,重要的是应认识结直肠腺瘤呈多发性者及与癌肿并存者并不少见,临床检查时切勿因在某一段结肠或直肠内发现病变后,忽视全面的结肠检查。

结直肠腺瘤性息肉被认为是结直肠癌的癌前病变,但并非所有腺瘤都会癌变。一般认为腺瘤的大小对癌变的可能性具有很大影响。<1.0 cm的腺瘤未见有发生浸润性癌者,>1.0 cm者癌变机会增大,1~2 cm腺瘤的癌变率在10%左右,>2 cm腺瘤的癌变率可高达50%。息肉数目越多,越密布,癌变率越高。有文献认为,多发性息肉患者体内可能存在基因突变,因此,即使息肉切除仍易癌变。统计表明,息肉数目少于3枚,癌变率为12%~29%;等于或超过3枚,癌变率增至66.7%。腺瘤中绒毛状成分的多少对确定癌变的可能性则是另一个重要因素。绒毛状腺瘤的癌变率明显高于管状腺瘤,绒毛状管状腺瘤(混合腺瘤)的恶变率则居于两者之间。另一个因素是腺瘤的形态,广基腺瘤的癌变率比有蒂腺瘤高,而且广基腺瘤发展为浸润型癌的机会也比有蒂腺瘤为高,因为有蒂腺瘤癌变罕有侵入其蒂部者。

七、治疗

肠镜下息肉电切术安全、有效、简单,已经基本取代了传统的开腹手术。其中高频电息肉切除术是最成熟也是最普及的肠镜治疗方法,还可以选择行内镜下黏膜切除术或内镜下黏膜剥离术。腺瘤肠镜下治疗的关键是保证治疗的彻底性。对于广基或巨大息肉,有条件的单位可以双镜联合(内镜与腹腔镜)行息肉切除,以保证切除彻底性并减少并发症。术后应行全瘤病理检查并特别注意观察标本边缘有无癌组织浸润。对腺瘤癌变的处理应根据癌变浸润深度和腺瘤部位来决定,凡符合下列情况者应追加外科根治性切除术:①腺瘤基底部发生癌变已浸润至黏膜下层者。②癌细胞分化程度包括低分化与未分化癌。③癌细胞已浸润淋巴管、血管、神经周围或血管内发现癌栓。④切缘有癌组织。

如息肉位于腹膜反折下直肠内时(距肛缘6～8 cm内,直肠指检可触及范围内),可经肛门直视下予以局部切除。对位于黏膜内的局灶性癌或原位癌,局部切除已经足够。黏膜下癌则在局部切除后可加做术后辅助性放疗,对已经浸润至肌层的病例,则应追加根治性经腹直肠切除术。对位于腹膜反折以上直肠或结肠内的广基腺瘤癌变,因为不涉及切除肛门和永久性结肠造口的问题,多以经腹病变肠段切除为首选。现在有条件的医院对距肛缘16 cm以内的适合局部切除的肿瘤可采用经肛内镜显微手术(TEM)。

八、随访

由于腺瘤性息肉具有复发和恶变的潜能,息肉切除术后必须进行结肠镜随访。腺瘤性息肉术后的复发往往与腺瘤的数目、大小、病理类型及不典型增生程度相关。息肉数目大于3个、直径≥10 mm、绒毛状结构、重度不典型增生是息肉复发和癌变的高危因素。对已经进行了结肠镜下腺瘤切除的患者进行随访要遵循个体化的原则。息肉进行内镜下切除后,在3～6个月内要进行结肠镜随访检查,以确保切除干净。所有残留的息肉应当切除,同时再随访3～6个月。在经过2～3次随访后,仍没有切除干净的患者,多数应行手术切除。在完全切除后,多数患者应在1～3年后重复结肠镜检查。随访中没有发现异常的患者可以自此每5年检查一次。

(吕宝勇)

第四节　结直肠肛管异物

结直肠肛管异物是指各种原因进入到结肠、直肠肛管的外来物。曾经属于急诊科不常见的临床问题,随着现代社会开放程度的增加,其发病率正在逐渐增高,一般男性占多数,男女比例为(17～37):1,年龄主要在20～50岁。根据异物与乙状结肠的关系,可有高位异物和低位异物之分;根据是否涉及性行为,又可分为性相关异物和非性相关异物。

一、异物分类/途径

结直肠肛管异物根据其数量、大小、类型、形态、位置的不同差异很大,包括陶瓷制品,性趣用品如振动棒、人造阴茎,玻璃制品如酒瓶、玻璃杯、电灯泡、试管,日用品如肥皂盒、电筒、钥匙,食物如苹果、胡萝卜。一般分为两类,一类是经口进入,多数因饮食不小心进入消化道,大部分能够通过顺利通过幽门、十二指肠、回盲部、结肠肝曲、结肠脾曲等病理生理狭窄或弯曲而自行排出,文献报道异物直径5 cm以下或长度12 cm以下能够自行排出体外;少数锋利和尖锐物体可滞留于消化道,引起穿孔、腹膜炎等并发症。另一类是经肛门进入,这类异物原因多种,主要是性活动或性攻击,也可由意外伤害、医源性等引起,异物引起肛门疼痛及局部炎症,使得肛门括约肌痉挛,常导致异物能够进入肛门而不能自行排出,这时常常需要内镜,甚至外科手术取出。异物可通过多种途径进入到结直肠肛管。

(一) 性活动或性攻击

性活动或性攻击为常见进入途径。其中性活动占75%~78%,性攻击占10%~12.5%。患者病史中近期有特殊的性行为或受过性侵害。

(二) 口腔意外吞入

口腔意外吞入的异物包括动物骨头、义齿、牙具、口腔器械等,常因意外进入体内,醉酒、异食症及精神障碍或自杀倾向者等亦是重要原因。异物经全消化道进入到结直肠肛管,大多数圆钝的小型异物可自行排出。形状不规则、带有钩刺的异物不易排出,尖锐的异物即使到达直肠后,也常由于刺激肛门括约肌的收缩,难以排出体外,可引起穿孔、出血、脓肿,甚至腹膜炎等并发症。

(三) 穿刺伤

患者因高处坠落尖锐物体刺入盆腔,合并多处脏器损伤,常需急诊手术处理。也有患者因交通意外、建筑工地意外等引起异物进入而导致损伤。

(四) 医源性

医务人员操作结直肠镜时活检器械掉入肠腔,灌肠接头滞留,外科手术滞留异物等也可引起感染致异物进入肠腔。

(五) 违法藏匿

走私犯为躲避检查把毒品藏匿于直肠肛管,监狱囚犯为逃脱或安全而藏匿刀枪、匕首等。

(六) 邻近器官移行

很少见。体内邻近器官的器械或异物移行至结直肠肛门,形成异物,如子宫内避孕器械穿入盆腔并可刺入直肠。

另外,根据异物进入肠道是否为意志支配可分为:①无意识的进入,或称意外进入。主要通过口腔进入,见于儿童游戏或进食时异物意外进入,老年人义齿脱落,口腔牙具意外掉入等。②有意识的进入。见于性虐者、同性恋、精神障碍者、监狱囚犯、自杀倾向者、药物或酒精滥用者等,也有恶作剧引起的。

二、临床表现

临床症状因异物的大小、滞留时间和部位及引起的损伤而不同,多表现为便秘、下腹部及肛周不适、肛门出血,部分患者因"期待疗法"失败后无症状求诊。少数患者也会因异物导致的并发症求诊:异物导致肠道急性穿孔后可有发热、腹痛明显;异物导致慢性穿孔可形成腹腔脓肿,引起长期低热；异物嵌顿于肠管后可使肠壁缺血坏死，引起便血、腹痛加剧；大体积异物引起机械性肠梗阻可表现为下腹阵发性绞痛。

三、诊断

对多数结直肠肛管异物而言，诊断并不困难，结合病史、查体及检查一般能够诊断。

(一)病史

追问病史常常能够帮助诊断，但有意识放入异物的患者常因尴尬或者害羞隐瞒或编造病情，增加诊断难度。

(二)查体

仔细的腹部查体对于并发症的诊断有明显帮助，直肠指检作为常规体格检查，有利于诊断低位异物，直接了解异物的大小、形状、性质及与直肠肛管的关系。

(三)腹部 X 线片及 CT

X 线片及 CT 对于考虑结直肠肛管异物患者常规行平卧位、腹部站立位 X 线片，尤其对于直肠指检不能扪及的高位异物，诊断价值较大，对怀疑穿孔的患者站立位 X 线片可以排除是否有膈下积气。怀疑并发症如腹膜炎、腹盆腔脓肿、肠梗阻患者应行腹部 CT。

(四)内镜检查

肛门镜和结直肠镜不仅可以明确异物的性质、数量、位置，还能帮助直接取出异物。

(五)B 超

腹部及肛周 B 超对 X 线片阴性的非金属异物有一定的诊断意义。超声探头可经肛门进入直肠直接探查，也可从肛周探查低位异物。

另外，对怀疑违法私藏毒品患者应行血清毒理学检验。

四、并发症

结直肠肛管异物较少引起并发症，有报道直肠异物发生损伤率<5%。常见的并发症包括肠道黏膜撕裂伤，穿孔，肠梗阻，腹膜炎，腹腔脓肿，严重时可出现感染性休克。有报道牙签引起穿孔，并可进一步导致如瘘管、输尿管梗阻、化脓性肾盂肾炎、动脉-肠瘘等少见并发症，甚至可导致细菌性心内膜炎。

五、治疗

异物的取出关键在于医师对异物性质、滞留位置和时间及并发症的综合评价，患者就诊时合并感染表现者常需要外科手术干预，高位异物需手术干预的可能性是低位异物的 2.5 倍。对于不同异物应采取的取出方式也变化很大：玻璃瓶如电灯泡取出时应避免破碎引起肠道损伤，钩、刺、匕首等尖锐异物应注意再次引起医源性损伤。常见的异物取出方式包括以下几种。

(一)自然排出

患者无明显临床症状，经直肠镜或 X 线片已明确为圆钝、规则、小体积异物时可考虑等待观察，观察每次大便是否伴有异物排出。可进食高纤维素的食物促进肠道蠕动，加速异物排出。期间如果出现临床症状或观察时间超过 1 周，则需要停止观察，进一步取出异物。

(二)内镜下取物

自然排出失败后可考虑采用结直肠镜取物，大多数异物能够可通过此法取出，尤其对于高位异物更能够体现优势,常采用的抓取工具包括活检钳、异物钳、圈套器。操作前常规灌肠可保持取物时视野清楚。对于较难配合者可考虑适当使用麻醉,松弛肛门括约肌。

(三)经肛门取物

异物位于低位时可考虑使用此法。一般借助肛门镜或阴道窥镜直视下采用卵圆钳、产钳或其他妇产科器械取出异物,操作前注意肛门括约肌的局部麻醉,取物过程注意避免直肠黏膜及肛门括约肌损伤。

(四)全麻下剖腹探查

多数患者能够通过非手术方式取出异物,少数患者(一般小于10%)因异物较大、不规则难于从肛门取出。对于合并有穿孔、出血、腹膜炎等并发症者,应尽早剖腹探查手术,术中未见穿孔者可向下推挤异物经肛门取出,不能取出者则行肠管切开取物。术中有时需要联合结直肠镜寻找异物。少数患者一般情况差,感染严重者可行Hartmann's手术。

(五)其他特殊方法

有经验的医务人员常采用临床中的非常规器械经肛取出异物,无齿镊子、球囊、带窗无创钳、肝牵开器等都有报道用于特殊异物的取出。

经直肠异物取出后可复查结肠镜或腹部X线片,进一步确认是否有异物残留及是否存在黏膜撕裂、穿孔、出血等。精神障碍者、自杀倾向者都应建议进一步心理卫生治疗。肛门括约肌受损的患者建议至少随访3个月。

结直肠肛管异物处理具体流程可参见图12-5。

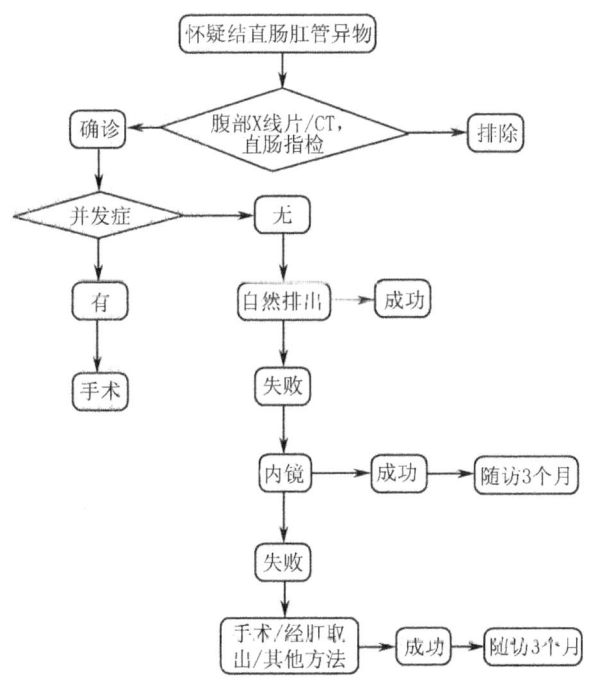

图12-5 结直肠肛管异物处理流程

(刘 青)

第五节 结直肠类癌

类癌是源于肠 Lieberkuhn 凹陷或碱性颗粒嗜铬细胞的低度恶性的肿瘤,早期为良性,后期则变为恶性,并发生浸润和转移,但又不同于腺癌,故名类癌,为外胚层来源。1897 年,Kultse-hitzky 首先对该病进行了描述,故将原始细胞称之为 Kultschitzky 细胞,因细胞内的颗粒对银有明显的亲和力,又名"嗜银细胞"或"亲银细胞"。1907 年,Oberndorfer 描述并报道了类癌这一概念,对含高胺的肿瘤称为 APUD 瘤,并将含有高胺、能摄取胺的前身物和含有氨基酸脱羟酶使胺前身物转化为胺肽类激素的细胞,称之为 APUD 细胞。Kultschitzky 细胞属于 APUD 细胞,故类癌也属于 APUD 瘤。1914 年,Gosset 证实了类癌起源于肠壁上的嗜银细胞。1953 年,Lembeck 在类癌中发现了 5-羟色胺(5-HT),5-HT 是胺前体物质,可产生生物活性酶,分解为 acronym APUD。1954 年,Waldenstrom 描述了类癌综合征。1963 年,Williams 把类癌分为前、中、后肠三型。1969 年,Pearse 将嗜银细胞归类为 APUD 细胞系。

既往认为直肠类癌少见,但最近通过直肠癌的普查发现,直肠类癌并不少见。直肠类癌多位于距肛缘 4～7 cm 处,直肠前壁多见。肿瘤直径一般在 0.5～1 cm,>2 cm 者少见。直肠类癌生长缓慢、肿瘤小、早期多无症状,晚期症状类似于直肠癌。直肠来源于后肠,故直肠类癌不出现类癌综合征。

一、分类

(一)按起源分类

前肠类癌、中肠类癌和后肠类癌。前肠类癌包括胃、胰腺,常常伴有不典型的类癌综合征;中肠类癌包括空肠、回肠和盲肠,易发生肝脏和骨骼的转移,常伴有典型的类癌综合征;后肠类癌包括结肠和直肠,可发生转移,但不伴发类癌综合征。

(二)按细胞内含的颗粒成分分类

类癌细胞的胞质中颗粒有两种,嗜铬颗粒和嗜银颗粒,嗜铬颗粒小、嗜银颗粒大。肿瘤细胞中颗粒可以含有其中的一种或两种。前、中肠类癌多属于嗜银性,后肠类癌多为非嗜银性,故后肠类癌很少分泌 5-HT,尿中很少检测到 5-HT 的代谢产物 5-羟吲哚乙酸(5-HIAA)。

二、临床病理特点

类癌为一低度恶性肿瘤,生长缓慢。肿瘤多位于黏膜下,呈小的结节、突向肠腔、边界清楚。良性肿瘤多局限于黏膜内,可上下推动,75% 的类癌直径<1 cm。大体上呈黄色、棕褐色或灰色,可呈肠壁增厚、扁平或带蒂息肉样,表面可形成溃疡,肿瘤大者可致肠梗阻。其恶性度与肿瘤的大小有关。如肿瘤直径<1 cm,包膜完整,其转移率为 15%;如肿瘤直径>2 cm,常出现区域淋巴结转移或肝脏转移,发生率高达 85%。

组织学上,其结构类似于癌的结构,镜下见细胞均匀、圆形或多极形,胞核呈半圆形,胞质可见嗜伊红颗粒。类癌可分为:①腺样型,癌细胞排列呈腺管状、菊团或带状,是最常见的类型;②条索型,癌细胞排列呈实性条索状;③实心团块型;④混合型。

从形态上很难辨别良恶性,镜下以核分裂象及核浓缩来鉴别,但准确性差,常常误诊。临床上以有无转移和浸润来鉴别,但此时肿瘤已属晚期。因此,在发生浸润和转移前鉴别良恶性,是十分必要的。恶性类癌的特点是肌层浸润,侵及浆膜,经淋巴管扩散至区域淋巴结,脏器转移。

类癌的转移与肿瘤的部位和大小有关,阑尾类癌转移的发生率仅为3%;小肠类癌的转移为35%。胃肠道类癌<1 cm,发生转移的概率仅为2%;1～2 cm者转移率为50%,>2 cm者转移率达80%～90%。当类癌发生转移并出现一系列的全身症状和体征时,即称之为功能性或恶性类癌综合征。

三、临床表现

类癌占全部恶性肿瘤的0.05%～0.2%,占胃肠道恶性肿瘤的0.4%～1.8%。结直肠类癌占胃肠道类癌的2.5%,占所有类癌的2.8%。胃肠道类癌的发生率依次为阑尾、回肠、直肠、胃和结肠。结肠类癌是仅次于结肠癌占第二位的结肠恶性肿瘤,其中75%的结肠类癌位于右半结肠。大肠的右半属于中肠,而左半属于后肠。

结直肠类癌多半无症状,出现症状后与腺癌相似。结直肠类癌有时以转移癌为首发症状出现,确诊时42%的患者亦有转移,且多见于肝脏。结直肠类癌肠梗阻的发生率低,且发生得晚。

结肠类癌是胃肠道类癌中恶性比例最高的部位,其中以盲肠最多见。直肠类癌以良性居多,多为体检时偶然发现。指诊时发现黏膜下小结节,或隆起型息肉,但无蒂。很少有自主不适主诉。

类癌综合征在发生在右半结肠的类癌多见,可因进食、饮酒或情绪激动而诱发,表现为皮肤潮红、水样腹泻、腹痛、呼吸困难、支气管痉挛、心瓣膜病灶所致的心肺综合征等。晚期可出现心力衰竭、癌性心包积液、硬皮病、骨关节病等。

类癌常伴有同时性或异时性的多原发肿瘤,常伴多发内分泌肿瘤。

四、诊断和鉴别诊断

诊断的关键是对该病的正确认识,影像学和内镜检查可协助诊断。5-HIAA的检测有助于诊断,但仅限于发生于中、前肠的类癌。

鉴别诊断主要是结直肠腺癌。

五、治疗

类癌一经诊断首选手术治疗。手术方式如下。

(1)局部切除术:适用于<2 cm、带蒂的早期类癌。

(2)直肠类癌直径<1 cm,未侵入肌层,局部切除或电灼切除。

(3)直径1～2 cm者,行扩大的局部切除术,包括肿瘤周围的正常黏膜和黏膜下层组织。

(4)根治性切除术:肿瘤直径>2 cm,无远隔脏器转移或转移灶者,可一并根治性切除者。如右半结肠或左半结肠切除术等。

(5)姑息性切除术:伴发远隔脏器转移无法一并切除者,应尽量多的行原发灶切除,以减少瘤负荷和减轻症状。

(6)减症手术:伴肠梗阻或邻近脏器压迫时,行造口术等。

六、预后

判断直肠类癌恶性的标准可参考:肿瘤直径>2 cm;镜下肿瘤浸润至肌层或更深层。一般认为直肠类癌的5年生存率达80%以上。

(刘　青)

第六节　直肠内脱垂

直肠内脱垂是出口梗阻型便秘的最常见临床类型,31%~40%的排便异常患者排便造影检查可发现直肠内脱垂。直肠内脱垂指直肠黏膜层或全层套叠入远端直肠腔或肛管内而未脱出肛门的一种疾病。直肠内脱垂又称不完全直肠脱垂、隐性直肠脱垂。由于直肠黏膜松弛脱垂,特别是全层脱垂,可导致直肠容量适应性下降、排便困难、大便失禁和直肠孤立性溃疡等。最早在1903年由Tuttle提出,由于多发生于直肠远端,也称为远端直肠内套叠。虽然国内外文献对该疾病有不同的名称,但所表达的意思相同。

一、病因与发病机制

(一)直肠内脱垂与直肠外脱垂的关系

直肠脱垂可分为直肠外脱垂和直肠内脱垂。顾名思义,脱垂的直肠如果超出了肛缘即直肠外脱垂,简称为直肠脱垂。影像学及临床观察结果等均表明直肠内脱垂和直肠外脱垂的变化相似;手术中所见盆腔组织器官变化基本相似;因此,多数学者认为两者是同一疾病的不同阶段,直肠外脱垂是直肠内脱垂进一步发展的结果。

但对此表示异议的研究者认为,排便造影检查发现20%以上的健康志愿者也存在不同程度的直肠内脱垂表现,却很少发展成为直肠外脱垂。

(二)直肠内脱垂的病因和可能机制

试图用一个公认的理论来解释直肠内脱垂的发生机制是困难的,因为目前关于直肠内脱垂的分类缺乏国际标准,不同系列的研究缺乏可比性。中医认为直肠脱垂多因小儿元气不实、老人脏器衰退、妇女生育过多、肾虚失摄、中气下陷等导致大肠虚脱所致。从解剖学的角度看,小儿骶尾弯曲度较正常浅,直肠呈垂直状,当腹内压增高时直肠失去骶骨的支持,易于脱垂。某些成年人直肠前陷窝处腹膜较正常低,当腹内压增高时,肠袢直接压在直肠前壁将其向下推,易导致直肠脱垂。老年人肌肉松弛、女性生育过多和分娩时会阴撕裂、幼儿发育不全均可致肛提肌及盆底筋膜发育不全、萎缩,不能支持直肠于正常位置。综合目前的研究,引起直肠脱垂的可能机制有如下几方面。

1.滑动性疝学说

早在1912年,Moschcowitz认为直肠脱垂的解剖基础是盆底的缺陷。冗长的乙状结肠堆积压迫在盆底的缺损处,使得直肠乙状结肠交界处形成锐角。患者长期过度用力排便,导致直肠盆腔陷窝腹膜的滑动性疝,在腹腔内脏的压迫下,盆腔陷窝的腹膜皱襞逐渐下垂,将覆盖于腹膜部分之直肠前壁压于直肠壶腹内,最后经肛门脱出。根据这一理论,可以通过修补

Douglas 陷窝达到纠正盆底的滑动性疝从而达到治疗目的。然而,术后较高的复发率证明这一理论并不是直肠内脱垂的主要因素。

2.肠套叠学说

最早由 Hunter 提出,认为全层直肠内脱垂实际上是套叠的顶端。这一理论后来被 Broden 和 Snellman 通过 X 线造影所证实。正常时直肠上端固定于骶骨岬附近,由于慢性咳嗽、便秘等引起腹内压增加,使此固定点受伤,就易在乙状结肠直肠交界处发生肠套叠,在腹内压增加等因素的持续作用下,套入直肠内的肠管逐渐增加,由于肠套叠及套叠复位的交替进行,致直肠侧韧带、肛提肌受伤,肠套叠逐渐加重,最后经肛门脱出。肛管直肠测压的研究支持这一理论,但临床患者的排便造影研究并不支持。

3.盆底肌松弛学说

一些研究者认为直肠缺乏周围的固定组织,如侧韧带松弛、系膜较游离,以及盆底、肛管周围肌肉的松弛是主要原因。正常状况下压迫于直肠前壁的小肠会迫使直肠向远端移位从而形成脱垂。

4.妊娠和分娩的因素

一些学者认为妊娠期胎体对盆腔压迫、血流不畅、直肠黏膜慢性淤血减弱了肠管黏膜的张力,使之松弛下垂。直肠内脱垂 80% 以上发生于经产妇,也是对这一理论的支持。脱垂多从前壁黏膜开始,因直肠前壁承受了来自直肠子宫陷窝的压力,此处腹膜反折与肛门的距离女性为 8~9 cm。局部组织软弱松弛失去支持固定作用,使黏膜与肌层分离,是发生此病的解剖学基础。前壁黏膜脱垂进一步发展,将牵拉直肠上段侧壁和后壁黏膜,使之相继下垂,形成全环黏膜内脱垂。病情继续发展,久之则形成直肠全层内脱垂。分娩造成损伤也可导致直肠内脱垂,相关因素有大体重婴儿、第二产程的延长、产钳的应用,尤其多胎,产后缺乏恢复性锻炼,易导致子宫移位。分娩损伤在大多数初产妇可很快恢复,但多次分娩者因反复损伤,则不易恢复。

5.慢性便秘的作用

便秘是引起直肠黏膜内脱垂的重要因素,且互为因果。便秘患者粪便干结,排出困难。干结的粪便对直肠产生持续的扩张作用,直肠黏膜因松弛而延长,随之用力排便时直肠黏膜下垂。下垂堆积的直肠黏膜阻塞于直肠上方,导致排便不尽感,引起患者更加用力排便,于是形成恶性循环。

二、临床表现

(一)性别与年龄

直肠内脱垂多见于女性,国内外文献报道的女性发病率占 70% 以上。成人发病率高峰在 50 岁左右。

(二)临床表现

由于直肠黏膜松弛脱垂造成直肠或肛管的部分阻塞现象,直肠内脱垂的症状以排便梗阻感、肛门坠胀、排便次数增多、排便不尽感为最突出,其他常见症状有黏液血便、腹痛、腹泻及相应的排尿障碍症状等。少数患者可能出现腰骶部的疼痛和里急后重。严重时可能出现部分性大便失禁等。部分性大便失禁往往与括约肌松弛、阴部神经牵拉损伤有关。但这些症状似乎并无特征性。Dvorkin 等对排便造影检查的 896 例患者进行分组:单纯直肠内脱垂、单纯直肠前突和两者兼有。对这三组患者的症状进行统计学分析发现:肛门坠胀、肛门直肠疼痛的特异性最高在8%～27%的患者中，直肠内脱垂只是盆底功能障碍综合征的其中之一，患者往往可能同时伴有不同程度的子宫、膀胱脱垂及盆底肌松弛。盆腔手术史、产伤、腹内压增高、年龄增加和慢性便秘都可以成为这一类盆底肌松弛性疾病的诱因。有研究发现这类盆底脱垂的患者存在盆底肌肉的去神经支配改变。类似的现象也表现在Marfans综合征患者，因为盆底支持组织的松弛，发生盆底器官脱垂和尿失禁。有报道手术治疗的直肠内脱垂患者伴有较高比率的尿失禁(58%)和生殖器官脱垂(24%)。

三、直肠内脱垂的分类

1997年，张胜本等依据排便造影对直肠内脱垂的分类进行了详细的描述。直肠内脱垂分为套入部和鞘部。按照套入部累及的直肠壁的层次，分为直肠黏膜脱垂和直肠全层脱垂；按照累及的范围，分为直肠前壁脱垂和全环脱垂；按照鞘部的不同，分为直肠内直肠脱垂和肛管内直肠脱垂，肛管内脱垂一般为全层脱垂。

通过排便造影和临床观察，发现直肠内脱垂多发生在直肠下段，也可发生在直肠的上段和中段，直肠全层内脱垂多发生在直肠的下段。

四、诊断

根据典型的症状、体征，结合排便造影等辅助检查结果，直肠内脱垂的诊断并不难。但在直肠内脱垂的诊断过程中，必须值得注意的问题是：临床或影像学诊断的直肠内脱垂是否能够解释患者的临床症状，是否是引发出口梗阻型便秘系列症状的主要因素。特别是伴随有其他类型的出口梗阻型便秘时，区分主次就显得非常重要，与治疗方法的选择和预后密切相关。

(一)临床症状

典型的临床症状是便意频繁、肛门坠胀、排便不尽感，有时伴有排便费力、费时。多数无血便，除非伴有孤立性直肠溃疡。但包括直肠肿瘤在内的许多疾病都可能出现上述表现，因此直肠内脱垂的诊断必须排除直肠肿瘤、炎症等其他常见器质性疾病。

(二)肛门直肠指诊和肛门镜检查

指诊时可触及直肠壶腹部黏膜折叠堆积、柔软光滑、上下移动，内脱垂的部分与肠壁之间可有环行沟。也有学者报道直肠指诊只能发现括约肌松弛和直肠黏膜堆积，部分患者可触及宫颈状物或直肠外的后倒子宫。典型的病例在直肠指诊时让患者做排便动作，可触及套叠环。肛门镜检查一般采用膝胸位，内脱垂的黏膜往往已经还纳到上方，因此肛门镜的主要价值在于了解直肠黏膜是否存在炎症或孤立性溃疡及痔疮。

(三)结肠镜及钡灌肠

检查的主要目的是排除大肠肿瘤、炎症等其他器质性疾病。但肠镜退镜至直肠中下段时，适当抽出肠腔内气体后，可以很容易地看到内脱垂的黏膜环呈套叠状，提示存在直肠内脱垂。肠镜下判断孤立性直肠溃疡必须非常慎重，应反复多次活检排除肿瘤后才能确定，而且应该定期随访，切不可将早期直肠癌性溃疡当作直肠内脱垂所引起的孤立性溃疡。

(四)排粪造影

排粪造影是诊断直肠内脱垂的主要手段，而且可以明确内脱垂的类型是直肠黏膜脱垂还是全层脱垂；明确内脱垂的部位：是高位、中位还是低位；并可显示黏膜脱垂的深度。排粪造影的典型表现是直肠壁向远侧肠腔脱垂，肠腔变细，近侧直肠进入远端的直肠和肛管，而鞘部呈杯口状。

并常伴有盆底下降、直肠前突和耻骨直肠肌痉挛等。根据严重的临床症状和典型的排便造影而无器质性疾病,其诊断不难。直肠内脱垂的排便造影有以下几种影像学改变。

(1)直肠前壁脱垂:肛管上方直肠前壁出现折叠,使该部呈陷窝状,而直肠肛管结合部后缘光滑延续。

(2)直肠全环内脱垂:排便过程中肛缘上方6~8 cm直肠前后壁出现折叠,并逐渐向肛管下降,最后直肠下段变平而形成杯口状的鞘部,上方直肠缩窄形成锥状的套入部。

(3)肛管内直肠脱垂:直肠套入的头部进入肛管而又未脱出肛缘。

(五)盆腔多重造影

传统的排粪造影检查不能区别直肠黏膜脱垂和直肠全层内脱垂,也不能明确是否存在盆底疝等疾病。为此,张胜本等设计了盆腔造影结合排粪造影的二重造影检查方法,即先腹腔穿刺注入含碘的造影剂,待其引流入直肠陷窝后再按常规方法行排粪造影检查。如果直肠陷窝位置正常,说明病变未累及肌层,为直肠内黏膜脱垂。如果盆底腹膜反折最低处(正常为直肠生殖陷窝低点)下降并进入套叠鞘部,则说明病变已累及腹膜层,为全层脱垂,从而可靠地区分直肠黏膜脱垂或直肠全层内脱垂。

(六)肌电图检查

肌电图是通过记录神经肌肉的生物电活动,从电生理角度来判断神经肌肉的功能变化,对判断括约肌、肛提肌的神经电活动情况有重要参考价值。

五、治疗

直肠内脱垂的治疗包括手术治疗和非手术治疗。研究表明,直肠内脱垂的发生、发展与长期用力排便导致盆底形态学的改变有关。因此,除手术治疗外,非手术治疗也相当重要,很多患者经过非手术治疗可以改善临床症状。

(一)非手术治疗

1.建立良好的排便习惯

让患者了解直肠内脱垂发生、发展的原因,认识到过度用力排便会加重直肠内脱垂和盆底肌肉神经的损伤。因此,在排便困难时,应避免过度用力,避免排便时间过久。

2.提肛锻炼

直肠内脱垂多伴有盆底肌肉松弛,盆底下降,甚至阴部神经的牵拉损伤。坚持定期提肛锻炼,可增强盆底肌肉及肛门括约肌的力量,从而减轻症状。特别是在胸膝位下进行提肛锻炼效果更好。

3.调节饮食

提倡多食富含纤维素的水果、蔬菜等,多饮水,每天2 000 mL以上;必要时每晚可口服芝麻香油20~30 mL,使粪便软化易于排出。

4.药物治疗

针对直肠内脱垂并无特效药物,但从中医的角度来讲,直肠内脱垂属于中气下陷,宜补中益气、升举固脱,可采用补中益气汤或提肛散加减等。临床上应根据患者的症状个体化选择用药。

(二)手术治疗

迄今为止文献报道的针对直肠脱垂的手术方法接近百种,手术的目的是控制脱垂、防止大便失禁、改善便秘或排便障碍。手术往往通过切除冗长的肠管和(或)将直肠固定在骶骨岬而达到目的。按照常规的路径,直肠内脱垂的手术方式可分为经腹和经肛门手术两大类。但是,目前评价何种手术方法治疗直肠内脱垂效果较好是困难的,因为缺乏大宗的临床对照研究结果。临床上应根据患者的临床表现,结合术者的经验个体化选择手术方案。

1.直肠黏膜下和直肠周围硬化剂注射疗法

(1)手术适应证:直肠黏膜脱垂和直肠内脱垂,不合并或合并小的直肠前突、轻度的会阴下降。

(2)手术方法:患者取胸膝位,该体位利于操作,使脱垂的黏膜和套叠的直肠复位,以便于将其固定于正常的解剖位置。黏膜下注射经肛门镜,直肠周围注射采用直肠指诊引导。肛周严格消毒后,经肛旁 3 cm 进针,进针 6 cm 至肠壁外后注射。硬化剂采用 5%鱼肝油酸钠,用量 8～10 mL。一般 2 周注射一次,4 次为 1 个疗程。

(3)手术机制:是通过药物的致炎作用和异物的刺激,使直肠黏膜与肌层之间、直肠与周围组织之间产生纤维化而粘连固定直肠黏膜和直肠,以防止直肠黏膜或直肠的脱垂。

(4)手术疗效:有医院报道了 85 例直肠内脱垂行注射疗法的结果,大多数患者临床症状明显改善。国外 Tsiaoussis 等(1998 年)报道了 162 例直肠前壁黏膜脱垂行硬化剂注射治疗的结果,有效率为 51%。硬化剂注射疗法治疗后不满意的原因是会阴下降和合并直肠前突。

(5)并发症:如果肛周皮肤消毒不严格,可发生肛周脓肿。

2.直肠黏膜套扎法

(1)手术适应证:直肠中段或直肠下段黏膜内脱垂。

(2)手术方法:患者采用折刀位或左侧卧位。局部浸润麻醉。充分扩肛,使肛管容纳 4 个手指以上。在齿状线上方进行套扎,先用组织钳钳夹齿状线上方 1 cm 左右的直肠松弛的黏膜,用已套上胶圈的两把止血钳的其中一把夹住被组织钳钳夹的黏膜根部,然后用另一把止血钳将胶圈套至黏膜的根部,为防止胶圈的滑脱,可在套扎前在黏膜的根部剪一小口。使胶圈套在切口处。

3.直肠黏膜间断缝扎加高位注射术

(1)手术适应证:直肠远端黏膜脱垂和全环黏膜脱垂,以及直肠全层内脱垂。

(2)手术方法。①体位:取左侧卧位。②钳夹折叠缝合直肠远端松弛的黏膜:先以组织钳夹持齿状线上方 3 cm 处的直肠前壁黏膜,提拉组织钳,随后以大弯血管钳夹持松弛多余的直肠前壁黏膜底部,稍向外拉,以 2-0 铬制肠线在其上方缝合两针,两针的距离约 0.5 cm,使局部的黏膜固定于肌层。以 7 号丝线在大弯血管钳下方贯穿黏膜,然后边松血管钳边结扎。将第一次缝合的组织稍向外拉,再用组织钳在其上方 3 cm 处夹持松弛下垂的黏膜,再以大弯血管钳在其底部夹持,要夹住全部的黏膜,但不能夹住肌层。继以 2-0 可吸收缝线在上方结扎 2 针,再如第一次的方法用丝线结扎黏膜。③硬化剂注射:距肛门缘约 8 cm,在其相同的高度的左右两侧以 5 号针头向黏膜下层注入 1∶1 消痔灵液 5～8 mL,要求药液均匀浸润,然后,再将消痔灵原液注射于被结扎的黏膜部分,2 分钟后,以血管钳将被结扎的两处黏膜组织挤压成坏死的薄片。至此,对直肠前壁黏膜内脱垂的手术完毕。如果属于直肠全周黏膜脱垂,则在直肠后壁黏膜内再进行一次缝扎。④直肠周围注射法:药物以低浓度大剂量为宜,用左手示指在直肠做引导,将穿刺针达左右骨盆直肠间隙,边退针边注药,呈扇形分布。然后穿刺针沿直肠后壁进针 4 cm 左右,达直肠后间隙,注入药物。每个部位注入药物总量 10～15 mL。

(3)手术原理:手术的要点在于消除直肠黏膜的松弛过剩,恢复肠壁解剖结构。本手术方法中的间断缝扎,能使下垂多余的黏膜因结扎而坏死脱落,消除其病理改变。另外肠线的贯穿缝合,能使被保留的黏膜与肌层粘连,有效地巩固远期疗效;同时也有效地防止了当坏死组织脱落时容易引起的大出血。间断缝扎可以直达直肠子宫(膀胱)陷窝的底部,加固了局部的支持结构。经临床观察,凡直肠黏膜脱垂多起于直肠的中、下瓣,尤以下瓣为多,下瓣的位置正好距离肛缘8 cm左右。在其两侧壁注射硬化剂,能使两侧的黏膜与肌层粘连,局部纤维化,与间断缝扎产生协同作用,加强固定,增强疗效。

(4)手术疗效:本手术具有方法简单、容易掌握、创伤小、疗效佳、设计符合解剖生理学要求等优点。有报道32例,经3个月至1年的随访,疗效优者16例(50%),良者8例(25%),中等者5例(15.6%),差者3例(9.4%),总有效率90.6%。

4.改良Delorme's手术

Delorme's手术是1900年第一次报道用于治疗直肠外脱垂的一种手术方法。

(1)手术适应证:直肠远端黏膜脱垂、直肠远端和中位内脱垂。特别适用于长型内脱垂(4~6 cm)。

(2)手术方法:①术前准备同结肠手术,最好采取行结肠镜检查的肠道准备方法。②两叶肛门镜(带有冷光源)牵开肛门,在齿线上1.5 cm处四周黏膜下注射1∶20万单位去甲肾上腺素生理盐水,总量为50~80 mL,使松弛的黏膜隆起。③环行切开直肠黏膜,用电刀在齿线上1~1.5 cm处环形切开黏膜层。④游离直肠黏膜管,组织钳夹住远端黏膜边缘,一边向下牵拉一边用组织剪在黏膜下层做锐性分离,显露直肠壁的肌层。环形分离一周,一直分离到指诊发现直肠黏膜过度松弛的情况消失,无脱垂存在,整个直肠黏膜呈平滑状态时为止。一般游离下的黏膜长度为5~15 cm。黏膜管游离的长度主要依据术前排便造影所显示的直肠内脱垂的总深度而定。注意切勿分离过长,避免黏膜吻合时张力过大。⑤直肠环肌的垂直折叠缝合:Delorme's手术要求将分离后的黏膜下肌层做横向折叠缝合,一般用4号丝线缝合4~6针。如果将黏膜下肌层做垂直折叠缝合一方面加强盆底的功能,另一方面可以减少肌层出血,同时关闭无效腔。⑥吻合直肠黏膜:切断黏膜行黏膜端吻合前须再用硫柳汞消毒创面,用0号铬制肠线做吻合,首先上、下、左、右各缝合4针,再在每两针间间断缝合,针距为0.3 cm左右。⑦吻合完毕后:用油纱条包裹肛管,置入肛管内,可起到压迫止血的作用。⑧术后处理:术后3~5天进普食后常规应用缓泻剂以防止大便干燥。患者正常排便后即可停用缓泻剂。

(3)手术注意事项:①Delorme's手术强调剥离黏膜为5~15 cm,有时手术操作困难,黏膜容易被撕破。对重度脱垂者剥离15 cm,一般剥离到黏膜松弛消失为止,如果过多黏膜剥离可导致吻合处张力过大,发生缺血坏死,近端黏膜缩回等严重并发症。②Delorme's手术强调折叠直肠肌层,在剥离黏膜长度<15 cm时,可以不做肌层折叠缝合。这样可简化手术步骤,术中行黏膜吻合前彻底止血,加上术后粘连,同样起到肌层折叠的作用。肌层折叠还有导致折叠处狭窄的可能。③若合并直肠前突,在吻合直肠黏膜前,用4号丝线间断缝合两侧的肛提肌,加强直肠-阴道隔。④本手术严重的并发症为局部感染,因而术前肠道准备尤为重要,术中严格无菌操作,彻底止血,防止吻合口张力过大。

(刘 青)

第十三章 腹外疝

第一节 腹股沟疝

腹股沟疝修补术是当今最常见的外科手术。尽管发病率高,但在疝修补的技术方面仍在不断改进。首次手术治疗腹股沟疝的证据可以追溯到公元 1 世纪,最早的疝手术通过阴囊切口广泛暴露并需要切除同侧睾丸。几个世纪以后,大约公元 700 年前后,疝手术的原则进展到强调一并结扎、整体切除疝囊、精索和睾丸。而在解剖学基础上进行的疝修补手术是在 16 世纪现代解剖学建立以后。Bassini 以其创新的解剖技术和低复发率彻底改变了腹股沟疝的手术方法。他的第一例腹股沟疝修补术完成于 1884 年,并在 1889 年发表了最初结果。Bassini 对超过 250 例腹股沟疝患者进行了术后长达 5 年的随访,随访率达到 100%。其中有只 5 例复发。这一复发率在当时是前所未有的,标志着疝修补手术演变的一个转折点。在 Bassini 以后的一个世纪中,腹股沟疝修补术的演变以降低远期复发率为首要目标。为此,手术的改进致力于减少用于修补缺损的组织的张力。20 世纪初诞生了织补修补术,以合成线编织的方法桥接两侧筋膜来减少切口的张力。最早的补片诞生于 20 世纪初期,将由银丝制成的银质网片沿腹股沟管放置。但随着时间的推移,银网因金属疲劳而导致疝复发。1958 年,Usher 首次应用聚丙烯合成网片。随着 Lichtenstein 等提出"无张力疝修补术"理念和将补片放置在腹股沟管底部的修补方法后,这种技术开始流行起来。此外,为了寻找一种减少复发的技术手段,另一个重点放在了精细解剖上,而不是使用补片。最流行的版本是 1958 年面世的 Shouldice 技术,其实际上是 Bassini 的改良术式。该技术涉及对整个腹股沟管底部的细致解剖和腹股沟管的四层关闭。腹横筋膜本身的两层缝合相对于 Bassini 的间断单层缝合。虽然该术式在技术上对初学者来说具有挑战性,但它一直具有良好的远期结果和低复发率。今天,腹腔镜技术已被确认在腹股沟疝的治疗方面安全有效,成为常用术式。腹腔镜疝修补术于 20 世纪 90 年代初随着腹腔镜技术在普通外科各个专业的普及而开发出来。

一、流行病学

自然人腹股沟疝年发病率国外报道在 $1‰\sim3‰$,2005 年,在天津市开展了国内首次针对自然人口采取随机的分层抽样方法进行的关于成人腹股沟疝的流行病学调查,结果显示成人"腹股沟疝"年患病率为 $2‰$;其中,60 岁以下的中青年的患病率为 $1.2‰$,60 岁以上的老年的患病率为 $5.9‰$。腹股沟区是腹壁疝最常见的区域,75% 的腹壁疝出现在腹股沟区。发生于腹股沟区的疝中，95%是腹股沟疝，其余为股疝。男性腹股沟疝的发病率是女性的9倍，虽然女性股疝发病率多于男性，但腹股沟疝仍然是女性最常见的疝。在人的一生中男性患腹股沟区疝的概率大约15%，而女性则低于5%。疝的诊断与年龄有明确的相关性。在过了婴儿初始峰值以后，腹股沟疝随着年龄的增长变得越来越普遍。同样，疝的并发症（嵌顿、绞窄和肠梗阻）更常见于高龄患者。

二、解剖分类

腹股沟疝根据解剖位置进一步分为直疝和斜疝两种类型，二者是基于疝缺损与腹壁下血管的相对位置。腹壁下血管构成了海氏三角的横轴，腹直肌外缘为海氏三角的内缘、腹股沟韧带为外缘。发生于腹壁下血管外侧的腹股沟疝被称为斜疝，位于腹壁下血管内侧的则称为直疝。直疝位于海氏三角内，股疝则位于腹股沟韧带内下方。

（一）斜疝

疝囊自内环疝出，此处恰好是男性精索和女性子宫圆韧带穿过腹壁的位置。斜疝可见于任何年龄的患者，其病因被认为是先天性的。普遍认为斜疝是由于胎儿时期的鞘状突闭锁不全或未闭锁。鞘状突就是一层腹膜，当睾丸或卵巢穿过腹股沟管进入男性阴囊或女性子宫阔韧带时，鞘状突覆盖在睾丸或卵巢的表面。当睾丸下降进入腹股沟管以后，内环关闭，同时鞘状突闭锁。如果没有正常关闭，就提供了发生斜疝的环境。在这种情况下，在内环处残留的腹膜形成了一个囊袋，腹腔内容物通过这个囊袋就可以疝出，形成临床上可见的腹股沟疝。从解剖上讲，内环位于外环和残留腹股沟管的外侧，这就可以解释为什么斜疝位于腹壁下血管的外侧。值得注意的是，斜疝更多见于右侧，因为在整个胎儿发育期，右侧睾丸下降的时间较晚。

（二）直疝

与斜疝不同，直疝位于腹壁下动静脉的内侧，直疝三角内。直疝大多是获得性的，很少见于年轻患者。发生直疝的原因被认为是腹股沟管后壁纤维肌肉结构薄弱，导致此区域内的腹壁无法承托腹腔内容物。直疝与搬举重物和过力之间的确切关系尚不明确。一些研究表明，在长期从事重体力劳动的人群中，直疝的发病率并没有增加。

三、临床表现

腹股沟疝的表现多种多样，从无症状的疝到合并腹膜炎的绞窄疝。很多疝都是通过常规的体格检查而发现，或是因为患者一些不相关的主诉通过检查发现。对于这些疝仍然推荐手术修复，因为这些疝最终都会变成有症状的疝；无症状的疝也有发生嵌顿和绞窄的风险。

腹股沟疝最常见的症状就是腹股沟区的不适或压迫感，这些症状在腹部紧绷肌肉组织、提举重物、或排便的时候加重。这些增加腹腔内压力的动作使得疝内容物突出至疝缺损处，加重不适的感觉。疝缺损周围的紧绷的筋膜环压迫腹腔内结构的内脏神经会导致疼痛。对于可复性疝，当患者停止紧绷腹部肌肉时压力降低不舒适的感觉会缓解。

当疝内容物卡压在疝缺损处，疝内容物不能还纳腹腔时，会出现强烈的或局灶的疼痛，这就是嵌顿疝。疝缺损环对于疝内容物的压力阻断了疝内容物的静脉回流，导致组织充血、水肿、组织缺血。最终，疝内容物的动脉血流受阻，导致组织缺血和坏死，而成为绞窄疝。

虽然所有类型的腹股沟疝都会导致嵌顿和较窄，但是股疝更容易发生这种并发症。如果疝缺损环卡压了空腔脏器，则嵌顿疝和绞窄疝的症状表现为肠梗阻。因此，所有肠梗阻的患者都应该进行全面腹股沟区体格检查,以排除腹股沟疝和股疝。如果在疝囊内没有肠管,嵌顿疝可以表现为硬的有压痛的包块。

四、体格检查

腹股沟疝应该让患者立位检查。这样可以使疝内容物填充疝囊,使得体格检查更容易诊断疝。值得注意的是单纯依靠体格检查是不可能准确的腹股沟疝的解剖分型的(如斜疝还是直疝)。

对于男性患者,检查者应该使用示指或中指在外环附近插入阴囊进行检查,手指的方向朝向内侧指向耻骨结节。这样检查者的手指尖就位于外环,然后使患者咳嗽或进行 Valsalva 动作。检查者戴手套的手指会感受到腹股沟疝的冲击,就像丝绸一样的感觉。这就是"丝绸手套"征。

虽然针对婴儿的腹股沟区的体格检查并没有什么不同,但是针对儿童通过压迫腹股沟区引出疝是充满挑战性的。对于正在拼命啼哭的婴儿来说,诊断腹股沟疝非常容易,也可以通过屈曲腹壁肌肉增加腹腔内压力而诊断腹股沟疝。

股疝的检查包括在大腿上方腹股沟韧带下方触诊股管。最容易触及的体表标志就是股动脉,股动脉位于股管的外侧。在股动脉内侧是股静脉,股管位于股静脉的内侧。这个区域通过两个手指的触诊非常容易定位,然后令患者咳嗽或紧张腹壁肌肉进行检查。总的来说,有针对性的体格检查包括对男性和女性的腹股沟疝和股疝好发区进行探查。

五、治疗原则

无论疝的位置和种类如何,目前只有手术修补可以有效治疗腹股沟疝。20 世纪 40 年代硬化剂注射治疗腹股沟疝曾在欧美风行一时,其仅靠疝囊及其周围组织的粘连可能在部分患者暂时起作用,但复发不可避免,因该方法成功率低、并发症多且给手术增加难度和风险而被淘汰,但近年来国内仍有地区应用。据天津市一项针对注射治疗后疝复发的术后回顾性病例报告,102 例经注射硬化剂或医用胶后复发的腹股沟疝患者,术者发现均有不同层次、不同程度的瘢痕粘连、纤维组织结构变性、精索血管硬化、肠管粘连等。术后并发症发生率为 14.68%。

择期行疝修补手术可以减轻症状并预防并发症的出现,如嵌顿和绞窄。虽然针对腹股沟疝自然病程的数据有限,但是这些数据表明这些并发症比较少见,但是如果并发症出现,就伴随有较高的病死率。同时,择期行腹股沟疝修补手术的风险,尤其是对于合并有内科疾病的患者来说,是非常低的。手术治疗的效果通常很好,较少出现术后并发症,患者恢复基础健康水平的速度相对较快。

推迟手术治疗的主要风险就是发生嵌顿和(或)绞窄。我们无法发现哪种类型的腹股沟疝更加容易出现嵌顿和绞窄。在疝出现后不久发生疝嵌顿的风险最大。这可能是由于在疝出现的早期阶段,缺损通常较小,缺损环能够紧紧地压迫疝囊;因此疝内容物能够在疝囊内被迅速地卡压。经过了一段时间后,由于腹腔内压力的变化以及进入疝缺损内的组织压迫使得疝缺损被拉伸。在 6 个月以后,发生疝嵌顿的可能性从每年 5% 下降到 1%~2%。总的来说,体格检查时可以触及的缺损越大,发生疝内容物嵌顿的危险越低。很明显,除了可能切除部分嵌顿组织的风险以外,择期腹股沟疝修补手术仍优于急症修补手术。

六、麻醉

很多麻醉方式,包括全麻、区域麻醉(如脊髓麻醉或硬膜外麻醉)、局部麻醉,均适用于腹股沟疝修补手术。腹腔镜手术通常需要全麻,因为需要完全的肌肉松弛,以便于在腹腔内或腹膜前间隙内充气。

开放手术通常在区域麻醉或局部麻醉下进行。其优势在于麻醉术后恢复期较短,以及麻醉强度可以根据患者在手术中的舒适程度很容易地增强或减弱。这种方法唯一的缺点就是,对于较大的腹股沟疝,患者在手术中会感觉到疼痛。在腹股沟疝修补手术中,局麻可以通过在手术切口以前直接浸润组织或对髂腹股沟神经和髂腹下神经进行局部神经阻断来进行。后一种方法具有更好的局部疼痛控制,但是完成的难度较大。相对于弥漫性的组织浸润,局部神经阻断很少造成软组织水肿。

脊髓麻醉或连续硬膜外麻醉的麻醉范围比局部麻醉更大,使得手术医师能够在手术野中更加自由地进行操作。而这些麻醉方式有其自身的风险,例如尿潴留、延长的麻醉效果、低血压、脊髓性头痛。同时这些麻醉方式也会延长手术后在医院内的恢复时间。

七、手术技术

(一) Bassini 手术

Bassini 手术是建立在精细解剖的基础上的,以缝合的方法重建腹壁治疗腹股沟疝。这种缝合包括上缘的三层结构——腹横筋膜、腹横肌和腹内斜肌与下缘的腹股沟韧带。具体步骤如下。

1. 切开皮肤和皮下组织

皮肤切口从耻骨结节至髂前上棘8～12 cm;切开腹壁浅筋膜(Scarpa筋膜);游离无名筋膜(与由疏松蜂窝状组织形成的精索外筋膜相连),以暴露腹外斜肌腱膜和外环。

2. 切开腹外斜肌腱膜

沿其纤维走向切开腹外斜肌腱膜,切口应达腹股沟外环上缘以暴露腹股沟管;将腹外斜肌腱膜的上叶与腹内斜肌游离、下叶与精索或子宫圆韧带游离。

3. 游离精索

将精索从腹股沟管后壁完全游离后,用引流管穿过提起,便于暴露腹股沟管后壁包括腹横筋膜。

4. 切除提睾肌

用两把镊子提起提睾肌并纵行切开而成内外侧两瓣。在内环处辨认由此进入腹股沟管的生殖股神经生殖支,并将其放置在精索的后方。

5. 处理疝囊

如果是斜疝,应尽可能将疝囊从周围结构(包括输精管血管和精索血管)高位游离。疝囊一旦打开,应将其内容物送回腹腔,并切除疝囊及其粘连物。疝囊残端以慢吸收线缝合结扎。如果疝囊能够充分与周围组织游离,其残端会很容易缩入腹膜前间隙。如果存在精索脂肪瘤,必须将其与精索分离后,在内环处结扎切除。

6. 打开腹横筋膜

此为修补的关键步骤。将腹横筋膜从内环处沿着与腹股沟韧带平行方向剪开至耻骨结节。推开腹膜外脂肪以使筋膜与腹膜和膀胱游离;显露上方的腹直肌和腹横肌腱膜以及下方的

Cooper韧带。如果是直疝,可以在打开腹横筋膜后解剖疝囊。以手指钝性分离探查相关的股疝。

7.深层缝合

疝修补应首先以缝合内侧包含腹直肌鞘开始。以镊柄插入腹横筋膜下方推开腹膜外脂肪以保护腹膜和膀胱。以拉钩牵拉三层结构及其下方组织,以便于在耻骨骨膜和腹股沟韧带缝合第一针。随后缝合上方的三层结构,进针要距离下缘3 cm,间距为1 cm,避免包含髂腹下神经。第二针和第三针缝合应包含腹横筋膜、腹股沟韧带和Cooper韧带,这样可以预防股疝的发生。接下来的缝合可以仅包括腹横筋膜和腹股沟韧带。缝合张力不要过大,只有使三层结构与腹股沟韧带靠近即可。缝合过紧可能造成局部缺血和组织断裂。最后一针用于重建内环,不要太紧,否则会压迫精索血管(图13-1)。缝合完毕后,应以镊子牵拉精索检查内环处是否能容纳一指尖、精索能否在其长轴移动自如。

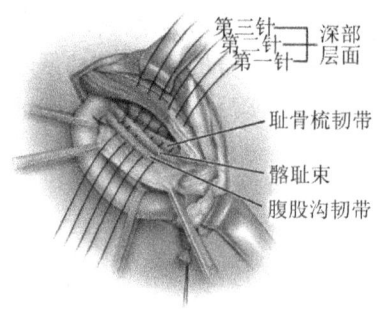

图13-1　Bassini手术缝合示意

8.表层重建

精索复位于腹股沟管、缝合腹外斜肌腱膜;间断缝合浅筋膜和皮下脂肪以避免无效腔。最后间断缝合皮肤。

(二)Shouldice手术

Bassini后出现了许多改良术式,其中较为成功的是50多年前提出的Shouldice术式。其手术原则与Bassini术式相同,不同点在于前者是三层结构与腹股沟韧带和髂耻束是多层重叠连续缝合而不是间断缝合。这样可以避免Bassini术式可能出现的间断缝合线间的薄弱区域;同时减少了缝合组织的间距,从而减轻了张力。

修补方式:第一层,腹横筋膜下瓣的游离缘通过连续、重叠的方式,在腹横筋膜上瓣的后方,缝合至腹横筋膜以及腹直肌后鞘外侧部分的后表面。连续缝合的位置内侧起始于耻骨结节,向外上方延续至超过内环,因此在精索进入腹股沟管的入口处收紧了腹横筋膜。第一层缝线并不打结,从外上向内下方继续连续缝合,将腹横筋膜上瓣的游离缘缝合至下瓣腹横筋膜的基底部以及腹股沟韧带。第二层缝线的终点为耻骨结节,最后和第一层缝线起始处的线尾打结(图13-2)。第三层缝线起始于收紧的内环,将内侧的联合腱(腹内斜肌腱膜和腹横肌腱膜)和外侧的腹股沟韧带缝合至一起。第三层终止于耻骨结节,最后作为第四层缝合返回至内环,第四层包括内侧的腹直肌前鞘和外侧的腹外斜肌腱膜的后面。这样精索位于新形成的腹股沟管后壁前方,最后连续缝合腹外斜肌腱膜(图13-3)。Shouldice最初的手术是使用不锈钢钢丝连续缝合所有四层,而今天的手术医师通常使用不可吸收的合成缝线。

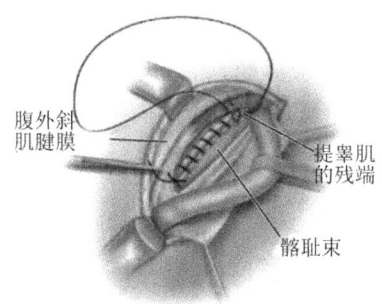

图 13-2　Shouldice 术式第一、二层（第一根线）缝合示意

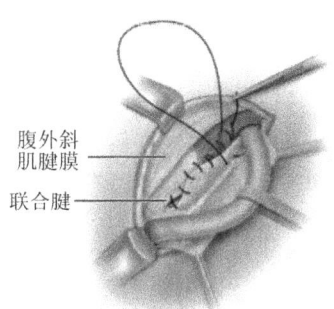

图 13-3　Shouldice 术式第三、四层（第二根线）缝合示意

（三）Cooper 韧带修补术（McVay）

在不使用网片的单纯组织修补术式中，Cooper 韧带修补术式是唯一可以同时修补腹股沟疝和股疝的手术方式。该术式也以 Chester McVay 的名字命名，他提出了松弛切口这一概念，以降低修补产生的压力，在 1940 年，该术式被普遍接受。

Cooper 韧带修补术式开始步骤同 Bassini 手术相似。暴露并游离精索，打开腹横筋膜并清除筋膜后方的组织。此时，暴露 Cooper 韧带，清理 Cooper 韧带上的纤维和脂肪组织的附着。在修补以前，先做减张切口：在腹外斜肌腱膜内侧深面钝性分离，将其与腹内斜肌和腹直肌前鞘分开。在耻骨结节上方 1.5 cm 处切开腹直肌前鞘，向头侧方向延伸，长 7~8 cm。然后用不可吸收缝线将腹横肌腱膜弓缝合在耻骨韧带上，共缝 2~3 针，第 1 针缝线应穿过陷窝韧带，然后拉紧缝线结扎。在缝最后一针时，用手指挡住股静脉，避免造成损伤。

该手术的劣势包括手术时间较长，需要进行大范围的分离，存在潜在的发生血管损伤和血管栓塞等并发症，术后恢复时间较长。

（四）Lichtenstein 技术

Lichtenstein 手术是首个真正的无张力疝修补术，并在远期结果中呈现较低的复发率。该手术解剖腹股沟管、游离精索结构和处理疝囊步骤与 Bassini 类似，但无须打开腹横筋膜。强调识别并保护三根腹股沟神经以预防术后慢性疼痛。裁剪和放置补片要点如下（图 13-4）：①将 7 cm×15 cm 补片下端裁剪成类似脚印状。内侧端覆盖耻骨结节大约 2 cm、弧形一边覆盖海氏三角，另一半覆盖腹股沟韧带。②第一针将补片覆盖固定在耻骨结节 1.5~2 cm，要缝在耻骨结节上的腹直肌鞘，避免损伤骨膜。然后用该针连续 3~4 针缝合网片与腹股沟韧带至内环口水平，超过内环口以外的缝合是不必要的，而且可能损伤股神经。③内环上方的补片剪成两个尾端（上尾端宽度为 2/3，下尾端 1/3），上尾端覆盖在下尾端以使精索通过，补片内侧缘间断缝合两针,一针缝在腹直肌鞘,一针缝在内环旁的腹内斜肌腱膜。两个重叠的尾端缝于腹股沟韧带。④保留下内环口上方5 cm的补片,其余剪掉,保留的补片不用缝合,而是平铺到腹外斜肌腱膜下。在内环口以外把网片缝合于腹内斜肌可能会损伤神经。

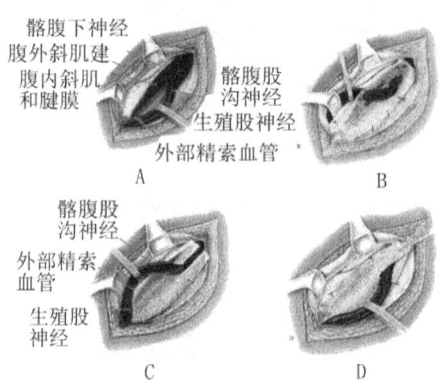

图 13-4　Lichtenstein 术式示意

A.打开腹外斜肌腱膜,提起精索,辨认重要神经;B.放置补片,固定于耻骨结节及腹股沟韧带;
C.将补片内环侧剪成两尾端,使精索从其间通过;D.使补片两尾端重叠缝合于腹股沟韧带

Rutkow 和 Robbins 报告了 Lichtenstein 的改良术式——网塞和平片修补术。在这项技术中,补片的放置与 Lichtenstein 类似,另外使用一只伞形或锥形的网塞充填内环。这样,不仅仅是缩紧而且是关闭了内环。这种改良术式被很多普通外科医师采用。网塞和平片可以连续或间断缝合至腹股沟管周围组织,也可以放置在适当位置而不缝合固定。这样,人体的自然瘢痕形成机制将随着时间的推移固定假体。大型或长期的斜疝可能扩大内环缺损范围,需 1～2 针缝合固定网塞,以避免网塞向前滑至腹股沟管或向后滑入腹膜前间隙。

(五)腹膜前间隙修补术

腹膜前间隙位于腹横筋膜和腹膜之间,无论是通过内环(斜疝),还是通过腹股沟管底部的腹横筋膜(直疝),实际的腹股沟疝缺损都位于该间隙之前。很多学者,包括 Rives、Nyhus、Stoppa 和 Kugel 推荐使用腹膜前间隙或后入路途径修补腹股沟疝。他们认为这种手术方式相比于传统前入路方式更加有效,因为在腹膜前进行修补就是在疝内容物和疝缺损之间进行修补。这种手术方式也推荐用于困难的复发疝治疗,因为既往前入路手术后从后入路进行手术可以避开瘢痕组织。应用网片对这种手术方式的改进则相对简单。理论上,将网片放置在腹横筋膜下方,完全覆盖了耻骨肌孔,也就覆盖了潜在的发生直疝、斜疝和股疝的区域。然而也有学者认为:因为在腹膜前间隙中,输精管是裸露的,在此处植入补片与输精管直接紧密接触,有可能导致输精管纤维化甚至梗阻,进而影响睾丸功能和精子的产生。

(六)腹腔镜腹股沟疝修补手术

腹腔镜腹股沟疝修补手术最早是由 Ger 基于耻骨肌孔和腹膜前间隙修补理论在 1979 年提出的,但是腹腔镜疝修补手术被广泛接受才是最近的事。虽然腹腔镜疝修补术到目前还存有争议,但越来越多的研究显示腹腔镜疝修补术和开放式疝修补术的成功率类似,并且有更快的术后恢复、更低的疼痛发生率、切口小而美观和探查对侧疝、隐匿疝和股疝等优点。在处理双侧疝和复发疝方面更具优势。

腹腔镜腹股沟疝修补要求外科医师从与传统前入路修补相反的角度熟悉耻骨肌孔的解剖

(图 13-5)。因此,详细了解腹股沟区深层和前腹壁深层的解剖对操作腹腔镜腹股沟疝修补术是非常重要的。耻骨肌孔区域5根主要神经都位于内环的外侧,从外向内依次为股外侧皮神经、股前皮神经、股神经、生殖股神经的股支和生殖股神经的生殖支。这些位于"疼痛三角"的神经分支在其走行上会存在很多变异。所谓"疼痛三角"的内缘为精索血管、前缘和下缘为髂耻束、外缘为髂嵴。另一方面,重要的血管结构位于内环的中下方。在一些个体,存在一根或多根来自腹壁下血管的分支,跨过 Cooper 韧带与正常的闭孔动脉相连,形成血管环,被称为"死亡冠"。如果解剖这一区域不加注意的话,出血是相当显著而难以控制的。精索内血管、输精管从不同的方向接近内环,构成"危险三角"的顶点。之所以成为"危险三角",是因为髂外血管、旋髂深静脉、生殖股神经的生殖支和股神经都位于这一区域。有三种不同的腹腔镜腹股沟疝修补手术方式。

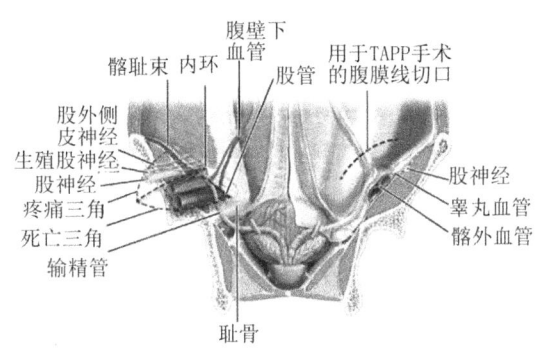

图 13-5　腹膜前间隙解剖示意

1.经腹腔腹膜前修补(TAPP)

穿刺套管通过脐部和两侧腹直肌外侧缘放置在腹腔内可以非常容易地识别疝缺损。在检查过双侧腹股沟区域后,如果有必要就进行腹腔镜粘连松解术,识别脐正中韧带(脐尿管遗迹)、脐内侧韧带(脐动脉的遗迹)、脐外侧皱襞(腹膜覆盖腹壁下血管形成的皱襞)。在疝缺损上方切开壁腹膜,将腹膜向下方反转,暴露疝缺损、腹壁下血管、Coope 韧带、耻骨结节、髂耻束。然后,将精索结构从腹膜表面游离。对于直疝,轻柔牵拉腹膜使其与前方变薄的腹横筋膜相分离,腹膜囊就被牵拉回腹腔。对于斜疝,腹膜囊从精索表面剥离后,被牵拉回腹腔内。或者对于比较大的斜疝,可以在内环远端横断疝囊,这样就只需要游离近端疝囊。然后将大张的补片放置在腹膜腹横筋膜之间,要求补片大小为 10 cm×15 cm,由内及外展平补片。覆盖范围:内侧到腹直肌中线、外侧到髂腰肌、上缘覆盖联合腱 2～3 cm、下缘插入耻骨梳韧带内下方 1～2 cm。钉枪固定补片采用三点法:耻骨梳韧带、腹直肌外侧缘、内环口外上方联合腱。应避免在"死亡冠""危险三角""疼痛三角"区域钉合补片。最后可吸收线连续关闭腹膜。

2.完全腹膜外腹腔镜腹股沟疝修补手术(TEP)

是近来最流行的手术方式这种术式完全在腹膜前间隙内进行,不涉及腹腔内。该手术中术者在后方的腹膜和前方的腹壁组织中分离出一个层面,然后向腹膜前间隙内充气。在脐下做切口,切开疝同侧的前鞘,将腹直肌向外侧牵拉,钝性分离腹膜前间隙使其可以容纳球囊套管进行充气。一旦腹膜前间隙被充满气体,在中线位置脐部与耻骨联合之间放置另外两个套管。对于有经验的医师来说,这种方式能够很好地观察腹股沟区的解剖结构,解剖分离及固定补片的方式同 TAPP 手术类似。

3. 腹腔内置补片技术(IPOM)

是简化版的 TAPP 手术,这种手术的腹腔镜暴露就是直接观察腹腔内。该技术不需要广泛的分离腹膜瓣,不需要解剖腹膜前间隙。而是将大张网片简单的钉合或缝合至腹膜后面以修补疝缺损。理论上讲,一旦结缔组织生长植入网片内部以后,瘢痕化的腹膜就不能再发生移动,也不能在经由腹壁缺损而疝出,腹腔内压力使得腹腔内容物保持在网片的后方。这种手术方式的劣势就是网片直接同腹腔内容物发生接触,有可能发生粘连以及网片侵蚀肠管。

(七)腹股沟疝的术后并发症

虽然腹股沟疝修补手术具有良好的短期和远期效果,但是新的入路和技术以及材料的应用,也带来了一些新的、甚至是难以解决的并发症。

1. 复发

绝大部分早期复发(术后一年之内)的原因都是技术缺陷。①尽管使用缝线或网片修补,但在有张力的情况下进行组织修补仍容易导致组织撕裂。②补片固定不善。③术中未做全面检查,遗漏了并存疝特别是股疝。远期复发可能与修补材料的皱缩、患者腹内压的增高有关。有研究证明疝复发的原因同吸烟有关。吸烟和疝复发的关系最早报道于1981年,随后的研究也证实了蛋白溶解酶降解结缔组织成分而导致疝复发。在手术后的早期阶段,患者也可能在分离的层面形成血清肿,或者在远端疝囊中可能积液。这些良性的术后并发症必须同术后早期复发相鉴别。

腹股沟复发疝的治疗方法应根据前次手术的具体情况慎重选择,特别是补片修补的病例。因为解剖关系不清、补片与组织粘连,容易损伤精索结构和血管。建议重新选择入路和放置补片的层次:如果之前是开放修补,则可以选择腹腔镜;之前是腹腔镜修补,可采用开放术式。如果前次是开放腹膜前间隙修补,则可选择 Lichtenstein 或网塞修补。

2. 感染

虽然腹股沟疝术后感染是不常见的术后并发症,但一旦发生,总会面临是否需要去除补片这一难题。引起感染的危险因素包括年龄超过70岁、合并糖尿病、肥胖、补片类型、其他因素如吸烟和免疫抑制等。腹股沟疝手术部位的感染可以分为表浅感染和深部感染,表浅感染一般发生在术后30天之内,而深部感染通常发生在一年之内甚至数年以后,并且累及肌肉筋膜层和补片。

当发生表浅感染时,皮肤菌群是最常见的致病菌,首先是充分引流伤口内的积液,必要时选用恰当的针对革兰阳性菌敏感的抗生素。担心暴露补片而避免打开伤口引流积液的做法是错误的,即使在网片存在的情况下,大多数腹股沟疝术后伤口感染都是可以通过将伤口敞开、通畅引流,以及积极使用抗生素来治疗,很少需要将网片去除。相反,如果不做敞开引流,由于感染灶内的压力而导致深部感染。推荐使用基于吸引清创原理的伤口负压封闭引流(VSD)处理有补片的感染伤口。与传统伤口开放式去创面屏障不同,VSD 可有效地将创面与外界隔离,防止常规换药和引流带来的外界细菌污染和入侵。

早期的深部感染很难区分是网片本身感染还是在网片前的皮肤或软组织感染。大多数可以通过伤口切开、清创引流和 VSD 等配合抗生素治疗。

对于迟发性和慢性深部感染,特别是微孔补片如膨化聚四氟乙烯,通常伴有窦道形成或慢性脓毒症,补片去除和伤口清创是根除感染的最佳治疗方式。

3.慢性疼痛

腹股沟疝修补术后慢性疼痛越来越受到人们重视,但有关疼痛的发生率,发病机制和治疗方法等方面尚存争议。国际疼痛研究联盟认定术后慢性疼痛一般是指外科手术后持续至少3个月的疼痛。但在疝外科领域由于合成网片修补早期的异物炎症反应可能持续几个月,所以一般将持续6个月或更长时间的症状作为术后慢性疼痛的标准。文献报道腹股沟疝术后慢性疼痛的发生率为0.7%~43.3%,影响正常工作和生活的慢性疼痛发生率为0.5%~6%。数据差异很大是由于对于慢性疼痛的不同定义、不同评估时间、和不同的评估方法造成的。

目前认为在发病机制上需将患者相关因素和手术相关因素综合考虑(图13-6):①术前疼痛状态和躯体疼痛感知系统的功能水平是发生术后疼痛的危险因素。②术前焦虑抑郁等精神因素是术后急性疼痛的危险因素。③术后急性疼痛反应的严重程度与发生慢性持续性疼痛之间存在着确切的关系。④术中神经的损伤是术后慢性持续性疼痛的主要发病机制。⑤与不同的手术技术相关的手术创伤特别是在补片可能引起神经压迫也很重要。⑥最新有关基因型特征的文献表明,COMT基因对疼痛的敏感性起着很重要的作用,GTP环化水解酶控制正常机体以及脊柱术后相关疼痛患者的疼痛敏感性。

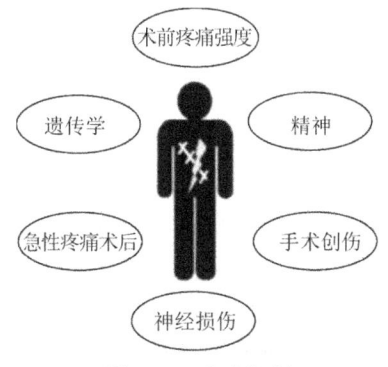

图 13-6 疼痛机制

术后神经性疼痛一般位于局部神经的分布范围,包括髂腹股沟神经、髂腹下神经、生殖股神经的生殖分支,以及股外侧皮神经。在开放手术中髂腹股沟神经、髂腹下神经以及生殖股神经最容易受到损伤,而腹腔镜手术中最容易损伤股外侧皮神经。神经损伤的原因通常都是缝线或补片压迫了神经。神经性疼痛可以通过在手术中避免损伤神经来预防。髂腹股沟神经和髂腹下神经在游离腹外斜肌腱膜的时候最容易发生损伤,而生殖股神经在游离精索和分离提睾肌的时候容易发生损伤。手术时可有意的切除疑似损伤的神经,切除神经的结果就是这些神经支配区域的感觉丧失,即大腿的内上方和半侧阴囊。相比于瘢痕或网片压迫神经导致的慢性持续性疼痛来说,感觉丧失能够被患者耐受。在腹腔镜手术中,避免在髂耻束以下钉合就能避免发生神经损伤。

神经性疼痛通常开始采用保守治疗,可以在受累及的腹股沟区域注射局麻药物。将局麻药物沿已知的神经走行进行注射,既可用于诊断也可用于治疗。如果保守治疗不成功,可能需要进行腹股沟探查手术,结扎或切断受累的神经分支。但这不是首选的治疗方法,因为再次探查会使得腹股沟区形成大量的瘢痕组织,也可能使得以前未受损伤的神经发生损伤。有时候患者表现的术后神经性疼痛与已知的腹股沟神经的分布走行并不一致。对于这些患者应该避免再次探查腹股沟区域,因为再次手术可能无法缓解疼痛并可能造成其他组织结构的损伤。

2008年,200多位国际疝外科专家学者在罗马,就六大项疼痛的相关临床问题达成共识,并作为指南发表。①重新定义腹股沟区神经源性疼痛,即疼痛的起因是由于神经损伤直接引起或由于疾病影响体感系统。患者接受疝手术前没有腹股沟区疼痛,或者,如果患者术前存在疼痛,术后的疼痛感觉应与术前疼痛感不一致。②为了减少术后腹股沟区慢性疼痛的发生,推荐术中注意辨认和保护所有三条腹股沟区神经。③选择性切断可疑受损的神经是可推荐方法之一。④不推荐在疝修补术中使用黏合胶以减少疼痛风险。⑤预防性神经切除术不能减少术后慢性疼痛的发生率。⑥推荐存在以下情况是考虑外科治疗:术后至少1年,炎症反应消退,疼痛程度影响日常活动,保守治疗无效。

4.睾丸损伤

腹股沟疝修补术后可以见到睾丸肿胀和睾丸萎缩。阴囊或睾丸水肿可以继发于腹股沟管内的水肿或血肿。另外,游离精索时损伤蔓状静脉丛的精细静脉,可引发血栓形成并破坏其侧支循环从而导致缺血性睾丸炎。对于大多数病例,成年患者无须急症手术,睾丸萎缩不会产生感染的并发症,因此不是必须行睾丸切除手术。体格检查有压痛的睾丸需要行超声检查以排除睾丸扭转或睾丸脓肿。睾丸坏死是腹股沟疝修补手术少见的并发症,通常需要行睾丸切除术以避免形成感染。

(八)嵌顿和绞窄性腹股沟疝

腹股沟疝发生绞窄是疝本身的并发症而不是手术的并发症。绞窄疝的病理生理过程伴随有较高的致死率和致残率,尤其是对于有其他合并症的老年患者。绞窄的风险在可复性疝出现后的第一个月至第一年中最高。Gallegos及其同事估计腹股沟疝在3个月的时候发生绞窄的可能性为2.8%,在2年时发生绞窄的可能性为4.5%。随着时间的进展,疝内容物不断压迫疝缺损边缘,疝囊颈部被不断加宽,颈部对疝囊的压迫变得松弛,减少了发生嵌顿和绞窄的可能性。

绞窄疝的死亡率同绞窄的时间和患者的年龄有关。绞窄的时间越长,组织缺血、水肿的程度也越严重,发生坏死的可能性也就越大。因此绞窄疝需要急症手术干预。如果嵌顿疝经过体格检查和实验室检查没有发现有绞窄的明显征象,则可以尝试进行手法复位,但是需要给患者一些镇静药物以缓解不适感。在嵌顿疝被还纳以后1~2天可以考虑进行修补手术,这样可以避免再次嵌顿导致绞窄。

嵌顿疝的手术一般在全麻下进行因为有可能需要切除肠管。对于特殊的病例也可以使用硬膜外麻醉或脊髓麻醉,但是不能使用局麻。切口位置的选择根据患者的诊断和临床评估。对于那些在疝囊里没有缺血肠管的患者,选择腹股沟切口既能够将疝内容物还纳,也能够修补疝缺损。如果探查腹股沟管时发现无活力的肠管,可以在腹横筋膜深面的腹膜前间隙内进行肠管切除和吻合,或者另做一个中线切口。如果开始的体格检查就提示有缺血肠管需要切除,在中线做探查切口,在腹腔探查完成、关腹以后在腹股沟管内使用组织修补腹股沟疝。另一个可以选择的方法就是在腹膜前进行疝修补,这样可以评估肠管也可以修补疝缺损;如果需要进行广泛的肠管切除和吻合也可以很快进入腹腔。考虑到绞窄疝会增加细菌移位和伤口感染的风险,应该避免使用网片。

(李 鹏)

第二节 腰　　疝

腰疝是指由经腹壁或后腹膜在第12肋及髂嵴之间突出的疝。据文献记载,本病由Barbette于1672年首先报道,1728年Budgen首次报告了先天性腰疝,Garangeot在1731年尸检时发现第一例因腰疝嵌顿的患者,而第一例腰疝修补手术是在1750年由一名叫Ravanton医师完成的。1783年Petit详细描述了下腰三角的解剖界限并报道了一例腰疝嵌顿患者,因此下腰三角又被命名为Petit三角。在1866年之前,外科医师认为所有的腰疝均由下腰三角疝出,直到Grynfeltt提出了上腰三角(Grynfeltt三角)的存在后,有关由上腰三角疝出的疝才逐渐被临床医师所认识。腰疝疝囊位于腰区的肌肉之间,可发生在上腰三角或下腰三角,临床较为罕见。有学者综合国内外文献报告的400余例腰疝病例,其中男性占65%,女性占35%,以老年人发病为多。

一、病因及发病机制

引起腰疝的发病因素有先天性因素和后天性因素两类。据统计,约19%的腰疝为先天性因素所致;后天性因素中非外伤性因素约占55%,另外26%为创伤性和手术源性造成,因为腰部的创伤或局部切口愈合不良造成腰三角区更加薄弱。非外伤性因素主要是慢性咳嗽、长期便秘、排尿不畅等各种原因使腹内压增高,或患脊髓灰质炎后肌肉萎缩及肥胖性肌肉萎缩。具体如下文所述。

(一)局部薄弱

腰部的薄弱处主要在下腰三角间隙和上腰三角间隙(图13-7),腹腔内脏可由这两个腰三角间隙脱出形成腰疝(图13-8)。上腰三角较为恒定而且大于下腰三角,故腰疝在上腰三角多见,腰疝的疝内容物多为小肠和结肠。

1.下腰三角(Petit三角)

下腰三角位于腰部下方,其下界为髂嵴,外界为腹外斜肌后缘,内界为背阔肌的前缘。三角的底面为腹内斜肌,表面有浅筋膜。此三角因缺少足够的肌肉层次,而成为腹后壁的一个薄弱区。

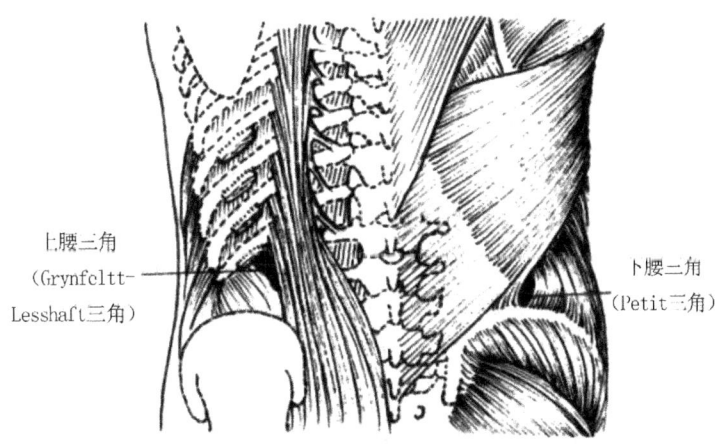

图13-7　上腰三角间隙和下腰三角间隙

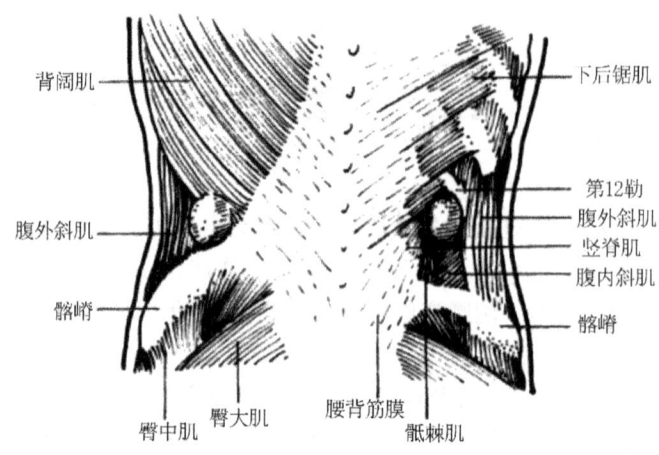

图 13-8 腰疝

2.上腰三角（Grynfeltt-Lesshaft 三角）

上腰三角位于第 12 肋与竖脊肌的夹角内，在下腰三角的上前方。其内界为竖脊肌外缘，上界为三角的底边，由第 12 肋和下后锯肌的下缘组成，外界为腹内斜肌后缘。三角的底面为腹横肌起始部的腱膜，其前方有肋下神经，髂腹下神经和髂腹股沟神经跨过，顶为背阔肌。此三角的最大弱点是在上部，即第 12 肋的下方。该处只有腹横筋膜而没有背阔肌的覆盖。有时上腰三角为四边形。

(二)损伤加重局部薄弱

创伤性和手术源性损伤，如腰部的创伤或肾切除的腰部切口愈合不良，均可造成腰三角的局部薄弱区更加薄弱。如有诱因，易发生本病。

(三)腰部肌肉萎缩

如脊髓灰质炎后遗症引起的腰部肌肉萎缩，或肥胖性肌肉萎缩，均可致使局部薄弱的腰三角区更加薄弱。

(四)腹内压增高

慢性咳嗽、长期便秘、排尿不畅等各种原因，均可使腹内压增高，如患者存有以上因素，可诱发本病。

二、临床表现及诊断

(一)临床表现

大多数腰疝患者没有特殊的症状，仅于腰部见一缓慢增大的肿块，肿块质地软而且易于还纳，站立时肿块明显，俯卧位时消失。巨大腰疝可有牵拉不适和消化不良症状。腰疝的疝囊颈较宽大，较少发生疝内容物的嵌顿、绞窄，其发生率约占全部腰疝的 10%。疝内容物一旦嵌顿、绞窄，则腰部肿块不能还纳，并且出现局部疼痛和肠梗阻等临床表现。

(二)诊断

1.病史

主要表现为腰部可复性包块，先天性腰疝在婴儿出生时即被母亲或医师发现。成人腰疝，随时间延长进行性增大，可有剧烈咳嗽、创伤、肾切除手术等病史。一般无特殊症状，较少嵌顿。

2.体征

腰部扪及可复性肿块,并有咳嗽冲击感。

3.X线检查

腰疝患者的侧位 X 线胃肠钡剂造影,可见小肠或结肠进入腰部肿块内,是具有特殊意义的辅助检查手段。

三、治疗

(一)非手术治疗

没有明显临床症状的较小腰疝以及有明显手术禁忌者,可暂用弹性绷带紧束支托,以防止其进一步增大。

(二)手术治疗

手术治疗为腰疝的基本治疗手段,尤其对大而有症状腰疝更需进行手术修补。

手术原则为还纳内容物,大的疝囊予以切除,较小的疝囊可以单纯将其推进囊口内,关闭腹横筋膜的缺损,再将腹壁的缺陷加以修补。较小的腹壁缺陷可以将周围肌肉筋膜直接缝合,大的缺陷则要求利用肌肉带蒂或游离阔筋膜、腰筋膜、臀筋膜转移修补,或使用人造合成材料加强修补。1997 年 Heniford 报告应用腹腔镜经腹膜后间隙修补腰疝,方法是建立腹膜后间隙后,置入聚丙烯或聚四氟乙烯补片固定于髂嵴与第 12 肋之间,并取得了较好的疗效。

(吕宝勇)

第三节 白 线 疝

白线疝是指发生于腹壁中线(即腹白线)的腹外疝,是一较少见的腹壁疝。脐上白线疝又称上腹部疝,脐下白线疝又称下腹部疝,临床上统称为白线疝。脐上白线疝远较脐下常见,且绝大多数发生于脐与剑突之间(尤其两者中点者居多)。国外文献报告白线疝占所有腹外疝的0.4%～3%,多见于 20～40 岁的男性患者,男女之比约为 5∶1。早在 1285 年 Arnauld de Villeneure 最先注意到有此疝,直到 1743 年 Garangeat 才给予描述,并认为本病可引起消化道症状。1802 年 Maunoir 首先报告手术修补白线疝并获得成功。本病常伴有腹内脏器疾病和其他部位的腹外疝,Hoffman 报告 76 例中,24 例同时并存腹内脏器疾病。有学者于 1985 年报道在刚果工作期间收治 54 例白线疝,占同期各种腹外疝的 9.5%,发病率高于其他地区;其中,脐上白线疝53 例,脐下仅 1 例;男女发病率无太大差异,男女相比为 5∶4;32 例同时伴有其他部位的腹外疝,其中伴发腹股沟疝 17 例、脐疝 7 例、腰疝 5 例、股疝 3 例,1 例同时存在 2 处白线疝,他认为可能与刚果人的先天性"疝素质"有关。

一、病因及发病机制

白线疝发生的病因及发病机制与腹白线的解剖特点和腹内压增高关系密切。

腹白线位于剑突和耻骨联合之间,是腹前外侧壁三层扁肌(腹外斜肌、腹内斜肌、腹横肌)的腱膜纤维在左、右侧腹直肌之间相互穿插、交错编织形成的腱性条带,上宽下窄,脐上白线宽达

1.25~2.5 cm,脐下狭窄而坚厚,宽度多数仅 0.1 cm。白线疝绝大多数发生于脐上,极少见于脐下可能与此有重要关系(图 13-9)。腹白线的内、外表面具有不同的结构特征,在外表面,交叉的腹膜纤维粗细均匀,交织紧密,除供细小血管、神经支穿出的小孔以外,罕见大的孔隙。而内表面腱膜纤维束粗细不均,常形成束状或板状,而且走向不甚规则,交叉纤维间有神经、血管支贯穿其中的孔、陷窝或裂隙,使白线内层存在缺陷,这类缺陷是腹白线的薄弱部。若腹内压增加,腹膜外脂肪及腹膜在腹压的推动下进入较大的缺陷处,即形成白线疝。Rizk 认为,所有腹前外侧壁肌的腹膜纤维都斜向交叉在腹白线形成小的"菱形间隙",此间隙可扩大为疝环。

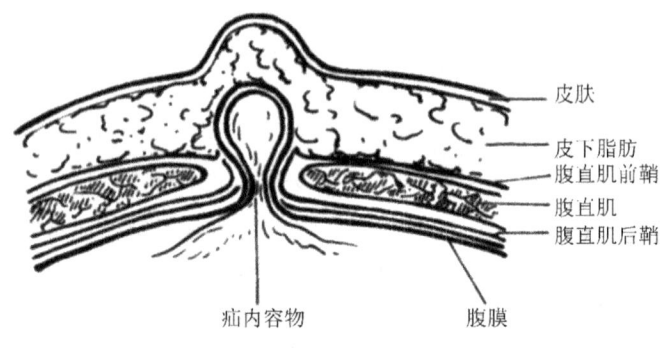

图 13-9　白线疝

脐下 4 cm 处、半环线边缘是白线上的一个弱点,脐下白线疝多发生于此。

二、病理特点及分型

白线疝的病理进程分两个阶段,其病理特点不尽相同。第一阶段:腹上部白线深面的镰状韧带、肝圆韧带及其周围的脂肪组织,首先从白线缺损处(疝环)突出,无腹膜突出,故无疝囊、无内脏脱出,仅有腹膜外脂肪由疝环突出。第二阶段:随着腹膜外脂肪突出使白线上的孔隙逐渐扩大,在腹内压的作用下突出腹膜外的脂肪又把覆盖镰状韧带的腹膜牵出而形成疝囊,内脏(主要是大网膜)逐渐脱出,因而此阶段的白线疝既有疝囊、也有内脏脱出。由疝环突出的内容物包括疝囊外突出的腹膜外脂肪和疝囊内脱出的内脏。大网膜突入疝囊可能与疝囊发生粘连,但很少发生嵌顿。

临床上通常将白线疝分为无疝囊型和有疝囊型两种类型,实际上是本病发生发展的两个病理阶段,而且大多数白线疝停留在前一阶段,即无疝囊型;仅少数发展成为有疝囊型的白线疝。

三、临床表现

(一)症状

1.腹痛

白线疝患者最常见的症状为上腹部疼痛。多数患者仅表现为上腹局限性隐痛,而少数表现为较严重的深部疼痛。腹痛的发生机制主要是疝块压迫通过白线的肋间神经纤维导致局限性疼痛,大网膜、肝圆韧带受到牵扯引起深部疼痛。腹痛可放射到下胸部及背部。疼痛程度与体位、进食及重体力劳动有关,体位改变,尤其是平卧时疼痛常减轻或消失,而进食后或重体力劳动后可加重。腹痛的严重程度与疝的大小不成正比,往往疝很小而临床症状很重。

2.恶心、呕吐

少数白线疝患者除腹痛外,可伴有恶心、呕吐等消化道症状。发生机制为:①脱出大网膜和肝圆韧带牵拉可引起深部疼痛,并引起反射性恶心、呕吐等消化道症状。②大网膜和肝圆韧带的牵扯可导致幽门痉挛,进而出现恶心、呕吐等消化道症状。

(二)体征

1.腹壁肿块

腹壁肿块是白线疝的主要体征。由于白线疝绝大多数发生于脐与剑突之间,因此疝块多位于脐上剑突与脐之间的白线上,可偏于中线一侧,站立或饭后疝块更为明显。疝块直径一般在2~4 cm,有学者报道疝块最大者直径达15 cm,少数患者疝块很小,只是皮下一个柔软的圆形突起,不易察觉,肥胖患者则更难发现。当疝内容物回纳后可触及白线处有筋膜性疝环孔的边缘。

2.Litten 征阳性

体格检查时将手指放在患者怀疑疝的部位,嘱其在立位时用力咳嗽,往往在咳嗽的同时,手指可感到有碎裂声,即为 Litten 征阳性。

3.诱发疼痛

用拇指和示指夹住肿块向外牵拉,常因牵扯了肝圆韧带、腹膜或大网膜而诱发患者腹部疼痛,有学者认为这是白线疝的一个特异性临床体征。

四、诊断与鉴别诊断

(一)诊断

1.病史

一般无特殊症状,患者自述腹部疼痛,尤其用力时疼痛出现或加重,或腹部中线可复性肿块史。较小的白线疝往往疼痛明显,且易嵌顿。

2.体征

腹部中线(白线)处皮下可触及疝块,疝内容物回纳后可触到白线处有筋膜性疝环孔的边缘,Litten 征阳性和用拇指和示指夹住肿块向外牵拉诱发疼痛等。脐上白线疝的诊断一般不难做出。对腹壁突出疝块小而又肥胖患者要仔细检查以免漏诊。

3.B 超检查

有助于白线疝的诊断及鉴别疝内容物的性质。

(二)鉴别诊断

但对于表现为上腹部深处疼痛、且伴有恶心和呕吐等消化道症状者,须与上消化道疾病相鉴别。有学者报告曾有一些白线疝患者被误诊为慢性胆囊炎、慢性胰腺炎、慢性胃炎、胃或十二指肠溃疡等疾病,而长期就诊于内科。由于本病常伴有腹内脏器疾病和其他部位的腹外疝,而且白线处疼痛也经常在其他上腹疾病中发现,故在做出白线疝诊断以前,应想到有同时存在内脏器质性病变和其他部位的腹外疝的可能。因此,必须详细询问病史、全面查体,以免误诊或漏诊。

此外,经产女性患者的脐下白线疝应与产后腹直肌分离所致的内脏膨出相区别。

五、治疗

无症状的白线疝,因其虽可继续增大但发生嵌顿的机会不大,可以不予治疗。对于有明显临床症状而无特殊手术禁忌者,则应施行手术治疗为宜。不同病理类型可选择不同手术方法治疗。①无疝囊型白线疝:高位结扎切断突出脂肪组织,使脂肪回缩至白线后方,再修补疝环。②有疝囊型白线疝:切开疝囊,还纳疝内容物,如果疝块较大可以切除多余的疝囊以及与其粘连的大网膜,高位结扎疝囊后修补疝环。③白线孔隙的修补:修补孔隙时,采用横行缝合白线为宜,以防止由于肌肉侧方牵拉而撕裂。孔隙小者,用丝线间断缝合即可,孔隙大者,则需重叠缝合,将孔隙分上下两叶,彼此重叠1~2 cm,用丝线间断褥式缝合。

(吕宝勇)

第十四章 血管疾病

第一节 颈动脉瘤

颈动脉瘤是指动脉血管直径超过正常动脉管径150%时的永久性局限扩张（颈动脉直径为3~7 mm）。

一、病因

颈动脉瘤病因复杂，目前以动脉粥样硬化和创伤居多，此外，还有少部分是由放疗、动脉壁中层囊性变、肌纤维发育不良、先天遗传性疾病、Marfan综合征、白塞病以及大动脉炎引起的，总颈动脉动脉瘤尤其是分叉处动脉瘤最常见，其次是颈内动脉动脉瘤，而颈外动脉动脉瘤最少见。颈动脉瘤分为真性和假性动脉瘤，真性动脉瘤较常见，假性颈动脉瘤在临床上极其少见，多以个案或小宗病例的形式报道，依据典型的临床表现，该病的诊断一般并不困难。具体仍未明确，颈动脉壁弹力蛋白的水解、弹性减退是主要的原因，如动脉硬化、血管胶原病等；生物力学的持续压力如高血压是重要的危险因素，其他如感染、外伤、动脉炎、妊娠、梅毒、医源性损害也是可能的病因。

二、病理生理

正常的动脉由3层构成：血管内膜、血管中膜、血管外膜。血管内膜是血管壁的最内层，由与血液直接接触的内皮细胞构成。这些内皮细胞通过产生活性氧参与动脉瘤的形成。

根据发病机制，颈动脉瘤的病理生理表现为3类。

(一)真性动脉瘤

真性动脉瘤的扩张累及所有的3层血管壁（内膜、中膜、外膜），动脉粥样硬化是最常见的病因。由于脂质在动脉壁沉积，形成粥样硬化斑块及钙质沉积，使动脉壁失去弹性，外膜滋养血管受压，血管壁缺血。在血流压力冲击下，动脉壁变薄部分逐渐扩张膨大而形成动脉瘤，多数呈梭形，病变多累及动脉壁全周，长度不一。瘤壁厚薄不均，常可发生自行破裂而引起大出血。

(二)假性动脉瘤

主要由创伤引起。动脉壁破裂后，血流通过破裂处进入周围组织而形成搏动性血肿。瘤壁由动脉内膜或周围纤维组织构成，瘤内容物为凝血块及激化物，瘤体呈囊状，与动脉相通，瘤颈部较狭窄。

(三)夹层动脉瘤

主要由先天性动脉中层囊性坏死或退行性变所致。颈动脉壁中层发生坏死病变,当内膜受损破裂时,在动脉压血流冲击下,动脉中层逐渐分离形成血肿、扩张,并向远处延伸,动脉腔变为真腔和假腔的双腔状,形成夹层动脉瘤。

血管外膜由间质胶原、成纤维细胞、神经纤维和血管滋养血管组成,它参与了动脉瘤的发病机制。从主动脉根部到分叉,血管的滋养血管密度越来越稀。几十年来一直存在一种推测,密度逐渐降低的外膜滋养血管和主动脉远端逐渐升高的动脉瘤形成率存在某种潜在联系。然而,主动脉外膜滋养血管的节段性差异与动脉瘤形成的证据仍然不明确。

三、临床表现

颈部无症状的搏动性肿块,颈动脉瘤严重扩张可压迫周围组织引起相应症状,如压迫食管出现吞咽困难,压迫气管造成呼吸困难,压迫周围神经而出现相应神经损伤症状,还可能因为附壁血栓脱落而出现 TIA 或脑梗死症状,甚至出现动脉瘤破裂而造成大出血。有些动脉瘤可伴有疼痛症状。发现颈部肿块,有明显的搏动及杂音,少数肿块因瘤腔内被分层的血栓堵塞,搏动减弱或消失。发生在颈总动脉、颈内动脉的动脉瘤可影响脑部供血,瘤体内血栓脱落可引起脑梗死,患者可出现不同程度的脑缺血症状,如头痛、头晕、失语、耳鸣、记忆力下降、半身不遂、运动失调、视物模糊等。瘤体增大压迫神经、喉、气管、食管,可出现脑神经瘫痪、Horner 征、吞咽困难、呼吸困难等。

四、辅助检查

(一)CT 检查

能详细了解颈动脉瘤的大小、位置,与颅内、外及周围组织的关系,尤其是 CTA 血管三维重建,更能清晰地显示瘤体与颈动脉的关系(图 14-1),可逼真地显示动脉瘤的形态、瘤颈的部位以及与周围结构的关系,为手术提供有价值的信息。

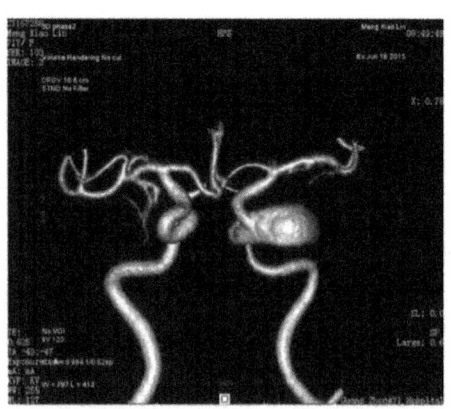

图 14-1 CTA 血管三维重建图

(二)磁共振检查

能显示瘤体大小、形态、部位及与颈动脉的关系,还可以从矢状面、冠状面和横切面 3 个方向显示肿瘤,利于区分颈动脉瘤和周围组织。

(三)数字减影动脉造影(DSA)

可发现颈动脉瘤具体的大小、形态、位置、性质及腔内情况。

(四)彩色多普勒超声

为无创检查,使用方便,费用较低,是颈动脉瘤的首选检查(图14-2)。可清楚显示瘤体的位置、大小及内部血流情况。同时可了解瘤体与周围血管的关系。

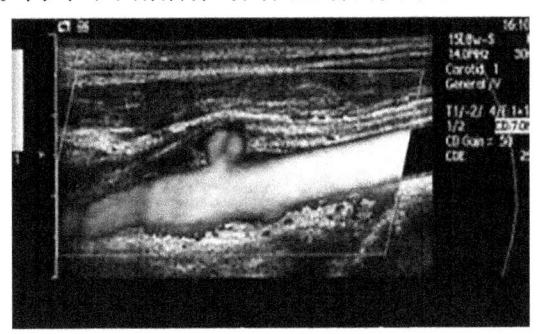

图14-2 彩色多普勒超声图

(五)腔内血管造影

腔内血管造影是诊断动脉瘤的"金标准",不仅有上述检查的所有好处,还可了解颅内血管的代偿情况以及判断形成瘤体内血流的状况。

五、诊断与鉴别诊断

(一)诊断要点

一般有搏动性包块,辅助检查显示动脉直径超过正常颈动脉直径的150%时,可确诊。但动脉造影仍是诊断颈动脉瘤的"金标准"。

肿块位于颈侧部,有明显搏动及收缩期杂音,压迫肿块近心端动脉时,搏动减弱或消失,即可作出诊断。但遇肿块搏动及杂音不明显者,诊断较困难。DSA检查对确定诊断具有重要意义。由于动脉瘤形成的原因不同,DSA显影也略有不同。先天性动脉瘤,瘤体一般较小,自绿豆到黄豆大小,呈囊状,有蒂与动脉干连接;动脉硬化形成的动脉瘤可见到瘤动脉纤细弯曲,动脉腔变窄或粗细不均,瘤体呈梭形;外伤性动脉瘤为囊性或多房性构成。近年来应用磁共振血管显影(MRA)诊断动脉瘤的价值日益受到重视。MRA是一种无创性检查方法,患者可免于动脉或静脉穿刺之苦,MRA诊断动脉瘤较DSA更具优势。

颈动脉瘤与颈动脉体瘤的鉴别,前者为膨胀性搏动,常伴杂音,压迫颈动脉近心端,肿块明显缩小,搏动及杂音减弱或消失。而后者为传导性搏动,DSA显示颈动脉分叉增宽,并可见肿块将颈动脉分叉推向前。

(二)鉴别诊断

应注意与颈动脉体瘤鉴别,由于后者紧邻颈动脉,也可表现为无痛性的搏动性包块,此包块上下固定而内外可动,此外还需与增大的淋巴结、淋巴管瘤、颈部各种肿瘤、扁桃体周脓肿等鉴别。

六、治疗要点

未经治疗的颈动脉瘤发生脑梗死的风险高于50%,确诊病例推荐手术治疗。

(一)外科手术

术前尽可能选择行两侧颈动脉及全脑血管造影,了解 Willis 环情况,指导患者做 Matas 试验,促使颅内血管建立侧支循环,为术中阻断颈动脉做准备。术中尽可能采取控制性低温(32 ℃),可降低脑耗氧量,延长颈动脉血流阻断时间,减少术后脑组织缺氧性损害。在游离颈动脉时应避免过度牵拉,尽可能减少栓子脱落的机会和对颈动脉窦的刺激。提高手术技巧,尽量缩短阻断颈动脉血流时间,术中阻断颈总动脉时应测颈动脉残端压(CBP),如 CBP 达到 6.7 kPa(50 mmHg)以上,说明 Willis 环提供的侧支循环完全能够代偿颈动脉阻断后的脑血流;BP<6.7 kPa(50 mmHg)时,颈动脉转流管在手术中有良好的保护作用。阻断颈动脉前,应行肝素化治疗以预防脑动脉继发血栓形成。术中切开颈动脉瘤后,将瘤内血栓及硬化斑块组织清除干净。吻合血管时用肝素盐水不断冲洗吻合口,以防发生凝血。颈动脉重建在移植材料的选择方面,大隐静脉为首选材料,因其为自体血管组织,相容性好,不发生组织排异,抗感染力强,易存活;且管径适中,分支较少,切取方便,且管壁有一定厚度,可耐受动脉血流的长期冲击,不易逐渐发生膨胀扩张或形成动脉瘤。股浅动脉也为自体血管,抗感染力最强,具有一定机械强度,口径合适,是颈动脉重建的可靠材料,其缺点是附加一次血管吻合手术,增加手术的复杂性,并且有下肢缺血危险,不作为常规使用。人造血管选材方便,无长度、口径等限制,但存在以下不足:异物排斥反应,易感染,费用昂贵,也不作为常规使用。手术治疗的原则是在维持脑组织足够血供的情况下,切除或孤立动脉瘤。颈动脉瘤切除并血管重建术是治疗颈动脉瘤的理想手术方式。但由于颈动脉特殊的解剖位置,对其瘤体的处理及颈动脉重建也有异于其他部位的动脉瘤。颈动脉瘤手术的主要危险是阻断颈总动脉或颈内动脉时间过长引起脑循环障碍,发生偏瘫或死亡。术前评估动脉瘤近、远侧累及的范围,动脉瘤大小,病因,以及来自对侧颈动脉和后循环的侧支循环状态。综合评估优化手术方案,对外科手术难以处理的病例应考虑后续的血管腔内介入治疗。

1.直接的动脉结扎术

20 世纪 50 年代之前是颈动脉瘤的普遍治疗方式,存在较高的脑梗死发生率,一般限用于某些感染性动脉瘤或解剖因素所致远侧无法控制的病例。目前此术式基本弃用,此类患者可考虑血管腔内介入治疗。

2.颈动脉瘤切除、颈动脉血运重建手术

重建颈动脉循环可采用自体静脉,应用较多的是近段自体大隐静脉。如无适用的自体静脉,可选用人工血管。

3.颈动脉瘤缩缝成形或补片成形术

在处理较大的动脉瘤时,完整游离和切除瘤体可能导致较高的脑神经损伤发生率。建议行部分瘤体切除并补片成形术,减少迷走神经、喉返神经和舌咽神经损伤,同时保留了颈外动脉。

(二)血管腔内介入治疗

近年来也应用于颈动脉瘤的治疗,该技术可避免脑神经损伤,处理外科难以处理的病变,如一些进展到颅底的动脉瘤或者放疗导致的动脉瘤,罕见情况下的颈动脉内膜切除术后短期补片破裂或缝线断裂导致的假性动脉瘤,腔内治疗为佳,可以避免局部解剖时的炎症和粘连。颈动脉覆膜支架是高性能医用金属或高分子材料制作而成的,是在人体内长期留置的假体,其主要作用是对管腔进行有利的支撑和隔绝支架内外的血流,起到血液通道重建和扩张的作用,进而缓解颈动脉管腔过度膨胀导致的动脉破裂。随着颈动脉支架植入术在临床中的广泛应用,其带来的相关并发症和护理研究也随之增多。

根据瘤体大小及部位采取不同的手术方式。①较小囊性动脉瘤：游离瘤体，于颈部放置钳子，切除瘤体，缝合。梭形动脉瘤，可切除动脉瘤及病变动脉后，做动脉端端吻合，必要时用人工血管或同种动脉替换切除的动脉。②夹层动脉瘤：切除病变动脉，用人造血管重建血流通道。对于高龄、严重心血管疾病无法耐受手术者，可行介入治疗。颈动脉瘤切除和颈动脉重建手术难度大、危险性较高，尤其是在瘤体巨大、瘤体部位解剖结构复杂、位置深在的情况下，或者患者一般情况较差，病情严重，不宜耐受开放手术等情况。血管腔内治疗相对外科开放手术具有创伤小、操作简单、术后恢复时间短、无疼痛等优点，脑保护装置的问世，也使腔内治疗有了安全保障。血管腔内治疗是利用覆膜支架覆盖颈动脉瘤瘤颈的远近端，将动脉瘤隔离并重建动脉管腔，恢复病变区域的血流动力学，使瘤腔内的压力降低，随着时间延长，动脉瘤腔内血栓形成，动脉瘤自行闭塞。Maras等发现，颈动脉血管内支架放置后，15%的患者发生颈动脉的血栓形成导致颈动脉闭塞，故而强调在颈动脉血管内支架放置后，要进行有效的抗凝治疗，以维持长期通畅。

(三)并发症

1.动脉瘤破裂

因血压波动、术中机械刺激、术后抗凝治疗凝血机制改变引起的。瘤体的破裂与死亡率随着年龄的增长而上升。患者可突然出现精神紧张、痛苦表情、躁动、剧烈头痛、不同程度的意识障碍、小便失禁。

2.脑梗死

严重者可因脑动脉闭塞、脑组织缺血而死亡。

3.脑血管痉挛

若患者出现一过性神经功能障碍，如头痛、血压下降、短暂的意识障碍及肢体瘫痪，可能是脑血管痉挛所致。

4.颈动脉窦反应

由于行球囊扩张或支架植入后对颈动脉窦压力感受器刺激引起血压下降，心动过缓，重者可导致心搏骤停。护理人员应严密监测血压、脉搏，尤其在支架通过颈总动脉分叉处和高度狭窄的血管预扩张时，及时发现异常。

(张学江)

第二节　腹主动脉瘤

腹主动脉瘤(abdominal aortic aneurysm，AAA)是指因为动脉中层结构破坏，动脉壁不能承受血液冲击的压力而形成的局部或者广泛性扩张或膨出。腹主动脉管径的扩张或膨出大于正常腹主动脉管径的50%以上为腹主动脉瘤。由于正常人腹主动脉的直径约2 cm，因此腹主动脉直径＞3 cm时即可诊断为腹主动脉瘤。

动脉瘤膨出的特点是不能回缩，这与动脉生理性扩张有本质的不同，动脉瘤将逐渐增大甚至发生破裂。腹主动脉瘤好发于老年男性，男女之比为10∶3，尤其多见于吸烟者，吸烟显著增加动脉瘤破裂的风险。根据动脉瘤的病理解剖，分为真性动脉瘤、假性动脉瘤及夹层动脉瘤。

一、病因

动脉粥样硬化被认为是腹主动脉瘤最基本的病因,肾动脉开口以下的腹主动脉是粥样硬化最易发生的部位,也是动脉瘤最易形成的部位,并常常延伸至主动脉分叉处,仅有2%~5%的腹主动脉瘤发生在肾动脉开口上方,后者大多是胸主动脉瘤向腹主动脉的延伸所致。

遗传性因素在腹主动脉瘤的发展中起一定作用,有报道约有28%的患者一级亲属中有遗传性疾病,进一步的研究也表明,细胞组织的缺陷也是腹主动脉瘤的发病因素,可表现为主动脉中层弹力纤维断裂和炎症反应,有大量巨噬细胞和细胞活性物质的浸润。

二、发病机制

弹力蛋白和胶原蛋白是主动脉壁最重要的结构成分,它们与平滑肌细胞一起共同构成主动脉的中膜,正常结构时,主动脉的胶原蛋白是按照弹力蛋白承担负荷的形式围成的,从而使主动脉成为一个易于伸展的弹性管道。当负荷增加且血管持续伸展时,胶原纤维即螺旋形展开,并作为承担负荷的成分而补充弹力蛋白的作用,使血管减少膨胀。弹力蛋白是负荷的主要承担者,而胶原蛋白则作为储备,充当起牢固而且几乎不扩张的安全网络,二者构成的基质层对压力负载有一个明确的界限,遗传基因的异常,弹力蛋白和胶原的降解,动脉硬化对基质连接层的毁损以及逐渐增大的脉冲压力,都集中作用于该层,超过一定的限度,将导致腹主动脉瘤的形成。

(一)动脉硬化的作用

粥样硬化与动脉瘤的形成和扩张有关,由于缺乏滋养血管,人腹主动脉壁的营养供应主要来源于管腔内血液的弥散,而动脉硬化斑块及其附壁血栓的形成,势必造成营养弥散障碍,导致动脉内膜、中膜的坏死,使管壁力量薄弱,易于形成动脉瘤;动脉硬化斑块脱落后,裸露的平滑肌细胞将激活胶原酶,使大量的胶原蛋白降解,这也是导致主动脉壁中膜薄弱、易于成瘤的因素之一。

(二)腹主动脉的结构缺陷与主动脉壁结构成分的变化

腹主动脉的结构缺陷与主动脉壁结构成分的变化是导致腹主动脉壁力量减弱,也是腹主动脉瘤形成必不可少的局部因素。

(三)遗传学因素的作用

腹主动脉瘤具有家族遗传的倾向,尤其同胞兄弟具有更大的危险性,腹主动脉瘤遗传主要为X染色体的伴性遗传,以及常染色体显性遗传,弹力蛋白和胶原蛋白的遗传缺陷,会直接引起主动脉壁的薄弱,而各种酶的遗传变化则使动脉壁基质结构蛋白的失活和降解增加,以及其间的整合联合受到破坏,从而间接导致动脉壁的薄弱,如Marfan综合征发生的胸腹主动脉瘤。

(四)危险因素

以上诸多因素为腹主动脉瘤形成的基本条件,而各种危险因素则在动脉瘤的发生发展当中起了促进作用。

1.吸烟

烟草燃烧时产生的气态物质被吸收入血后,可以将蛋氨酸氧化成蛋氨酸亚砜,从而致α_1-AT失活,蛋白水解酶的活性增加,加重主动脉壁弹力蛋白的降解,引起主动脉壁力量的减弱,导致动脉瘤的发生和发展。

2.炎症反应

对任何动脉瘤的主动脉壁进行组织学检查,均可以见到不同程度的炎性浸润,在4%~10%

的腹主动脉瘤患者,手术时发现具有较厚的白色瘤壁,与周围粘连紧密,这就是所谓的"炎性腹主动脉瘤"。其特征为大量的炎症细胞浸润,常蔓延至主动脉壁外远处的周围组织。

3.创伤的影响

有文献报道,10 例患者在经历剖腹探查术后 36 小时内出现腹主动脉瘤的破裂,这很可能是剖腹探查打乱了基质蛋白结缔组织合成代谢与分解代谢之间的动态平衡,而成为促使动脉瘤破裂的危险因素。研究表明,手术创伤如肠切除,剖腹探查等均可引起主动脉弹力蛋白酶活性的明显增加。

4.高血压的作用

高血压也是腹主动脉瘤的危险因子,它与其发病率的增高和破裂危险性的增加均有联系。

5.高龄的影响

腹主动脉瘤是一种老年性疾病,50 岁以下者少见,随着年龄的增长,动脉壁的弹力蛋白纤维发生降解、断裂和钙化,老化的主动脉壁无法抵制引起主动脉瘤性扩张因子的作用,于是在老年人可导致主动脉瘤的发生。

三、病理

腹主动脉瘤壁一般为单个球形或菱形,也有多发者,组织学检查可见动脉瘤壁弹力纤维断裂,弹性蛋白含量减少;中膜和外膜慢性炎症,B 淋巴细胞和浆细胞浸润,并含大量免疫球蛋白,提示自身免疫反应,无论何种动脉瘤的瘤壁都有内膜消失和弹力层断裂。当动脉内压力超过动脉壁的膨胀极限时,动脉瘤将破裂,几乎所有腹主动脉瘤腔内都有血凝块,血凝块可机化和感染,血凝块脱落可引起远端动脉栓塞。B 型超声波扫描随访腹主动脉瘤,发现瘤体直径平均每年增长 3.8 mm,创伤性动脉瘤、感染性动脉瘤和吻合口假性动脉瘤都是动脉壁破裂后形成的动脉旁搏动性血肿,都属于假性动脉瘤。

四、病理类型

(一)分类

根据动脉瘤壁的结构可以分为 3 类(图 14-3)。

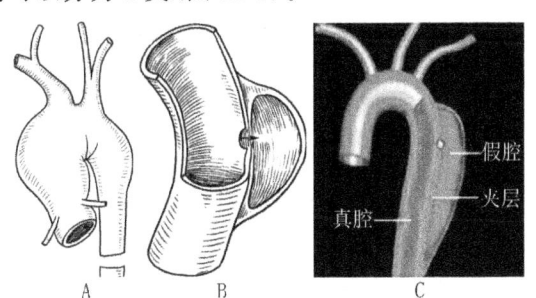

图 14-3 动脉瘤的分类
A.真性动脉瘤;B.假性动脉瘤;C.夹层动脉瘤

1.真性动脉瘤

瘤壁各层结构完整,病因多为动脉硬化性。

2.假性动脉瘤

假性动脉瘤为动脉破裂后形成,无完整动脉壁结构,瘤壁由部分动脉内膜和纤维组织构成,瘤腔内血流通过动脉破口与动脉真实管腔相交通,临床多见于创伤性动脉瘤。

3.夹层动脉瘤

动脉内膜破裂后,动脉血流经动脉内膜及中膜间穿行,使动脉壁分离、膨出,瘤体远端动脉内膜可另有破口,与动脉真腔再相通,呈夹层双腔状,动脉瘤内可形成附壁血栓,可继发感染,瘤壁薄弱处可破裂,引起严重出血而导致生命危险。

(二)分型

根据瘤体侵犯部位的不同,腹主动脉瘤可分为两型。

(1)肾动脉开口水平以上的高位腹主动脉瘤,也可称为胸腹主动脉瘤和肾上型腹主动脉瘤。

(2)动脉瘤位于肾动脉开口水平以下,称为腹主动脉瘤或肾下型腹主动脉瘤。临床上多见于肾动脉水平以下,髂动脉以上的腹主动脉瘤,此类型动脉瘤瘤体近、远端都有一段动脉壁较为正常,这就为手术治疗提供了有利的条件。

五、临床表现

(一)腹部搏动性肿块

多数患者自觉心窝部或脐周围有跳动感,约1/6患者自诉心脏下坠到腹腔,这种搏动感以仰卧位和夜间尤为明显,肿块多位于左侧腹部,具有持续性和向着多方向的搏动和膨胀感。

(二)疼痛

约1/3患者有腹部脐周、两肋或腰部疼痛,疼痛的性质可为钝痛、胀痛、刺痛或刀割样疼痛。巨大的动脉瘤压迫脊髓引起腰痛。突然的剧烈腹痛往往是腹主动脉瘤破裂或急性扩张的特征性表现,因此把腹主动脉瘤突然出现腹痛视为最危险的信号。

(三)压迫症状

动脉瘤瘤体不断扩大,可压迫邻近器官产生相应症状。压迫小肠可导致饱胀、恶心、体重减轻;如果病变进展累及十二指肠可使胃肠道完全阻塞;双侧主髂动脉瘤可压迫输尿管引起肾水肿、肾绞痛和血尿,但输尿管完全闭塞不多见。腹主动脉瘤压迫腔静脉或髂静脉可产生下肢肿胀。

(四)穿破症状

腹主动脉瘤向消化道穿破形成主动脉消化道瘘,可引起消化道大出血。腹主动脉瘤破入下腔静脉,主动脉下腔静脉瘘,引起回心血量急剧增加、下腔静脉回流严重受阻,下肢、外生殖器和盆腔高度水肿,很快导致心力衰竭等。

(五)栓塞症状

动脉瘤腔内可形成血栓,大的栓子脱落可引起下肢急性缺血。腹主动脉瘤血栓形成也可导致急性主动脉闭塞,这种情况在主动脉瘤伴主髂动脉段有广泛闭塞时更易发生。临床最多见的是,瘤腔内泥沙样的微栓子不断脱落,引起远端细小动脉栓塞。

(六)破裂症状

腹主动脉瘤破裂的典型症状包括休克、搏动性肿块和腹部或背部疼痛三联症。已破裂的动脉瘤占腹主动脉瘤手术的10%~30%,这些患者中有2/3在瘤体破裂前未被诊断出动脉瘤。

(七)几种特殊类型的腹主动脉瘤

(1)炎性腹主动脉瘤:患者多并存有腹背部慢性疼痛、主动脉瘤体重下降、红细胞沉降率增快,并伴有泌尿系统或消化道梗阻的症状。

(2)感染性腹主动脉瘤:主要由细菌感染引起,表现为感染中毒症状、腹痛和腹部搏动性肿物。

(3)合并下腔静脉瘘的腹主动脉瘤:腹主动脉瘤破裂入下腔静脉形成内瘘,形成腹部搏动性肿物伴杂音与震颤,以及心力衰竭、下腔静脉系统高压等临床表现。

(4)合并消化道瘘的腹主动脉瘤:主要表现为消化道出血、腹部搏动性肿物、感染。消化道出血的主要表现为首先出现中小量呕血或便血,称为"先兆出血"。在一次或数次"先兆出血"后,患者常因突发性喷射性大呕血而死亡。

六、辅助检查

(一)彩色多普勒超声

提供受检血管的形态、血流方向、血管阻力、血流波形、频谱增宽及收缩期血液流速等指标。可以明确有无腹主动脉瘤、瘤的部位和大小。

(二)CTA 检查

CTA 检查是腹主动脉瘤最常用的检查手段,目前是诊断腹主动脉瘤最理想的影像学检测方法,也是血管腔内治疗术前评估的重要依据。与超声检查相比,可以更清晰地显示腹主动脉瘤的全貌及其与周围组织结构如肾动脉、腹膜后及脊柱的关系,还能发现主动脉壁的钙化和瘤内血栓,动脉瘤破裂形成的腹膜后血肿,动脉瘤破裂渗血或者侵入其他器官。

(三)MRA 检查

诊断腹主动脉瘤的作用与 CTA 大致相同。

(四)DSA 检查

可提供腹主动脉瘤最直接的影像,但 DSA 毕竟是创伤性检查,增加了患者的痛苦,如上诉 3 种检查可以确诊,则不必做 DSA 检查。

七、诊断与鉴别诊断

(一)诊断要点

根据病史及腹部脐周或中上腹扪及膨胀性搏动的肿块,有时有轻压痛,可同时伴有下肢急性或慢性缺血症状,一些患者可以听到腹部血管杂音及震颤等,即可怀疑腹主动脉瘤。进一步行彩色超声检查、CTA 或 MRA 检查,即可确立诊断。CTA 可作为腹主动脉瘤初次明确诊断的手段。

(二)鉴别诊断

1.肾绞痛

腹痛、休克、腰背痛是腹主动脉瘤破裂最常见的表现,在休克症状缺如时,剧烈的腰痛、肾区明显叩击痛、镜下血尿等表现常易误诊为尿路结石、肾绞痛。

2.腹腔疾病

腹主动脉瘤破裂产生类似肠道出血及破裂、乙状结肠憩室炎、肠梗阻、胆囊炎、胆石症、胰腺炎等疾病的症状,可能与腹主动脉消化道瘘、瘤体内附壁血栓脱落、肠系膜下动脉急性缺血等因素有关。腹膜后肿物可能将腹主动脉向前方顶起,造成可疑腹主动脉瘤,需通过腹部 CT 检查鉴别。

3.其他

较少见的需进行鉴别诊断的疾病还包括急性心肌梗死、腹部钝性外伤等。

八、治疗

腹主动脉瘤如不治疗不可能自愈,瘤体一旦破裂死亡率高达70%~90%,而择期手术死亡率已下降至5%以下,因此提倡早期诊断、早期治疗。

(一)保守治疗

1.严密监测

经过普查发现的腹主动脉瘤,如果瘤体直径<4 cm,建议2~3年进行一次彩色多普勒超声检查;如果瘤体直径>5 cm需要严密监测,建议每年至少行一次彩色多普勒超声或CTA检查。一旦发现瘤体>5 cm,或监测期间瘤体增长速度过快,需要尽早手术治疗。

2.药物治疗

一旦确诊腹主动脉瘤,在观察期间应严格戒烟,同时注意控制血压和心率。研究发现,口服β受体阻断药可以降低动脉硬化引起腹主动脉瘤的扩张速度,有效降低破裂率,减少围术期不良心脏事件导致的死亡,这是目前唯一有效的腹主动脉瘤保守治疗药物。其原理可能是通过减慢心率,降低主动脉压力,从而减少血流对主动脉壁的冲击,减慢动脉瘤扩张速度。

(二)开放手术

最早的腹主动脉瘤切除、人造血管移植术起源于20世纪60年代。经过40余年的发展不断演变成熟,已经成为经典手术之一。虽然近年来腹主动脉瘤腔内修复术(EVAR)发展迅猛,对开放手术的统治地位造成很大冲击,但对于全身状况良好,可以耐受手术的腹主动脉瘤患者,开放手术仍然是治疗的标准术式。

1.切口选择

经典的腹主动脉瘤开放手术切口选择腹部正中切开,逐层进入腹腔,打开后腹膜暴露腹主动脉瘤,也有人尝试左侧腹膜外切口入路,认为该入路适用于曾多次腹部手术,腹腔粘连严重的患者。但目前还没有确切的循证医学证据表明两种切口入路在围术期手术并发症及远期治疗效果上存在明显差异。

2.术前评估

腹主动脉瘤患者同时也是心血管疾病的高危人群,因此手术前的心脏评估尤为重要。术前需详细评估心脏,进行心电图和心脏超声检查,必要时需行冠脉造影检查以充分评估冠脉狭窄程度,除此以外,术前还应进行肺功能及肝、肾功能的仔细评估。

3.围术期结果

腹主动脉瘤择期开放手术死亡率在2%~8%,由于经验差别,结果有所不同。破裂性腹主动脉瘤手术死亡率则要高很多,各中心都在40%~70%。患者年龄越大,围术期死亡率越高;女性患者死亡率明显高于男性。术前患者的心脏功能、肺功能和肾功能都是影响围术期死亡率的独立因素。

4.长期存活率及并发症

腹主动脉瘤择期手术5年存活率为60%~75%,10年存活率为40%~50%。由于累及肾动脉的腹主动脉瘤需行肾动脉移植,预后和长期存活率低于普通的肾动脉下腹主动脉瘤,5年存活率<50%。腹主动脉瘤开放手术的并发症主要包括吻合口出血、假性动脉瘤、结肠缺血、移植物闭塞、移植物感染、合并十二指肠瘘等,发生率为0.5%~5.0%。

(三)腔内修复术

1.术前评估

EVAR对患者全身状况影响小,只相当于中到低等外科手术创伤,其围术期死亡率明显低于传统开放手术。但术前仍然需要评估心脏功能,了解患者既往是否有急性心肌梗死或心力衰竭病史。同时还应该评估其他器官功能,尤其注意肾功能,防止发生术后造影剂肾病。对病变的评估应有良好的CTA资料,清楚了解近端锚定区、远端锚定区和径路血管条件。

2.围术期结果

有关比较腹主动脉瘤开放手术和EVAR围术期死亡率的资料大多为非随机对照研究,这是因为选择EVAR的多为高危手术患者。尽管如此,EVAR后围术期死亡率<3%,低于开放手术。另外,同开放手术相比,EVAR术后恢复快,ICU治疗时间和整体住院时间都大大缩短。

3.长期存活率和术后并发症

EVAR后患者的长期存活率很大程度上取决于术前的高危因素,据综合文献报道,高危患者和普通患者EVAR后3年存活率差别明显,分别为68%和83%。EVAR后主要并发症有内漏、支架移植物移位、扭转、移植物闭塞、感染等。有研究表明,术前腹主动脉瘤瘤体直径越大,术后内漏、支架移位及其他并发症发生率越高。

4.EVAR存在的问题

随着器材和技术的不断改进,EVAR已经日趋成熟,但目前该术式仍存在一些问题,有待进一步发展和完善。

5.血管解剖局限性

与传统开放手术相比,EVAR对血管解剖条件的要求更高。首先,要求肾动脉下至少需要1.5 cm长的正常主动脉作为近端锚定区,即瘤颈至少要1.5 cm长;同时要求瘤颈直径≤28 mm,不能严重成角。另外,还要求髂外动脉及股动脉有足够直径,保证携带移植物的输送器可以通过。由于女性髂外动脉细,因此,由于输送途径差而放弃腔内治疗的女性比例大大高于男性,文献报道女性大约为17%,而男性只有2.1%。

6.内漏

内漏指EVAR后被封闭的瘤腔内持续有血流进入,可以分为以下4型。

(1)Ⅰ型内漏:指由于近段或远端锚定区封闭失败导致血流进入瘤腔,一般瘤腔内压力高,容易导致瘤体破裂。一旦发现,应尽早纠正。

(2)Ⅱ型内漏:指通过分支动脉(如腰动脉、肠系膜下动脉等)返血进入瘤腔,发生率在40%左右。大多数可以随时间延长自行血栓形成而封闭瘤腔,也有人通过导管行选择性分支动脉栓塞。但是,目前的循证医学证据表明,Ⅱ型内漏并不会增加瘤体近远期破裂的发生率。

(3)Ⅲ型内漏:指由于支架血管破损或扭曲造成接口处渗漏,一旦发生,也需要尽早通过介入或手术纠正。

(4)Ⅳ型内漏:指由于支架血管通透性高引起血液进入瘤腔,一般发生于支架血管植入后30天内。

另外,有些患者在EVAR后瘤腔持续增大,通过CT扫描未发现明显内漏,有学者称其为内张力。总之,正是由于存在内漏等不确切因素,EVAR后患者需要定期随访。随访间期一般为术后3个月、6个月、12个月,以后每年1次。如果影像学资料发现瘤体进行性增大,需要进一步检查以明确原因。

7.支架移植物闭塞

早期的腹主动脉瘤EVAR后,支架移植物闭塞的发生率很高。发生闭塞的一个重要原因是移植物扭曲成角,后来有人发现用金属支架作为外支撑可以减少血管移植物的扭转,从而大大降低移植物血栓闭塞的发生率。

8.瘤颈扩张

EVAR后,近端锚定区的主动脉可能随时间延长而进一步扩张,从而可以导致支架移植物向远端发生移位。目前在进行EVAR时,一般选择支架主体直径比近端瘤颈直径超出20%。

(张学江)

第三节 周围动脉瘤

周围动脉瘤可发生于颈动脉、锁骨下动脉、腋动脉、肱动脉、桡动脉、髂动脉、股动脉和腘动脉及其分支等部位,但股动脉和腘动脉为好发部位,占90%以上。发生在肢体的一侧或两侧,可为单发性或多发性,有时可同时伴有胸和(或)腹主动脉瘤。病因包括创伤、动脉硬化、感染、中层囊性变性、先天性及梅毒性等。

一、临床表现和诊断

渐增性搏动肿块是主要的临床症状。也有少数患者无明显症状,直至肿块并发感染,出现剧烈疼痛时才被发现。如肿块压迫附近神经,肢体可出现麻木及放射痛。如远段动脉并发血栓栓塞,肢体可出现缺血症状。搏动肿块在关节部位,可影响肢体伸屈活动。

局部检查时,在周围动脉的行径部位可扪及膨胀性搏动肿块,这是周围动脉瘤的典型体征。在搏动性肿块部位有时可闻及收缩期杂音,偶可扪及震颤。压迫动脉瘤近侧动脉可使肿块缩小,搏动、震颤及杂音等均减轻或消失。肢体动脉瘤增大压迫附近淋巴管和伴行静脉时,可产生肢体远侧淋巴水肿和浅静脉曲张。巨大髂、腋或肱动脉瘤可引起肢体屈曲畸形。

根据周围动脉瘤的特征,诊断一般不难,但需要与紧贴动脉或位于动脉表面的肿瘤或脓肿相鉴别。特别要警惕不能将动脉瘤误诊为脓肿而做切开造成不良后果。如动脉瘤难于确诊时,可做B超检查或诊断性穿刺,必要时也可做动脉造影检查。

二、治疗

周围动脉瘤一旦确诊,应尽早手术治疗。周围动脉瘤的治疗方法应根据动脉瘤的部位、大小、局部解剖条件,侧支循环的建立及有无并发感染等具体情况而定。一般可选用下列几种:①动脉瘤切除和动脉端-端吻合术;②动脉瘤切除和自体静脉或人工血管移植术;③动脉瘤切线切除和动脉瘤壁修补术;④动脉瘤切除和近、远侧动脉结扎;⑤动脉瘤腔内旁路术;⑥动脉瘤腔内修复术等。动脉瘤腔内修复术为近年来发展起来的新技术,技术原理等同于腹主动脉瘤腔内修复术,具有创伤小,住院时间短等优点,但不适用于近关节处的动脉瘤。如动脉瘤并发感染时,动脉瘤近、远侧动脉结扎,瘤腔做切开引流,并用自体静脉经解剖外途径做旁路移植术。

三、动脉瘤分类

(一)髂动脉瘤

不伴腹主动脉瘤病变的髂动脉瘤很少见,人群研究显示髂动脉瘤的发病率约为0.03%。而在所有主髂动脉瘤中,局限于髂动脉的病变仅占0.6%。髂动脉瘤的发病率男性高于女性[(5:1)~(16:1)],且多见于60岁以上的老年患者。髂总动脉瘤占髂动脉瘤中的70%~90%,髂内和髂外动脉瘤占10%~30%,约有50%患者为双侧发病。

髂动脉瘤患者在动脉瘤破裂前多无临床症状。有时因髂动脉瘤对邻近组织脏器压迫,可出现尿路梗阻、血尿、髂静脉血栓形成、肠梗阻及下肢神经功能损害等症状。由于髂动脉瘤位于盆部,因此体格检查很难发现。很少情况下,较大的髂动脉瘤可通过直肠指诊发现。随着影像学检查的进步,髂动脉瘤的诊断率不断提高。

由于髂动脉瘤破裂的死亡率较高(25%~57%),而择期手术的死亡率低于5%,因此目前建议对直径在3~4 cm的孤立性髂动脉瘤,如果患者手术风险控制较好,应择期行手术治疗;如果动脉瘤直径>5 cm,建议立即手术。

经腹膜外途径可显露髂动脉瘤,单侧髂动脉瘤可行动脉瘤切除及人工血管旁路。双侧髂动脉瘤或伴腹主动脉扩张的患者,可行主动脉-双侧髂动脉人工血管旁路术,选择经腹途径较为适宜。髂内动脉瘤的治疗需要结扎动脉瘤流入道和流出道,并且缝扎瘤腔内反流的侧支血管。也可考虑人工血管重建血运,但是髂内动脉侧支较多,重建存在困难。双侧髂内动脉瘤或一侧髂内动脉瘤伴对侧髂内动脉闭塞的患者,测定远端髂内动脉反流压或髂动脉阻断后乙状结肠血供,对于盆腔血供的评估有所帮助,但是多数患者需要重建一侧髂内动脉。少数情况下,髂动脉瘤可破入相邻的直肠、膀胱或小肠。如果术野污染严重,则需结扎动脉并行解剖外旁路重建血运。支架型人工血管腔内修复术治疗髂总动脉瘤或髂外动脉瘤已取得较好疗效,且手术创伤小、支架中远期通畅率高;髂内动脉瘤也可通过介入栓塞的方法进行治疗,或应用IBD支架、平行支架技术重建髂内动脉。腔内技术修复髂动脉瘤有望成为未来治疗的首选。

(二)股动脉瘤

国人中股动脉瘤占周围动脉瘤的首位,而在欧美国家其发病率仅次于腘动脉瘤,居外周动脉瘤的第二位。根据股动脉瘤累及股动脉分叉的情况,将股动脉瘤分为两型,从而帮助制订手术方案。Ⅰ型股动脉瘤局限于股总动脉,而Ⅱ型股动脉瘤累及股总动脉和股深动脉。常见病因包括创伤、动脉粥样硬化或血管退行性变,少见的病因还包括感染性动脉瘤、炎症性动脉瘤、白塞病及特发性动脉瘤。动静脉畸形也可导致股动脉瘤样扩张的改变。创伤性动脉瘤多发生于年轻患者,动脉退行性变导致的股动脉瘤主要发生于老年吸烟男性患者。

临床主要症状是在股三角区出现膨胀搏动性肿块,有时可听到收缩期杂音。患侧足背动脉搏动常减弱或消失,股动脉瘤破裂很罕见。较大直径的动脉瘤,可表现为局部的压迫症状,如压迫股静脉导致的下肢水肿或压迫股神经导致的下肢感觉异常。动脉瘤血栓形成、下肢动脉栓塞也可能发生,并与股动脉瘤直径大小和瘤体内附壁血栓有关。瘤体急性血栓形成可能导致股浅、股深动脉的闭塞,引起下肢远端严重缺血,发生率约为15%。远端动脉栓塞可能导致蓝趾综合征,发生率约为26%。

股动脉瘤可通过体格检查发现,但是仍有近1/3的患者存在漏诊。X线摄片有时可显示动脉瘤壁钙化阴影。多普勒超声检查的准确性较高,且可对瘤体直径进行测量,并可检查动脉瘤与股动脉分叉的关系,以及是否存在瘤体内附壁血栓。如果发现股动脉瘤,应行超声检查以排除同时存在的主动脉瘤和腘动脉瘤。CTA 和 MRA 对股动脉瘤的诊断,也具有重要的意义。

股动脉瘤一旦确诊,应尽早进行手术治疗。对于年龄较大且手术风险较高的老年患者,可先予观察。如果股动脉瘤进一步增大或出现下肢动脉栓塞并发症,则需要手术。对于同时患有无症状主动脉瘤、股动脉瘤或腘动脉瘤的患者,手术治疗应分期进行,首先治疗风险最大的动脉瘤。

手术方案取决于动脉瘤的累及范围,以及股深、股浅动脉的通畅度。可选择腹股沟部直切口,如果瘤体直径较大导致动脉瘤近心段控制困难,可采用单独的侧腹部切口经腹膜外途径控制髂外动脉,或直接切开腹股沟韧带向近心端延伸腹股沟切口,或从对侧股动脉放置髂外动脉阻断球囊控制出血。较小的Ⅰ型股动脉瘤可直接切除并行人工血管端-端吻合置换。而较大的Ⅰ型股动脉瘤可采用降落伞缝合法,吻合结束后人工血管应用瘤壁包裹。Ⅱ型股动脉瘤累及股动脉分叉,尤其是累及股深动脉的Ⅱ型股动脉瘤,原则上需要重建股深动脉。可采用人工血管置换股总动脉和股浅动脉起始段(端-端吻合),股深动脉再植于人工血管上(端-侧吻合)。对于孤立性的股浅动脉瘤,支架型人工血管腔内修复术也是一个有效的手段。

(三)腘动脉瘤

多数腘动脉瘤为退行性动脉瘤,与局部炎症和遗传因素均有关,最终导致血管壁弹性蛋白和胶原蛋白降解及动脉瘤形成。腘动脉窘迫综合征引起的反复慢性血管损伤,也可导致腘动脉瘤。腘动脉假性动脉瘤可由良性骨肿瘤的慢性损伤引起,如股骨远端干骺端的软骨瘤。穿透伤(如枪伤或刺伤)和医源性损伤(如介入操作或膝关节手术)都可导致腘动脉假性动脉瘤的发生。

患者常在腘窝部感觉有一个搏动性肿块,有时可引起局部疼痛,膝关节伸屈活动受限制。如动脉瘤血栓形成,肿块搏动即消失,瘤体远侧动脉继发血栓导致肢体出现缺血症状。瘤体内血栓突然脱落时,可造成肢体远端血管急性栓塞,出现剧烈疼痛。动脉瘤无症状时可误诊为腘窝囊肿。对于主动脉瘤或股动脉瘤患者需要排除合并腘动脉瘤的可能,应进行必要的体格检查和多普勒超声检查。血管造影、CTA 及 MRA 能进一步明确诊断腘动脉瘤。

远端动脉急性血栓栓塞,往往可导致下肢急性缺血症状,甚至可发展到肢端坏疽。因此,动脉瘤即使较小,增大缓慢,临床上无明显症状,一旦确诊,也应尽早进行手术治疗,预防并发症发生。年龄超过 70 岁而腘动脉瘤直径小于 2 cm 的患者,可暂行随访。术前应注意评估影响血管长期通畅性的各项因素,包括自体大隐静脉、下肢动脉流入道和流出道、近远端吻合口位置。腘动脉瘤结扎及旁路重建是腘动脉瘤治疗的"金标准"。其优点在于避免了术中分离可能造成的瘤体周围组织损伤(如腘静脉),但是腘动脉瘤引起的压迫症状未能通过手术解除。而且在侧支循环存在的情况下,腘动脉瘤仍存在进一步增大甚至破裂的可能。腘动脉瘤切除加自体大隐静脉移植通常用于较大腘动脉瘤的治疗。需纵行切开腘动脉瘤,移除瘤体内的附壁血栓,缝扎瘤腔内的侧支血管,移植自体大隐静脉重建血运。

(四)颈动脉瘤

颈动脉瘤是指颈总动脉、颅外段颈内动脉和颈外动脉及其分支的动脉瘤。颈总动脉瘤占 30%,其次为颈内动脉瘤(15%)、颈外动脉瘤(7%)及分叉处动脉瘤(8%)。常见的病因是动脉粥样硬化、创伤和感染。极少数是由医源性引起,如颈动脉内膜剥除术或颈动脉切开,自体静脉补片术后并发假性动脉瘤。颈动脉瘤的病变部位也与发病原因有关。损伤导致的颈动脉瘤常位于颈内动脉的高位颈段,而动脉粥样硬化引起的颈动脉瘤常位于或邻近颈总动脉分叉部。

颅外颈动脉瘤的临床症状取决于动脉瘤的部位、大小和病因。较小的颈内动脉瘤可无临床症状,但多数颈动脉瘤(30%)查体可发现位于颈部下颌角下方的搏动性肿块,可伴有收缩期血管杂音。通常认为颈内动脉瘤向内朝咽部扁桃体窝突出,而颈总动脉瘤向外朝颈部突出,但这也取决于颈总动脉分叉位置的高低。疼痛是最常见的局部症状,文献报道发生率高达40%,包括颈部疼痛、眼眶后疼痛或搏动性头痛。颈动脉瘤压迫引起的症状包括吞咽困难、脑神经压迫和中枢神经功能异常,而动脉瘤破裂引起的出血症状很少见。颅外颈动脉瘤需要与颈动脉扭曲、颈部肿瘤或淋巴结肿大、鳃裂囊肿及淋巴水囊肿相鉴别,超声多普勒、CTA、MRA或血管造影检查可帮助诊断。

虽然较小的颈动脉瘤长期随访显示破裂发生率很低,但是因局部压迫症状或神经系统症状,多数患者仍需要手术治疗。手术治疗的目的主要是预防颈动脉瘤血栓形成或栓子脱落栓塞导致永久性的神经功能损害。动脉瘤切除及血管重建是较佳选择,瘤体包裹或瘤体切线切除等手术方式现在已很少采用。颈动脉瘤手术中常需短暂阻断颈总或颈内动脉血流,少数情况下需结扎颈总动脉。后者常会引起脑组织损害并发症,偏瘫发生率为25%~35%,高者可达70%。因此,术前用手指压迫颈总动脉锻炼试验(Matas试验)以了解脑部侧支循环建立的情况。如能压迫颈总动脉时间延长至15~20分钟,而无脑组织缺血症状出现,则术中短暂阻断颈内动脉血流就较安全。手术方式有下列几种:①对颈外动脉瘤,做动脉瘤切除,颈外动脉结扎术。②对颈总动脉瘤,做动脉瘤切除,如动脉缺损短,可做动脉端-端吻合;动脉缺损长,则采用自体静脉或人工血管移植术。③对颈内动脉瘤,可做动脉瘤切除,如动脉缺损长,则采用自体静脉移植术。

由于颈动脉结扎后,动脉残端血栓形成并可向上蔓延至颅内眼动脉开口甚至累及Willis环,神经系统并发症发生率很高(30%~60%),半数患者死亡。虽然较大的颈动脉瘤或累及颈内动脉远端的动脉瘤,可通过阻断球囊或下颌关节半脱位增加远端流出道的控制和显露,但接近颅底的颈内动脉瘤其远端控制及吻合重建仍存在很大难度,必要时只能选择颈动脉结扎治疗,术后需肝素抗凝7~10天。腔内介入栓塞和支架型人工血管腔内修复术治疗颈动脉瘤已有报道。

(五)锁骨下动脉瘤

较少见。病因主要是动脉粥样硬化或血管退行性病变、胸廓出口综合征或损伤、肌纤维发育不良、梅毒性动脉瘤、动脉中层囊性坏死或邻近的淋巴结结核对血管壁侵蚀等因素引起的锁骨下动脉瘤。锁骨下动脉插管可引起动脉医源性损伤,从而导致假性动脉瘤的发生。

主要症状有在锁骨上区或下区出现搏动性肿块,还包括动脉瘤急性扩张或破裂导致的胸颈肩部疼痛;动脉栓塞导致的上肢急性或慢性缺血;臂丛神经受压导致的上肢疼痛或神经功能异常;右侧喉返神经压迫导致的声音嘶哑;气管压迫导致的呼吸异常;椎动脉或右侧颈动脉逆向栓塞引起的短暂性脑缺血发作或脑卒中;动脉瘤破入肺尖引起的咯血等。检查时,在锁骨区可扪及膨胀、搏动性肿块,有时可闻及收缩期杂音,桡动脉搏动可减弱或消失。

体格检查所见的锁骨上窝搏动性肿块多为颈总动脉或锁骨下动脉扭曲。超声多普勒检查可鉴别动脉扭曲与动脉瘤。除锁骨上窝肿块外,体格检查还可能发现:锁骨上窝血管杂音;上肢动脉搏动消失;微栓塞导致的蓝指综合征;臂丛神经压迫导致的感觉运动异常;声带麻痹及Horner征。超声多普勒或CTA检查可明确诊断,必要时还可行血管造影检查两侧椎动脉的通畅度。

虽然既往有单纯行锁骨下动脉瘤结扎而不重建的报道,但由于缺血并发症的发生率近25%,因此目前建议近端及中段锁骨下动脉瘤的手术治疗应包括动脉瘤切除及血管重建。少数情况下也可考虑锁骨下动脉瘤近远端结扎,解剖外旁路重建血运。如果锁骨下动脉瘤累及椎动脉开口,则应在术中重建椎动脉血运,尤其是在对侧椎动脉发育不全或缺如的情况下。

治疗：①对较小的锁骨下动脉瘤，可采用锁骨上或锁骨下切口，必要时需切断锁骨以利显露，切除动脉瘤，自体大隐静脉或人工血管置入术；②对巨大锁骨下动脉瘤，宜采用胸骨正中劈开至第2或第3肋间横断的颈胸联合切口，切除动脉瘤，人工血管或自体大隐静脉置入术；③对锁骨下动脉瘤伴有周围紧密粘连的，则可将瘤的近、远端动脉结扎，切开动脉瘤，在瘤腔内缝扎锁骨下动脉的各分支开口，缝合瘤壁切口，或加做血管旁路移植术。锁骨下动脉瘤的腔内治疗已有报道，尤其适合于伴随疾病较多，传统手术风险较大的患者。锁骨下动脉的近端和中段较适合行支架型人工血管腔内修复术。但是锁骨下动脉的远端位于锁骨和第1肋骨之间，支架放置后容易受到外力压迫变形甚至断裂。右侧锁骨下动脉瘤行腔内修复术还有栓子碎屑脱落至右侧颈动脉系统导致脑卒中的风险。腔内修复术后存在支架受压变形、断裂，以及支架内狭窄等可能，对于手术风险较小的患者，传统手术治疗应为首选。也有学者提出采用动脉瘤钢圈栓塞及颈动脉-锁骨下动脉旁路术治疗锁骨下动脉瘤。

(六)腋动脉瘤

腋动脉瘤多数由钝性伤或穿刺伤所致，多见于年轻男性患者。腋杖导致动脉慢性损伤所引起的腋动脉瘤，多见于老年患者。腋动脉假性动脉瘤常见于动脉穿刺伤的患者，也可见于肱骨骨折或肩关节前脱位的患者。由于腋动脉位置较深且侧支循环丰富，早期诊断存在困难。而动脉瘤破裂出血时，血液积于腋动脉鞘，臂丛神经受压可导致严重而持久的神经功能损害。多普勒超声、CTA或MRA检查可帮助诊断。腋动脉瘤的手术治疗包括动脉瘤切除及自体大隐静脉重建血运，术中应注意防止臂丛神经损伤。腋动脉瘤的支架型人工血管腔内治疗已有成功报道，手术风险较大的患者可尝试损伤较小的腔内治疗，但是长期疗效尚待证实。

（张学江）

第四节 急性动脉血栓形成

急性动脉血栓形成大多在动脉壁原有的病变基础上发生，如动脉粥样硬化、糖尿病动脉炎和动脉瘤等病变引起动脉管腔狭窄，易遭受某些意外的影响；或动脉外伤、动脉缝合或移植、动脉造影术后、放射性元素等刺激，造成血液成分改变，血黏度增加，血流减慢，导致急性动脉血栓形成。

一、临床表现

(一)临床症状

在采集病史和询问临床症状时，要注意：①疼痛发生的时间、严重程度；②疼痛发生以前是否有过肢体的不适；③疼痛发生的部位，是否随病程发生变化；④疼痛有无伴有肢体的运动和感觉的异常症状。

(二)体格检查

除了解发育、营养、体重、精神、血压和脉搏以外，要特别仔细地进行局部检查，应注意以下内容。

1.皮肤色泽改变

皮肤色泽可反映肢体的血液循环状况，肢体血液循环障碍酿成色泽改变时，皮肤苍白或发绀。组织缺血后,皮肤乳头层下静脉丛的血液排空,皮肤呈蜡样的苍白。有时在苍白皮肤间呈现散在的青紫斑块,是因血管内血液排空不全,仍积聚少量的血液。肢体周径缩小,浅表静脉萎瘪,在皮下出现蓝色线条。皮肤厥冷,肢端尤甚,常伴有皮温降低,皮温可降低3~4℃。若病变进一步发展,皮肤可出现大理石样改变,在苍白的皮肤上出现片状的发绀。如以手指压迫皮肤数秒后移开,正常者因受压时血液排入周围组织而呈苍白色,放开后1~2秒皮肤色泽复原;动脉供血不足或静脉回流障碍时,复原时间延缓;在发绀区,指压后不出现暂时性的苍白色,提示局部组织可能已发生不可逆性的组织坏死。

2.皮肤温度改变

肢体皮肤的温度取决于通过肢体的血液流量,动脉阻塞性病变时血流减少,肢体皮温降低,动脉闭塞的程度愈严重,距离闭塞平面越远,皮温越低。

3.动脉搏动的减弱或消失

肢体近端的动脉搏动,如股动脉的搏动和肢体远端的动脉搏动,如足背动脉的搏动都应仔细检查,要注意比较双侧同部位的动脉搏动,在搏动较弱的情况下,要避免将检查者本身手指的动脉搏动误为患者的动脉搏动。如动脉闭塞没有完全阻塞管腔,有部分血流通过,或因肢体的侧支循环代偿较好时,在栓塞部位的远端可触到减弱了的动脉搏动。当动脉痉挛严重或形成继发性血栓时,栓塞近端的动脉搏动也可减弱。

(三)伴随情况

因为大多数患者有心血管系统的器质性疾病,急性动脉缺血将加重原来的心血管系统功能紊乱,当心脏不能耐受栓塞引起的血流动力学改变时,就会出现休克和左心衰竭。严重者可致血压下降、休克、严重心律失常而导致心搏骤停。肢体动脉栓塞后,受累肢体发生大面积坏死,造成代谢障碍,表现为氮质血症、高钾血症、肌蛋白尿和代谢性酸中毒,最终导致肾衰竭。

二、辅助检查

(一)血液化验检查

1.血常规

急性动脉缺血发生后,白细胞计数通常升高。

2.血生化

急性动脉缺血的患者可能发生肢体坏死,造成代谢障碍,出现氮质血症、高钾血症、肌蛋白尿和代谢性酸中毒等。

3.凝血功能

了解患者的凝血功能,对于诊断和指导治疗过程都相当重要。D-二聚体通常是增高的。

(二)踝肱指数

踝肱指数见表14-1。

表14-1 踝肱指数与病程关系

临床类型	踝肱指数
正常	>0.97(一般为1.10)
间歇跛行	0.40~0.80
静息痛	0.20~0.40

续表

临床类型	踝肱指数
溃疡、坏疽	0.10～0.40
急性缺血	常<0.10

(三)影像学检查

1.多普勒超声检查

通过超声回声反射原理和超声多普勒显像原理的应用,超声检查可测定血管、血流的图像。彩色双功超声仪能提供血管切面的形态图像,显示脉冲式和连续式频谱多普勒,还可测定流速和流量,可清楚显示血管病变。动脉阻塞时,受累动脉的搏动消失、腔内无血流信号。超声检查因无创、操作简便、费用低,可重复使用而受欢迎,但超声检查可受到肠腔气体等的影响,结果多依赖操作者的经验。

2.CT血管造影

CT血管造影是无创伤的血管检查技术,CTA通过重组CT的血管解剖影像获得二维或三维立体成像,冠状面和矢状面的图像可显示血管的全长。清晰地看到血管的狭窄或闭塞的部位、程度、长度;显示血管腔内的病变,如有无钙化斑或附壁血栓、有无合适的流出道,以及直观显示病变血管与周围组织的解剖关系等。

3.磁共振成像和磁共振血管造影

磁共振成像(MRI)的基本原理是置于强磁场中的受检物体与质子运动频率相同的射频脉冲激发质子磁矩,发生能级转换,释放能量并产生信号,从而获得MRI。MRI能够与B超一样从多个平面成像,但避免B超对操作者技巧的依赖,可提供清晰超过CT的软组织图像。但MRI的空间分辨率仍不高,仅对大血管成像较好,体内有磁性金属物时不能做MRI检查。磁共振血管造影由MRI基础上发展起来,利用时间飞跃效应和相位对比技术,使血管的信号明显增强,近乎动脉造影的影像效果。

4.数字减影血管造影

通常经皮穿刺股总动脉或肱动脉置管行动脉造影,对急性动脉缺血患者进行动脉造影,可筛选急性动脉血栓形成或栓塞。DSA可显示动脉广泛、不规则、节段性的狭窄和闭塞,或伴有动脉壁的钙化,也可累及腘动脉甚至胫前动脉、胫后动脉的病变。血栓闭塞性脉管炎患者动脉造影显示中、小动脉节段性闭塞,周围可见树根状的侧支循环形成。进行DSA检查,不仅是诊断动脉闭塞,更重要的是发现流出道,能够为动脉旁路重建手术提供依据。近年来对急性动脉缺血的患者进行腔内介入治疗,是开放性外科手术进行血管重建外的另一个选择,此时DSA检查是必要的前提。

三、诊断

(一)病史

病史中有慢性缺血症状,如肢体麻木、发凉和小腿或臀部、股部间歇性跛行等,突然发生肢体剧痛者,可能是急性动脉血栓形成,因此,应详尽询问病史,确切了解发病全过程、治疗史、治疗结果及相关病史。

(二)临床表现

急性肢体动脉缺血时,发病急骤,并伴有心脏疾病,特别是心房纤颤、心律失常,具有典型的临床表现。通常将急性肢体动脉缺血的特征总结为所谓"5P"征,即疼痛(pain)、无脉(pulselessness)、苍白(pallor)、麻木(parasthesia)和运动障碍(paralysis)。需要注意的是,当患者突然发生肢体剧痛,苍白,肢体的动脉搏动减弱或消失时,已经基本上可以诊断急性动脉缺血,并不需要等待出现"5P"征的全部表现。

判断急性动脉缺血是否存在固然重要,明确动脉阻塞的部位也相当重要。Duplex 超声显像、磁共振动脉显像(MRA)、数字减影动脉造影(DSA)和 CTA 等影像学检查有助于判断动脉阻塞的部位和范围,可以根据具体情况选择采用。

在没有条件进行影像学检查时,可通过病史和体检的特点进行综合考虑,大致确定阻塞的位置,如最初疼痛的位置、正常动脉搏动消失的位置、皮肤温度变化的平面等,肢体动脉阻塞的部位较皮肤温度降低的平面高,一般要高 6~8 cm,大约为一横掌。例如腹主动脉骑跨部血栓形成时,双下肢剧烈疼痛,位于脐部的腹主动脉远端搏动不能触到;如腹主动脉搏动良好,则双髂动脉闭塞的可能性大。表现为一侧下肢剧痛、肢端动脉搏动消失的患者,股动脉搏动不可触及时为同侧髂动脉闭塞,髂动脉搏动好时则可能为股动脉闭塞。

(三)临床分类

根据急性动脉缺血的严重程度,急性动脉缺血又可分为以下几类。

1. Ⅰ类

轻度缺血时表现为轻到中度的肢体静息痛,感觉障碍不明显,肢体能存活,没有立即坏死的风险。对轻度缺血的患者应立即开始肝素抗凝治疗,评价患者的心肺功能并进行必要的治疗和调整,根据动脉缺血肢体对肝素抗凝治疗的反应情况,决定是否需要进行延迟动脉血栓取除手术。

2. Ⅱ类

中度缺血的患者表现严重的肢体静息痛和感觉障碍,具有坏死的风险,但肢体没有发生不可逆的肌肉损伤,如果得到及时妥善的处理,例如血管重建,则可以避免截肢。Ⅱ类又可分为两个亚型,Ⅱa 型需要及时的治疗,而Ⅱb 型需要紧急处理。此时,应立即开始肝素抗凝治疗和动脉血栓取除手术,以避免不可逆的损伤发生。

3. Ⅲ类

已发生肢体动脉严重缺血,缺血的肢体已发生永久性的神经和肌肉的深度损伤,此时不必考虑其他的治疗手段,截肢成为唯一的选择。不应该过分强调保留肢体而进行动脉血栓取除手术。因为在严重缺血的肢体重建血液循环后,将出现再灌注综合征,继而发生成人呼吸窘迫综合征(ARDS)、急性肾衰竭、严重心律失常等,病死率可高达 50%~70%。

四、鉴别诊断

(一)急性动脉栓塞

急性动脉血栓形成的临床表现虽与动脉栓塞酷似,但它具有下列特点:①有长期的患肢慢性缺血、循环功能不全的症状和体征,如小腿或臀股部的麻木感、疼痛、发凉、间歇性跛行等症状,肢体皮肤干燥而过于光滑,汗毛减少,趾(指)甲增厚变形和肌肉萎缩,干性溃疡,静脉充盈时间延长等体征;②起病缓慢,通常有其他部位动脉硬化表现;③血栓形成的肢体皮肤苍白、寒冷,搏动消失等症状的分界平面模糊;④血胆固醇往往升高;⑤X线摄片可见动脉壁上有钙化斑和骨质疏松;⑥动脉造影见受累动脉管壁粗糙、不光整、扭曲、狭窄和节段性阻塞,周围侧支循环较多呈扭曲、螺旋形。

急性动脉血栓形成与急性动脉栓塞的鉴别诊断有时相当困难,甚至动脉造影也不能区分,有时正确的诊断要在手术中才能做出。有学者提出,有无心房纤颤可能是区分急性动脉血栓形成与急性动脉栓塞的唯一可靠的临床征象。

急性动脉血栓形成后,动脉痉挛、动脉壁退行性变,有继发性的血栓形成。栓塞远段动脉内压力的锐降,造成血流缓慢、管腔萎瘪,以及原发血栓收缩释放出促凝血物质,加速血液凝固。由于栓塞邻近组织缺血,前列腺素 E_1(PGE_1)生成减少,加速并增多血栓的繁衍。

(二)股青肿

急性下肢深静脉血栓形成合并动脉痉挛时可与动脉急性血栓形成相混淆。因为动脉血液滞缓,使患肢苍白或发紫、发凉、动脉搏动减弱,但急性下肢深静脉血栓形成的患肢静脉瘀血、肢体高度肿胀,与动脉血栓形成迥然不同。

(三)主动脉夹层动脉瘤

夹层动脉瘤形成的内膜瓣片如堵塞一侧肢体动脉的开口时,可表现为肢体的急性缺血。但本病患者既往有高血压或 Marfan 综合征病史,首先表现为腹部或胸背部剧烈疼痛,但也有的患者仅表现为肢体缺血,容易误诊。彩色多普勒超声检查、CTA 和 MRA 可以观察到主动脉壁的分离,主动脉真腔与假腔形成。

五、治疗

(一)治疗原则

急性动脉缺血患者的病情大多较重,治疗应尽量简单,以有效地解除动脉阻塞,恢复患肢的血液供应为目的,并兼治原发性疾病。

(二)治疗方案

1.非手术治疗

非手术治疗包括肢体局部处理和药物治疗。

(1)肢体局部处理:患肢一般可下垂15°左右,低于心脏的平面,以利动脉血液流入肢体。室温保持在27 ℃左右。患肢局部不可热敷,以免增加组织代谢,加重缺氧,甚至促使肢体发生坏死。

(2)抗凝治疗:抗凝剂可防止栓塞的远近端动脉内血栓的延伸、心房附壁血栓的再生或发展,以及深静脉继发性血栓形成。常用肝素和香豆素类衍生物等。在急性期,先静脉用肝素3~5天,如用肝素2 000~4 000 U/d,加至0.9%的氯化钠注射液1 000 mL中持续滴注,滴注前先静脉注射5 000 U作为初始剂量。肝素干扰血液凝固过程中的许多环节,阻止血小板凝集和破坏,妨碍凝血激活酶的形成;抑制凝血激活酶的形成,阻止凝血酶原变为凝血酶;抑制凝血酶,从而妨碍纤维蛋白原变成纤维蛋白。近年来较多使用低分子肝素,低分子肝素选择性抗凝血因子Ⅹa活性,对其他凝血因子影响不大。抗血栓作用与出血作用分离,保持肝素抗血栓作用而降低出血危险。低分子肝素皮下注射每天1~2次即可,使用较方便。

(3)溶栓治疗:溶栓剂仅能溶解新鲜血栓,一般对发病3天以内的血栓效果最好。给药途径,最好是直接穿刺或经导管注入,或持续灌注溶栓剂于栓塞近端的动脉腔内,或以多孔喷雾式导管向血栓内作持续滴注。也可经静脉滴注给药。所用药物有链激酶、尿激酶、东菱克栓酶等,以尿激酶应用较多,较为安全。每天用尿激酶50万~100万单位,需严密监测纤维蛋白原、优球蛋白溶解时间和纤维蛋白降解产物(FDP),注意皮肤、黏膜、泌尿道等部位的出血,但纤溶剂对纤维性栓子本身难以发挥作用。

(4)解除血管痉挛的治疗:产生动脉痉挛的原因,是灵敏的神经末梢感受器受刺激的结果。栓子直接刺激管腔,反射性引起交感神经纤维兴奋,使动脉壁平滑肌强烈收缩。同时血栓内大量凝集的血小板激活,释放组胺与5-羟色胺等物质,加重动脉的痉挛。持久的动脉痉挛造成肢体远段的缺血,远比血栓阻塞主干动脉血流更为严重。因此,可采用交感神经阻滞或血管扩张剂以消除痉挛。可用0.1%的普鲁卡因静脉滴注,罂粟碱或妥拉唑林直接注入栓塞的动脉腔内或静脉滴注;也可采用交感神经阻滞或硬脊膜外阻滞,以解除动脉的痉挛,促进侧支循环的建立。

2.手术治疗

手术治疗是治疗急性动脉缺血的主要方式,在抗凝的同时用Fogarty球囊取栓导管取栓是急性动脉栓塞时首选的治疗措施,越早进行越好。

(1)Fogarty球囊取栓导管取栓术。

手术适应证:①趾或指动脉分支以上的动脉栓塞;②动脉栓塞后肢体未发生坏疽;③为降低坏疽肢体的截肢平面。

手术禁忌证:①肢体肌肉已发生坏死;②患者处于濒死状态。

麻醉:手术时的麻醉可采用硬脊膜外阻滞麻醉、全麻或局麻。上肢的动脉栓塞取肘部切口,下肢动脉栓塞常规取股部切口。

Fogarty球囊取栓导管取栓手术的实施:以经股动脉的下肢动脉取栓为例,取患侧腹股沟中点纵切口,避免损伤大隐静脉。在缝匠肌内侧显露股总动脉、股浅动脉和股深动脉,以橡皮条分别绕过动脉以控制血流,注意保护内侧的股静脉和外侧的股神经不受损伤。肝素化后,阻断上述3个动脉,在股总动脉前壁做纵切口约1.5 cm或横切口。横切口的优点是在手术完成后可直接缝合切口,而不必顾虑纵行切开及缝合后可能造成的动脉狭窄。放松股动脉近端橡皮条,向近侧插入Fogarty导管,使其前端进入腹主动脉下端,然后向导管注入肝素盐水1~1.5 mL,充盈球囊,再缓慢持续用力向外拉出导管,轻柔地将血栓拖出股动脉切口,用血管镊取除血栓,重复此过程直至近端股动脉出现活跃搏动性喷血,再次阻断近端股动脉血流。然后取除远端动脉的继发性血栓,以Fogarty导管向远端动脉插入,依上法取除继发性血栓,直至动脉回血良好。在病变范围较广时,常需多次重复,分次取除血栓,务必使导管到达踝部附近的动脉。向远侧动脉取栓,需插入其他分支时,常需再插入另一导管取栓,以获得较好的逆行回血。如膝下分支有阻塞,或Fogarty导管只能到达腘窝时,可在膝下内侧做纵向切口,显露膝下动脉的分支,切开动脉取栓。当对远侧动脉通畅是否有疑问时,可行术中动脉造影。最后向远端动脉注入尿激酶50 000 U,溶解远端小动脉分支内的残留血栓。放松股动脉近端的橡皮条,检查近端动脉的喷血情况,如动脉喷血良好即再次阻断,用6-0 prolene线外翻缝合动脉壁切口。

取栓术后处理。①全身处理:多数患者伴有器质性心脏病,有时甚至在心肌梗死时发病,因而患者的内科情况常需与有关科室协同处理。发病时间较长或较大动脉栓塞的病例在取栓成功,恢复循环后,大量的缺氧代谢产物回流,可导致重度酸中毒、高血钾、低血压、休克、肾衰竭、心律失常以致心搏骤停,因此术后监护十分重要,如监测心、肺、肾功能,密切观察动脉血气、电解质、肝肾功能和尿量等。如果动脉栓塞发生于较粗的肢体主干动脉,受累组织相当广泛,而施行栓子摘除术的时间又较晚,当栓子摘除后,血液循环急骤恢复,大量坏死组织内的代谢产物迅速进入全身循环,可在短时间内出现明显的代谢紊乱。发生于栓塞后的这种病理生理变化,临床上称肌肾酸中毒综合征。预防代谢性肌肾酸中毒综合征需调节补液量,用碳酸氢钠、利尿剂、强心剂或抗心律失常药物。②局部处理:远侧动脉搏动恢复为手术成功的指标。必要时以 Doppler 听诊器或 Doppler 仪监听动脉血流,测节段性动脉收缩压和做肢体血流图。但由于常伴动脉痉挛,可使血液循环恢复较慢。肢体静脉充盈、肢体变暖常较早,而动脉搏动有时需在术后数小时甚至 1～2 天后才恢复。当并发患肢动脉硬化时,有时搏动不能恢复,而仅转为"暖足"。取栓术后观察患肢疼痛、麻木情况,功能障碍是否缓解;观察动脉供血和回流情况;观察患肢皮温、静脉充盈时间、毛细血管充盈情况和患肢周径,并观察患肢运动和感觉功能。术后患肢明显肿胀首先应想到缺血后再灌注损伤,此时可抬高患肢,一般一周左右可消退。如果术后症状不缓解,体征不改善或症状缓解后又加剧等,都是取栓不成功或栓塞再发生,或再发血栓形成的表现,应该再次进行手术探查。再次手术时应争取明确失败的原因,以求再度手术成功。如再次术中发现患肢近侧动脉有喷射样血流时,常提示患肢远端小动脉病变未解除,可能需再切开远端动脉取栓。再次术后应以大量肝素盐水灌入远侧动脉,使微小血栓得以清除。必要时行术中动脉造影。术后出现患肢明显肿胀时,应想到可能发生"缺血后再灌注损伤",或是急性静脉血栓形成,或是发生间隙综合征。所谓缺血后再灌注损伤,是由于氧自由基释放等因素,毛细血管通透性增加而导致组织水肿,严重时甚至影响已经再通的组织供血。间隙综合征,尤其是胫前间隙综合征,表现为小腿前侧骤然疼痛、明显肿胀和触痛、皮肤色呈紫红,胫前神经麻痹时表现为足下垂、第一趾间感觉障碍。应立即作筋膜切开减压术。严重病例小腿诸间隙均被压迫,可切除腓骨中段 1/3,此法可同时使小腿诸间隙均获减压达到根治性筋膜减压的目的。

(2)其他手术方式:对急性动脉血栓形成的病例单纯进行 Fogarty 球囊取栓导管取栓术治疗,常不能取得理想的治疗效果。应合并施行其他的手术方式,如取栓术加内膜切除术、血管旁路重建术等。

取栓术加内膜切除术:在取栓术同时将增厚的动脉血栓内膜切除。动脉内膜切除术的临床应用早于动脉旁路转流术,该术式未曾得到广泛应用,因为早期开展此术式时手术远期通畅率低、对继发动脉瘤的恐惧和人工血管旁路术的问世。但因其能保存自体血管管腔,故随着手术技术的改进,合并施行自体静脉补片或 PTFE 补片的股深动脉成形术,内膜切除术又重新得到重视。此法适用于病变较局限时,尤其适用于股深动脉起始部的动脉粥样硬化性狭窄,可矫正动脉狭窄。行股深动脉开口处的内膜切除后,即使股浅动脉的狭窄或阻塞不能彻底解决,也能达到保留肢体的目的。因为即使是在动脉硬化较晚期的患者,股深动脉远侧常依然保持通畅。如股深动脉起始部内膜切除术后发现局部狭窄时,可用自体静脉或人工血管补片,此为股深动脉补片成形术。

血管旁路重建术:经上述处理仍不能解决急性肢体远端的动脉缺血时,如果经动脉造影,发现动脉阻塞的远端有通畅动脉,即远端动脉流出道,可考虑行腹主动脉-股动脉、腋-股动脉、股-股动脉血管旁路术以解决髂动脉阻塞,以髂-股动脉、股-腘动脉、股-胫动脉、股-腓动脉甚至股-踝动脉的血管旁路以解决股动脉、腘动脉阻塞,重建血运。对于膝关节以上动脉的血运重建材料,可用人工血管,而膝关节以下的动脉则用自体静脉为佳。

动脉旁路重建手术成功的关键是找到理想的近端动脉流入道和通畅的远端动脉流出道。故应强调手术前的动脉造影检查。在重建手术中解剖暴露远端的动脉,找到动脉流出道后可向其远侧注入生理盐水,如生理盐水能十分流畅地向动脉流出道内注入,提示动脉流出道通畅,这对重建手术中检查远端动脉流出道通畅性很有帮助。

静脉动脉化:在急性动脉血栓形成的病例合并广泛性动脉闭塞时,寻找可用来进行吻合的远端动脉流出道十分困难。因而可考虑施行股动-静脉转流术(静脉动脉化)手术。股动-静脉转流术的确切作用机制至今仍未能得到阐明,但大量临床经验已证明该手术方式确有一定的临床疗效,而且手术方式相对简单、易行,故在确信不能进行解剖性的动脉旁路重建手术时,可适当采用。

(3)经导管溶栓治疗:溶栓治疗作为手术治疗的辅助治疗,其疗效不容置疑。急性肢体动脉缺血小于14天时,经导管溶栓治疗是有效的。尿激酶、重组组织型纤溶酶原激活物(rt-PA)是常用的溶栓药物。应用多侧孔的溶栓导管,可以增加溶栓药物进入长段血栓的效率。目前,针对急性动脉缺血的溶栓治疗主要是指经动脉腔内的导管注射溶栓药物。经静脉全身使用溶栓药物的效果不好,而且不良反应较多。大于14天的急性肢体动脉缺血,也可以考虑经导管溶栓或取栓治疗。

关于溶栓药物的剂量和溶栓治疗的时间,至今没有统一标准。对于发生在6~12小时内的急性心肌梗死病例,国内采用尿激酶150万~200万单位在30分钟内完成外周静脉注射已经广为接受。但急性肢体动脉缺血与急性心肌梗死毕竟是不同的疾病,对后者的治疗更强调紧急、追求有效。一般认为,急性肢体动脉缺血的溶栓药物的剂量和溶栓治疗的时间,应该根据同时监测动脉复通和并发症的情形进行调整。溶栓治疗的主要并发症是纤溶过多而导致的出血。颅内出血的后果尤为严重,是死亡的主要原因。一般的出血不用处理,出血严重时应终止溶栓和抗凝治疗,必要时应进行输血。在溶栓和抗凝治疗过程中,注意临床观察和实验室监测,是提高治疗效率、减少并发症的重要措施。

(4)截肢术或取栓术加截肢术:当患者就医时肢体已经坏疽,需预防感染的扩散和改善患肢血液循环。待坏疽与健康组织间的界限明确后行截肢或截趾术。如患者虽尚无坏疽平面形成,但肢体缺血已导致周身情况恶化而威胁生命时,也应立即截肢。有时患者做了较高位的截肢,但残端因缺血而不能愈合,这时可考虑合并进行动脉取栓术和截肢术。手术时先行动脉取栓术,使血流尽可能地恢复,紧接着行截肢术,其优点:①常可有效地降低截肢平面;②增加肢体残端的血液供应,促进残端的愈合。

(5)术后观察及处理:一般处理包括观察生命体征,如呼吸、血压、脉搏等,应每30分钟观察直至平稳。对于并发症的观察及处理:①观察下肢动脉血供,如足背动脉、胫后动脉搏动、皮色、皮温等。若出现明显的搏动减弱、消失,皮温厥冷、苍白,尤其是在术后逐渐出现的以上临床症状,应考虑血栓形成可能。②术后抗凝、抗血小板凝聚,并在术后使用抗生素1~2天。③健康教育,例如教会患者日常生活不应压迫皮下隧道处的人工血管。

(6)出院后随访:得到及时有效治疗的急性动脉缺血的疗效是肯定的,但由于发生急性动脉缺血患者的情况不同,例如动脉缺血的解剖状况,患者的全身情况不同,因此患者的治疗结局常相差甚远。血管重建术后,患者应长期使用抗血小板药物治疗,通常是阿司匹林75~325 mg/d或氯吡格雷75 mg/d,除非有禁忌证。另外,由于对动脉缺血的治疗大多不是根治性的,因而随访相当重要。随访的内容包括缺血症状是否复发或加重、股动脉搏动情况、旁路血管近、远端和旁路血管搏动情况、多普勒超声检查旁路血管全程、静息和运动后的踝肱指数等。

(张学江)

第五节 急性动脉栓塞

急性动脉栓塞是由脱落的血栓堵塞动脉,造成血流障碍的紧急疾病之一。栓子随血液循环停留在口径较小的周围动脉或内脏动脉产生栓塞,造成受累动脉供应的肢体、脏器、组织等急性缺血甚至坏疽(死)。

血栓栓子的90%以上来自心脏病,而且血栓栓子嵌塞于腹主动脉末端及其下方的下肢动脉者占90%。急性动脉栓塞的特点是发病突然、症状明显、进展迅速、预后严重,需紧急处理。急性动脉栓塞可分两大类,即周围动脉栓塞和内脏动脉栓塞,现主要介绍周围动脉栓塞。

一、病因

动脉栓塞的栓子可以是血栓、空气、肿瘤、脂肪、羊水、子弹等,但最常见的是血栓。血栓主要有三个来源:①心脏病;②动脉病;③人工瓣膜代用材料。其中心脏病为主要来源。

(一)心源性血栓

血栓大多来自心血管系统,特别是左心。Metcalfe报道200例下肢动脉栓塞的血栓栓子,来自心脏病的占90%,其中70%伴有心房颤动。Fogarty报道338例动脉栓塞,血栓栓子来自心脏者占94%,其中77%伴有心房颤动。在心脏疾病中,风湿性心脏病和冠心病两者都可发生左心内的血栓形成。在风湿性心脏病中,尤其是二尖瓣狭窄时,左心房血流受限,血流缓慢,压力升高,心房扩大,收缩力减弱,容易引起血栓形成。冠心病,特别是心肌梗死致左心室扩大、收缩乏力,有利于血栓形成。

近年来,人工瓣膜的应用日益广泛,也是血栓形成的所在部位,后者可使血流缓慢,诱发血栓形成。Cooley对2 097例心脏瓣膜手术的患者做了随访,存活6年的1 550例中,动脉栓塞发病率为15.5%。二尖瓣置换术较主动脉瓣置换术的动脉栓塞率高,分别为17%和11.5%。

(二)血管源性血栓

动脉手术如肾动脉下腹主动脉瘤切除、腘动脉瘤切除、胸廓出口上的锁骨下动脉瘤切除、血管移植术,以及动脉造影等,均可以导致动脉栓塞。外周动脉硬化斑块所形成的微栓子、血管损伤的血管壁上也可有血栓形成,脱落后形成栓子。静脉系统血栓,在右心房压力超过左心房时,血栓可经未闭的卵圆孔到达体循环,成为动脉内的"反常血栓",但较为少见。

(三)其他原因

恶性肿瘤可溃破进入动脉循环成为栓子,常见为原发或转移性肺癌。恶性肿瘤手术切除时或手术后也可能发生癌栓导致的动脉栓塞。有4%~5%的患者经过所有的检查后仍不能发现血栓的来源。

二、病理解剖与病理生理

动脉栓塞部位与血栓栓子的大小有密切关系,在周围动脉栓塞中,下肢比上肢多见,股总动脉发病率最高,其次是髂总动脉、腹主动脉、腘动脉和胫后动脉。有文献报道,心源性血栓进入升主动脉后,小的栓子可以通过无名动脉或左颈总动脉进入脑部动脉者约为20%;进入内脏动脉,例如肠系膜上动脉和肾动脉等者为6%～7%；进入上肢动脉，如肱动脉者约为2%；而较大的栓子可以阻塞腹主动脉分叉和下肢的动脉，为70%。上肢动脉发病率依次为肱动脉、腋动脉、桡动脉、尺动脉。Warren报道腹主动脉及其远侧动脉栓塞占50%，Tyson报道为90%，Fogarty报道为89%。

绝大多数的栓子位于动脉分叉处，这是因为分叉处动脉管腔突然变窄，阻力增大；同时也与动脉分支的角度和血流有关。从血流动力学来看，血流的阻力与动脉半径的4次方成反比，也即动脉管径越小，阻力越大。栓塞导致动脉管腔部分或完全阻塞后，阻塞远端的动脉及其侧支发生动脉痉挛、血管壁变性、栓塞近远端继发性血栓形成等一系列病理生理变化。

(一)动脉痉挛

动脉痉挛包括栓塞处的动脉本身和邻近侧支动脉，产生痉挛的原因是栓子直接刺激和管腔压力增高，通过神经反射，引起支配动脉的交感神经纤维兴奋，致使动脉壁平滑肌出现强烈收缩。同时，血栓内大量凝集的血小板也会释放5-羟色胺类物质，加重动脉痉挛。持久的动脉痉挛所造成的远段缺血，远比血栓栓子阻塞主干动脉血流时更为严重。因此，在治疗时除摘除栓子外，可采用交感神经阻滞或血管扩张剂。

(二)继发性血栓形成

动脉痉挛也影响到动脉滋养血管，造成动脉壁血供障碍，内皮细胞受损，内弹力层增厚、断裂，内膜下层水肿、内膜退行性变、血小板和纤维蛋白黏附于动脉内膜造成继发性血栓形成。这是栓塞远端的动脉内继发性血栓形成的主要原因。这种血栓与动脉内膜紧密粘连，难于摘除，即使摘除，由于内膜的损伤可造成再度血栓形成，这是动脉栓子摘除后需使用抗凝剂的病理基础。而栓塞近端动脉的继发性血栓是由于血流滞缓，血液中有形成分沉积，血液发生凝固而形成血栓，这种血栓与动脉内膜粘连较松，容易摘除。栓塞远端先形成新的血栓，而后近端再形成新血栓。继发性血栓常在栓塞后8～12小时发生，因而手术摘除栓子最好在栓塞发生后6～8小时内施行。伴行静脉也可发生继发性血栓，一旦发生，肢体血液循环障碍加重。

(三)栓塞对受累肢体的影响

与组织缺血缺氧有关，如产生肢体皮色改变，感觉和运动障碍，动脉搏动消失等一系列征象。周围神经对缺氧最敏感，其次是肌肉组织。下肢动脉栓塞8小时后，可有组织细胞坏死，12小时后就有不同程度的坏疽(死)。上肢动脉栓塞，由于侧支循环丰富，发生坏疽(死)较迟。

(四)栓塞对心脏的影响

栓塞发生后，或多或少地加重心脏的负担。栓塞动脉越大，阻塞和痉挛越明显，对心脏影响也越大。如果心脏不能代偿这种血流动力学的变化，就会出现血压下降、休克和左心衰竭，甚至造成死亡。

(五)栓塞对全身代谢的影响

栓塞发生后，肢体发生坏疽，造成代谢障碍。栓塞后10～12小时就会出现一定程度的氮质血症、高钾血症、肌蛋白尿和代谢性酸中毒，最终可导致肾衰竭。临床上称肌病-肾病-代谢综合征，发病率为7%～7.5%。

三、临床表现

急性动脉栓塞可发生于任何年龄，但以50岁以上者占多数，这与心脏病发病年龄有关，如风心病引起栓塞者年龄较轻，冠心病发生动脉栓塞者年龄较大。急性动脉栓塞的症状轻重，决定于栓塞的部位、程度,新的血栓形成多少,侧支循环是否发挥作用,以及对全身影响等因素。

(一) 一般症状

急性动脉栓塞在没有侧支循环代偿的情况下,将导致急性肢体缺血征象;疼痛(pain)、苍白(pallor)、无脉(pulselessness)、麻痹(paralysis)和感觉异常(paresthesia),即"5P"征。上述症状的出现和严重程度与缺血程度有关。

1.疼痛

疼痛是最早出现的症状,大多为急性锐痛,少数患者仅感酸胀,个别患者可无疼痛感觉,而代之麻木感觉。疼痛开始发作时,位于阻塞平面处,以后逐渐加剧,延及远侧,甚至整个下肢。疼痛主要原因是组织缺血缺氧,栓塞处的剧烈疼痛与局部血管压力骤增,血管突然扩张有关。

2.苍白

由于组织缺血,皮肤乳头层下静脉丛血液排空,皮肤呈蜡样苍白。若血管内尚积聚少量血液,在苍白皮肤间可出现小岛状紫斑。由于动脉血的输出量极少,致使浅静脉瘪陷,时间长久后,肢体周径较健侧小。由于动脉血供中断,致使皮肤厥冷,肢体远端尤为明显。皮肤温度的改变,实际比真正栓塞平面要低得多,一般约低一个手掌宽的距离。如腹主动脉骑跨栓塞者,皮温改变平面约在双侧大腿和臀部;髂总动脉栓塞者约在大腿上部;股总动脉栓塞者约在大腿中部;腘动脉栓塞者约在小腿下部。如果皮肤温度锐降而向近端发展,则提示新的血栓继续向近侧繁衍。

3.动脉搏动减弱或消失

栓塞部位的动脉有压痛,栓塞近端动脉可出现弹跳状强搏动,但若动脉发生严重痉挛,栓塞近端搏动也可减弱。栓塞以下的动脉搏动减弱或消失。有时由于血液的冲动,栓塞近端动脉的搏动可传导到栓塞远端的动脉,这时远端动脉可有传导性搏动,产生搏动依然存在的假象。如栓塞不完全,远端动脉搏动减弱。动脉栓塞后,相应部位动脉搏动减弱或消失,皮肤颜色、感觉和运动障碍的改变部位较皮温降低平面更低。

4.感觉异常和麻痹

患肢远端呈长袜形感觉丧失区,这是由周围神经缺血引起的功能障碍。近端有感觉减退区,再近端可有感觉过敏区。患肢可有针刺样感觉,肌力减弱,甚至麻痹。这些征象都是由于所有组织包括周围神经在内,遭受严重缺血的结果。

(二) 几种动脉栓塞的临床特点

1.腹主动脉分叉处栓塞

起病急骤而严重,可有下腰和下腹疼痛,有时伴恶心、呕吐。疼痛和运动障碍常累及两个下肢。麻木、苍白、厥冷和紫斑自大腿上部开始直到足趾。双下肢自股动脉以下均无搏动。由于血栓骑跨在腹主动脉分叉处,两下肢症状大致相等,但并不完全对称。

2.髂总动脉栓塞

同侧股动脉以下搏动消失,尽管对侧健肢未受累,但也常会显示动脉反射性痉挛,而使搏动强度有所减弱。

3.股总动脉分叉处栓塞

疼痛局限于小腿以下,麻木及皮肤颜色改变的范围不超过膝关节。肢体厥冷可达大腿中部,足与趾运动障碍,坏疽限于小腿和足部。

4.腘动脉分叉处栓塞

疼痛局限于足和小腿下部,但较为严重。常伴有肌肉肿胀与痉挛。腘动脉栓塞易发生动脉周围炎。皮色改变和麻木局限于足,但厥冷可波及小腿,坏疽常发生于第1~2足趾。

5.胫前或胫后动脉栓塞

临床症状较轻,由于侧支循环多,足部血供影响小。

6.腋动脉、肱动脉和远端分支动脉栓塞

腋动脉栓塞可产生整个上肢疼痛,肘关节平面以下温度、感觉、运动等障碍。肱动脉栓塞比腋动脉栓塞多见,受累平面涉及前臂。至于桡、尺动脉栓塞,由于侧支循环丰富,发生症状都比较局限而轻微。

四、诊断

突然发生严重的肢体缺血现象,相应动脉搏动消失,即有"5P"征者,伴有器质性心脏病、动脉硬化,特别是伴有心房纤颤或近期发生心肌梗死或腹主动脉瘤手术后者,诊断并不困难。栓子阻塞的位置可通过最初疼痛的部位;正常脉搏消失的平面;皮温皮色改变的平面等来决定。

(一)定位

阻塞的动脉管腔越大、位置越高症状也越严重(表14-2)。

表14-2 下肢动脉阻塞位置与症状的关系

栓塞位置	动脉搏动	皮色变化	皮温降低	感觉影响	其他神经征象
腹主动脉末端	双侧股动脉以下均消失	双足及小腿苍白有时延及大腿,足至下腹壁有散在紫斑	双大腿和臀部以下均明显发凉	足和小腿感觉丧失或减退,大腿感觉过敏	双足下垂,足趾运动麻痹
髂动脉	患侧股动脉以下搏动均消失	患肢足明显苍白,延及小腿和大腿,有散在紫斑	大腿以下明显发凉	足和小腿感觉丧失或减退,膝以上感觉过敏	常有足下垂,足趾运动麻痹,膝部动作也受影响
股动脉	腹股沟韧带处动脉搏动增强,远端搏动均消失	足、小腿苍白,可延及小腿,足趾有紫斑	大腿中部以下发凉	踝以下感觉消失,小腿下部感觉过敏	可能有足下垂、足趾运动麻痹,踝部动作可有影响
腘动脉	股动脉搏动正常,腘动脉搏动增强,其下均消失	足部苍白	小腿中部以下皮温降低	足部麻木和感觉过敏	无明显神经征象

(二)辅助检查对动脉栓塞的定位诊断有意义

(1)皮温测定:能精确测出皮肤温度正常与降低交界处转移带的部位,以此来确定栓子部位。

(2)踝肱指数(ABI)和节段性动脉压测定:能显示肢体动脉的搏动强度和消失部位,对定位诊断有帮助。

(3)彩色多普勒超声检查:能判断动脉栓塞部位,且对判定栓塞动脉远端的开放情况有帮助,如远端动脉开放,预示血管重建效果好。此检查并可了解伴行静脉系统情况。

(4)动脉造影检查:是确定栓子阻塞部位的最准确方法,但具有创伤性。如急性动脉栓塞诊断已明确,可不作动脉造影检查。但当诊断有疑问,特别是对原有血管疾病或曾行血管移植或重建术的患者,动脉造影检查是必要的。

(三)当诊断周围动脉栓塞时,需明确以下问题

(1)是否有动脉栓塞:根据临床"5P"征象,以及上述非创伤性检查可以明确诊断。

(2)动脉栓塞的部位：可根据患肢皮温降低的平面和动脉搏动消失的范围来估计栓塞部位。患肢皮温降低平面要比栓塞部位低约一个手掌宽的距离，而皮色改变、感觉、运动障碍的平面要比皮温改变更低。

(3)动脉栓塞的时间：周围动脉栓塞后，以6小时以内手术者效果最佳。因此确定栓塞时间对选择治疗方法和判断预测肢体的预后有密切关系。大多数患者首要症状是疼痛，以此可估计栓塞开始发生的时间，但也有患者无明显疼痛，仅有轻度麻木、发冷等模糊症状，这时判断栓塞时间就有困难，只能详细询问分析病史才能做出估计。

(4)动脉栓塞的病因：通过全面询问病史及体检，并做相应检查，大多可以明确病因，但仍有一小部分无法查明。动脉栓塞多发生在动脉原有病变的基础上，如动脉硬化、动脉瘤、动脉移植术后、介入治疗后等。

五、鉴别诊断

(一)急性动脉血栓形成

急性动脉血栓形成后，其症状与动脉栓塞相似，在鉴别时下列几点可供参考。

(1)以往有肢体慢性缺血症状，如间歇性跛行、肢体麻木、发冷等。

(2)以往有肢体慢性缺血体征，如毛发脱落、趾(指)甲增厚变形、皮肤干燥而光滑、肢体溃疡、肌肉萎缩等。

(3)起病不如动脉栓塞急骤，往往有一段时间的血管功能不全前驱期。

(4)血栓形成造成的皮肤苍白、冷感、搏动消失等症状的分界平面比较模糊。

(5)X线片显示血管壁钙化或骨质疏松。

(6)动脉造影见受累血管动脉壁粗糙、扭曲、狭窄或节段性阻塞、周围有较多侧支循环。

(二)急性深静脉血栓形成

急性深静脉血栓形成可依肢体胀痛、肿胀伴浅表静脉曲张等临床症状和体征来诊断，配合彩色超声多普勒检查、容积描记和静脉造影等可确诊。

临床上严重的深静脉血栓形成者，发生股青肿时，有时可引起反射性动脉痉挛，使远端动脉搏动减弱或消失，致使皮温降低，皮色苍白，易误诊为动脉栓塞，但这种动脉痉挛一般不超过12小时，随后肢体缺血改善。此外，急性动脉栓塞者中有少数同时合并深静脉血栓形成，也应警惕。

六、治疗

急性动脉栓塞诊断明确后，需积极采用有效措施，在处理上既要考虑局部栓塞所引起肢体的后患，更要重视心血管疾病给患者带来的危险性。

(一)非手术治疗

1.适应证

非手术治疗只是一种辅助治疗，但作为术前准备和术后处理能提高手术疗效。只有出现下列情况的少数患者，才采用单一的非手术治疗。

(1)伴有心、脑或其他脏器病变处于濒危状态，不能耐受手术者。

(2)腘动脉或肱动脉段以下的栓塞。

(3)肢体已有坏疽，不适宜手术取栓者。

2.非手术治疗的措施

(1)抗凝治疗:它能防止栓塞部位血栓的蔓延,心房附壁血栓的再发生及抑制深静脉血栓形成。1995年Ascer指出,急性动脉栓塞一经确诊,最早和最重要的治疗措施是用肝素进行全身抗凝治疗,口服抗凝药物作用缓慢,不适宜紧急情况下起立竿见影的效果。

肝素通过提高AT-Ⅲ活性而起作用。肝素分普通肝素和低分子肝素。普通肝素分子量为15 000,分子量<6 000称为低分子肝素。低分子肝素半衰期较长,抗血栓效果好,而出血倾向弱,已取代普通肝素。低分子肝素在血小板激活状态下,抗凝作用不受影响;对Ⅹa因子有选择性抑制作用,可维持20小时,故抗凝作用好,然而抗Ⅱa因子作用弱,故出血倾向少,临床上可不进行实验室监测;低分子肝素皮下注射生物利用度为100%,而普通肝素只有24%;低分子肝素钙盐和钠盐具有相同的药代动力学。低分子肝素采用灌药针筒包装在一次性注射器内,每支有0.3 mL(3 200aⅩa IU),0.4 mL(4 250aⅩa IU),0.6 mL(6 400aⅩa IU)不同剂量,根据临床上病情需要决定。由于半衰期长,每天只需使用2次(每12小时1次)。

急性期治疗后或溶栓治疗后,需口服抗凝剂3~6个月,如肠溶阿司匹林、噻氯匹定、盐酸沙格雷酯等。

(2)溶栓治疗:1985年Sherry等推荐急性动脉栓塞采用溶栓治疗,以后得到了迅速发展。血栓溶解剂可分两大类,一类是作用于纤维蛋白的水解酶,如纤溶酶、胰蛋白酶等;另一类是作用于纤溶酶原的激酶,如链激酶(SK)、尿激酶(UK)、组织型纤溶酶原激活物(rt-PA)。

链激酶:半衰期为25分钟,有抗原性,需连续用药才能维持血中有效浓度,对5天内新鲜血栓效果好,7天后效果差。链激酶不良反应较大,已少用。

尿激酶:是一种丝氨酸蛋白酶。对新鲜血栓溶解迅速,无抗原性。局部给药优于静脉给药。使用期间需凝血象监测。尿激酶目前多数人主张突击、大量、短程和持续给药。采用穿刺置管于栓塞近端动脉,作诊断性动脉造影,再将导管继续插入血栓近端或血栓内。剂量为25万~50万单位,溶于5%的葡萄糖液100~200 mL中,60分钟滴完,每天2次,用微量泵输入,5~7天为1个疗程。

组织型纤溶酶原激活物:具有持续溶解纤维蛋白的作用,比尿激酶的溶栓作用大5~10倍。但如剂量使用不当,有引起颅内出血的危险。使用时应特别小心,需凝血常规严密监测。

(3)血管扩张剂:目的是解除血管痉挛,可用0.1%的普鲁卡因静脉滴注或使用血管扩张剂。但Robert等指出,在急性动脉栓塞中,动脉痉挛不是主要的。使用血管扩张剂后,血流从受累区转流至正常的血管床,使血栓有可能进入原被血管痉挛保护的小动脉,因而可能有害。

(4)抗血小板治疗:目的是抑制血小板黏附、聚集和释放反应。如肠溶阿司匹林、双嘧达莫、噻氯匹定和盐酸沙格雷酯等。

(二)手术治疗

Shumacker等分析腹主动脉、髂动脉、股动脉和腘动脉栓塞后,下肢总存活率为75.0%~82.5%,其中发病14~24小时者,肢体存活率为67%,12小时以内手术者,肢体存活率为81%,6小时以内者,肢体存活率为95%。

1.手术治疗的适应证

(1)腘动脉或肱动脉分支以上的动脉栓塞。

(2)动脉栓塞后肢体尚未坏疽,应争取在6~8小时手术。

2.手术治疗的禁忌证
(1)肢体已发生坏疽。
(2)患者处于濒危状态。
3.手术取栓的方法

1963年Fogarty使用球囊导管取栓术,沿用至今效果良好。采用这种方法行腹主动脉或髂动脉、股动脉取栓可采用局麻,手术操作简便,术后并发症少。Fogarty球囊导管有2～7 F等6种不同大小型号,球囊直径在4～14 mm,导管配有合适的内芯,在取栓时有助于克服阻力。

下肢无论是髂动脉、股动脉、腘动脉或胫动脉、腓动脉栓塞均采用腹股沟下纵切口,经股动脉切开取栓。上肢无论是锁骨下动脉、腋动脉、肱动脉、桡动脉或尺动脉,均做肘窝部S形切口,经肱动脉切开取栓。腹主动脉骑栓需做双侧腹股沟下纵向切口,暴露双侧股动脉,经股动脉切开取栓。任何部位取栓后近端动脉应有喷血,远端动脉应有逆行回血。如动脉通畅程度有疑问时,应做术中动脉造影。

Fogarty球囊导管取栓术有可能发生并发症,如损伤动脉内膜或穿破动脉,将栓子推向动脉远端,加重肢体缺血,因而在操作过程中应轻柔,并防导管折断。

4.术后处理

栓子取除后,肢体血液循环逐渐好转,但往往由于动脉痉挛存在,使血液循环恢复较慢。一般肢端肤色和温度恢复较早,动脉搏动有时需1～2天才恢复。术后仍需使用低分子量肝素或抗血小板聚集药物。

肢体缺血时间超过8小时,即使恢复血流,有时由于肢体肌肉水肿,可出现胫前肌间隔综合征,再次压迫动脉,造成肢体缺血征象,这时需要做紧急小腿深筋膜切开减压术。

急性动脉栓塞致肢体缺血超过24小时,可导致缺血性横纹肌溶解及由此产生的肌红蛋白血症、肌红蛋白尿、代谢与电解质紊乱、酶学变化,甚至发生急性肾衰竭,称为肌病-肾病-代谢综合征。发生率为7%～37.5%,预后较差。

5.截肢术

患者肢体已出现坏疽,需预防继发感染,一旦分界线明确,需行截肢术。如肢体已不能存活,但分界线尚不明确,仍可行取栓术,目的是降低以后的截肢平面。

(张学江)

第六节 肠系膜静脉血栓

肠系膜静脉血栓(mesenteric venous thrombosis,MVT)为肠道缺血性疾病,临床罕见,起病隐匿,缺乏特异性的临床表现,加之部分医师对本病的认识不足,早期诊断困难,误诊率及病死率较高,预后较差。1935年,Warren等把它作为一种特殊的临床疾病来描述。

一、病因

本病可分为原发性MVT和继发性MVT。

(一)原发性 MVT

原发性是指同其他任何疾病或发病因素无关而自发的,即特发性肠系膜静脉血栓。MVT 患者中约 20% 为原发性,原因不明,与血脂增高、血液黏稠度增高、血小板增多、休克等因素有关。

(二)继发性 MVT

对于存在已知易患因素的 MVT,如高凝状态、肝硬化、脾功能亢进、肿瘤、感染、创伤、胰腺炎、憩室性疾病等,称为继发性 MVT。临床上绝大多数是继发性 MVT。

1. 肝硬化

各种病因引起的肝硬化及充血性肿大,由于肝门静脉压力升高,肝门静脉及其属支向肝血流速度减慢、流量减少,容易造成涡流,同时由于淤血造成内皮细胞缺氧,诱发致血小板沉淀堆积形成血栓,容易形成肠系膜静脉血栓。

2. 腹腔感染

多为腹腔或肠道感染病灶的细菌直接进肝门静脉系统所引起,如新生儿肝炎、胆囊炎、空腔脏器的穿孔、小肠炎症性病变、腹腔盆腔脓肿及腹部术后感染等,可直接引起肠系膜静脉血栓。

3. 肝门静脉损伤

腹部手术及外伤各种腹腔的手术均可导致肝门静脉系统的血栓形成,特别是脾切除术后最常见,与多种因素有关:首先脾切除术可能对脾静脉直接损伤,另外脾切除术后多有血小板增多,特别是临床需要脾切除的患者往往伴有严重脾功能亢进,脾切除后血小板增多、呈跳跃式增长,而脾静脉残端可以成为血栓形成起始部位,高凝状态下血栓迅速蔓延至肠系膜静脉或肝门静脉。

4. 高凝血症

腹部肿瘤,特别是结肠及胰腺的肿瘤,常伴有肝门静脉系统的高凝状态,可导致肠系膜静脉血栓形成。近年来还发现遗传性凝血功能紊乱也参与肝门静脉血栓的形成,包括蛋白 C、蛋白 S 和抗凝血酶Ⅲ缺乏,真性红细胞增多症,血小板增多症等。部分女性患者长期服用避孕药也可以形成血液高凝。

5. 其他原因

肿瘤等可以压迫肝门静脉、肠系膜静脉,导致肝门静脉系统血流受阻,致肠系膜静脉血栓。肝门静脉系统血栓也可以发生于食管-胃底静脉硬化治疗、选择性经肝行肝门静脉系统穿刺造影、肝移植和经颈内静脉肝分流术后等。

二、解剖

(一)肠系膜上静脉解剖

在肠系膜上动脉的右侧,肠系膜根部上行,至胰头后面与脾静脉汇合而成门静脉;收集十二指肠、空肠、回肠、盲肠、阑尾、升结肠、结肠右曲、横结肠、结肠左曲之间的肠管及部分胃、胰的静脉血注入门静脉。

(二)肠系膜下静脉解剖

与肠系膜下动脉伴行,收集降结肠、乙状结肠及直肠上部的静脉血,向右上行走至胰头后面注入脾静脉(或注入肠系膜上静脉),也有直接注入门静脉汇合处,少数注入上述两静脉的夹角内。

三、病理生理

肠系膜上静脉系统血栓形成后将使静脉系统压力升高,如并发肝门静脉血栓,可导致食管-胃底静脉曲张,出现腹水、脾大,可合并脾功能亢进。单纯的肠系膜上静脉血栓或肝门静脉系统血栓形成者均可导致肠坏死。广泛肠系膜静脉血栓有时可引起肠系膜上动脉系统痉挛,坏死肠段甚至可累及十二指肠,后果严重。

病变早期,肠管因动脉血供仍在,可暂不出现缺血表现,而只表现为静脉淤血。此时肠黏膜屏障未受到器质性破坏,故早期除去血栓后肠管功能有望完全恢复。随着静脉淤滞加重,静脉压升高到与动脉灌注压相等,此刻动脉血供完全阻断,肠壁高度水肿并渗出,肠管完全缺血达15分钟,小肠黏膜屏障即出现破坏,缺血3小时就会发生肠黏膜脱落。若此时立即恢复血供,肠黏膜上皮尚可再生,否则病情进一步发展,直至整段肠管坏死,细胞外液大量积聚于第三间隙;同时,缺氧、缺血导致肠黏膜屏障被破坏,细菌移位,肠道无氧代谢产物及内毒素进入血液循环,导致感染性休克和低血容量休克。

四、临床表现

根据病程及临床表现,可分为急性、亚急性和慢性肠系膜静脉血栓。急性患者常以突发腹痛至医院就诊,亚急性患者多为腹痛症状持续数天至数周不等,但未发生肠坏死,而慢性肠系膜静脉血栓患者多由曲张静脉破裂出血等门脉高压症状就诊。

本病发病年龄为40~60岁,男性多见。急性患者多出现剧烈发热、腹痛、腹胀、腹泻、恶心呕吐、便血等症状,部分患者可出现麻痹性肠梗阻的临床表现。查体可发现腹痛的程度与体征不一致,为本病比较特异的一项表现。慢性患者临床表现较轻,因往往已形成丰富的侧支循环,肠梗死发生率明显低于急性患者。随着病情的发展,患者可能出现压痛、移动性浊音(+)等征象。液体量丢失或滞留在第三间隙可出现脱水表现。严重的患者可出现腹膜炎征象,如反跳痛、肌紧张、板状腹等。一经发现患者出现肠穿孔或透壁性肠梗死,应尽快行手术治疗。

五、辅助检查

急性肠系膜静脉血栓早期诊断较为困难,对本病缺乏知识和应用的警惕性,是造成误诊的重要原因。因此,对可能存在的血液高凝状态、凝血因子异常及各类腹部大手术1周后,胃肠功能本应基本恢复,而出现腹痛、腹胀,症状与体征不相符合的慢或急腹症时,应提高警惕,高度怀疑本症的可能,做进一步检查明确诊断。

(一)实验室检查

在肠坏死前血清学指标不够敏感及缺乏特异性。早期机体的代偿功能使各项指标仍维持在正常水平,随着病情的进一步发展,患者出现血白细胞计数升高,严重者常常超过$20.0 \times 10^9/L$。另外,血清淀粉酶、乳酸脱氢酶(LDH)、天冬氨酸氨基转移酶(GOT)和肌酸激酶(CK)等指标有不同程度的增高。D-二聚体明显升高时应高度怀疑MVT。

(二)影像学检查

1.立位腹部平片

立体腹部平片是最基本的检查。早期常无特异表现,随着病情进一步发展,部分患者出现肠管积气、积液,肠腔扩张或狭窄甚至出现实变影。立位腹部平片可以发现因穿孔引起的腹腔游离气体。

2.CT检查

CT检查可清晰显示肠系膜上静脉的影像,敏感性和特异性较高,对本病的确诊有重要意义,临床上应作为基本检查。

3.血管造影

血管造影为有创检查,应该根据具体病情决定是否行此检查。肠系膜静脉造影可以见到肠系膜上静脉内的血栓、动脉相延长、造影剂反流入主动脉、受累肠段肠壁增厚甚至造影剂漏入肠腔。选择性肠系膜上静脉血管造影对急性MVT的诊断率亦较高。同时,可以留置导管进行术中定位和溶栓,治疗效果较好。

4.彩色多普勒超声

彩色多普勒超声是筛查本病的首选检查。彩超为无创性检查,具有独特的优越性。检查中若见到血栓可以做出明确诊断,但是如果未发现血栓亦不能排除病变存在。超声检查可依据肠壁、回声及血流信号和(或)直接见到肠系膜血管近端主干部分的血栓为临床提供本病的诊断,且有可能判断病位、受累范围及腹水的量及性状。

5.MRI检查

磁共振扫描对肠系膜静脉血栓的诊断也是非常有意义的检查,其准确率为100%。MRI和增强扫描可以显示门静脉和肠系膜静脉,但与CT扫描相比,其扫描时间长,空间分辨率较低。

六、诊断要点

由于本病无特异性临床表现,故诊断相对困难,常延误诊治。实验室检查无特异性指标。本病的诊断主要依赖于影像学检查,对高度可疑患者,应尽早行影像学检查。患者的立位腹平片可存在异常征象,如肠管扩张、肠梗阻、指压征等,但无特异性。彩超能够显示大血管内的血栓及血流情况,但容易受肠道积气的影响,并且可重复性差,诊断依靠检查者的经验。CT增强扫描可见受累静脉内充盈缺损,同时还可提示肠壁增厚、黏膜水肿、肠系膜脂肪水肿、肠扩张、肠壁异常强化、腹水等其他征象,协助鉴别诊断并评估患者腹腔内情况。若肠壁内出现气体影或膈下游离气体,则提示肠梗死、肠穿孔可能。

七、治疗

急性肠系膜静脉血栓一旦诊断成立,应立即给予治疗。治疗原则:一经诊断为急性肠系膜静脉血栓就应尽早应用抗凝溶栓疗法,目的是预防血栓继续形成导致肠坏死;如果出现腹膜炎体征则应立即行手术剖腹探查;纠正电解质紊乱、防止感染及防治进一步血栓形成。

(一)非手术治疗

(1)一般治疗:MVT患者一经诊断,均应该在密切监测生命体征、出凝血时间等基础上进行支持治疗。胃肠减压可减少胃肠液中有毒有害物质的吸收,并且有助于判断应激性溃疡诱发的消化道出血。补充液体可代偿体液在第三间隙的丢失,必要时可以使用羟甲淀粉制品或者血浆。还应纠正电解质紊乱、酸碱失衡。广谱抗生素的使用可减轻全身炎症反应综合征和脓毒血症的发生。

(2)抗凝溶栓治疗:抗凝治疗是肠坏死出现以前的主要治疗方法。抗凝治疗可减缓血栓形成的进一步加重及溶解新鲜血栓。抗凝、溶栓、抗聚治疗适用于发病一周内的早期病程、症状和体征较轻的患者,可取得良好的效果。

抗凝溶栓治疗期间,要求:①用药期间监测患者各项凝血指标,如凝血酶原、凝血时间、纤维蛋白原、血小板测定等;②病情稳定,症状、体征好转或者消失后,继续口服小剂量华法林、肠溶阿司匹林等3~6个月巩固治疗;③如血液呈高凝状态,延长服药时间或需终身服用抗凝药。

常用普通肝素和低分子量肝素。低分子量肝素出血风险较肝素低,且无须监测出血时间等指标,故临床常用低分子量肝素5 000 U皮下注射,每天1~2次,术后抗凝治疗可以降低再次形成血栓的风险。

溶栓药物主要是尿激酶、链激酶。选择静脉给药,5万~10万单位为小剂量,≥20万单位为大剂量。但对已发生肠缺血坏死的患者,抗凝、溶栓治疗有发生消化道大出血的风险。

(3)介入治疗:在腹股沟韧带下作股动脉穿刺,在导丝引导下插管,选择性进入肠系膜上动脉内保留,在凝血指标监测下,抗凝治疗同时用微量泵24小时持续滴注尿激酶100万单位溶栓治疗。

(4)病情观察:对于患者的病情,应做到严密观测,特别观察腹痛和体征变化,如患者症状和体征无明显变化,或腹痛加重,腹部广泛或固定压痛,有腹肌紧张及反跳痛,肠鸣音减弱或消失,提示肠坏死表现,应立即急诊手术剖腹探查。肠坏死是急性肠系膜血栓的直接后果。拖延病程,严重者出现高热、烦躁不安、血压下降等中毒性休克症状;病程晚期可危及生命,即使手术治疗,大部分已很难挽回。

(5)准确观察肠管是否坏死,选择继续内科保守治疗还是决定立即手术治疗。

(二)手术治疗

外科治疗原则是一旦有局限性或弥漫性腹膜炎存在时,就迅速进行手术剖腹探查。根据剖腹探查的发现做出不同处理。

(1)已确定肠管坏死的做坏死肠管切除吻合,以减少毒素吸收。由于本症造成肠系膜静脉血栓阻塞往往十分广泛,血栓分布的范围往往超过肠管坏死范围,则需慎重对待,准确地判断肠管生机,尽量保留可能存活的肠管。切除范围应包括病变周围一部分外观正常的肠袢及其系膜,原则上应将含静脉血栓的组织完全切除,否则常因术后血栓蔓延而复发。小肠广泛切除的预后极差,尤其是肠系膜上静脉血栓造成的肠管坏死,范围较广,切除肠道范围也大,术后会出现短肠综合征,导致全身营养不良。术后需长期肠道外(深静脉内)高热量营养物质供给或残存肠道内提供能吸收、高热量的营养物质。有时对没有完全坏死但又很难判断其生机的肠管,为了最大限度地保留有可能存活的肠管,可将有存活可能的肠管做暂时保留,术中用0.5%普鲁卡因液作肠系膜封闭,以扩张血管,关腹后严密观察24~72小时,再次剖腹探查,将有坏死的肠管切除缝合,亦称"second-look"手术方案。这种方法加上抗凝疗法可以避免切除缺血但可逆转的肠管,达到尽可能保留肠管的目的。

(2)在确定部分肠管坏死切除吻合并消化道重建后,肠系膜上静脉主干或门静脉内经常有血栓存在,术后会再发肠坏死的可能。因此,在部分肠切除吻合同时作肠系膜残端静脉内的血栓用Fogarty导管取出血栓或冲洗吸出等方法完全清除血栓;还需在肠系膜上静脉或门静脉做切口,将其内的血栓取出,预防再发肠坏死。

(3)剖腹探查发现肠系膜上静脉血栓,虽然肠管充血水肿、肠管发紫、肠系膜静脉淤血明显,但尚未发生肠管坏死,可作肠系膜普鲁卡因广泛封闭及肠系膜上动脉插管,经腹壁引出,术后用微量泵24小时持续滴注的尿激酶溶液溶栓治疗,3~7天拔除,临床上可取得满意的疗效。

(4)处理继发性血栓形成的病理因素：如坏死性胰腺炎腹腔严重感染、脓肿等，需腹腔清洗、有效引流；因肿瘤等外来压迫需做肿瘤切除等治疗。

(三)手术后治疗

(1)继续胃肠减压，直至肠道功能恢复，肛门排气、腹胀好转，无腹痛、压痛、肠鸣音正常，3~7天后拔去胃管。

(2)饮食管制：肠道功能恢复后，拔去胃管，开始限量饮水，进流质，逐渐进半流质、过渡到普通饮食。

(3)维持水、电解质平衡，避免因脱水而使血黏稠度增高及血液呈高凝状态。急性肠系膜静脉血栓，肠道静脉血回流障碍引起肠淤血性肠梗死，肠管充血水肿，肠道内、外大量血性液渗出，会导致脱水、血容量不足。

(4)积极支持疗法：肠切除吻合后或广泛小肠切除吻合，需输入血浆、蛋白或全血及高热量营养液、微量元素等，禁食期间要求正氮平衡，避免肠切除、肠吻合口破裂肠瘘发生。

(5)因肠坏死，可因肠壁坏死失去屏障作用而肠道致病菌逸出、肠坏死切除吻合，术中可能腹腔大量被污染，故应合理选择有效抗生素，或抗生素联合应用，加强抗感染作用。

(6)继续酌情抗凝溶栓治疗，预防血栓继续形成。恢复出院后再口服华法林3~6个月。

（张学江）

第七节 下肢浅静脉曲张

下肢浅静脉曲张(superficial varicose veins of the lower extremities, SVVLE)是指隐静脉、浅静脉伸长、迂曲呈曲张状态，浅静脉内压力升高，管壁相对薄弱，在静脉压作用下可以扩张，瓣窦处的扩张导致原有的静脉瓣膜无紧密闭合，发生瓣膜功能相对不全，产生血液倒流(图14-4)。

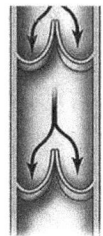
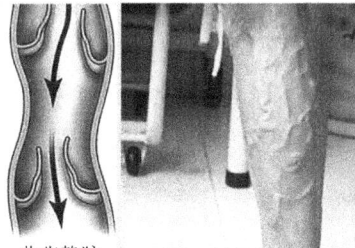

图14-4 下肢浅静脉曲张

该病在持久站立工作、体力活动强度高、久坐者多见。单纯性下肢浅静脉曲张指病变仅局限于下肢浅静脉者，其病变范围包括大隐静脉、小隐静脉及其分支，绝大多数患者都发生在大隐静脉，临床诊断为大隐静脉曲张。

一、解剖和生理

(一)大隐静脉系统

大隐静脉自足背静脉弓的内侧开始直向上行，经内踝前方沿胫骨缘而抵达股骨内侧髁后部，向上外行,在腹股沟韧带下穿过卵圆窝注入股静脉。在大隐静脉进入股静脉之前的5～7 cm一段中接纳许多属支,它们分别是以下5段。①旋髂浅静脉:接受腹壁下外侧和大腿外侧近端皮肤的血液。②腹壁浅静脉:接受腹壁下内侧皮肤的血液。③阴部浅静脉:引流男性阴囊与阴茎部血液以及女性大阴唇血液。④股外侧浅静脉:位于大隐静脉的外侧。⑤股内侧浅静脉:位于大隐静脉的内侧。

(二)小隐静脉系统

起自足背静脉弓的外侧,在跟腱和外踝后缘之间上行,在小腿下1/3段,位于深筋膜的浅面处受皮肤和浅筋膜覆盖;在小腿中1/3段,在腓肠肌腱覆盖下进入筋膜下组织;在上1/3段,穿过深筋膜,进入腘窝注入腘静脉。上段小隐静脉处于较深位置,受筋膜支持,一般无明显曲张静脉。

(三)交通静脉支

交通静脉在下肢静脉曲张中占有重要地位,这是因为交通静脉破坏必然导致浅静脉曲张。下肢浅、深静脉之间和大、小隐静脉之间,都有许多交通支相互沟通。大腿部浅、深静脉之间的交通支,主要位于缝匠肌下,内收肌管和膝部3处;小腿部以内踝交通静脉和外踝交通静脉最为重要,内踝交通静脉有3支,引流小腿下1/3内侧面的静脉血;外踝交通静脉引流小腿下1/3外侧面的静脉血。它们的瓣膜功能不全,往往与大、小隐静脉曲张的发生和静脉淤滞性溃疡的形成有密切关系。大、小隐静脉之间最重要的一个交通支位于膝部附近。

二、病因与发病机制

(一)病因

单纯性下肢浅静脉曲张多由于浅静脉第一对瓣膜(隐股静脉瓣膜)关闭不全导致的浅静脉血流反流,增加下肢静脉的压力而引起。再有,重要原因是先天性的静脉壁薄弱。患者常合并有周身或局限性的静脉壁缺陷,在静脉压力增加的情况下,便产生静脉的扩张、迂曲。最后,长期站立、肥胖和腹腔压力等因素因可增加静脉压力,均会增加静脉曲张发生发展的可能。

据统计,我国25%～40%女性、20%男性均表现有静脉曲张症状。外科医师、护士、教师等需长时间站立的职业均是高危人群。此外,静脉曲张与遗传、口服避孕药及妊娠也有关联。

1.静脉壁薄弱和静脉瓣膜缺陷

静脉壁相对薄弱,在静脉压作用下扩张,瓣窦处的扩张导致原有的静脉瓣膜不能紧密闭合,发生瓣膜功能相对不全,血液倒流。瓣膜发育不良或缺失,不能发挥有效防止倒流的作用,导致发病。

2.静脉内压持久升高

静脉血本身由于重力作用,对瓣膜产生一定的压力,正常情况下对其不会造成损害,但当静脉内压力持续升高,瓣膜会承受过重的压力,逐渐松弛、脱垂、使之关闭不全。多见于重体力劳动、长期站立工作,妊娠、慢性咳嗽、长期便秘等。

3.年龄、性别

由于肢体静脉压仅在身高达最高时才达最高压力,青春期前身体正在发育,故静脉口径较小,可防止静脉扩张,所以尽管30岁前有患严重静脉曲张,大多数随年龄增长,静脉壁和瓣膜逐渐失去张力,症状加剧。

(二)发病机制

(1)正常情况下,下肢静脉回流是依靠心脏搏动而产生的舒缩力量,在深筋膜内包围深静脉的肌肉产生泵的作用,以及呼吸运动时胸腔内负压吸引三方面的协同作用。静脉瓣膜起着血液回流中单向限制作用。若有瓣膜缺陷,则单向限制作用就会丧失,引起血液倒流对下一级静脉瓣膜产生额外冲击,久之就会导致下级静脉瓣膜的逐级破坏。静脉瓣膜的破坏使倒流的血液对静脉壁产生巨大的压力,可引起静脉相对薄弱的部分膨胀。重体力劳动、长期站立、妊娠、慢性咳嗽、长期便秘等可使静脉内压力增高,进一步加剧了血液对瓣膜的冲击力和静脉壁的压力,导致静脉曲张。长期的静脉曲张,血液淤滞,最终产生瘀积性皮炎,色素沉着和慢性硬结型蜂窝织炎或形成溃疡。

(2)静脉曲张的病理变化主要发生在静脉壁的中层。在初期,中层的弹力组织和肌组织都增厚,这种变化可视为静脉压力增大所引起的代偿性反应。晚期,肌组织和弹力组织都萎缩、消失,并为纤维组织所替代,静脉壁变薄并失去弹性而扩张。静脉瓣也发生硬化、萎缩。病变静脉周围组织的微循环由于静脉压的增高而发生障碍,引起营养不良,导致纤维细胞的增生。病变部位的皮下组织弥漫性纤维变性伴水肿,水肿液内含大量蛋白质,蛋白质又可引起纤维组织增生。静脉淤滞使淋巴管回流受阻,淋巴液中含有大量的蛋白质又加重了组织纤维化。如此恶性循环的结果是局部组织缺氧,抗损伤能力降低,而容易发生感染和溃疡。

三、病理生理

下肢静脉曲张的血流动力学改变主要表现为主干静脉和毛细血管压力增高。浅静脉扩张主要由前者引起,而毛细血管压力升高造成皮肤微循环障碍,引起毛细血管扩张,毛细血管周围炎及通透性增加,纤维蛋白原、红细胞等渗入组织间隙及毛细血管内微血栓形成。由于纤溶活性降低,渗出的纤维蛋白积聚、沉积于毛细血管周围,造成局部代谢障碍,导致皮肤色素沉着、纤维化、皮下脂质硬化甚至皮肤萎缩,最后形成静脉性溃疡。由于血清蛋白渗出和毛细血管周围纤维组织沉积,引起再吸收障碍,淋巴超负荷,导致下肢水肿。小腿下内侧区域的深静脉血柱重力最大,肌泵收缩时该区域所承受的反向压力也最高,因此,静脉性溃疡常特征性地出现在该区。

四、临床表现

下肢前静脉曲张多以大隐静脉曲张多见,单独的小隐静脉曲张较少见;以左下肢多见,但双侧下肢可先后发病,主要临床表现为以下几方面。

(1)初起可无明显症状,有些患者常感患肢酸感、沉重、胀痛、易疲劳、乏力,休息后可缓解。

(2)患肢小腿浅静脉渐现隆起、扩张、变曲,有时可迂曲成团或囊状,尤以站立时明显,抬高腿后消失。

(3)病程长者,小腿下端、踝部的皮肤有营养的变化,皮肤变薄、色素沉着、瘙痒、湿疹。部分患者可有瘀血性皮炎特点:皮肤萎缩、干燥、脱屑、渗液,湿疹样皮炎和溃疡。

(4)出血:由于外伤或曲张静脉或小静脉自发性破裂,引起急性出血。

(5)血栓性浅静脉炎:下肢曲张的静脉出现红肿、硬块、灼热、压痛,沿曲张的静脉可触及硬结节或条索状物。

(6)肿胀:在踝部、足背可出现轻微的水肿,严重者小腿下段亦可有轻度水肿。

(7)继发感染:由于患者抵抗力减弱,容易发生继发感染。常见的有血栓性浅静脉炎、丹毒、急性蜂窝织炎、象皮肿等。

五、下肢静脉曲张的 CEAP 分级

0级:无可见或触及的静脉疾病体征。
1级:有毛细血管扩张、网状静脉、踝部潮红。
2级:有静脉曲张。
3级:有水肿,但无静脉疾病引起的皮肤改变,如色素沉着、湿疹和皮肤硬化等。
4级:有静脉疾病引起的皮肤改变。
5级:有静脉疾病引起的皮肤改变和已愈合的溃疡。
6级:有静脉疾病引起的皮肤改变和正发作的溃疡。

六、体格检查

(一)一般情况
应注意患者的发育、营养状况、体质强弱等。

(二)肢体检查
(1)皮肤颜色及温度:有无皮肤变色、色素沉着、皮肤散在的红色皮疹、红肿热痛,伴有瘙痒、渗出及溃疡。
(2)皮肤营养变化:下肢静脉曲张早期,肢体皮肤无明显营养障碍,随着病情加重,主要表现足靴区皮肤变薄、干燥、脱屑,色素沉着、渗出、瘀血性皮炎等。
(3)浅静脉曲张:患肢浅静脉扩张、隆起、弯曲,甚至迂曲成团块状或成蚯蚓状,站立时更为明显。并伴有小腿肿胀。
(4)血栓性浅静脉炎:曲张静脉处呈红肿、硬结节和索状肿物,压痛,局部皮肤温度增高。
(5)下肢溃疡:下肢静脉曲张的晚期,常伴有瘀血性皮炎,瘙痒,由于患者搔抓或外伤,皮肤破损和继发感染,可致经久不愈的溃疡。溃疡多发生在内踝附近,继发感染。

(三)下肢静脉功能试验
(1)深静脉通畅试验(Perthes test):阳性者不适合行大隐静脉剥脱手术。
(2)大隐静脉瓣膜功能试验(Trendelenburg test)。
(3)交通静脉瓣膜功能试验(Prart test)。

七、辅助检查

根据临床表现,选用超声多普勒检查或彩色超声多普勒检查、容积曲线、下肢静脉压测定和静脉造影等辅助检查,以更准确地判断病变性质。
(1)化验室检查。
(2)X线检查。
(3)无创伤性检查。
(4)超声多普勒检查:简单方便,为临床首选。
(5)彩色超声多普勒检查。
(6)CT静脉血管成像检查:适应于复杂性静脉病变。
(7)血管造影。

八、诊断与鉴别诊断

(一)诊断要点

下肢浅静脉曲张具有明显的形态特征,通过一般体格检查即可明确诊断。站立后,下肢浅静脉突起,即提示静脉曲张的可能。若要进一步全面了解病情,则需进一步进行详细体格检查,了解静脉瓣膜功能及深静脉通畅情况,必要时需进行静脉超声或造影检查。如下肢有足靴区溃疡、重度皮炎等,需要注意交通静脉是否受累。

单纯性下肢静脉曲张诊断并不难,根据临床实践总结诊断标准如下。

(1)有长期站立及能够导致腹压增高的病史(妊娠及盆腔肿瘤史、慢性支气管炎、习惯性便秘等),多有下肢静脉曲张的家族病史。

(2)患者下肢静脉明显迂曲扩张,站立时更为明显;常伴有血栓性浅静脉炎,晚期可发生足靴区皮肤色素沉着、纤维化、溃疡等。

(3)深静脉通畅试验:大隐静脉瓣膜功能不全,可能有交通支静脉瓣膜功能不全。

(4)超声多普勒检查或静脉造影示:大隐静脉瓣膜功能不全,大隐静脉迂曲扩张,或同时伴有深静脉瓣膜功能不全。

(5)伴有色素沉着、溃疡、血栓性浅静脉炎、出血、渗液等并发症。

(二)鉴别诊断

1.下肢静脉血栓形成

患者有突发性下肢粗肿、肿胀病史。在深静脉血栓形成后期出现下肢浅静脉曲张,以小腿分支静脉及小静脉曲张为主。患肢肿胀明显,伴有肢体沉重、胀痛不适,活动、站立后加重,卧床休息后不能完全缓解,胫前、足踝部呈凹陷性水肿,皮肤营养障碍较明显。多普勒超声检查提示深静脉血液回流不畅,同时存在血液倒流。下肢静脉造影显示:深静脉管壁毛糙,静脉管腔呈不规则狭窄,部分静脉显示扩张。交通支静脉功能不全和浅静脉曲张。

2.布加综合征

布加综合征是指肝静脉和(或)肝段下腔静脉部分或完全阻塞,导致静脉血液回流障碍引起的脏器组织淤血受损的临床症状。主要临床表现为脾大,大量而顽固性腹水,食管静脉曲张常合并出血,胸腔壁静脉曲张,双下肢水肿及静脉曲张,皮肤色素沉着、溃疡等。B超检查显示:肝体积和尾状叶增大,肝脏形态失常,肝静脉狭窄和闭塞。临床中根据患者的病史,仔细进行体格检查以及B超检查,必要时进行腔静脉插管造影,以明确诊断。

3.静脉畸形骨肥大综合征

其特征是肢体增粗、增长,浅静脉异常粗大并曲张,皮肤血管瘤三联征,下肢静脉造影可以发现深部静脉畸形呈部分缺失,分支紊乱,浅静脉曲张等。临床中根据患者的病史及其特征,较易鉴别。

4.原发性下肢深静脉瓣膜功能不全

症状相对较重,超声或下肢静脉造影,观测到下肢深静脉瓣膜不全的特殊现象。

5.下肢深静脉血栓形成后综合征

有深静脉血栓形成病史,浅静脉扩张伴有肢体明显肿胀。

九、治疗

下肢浅静脉曲张绝大多数是大隐静脉曲张(少数为小隐静脉曲张或大、小隐静脉曲张),临床上极为常见,主要表现为下肢尤其在小腿,浅静脉隆起、扩张弯曲甚至迂曲成团、酸胀、乏力,久站后出现足部水肿,晚期小腿和踝部皮肤常有褐色色素沉着和湿疹。如时间过长或治疗不当均可导致下肢水肿,局部组织缺氧,引起皮肤角化、脱屑,轻微外伤可导致愈合不良,迁延为经久不愈的慢性溃疡,俗称"老烂腿"。20%～25%或以上的下肢静脉性疾病合并下肢溃疡形成。

由于下肢静脉曲张是一种常见病,医师也会由于认识水平的不同作出不同的治疗方案。

选择下肢浅静脉曲张的正确治疗方法应该结合不同的病因、发病机制、临床表现和患者的全身情况以及治疗要求,不同的诊断,其治疗方法是不同的。明确诊断后,采取相应正确的治疗方法,可以减少误诊误治。

(一)治疗原则

下肢静脉曲张的治疗原则是:①促进下肢血液回流,消除淤血状态。②清热抗炎,控制肢体感染。③保护患肢,防止外伤。

(二)治疗方法

1.非手术治疗

姑息治疗仅能改善症状,适用于妊娠期发病,鉴于分娩后症状有可能消失。早期临床表现轻微、高龄、手术耐受力极差或全身情况差者,患者应适当卧床休息,间断抬高患肢和避免长期久站、久坐。医用弹力袜(循序减压袜)具有良好的弹性和约束力,可以减少活动时因肌肉收缩产生的浅静脉高压,使静脉曲张处于萎瘪状态,配合适当地增加静脉壁弹性、减少渗出。但合并下肢动脉硬化闭塞症的患者慎用弹力袜,并且弹力袜应白天穿,夜晚脱去并采用下肢稍抬高的体位睡眠。

2.单纯硬化剂治疗

(1)硬化剂注射和压迫疗法:利用硬化剂注入排空的静脉曲张后引起的炎症反应使之闭塞。也可以作为手术的辅助治疗,处理残留的曲张静脉。硬化剂注入后,局部用纱布卷压迫,自足踝至注射处近侧穿弹力袜或缠绕弹力绷带,立即开始主动活动。大腿部维持压迫1周,小腿部6周左右,应避免硬化剂渗漏造成组织炎症、坏死后进入深静脉并发血栓形成。

(2)局部硬化剂注射:所谓的"打针""注射疗法""液体刀"等,是一种非针对病因的治疗手段,复发率高,并发症较多(如硬化剂过敏,损伤周围神经而引起肢体顽固性疼痛,硬化剂漏入皮下导致皮肤及皮下脂肪坏死而形成难愈性溃疡,甚至造成深静脉血栓形成),仅作为手术后局部轻度复发患者的辅助治疗。目前国内血管外科学者在适当的患者治疗中,推广使用国产新型泡沫硬化剂,疗效有待观察。

3.手术治疗

下肢静脉曲张若不及时治疗,至晚期可并发血栓性浅静脉炎、血管破裂出血、瘀血性皮炎、小腿溃疡等。因此,应及时手术治疗,避免并发症的发生。临床上常用的手术方式有以下几种。

(1)大隐静脉高位结扎剥脱术+激光或电凝腔内成形术:该手术是下肢静脉曲张性疾病最常用的根治方式。手术关键在于高位结扎大隐静脉或小隐静脉主干,全部剥出大、小隐静脉主干,全部结扎大隐静脉高位属支,结扎深浅静脉交通支。若伴有小腿溃疡,应在以上手术的基础上结扎交通支,并于溃疡周围经皮环形缝扎。术后应捆绑弹性绷带,否则仍有复发的可能。优点:小切口,美观,效果好,不复发。

(2)高位结扎剥脱术和经皮缝扎术:适用于大隐静脉瓣膜和交通支瓣膜功能不全所引起的静脉曲张、小腿溃疡等。优点:小切口,美观,效果好,不易复发;缺点:经皮缝扎处疼痛明显,影响术后活动。

(3)下肢静脉曲张点式戳口抽剥术:适用于单纯大、小隐静脉曲张,术后复发的静脉曲张等患者。特点:伤口小而美观,并发症少,术后伤口愈合快。

(4)创面植皮术:并发大面积溃疡,难以自行愈合者,患肢血液循环改善,患部炎症控制,创面干净,肉芽新鲜,可施行邮票状或点状植皮术。促进创面愈合,缩短疗程。注意:一定掌握植皮时机,重视术前和术后处理,术中取透亮的薄皮片,植皮可获得成功。

(5)股浅静脉瓣膜环缩术:又称股浅静脉瓣膜带戒术。适用于股浅静脉瓣膜结构、形态正常,静脉管径扩大造成瓣膜关闭功能不全者。手术操作简单,损伤小,并发症少。

4.腔内治疗

大隐静脉高位结扎+剥脱术+(腹腔镜下)穿通静脉离断术,适用于穿通支瓣膜功能不全患者,单纯高位结扎和剥脱术后仍有下肢顽固性溃疡者。

(1)静脉腔内治疗:是近年来发展起来的大隐静脉曲张的微创治疗方法,是利用激光能量在静脉腔内产生血液气泡,以其独特的方式将热能传递给血管壁,血管壁纤维化收缩、关闭,皮肤却保持完整无损。手术在局部麻醉下进行,创伤很小,仅有微小的皮肤穿刺点,恢复快,住院时间短,仅适宜部分患者。但有神经损伤、皮肤损伤、浅静脉闭合不全、深静脉血栓、静脉炎等并发症。

(2)血管外激光或脉冲光:和去除斑点的激光美容原理一样,优点是只需局部麻醉,治疗时间短,疼痛低,伤口小,不留难看的瘢痕,可立刻行走。但只针对微细的蜘蛛状静脉曲张,要自费且需数次疗程才有效果。

(3)血管内烧灼治疗:在膝盖或足踝内侧做小切口,放入极细的导管,用高频波(或称射频)或激光光束烧灼、阻断曲张的静脉血流。单纯的血管内烧灼治疗手术有可在局部麻醉情况下进行、不必住院、瘢痕与疼痛较少、治疗后绑上弹绷可走动回家,成功率高等优点。且大多数患者可能不仅单用此法解决,需辅以其他方式如微创静脉曲张旋切,才可有较完整的治疗。

(4)微创静脉曲张旋切内视镜系统:使用内视镜及抽吸旋切方式将蚯蚓般的静脉绞碎吸出,伤口比传统手术小,美观。

(5)静脉曲张激光闭合术(静脉 EVLT 技术):应用半导体激光传导的特性,将细细的光导纤维穿刺进入血管内,通过传导激光,从而达到精确损毁血管内膜,使静脉纤维化达到血管闭合的目的。迄今为止,EVLT 激光治疗术治疗静脉曲张损伤最小、操作最简便、方法最安全,是名副其实的微创技术。

5.中药治疗

中药物理治疗法是利用药物渗透性,通过皮肤直达病灶,是最安全的治疗方法。治疗静脉曲张,一般口服药物难以到达患处,药物分子几乎被分解,而脉管舒、脉溃康这类药物,就是通过外用贴敷,药物靶向进入病灶,保证药物充分利用,改善血液高凝状态、血液淤滞的情况,有效缓解静脉曲张引起的酸、沉、肿、胀等症状,对静脉曲张具有良好的治疗作用。

十、预防

(1)该病有遗传倾向,一般在 30 岁左右发病,因此在儿童和青少年时期应勤于运动,增强体质,有助于防治。

(2)肥胖者应该减肥,保持正常体重不能超重。肥胖虽不是直接原因,但过重的分量压在腿上会使腿部静脉负担增加,可能会造成腿部静脉回流不畅,使静脉扩张加重。

(3)长期从事重体力劳动和站立工作者,建议穿弹力袜套。避免提超过约10 kg的重物。

(4)妇女经期和孕期等特殊时期要给腿部特殊的关照,多休息,要经常按摩腿部,帮助血液循环,避免静脉曲张。

(5)戒烟,因吸烟能使血液黏滞度改变,血液变黏稠,易淤积。口服避孕药也有类似作用,应尽量少服用。

(6)抬高腿部和穿弹力袜,应养成每天数次躺下将腿抬高过于心脏的姿势,如此可促进腿部静脉循环。抬高双腿使体位改变,帮助静脉血液回流。弹力袜要选择弹性较高的医用袜,在每天离床前,将双腿举高慢慢套入。弹力袜的压力能改善且预防下肢静脉曲张。

(7)每天坚持一定时间的行走,行走可以发挥小腿肌肉的"肌泵"作用,防止血液倒流的压力。应养成每天穿弹力袜运动腿部1小时的习惯,如散步、快走、骑脚踏车、跑步等,适量运动可以促进下肢静脉血回流。

十一、健康宣教

对于腿部的"青筋",可以做一些简单的小活动,舒缓静脉曲张,阻止病程恶化。

(一)锻炼小腿肌肉

小腿肌肉是一个辅助血泵,帮助静脉把血液泵回心脏,可减慢静脉曲张恶化。当小腿长期缺乏运动,便失去了这个功能。骑脚踏车、步行和游泳都有助于强化小腿肌肉。

(二)生活上缓解下肢静脉曲张

(1)每晚睡觉前,要养成用热水洗脚的习惯,并自我检查小腿是否有肿胀情形。忌用冷水洗脚。用热水洗脚能消除疲劳,有利于睡眠,更能活血化瘀。但不可使用40 ℃以上的热水长时间泡脚。保持脚及腿部清洁,并避免受外伤造成皮肤破溃。

(2)经常游泳可使机体压力得到减轻,而水的压力则有助于增强血管弹性。常进行腿部按摩,两手分别放在小腿两侧,由踝部向膝关节揉搓小腿肌肉,帮助静脉血回流。

(3)饮食宜清淡而富有营养,多吃新鲜蔬菜、水果等,可选食山楂、油菜、赤豆等活血之品,还可选食牛肉、羊肉、鸡肉等温性食物,以温通经络。

(4)每晚睡前,将足垫高约6 cm并保持最舒适的姿势,即可促进双足血液流动,舒缓静脉的压力,但不要因此而让腿部僵直,适得其反。

(5)坚持穿循序减压弹力袜,并每天早起下床前即穿上弹力袜,因腿部肿胀,通常于下床后站立几分钟就会发生。注意弹力袜的弹性功能是否改变,当失去弹性时应立即更换。

(三)老年人腿足保健七法

(1)足浴:用热水泡脚,特别是生姜或辣椒煮水泡脚,使腿部的静脉血液及时向右心回流,有利于减轻腿部的静脉淤血,防治下肢静脉曲张。另外,临睡前用热水泡脚,有助于安神除烦,进入深度睡眠。

(2)按摩脚:洗脚后,双手搓热,轻揉搓相关部位或穴位,全脚按摩,也可局部按摩,多按摩涌泉穴(足心)或太冲穴(一、二足趾关节后)或太溪穴(内踝高点与跟腱之间凹陷中)。对头晕、失眠、厌食、面色晦暗、疲劳、高血压、便秘等有防治作用。

(3)高抬脚:每天将双脚翘起2~3次,平或高于心脏,此时脚、腿部血液循环旺盛,下肢血流回肺和心脏的速度加快,得到充分循环,头部可得到充足而新鲜的血液和氧,同时对脚部穴位、反射区也是一个良性刺激。

(4)搓揉腿肚：以双手掌紧夹一侧小腿肚，边转动边搓揉，每侧揉动20次左右，然后以同法揉动另一只腿，能增强腿力。

(5)扳足：取坐位，两腿伸直，低头，身体向前弯，以两手扳足趾和足踝关节各20~30次，能锻炼脚力，防止腿足软弱无力。

(6)扭膝：两足平行靠拢，屈膝微向下蹲，双手放在膝盖上，膝部前后左右呈圆圈转动，先向左转，再向右转，各20次左右。可治下肢乏力、膝关节疼痛。

(7)甩腿：一手扶物或扶墙，先向前甩动小腿，使腿尖前向上翘起，然后向后甩动，使脚尖用力向后，脚面绷直，腿亦尽量伸直。在甩腿时，上身正直，两腿交换各甩数十次。此法可预防半身不遂、下肢萎缩无力及腿麻、小腿抽筋等。

(张学江)

第八节 血栓闭塞性脉管炎

血栓闭塞性脉管炎(thromboangiitis obliterans，TAO)是一种以周围血管炎症和闭塞为特点的进展缓慢的动脉和静脉节段性炎性病变，主要累及四肢中小动静脉，以下肢血管为主。1908年Buerger对11例截肢肢体的动静脉病理研究中发现，这些血管均有炎症反应和血栓形成，故又称Buerger病。有学者认为TAO是动脉硬化闭塞病的早期表现，但大多数学者认为两者虽具有一些相同的临床征象，但TAO是不同于动脉硬化闭塞病的一种独立性疾病。

从流行病学上看，虽然TAO是全球性疾病，但有地区性差异，亚洲地区的发病率明显高于北美及欧洲地区，亚洲地区以中国、印度、日本及中东地区多见。而且又多见于寒冷地区，例如在我国的东北地区就较南方多见。患者多为青壮年男性吸烟者，若为女性患者诊断TAO时，应慎重考虑。

一、病因病理

(一)病因学

血栓闭塞性脉管炎的病因至今未完全阐明，虽然它是一种血管炎，但有两个明显不同于其他形式血管炎的特点，一是血栓的炎症细胞较少侵犯血管壁，二是在其他形式血管炎时易表现的免疫标记物如C-反应蛋白、抗核抗体、风湿因子及补体等在TAO的炎症中通常是正常或阴性的。TAO的发病可能与下列因素有关。

1.吸烟

在TAO的患者中，有吸烟史者占80%~95%，并且大多为嗜烟者。临床上，戒烟能使患者的病情缓解，而再吸烟又可使病情恶化。治疗中继续吸烟者，病情仍进展，说明吸烟与本病关系密切。Harkary等用烟草浸出液做皮内试验，TAO患者阳性率明显高于正常人(78%~87% vs. 16%~46%)。用烟草浸出液做动物实验，证明可引起肢体缺血性病变。Kjeldsen等证实TAO组患者的吸烟量及血中一氧化碳含量明显高于动脉硬化组及对照组，可能是由于烟草中的某些成分，如烟碱(尼古丁)的作用，促使小血管痉挛，引起炎症性小血管阻塞性病变。目前已证实吸烟者纯化的烟草糖蛋白(TGP)可能影响血管的活性变化，引起TAO。Papa等报道TAO患者和健康的吸烟者对 TGP 抗原有同样的反应,而不吸烟者对其则无反应。另外,吸烟也与截肢有非常大的关系,Olin 等报道 120 例 TAO 患者中,吸烟者的截肢率为 43%(29/68 例),非吸烟者的截肢率为 6%(3/52 例)。然而,少数 TAO 患者从不吸烟,全世界吸烟者众多,而发生 TAO 者极少;欧美国家妇女吸烟者多,TAO 发病率并不高。

因此,吸烟可能是 TAO 发病的主要因素之一而不是唯一的因素,吸烟是直接引起或者是促进了 TAO 的发展并不清楚。主动吸烟与 TAO 的发展和症状的持续有紧密的关系,但被动吸烟与 TAO 的发展并无关系,但可能是引起症状持续的主要因素。Matsushita 等监测主动吸烟者尼古丁代谢产物的水平证实了主动吸烟与 TAO 的活动有密切关系。

2.免疫学说

近年来,自身免疫因素在 TAO 发病中的作用受到重视。1982 年 Gulati 等报道 TAO 患者血清中 IgG、IgA、IgE 明显增高,并有抗动脉抗体和 C_3 免疫复合物存在。1983 年 Ador 等报道 71% TAO 患者的淋巴细胞对人体 I 型和(或)II 型胶原有敏感性,并在一些 TAO 患者中,血清抗胶原抗体阳性,而对照者阴性。Smoler 等也报道部分 TAO 患者血清胶原抗体呈阳性。Bollinger 和 Berlit 等发现 TAO 患者有弹性蛋白抗体存在。1983 年兰志金等报道,TAO 患者免疫复合物和淋巴细胞表面 IgG 阳性率高,淋巴细胞数增高,T 淋巴细胞数显著减少,血清补体 C_3 含量无显著变化。

目前多数学者认为,TAO 是在烟草过敏和其他因素的共同作用下,产生自身抗动脉抗体,形成免疫复合物沉积于血管,导致血管炎症反应和血栓形成。然而不能解释的是这种自身免疫反应作用于全身血管,却是下肢血管明显受累。

3.性激素影响

TAO 患者中绝大多数是男性青壮年,因而推测本病与男性激素有关。有人推测,很可能与前列腺功能紊乱或前列腺液丢失过多,使具有扩血管和抑制血小板聚集作用的前列腺素减少有关。前列腺素的减少,使周围血管舒缩功能紊乱,血栓形成。

4.寒冷和感染

本病在寒冷和潮湿地区常见,如我国以黄河以北多见。寒冷和潮湿可诱发血管痉挛和血管内皮损伤,易导致血管炎症和血栓形成。但许多经常在寒冷及潮湿环境中工作的人群却未发病。此外,有人发现 TAO 患者大多有反复皮肤真菌感染。Craven 等认为,人体对真菌的免疫反应,诱发血液纤维蛋白原含量增多和高凝状态,可能诱发小血管血栓形成。

5.营养不良

TAO 患者在经济生活水平低下的人群中多见。Hill 等认为与饮食中缺乏蛋白质,尤其是必需氨基酸有关。也有人发现,饮食中缺乏维生素 B_1 和维生素 C 可诱发 TAO,且在大鼠实验中得到证实。但这些是推测,仍缺乏足够的证据。

6.遗传

少数 TAO 患者有家族史。日本学者发现人类白细胞抗原(HLA)的某些特殊位点与 TAO 有关。TAO 患者的 HLA-J-I-I 阳性率为 46%,而正常人仅 18%。英国报道 HLA-A9 和 HLA-B5 抗原异常,也有人发现 TAO 患者 HLA-BW54、HLA-BW52 和 HLA-A 阳性率增高,其中 HLA-J 和 HLA-BW54 均受遗传因子支配,澳大利亚和以色列则报道了不同的 HLA 单倍型抗原,这可能与不同的人种有关。

(二)病理

1.TAO 的病理特点

(1)病变主要累及肢体中小动静脉,以下肢胫前动脉、胫后动脉、腓动脉、足背动脉和趾动脉最多见。有时也累及上肢桡动脉、尺动脉和指动脉。但较少累及较大动脉如髂动脉、股动脉、腋动脉和肱动脉。伴行静脉和浅表静脉也可累及,但程度较轻。累及心、脑、肠、肾等内脏血管则罕见。

(2)病变为血管壁全层非化脓性炎症,在全层血管内有广泛淋巴细胞浸润及内皮细胞和成纤维细胞增生。早期管腔内即有血栓形成,后期血管机化并伴细小的再管化,内弹力层增厚、卷曲。血管壁的交感神经可发生神经周围炎、神经退行性变和纤维化。动脉周围广泛纤维化,常包绕静脉和神经,形成纤维索条。

(3)病变呈节段性,病变之间可有正常的管腔和内膜,两者之间界线分明。

(4)血管闭塞的同时,可逐渐建立侧支循环,但常不足以代偿,因而肢体血供不足。

2.TAO 的病理分期

(1)急性期:急性期主要病理表现为血管壁全层的炎症反应,伴有血栓形成、管腔闭塞,血栓周围有多形核白细胞浸润,有微脓肿形成,临床上经常表现为游走性血管炎。

(2)进展期:进展期主要表现为血栓的机化,使血管闭塞,并有大量炎症细胞向血栓内浸润,而血管壁的炎性反应则轻得多。

(3)后期:该期的主要病理变化是机化的血栓再通,有新生毛细血管形成。动脉周围有广泛纤维组织形成,常包埋静脉和神经。此期的病理改变缺乏特征性,易与动脉硬化闭塞症的晚期改变混淆。尽管新形成的侧支循环逐渐建立,但不能代偿组织的缺血,使神经、肌肉及骨骼等出现缺血性改变。

二、临床表现

TAO 通常发生在 45 岁以下的男性吸烟者,但近年女性患者的比例在增加。早期主要引起远端的动脉和静脉缺血,逐渐发展到近端动脉,大动脉甚少累及,特别是没有小血管阻塞性病变的情况下。早期的症状是足部和小腿的间歇性跛行,偶尔发生在手和前臂。在没有出现足部或手指溃疡时容易与足部或手部其他疾病混淆,特别是动脉硬化的末梢病变、终末期肾病以及糖尿病等。TAO 常见的临床表现主要有间歇性跛行、静息痛和缺血性溃疡。其他的临床表现包括浅表性血栓性静脉炎、雷诺现象、感觉异常以及 Allen's 试验异常。

(一)疼痛

疼痛是 TAO 的主要症状,常由肢体缺血、缺血性神经炎和感染引起。

1.间歇性跛行

为早期症状,当 TAO 患者行走一定距离后,小腿或足部肌肉发生胀痛或抽搐,如果继续行走,因疼痛加重而被迫止步,休息片刻后疼痛缓解。再走上述症状又复出现,称为间歇性跛行。从开始行走到出现疼痛的时间,称为跛行时间,其行程称为跛行距离。如行走速度恒定,跛行时间和跛行距离越短,提示血管阻塞程度越严重。

间歇性跛行的疼痛性质可以是一种疲乏的感觉、钝痛、胀痛、痉挛痛或锐痛。两下肢血液循环不完全相等,缺血较甚的一侧肢体,首先感到疼痛,另一侧肢体缺乏症状不一定表示该侧肢体肌肉的血液循环完全正常,尤其患者感觉一侧肢体疼痛后立即停止行走,在这种情况下,另一侧肢体的血供障碍不足以超过其功能耐受力，间歇性跛行就不明显。

间歇性跛行的发生，与人体运动后组织代谢的需要显著增加，而肌肉中却发生短时间的局部供血不足，以致不能满足组织代谢的需要有关。当动脉闭塞病变导致行走后腓肠肌供血不足，引起酸性代谢物的积聚，这些代谢产物刺激了神经末梢引起疼痛，休息后代谢产物被血流带走。同时，腓肠肌的血液循环在休息后得到改善。

间歇性跛行早期发生在足弓部，之后发展成典型的小腿部的跛行。TAO通常是多个肢体受累。有学者报道累及2、3、4个肢体的比例分别为16%、41%及43%。因此临床上仅有一个肢体受累时动脉造影应包括双上肢和双下肢，通常可以在无症状的肢体造影中发现血管的异常表现。

2.动脉性静息痛

由于血管严重病变，在静息状态下仍有持续性疼痛。血栓闭塞性脉管炎发展到动脉严重闭塞时，肢体缺血明显，组织营养发生障碍，引起缺血性神经炎，导致持续性疼痛，尤以夜间为甚，患者彻夜坐位抱膝，以求减轻疼痛。

(二)肢体感觉异常

肢体感觉异常是TAO常见的早期表现，动脉缺血影响神经干时，可有麻木、麻痹、针刺或蚁走等异样感觉。血栓闭塞性脉管炎由于肢体长期慢性缺血，可产生沿周围感觉神经分布区的疼痛、麻木或烧灼感，称为单侧肢体缺血性神经病变。肢体感觉异常和肢体冷感同时存在，主要与缺血和显著增加的交感神经活动有关，肢体血流量减少，导致皮温降低。

(三)肢体皮肤色泽变化

1.指压试验

以手指重压肢体皮肤数秒钟后骤然放开，正常情况下1～2秒即可恢复原状。TAO时，因动脉血流减少，复原时间延缓，松开后4～5秒皮肤仍呈苍白或淤紫色，提示动脉血供不足。

2.肢体抬高试验(Buerger试验)

先令患者平卧，下肢抬高45°～70°或上肢高举过头，持续60秒，正常者趾(指)、跖(掌)皮肤保持淡红色或稍微发白，如呈苍白或蜡白色，提示动脉血供不足。然后让患者坐起，下肢下垂于床沿(避免床沿压迫腘窝)或上肢下垂于身旁，正常人色泽在10秒内恢复，如恢复时间超过45秒，且色泽呈斑块状或潮红，进一步提示动脉血供障碍。

(四)肢体动脉搏动减弱或消失

下肢足背动脉和(或)胫后动脉，上肢尺动脉或桡动脉搏动减弱至完全消失。Allen试验异常对于有下肢TAO的患者，是否同时存在上肢TAO时有重要意义，在包括上下肢的所有TAO患者中，Allen试验异常的患者占63%。

(五)游走性血栓性浅静脉炎

40%～50%的TAO患者发病前或发病过程中，在足部和小腿的浅静脉，反复出现浅表静脉游走性血栓性静脉炎，伴有疼痛，2～3天后消失，但过一段时间后又反复出现。这种游走性血栓性浅静脉炎，可出现在病程早期，即肢体缺血尚不明显，足背、胫后动脉搏动尚存在时，也可出现在肢体明显缺血后。急性期浅表性血栓性静脉炎的活检，可显示Buerger病的典型的病理组织学改变。

(六)肢体营养障碍

患肢动脉缺血可引起营养障碍性改变，表现为皮肤松弛，汗毛脱落，趾(指)生长缓慢、变形、变脆,较长时间慢性动脉缺血可引起肌萎缩。严重时可出现溃疡、坏疽。坏疽开始多为干性坏疽,继发感染后形成湿性坏疽。

三、临床分期

根据 TAO 临床表现的轻重,常将 TAO 的临床病程分为以下三期。

(一)第一期

局部缺血期,是病情的早期阶段。患肢麻木、发凉、酸胀、轻度间歇性跛行,短暂休息后可缓解,检查时肢体皮温稍低,色泽较苍白,足背动脉和(或)胫后动脉搏动减弱或消失。常有足背和小腿游走性血栓性浅静脉炎。引起缺血的机制中,功能性因素(痉挛)大于器质性(闭塞)因素。

(二)第二期

营养障碍期,是病情进展阶段。上述症状逐渐加重,患肢温度显著降低,明显苍白,或呈潮红,或出现紫斑,足部不出汗,皮肤干燥,趾(指)甲增厚变形,生长缓慢,小腿肌肉萎缩。足背动脉、胫后动脉搏动消失。指压试验和肢体抬高试验阳性。间歇性跛行距离越来越短,直到出现持续性静息痛,夜间更剧烈,常抱足而坐,不能入睡。此期动脉病变以器质性变化为主,肢体依靠侧支循环而保持存活。腰交感神经阻滞试验可出现皮肤温度升高,但不能达到正常水平。

(三)第三期

组织坏死期,属病情晚期阶段。症状继续加重,患肢(指)端发黑、干瘪、坏疽、溃疡形成。当继发感染变为湿性坏疽时,疼痛更剧烈,出现高热、烦躁等全身症状。该期动脉完全闭塞,侧支循环不能代偿必需的血供,坏死肢端不能存活。这一期又分为以下三级。

1.Ⅰ级

坏死(疽)局限于趾(指)部。

2.Ⅱ级

坏疽延及跖趾(掌指)关节。

3.Ⅲ级

坏疽延及足跟、踝关节或其上方。

四、诊断与鉴别诊断

(一)实验室检查

没有特殊的实验室检查可以帮助 TAO 的诊断。完整的血液学资料可以帮助排除容易与 TAO 混淆的疾病,如全血计数、肝肾功能、血糖定量、尿液分析、C-反应蛋白、抗核抗体、类风湿因子、补体试验以及有关高凝状态的指标测定。

1.辅助检查

(1)跛行距离和跛行时间。

(2)皮肤温度测定:如果在一定室温(15~25 ℃)的相同条件下,双侧肢体对应部位皮肤温度相差2 ℃以上,提示皮温降低侧的动脉血流减少。

(3)节段性动脉测压:了解各节段的动脉收缩压,TAO 患者的腘动脉或肱动脉以下血压降低,踝肱指数(ankle/brachial index,ABI),即踝压(踝部胫前动脉或胫后动脉收缩压)与同侧肱动脉压之比,正常值>1,可反映患肢缺血的严重程度。

(4)肢体抬高试验(Buerger 试验):试验阳性者提示患肢有严重缺血。

(5)解张试验:行蛛网膜下腔或硬膜外腔阻滞麻醉,在下肢同一位置测定阻滞前后的温度变化。阻滞麻醉后皮肤温度升高愈明显,表明痉挛因素愈重。如果没有改变则说明病变动脉已处于严重狭窄或已完全闭塞。

2.特殊检查

(1)肢体血流图:现已少用。电阻抗和光电血流仪显示峰值降低,降支下降速度减慢。前者提示血流量减少,后者说明流出道阻力增加,其改变与病变严重程度成正比。

(2)超声多普勒检查:可应用多普勒听诊器了解及对比患侧和健侧以及病变近远端的血流,根据动脉音的强弱,判断动脉血流量的多少。超声多普勒血流仪可以记录动脉血流波形,波幅降低或呈直线,表示动脉血流减弱或动脉已闭塞。超声显像可测出血管直径和流速等。同时还可行节段性测压,了解病变部位及缺血严重程度。ABI正常值>1.0,如ABI<1.0应视为缺血性疾病,ABI<0.5表示严重缺血。

(3)动脉造影:可显示阻塞部位、范围、流出道和侧支情况,并可显示股动脉和腘动脉,协助选择治疗方式。TAO的动脉造影通常显示近端动脉正常,排除动脉硬化、动脉瘤以及近端动脉栓塞性疾病。TAO的动脉造影有以下特点:中小口径的血管受累,包括手指和脚趾的血管、掌动脉、跖动脉、胫动脉、腓动脉、桡动脉及尺动脉等;节段性阻塞性病变,病变动脉之间的血管正常,可见管壁光滑的正常动脉像;远端血管病变严重;侧支循环围绕阻塞部位;近端血管正常;无血管栓塞的影像表现;血管壁的异常不同于动脉硬化闭塞症的扭曲及虫蚀样改变;如有钙化可以排除TAO。

(二)诊断

根据临床表现、血管造影、组织病理以及排除性诊断来对TAO作出诊断。Mills等建议的TAO评分系统主要包括45岁以前出现的肢体远端的缺血性临床表现;吸烟史;腘动脉或肱动脉近端动脉无病变;明确的血管彩超显示远端阻塞性疾病;排除近端的血栓性疾病、创伤、自身免疫性疾病、高凝状态及动脉硬化等。次要点包括浅表性血栓性静脉炎;雷诺现象;合并上肢病变或间歇性跛行。诊断要点有以下几点。

(1)绝大多数为青壮年男性,以20~40岁为多见。女性罕见。多有长期吸烟史。

(2)初发时为单侧,以后常累及对侧,严重时上肢也受累。

(3)患肢足背动脉和(或)胫后动脉搏动减弱或消失。

(4)患肢皮温降低;踝/肱指数<1或更低;多普勒超声动脉搏动降低或消失;动脉造影显示腘动脉或肱动脉以下动脉节段性狭窄。

(5)可伴有反复发作的游走性血栓性浅静脉炎。

(6)指压试验和肢体抬高试验阳性。

(7)病情常呈周期性发作,随病程延长,肢端循环逐渐恶化,发生溃疡和坏疽。

(三)鉴别诊断

TAO的诊断并不困难,主要是排除性诊断。需要考虑进行鉴别的疾病有动脉硬化闭塞症、动脉血栓以及自身免疫性疾病。随着血管彩色多普勒和动脉造影的应用,大大提高了该病的临床诊断率。

1.动脉硬化闭塞症

本病多见于50岁以上的人群,以老年多见,男女均可。多有动脉硬化的高危因素如高血压、高脂血症、糖尿病以及其他动脉硬化性心脑血管病史如冠心病、脑血管意外等,病变主要累及大、中动脉,如腹主动脉、髂动脉、股动脉、锁骨下动脉等。常伴有其他动脉的动脉硬化症,如脑动脉、冠状动脉、肾动脉等。X线检查可见动脉壁的不规则钙化,血管造影显示有动脉狭窄、闭塞,伴有扭曲、成角或虫蚀样改变。

2.多发性大动脉炎

多见于青年女性,主要累及主动脉弓的分支动脉和(或)主动脉及其内脏分支,包括颈动脉、锁骨下动脉、肾动脉等,表现为动脉的狭窄或闭塞,并产生相应的缺血症状和临床表现,如病变动脉供应肢体的慢性缺血,病变累及锁骨下动脉起始部,可产生上肢麻木、无力、桡动脉搏动减弱或消失,上肢血压测不出;如累及颈总动脉起始部,可产生眩晕、头痛、偏瘫等;如累及胸主动脉,可产生上肢高血压和下肢缺血。同时在活动期可见红细胞沉降率增快,并有其他风湿指标的异常。动脉造影显示主动脉主要分支开口处狭窄或阻塞。

3.急性动脉栓塞和急性动脉血栓形成

急性动脉栓塞起病急,多伴有心脏病史如风湿心、冠心病等,多合并有心房颤动,临床表现多数有典型的5P征,如肢体远端的苍白、疼痛、无脉、麻木及麻痹等。彩色多普勒可明确栓塞的部位。急性动脉血栓形成患者多有动脉硬化的病史,在间歇性跛行、静息痛的基础上发生的类似急性动脉栓塞的临床表现。

4.自身免疫性疾病

自身免疫性疾病常伴有血液指标的改变。首先是与CREST综合征及硬皮病鉴别,这两种疾病均可引起末梢血管病变,但同时有皮肤的病理改变,血清中Scl-70及抗着丝点抗体呈阳性,结合指(趾)甲黏膜的微循环变化,可予以鉴别。另外需鉴别的疾病还有系统性红斑狼疮、类风湿关节炎以及其他全身性风湿系统疾病。

5.雷诺症

多见于青年女性,主要表现为手指阵发性苍白、发紫和潮红,发作间歇期皮肤颜色正常。患肢远端动脉搏动正常,偶有坏疽。

6.糖尿病性坏疽

根据相关病史,血糖、尿糖升高可鉴别,且多为湿性坏疽。

五、治疗

早期病例治疗效果较好,晚期病例无论采用何种方法治疗效果均不佳,只能部分改善患肢血供,减轻患肢疼痛,促进溃疡愈合。

(一)非手术治疗

1.坚持戒烟

TAO的治疗效果很大程度上取决于患者是否坚持戒烟。如发病后形成溃疡或发生坏疽前及时戒烟,再通过积极治疗,症状大多可以缓解,虽然患者可能仍存在间歇性跛行或雷诺现象,但绝大多数可以避免截肢,在早期病例甚至可以治愈。但如重新吸烟,症状可再发或加重,研究表明即使每天吸烟仅1~2支,就足以使病变继续进展,使得原来通过多种治疗已稳定的病情恶化。因此戒烟教育非常重要,要明确地使患者知道主动和被动吸烟的危害。

2.防寒保暖,防止外伤

寒冷条件下可诱发TAO或使原来的病情加重。因此患肢保暖,防止受寒相当重要,同时鞋子要尽量宽松。切忌局部热敷,因会加重组织缺氧。同时病变组织神经敏感性降低,有时会造成意外损伤,引起溃破,导致溃疡。例如由于肢体末梢缺血,任何外伤可诱发难以愈合的溃疡,如在修剪趾(指)甲时,切勿损伤皮肤或甲沟。

3.运动锻炼

主要是促进侧支循环的建立,缓解症状,保存肢体。用于较早期的患者。常用的足部运动为Buerger 运动,即嘱患者平卧,先抬高患肢45°,1～2分钟后再下垂2～3分钟,再平放2分钟,并做伸屈或旋转运动10次,然后患肢放平2分钟,并作足部旋转、伸屈运动。如此每次重复5～10次,每天练习4～5次,每次20～30分钟。

4.高压氧疗法

在高压氧舱内,通过血氧量的提高,增加肢体的血氧弥散,改善组织的缺氧状况。方法是每天1次,每次3～4小时,10次为1个疗程;间隔5～7天后,再进行第2疗程。一般可进行2～3个疗程。

5.药物治疗

主要适用于早、中期患者,包括以下几类。

(1)中医中药:根据辨证论治的原则进行治疗。①阴寒型,多属Ⅰ型,宜温经散寒,活血通络,以阳和汤加减;②血瘀型,多属Ⅱ型,宜活血化瘀,以活血通脉饮、血府逐瘀汤治疗;③湿热型或热毒型,多属Ⅲ型,以清热利湿治之,常用四妙勇安汤加减;④气血两亏型,多属久病不愈,体质虚弱者,以补气养血辅以活血化瘀,常用顾步汤加减。

(2)血管扩张剂:主要针对 Buerger 病存在的血管痉挛因素。主要药物包括以下几种。①α-受体阻断剂:妥拉唑林,口服推荐剂量为25～50 mg,每天3次,也可25～50 mg,肌内注射,每天2次。②钙离子阻断剂:尼卡地平、佩尔地平,一般剂量为5～10 mg,每天3次。③盐酸罂粟碱:可显著解除血管痉挛,一般口服或动脉内注射,一次30 mg,每天3次。

(3)抑制血小板凝聚药物:应用目的是缓解血管痉挛,降低血黏度和促进侧支循环。目前常用药物有以下几种。①低分子量肝素:通过提高 AT-Ⅲ 活性而起作用。低分子量肝素半衰期较长,抗凝效果好,而出血倾向弱,已取代普通肝素,使用低分子量肝素的目的是减少血黏度,对疏通末梢循环有利,每天使用2次(每12小时1次),每次0.3 mg(13 200a X aIU),皮下注射。②阿司匹林,一般剂量为25～50 mg,每天1～2次。现在基本上用肠溶片。现在临床上有许多新的此类药物,如氯吡格雷、噻氯匹定等。

(4)改善微循环的药物。①西洛他唑(cilostazol):商品名为培达,它是通过抑制血小板及血管平滑肌细胞内的磷酸二酯酶(PDE)活性,升高 cAMP 浓度,而产生扩张血管的作用。西洛他唑可扩张大动脉血管,也可扩张细小动脉血管,每天剂量不能超过200 mg,否则可产生头痛等不良反应。②沙格雷酯:商品名为安步乐克,是 5-羟色胺(5-HT)受体选择性拮抗剂,可抑制血小板凝聚,尤其是抑制由 5-羟色胺增强的血小板凝集作用,并抑制血管收缩。它通过拮抗血管平滑肌上的 $5-HT_2$ 受体来抑制血管强烈收缩,同时拮抗血小板上 $5-HT_2$ 受体来抑制血小板凝聚,从而达到血管扩张和抑制血小板凝聚的双重作用。每天剂量为300 mg,无头痛等不良反应。③前列腺素:具有扩张血管和抑制血小板凝聚的作用,国内多使用前列腺素 E_1(PGE_1),给药途径分动脉注射与静脉滴注,由于肺循环能降低 PGE_1 的活性,因而多主张经动脉给药,但动脉内导管留置时间太长,可有血栓形成。目前多使用脂微体前列腺素 E_1,它是把 PGE_1 封入微粒子内,做静脉给药。在体内不易被活化,且可聚集在病变血管,有利于发挥 PGE_1 的药效,抑制血小板聚集,并扩张局部微血管,静脉用药可明显缓解疼痛,促进溃疡愈合,目前在临床应用广泛。推荐剂量为 20 μg 加入 20 mL 生理盐水中,静脉推注,每天 1 次,两周为 1 个疗程。每 3 个月可以重复 1 个疗程。此药短期效果相当明显,但长期疗效并不确切。前列腺环素(PGI_2)具有更强的扩张血管和抑制血小板作用,但半衰期短,价格也较贵。

(5) 其他药物:包括止痛药、抗生素以及激素等。

(二) 手术治疗

因为 TAO 的病变特点,远端动脉血管正常的病例不到 10%,而且即使有正常的血管存在,该类患者的血管管径也很小。因此,能行动脉旁路手术的机会并不多。TAO 的手术治疗效果不理想,一直沿用的手术方式包括腰交感神经节切除术、大网膜移植术等,近来国内也有医院采用一期或二期的动静脉转流术。如果有机会行动脉旁路手术,应尽量采用自体静脉作为移植材料,人工血管的远期通畅率不理想。

1. 腰交感神经节切除

腰交感神经节有 4 对,第 1 对神经节支配大腿部血管并与性功能有关,如将其双侧切除会影响性功能。第 2、3、4 对神经节支配小腿及足部血管。TAO 大多累及小腿以下动脉,手术切除患侧第 2、3、4 腰交感神经节及神经链,近期可解除血管痉挛,缓解疼痛,促进侧支循环的建立,改善患肢血供,适用于第一、二期患者。在较晚期的 TAO 病例,与动静脉转流手术一同实施可促进溃疡的愈合。但腰交感神经节切除术是否可以预防截肢并不明确,有报道称,是否行腰交感神经节切除术与截肢率并无关系。有人认为腰交感神经节切除,合并肾上腺部分切除,更能提高近、远期疗效。

腰交感神经节切除术的效果与腰交感神经节阻滞试验有关。可通过试验对比阻滞前后皮肤温度差来判断手术效果。但其影响因素较多,同时腰交感神经节阻滞术的失败机会较多,因此该试验仅供术前参考。手术时的注意事项如下。①正确辨认腰交感神经节。在神经节的部位一般有神经链与其相连,且神经节质地较韧。手术时用神经剥离器牵拉其周围组织多可辨别。为了避免误切,可将切除组织立即送病理检查确定。②术中注意血管损伤。左、右侧腰静脉分别在交感神经干的后、前方经过,为避免其损伤可以在影响操作时将其结扎。同时要注意腹主动脉及下腔静脉。

对于上肢的 TAO 患者可采用胸交感神经节切除术。因为手术的创伤大,近年来采用微创手术施行腹腔镜或胸腔镜切除腰或胸交感神经节。也有采用化学性腰交感神经节切除术。

2. 动脉旁路移植术

因 TAO 患者的节段性病变不明确且多累及远端血管,因此可行外科血管重建的病例较少,但如果明确膝下三支动脉(胫前动脉、胫后动脉和腓动脉)至足部有良好的流出道,能够在闭塞动脉的近、远端作旁路移植,则是增加和改善下肢血供最确切的方法。不同的学者报道可行血管旁路的比例为 4.6%~29%。血管重建术的手术方式为自主动脉至膝下动脉不同部位的内膜切除并血管补片成形术和旁路手术,多数为膝下旁路。采用膝下旁路的适应证多为三期患者,有溃疡或坏疽,部分为间歇性跛行者。手术失败的原因有作为流出道的远端血管条件不良、疾病本身的发展以及静脉移植物的狭窄。同时要注意的是血管的通畅率与吸烟有明显的关系,10 年累积通畅率术后停止吸烟者为 66.8%,而继续吸烟者为 34.7%。

3. 动静脉转流术

TAO 病变多数累及中小动、静脉,同时膝关节以下的动脉多数闭塞,节段性不明显,因此行旁路手术的机会不多。因此将血液从动脉系统引进通畅的深静脉系统和大隐静脉,使血液通过提高静脉的压力及向远端灌注使毛细血管增加开放,这样改善远端组织的血液供应。目前虽然尚未明确其机制,但有动物实验表明,动静脉转流术使静脉压力升高,开放毛细血管,使侧支循环的形成明显增加。但不同于旁路手术,动静脉转流术不能直接引起远端的血流灌注。存在的问题是该术式本身是一种改变了正常血流动力学的病理性动-静脉瘘,改变了正常的静脉血流,静脉内出现了双向血流,同时也有可能出现动脉的窃血现象。因此手术的适应证为三期的患者,而且经过动脉造影或手术探查证实无条件行旁路手术时选用。

根据吻合口的位置将动静脉转流术分为以下三类手术方式。

(1)高位深组:将髂外动脉、股总动脉或股浅动脉与股静脉之间建立动-静脉瘘。广州中山大学附属第一医院多采用一期手术。将静脉端吻合口选择在股静脉的第一对瓣膜下方,将吻合口上方的股静脉缩窄为血管周径的2/3,大概在血管痉挛状态下的管径。因为股静脉的第一对瓣膜是全身强度最大的,在其下方行动静脉转流后血流容易向远端灌注,同时缩窄了股静脉,使静脉的回心血量可以控制。需要注意的是动静脉的吻合口不能太大,多数选择在5~6 mm,长度为8~10 cm,移植物与血管之间的角度不超过45°,尽量选用自体血管。也可行二期手术,先建立动-静脉瘘,3个月后再缩窄股静脉。本术式操作简单方便,但因吻合口位置较高,瘘口远端静脉中的瓣膜,由于长期承受逆向动脉血流冲击和静脉段扩张而发生闭锁不全,易引起下肢肿胀,有时即使分为二期手术,也难以避免,所以控制吻合口的大小非常重要。广州中山大学附属第一医院行一期高位深组动静脉转流术治疗86例三期TAO患者,手术后有效率达76%。表现为肢体疼痛消失或减轻,皮肤温度升高,溃疡愈合等。下肢肿胀的仅有2例。

(2)低位深组:在腘动脉与胫腓干之间建立动静脉转流。2~4 m后行二期手术,静脉血主要通过胫前静脉回流。

(3)浅组:将股动脉或腘动脉与大隐静脉近或远侧端行动静脉吻合。重庆医科大学附属一院等采用股动脉与大隐静脉静脉动脉化,以下肢浅静脉替代动脉,而保持下肢深静脉回流,术后下肢无肿胀,效果好。方法是高位结扎大隐静脉近心端,远端用球囊扩张,使瓣膜闭锁不全,直至膝关节下,然后将近端大隐静脉与股动脉作端侧吻合(原位大隐静脉动脉化),血流可自股动脉直流而下达到小腿。小腿浅静脉较多,有静脉网络形成,即使某一支有瓣膜存在,血流可通过其他支流向足部。术后需抗凝治疗至少6个月。一般较少用。

值得注意的是动静脉转流术对于上肢TAO患者有特别好的疗效。广州中山大学附属第一医院采用肱动静脉转流术治疗11例患者,其上肢缺血症状均明显改善。可能与上肢静脉瓣膜的压力与下肢明显不同有关,血流容易灌注及侧支循环建立较快。

由于我国的TAO患者较多,近十多年来采用动静脉转流术治疗的患者较多,但国际文献并不多,并且该术式本身存在争议,并且技术要求较高,多数在大的医院开展。所以应严格掌握该术式的适应证及术中注意事项,尽量避免并发症,提高手术疗效。

4.大网膜移植术

大网膜具有丰富的血液和淋巴循环,有较强的抗感染能力,易于解剖采取,血管蒂长,口径也较粗,可进行吻合血管的游离移植。Nishimura等(1976年)应用吻合血管的大网膜移植治疗血栓闭塞性脉管炎患者,将大网膜血管蒂的近侧端与股动、静脉吻合,大网膜的远侧部分埋植到小腿和踝部的肌间隙中,重建下肢的血液循环通路,可使95%的病例得到症状改善。Singh等(1996年)报道50例血栓闭塞性脉管炎患者行大网膜移植术治疗静息痛和不愈合溃疡。术后所有患者皮肤温度升高,大部分患者静息痛症状减轻、跛行距离增加及溃疡愈合。

自体大网膜移植术的历史悠久,但临床应用并不广泛。其最大的缺点是必须开腹取大网膜,因此可能产生许多严重的并发症,并且严重影响患者的心理。据 Kiricuta 报道 215 例大网膜移植术的经验,术后的并发症有腹膜炎、大网膜坏死、严重休克及肺部并发症等。也有报道肠梗阻、腹壁疝、腹腔粘连及肺动脉栓塞等。因此进行大网膜移植术必须慎重,如能用其他方法解决问题时,最好不要采用开腹取大网膜。

5.截肢术

对于晚期患者、溃疡无法愈合、坏疽无法控制或合并感染时,可行截肢或截指(趾)。干性坏疽、湿性坏疽待分界线清楚后可行截肢术。较大难以愈合的溃疡,伴有骨髓炎者也可考虑截肢术。

截肢平面主要决定于感染程度以及缺血部位,一般情况下应尽量保留膝关节,以便安装假肢。截肢平面必须血供良好,否则残端难以愈合,如果术前可以明确腘动脉有搏动,则膝下截肢伤口中的 95% 可以愈合。手术时不宜使用止血带,止血要彻底,为保证残端血供、皮瓣、肌肉、骨膜不宜分离太多,防止皮瓣积血影响愈合。保留的残端皮瓣及肌肉应适当,避免缝合残端张力过大。同时术后切口要注意引流,防止血肿。术后残端若有感染,应尽早引流。

截指(趾)一般采用腰麻或硬外麻而不采用局部麻醉,防止感染扩散。手术应注意将坏死组织完全清除。但这样的手术方式本身创口处组织仍处于缺血状态,创口愈合较慢,有时甚至不愈合,因此,必要时需行进一步的截肢。

6.创面处理

(1)干性坏疽:可暂不处理,保持创面干燥,避免继发感染,待分界线清楚后再作截肢(趾)术。

(2)湿性坏疽:先控制感染,然后再去除坏死组织,待分界线清楚后再作截肢(趾)术。

(3)肉芽创面较大,多次换药后肉芽呈现新鲜状态,可作游离植皮。但术前应做 X 线摄片,了解有无骨质破坏或骨髓炎存在,以决定植皮后创面能否愈合。

(三)疼痛的处理

1.从主要矛盾着手

早期由缺血所引起的疼痛,应从增加肢体血供为主,患肢血供改善后疼痛随即减轻或消失。晚期疼痛多由坏疽加感染引起,应以去除坏疽病灶为主。

2.止痛剂和镇静剂

以使用非甾体抗炎药为主。选择缓释片或控释片。同时配合夜间镇静剂。吗啡类药物虽能有效地缓解患肢疼痛,但易成瘾,可适当使用,不宜长期采用。

3.小腿神经压榨术

施行小腿下段感觉神经压榨术,能起到较好的止痛效果,但会同时发生足部感觉迟钝。如压榨不准确,治疗效果也不好。

(张学江)

第十五章　整形外科修复

第一节　面横裂的整形修复

面横裂是一种先天性第1腮弓畸形,亦是Tessier颅面裂分类中的"7"号裂(见图15-1)。临床上有许多不同的称谓:1940年,Kaith称此为坏死性面部发育不良;1949年,Braithwaite和Watsor称为半面短小伴小耳畸形。1961年Longacre,Destefano和Holm-strand称之为第1、第2腮弓综合征、面侧裂或口、下颌、耳综合征。

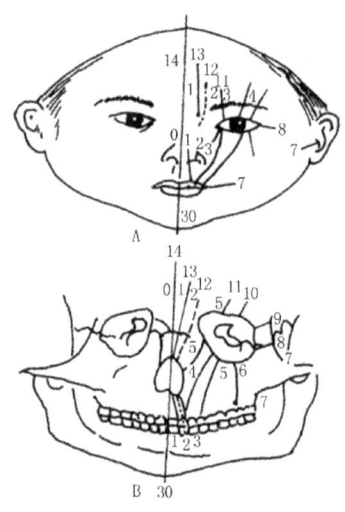

图15-1　Tessier分类法
A.颅面裂(以号数命名)发生部位示意图;B.颅面裂骨骼病损部位示意图

历史上最早记录此畸形是1869年,此后有许多关于此畸形的记录。Gorlin和Pindborg(1964)报道了巨口症的发病率在男性多于女性。1965年,Grabb总结了他所碰到的102例巨口症,证实了男性发病率高于女性,并报道了在这102例中,12例为双侧性巨口症。到1973年Converse也报道了280例,其中15例为双侧性。

面横裂的发病率,Grabb(1965)报道在新生儿中为1∶5 642,Poswillo(1974)报道为1∶3 000。所以总的来讲,面横裂的发病率较唇腭裂为低,但多于面中裂,且以单侧男性为多见。

一、临床表现

临床表现有较大差异,轻者仅表现为面部稍不对称,外耳轻度异形,仅在头颅定位 X 线测量时才发现两侧不对称,所以在临床检查时,如发现患儿的耳垂似乎不很正常时,必须提高警惕,并进行仔细检查。口部畸形可能是极轻微的,仅口角稍向外,也可口角到外耳前全部裂开。事实上此类完全性裂开是很少见的,而大部分患者的裂隙都终于颊部,故亦称为巨口症。重者可裂到嚼肌前缘,但可发现有一横行凹陷的沟越过颊部直到耳前,如超过嚼肌前缘到耳屏,则为严重的面横裂。这时常伴有同侧颜面萎缩、外耳畸形,可无腮腺及腮腺导管,面神经、三叉神经、面部肌肉都可受累。同时腭和舌也可发育不良。下颌支髁突和颧弓发育不良,甚至可部分缺如。如颞肌受累、喙突也相应改变。由于颧骨发育不良,可引起外眦下降。此外,还可伴有外眦裂(Tessier "8"裂)等第 1、2 腮弓畸形。

患儿可表现流涎,吸吮困难,发音不清,牙咬合关系异常等症状。

二、手术修复时间、术前准备及术后处理

巨口症的手术修复时间、术前准备及术后处理同先天性唇裂。

手术前首先要定口角位置,单侧裂可以健侧口角为标准进行定位。双侧裂则在双眼平视正前方时,自瞳孔向下作垂线与口裂水平线相交点为口角。如患儿不能合作时,可以睑裂中、内1/3交界处向下做垂直线与口裂水平线相交点为口角点。1969 年,Boo-Chai 提出可按黏膜色泽来定位,即在出现唇黏膜处稍向近中侧皮肤、黏膜交界处定点。

自定出的口角点沿上、下缘裂隙的皮肤黏膜交界处作切口。切开皮肤、肌层,直达黏膜下层。作黏膜下分离,将上、下方黏膜瓣翻入口腔,缝合黏膜裂缘作为口腔衬里组织。将口角部的唇红组织尽量保留,相互缝合,使口角的唇红组织松弛,张口时不受牵拉限制,并尽量使口角形成圆形为度。肌层缝合至为重要,一定要有良好的对合。最后缝合皮肤。如裂隙较短小者,可仅做皮肤直线缝合;如裂口较长,则在皮肤切口上做 Z 改形缝合,以防将来直线状瘢痕牵拉口角;1962 年 May 报道了自下唇做一个小的 Estlander 皮瓣转到上唇,此瓣的蒂成为新的口角。同年也有报道沿裂隙做上(下)唇红黏膜瓣,越过口角到达下(上)唇红部位进行修复。也有报道在正常口角外侧做小三角瓣旋转插入到口角黏膜中,其目的是使口角松弛,张口时呈圆形(图 15-2)。

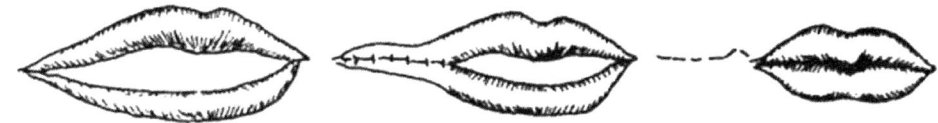

图 15-2 巨口症缩小术

对颌骨畸形及下颌部凹陷可作为第二期手术进行整复。幼年期可应用异体骨、软骨或假体做暂时性充填,其目的是除了改善外形外,并有助于软组织的正常发育,为成年期做进一步手术创造有利条件。到发育后再进行自体肋骨移植或补充性骨移植,移植部位包括颧骨、下颌骨升支、下颌骨体等部位。移植方法仅限于局部覆贴和充填以达到外观改善。有时也可考虑做患侧升支截骨及骨移植术,以增进外貌及改善咬合功能。在严重畸形时,可做游离皮瓣或皮管移植以丰满患侧外形。此外,也可靠根据情况而选用脂肪、真皮脂肪等组织移植充填。

耳赘可在口角整复时同时切除,耳郭整复待10岁后进行为好。手术原则尽量利用残存耳组织。通过复位、成型、补充等方法进行再造。

(宋 艳)

第二节 眉畸形及眉缺损的整形修复

眉毛不仅有阻挡额头部汗水向下流入眼内的功能,并参与面部表情活动。眉毛的多少、位置形态,影响容貌仪表和气质。老年性皮肤松弛或面神经额支的瘫痪,可导致眉下垂;由于外伤、烧伤或眉部皮肤肿瘤手术可致眉毛错位或眉缺损。一旦发生了眉畸形或缺损,可通过手术进行矫正。

一、眉下垂整形术

有学者在解剖中发现,眉部是头面部表浅肌肉层中的一个特殊区域。表浅肌肉层在额部牢固地附着在皮肤上,在眉部更紧密,但在上睑不十分紧密。在眉部,额肌和眼轮匝肌相互交织附着在皮肤上,帽状腱膜分成前后两层包被额肌和眼轮匝肌,成为肌肉的鞘。在后鞘的下方存在一层脂肪组织,称为眉脂肪垫。在眉部,表浅肌肉层通过眉脂肪垫后面的致密结缔组织,附着在额骨上,这种紧密的附着只存在于眉的内侧2/3部分,在外侧部分则没有此类附着。因此,在老年人中,眉外侧部分通常较早地发生眉下垂,致眼睑外侧部分的皮肤比内侧部分较早地出现松弛。

眉下垂除了可采用额颞部除皱术矫正外,还常采用眉弓上缘皮肤弧形切除术和眉下垂后固定矫正术及眉毛骨膜固定术予以整复。

(一)眉弓上缘皮肤弧形切除术

眉弓上缘皮肤弧形切除术适用于各种原因所致的眉下垂。切口位于眉上缘,长度以中外2/3为好(图15-3)。根据眉下垂的程度和部位,在眉上缘发际处需切除皮肤的宽度和弧度。局麻下切除皮肤和皮下组织,沿眉弓上缘的切口要注意刀刃略向额面倾斜以防损伤眉毛的毛囊。将皮下层与额骨骨膜固定缝合,皮肤逐层缝合。

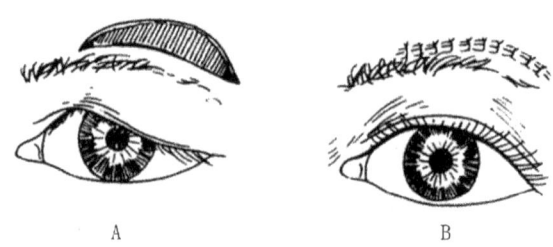

图15-3 眉弓上缘弧形切除术
A.弧形切除皮肤;B.切口缝合

(二)眉下垂后固定矫正术

眉下垂后固定矫正术适用于中度或重度眉下垂者。直立位,上提眉部皮肤至患者所希望的高度,设计、标出重睑线及切除皮肤的形状和切除量。眉上提后眉中央部下缘至眶上缘的距离,为术中上提量标准。标出眶上血管神经位置。

按设计的重睑切口切开并切除皮肤及一条眼轮匝肌,暴露睑板上缘。沿眼轮匝肌与睑板眶隔间,向眉区分离至额肌。分离范围达眉上缘上方 1.0～1.5 cm;外侧达眶外缘;内侧不超越眶上切迹。再于皮肤与眼轮匝肌间潜行分离至眉部,注意分离至眉部时不宜太浅,以免损伤眉毛毛囊。

做 3 对褥式缝线。先缝中央部 1 针。缝线穿过眉毛深部组织,然后通过额肌,缝于预定位置的额骨骨膜上,先打活结观察效果(图 15-4),如满意,再于中央缝线旁开 1 cm 处缝合其他 2 针。重睑线皮肤切口做睑板固定缝合。

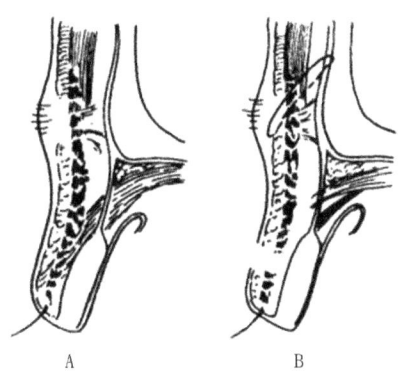

图 15-4　眉下垂矫正固定术

A.正常情况;B.将眉毛深部组织、额肌缝于预定位置的额骨骨膜上

(三)眉毛骨膜固定术

沿眉毛上缘外侧 1/2 做 2.5 cm 长的皮肤切口直至肌肉,同时切口上方切除新月形皮肤。创面内平行眉上缘横行切开达骨膜,于额肌下做潜行分离。做一褥式缝合,将帽状腱膜与骨膜活结结扎(图 15-5),观察眉毛是否抬高到预定的位置。如满意,结扎缝线。可酌情同样在该固定缝线两侧再缝线固定。分层缝合深部组织和皮肤。

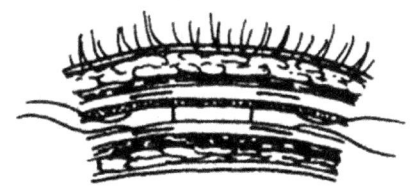

图 15-5　眉毛骨膜固定术

二、眉错位矫正术

(一)V-Y 缝合法

V-Y 缝合法适用于先天性眉间距过宽。于眉毛鼻侧 1/2 范围内,做横行的 Y 切口,在皮下深层分离,以避免损伤眉毛毛囊。将分离的皮瓣推向鼻侧,缝合成 V 形。轻压包扎 24 小时,7 天拆线。

(二)Z 成形术

Z 成形术适用于眉区创伤致眉毛向上、向下移位或中间错位者。

根据眉毛移位的方向,设计不同的 Z 形切口矫正。切口深达皮下脂肪层。将两个之角瓣换位缝合,使移位之眉毛复位。

三、眉缺损整复术

(一)健侧眉毛转移皮瓣移植术

健侧眉毛转移皮瓣移植术适用于一侧眉毛缺损,对侧眉毛宽而密者。于患侧眉弓,与对侧眉对称处作弧形切口,深达骨膜,向两侧作皮下潜行分离,使暴露的创面达到预定宽度。再于健侧眉毛中央横行切开,注意切口有一定的倾斜度过,以尽量少破坏毛囊。在眉毛上方 2～3 mm 处做平等于眉毛切口。将眉毛上半部连同其上方的部分额部皮肤皮下分离,形成以内侧端为蒂的皮瓣。将皮瓣旋转 180°,转移到患侧眉弓处,边缘缝合。健侧眉部创口上缘略减张游离,直接缝合(图 15-6)。轻压包扎 24 小时。

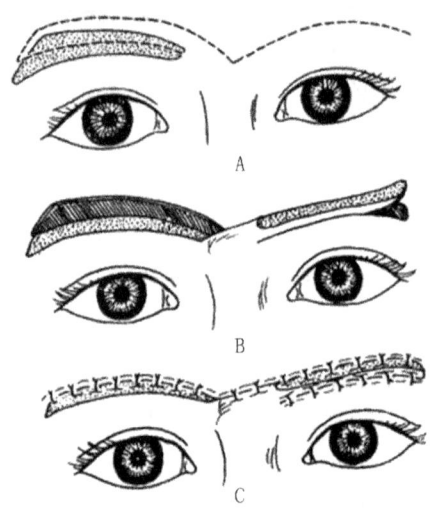

图 15-6　健侧眉毛转移皮瓣移植术
A.切口设计;B.皮瓣转移;C.切口缝合

(二)头皮全厚皮片移植眉再造

先确定眉的位置和形态。按眉毛方向,于同侧耳后颞枕部头皮切取一条宽约 6 mm 的带毛囊的全厚皮片,深达帽状腱膜,供区直接缝合。取下的全厚头皮用小剪刀仔细修去毛囊球之间的脂肪,越彻底越好,但不可损伤毛囊。在眉缺损部位的中央横行切开,深达骨膜,稍做分离,形成受区创面。将修剪完毕的全厚头皮片嵌植到受区创口中,注意皮片头发与眉毛生长方向一致,皮片四周创缘的间断缝合不可过深,以防损及毛囊。打包加压包扎,外加敷料固定。术后 7～10 天打开敷料拆线,再继续加压包扎 1～2 周,有结痂让其自行脱落或涂消毒液状石蜡加速其脱落。

术后并发症有再造眉毛稀少甚至失败,多因移植头皮的毛囊受损或修剪脂肪时不太彻底,移植头皮仅部分存活,或伤口感染造成。

(三)带蒂头皮瓣转移眉再造术

术前用多普勒探测颞浅动脉行踪并标记。在眉缺损部位中央横行切开,形成眉形态大小缺损。以颞浅动脉的分支为蒂,并携带一形状、大小、毛发生长方向适当的头皮瓣,切开头皮,形成岛状头皮瓣。从耳轮脚前方到眉毛部外端形成皮下隧道。将岛状头皮瓣从隧道转移到眉缺损区,供区直接拉拢缝合(图15-7)。

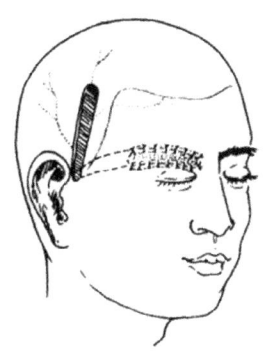

图15-7　带蒂头皮瓣转移眉再造术

术后可以有岛状皮瓣部分存活或坏死,系因血管蒂受损、扭曲、张力过大引起皮瓣血供不足或缺血所致。

(四)文眉法

对于头皮供区缺乏,或其他方法屡遭失败者,可以考虑行文眉术以改善外貌。用文眉针蘸少许文眉液沿画好的眉形多次反复刺入。眉头及眉毛上下缘用点刺法,眉的中间部位和眉梢用点刺法或点划法。在文刺过程中,需多次用 1:1 000 苯扎溴铵(新洁尔灭)棉球擦去浮色及渗出液,观察着色情况及眉形。如有不满意处,可继续文刺及时纠正,直至满意为止。文刺完毕,可在局部涂一层抗生素眼膏,以防感染及厚痂形成。

(宋　艳)

第三节　唇裂和腭裂的整形修复

一、唇、腭裂分类及治疗原则

(一)先天性唇、腭裂的分类

唇腭裂的分类方法很多,有些分类法复杂,实用价值不大,一般习惯于将唇裂和腭裂作为两个单独的畸形加以分述,在临床上有较实际的应用价值。

1.唇裂的分类

(1)单侧唇裂:完全性唇裂和不完全性唇裂。

(2)双侧唇裂:完全性双侧唇裂,不完全性双侧唇裂及混合性双侧唇裂。

(3)正中裂:极少见(见面中裂)。

(4)隐裂:常为单侧或双侧唇裂中的某一侧(图15-8)。

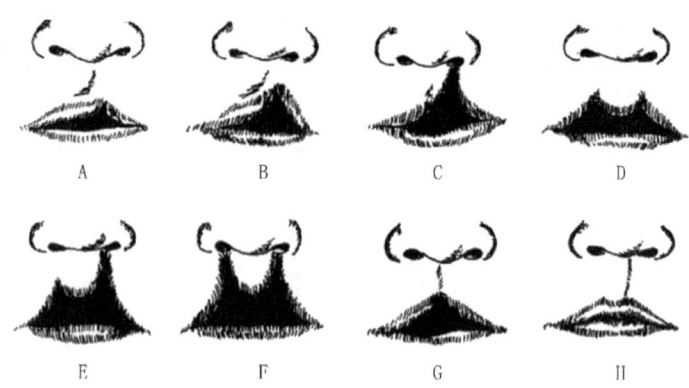

图 15-8　唇裂分类
（A、B.)单侧不全唇裂;C.单侧完全唇裂;D.双侧不全唇裂;E.双侧混合性唇裂;F.双侧完全性唇裂;G.正中裂;H.单侧隐裂

唇裂可发生在单侧或双侧。唇裂畸形发生率男性大于女性,而单侧唇裂中左侧较右侧为多见,在单侧唇裂中裂隙可仅为唇红部小缺口到整个上唇全部裂开,直到鼻底裂开,并合并同侧齿槽嵴裂开。在不完全性唇裂中,实际上存在的畸形情况常超过表面所见,仔细观察时可发现未裂开的上唇组织常有沟状凹陷,该处肌肉层也存在裂开或鼻翼平坦、鼻底宽大,仅皮肤连续。在隐裂时,虽正上方皮肤完整连续,但有一沟状凹陷,其实有肌层畸形,在上唇活动时更为明显,该处色泽与正常皮肤不同,且无毛囊及汗腺。整复时将该皮肤条切除,并需作肌肉修补。大多数唇裂患者伴有腭裂,有时还伴有其他面裂或四肢畸形。

单侧唇裂通常伴有同侧鼻翼、鼻底及鼻小柱畸形。一般裂隙越大,鼻畸形也越严重。在完全性唇裂伴腭裂病例中,畸形就更严重,还伴有同侧上颌骨的发育不全,两侧牙槽嵴远离,裂侧的牙槽嵴向后方塌陷,这样就加重了鼻畸形。鼻中隔也常弯曲及歪斜。侧鼻软骨受中隔移位的影响,在健侧形成一个隆凸,大翼软骨完全变位,以致裂侧和健侧的内脚分离,内、外脚间的角度增大。鼻翼外脚因牙槽突后陷而被拉向外下方。鼻尖、鼻小柱亦斜向裂侧。

在双侧唇裂中,特别在双侧完全性唇裂中,两侧鼻翼位置都很平塌,鼻中隔前塌与前唇及前颌骨紧贴在一起,鼻端向前上方翘起。鼻小柱短或几乎消失。前唇部的皮肤和红唇虽都存在,但皮肤无毛囊,其下缺乏肌层,为未分化的结缔组织所代替。前颌部的骨组织中常含有 3~4 个牙胚,但牙胚的位置和方向异常。

2.腭裂的分类

通常根据裂隙的程度来分(图 15-9)。

(1)软腭裂:裂隙范围仅限于软腭,常单独发生,腭长度变短,裂隙较宽,通常不伴有唇裂。

(2)软硬腭裂:全部软腭和后部硬腭裂开,较少见,不包括牙槽嵴和唇裂,但二者可同时存在,即在腭裂和牙槽嵴裂间还有部分完整的硬腭存在。

(3)单侧完全性腭裂:最多见的腭裂。裂隙自悬雍垂起直抵门齿孔,然后斜向外侧,约在侧切牙部与前颌骨分离。有时两侧齿槽相互接触,但各有其表面黏膜。有时互相距离很远,这时往往有同侧完全性唇裂。鼻骨与裂侧的上颌骨腭板分离,在此可清楚地看到下鼻甲。整个硬腭、软腭和悬雍垂均较健侧短小。

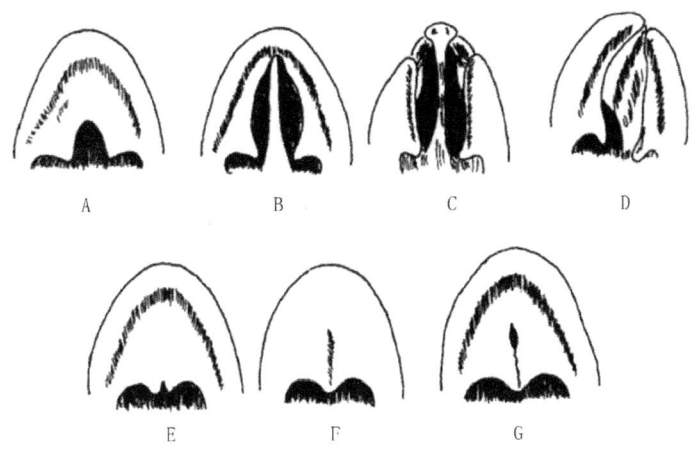

图 15-9 腭裂分类
A.软腭裂;B.软硬腭裂;C.双侧完全性腭裂;D.单侧完全性腭裂;E.悬雍垂裂;F.隐裂;G.软硬腭交界裂

(4)双侧完全性腭裂:常与双侧完全性唇裂同时发生。裂隙在侧切牙部斜向两外侧,鼻中隔孤立地游离在中央,所以裂隙呈 Y 形。前颌骨与两侧切牙槽嵴不连而呈现不同程度的前突,严重者可突过鼻尖。两侧腭突游离,与鼻中隔不相连,因而鼻中隔、下鼻甲均外露,鼻中隔的长度多较正常短而位置高,双侧腭板有从水平位移向垂直位移的趋势,使裂隙增大及鼻腔缩小。有时在一侧或双侧悬雍垂及软腭裂隙边缘有类似瘢痕挛缩的情况,加重了组织缺损,这种情况年龄愈大而愈加显著。

(5)悬雍垂裂:少见,病变虽在悬雍垂,但亦具有腭裂发音音质,修复后效果差。

(6)黏膜下裂(隐裂):腭部表面上无裂隙,但肌肉有裂开,腭骨裂开。用手指可扪出裂隙。有时可清楚见到该处仅为半透明薄膜存在。其发音完全为腭裂患者的音质。

(7)软硬腭交界处裂:极为少见。患者发音不清,表示软腭部肌肉也有缺陷。

(二)唇、腭裂综合治疗概况

唇腭裂是一种先天性腮弓发育畸形,病变累及皮肤、肌肉、黏膜、骨和软骨。所以畸形的修复也较复杂,不但要使外形尽量恢复到正常,还更重要的是要恢复唇腭部的正常功能(如吞咽、发音等)。所以评价唇、腭手术效果的标志是包括形态和功能两个方面,特别是语音功能的评价。

什么时候是唇、腭裂手术的最佳时间,对此学者们尚有分歧。对早期修补唇裂的观点已基本统一,但对腭裂手术时间的分歧就较大。早期修复腭裂,无疑将可获良好的语音,这已被普遍承认(但有学者认为早期手术会影响面中部发育),认为腭裂患者的面中部畸形,主要是由于先天性腭裂畸形的潜在因素随发育而逐渐显示出来,而手术的影响并不是重要的原因。故目前大多数学者还是采用早期腭裂修补原则。DR Millard 在唇腭裂的综合治疗上做了许多研究,制订了一整套治疗方案。现介绍如下。

完全性唇裂患者的齿槽已失去正常的马蹄形,不但齿槽断裂,而且患侧裂端向内、向后移位,而健侧裂端向前、向外移位。为了再造鼻底,关闭裂隙,必须有一个良好的齿槽,宜出生后第2周就开始接受治疗。治疗方案是:①先取上颌模,应用加拿大口腔科 Latham 教授介绍的方法,制作一个带有 1in(英寸)长的螺丝和铜条的托板(图 15-10),将托板固定在两侧腭板上,并嘱家长每天2次旋转螺丝180°;如为双侧腭裂,则托板固定在两侧腭板和前颌骨上(图 15-11),靠弹力牵拉使裂隙变小,最终形成相互靠拢紧贴、外形正常的齿槽嵴。②3个月后取出腭托板,第 2 天做齿龈整形及唇粘连术(图 15-12),使齿槽成为整块组织(不需植骨),移位的牙胚也将逐渐长入正常位置,同时由于将完全性唇裂粘连成为不完全唇裂,这将对齿槽起到一个压迫约束的作用。③在婴儿 6～8 个月时按旋转推进法修补唇裂。④1 岁半时修补腭裂。⑤4 岁时由整形外科、口腔科、五官科、小儿科、心理科医师们一起会诊复查。如有异常则进行治疗,并定期随访。特别对语音异常者进行分析,如不正常语音是由于腭咽闭合不全等器质性病理变化而引起的,则需作腭、咽成形术。如不正常语音是由于习惯性的舌部活动不到位所致,则作语音训练进行纠正。对唇鼻部异常外形可分别在 4 岁、学龄前、发育成熟后或随时进行修整。⑥如有牙侧不齐可做正畸治疗,一般 13～15 岁时治疗效果最好。⑦患者发育后伴有较明显的面中 1/3 发育不良者,可做 Le Fort 扩大 I 型截骨前移术来纠正。

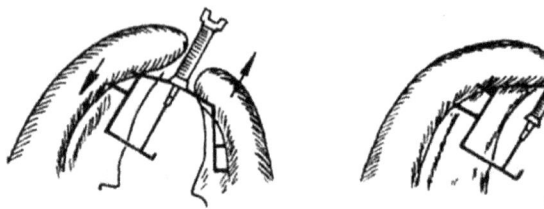

图 15-10　单侧腭裂 Latham 托板原理

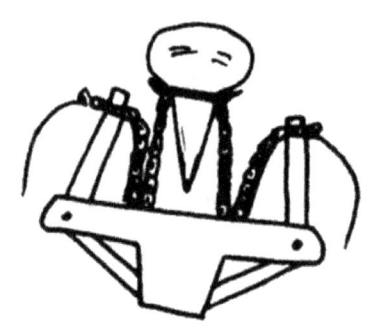

图 15-11　双侧腭裂 Latham 托板应用原理

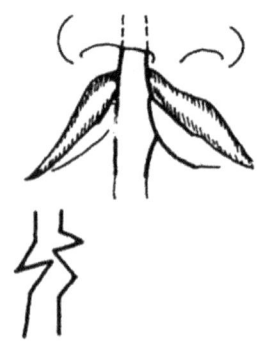

图 15-12　齿龈整形示意图

(三)唇、腭裂治疗时间及条件

1.单侧唇裂修复

单侧唇裂修复主张在婴儿 3 个月时进行为宜。虽也有人主张出生后即时修复,但大多数学者并不主张这么做,因为新生儿唇部组织极娇嫩,极易撕裂,再则新生儿唇部小,结构特征很难做到准确对合,以致只能达到粗糙的缝合,以后外形不会理想必定要再行整复手术。当然,在 3 个月的唇裂婴儿术前体重必须超过 5 kg,血红蛋白大于 100 g/L,白细胞总数少于 10×10^9/L,以及注意胸腺是否退化。

2.双侧唇裂修复

双侧唇裂同时修复时出血相对多,一般手术修补宜在 6~8 个月时进行。这时患儿的唇部组织已长得相对丰满便于修补,如果患者术前前颌骨前突严重,宜于术前 1 个月用保守治疗法进行持续加压,使前颌骨后退(图 15-13),这样在缝合时可大大减少张力,避免术后裂开。当然术前还要注意体重、血红蛋白、白细胞及胸腺退化情况。

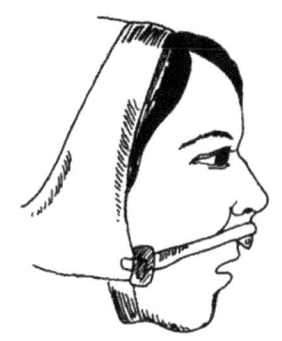

图 15-13　弹力加压使前唇后退

3.腭裂修补

有学者主张在 1~3 岁进行腭裂修补。因为腭裂修补手术是相对失血量较多的手术,故应重视患儿的全身情况。如有呼吸道感染及中耳炎发作等情况则暂缓手术。如伴慢性扁桃体炎反复发作而出现瘤样扁桃体者,宜手术前或手术同时做扁桃体摘除手术,避免手术修补后,两侧增大的扁桃体向中靠拢,加上手术创伤造成局部水肿,可引起局部堵塞而发生窒息。对摇动的龋齿要加以重视或术前拔除,以免术中碰掉而误入呼吸道。

(四)术前准备及术后处理

唇、腭裂修补手术,前者由于年龄小,后者手术出血量相对多,故手术前必须重视患儿的全身情况及感染情况,否则极易引起并发症或导致伤口裂开。所以当全身营养、发育情况较差时要增加营养,提高其体重和血红蛋白。如有感染情况及时治疗并巩固稳定后再进行手术。

对唇裂修补者,必须术前养成匙喂养习惯。否则术后一吸吮会立即导致伤口裂开。对于双侧唇裂前颌骨前突者要进行保守治疗使之后退,这样便于修复,也可避免术后伤口裂开。

对腭裂修补术者术前要备血。临床证明,即使术中出血量并不太多,术中输血后可明显缩短恢复过程。也要重视龋齿、扁桃体及中耳炎的病史及当前状况。

唇裂修补术后当天伤口覆盖敷料,第 2 天开始采用暴露疗法,以便保持清洁,减少感染机会。为了减少创缘张力,防止伤口与外物接触,可使用唇弓。唇弓可用 18 号钢丝自制(图 15-14)。婴幼儿术后需固定双肘部,使其不能弯曲,以免无意识的抓搔及污染创口。术后防止感冒流涕,如有血痂、鼻分泌物及食物附着,立即用 3‰硼酸乙醇混合液或过氧化氢轻轻拭擦干净。因为婴幼儿皮肤十分娇嫩,一旦线头上附有分泌物,干燥后会变得很硬,持续压迫皮肤后引起皮肤糜烂,轻者会留有瘢痕,严重者会引起感染以致伤口裂开。

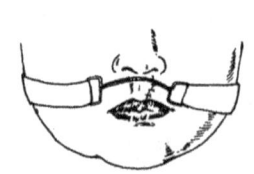

图 15-14 唇弓的应用

术后用汤匙或滴管喂饲,切忌吸吮。常规术后肌内注射普鲁卡因青霉素 40 万单位每天 2 次。如伤口无感染,一般术后 6~7 天拆除全部缝线。如个别线头周围有感染现象,则应及早拆除。婴儿拆线时如躁动严重则极易造成创伤,故必要时可在基础麻醉下拆线。如伤口张力高,则可在术后第 4~5 天间隔拆线,余线于第 7~8 天拆除。唇红及口腔缝线可更迟些拆除或让其自然脱落。

(五)麻醉和手术时体位

在国外,唇、腭裂手术均在全麻插管下进行,而国内唇裂手术大多在基础麻醉加眶下神经阻滞麻醉下进行,因为气管插管麻醉后较易导致婴儿喉头水肿。腭裂手术均在全麻插管下进行。

手术均取仰卧位,抬高双肩,使头部后仰。这样术中出血就会积聚在咽腔内,便于及时吸除,以免流入气管导致吸入性肺炎,而在腭裂修补手术时肩部垫高要比修补唇裂时高,这样才能使头充分后仰,便于手术操作。

在唇裂修补时可在患侧鼻翼沟、鼻小柱根部、唇红缘注射含有肾上腺素的 1% 利多卡因,目的是减少出血。腭裂手术时为同一目的,在裂缘双侧松弛切口,腭大动脉和门齿动静脉部黏膜下注射加有肾上腺素的局麻药,直到整个腭根发白,这样还有一个好处即便于剥离腭黏骨膜瓣。

二、唇裂修复术

(一)唇裂手术的要点及操作步骤

唇裂修补手术方法很多,但定点、切开、剥离及缝合 4 个基本步骤都是相同的,只是不同的手术方法在设计定点上有差异。

1.定点

定点是将所采用的各种不同手术方法的切口设计在鼻唇部上并画出来,作为切口的依据。然后用蘸有亚甲蓝溶液的注射针头刺在切口线的几个关键点的皮内。注意勿刺入过深而引起出血。在测间距时勿用手过力牵拉而造成定点距离的失真。在唇弓上定点时尤需仔细,因稍有偏差日后随着生长发育的增长就会出现明显的畸形。故定点时要么两侧都在红线上,要么都在柱状线上。

2.切开

切开前可在二侧口角使用唇夹或缝扎,以压迫唇动脉而减少出血,当然也可用手指捏紧该部位,这样还可使组织紧张便于切开。助手协助随时吸去切口上的血液,以便术者准确无误地继续切开。切开时用 11 号尖头刀片垂直切透皮肤。在裂隙缘的切口以尽量保留肌肉和口腔黏膜在唇动脉处出血点用止血钳钳夹止血,必要时可电凝或结扎。

3.剥离

为了减少伤口缝合时的张力,可在双侧牙槽做松弛切口,并在骨膜上做钝性剥离。剥离范围患侧比健侧广,包括颊部软组织和裂侧鼻翼,在完全性唇裂应将鼻翼底和下鼻甲下方的联系切断。这样才能使鼻翼得到充分游离,术后得到较好的复位,达到两侧鼻翼对称。鼻小柱根部亦应分离,必要时将鼻翼内脚与前鼻嵴分离,使偏于健侧的鼻小柱恢复到正中位。在不完全唇裂或裂隙很小的完全性唇裂,不需如上做广泛剥离,仅将上唇系带切断,稍分离后肌肉复位缝合即可。此外在患侧要做皮肤、肌层和黏膜3层间的剥离,特别在肌层和黏膜层之间的分离范围要达到鼻唇沟,这样才能达到口轮匝肌的功能性复位,以及鼻唇沟三角的再造。

4.缝合

缝合由内向外,先缝合鼻底使鼻翼复位,然后缝合唇黏膜、口轮匝肌的功能性复位,肌肉缝合不宜过多,而鼻底部一针尤为重要,此针不但能达到口轮匝肌的功能性复位,又可达到纠正鼻小柱根部偏斜的目的。所以这针必须将肌肉挂在前鼻嵴或鼻小柱根部。皮肤缝合时必需两侧组织对齐平整,对齐唇弓缘这针尤为重要,如稍有错误,患儿长大后就会变成显著的畸形。缝合过程中,特别是缝合唇红时,凡多余的组织,不必保守地切除。

(二)修复单侧唇裂常用方法的设计

1.三角瓣法(Tennison 法)

在1952年 Tennison 第一个在患侧设计一个三角瓣插入到健侧来改变直线瘢痕,并增加了患侧的高度。此设计法是单侧完全性唇裂修补中的经典手术方法。其优点是保留了原始自然唇弓的形态;由于从患侧设计了一个三角瓣插入到健侧,使唇红嵴处显得丰满接近正常形态;切除组织量少,健侧几乎无正常组织被切除,而患侧仅在鼻底部切除部分组织,故特别适用于裂隙宽的单侧完全性唇裂。

其缺点是瘢痕深入人中部位,破坏了自然形态;术后双侧唇部有不对称生长的倾向,特别当插入的三角瓣较大时,后期患侧唇部明显长于健侧,以致不得不做第2期修整。故此方法目前在国外已基本淘汰,而国内也较少被应用。但其设计原则仍被应用,并被改进、创造应用于新的修补方法中。

切口设计(图15-15):"9"为健侧唇峰点,"8"为唇弓中凹点,"8"—"9"="8"—"6","0"和"10"分别为两侧口角。"0"—"9"="10"—"3",以后"3"与"6"缝合形成患侧唇峰点。"1"和"2"分别位于裂隙两侧,鼻底高度,皮肤与黏膜交界处,以后这两点缝合形成鼻底宽度,所以要注意调节到与健侧鼻孔等大。测"1"—"6"为患侧唇高,"7"—"6"垂直于"1"—"6","7"—"6"加上"1"—"6"的长度等于健侧唇高。"2"—"4"等于"1"—"6",将来将此两线相缝合,"4"—"5"等于"5"—"3"等于"3"—"4"等于"6"—"7"。以后角"3""4""5"将插入到切开的"6"—"7"裂隙中,将来患侧的唇高等于"1"—"6"加"6"—"7"等于"2"—"4"加"3"—"4"等于"2"—"4"加"4"—"5"等于"2"—"4"加"3"—"5"。由"1"和"2"向鼻腔内延长切口,将来相互缝合形成鼻底部,将裂隙两侧的唇组织切开缝合。

2.旋转推进法(Millard 法)

DR Millard 认为,单侧唇腭裂是一个复杂而又不对称的畸形,其修复必需包括齿槽(使形成一个正常唇、鼻部骨性支架)。就像任何一个牢靠的建筑物一样,都需要有一个良好的地基,所以手术前的口腔正畸对再造鼻底和关闭裂隙是至关重要的。因此,他设计了一系列的治疗方案(前已描述)。

其优点:设计简单,方法灵活;适用于轻、中度唇裂;几乎未切除正常组织,不但保留了唇弓,也保留了人中,因切口设计沿自然标志线进行,故术后瘢痕就在人中嵴上,Ⅱ期修复时也较容易;手术后很少发生两侧不对称现象。

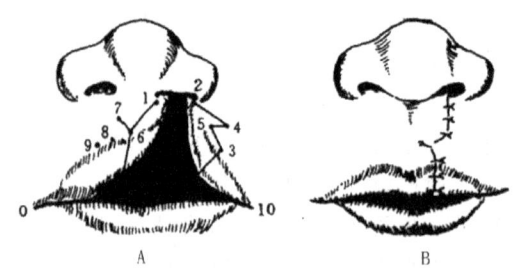

图 15-15　三角瓣法
A.切口设计;B.手术后状况

其缺点:不适用于裂隙宽大的完全性唇裂;在宽大的唇裂时,由于在患侧要设计一个大的推进瓣,这时唇红切口设计上会偏外侧,这样会牺牲较多的患侧唇红组织,可引起唇红的不对称。

切口设计时先定健侧唇峰及唇弓中央凹点(图 15-16),测健侧唇高(即唇峰到鼻底的高度)。取"1"—"2"="1"—"3"来定出再造的患侧唇峰点,再测"3"到鼻底的高度,此为修复前患侧的唇高。两侧唇高之差即为旋转推进后患侧要放长的距离。"4"为患侧鼻小柱根部旁,"5"为鼻小柱根部靠近健侧边缘,弧形连接"3"—"4"和"4"—"5"。如这两弧形长度之和还短于健侧唇高,相差距离即为将作侧切开(Back Cut)的长度。所以通过"5"作平行于但不超过健侧人中嵴的侧切口,其长度等于上述的相差距离。这时3个弧线线段之和等于健侧唇高。"7"和"8"分别为两侧口角,"7"—"2"="8"—"9"。"9"将与"3"缝合形成患侧唇峰点。"10"为鼻底高度靠近裂缘。"11"为患侧鼻翼沟中点。"12"为鼻底高度裂缘旁。

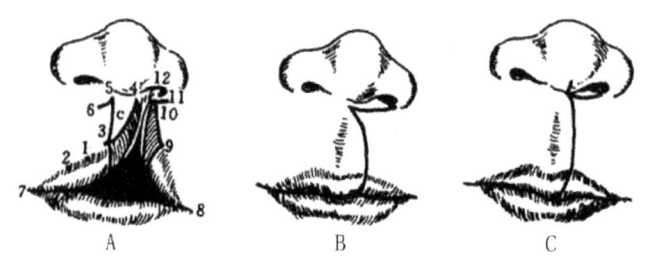

图 15-16　旋转推进法
A.切口设计;B.1968 年前;c.瓣旋转修复鼻底;C.1968 年后 c 瓣用来延长患侧鼻小柱

切开 c 瓣后,在鼻小柱旁沿中隔软骨前方向上延长切口,松解患侧鼻翼软骨与皮肤、黏膜的粘连(在东方民族,由于鼻翼软骨薄、小、软弱,婴幼儿期更未发育,所以很难做到这点,但与皮肤间的粘连松解还是可以的)。然后将 c 瓣向上提推以延长患侧较短的鼻小柱,多余部分的 c 瓣插入到"5"—"6"的倒切口内(1968 年以前 Millard 将 c 瓣旋转插入到鼻底"10"—"11"之间,来丰满鼻底,但术后鼻底部瘢痕明显)。延长鼻底部切口到鼻腔,并缝合以形成鼻底的管形结构。

3.鬼冢法(Onizaka 法)

Onizaka 认为,各种唇裂修补法均有其优缺点。许多方法只注重切口设计,而未重视黏膜怎么切开、利用,肌肉又怎样复位缝合,以及鼻底怎么再造。他总结了 17 年的经验,在 Millard 手术切口的基础上,加上了改良 Tennison 切口设计法,创造了自己的新方法。他认为,Tennison

法的插入三角瓣后唇红部显得丰满,但Tennison法的三角瓣太大,日后会使患侧唇部过长。Millard曾在皮肤、黏膜交界处也设计过一极小的组织瓣(相当于移行区部位)。由于太小,极难正确操作缝合,也不能达到修补缺陷的目的。所以Onizaka在沟状线以内设计一个小三角瓣。由于小三角瓣的大小被限制,所以不致使以后该侧上唇过长。此外修补后两侧沟状线连续,达到了唇红微翘的效果。此手术法另一个优点是利用健侧边缘、往往被其他手术方法所丢弃的皮肤黏膜组织来再造鼻底,使鼻腔成为一管形结构。而且又利用常被切除的裂侧边缘瓣来修补齿槽裂和硬腭。由于Onizaka手术方法复杂,同时修补部位较多,创伤大,故须在全麻插管下进行为妥。

定点设计如下(图15-17):"1"为健侧唇峰,"2"为唇弓正中凹点,当不显时可通过上唇系带来寻找,"1"—"2"="2"—"3"来得出"3"。通过"3"做"1"—"2"的平行线,并与沟状线相交得出"4",所以"4"位于沟状线上。"5"位于鼻底高度,鼻小柱基部旁。"6"为鼻小柱根部中点,"7"和"8"位于鼻底高度、裂隙两侧皮肤和黏膜交界处。

如唇裂病理解剖中所述,在裂缘上红线与沟状线交界消失处为d,由d向外退3 mm为"9",这特定的3 mm是Onizaka从几千例的经验中所得出。而不是用常规"1"—"15"="9"—"14"的方法来得出"9",否则日后唇弓会发现两侧不对称畸形。"10"位于"9"上方沟状线上。"11"是由"9"—"11"="10"—"11"="3"—"4"来定出,但"13"和"12"是在唇红黏膜和唇黏膜交界线上。而"14,9,12"加上"13—3—2"="2—1—15"约为160°角。"14"和"15"分别为两侧口角。"16"和"17"是"7"和"8"向鼻腔内延伸切口5 mm的终点。"18"位于裂侧鼻翼沟中点。"19"和"20"位于唇颊沟上2~3 mm第1磨牙处。"21"和"23"位于上唇沟上10 mm,"24"和"25"是齿槽裂的裂缘。"26"和"27"是裂缘软、硬腭交界处。

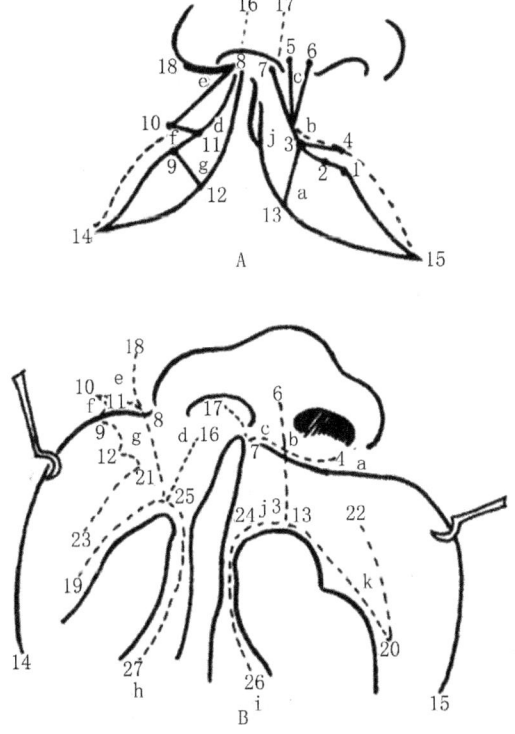

图15-17 鬼冢法切口设计
A.正面观切口;B.口腔黏膜上切口

切开后在骨膜上做广泛游离直至梨状孔周围,使鼻和唇组织充分游离,这样才能达到移位组织正确复位固定,先缝合犁骨黏膜和鼻黏膜来关闭硬腭前部,然后以"7"—"24"为蒂部将"7—3—13—24"的皮肤黏膜瓣向裂侧90°角旋转来关闭鼻底,鼻翼外脚e瓣推进到鼻小柱根部。将以"19"—"23"为蒂部的g瓣向健侧方向270°角旋转来关闭齿槽裂和硬腭前端。

用尼龙线将患侧口轮匝肌复位并缝到前鼻嵴或鼻小柱根部上,并使鼻翼外脚复位,最后缝合皮肤。

(三)双侧唇裂常用修补法的设计

1.前颌突的处理

当前颌突出不很明显,缝合时虽有一点张力,但手术修补还是能较顺利地进行。如前颌骨严重突出时,即使勉强修补完毕,但术后极易出现明显瘢痕及伤口裂开。为了使突出的前颌骨后退,常用方法:①应用带有弹力加压于前唇部的帽子进行持续性加压。注意弹力加压不能过度,否则会使婴儿娇嫩的皮肤破溃,但又必须有适度的压力,当加压后前颌骨有所后退时,则又略紧缩弹力带使维持一定压力。②分两次分别修补左、右裂隙,先做裂隙较宽的一侧,使手术修补后的唇部对前颌骨产生压力而渐后退。一般第1次修复后隔3～6个月做另一侧修补。③如保守治疗弹力加压无效时可采用唇粘连术,通过唇粘连后对前颌骨部产生持续压力使之后退。一般待粘连术后瘢痕软化后即可进行唇修补。④口腔内腭板牵引(Latham托板)可使前颌骨后退,两侧腭板向外前方移位。⑤手术后退前颌骨。此法仅用于以上方法都失效时。虽然术中凿断犁骨后加压使之后退起到"立竿见影"的效果,但手术也破坏了犁骨的生发中心而影响其日后的发育,以致将来会出现严重的反咬合畸形,故此法要慎重使用。

2.直线闭合法(Vean Ⅲ手术)

直线闭合双侧唇裂是最简单而又能得到良好效果的方法。所以常是手术者们的首选法。虽然有些病例会出现轻微的瘢痕收缩,但是由于两侧对称,故这类收缩往往不引起人们的注意。

Berkely在1961年曾提醒大家注意,由于患者鼻小柱较短,所以定"a"时不要太高,建议用皮钩提起双侧鼻翼,使鼻翼内侧出现正常弧度,而"a"就定在这弧点的垂直下方前唇上,但大多数医师认为,双侧完全性唇裂以后都要作鼻小柱延长手术,故上述方法仅适用于鼻小柱已达到正常长度的病例。

两侧"a"间距为5～6 mm,小于下端"$b—b$"的距离,这样可避免术后出现上唇下部过紧现象。"c"位于前唇中线唇红嵴上,将成为唇弓中央凹点。"b"位于"c"两侧旁开3 mm的唇红嵴上,所以整个前唇将成为人中部。"a"位于两裂侧鼻翼外脚旁,"b"位于裂侧唇红最高点的唇红嵴上(图15-18)。如"$a—b$"稍短于"$a'—b+'$"时,则在缝合时用皮钩轻轻牵拉使"$a—b$"伸展;如二者差距较大,则可在鼻外脚下切除相当于多出部分的楔形皮肤三角。如前唇较大,可将前唇两侧边组织形成分叉瓣转到鼻底,以便将来用于延长鼻小柱。如前唇极小可用1960年Millard或Wynn介绍的方法来修补裂隙。手术时一般都需通过龈颊沟切口作鼻翼外脚和颊部组织自上颌骨充分游离,这样使两裂侧在缝合时不会有过大张力,并能将双侧鼻翼外脚放置到正常位置上,垂直切开"$a—b$"皮肤,使形成X瓣,去除该瓣的皮肤使形成附着在唇黏膜上的X肌纤维瓣(保留X瓣下的唇红嵴、唇红黏膜及肌肉组织),以此来丰满前唇及形成唇珠。

手术时用示指、拇指捏紧唇部,便于手术切开及减少切开时出血,切开前唇"$b—b$"可在唇红缘上,也可在唇红嵴上。如前唇部发育良好则可在唇红缘上切开;如发育不良则要在唇红嵴上切开"$b—b$",这时两侧X瓣上的切口正好相反,前者在唇红嵴上。后者在唇红嵴上。并将前唇黏膜向下翻转形成 Z 瓣,将两侧唇红组织与前唇及 Z 瓣相缝合,这样形成一个较深的齿龈沟,也避免了与唇红黏膜色泽不同的唇黏膜暴露在外。

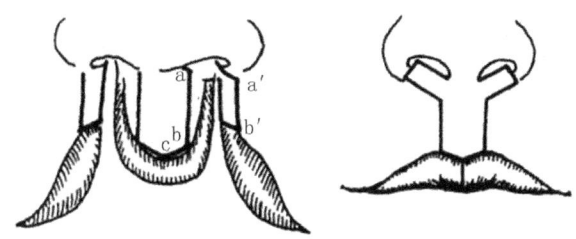

图 15-18　直线闭合法

向鼻底延长切口"a—b",以备修复鼻底。如同时修复硬腭,则切口继续转向前腭骨直至犁骨中线。同样"a—b"继续沿硬腭边缘切开。尽量保留裂隙两侧鼻底部的皮肤,以备以后用做延长鼻小柱,或将前唇部两侧分权皮瓣 90°角向上旋转储存于鼻底,以备二期修复时延长鼻小柱。通过鼻小柱根部将两侧鼻翼外脚下肌肉缝合在一起,打结时注意鼻翼和鼻小柱外形是否满意。如不满意则重新缝合,先缝合鼻底,如鼻底皮肤过多,宁可保留而不做修除,这样在缝合皮下组织时鼻底会形成突出的嵴,以后也可用此延长鼻小柱。接着缝合鼻翼外脚和鼻小柱根部及唇红嵴(注意一定要对齐)。随后缝合唇部肌肉和前唇部皮下组织,6—0 线缝合皮肤。缝合两侧带肌肉的唇红瓣来改善前唇部的唇红外形和唇珠,这样可防止以后口哨样畸形。

本方法不做在前唇部皮下将两裂侧肌肉缝合,其目的是避免唇部过紧现象出现。

3.Black 手术法

本方法最大优点是在做双侧唇裂修复时再造了唇齿沟。其他修补方法因未做出唇齿沟的整形,以后当需安装托牙时,由于唇齿沟浅或几乎消失,这样必须做唇齿植皮来加深之。

当患儿 6 个月后,全身情况良好时就可用此手术方法来修补。术前弹力加压前唇部使之后退。手术切口设计(如图 15-19)。在前唇部做 PL 瓣和两侧各一个 c 瓣,并在前颌骨骨膜上向鼻底、鼻小柱根部游离这 3 个舌形瓣。做双侧 b 瓣,并自骨膜上游离,它们的蒂部位于前颌骨二侧,游离完毕,将 2 个 b 瓣相互缝合覆盖前颌骨前裸露的骨面,形成类似前颌骨的龈部。切开双侧鼻底、鼻翼外脚沟的全层,将移位的口轮匝肌从鼻翼外脚部分离下来。并切开、游离以口腔黏膜为蒂部的两个 a 瓣,拉拢缝合两侧 a 瓣,以此形成前唇部的口腔黏膜面。复位缝合两侧游离后的口轮匝肌,使口轮匝肌形成环形,达到功能性复位的目的。做双鼻翼外脚游离、复位、固定、缝合。将两个 c 瓣转向外侧修复鼻底。将前唇 PL 瓣放回原位,并与两侧 L 瓣相缝合,做唇红修复及唇珠再造。

4.加长法

当双侧唇裂的前唇部特别小时,可用两裂侧唇组织来加长前唇。方法有矩形瓣法和三角瓣法。术后前唇放长,早期手术效果满意,但日后往往出现前唇过长的缺点,需再进行二期修复。

(1)三角瓣加长法(Tennison 手术法):此法术后唇红、唇珠部分丰满,而唇弓上的组织又略显紧张,这样侧面观时唇红略显上翘,较接近正常生理情况,但上唇往往会有较明显的锯齿状瘢痕,而且这些瘢痕在二期修复时又较难处理。在前唇部较大时可一次性做双侧裂隙的修补。前唇小时,对两侧唇裂分两次加长修复才较安全,故不少学者认为此法不十分理想,应用较少。

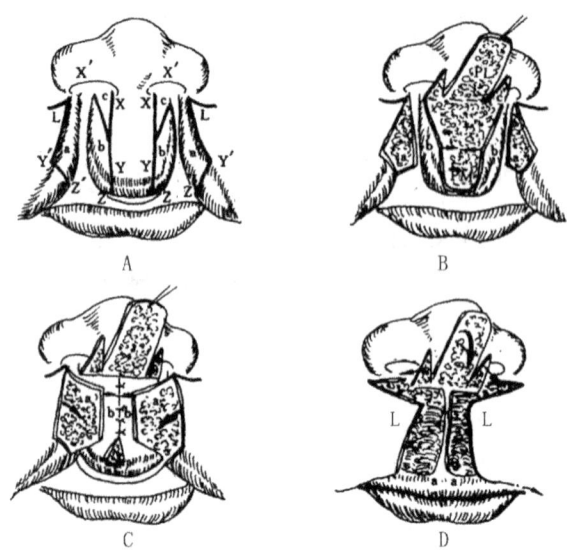

图 15-19 Black 手术法

A.切口设计；B.分离两侧 b 瓣相互缝合覆盖前颌骨创面；C.分离两侧 a 瓣相互缝合形成唇部口腔面；D.两侧口轮匝肌复位缝合，c 瓣转向鼻底，前唇皮瓣复位

切口定点如图 15-20。"a'"位于鼻小柱根部，小心别将此点定得过高；"b"位于前唇部唇红黏膜变窄部位的唇红缘上，以后为唇峰点。"a'"和"b"之间距离 4～6 mm。"c"距"b"为 3 mm，而"$b'-c'$"与前唇中心唇红缘交叉角为锐角。"$b'-c'$"不宜过长，否则会与对侧"$b'-c'$"相交而影响前唇部远端的血供。而且过长也会增大由患侧插入的三角瓣，以致增长前唇的长度。在裂侧鼻翼外脚内侧，鼻底高度定"a"，"d"位于患侧唇红黏膜开始变窄的唇红缘上，将来与"d'"相缝合形成唇峰点。在唇红缘上定"c"，使"$c-d$"="$c'-d'$"。设定"b"点位于"$a'-b'$"="$a-b$"；"$b'-c'$"="$b-c$"和"$c'-d'$"="$c-d$"这一点上。另一侧同样定点。如前唇过小，双侧"$c'-d'$"会相遇、相交，则必需分两次修补双侧裂，否则前唇远端组织有可能发生缺血性坏死。两侧"X"瓣的含肌肉的唇红瓣向下旋转用来再造唇珠，但皮肤组织必需切除干净。彻底切开"$a'-b'$"的皮肤和皮下组织，保留黏膜层并向外侧旋转与外侧裂部唇黏膜相缝合。Z 瓣游离后翻转作为前唇部的唇黏膜。从"a"和"a'"向鼻底延长切口，并互相缝合来修复鼻底裂隙。

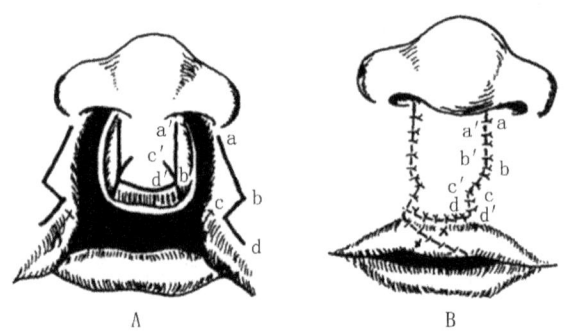

图 15-20 三角瓣加长法

A.切口设计；B.缝合后

(2)矩形瓣加长法：此方法能有效地加长前唇，但日后整个上唇会显得明显过长，且上唇下端

又显得过紧,外形欠佳,故很少应用。

按图15-21设计切口线,"a'"位于前唇鼻底高度、鼻小柱根部旁。"b'"位于前唇唇红缘,唇红黏膜变窄处,"a"位于裂侧鼻底高度裂缘皮肤、黏膜交界处。"$a'—b'$"="$a—b$"以后相缝合。"c"为以后唇峰点,"$b—c$"为前唇要加长的距离,"$b—c$"="$c—d$","$b'—c'$"="$b'—b'$"长度的一半。所以当两侧"c"相缝合后,两侧 X 瓣向中心旋转 90°角,使两侧"$b—c$"广加起来等于"$b'—b'$"。上唇加长距离就是"$c—d$"。

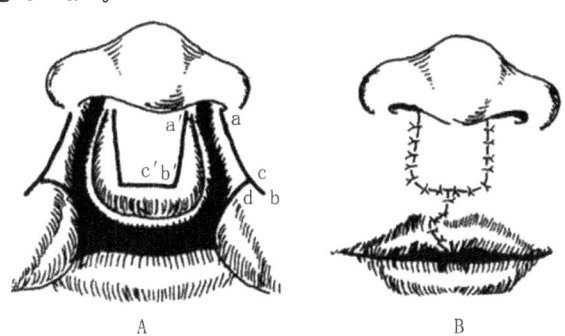

图 15-21　矩形瓣加长法
A.切口设计;B.缝合后

(3)直角三角瓣加长法:此方法是术后有外形良好的唇弓,虽是加长法,但将来上唇不会产生明显过长现象。不过仍有上唇下端过紧现象存在,此法临床应用不多。

如图 15-22 设计切口。前唇部设计同矩形瓣加长法。"a'"定位也同上法。"b'"为裂侧唇红缘上以后为唇峰点。"d'"位于唇红缘上,"$b'—c'$"="$b'—b'$"长度的一半。将两 X 瓣向中线旋转 90°,并缝合两侧"$c—d$","$a—b$"="$a'—b'$","b"与"b'"相缝,"$c—d$"为前唇正中所加长的长度,而双侧唇峰部位并没加长,缝合两侧唇红黏膜并再造唇珠。

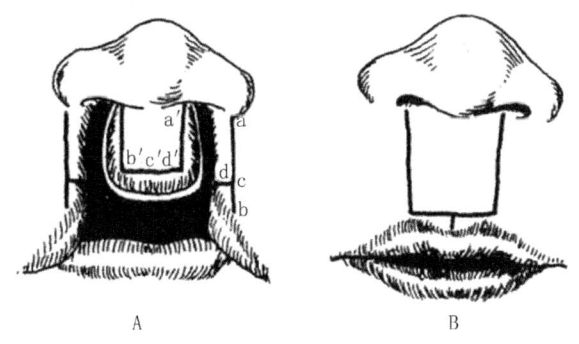

图 15-22　直角三角瓣加长法
A.切门设计;B.缝合后

(四)唇裂术后二期修复

1.单侧唇裂术后二期修复

唇裂修补术后,随着患者的生长发育,一般都又会出现新的不同程度的唇鼻部畸形,而且唇鼻部畸形要直到患者发育停止后才稳定。故常需要做畸形再整复手术。随着生活水平的提高,对纠正畸形的要求越来越高,希望达到正常形态。但由于唇裂是一个复杂的腮弓发育畸形,病变不但累及软组织,还影响到骨和软骨,所以必须让患者和家长了解到二期整复只能使外形尽量接近正常,而难以做到完全正常。

造成唇裂术后继发畸形的常见原因有:①施行唇裂修补时患儿年龄过小,一般为3~6个月,故当对某些畸形的构成因素还尚不明显,故无法修整。②唇裂修补手术不够精细,当时微小的误差在发育后会变成明显的畸形。③每种唇裂修补术式的设计都有其优缺点,其缺点在修补后会随着时间增长而明显地暴露出来。④由于手术后切口糜烂、感染,甚至裂开,都会留下明显的瘢痕或裂痕,则需要整复。⑤先天性唇裂本身是一种胚胎发育畸形,畸形累及皮肤、肌肉、黏膜、骨和软骨,像这样复杂的畸形,不可能在婴幼儿时一次手术纠正,这只有以后再整复使之接近正常。

唇裂术后继发畸形的表现为唇、鼻部及上颌骨的畸形,但又因人而异,而且同一种畸形的程度又各不相同,所以再整复手术十分复杂而又需要灵活操作。首先要找出所有存在的畸形,然后逐一加以纠正,这样最终才能得到较满意的效果。

当对比正常人和唇裂患者(已做唇裂修补术)的唇部就会发现,前者生动、富有立体感,而后者却平坦,缺少丰满、微翘、轮廓分明的外形,所以单纯使唇两侧对称,减少瘢痕对唇裂二期修复来讲是绝对不够的。必须将移位的组织彻底游离复位,口轮匝肌做功能性修复,再造凹陷的人中凹和隆起的人中嵴及加深鼻唇沟旁的鼻唇沟三角,并使患侧侧面观时唇红微翘,使唇弓上凹陷的沟状线连续,将塌陷的鼻翼软骨复位,还要注意到鼻小柱、鼻底,以及鼻阈的形态纠正。

如畸形较明显,有学者主张在学龄前做一次整复,这并不能根本解决畸形,因患儿这时年龄还小。这次手术主要是心理上的治疗,免除患儿过分畸形而到学校受到不懂事的同学的嘲笑,以致影响心理上的正常发育。另外,由于东、西方民族的差异,此时鼻翼软骨的发育还很不完整,很难在分离后放置到正常位置。如手术不慎反会影响后鼻软骨的发育,因此,只能做一般简单的纠正。所以在这次二期修复时要向家长说明这些情况。待患儿发育完成后再做彻底而定型的修复手术。

(1)上唇瘢痕修复:如局部皮肤较多,可行简单的瘢痕切除缝合术。如同时伴有畸形,可用Onizaka二期修复切口设计法切除瘢痕,同时做口轮匝肌功能性复位,人中再造及鼻唇沟三角再造,同时调整患侧的唇长。Onizaka认为,除少数病例外,一般都要做一次彻底的继发畸形整复。虽然瘢痕情况各异,但设计切口时必须掌握以下原则:①确定唇弓的两个高点和中央凹点。②据畸形条件决定术后唇弓形态是弓形、平台形还是三角形。③尽量去除所有瘢痕组织而保留正常组织。

应用公式 $B=A+(H-H')-3$ 来计算出唇红上2个三角瓣的大小(A 为健侧根据瘢痕边缘设计的等腰三角瓣底边长度,H 为健侧唇峰到内眦连线的距离,H' 为患侧的距离)。A、H 和 H' 都可测得,根据公式计算得出 B(B 为患侧要设计的等腰三角瓣的底边长度),而三角瓣 b 的两腰与三角瓣 a 的腰等长,以后三角瓣 b 将插入三角瓣 a 内。由于两个三角瓣的底边大小不同,这样也就可以缩短过长的上唇或加长长度不足的上唇,起到调节作用。切开皮肤后做患侧口轮匝肌与黏膜间的广泛分离,直至鼻唇沟,而口轮匝肌与皮肤间的分离要小得多。然后将口轮匝肌功能性复位后悬吊在前鼻嵴或鼻小柱根部上。由于力的作用与反作用,鼻小柱将由偏向健侧的位置而被拉正。由于肌肉上、下分离范围不同,肌肉向中心拉紧后,仍与皮肤粘连的部位出现形似鼻唇沟三角的凹陷。必要时再造人中。由于 c 瓣的旋转丰满了鼻底,同时使唇弓上的沟状线连续起来(图15-23)。

(2)唇红厚度不对称:正常上唇两侧厚度相等,都为下唇的4/5(图15-24)。当出现两侧唇红厚度不对称时,可根据此数据做上唇黏膜条切除或做不足处的口腔黏膜的V-Y推进使之对称。

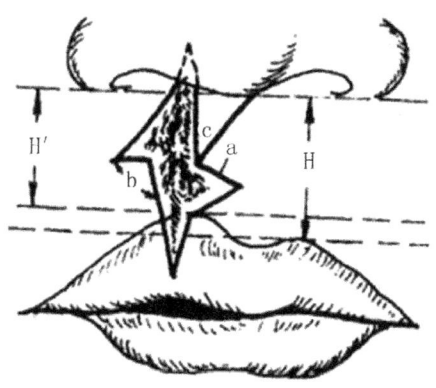

图 15-23　鬼冢法上唇瘢痕修整(Onizaka)

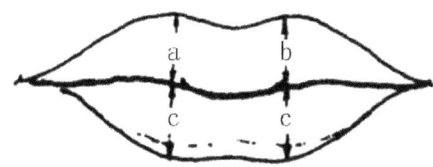

图 15-24　上、下唇厚度之比例

(3)人中不显：要取得较完美的唇裂术后外形，人中再造是必不可少的，此处仅介绍目前日本广泛应用的 Onizaka 人中再造法。在上唇瘢痕不明显，唇部各方面的外形已被纠正，这时可在鼻底做横行切口，操作均在横切口中进行，故难度较大。如同时做瘢痕修整，则创口敞开，手术进行方便多了。首先在人中部位做口轮匝肌上、下与皮肤及黏膜的分离，两侧均分离到人中嵴，切开健侧人中嵴部位的口轮匝肌、唇弓上中央凹陷部位的口轮匝肌及患侧瘢痕组织，形成一个以鼻小柱根部为蒂的长方形瘢痕口轮匝肌组织瓣。当患侧口轮匝肌功能性复位后，将长方形瓣旋转重叠固定在患侧肌肉上形成患侧人中嵴，在人中凹处做皮下和黏膜缝合或加皮外加压固定使之粘连，形成人中凹。因手术部分口轮匝肌肌纤维被切断，故必需严密止血，以防术后形成血肿，影响手术效果(图 15-25)。

(4)上唇过长：凡用矩形瓣或三角瓣修补的唇裂，术后患侧唇部必然较健侧为长，这时可通过 Onizaka 的公式计算来调整。因为患侧上唇过长，故 H' 必大于 H，所以 $(H-H')$ 为负数。这样 B 必小于 A，可以想象到在大的三角空隙中插入一个小的三角瓣，缝合后必会使低的唇峰被上提。同样，在患侧上唇过短的病例中情况相反，即在小的三角空隙中插入一个大的三角瓣，而使较高的唇峰推向下，以达到纠正畸形的效果。

(5)上唇过紧：表现为上唇横径不足，外观窄小，退缩于下唇后方，同时伴有红唇内翻。但需与上颌骨发育不良或失去门齿、失去骨性组织支撑而引起塌陷状形似上唇过紧相区别。后者唇组织量还是足够的，所以当佩戴适当的托牙时，或做 Le Fort Ⅰ型截骨前移上颌骨时即能纠正。上唇过紧采用 Abbe 法将下唇正中组织(其量为上、下唇组织量差的一半)，交叉转移到上唇正中，来调节上、下唇间的组织量及解剖关系(图 15-26)。如上唇过紧同时伴红唇过薄或内翻时，可用十字形下唇交叉瓣来纠正(图 15-27)。

(6)唇红缘切迹状缺口或口哨样畸形：唇红缘切迹状缺口或口哨样畸形常由唇红部线状瘢痕

收缩或在做唇裂修补时过多保留唇红组织而引起。此类畸形可在唇红黏膜上或唇黏膜上切除切迹,以此为轴心做 Z 改形术来纠正(图 15-28)。设计时切忌将 Z 形的两个瓣分别设计在唇黏膜和唇红黏膜上。因这两种黏膜组织的结构、色泽均不同。交叉后相互镶嵌将十分难看。如切迹较阔或口哨样畸形,则可做唇黏膜上一个宽大的 V-Y 推进来纠正(图 15-29)。

(7)唇弓参差不齐:在唇裂修补时,由于设计上或缝合上偏差,随着日后发育必会出现此畸形。这时可沿错位的皮肤、唇红缘做两个对偶三角瓣,交叉后即能解决(图 15-30)。

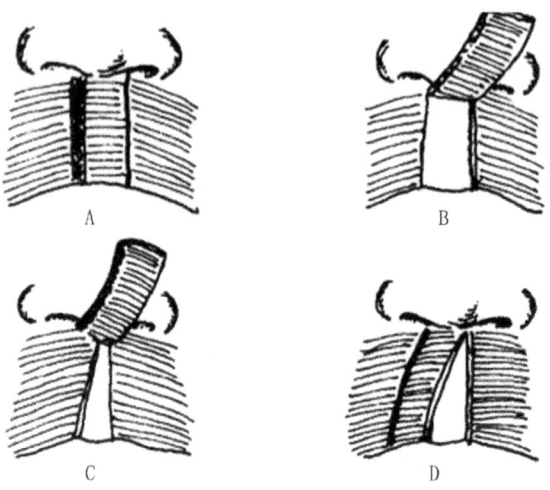

图 15-25　Onizaka 法人中再造

A.在口轮匝肌人中部位设计一个舌形肌肉瘢痕瓣;B.游离舌形肌肉瘢痕瓣;C.口轮匝肌(患侧)功能性复位;D.舌形肌肉瘢痕瓣重叠在患侧人中嵴部位

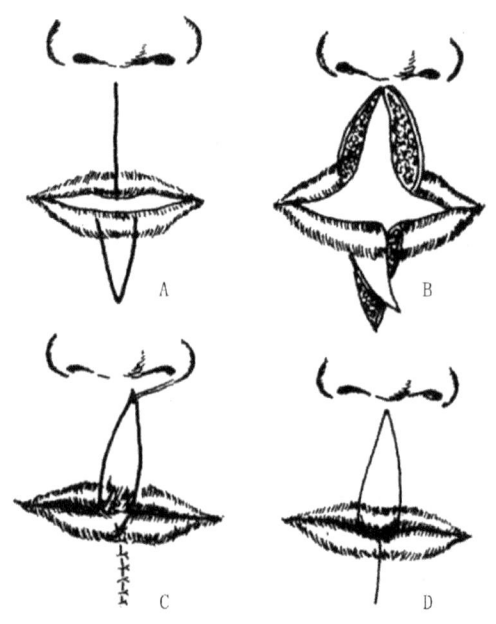

图 15-26　Abbe 瓣

A.切口设计;B.下唇瓣下唇;C.下唇瓣转移至上唇;D.断蒂后成形

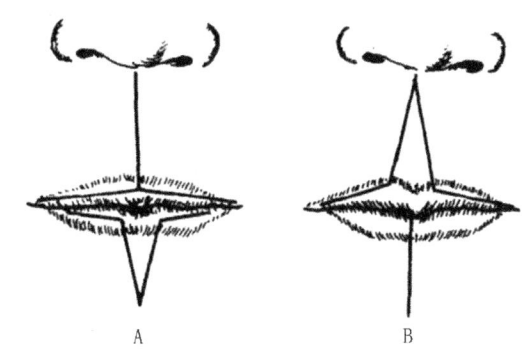

图 15-27　下唇十字交叉瓣
A.设计；B.术后

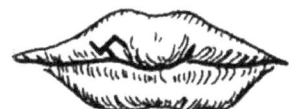 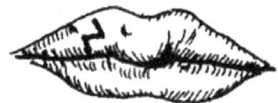

图 15-28　纠正切迹 Z 改形法

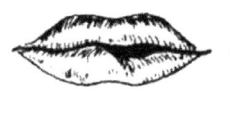 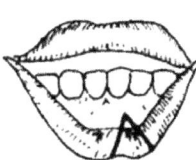 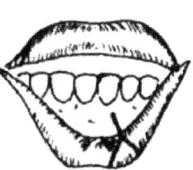

图 15-29　纠正口哨样畸形 V-Y 推进法

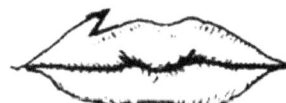 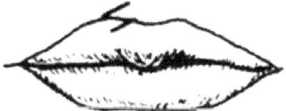

图 15-30　唇弓参差不齐 Z 改形纠正

（8）鼻翼塌陷：由于唇裂患侧的鼻翼软骨发育不良，呈薄而狭小伴内脚卷曲，因其无足够力量来支撑达到正常外形，出现鼻尖双侧软骨分离现象。西方学者主张在 5 岁到学龄前来纠正此畸形。如单纯简单地将两侧鼻翼软骨缝合在一起，并不能解决问题，必须将患侧鼻翼软骨大部分（除部分鼻翼外脚外）与皮肤、黏膜分离出来，将内脚切断上提与对侧缝合，既解决内脚分离现象，又抬高了鼻尖，但还要将该软骨与同侧侧鼻软骨和中隔软骨固定。这样才能获得较理想的效果（图 15-31）。如健侧鼻翼软骨也不够厚、硬时，可用中隔软骨条或耳甲软骨支撑在鼻翼软骨内脚之间以增加其力量（图 15-32）。由于东、西方民族的差异，东方民族正常的鼻翼软骨远比西方民族的小而薄，儿童时代发育更差。所以在学龄前很难分离，甚至找不到完整成片状的鼻翼软骨。因此，东方学者主张在学龄前仅用埋线法悬吊患侧鼻翼软骨，而不主张做分离后悬吊，以免损伤而又不能分离出鼻翼软骨。这样不但效果不佳，还影响其发育，给以后再手术带来困难。因而主张患者到发育完成后再做彻底的鼻翼软骨分离悬吊。必要时也可用 L 型硅胶假体充填，并将其短臂埋在双侧鼻翼软骨内脚之间。

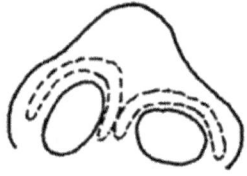 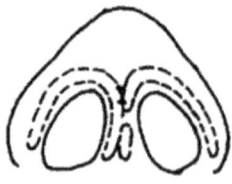

图 15-31　纠正鼻翼软骨塌陷与皮肤黏膜分离患侧鼻翼软骨,并与对侧软骨缝合

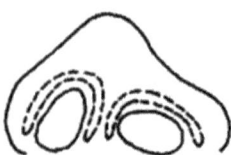 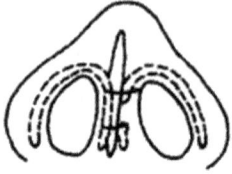

图 15-32　严重鼻翼塌陷在双鼻翼内脚间加软骨支撑

(9)鼻孔过小:通常可作鼻孔缘新月状皮肤切除缝合。Onizaka 提出,在鼻小柱及鼻翼缘做1～2个 W 改形其效果也很满意,并能防止直线瘢痕挛缩。手术时先画出与健侧鼻孔相对称的鼻孔缘(虚线)。在现鼻孔缘画一实线,两线相交形成一新月形。在其中央设计一个底在虚线上的等腰三角形,切除"新月"内等腰三角形二侧的组织。在等腰三角形的顶端向鼻黏膜内做一垂直切口,其长度等于三角形的高。将等腰三角形插入这切口内。缝合余下的新月形两边,此法实用、效佳(图 15-33)。

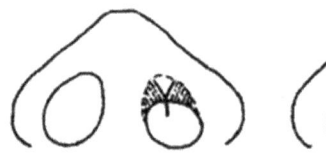 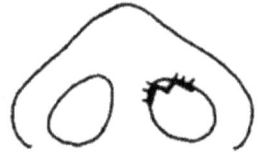

图 15-33　鼻孔过小鬼冢法鼻孔缘 W 改形修复

(10)鼻前庭皱襞:裂隙越宽的唇裂患者,当鼻孔缩小缝合后,由于鼻翼软骨受到皮肤牵制而向鼻腔内突出,形成的前庭皱襞也严重。轻者可作鼻翼软骨与皮肤间充分剥离后即能改善,而严重者必须以皱襞为纵轴做 Z 改形,但交叉后鼻前庭内三角形瓣很难缝合,则可用全层褥式缝合来固定。如做鼻翼软骨、皮肤、黏膜分离后悬吊软骨也可纠正此畸形。术毕鼻前庭内填塞纱条,使鼻黏膜与复位后的软骨重新愈合(图 15-34)。

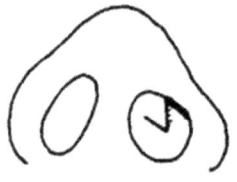 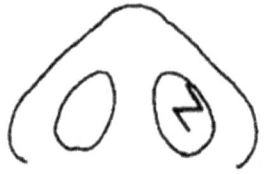

图 15-34　鼻前庭皱襞,Z 改形纠正

2.双侧唇裂术后二期修复

单侧唇裂修补术后往往都留有较明显的畸形,双侧完全性唇裂术后畸形更严重,鼻畸形的程

度往往与修复前裂隙的宽度成正比。所以双侧唇裂术后继发畸形二期修复,除可应用单侧唇裂修复的原则外,还需要用其特有的方法进行唇、鼻畸形的整复。

双侧唇裂术后最常见的继发畸形为唇中部唇红过短或口轮匝肌修复不良,以及瘢痕粘连而引起口哨样畸形、前唇部过短或过宽、唇红不对称、口轮匝肌修复不良、前唇部唇龈沟过浅、上唇过紧或过长以及鼻畸形。

如果做一次彻底的修整,则切除所有瘢痕,前唇缩小到宽为 15 mm,用分杈皮瓣来延长鼻小柱或留置于鼻底,备作后用。分离出两侧口轮匝肌并在前唇皮下相互缝合,如果由于前唇部黏膜量不足而引起的口哨样畸形,则可应用 1971 年 Kapetansky 提出的以唇红黏膜为蒂部的上三角 V—Y 推进瓣可获得较满意的效果。而鼻畸形在纠正鼻小柱时或以后进行整复。

(1)局部瘢痕:可做单纯的切除缝合进行整复。如前唇过宽,在修整瘢痕同时缩小过宽大的前唇(图 15-35)。如鼻小柱同时过短,可利用前唇瘢痕瓣相互缝合来延长鼻小柱,得到一举两得的目的(图 15-36)。如上唇过长,也可通过瘢痕修整同时进行调整(图 15-37)。Onizaka 认为,双侧唇裂两侧均有瘢痕,肯定较单侧唇裂的一条瘢痕的外形差,所有设计了双侧唇裂瘢痕一线化的方案(图 15-38)。但此方法仅适用于成人,并且上唇组织量富裕者,否则术后会使人感到上唇过紧的感觉。

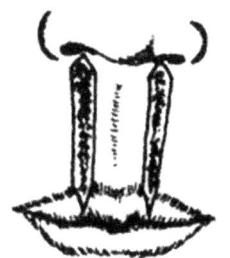
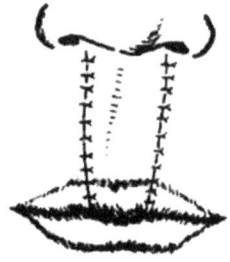

图 15-35　上唇瘢痕明显,单纯切缝

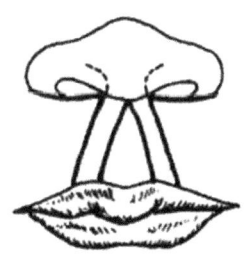
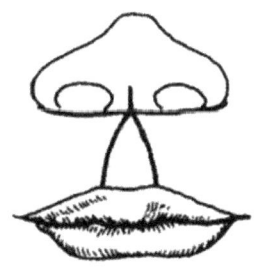

图 15-36　利用上唇瘢痕延长鼻小柱

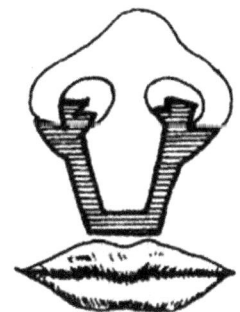
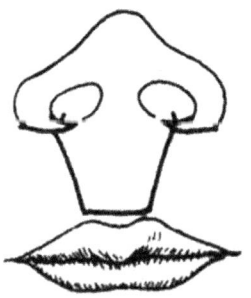

图 15-37　通过瘢痕修整同时缩短上唇

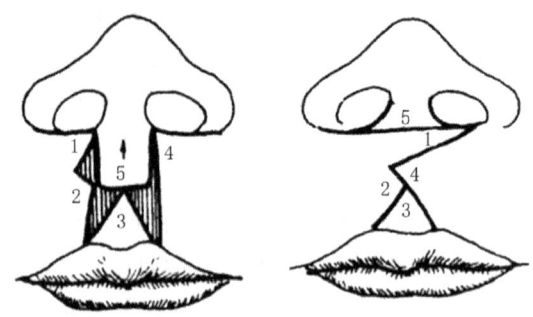

图 15-38　鬼冢法瘢痕-线化

(2) 上层过长:此畸形常见于加长法修补双侧唇裂术后(如 Barsky 手术, Skoog 手术, Baner、Trusler 与 Tonda 手术及 Tennison 手术修补后)。如同时伴有上唇瘢痕明显,则可做瘢痕修整时缩短上唇。如上唇外形满意唯过长,则可在鼻底部仅做横行全唇组织切除缝合,即可达到纠正的目的(图 15-39)。

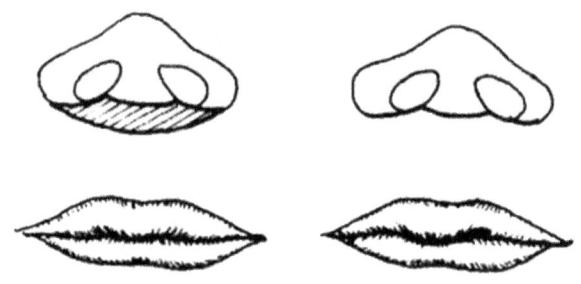

图 15-39　鼻底部全层组织切除缩短上唇

(3) 上唇过短:此畸形常见于早期前唇过小而又没有做延长手术的病例。如畸形不严重而上唇组织较丰富者,做瘢痕切除及 Z 改形术即能纠正。如畸形较重,则完全切除瘢痕,重新调整皮肤,唇红即能得到一个满意的外形。如前唇部过分小而引起严重的口哨样畸形,则干脆用整块切除组织来延长再造鼻小柱,而同时用 Abbe 瓣来修复上唇(图 15-40)。

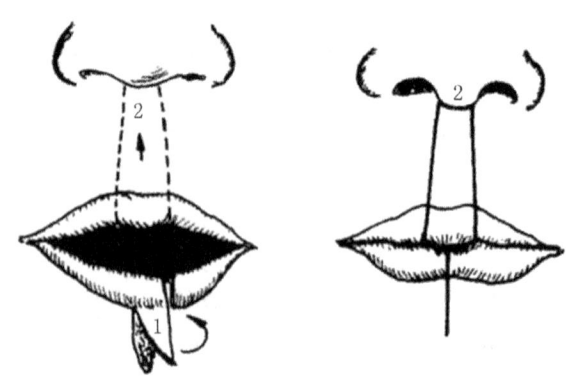

图 15-40　利用前唇延长鼻小柱(同时用 Abbe 瓣修复上唇)

(4) 上唇过紧:此畸形可用 Abbe 下唇复合组织瓣转移来纠正。

(5) 口轮匝肌畸形:双侧唇裂的前唇部是没有口轮匝肌的,而早期修补双侧唇裂的手术方法大多没有考虑到做口轮匝肌的修复,以致口轮匝肌未功能性复位,故在两侧唇红上能看到鼓出的肌肉。纠正此肌肉畸形先要将垂直附着在鼻翼外脚的口轮匝肌分离出来,并做口轮匝肌广泛分离,甚至分离到鼻唇沟,然后在前唇部皮下做隧道,将两侧口轮匝肌纤维转成水平向后,再在皮下相互缝合,形成一个环形的有正常功能的口轮匝肌环。

(6)人中不正常:双侧唇裂患者无人中,即使在做口轮匝肌复位后仍没有人中嵴和人中凹,整个上唇显得平坦。为了使上唇外形接近正常,有立体感,这时需做人中再造。这也是唇部畸形纠正的最后步骤。手术方法是在人中部位设计两个等腰长方形肌瓣(图 15-41),切开长方形肌瓣的底和高,以腰为轴心做两个相反方向的外旋,形成人中嵴,而中间无肌肉部分形成人中凹。

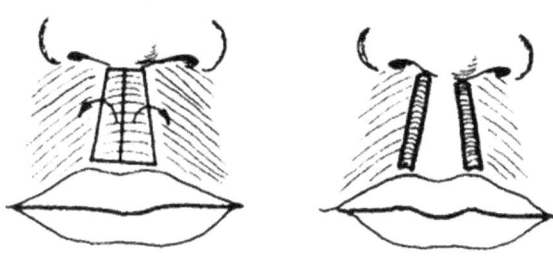

图 15-41　前唇正中肌瓣向两侧旋转形成人中嵴

(7)唇红畸形:双侧唇裂早期修补法的设计往往没考虑到唇弓的形态,所以术后唇弓的形态常呈弧形、梯形甚至三角形。此可在唇红黏膜上方设计一个弓形切口,切除皮肤条,将唇红黏膜翻出缝合即可(图 15-42)。亦可同时利用切除皮肤条处的肌肉转移再造人中(图 15-43)。

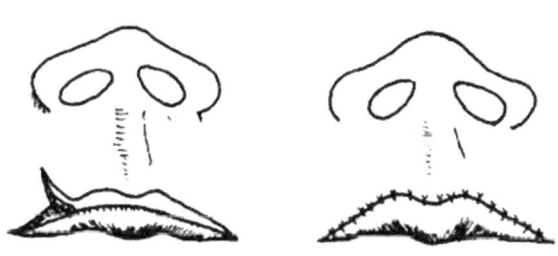

图 15-42　唇弓再造

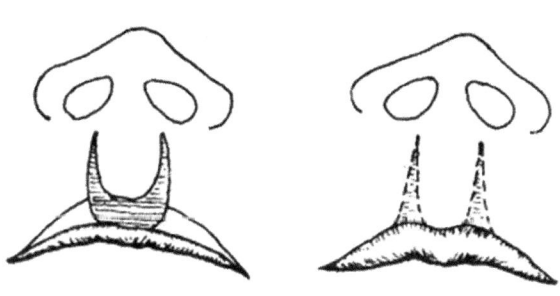

图 15-43　唇弓再造同时再造人中嵴

(8)唇龈沟畸形:双侧唇裂修补时除 Black 等极少方法考虑到做唇颊沟的修复外,其他手术方法均未考虑到这点,因此术后前唇沟很浅,给以后再佩戴义齿带来困难。如要佩戴义齿就必须通过植皮加深该部位的唇沟。1966 年,Falcone 报道了用前颌骨前面做 U 形切开黏膜,在骨膜层做该黏膜的游离,并推进直到新的唇沟高度,并固定,前颌骨前方的创面任其自行愈合(图 15-44)。

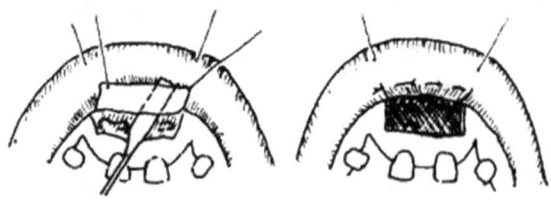

图 15-44　利用前颌骨黏膜加深齿龈沟

(9)鼻畸形:双侧唇裂术后最大的特征之一就是鼻部不同程度的畸形,表现为鼻小柱短,双侧鼻翼软骨分离,鼻翼软骨角变钝,鼻翼外脚向外上移位,鼻底宽大,而畸形往往又两侧对称。如为混合性双侧唇裂则会出现两侧不对称畸形。所以鼻部畸形整复是双侧唇裂术后二期修复的主要目标之一。通过将鼻翼整复到正常位置,抬高鼻尖和延长鼻小柱为主要手段,以企达到尽量接近正常的鼻外形。

首先沿鼻翼外脚沟鼻底切开,将整个鼻翼外脚充分游离,并整复到正常位置,使两侧对称,同时根据需要将鼻底缩小,并延长鼻小柱和抬高鼻尖。方法很多,但须注意在抬高鼻尖软组织的同时,还需做鼻尖部支架的支持(用自体骨或假体),否则手术后软组织和(或)瘢痕的收缩会影响外形。常用有效的方法有:①轻度的畸形最简单的修复可做鼻尖、鼻小柱部 V-Y 皮瓣推进(图 15-45)。亦可用鼻槛部推进皮瓣来延长鼻小柱(图 15-46)。②Cronin 的双侧推进皮瓣也能延长鼻小柱及缩小鼻底(图 15-47)。③Trefoil 皮瓣来延长抬高鼻小柱的手术效果也不错(图 15-48)。④Millard 的上唇瘢痕瓣、鼻底部的储存皮瓣是较好的手术方法(图 15-49)。⑤如上唇过紧,干脆用整块前唇组织来延长再造鼻小柱,同时用 Abbe 瓣来增加上唇组织量,这也是 MIllard 常用的手术方法之一。⑥为加强鼻尖支撑组织的修复,可将双侧鼻翼软骨的内脚及大部分外脚与皮肤、鼻黏膜分离开,并相互缝合,达到纠正鼻翼软骨分离和抬高鼻尖的目的。如还不能达到要求,则可用自体软骨移植(侧鼻中隔软骨、耳甲软骨、肋软骨条)。甚至用 L 型硅胶鼻假体来支撑,并将其短臂插入鼻翼软骨双内脚之间,以此抬高支撑鼻尖软组织。

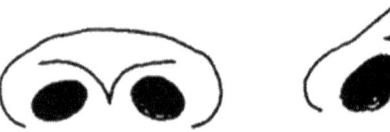

图 15-45　鼻小柱 V-Y 推进瓣延长鼻小柱

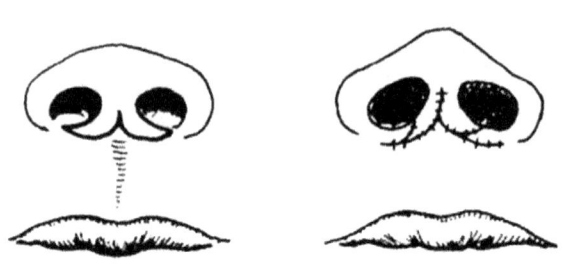

图 15-46　利用鼻槛部组织延长鼻小柱

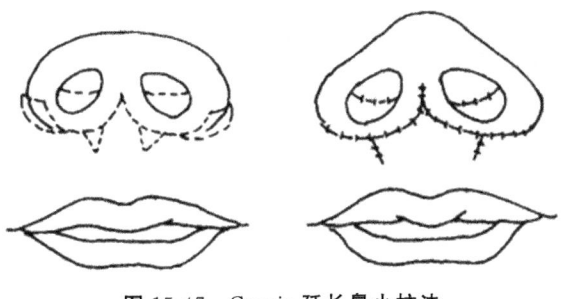

图 15-47　Cronin 延长鼻小柱法

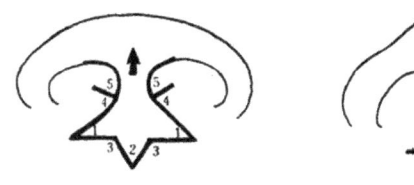

图 15-48　Trefoil 法延长鼻小柱

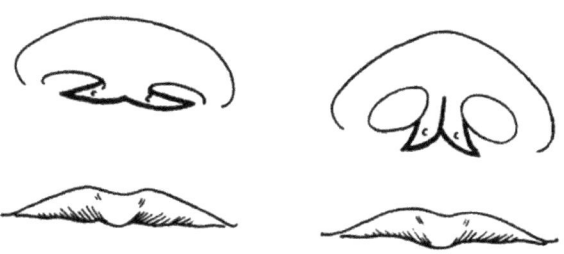

图 15-49　Millard 鼻底储存皮瓣延长鼻小柱

(10)上颌骨畸形:如在早期唇裂修复时用凿断犁骨,后推纠正前突的前颌骨,日后必有明显的反咬合畸形。当患者发育后可用扩大 Le Fort Ⅰ手术前移整个上颌骨来纠正。但术前必须做齿槽裂植骨,使上颌由 3 块骨组织联成整块组织,而便于前移和固定。

三、腭裂修复术

(一)腭裂修复要求

对腭裂修补效果的评价,不仅是修补裂隙,无裂孔或无再裂发生就已满足,然而,更重要的是语言功能修复的评价。要有正常的语音必须有足够长度的软腭,还需要良好的软腭活动度,这样才能达到良好的腭咽闭锁。对面中部的发育受影响,有人认为是由于腭裂手术时破坏了腭部骨的生发中心而引起的,但也有人认为与手术关系不大,而是由于腭裂本身的畸形发育所致。所以什么时候是腭裂修补的最佳时间还有分歧,但早期手术能获得一个良好的语音,这一点倒是统一的。所以目前腭裂修补时间普遍认为在幼儿开始学讲话前后为好,这样使开始学习语言时就创造了一个正常的腭部条件,将来必会有良好的语音。所以目前国外大多数学者都主张在 1~2 岁时手术修补腭裂为好。也有人主张在 3 岁左右为宜。

一般腭裂患儿出生后即出现哺乳困难,因口腔与鼻腔相通,口腔内不能形成负压吸乳,而须用滴管、匙或大孔奶瓶喂奶。由于寒冷刺激鼻腔和咽腔的黏膜,以及咽鼓管咽口食物的积存,在冬、春季易发生咽鼓管、中耳和上呼吸道感染。患儿开始学话时,由于腭咽不能闭合,气流大部由鼻腔逸出,因而出现典型的腭裂音质。遇此类患者,仔细检查软腭活动和腭咽闭合情况,并排除大脑疾病造成的语言障碍,同时应检查有否其他先天性畸形存在。腭裂患儿的智力多正常,但约60%患儿有中耳炎而听力障碍,也应予治疗,以免影响腭裂修复后语音的矫正。

先天性腭裂病儿的功能障碍较畸形为重。修复时应按整复组织移位和组织缺损的原则设计,修复目的是恢复腭的解剖形态,分隔口、鼻腔,以发挥腭的生理作用,恢复腭咽闭合功能,因而在患儿安全、不影响上颌骨发育的原则下,用简单的手术方法修复腭部裂隙,增加腭长度,使软腭活动灵活为宜。

(二)腭裂的术前处理、麻醉及手术体位

腭裂儿童应在健康条件下接受手术,否则宁可推迟手术。患儿的体重应在正常范围内,营养状态良好,血红蛋白在正常范围,否则术前应予治疗,增加营养,提高血红蛋白(包括内服铁剂,必要时可做小量多次输血)。手术前应对耳、鼻、喉、牙及心肺等器官做详细检查。如有上呼吸道感染特别有咳嗽症状要及时治疗,待炎症消退、全身情况稳定后再做手术。否则可由于麻醉药物的刺激而引起炎症复发或加重感染。对中耳炎及扁桃体炎反复发作者(由于腭部裂开也影响到咽鼓管开口处敞开,故腭裂患儿常有中耳炎和扁桃体反复发作史)要仔细检查,发作期暂缓手术。

扁桃体肥大或咽部增殖腺对腭咽闭合有利,但发作期不宜手术。对反复发作而引起瘤样扁桃体患儿,可于术前或腭裂修复术的同时摘除之,否则由于裂隙关闭将两侧扁桃体向中拉拢,加上咽腔缩小和手术创伤引起咽腔局部水肿等多个方面因素,可引起咽腔呼吸道堵塞而致窒息。但在摘除扁桃体手术时必需妥善保护咽腭肌、舌腭肌和咽侧壁组织,以免形成瘢痕,影响软腭的功能恢复。

腭裂手术不宜在盛夏进行。因气候炎热加上进食量少易发生术后脱水、高热等症状。冬季如室内保温条件不佳,术后也易发生上呼吸道感染,应注意预防。

准备术中输血。幼童100 mL,成人术中出血量常较多,一般可输血200 mL。有时术中出血量并不多,可以不必输血。但如条件许可,建议还是适量输血,实践证明,这对术后恢复有明显帮助。术前6~8小时禁水禁食。如禁食时间过长可静脉补充水和糖,这些情况对婴幼儿更要考虑到。如有条件,成人术前做洁牙治疗,杜贝尔液漱口。术前半小时皮下注射阿托品,剂量按年龄而定,目的减少呼吸道分泌物。

手术在全麻插管下进行。术时抬高双肩使头部充分后仰,这样便于手术操作,且术中出血时可积聚在咽腔内,以便及时吸除。如患者术前经过训练,在患者愿意和必要时也可做腭前神经和鼻腭神经阻滞麻醉下进行手术。

(三)腭裂手术修补法

腭裂修补手术的目的包括修补上腭裂隙,更重要的是使手术后具备正常的发音。良好的发音必须具有足够长度的软腭和正常活动的肌肉,软腭的后缘及悬雍垂须能与咽后壁肌肉组织协同收缩和接触,来构成腭咽闭合。手术方法的选择主要看是否能达到这个目的。腭裂修复手术方法很多,但许多方法在实践中逐步被淘汰,现归纳国内外较常见的、能带来较好效果的手术介绍如下。

1.双侧减张缝合法(Langenbeck法)

双侧减张缝合法是修复腭裂的基本手术,它包括了腭裂修复术的基本操作步骤。手术过程包括两侧减张松弛切口、剥离黏骨膜组织瓣、凿断翼钩、切开腭裂边缘、剪断腭腱膜和缝合裂隙(图15-50)。

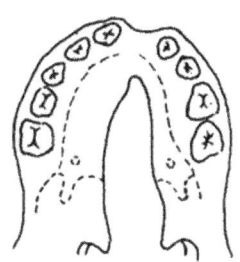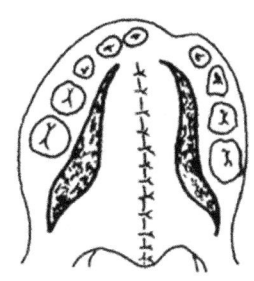

图 15-50　双侧减张缝合法

先自裂隙前端到悬雍垂纵行切开骨膜和黏膜,稍事分离显露软腭肌层,沿两侧牙龈缘 2 mm 处自前牙部向后直到上颌结节部位弯向外侧,绕过磨牙转向后方,到舌腭弓外侧做松弛切口。切口需切透整层黏骨膜瓣。然后用剥离器从切口插到骨膜下徐徐撬动,使整个组织瓣与骨面分离。分离动作应轻柔,慎勿撕裂组织瓣。手术时如出血较多可用左手示指按压硬腭可减少或达到止血目的。在上颌结节后方能触及并撬断翼钩(在儿童十分容易撬断,在成人则较为困难,必要时用小骨凿将其凿断),这样可使腭帆张肌减张。用特殊剥离器松解腭大血管神经束,使两侧黏骨膜瓣充分游离。注意勿损伤腭大血管神经束,如此时有活动性出血则必须结扎或电凝,如为渗血则可用肾上腺素纱条进行垫塞。在腭帆张肌的处理上,日本学者不主张撬断翼钩,而主张将扣紧在翼钩上的腭帆张肌完全剥离下来,以达到减张目的。用剪刀剪断腭腱膜,将松弛的黏骨膜瓣向中央推拢时达到完全无张力为度。操作中尽量不损伤鼻黏膜。用小分离器插入黏膜下方分离硬腭鼻侧的鼻黏膜,备用于消灭鼻侧创面。

一侧切开分离结束后,接着进行另一侧相同的切开及分离黏骨膜瓣手术,然后进行拉拢缝合。缝合时宜用 3-0 到 0 号线,先缝鼻侧黏膜,由前向后,并使缝结位于鼻侧面,鼻黏膜和犁骨黏膜均较脆弱,在分离和缝合过程中避免过度牵拉而造成黏膜破碎。在缝合软腭鼻黏膜时可包括少许肌层以免黏膜被撕裂。继而进行软腭肌层缝合,缝合后应达到两软腭能密切对合。一般只需 3~4 针足够。为了加强黏骨膜瓣的对合,可做褥式或褥式与单纯间断相交替缝合。为加强软腭的对合,可用双圈式褥结法(图 15-51)缝合。在缝合悬雍垂时要防止黏膜内翻而造成术后裂开,且忌用镊子钳夹悬雍垂,因该组织十分娇嫩极易造成撕裂。

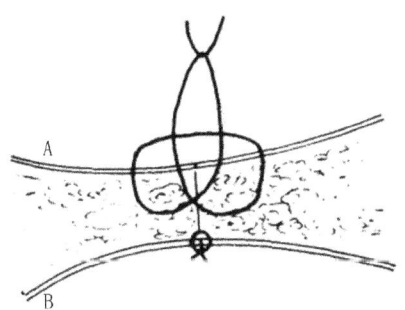

图 15-51　双圈法缝合
A.口腔;B.鼻腔

缝合完毕,检查两侧减张切口有无渗血,检查为止血而填塞的肾上腺素纱条是否被遗忘并取出,然后用碘仿油纱条填塞两侧松弛切口,达到减张及止血双重目的。该手术法适用于各种腭裂,但不能达到延长腭部目的,术后腭部仍短,腭咽闭合不全,不少病例由于组织缺损多,鼻侧黏膜无法完全拉拢缝合,故常有创面裸露,术后形成瘢痕,因此,该手术并不能达到恢复正常发音的功能目的。多年来在这一手术基础上创造了各种改进的术式。

该手术成功的关键:①手术时两侧黏骨膜瓣必须充分松弛,要在无张力下缝合,翼钩撬断及充分松解其周围组织。②撬断翼钩,充分游离腭大血管神经束,利于软腭后退及向中央靠拢。③腭腱膜附着于硬腭后缘处必须充分松解、切断或剥离,尤以裂隙较宽的病例更为重要。

2.犁骨瓣形成术

将患侧犁骨黏膜组织分离后翻转与同侧腭骨鼻黏膜缝合在一起,以此来修复硬腭鼻腔面。此方法适用于各种情况下的完全性腭裂。先沿鼻中隔黏膜和正常腭黏膜交界处自切牙部直抵鼻中隔后方切开,然后切转向颅底1 cm左右。用扁平剥离器插入黏膜下,将其与犁骨轻轻分开,将此黏膜瓣旋转90°与同侧腭板鼻腔面黏膜相缝合,缝结留于鼻腔面。在双侧完全性腭裂病例,则同时进行两侧犁骨黏膜分离和缝合。

3.两瓣后退手术

由于Langenbeck手术未能达到良好的后退效果,所以将松弛切口和裂隙边缘这两个切口连接起来,每侧形成一个大瓣,充分游离后将整个大瓣向后推进达到后退目的。在不同类型的腭裂手术时,大瓣的设计也不同。在完全性腭裂时,充分利用整个腭板的黏骨膜,甚至包括部分齿槽嵴黏膜,以达到更好的后退和整个裂隙包括齿槽裂隙的关闭或缩小。在软硬腭裂时可将裂隙最高点和尖牙连线做切开,形成一个较小的腭大瓣,这足以关闭裂隙(图15-52)。

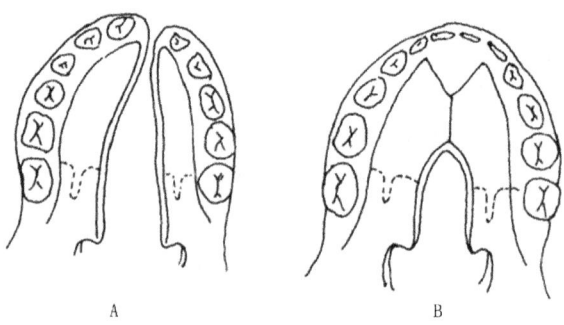

图15-52 两大瓣后退手术切口
A.完全性单侧腭裂的两大瓣;B.软硬腭裂的两大瓣

在两瓣后退后,两瓣的前端要与腭板或鼻腔面固定,以防直立时腭瓣脱垂。也可应用术前已准备的腭护板保护或用碘仿纱布包堆加压用丝线固定在两侧牙龈上。

4.Dorrance后退法

在前牙槽嵴与腭骨后缘间做弧形切口,直至上颌结节后方,剥离黏骨膜瓣,分离腭大血管神经束,凿断翼钩,剪断鼻侧黏膜和腭腱膜,将腭侧黏膜后退。剖开裂隙边缘,按层缝合鼻侧黏膜、肌层和口侧黏膜,将黏骨膜瓣前缘与硬腭边缘或后缘遗留的软组织固定(图15-53)。

5.双侧对偶Z改形术

早期手术修补腭裂无疑会带来良好的语音。足够的腭部长度、良好的软腭活动对正常的腭咽闭合至关重要,这是公认的。但不少学者认为早期采用Langenbeck手术或两瓣后退手术会损伤上颌骨的生发中心,影响面中部的发育,影响面容。1986年Furlow提出功能性腭裂修补术,同时指出,腭弓是个穹隆,所以当两侧弧形的穹隆部黏骨膜瓣放平后,完全可以相互缝合而不必做两侧减张松弛切口。这样就创造了双侧对偶 Z 改形术来修补腭裂。其方法是沿双侧裂缘剖开，在硬腭部口腔面做广泛的黏骨膜瓣剥离，直到齿缘，这样就可将弧形的穹隆黏骨膜瓣放平，缝合关闭硬腭部口腔面。同时作犁骨瓣关闭鼻腔面。在整个软腭部的鼻腔面和口腔面各做一个方向相反的 Z 改形，以裂缘为纵轴，凡蒂部在远端的瓣带肌层，即为黏膜肌瓣，而蒂在近端的瓣仅为黏膜瓣。当鼻腔面和口腔面二个 Z 改形瓣交叉后，不但关闭了裂隙还修复了肌层，而且 Z 改形后放长了纵轴，也延长了软腭。所以从理论上讲是一个有效的方法。但也有部分学者认为，由于两侧软腭的 Z 瓣广泛分离成黏膜瓣和黏膜肌瓣，几乎达到软腭部 100% 的剥离，将来整个软腭会形成瘢痕，以致影响软腭的正常活动，最终仍影响语音的正常化（图 15-54）。

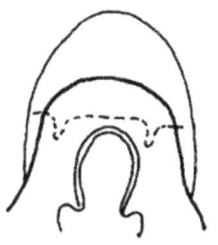
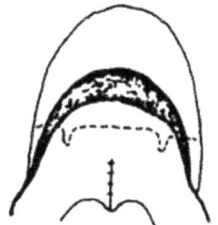

图 15-53 改良 Dorrance 半后退法

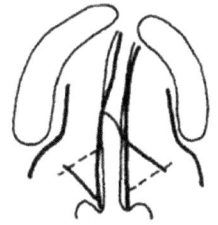
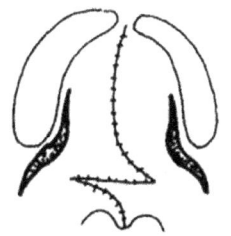

图 15-54 双侧对偶 Z 改形瓣法

（四）腭裂术后处理

腭裂术后常规应用抗生素。术后 3 周内需绝对进食冷流质，注意加强热量和足够的蛋白质摄入。由于术后早期吞咽时疼痛，往往患儿不肯进食，故必须鼓励多食，必要时静脉补液以补足能量和液体量。第 4 周时进食半流质，第 5 周软食，第 6 周恢复正常饮食。每次进食后饮些冷开水以清洁口腔，口腔较脏时可用棉签轻轻擦拭缝线部位，使凸腔保持清洁，因残留食物极易黏附在线头上，易引起感染甚至裂开。如果幼儿躁动严重则应避免擦洗口腔，以免损伤而裂开。口腔缝线不必拆除，约 1 个月后会自然脱落，如手术时两侧松弛切口内放置纱条，于术后 8 天拔除。成人可嘱杜贝尔液漱口。术后 2 周内尽量防止不必要的口腔检查，除非必要时清除黏附在线头上的残渣。谨防儿童触弄口内伤口。由于气管插管后呼吸道分泌物较多，可服稀释化痰药水或加用抗生素的蒸气吸入。在术后 1 周左右时，由于坏死组织脱落，新鲜肉芽组织还十分娇嫩，常会引起创缘出血，这时仅需清除积血，用肾上腺素纱布压迫出血点 5～10 分钟即能止血，如实在无效可做缝扎。

术后 1 个月开始语音训练。先练习吹喇叭、吹气球等方法训练软腭活动。同时用汉语拼音来逐字纠正异常发音，改变舌尖偏位的习惯，直至每个发音时都能做到正常的舌腭接触，达到正常的语音。如患儿到学龄后仍有较严重的鼻音，检查时腭咽闭合不良，软腭长度不足或软腭肌肉活动差时,需要再次手术予以纠正。

(五)腭裂二期手术

腭裂术后通过语音训练、检查,确诊由于软腭长度不足、软腭活动不良、腭咽闭合不全引起的腭裂音质时,就需做腭裂二期手术。或者由于腭裂术后复裂,那也需要做裂孔修补术。

1.再后退术

再后退术是纠正软腭长度不足时所采用的方法。可采用两瓣后退法,也可采用 Dorrance 后退法,根据具体情况来选择术式,方法如前述,只是这时腭黏骨膜含有大量瘢痕组织,所以剥离时特别困难,也特别易出血,一不小心就会引起瓣的尖端部分坏死,所以手术时要加倍小心。

2.咽后壁瓣

咽后壁瓣适用于 8 岁以后有明显腭咽闭合不良者,往往在后退术的同时再加上咽后壁瓣。手术方法是在咽后壁正中做蒂在上(派氏点高度)的黏膜瓣,其长、宽分别为 4 cm 和 2 cm,黏膜瓣深达椎前筋膜,黏膜瓣供区直接拉拢缝合,然后将该瓣与软腭鼻腔面形成的新创面缝合。术后往往鼻音会明显改善。但患者吞咽或颈部活动时会很痛苦,随着时间的推移,软腭的不断活动牵拉,以及咽后壁瓣创面瘢痕收缩会使瘢痕瓣变细,甚至在咽腔镜检查时仅呈丝状存在而鼻音又有加重趋向(图 15-55)。

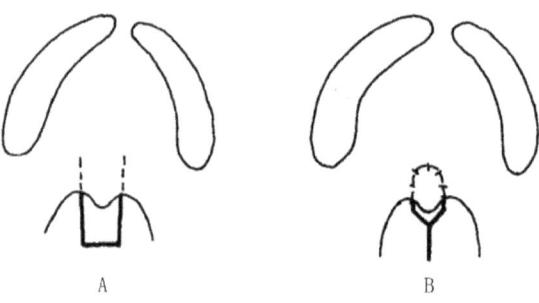

图 15-55　咽后壁瓣

A.在咽后壁设计蒂在上的舌形瓣;B.将舌形瓣与鼻腔面形成创面相缝合,舌瓣供床缝合

3.咽侧壁瓣

咽侧壁瓣利用两侧咽腭弓形成两个瓣与咽后壁粘连,以此来缩小咽腔(图 15-56)。

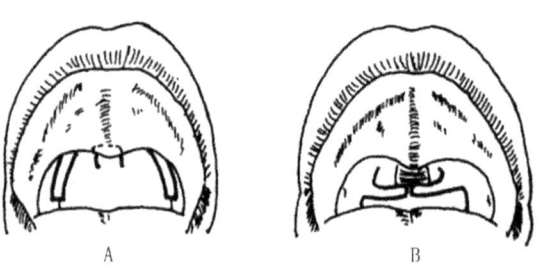

图 15-56　咽侧壁瓣

A.切口设计;B.缝合后

4.前推咽后壁

在派氏点部位做咽侧壁切口,于咽腱膜深面分离,形成所需大小的腔穴,植入硅橡胶块缝合之。硅胶块的大小视软腭与咽后壁之间距而异。但有时植入物会沿腱膜下腔隙下滑移位而失

败,故剥离腔隙不宜过大,植入体放置后,下缘最好做褥式缝合固定,以防移位。

于派氏点做横切开,在切口两端做两个咽后壁纵形瓣,此瓣含有咽上缩肌,将此两瓣在横切口内交叉重叠缝合,以形成派氏垫嵴(图15-57)。在发育时由于咽上缩肌收缩而但此法术后常回缩而降低效果。引起隆起横嵴,与软腭靠拢以达到腭咽闭合,但此法术后常回缩而降低效果。

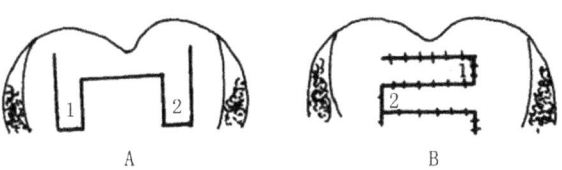

图 15-57　用咽后壁形成派氏垫嵴
A.切口设计；B.缝合后

5.腭部小裂孔的修复

较小的手术后裂孔,常可随创口愈合而自行缩小闭合,特别在同时做犁骨瓣手术或咽后壁瓣手术,鼻侧创面逐渐愈合后,口腔部的瘘口也就可自行愈合封闭。较大的裂孔,或久未闭合的小孔则需做第 2 次手术来闭合。

修补时可以 Langenbeck 手术为原则,在裂孔一侧或两侧做松弛切开,然后做黏骨膜瓣充分剥离,切开及剥离区域的长度至少比裂孔长一倍以上,过小切开和保守剥离反会引起再次术后裂开。裂口边缘组织都为较坚硬的瘢痕组织,因此在剖开裂孔边缘时,必须尽可能将它切除,并形成足够的创面,以利于缝合。此外尽可能做鼻侧创面修补。无法做鼻侧面修补时,也可单纯缝合(图15-58)。

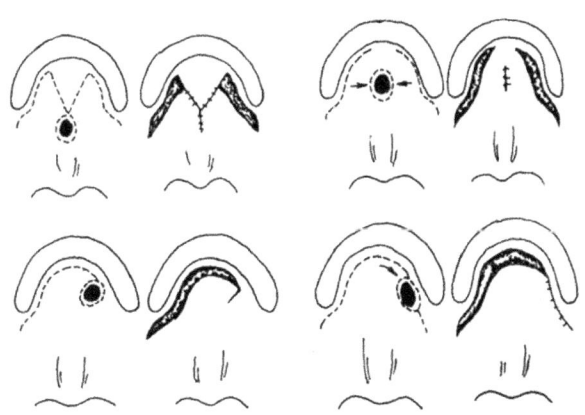

图 15-58　各种腭裂裂孔修补设计

在修补较大裂孔时,犹如做第 1 次腭裂修补术一样进行广泛剥离,彻底松弛切开,检查腭帆张肌是否松弛,翼钩是否撬断。只有这样才能保证修复成功。

6.巨大、反复性裂孔修补

在反复性裂孔周围为严重的瘢痕组织,如用常规的局部黏骨膜瓣转移及两侧松弛切口来修复,成功的可能性极小。这时较有把握的修补方法是用舌瓣来修补。用裂隙周围 5 mm 的黏骨膜瓣翻转作为鼻腔面衬里,但由于反复形成裂孔,这些组织是坚硬的瘢痕组织,故很难翻转。也可干脆去除这一范围内的黏骨膜瓣的黏膜上皮,作为舌瓣转移覆盖的移植床。在舌正中做一舌形瓣,其蒂部在舌尖部,瓣的尖端不超过舌根部乳头区,宽度不大于舌体的 1/2,其厚度包括舌黏膜及黏膜下薄薄一层舌肌。将此舌形瓣180°翻转覆盖在裂孔及周围去上皮后的裸区,缝合并打包加压,使舌瓣与创面紧贴。两周后断蒂,并修整舌尖部舌瓣蒂部及裂孔后端边缘。此方法成功率高,但断蒂前患者进食和讲话均不方便。此法术后开始舌外形较窄,但对味觉及语言无任何影响,以后舌外形可基本恢复到原状(图15-59)。

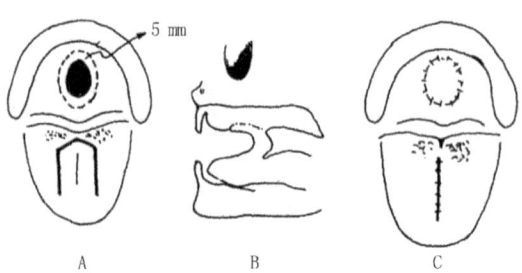

图15-59　舌瓣修补巨大腭部裂孔

A.裂孔周围去除5 mm黏膜,舌瓣蒂部位于舌尖,瓣的远部不超过乳头区,宽度不超过舌体1/2;B.侧面图;舌瓣紧贴创面;D.舌瓣断蒂后

（宋　艳）

第十六章 肝胆外科护理

第一节 肝 脓 肿

一、细菌性肝脓肿

当全身性细菌感染,特别是腹腔内感染时,细菌侵入肝脏,如果患者抵抗力弱,可发生细菌性肝脓肿。细菌可以从下列途径进入肝脏。①胆道:细菌沿着胆管上行,是引起细菌性肝脓肿的主要原因。包括胆石、胆囊炎、胆道蛔虫、其他原因所致胆管狭窄与阻塞等。②肝动脉:体内任何部位的化脓性病变,细菌可经肝动脉进入肝脏。如败血症、化脓性骨髓炎、痈、疖等。③门静脉:已较少见,如坏疽性阑尾炎、细菌性痢疾等,细菌可经门静脉入肝。④肝开放性损伤:细菌可直接经伤口进入肝,引起感染而形成脓肿。细菌性肝脓肿的致病菌多为大肠埃希菌、金黄色葡萄球菌、厌氧链球菌等。肝脓肿可以是单个脓肿,也可以是多个小脓肿,数个小脓肿可以融合成为一个大脓肿。

(一)护理评估

1.健康史

注意询问有无胆道感染和胆道疾病、全身其他部位的化脓性感染特别是肠道的化脓性感染、肝脏外伤病史。是否有肝脓肿病史,是否进行过系统治疗。

2.身体状况

通常继发于某种感染性先驱疾病,起病急,主要症状为骤起寒战、高热、肝区疼痛和肝大。体温可高达39~40℃,多表现为弛张热,伴有大汗、恶心、呕吐、食欲缺乏。肝区疼痛多为持续性钝痛或胀痛,有时可伴有右肩牵涉痛,右下胸及肝区叩击痛,增大的肝有压痛。肝前下缘比较表浅的脓肿,可有右上腹肌紧张和局部明显触痛。巨大的肝脓肿可使右季肋区呈饱满状态,甚至可见局限性隆起,局部皮肤可出现凹陷性水肿。严重时或并发胆道梗阻者,可出现黄疸。

3.心理-社会状况

细菌性肝脓肿起病急剧,症状重,如果治疗不彻底容易反复发作转为慢性,并且细菌性肝脓肿极易引起严重的全身性感染,导致感染性休克,患者产生焦虑。

4.辅助检查

(1)血液检查:化验检查白细胞计数及中性粒细胞增多,有时出现贫血。肝功能检查可出现不同程度的损害和低蛋白血症。

(2)X线胸腹部检查:右叶脓肿可见右膈肌升高,运动受限;肝影增大或局限性隆起;有时伴有反应性胸膜炎或胸腔积液。

(3)B超:在肝内可显示液平段,可明确其部位和大小,阳性诊断率在96%以上,为首选的检查方法。必要时可做CT检查。

(4)诊断性穿刺:抽出脓液即可证实本病。

(5)细菌培养:脓液细菌培养有助于明确致病菌,选择敏感的抗生素,并与阿米巴性肝脓肿相鉴别。

5.治疗要点

(1)全身支持疗法:给予充分营养,纠正水和电解质及酸碱平衡失调,必要时少量多次输血和血浆以纠正低蛋白血症,增强机体抵抗力。

(2)抗生素治疗:应使用大剂量抗生素。由于肝脓肿的致病菌以大肠埃希菌、金黄色葡萄球菌和厌氧性细菌最为常见,在未确定病原菌之前,可首选对此类细菌有效的抗生素,然后根据细菌培养和抗生素敏感试验结果选用有效的抗生素。

(3)经皮肝穿刺脓肿置管引流术:适用于单个较大的脓肿。在B超引导下进行穿刺。

(4)手术治疗:对于较大的单个脓肿,估计有穿破可能,或已经穿破胸腹腔;胆源性肝脓肿;位于肝左外叶脓肿,穿刺易污染腹腔;慢性肝脓肿,应施行经腹切开引流。病程长的慢性局限性厚壁脓肿,也可行肝叶切除或部分肝切除术。多发性小脓肿不宜行手术治疗,但对其中较大的脓肿,也可行切开引流。

(二)护理诊断及合作性问题

1.营养失调

低于机体需要量,与高代谢消耗或慢性消耗病程有关。

2.体温过高

其与感染有关。

3.急性疼痛

其与感染及脓肿内压力过高有关。

4.潜在并发症

急性腹膜炎、上消化道出血、感染性休克。

(三)护理目标

患者能维持适当营养,维持体温正常,疼痛减轻;无急性腹膜炎休克等并发症发生。

(四)护理措施

1.术前护理

(1)病情观察,配合抢救中毒性休克。

(2)高热护理:保持病室空气新鲜、通风、温湿度合适,物理降温。衣着适量,及时更换汗湿衣。

(3)维持适当营养:对于非手术治疗和术前的患者,给予高蛋白、高热量饮食,纠正水、电解质平衡失调和低蛋白血症。

(4)遵医嘱正确应用抗生素。

2.术后护理

(1)经皮肝穿刺脓肿置管引流术术后护理:术前做术区皮肤准备,协助医师进行穿刺部位的准确定位。术后向医师询问术中情况及术后有无特殊观察和护理要求。患者返回病房后,观察引流管固定是否牢固,引流液性状,引流管道是否密闭。术后第二天或数天开始进行脓腔冲洗,冲洗液选用等渗盐水(或遵医嘱加用抗生素)。冲洗时速度缓慢,压力不宜过高,估算注入液与引出液的量。每次冲洗结束后,可遵医嘱向脓腔内注入抗生素。待到引流出或冲洗出的液体变清澈,B型超声检查脓腔直径小于2 cm即可拔管。

(2)切开引流术术后护理:切开引流术术后护理遵循腹部手术术后护理的一般要求。除此之外,每天用生理盐水冲洗脓腔,记录引流液量,少于10 mL或脓腔容积小于15 mL,即考虑拔除引流管,改凡士林纱布引流,致脓腔闭合。

3.健康指导

为了预防肝脓肿疾病的发生,应教育人们积极预防和治疗胆道疾病,及时处理身体其他部位的化脓性感染。告知患者应用抗生素和放置引流管的目的和注意事项,取得患者的信任和配合。术后患者应加强营养和提高抵抗力,定期复查。

(五)护理评价

患者是否能维持适当营养,体温是否正常;疼痛是否减轻,有无急性腹膜炎、上消化道出血、感染性休克等并发症发生。

二、阿米巴性肝脓肿

阿米巴性肝脓肿是阿米巴肠病的并发症,阿米巴原虫从结肠溃疡处经门静脉血液或淋巴管侵入肝内并发脓肿。常见于肝右叶顶部,多数为单发性。原虫产生溶组织酶,导致肝细胞坏死、液化组织和血液、渗液组成脓肿。

(一)护理评估

1.健康史

注意询问有无阿米巴痢疾病史。

2.身体状况

阿米巴性肝脓肿有着跟细菌性肝脓肿相似的表现,两者的区别详见表16-1。

表16-1 细菌性肝脓肿与阿米巴性肝脓肿的鉴别

鉴别要点	细菌性肝脓肿	阿米巴性肝脓肿
病史	继发于胆道感染或其他化脓性疾病	继发于阿米巴痢疾后
症状	病情急骤严重,全身中毒症状明显,有寒战、高热	起病较缓慢,病程较长,可有高热,或不规则发热、盗汗
血液化验	白细胞计数及中性粒细胞可明显增加。血液细菌培养可阳性	白细胞计数可增加,如无继发细菌感染液细菌培养阴性。血清学阿米巴抗体检查阳性
粪便检查	无特殊表现	部分患者可找到阿米巴滋养体或结肠溃面(乙状结肠镜检)黏液或刮取涂片可找阿米巴滋养体或包囊
脓液	多为黄白色脓液,涂片和培养可发现细菌	大多为棕褐色脓液,无臭味,镜检有时可找到阿米巴滋养体。若无混合感染,涂片和培养无细菌
诊断性治疗	抗阿米巴药物治疗无效	抗阿米巴药物治疗有好转
脓肿	较小,常为多发性	较大,多为单发,多见于肝右叶

3.心理-社会状况

由于病程长,忍受较重的痛苦,担忧预后或经济拮据等原因,患者常有焦虑、悲伤或恐惧反应。

4.辅助检查

基本同细菌性肝脓肿。

5.治疗要点

阿米巴性肝脓肿以非手术治疗为主。应用抗阿米巴药物,加强支持疗法纠正低蛋白、贫血等,无效者穿刺置管闭式引流或手术切开引流,多可获得良好的疗效。

(二)护理诊断及合作性问题

(1)营养失调:低于机体需要量,与高代谢消耗或慢性消耗病程有关。

(2)急性疼痛:与脓肿内压力过高有关。

(3)潜在并发症:合并细菌感染。

(三)护理措施

1.非手术疗法和术前护理

(1)加强支持疗法:给予高蛋白、高热量和高维生素饮食必要时少量多次输新鲜血、补充丙种球蛋白,增强抵抗力。

(2)正确使用抗阿米巴药物,注意观察药物的不良反应。

2.术后护理

除继续做好非手术疗法护理外,重点做好引流的护理。宜用无菌水封瓶闭式引流,每天更换消毒瓶,接口处保持无菌,防止继发细菌感染。如继发细菌感染需使用抗生素。

(王风荣)

第二节 原发性肝癌

原发性肝癌是指由肝细胞或肝内胆管上皮细胞发生的恶性肿瘤,是我国常见的恶性肿瘤之一,死亡率较高,在恶性肿瘤死亡排位中占第二位。近年来发病率有上升趋势,肝癌的五年生存率很低,预后凶险。原发性肝癌的发病率有较高的地区分布性,本病多见于中年男性,男女性别之比在肝癌高发区中为3∶1~4∶1,低发区则为1∶1~2∶1。高发区的发病年龄高峰为40~49岁。

一、常用护理诊断

(一)疼痛:肝区痛

肝区痛与肿瘤迅速增大、牵拉肝包膜有关。

(二)预感性悲哀

预感性悲哀与获知疾病预后有关。

(三)营养失调:低于机体需要量

营养失调与肝功能严重损害、摄入量不足有关。

二、护理评估

(一)术前评估

1.健康史

(1)个人情况:患者的年龄、性别、居住地、烟酒史,饮食、饮水、生活习惯(如长期进食含黄曲霉菌、亚硝胺类的食物,接触其他致癌物质等)等。

(2)既往史:有无病毒性肝炎、肝硬化等肝病史;有无癌肿和手术史;过敏史等。

(3)其他:家族中有无肝癌或其他癌症患者。

2.身体状况

(1)肝区疼痛的性质和程度。

(2)是否有肝病面容、贫血、黄疸、脾大、水肿等体征。

(3)是否有消瘦、乏力、食欲减退及恶病质表现。

(4)是否有肝性脑病、上消化道出血及各种感染。

(5)患者肝功能有无受损,甲胎蛋白水平是否升高,B超、CT等影像学检查有无异常。

3.心理社会状况

(1)患者和家属对肝癌及治疗方案、预后的认知程度。

(2)患者和家属是否担心手术疗效、术后并发症及肝癌预后。

(3)亲属对患者的关心、支持程度,家庭对患者疾病治疗的经济承受能力,社会和医疗保障系统支持程度。

(二)术后评估

(1)手术、麻醉方式,术中出血、补液、输血及引流管等情况。

(2)严密监测患者意识状态、生命体征、血氧饱和度、尿量、肝功能等;观察腹部体征与切口情况、腹腔引流管是否通畅,引流液的颜色、量及性状等。

(3)肝功能恢复情况。

(4)有无腹腔内出血、肝性脑病、膈下积液或脓肿、肺部感染等并发症发生。

三、常见护理诊断/问题

(一)疼痛

与肿瘤迅速生长导致肝包膜张力增加或手术创伤、介入、射频消融治疗不适有关。

(二)营养失调:低于机体需要量

与消化功能紊乱、放疗及化疗引起的胃肠道不良反应、肿瘤消耗等有关。

(三)焦虑、恐惧

与担忧手术效果、疾病预后及生存期限有关。

(四)潜在并发症

腹腔内出血、肝性脑病、膈下积液或脓肿、胆汁漏、肺部感染。

四、护理目标

(1)患者自述疼痛减轻或无痛。

(2)患者营养需求基本得到满足,体重未见明显减轻。

(3)患者能正确面对疾病、手术和预后,积极配合治疗。
(4)患者未发生并发症或并发症被及时发现和处理。

五、护理措施

(一)手术治疗的护理

1.术前护理

(1)心理护理:积极主动关心患者,鼓励患者说出内心感受,疏导、安慰患者,根据患者个体情况提供信息,说明手术的意义、重要性及手术方案,讲解手术成功案例,帮助患者树立战胜疾病的信心,减轻患者焦虑和恐惧。

(2)疼痛护理:①评估疼痛发生的时间、部位、性质、诱因、程度及伴随症状;②遵医嘱给予镇痛药物,并观察药物效果和不良反应;③指导患者采取放松和分散注意力的方法应对疼痛。

(3)改善营养状况:给予高蛋白、高热量、高维生素、易消化饮食;合并肝硬化有肝功能损害者,应适当限制蛋白质摄入。必要时可给予肠内外营养支持,输血浆或清蛋白,以改善贫血、纠正低蛋白血症,提高手术耐受力。

(4)用药护理:遵医嘱给予护肝药物,如甘草酸二胺、还原性谷胱甘肽、多烯磷脂酰胆碱、熊去氧胆酸等;避免使用巴比妥类、红霉素、盐酸氯丙嗪等有损肝脏的药物。

(5)维持体液平衡:肝功能不良伴腹水者,需严格控制水和钠盐的摄入,摄水量不应超过2 000 mL/d,摄钠量少于0.5 g/d(折合成氯化钠,应少于1.5 g);若伴有水肿及血钠降低者,则摄水量严格控制在1 000~1 500 mL/d;同时遵医嘱合理补液和利尿,注意纠正低钾血症等水电解质失衡;准确记录24小时出入量;每天观察、记录体重及腹围变化。

(6)预防出血。①改善凝血功能:大多数肝癌合并肝硬化,术前3天开始给予维生素K_1,适当补充血浆和凝血因子,以改善凝血功能,预防术中、术后出血;②告知患者避免致癌肿破裂出血或食管下段胃底静脉曲张破裂出血的诱因,如剧烈咳嗽、用力排便等使腹内压骤升的动作和外伤等;③癌肿>10 cm时,嘱患者卧床休息,避免活动幅度过大导致癌肿破裂;④若患者突发腹痛伴腹膜刺激征,应高度怀疑肝癌破裂出血,立即通知医师,做好急症手术的各项准备。

(7)术前准备:协助做好术前检查;术前常规准备。

2.术后护理

(1)病情观察:密切观察生命体征、神志、面色、尿量、中心静脉压、切口渗血渗液及腹腔引流液的量和颜色等的变化,并做好记录。

(2)休息与活动:术后患者麻醉清醒、生命体征平稳后取半卧位。根据患者术式及机体恢复情况逐步由半坐卧位、坐位过渡到下床活动。随着加速康复外科技术的推广和应用,肝脏手术患者术后下床活动时间已逐渐提前。

(3)疼痛护理:①评估疼痛发生的时间、部位、性质、程度;②遵医嘱给予镇痛药物;③密切观察镇痛泵的泵入速度、剂量、输注管路是否通畅、镇痛泵的效果及不良反应;④指导患者减轻疼痛及转移注意力的方式,如听音乐、松弛疗法、加强护患沟通等。

(4)饮食指导:术后早期禁食,禁食期间予肠外营养支持,术后24~48小时可进食流质,逐步改为半流质和软食。随着加速康复外科技术的推广和应用,肝脏手术患者术后麻醉完全清醒即可少量饮水,自术后第一天开始,饮食可逐渐由流质过渡到半流质、软食。

(5)腹腔引流管的护理:引流腹腔积聚的液体,防止腹腔继发感染。

要点:①妥善固定,防止滑脱。②保持引流通畅,防止引流管受压和扭曲;如引流管被凝血块、组织碎屑等堵塞,应反复挤压促其排出,必要时协助医师用生理盐水冲洗。③观察引流液的颜色、量及性质,并记录。④严格无菌操作,定时更换引流袋,防止感染。⑤拔管:置管3~5天,如引流液颜色较淡,24小时少于20 mL,腹部无阳性体征者可考虑拔管。

3.术后并发症的观察及护理

(1)腹腔出血:是肝切除术后常见的并发症之一,术后24小时易发生。

1)观察:术后48小时内应严密观察生命体征变化,严密观察引流液的量、性质及颜色。短时间内引流管引出大量鲜红色血液,1小时内引流出200 mL以上或每小时100 mL持续3小时以上的鲜红色血性液体,应考虑活动性腹腔出血,立即通知医师及时处理。

2)护理。①体位与活动:术后24小时内卧床休息,避免剧烈咳嗽和打喷嚏等,以防止术后肝断面出血;②输液、输血:若短期内或持续引流较大量的鲜红色血性液体,经输血、输液,患者血压、脉搏仍不稳定时,应做好再次手术的准备;③若明确为凝血机制障碍性出血,可遵医嘱给予凝血酶原复合物、纤维蛋白原,输新鲜血等。

(2)肝性脑病:见门脉高压症患者的护理。

(3)膈下积液及脓肿。①观察:发生在术后1周。患者术后体温下降后再度升高,或术后发热持续不退,同时伴右上腹胀痛、呃逆、脉速、白细胞计数升高,中性粒细胞百分比达90%以上,应疑有膈下积液或膈下脓肿。B超检查可明确诊断。②护理:协助医师行B超定位引导穿刺抽脓或置管引流,后者应加强冲洗和吸引护理;患者取半坐位,以利于呼吸和引流;严密观察体温变化,鼓励患者多饮水;遵医嘱加强营养支持和抗菌药物的应用护理。

(4)胸腔积液。①观察:患者胸闷、气促、发热情况。②护理:协助医师行穿刺抽胸腔积液,行胸腔闭式引流者,做好胸腔闭式引流护理;遵医嘱加强保肝治疗,给予高蛋白饮食,必要时遵医嘱给予清蛋白、血浆及利尿剂应用。

(5)胆汁漏。①观察:腹痛、发热和腹膜刺激征,切口有无胆汁渗出和(或)腹腔引流液有无含胆汁。②护理:胆汁渗出者,注意保护局部皮肤;协助医师调整引流管,保持引流通畅,并注意观察引流液的颜色、量与性状;如发生局部积液,应尽早行B超定位穿刺置管引流;如发生胆汁性腹膜炎,应尽早手术。

(二)介入治疗的护理

1.术前护理

(1)术前访视:由于TACE是一种新的治疗方法,术中患者始终处于清醒状态,患者不仅要承受恶性肿瘤的心理压力和经济负担,还要面对可能出现治疗后并发症的心理压力。术前访视可减轻患者因强烈应激给机体带来的负面影响,有利于机体的康复。术前详细地向患者及家属说明手术的优越性、目的及意义,操作过程,配合要点,术中会有哪些不适,如何克服,使患者对手术过程有个大概的了解。通过护理,稳定患者情绪,使之处于接受治疗的最佳状态,最大限度地缓解患者的心理压力。

(2)全面了解病史:查看有关的实验记录,如肝肾功能、血常规、出凝血时间、心电图等,发现异常及时报告医师,并做好护理记录。

(3)术前指导:术前一天协助患者在床上训练排大小便,要耐心地向患者解释患者排尿训练的重要性,防止术后因不习惯床上排便而引起尿潴留。

(4)双侧腹股沟及会阴部备皮。

(5)指导患者进行屏气练习,即深吸一口气后,停止呼吸10～15秒,然后缓慢呼出,以备术中数字减影造影时,使血管的图像更清晰准确。

(6)术前4～6小时嘱患者禁食水,避免术中化疗引起恶心、呕吐。

(7)术前测量患者心率、呼吸、血压,无异常由护士送患者赴手术室行介入治疗术。

2.术中护理

(1)麻醉方式:局部麻醉。

(2)手术体位:采取平卧位,双手平放身体两旁,充分暴露脐水平以下、大腿1/2水平以上的皮肤消毒部位,注意保暖。

(3)手术步骤及术中护理配合:①协助患者平卧于手术台,连接心电图仪记录其脉搏、呼吸、血压,并建立静脉通路。认真检查导管导丝,防止术中出现断裂脱落、漏液等。局部皮肤常规消毒,铺无菌巾,在腹股沟韧带下方1～2 cm股动脉搏动最强处皮肤、皮下组织用2%利多卡因做局部浸润麻醉。②将导管插至主动脉弓处,让导管成形,在腹腔干处行腹腔干造影。如肝动脉有变异,则再做肠系膜上动脉造影。③将导管、三通放于大放盘内,配制肝素盐水(0.9%氯化钠500 mL加肝素0.5支)并分别倒入2个无菌碗内。配合医师进行药液的抽吸及化疗药物的配制。④在尽可能超选择性插管至肿瘤供血动脉后,根据医嘱选择灌注化疗药物或栓塞剂。⑤栓塞结束行肝动脉造影,了解栓塞情况。⑥拔出导管加压包扎:拔管后用手压迫穿刺止血点10～20分钟,观察伤口有无渗血,用无菌纱布加弹力绷带加压包扎并固定。

3.术后护理

(1)一般护理:术后4～6小时内密切观察患者生命体征变化,患者应平卧24小时。手术部位加压包扎,手压迫穿刺点1小时后用沙袋压迫6小时。术侧下肢制动,保持伸直为12～24小时,严密观察穿刺部位是否有血肿,足背动脉搏动是否良好。术后常规行保肝、抑酸、止血、抗感染治疗。

(2)化疗药物所致毒性反应的护理。①胃肠道反应:最常见的胃肠道反应为恶心、呕吐、食欲缺乏、一般2～3天可缓解,严重者可持续一周。遵医嘱于术后给予止吐药物。呕吐时,应使患者头偏向一侧,以免误吸引起窒息或呛咳,并注意观察呕吐物性质、颜色、量,防止消化道出血。指导患者多食高蛋白、高热能、高维生素、易消化的食物。一般术后3～4天胃肠道反应基本消失,对于呕吐严重者,应加强止吐药物的应用,静脉补充营养。②发热:为肿瘤组织坏死、吸收引起的发热,常在术后1～2天出现,体温在38～39 ℃。持续3～4天或一周后逐渐下降。嘱患者多喝水,给予物理降温或用吲哚美辛栓纳肛,注意观察患者有无虚脱,需要时及时补充水分。注意更换床单、被褥、衣服,保持皮肤清洁、预防受凉、及时添加衣物。常规应用3天抗生素预防感染。③腹痛:由于栓塞造成组织缺血、水肿和坏死引起;另一种情况是其他动脉的医源性误栓或栓塞剂逆、顺血流造成非靶器官的栓塞,最常见的是因胆囊动脉或胃右动脉的栓塞导致的胆囊炎、胆囊穿孔或应激性溃疡。一般术后24小时达到高峰,应注意观察疼痛的部位、性质、程度,并注意与其他疼痛相区分。对于疼痛耐受差的患者,可采取癌症患者三阶梯止痛治疗。护士多与患者交流或采取其他方式分散其注意力。④呃逆:由于化疗药物刺激膈神经,患者对疾病过度担心、精神紧张、抑郁;术后饮食欠佳,胃肠功能紊乱;手术刺激膈神经或迷走神经所致。较轻者,多可自行缓解、不予处理。对于顽固性呃逆应认真寻找病因并予以治疗。及时进行心理疏导,嘱患者连续吞服温开水。必要时给予阿托品0.25 mg双侧足三里注射。⑤骨髓抑制:多数化疗药物对骨髓造血系统有抑制作用,其表现主要以白细胞、血小板减少多见。易出现感染、出血等症状。密切观察体温及血象,加强基础护理,预防感染。⑥肝、肾功能下降:术后给予保肝治疗,及时补充蛋白,常规水化治疗3天,鼓励患者多饮水,使尿液稀释,加速药物随尿液排出体外。密切观察大小便情况、皮肤巩膜颜色变化及腹围大小变化,给予高蛋白质易消化饮食,2~3周后肝、肾功能恢复。

(3)并发症的护理。①穿刺部位出血、局部水肿:由于反复插管、拔管后穿刺点压迫不当、肝素用量大或者患者自身凝血机制障碍引起。拔管后,对于凝血功能异常的患者,要适当延长压迫时间和行加压包扎。嘱患者用力咳嗽或排便时应压迫穿刺点。术后注意对穿刺部位的观察,如有出血应重新加压包扎。出现小血肿可压迫止血,再用沙袋压迫6小时,术侧肢体制动24小时。大血肿可用无菌注射器抽吸,遵医嘱给予止血药物;24小时后可行热敷,以促进吸收。②尿潴留:因患者术后股动脉加压包扎、沙袋压迫,且不习惯床上排尿引起。给予耐心解释和指导,消除患者在床上排尿的紧张心理;用温水冲洗会阴部,同时让患者听流水声或者热敷腹部、按摩膀胱,并适当加压,无效后给予无菌导尿术。③上消化道出血:由于门静脉高压,患者术前肝功能差、化疗药物不良反应损害胃黏膜或术后恶心、呕吐致食管、胃黏膜撕裂出血。遵医嘱禁食、卧床休息,行止血、扩容、降低门静脉压力治疗;密切观察患者生命体征及大便、呕吐物的颜色、性质及量。出血停止后给予高热能、高蛋白、多种维生素、低盐、低脂流食或半流食,少量多餐。④股动脉栓塞:是TACE术后最严重的并发症。术后每小时观察穿刺侧皮肤颜色、温度、感觉、足趾运动及足背动脉搏动情况,并与对侧对比。发现患肢肢端苍白、小腿疼痛剧烈、皮温下降、感觉迟钝,则提示有股动脉栓塞的可能,可进一步做超声检查确诊,同时抬高患肢并给予热敷,按医嘱给予解痉及扩血管的药物,禁忌按摩,以防止栓子脱落,必要时行动脉切开取栓术。

(三)MRI引导射频消融治疗肝癌的护理

1.术前评估与准备

(1)术前护理评估:①责任护士参加术前评估,详细了解手术部位、肿瘤与周围脏器的关系、影像特征、并发症易发生的相关性等。②责任护士于术前一天对患者进行体力状况(ECOG)评分、ADL评分及一般临床症状评估(包括生命体征、饮食情况、有无不适症状)。③术前根据患者年龄、职业、文化程度对患者的依从性进行评估。

(2)术前访视:大部分患者其心理压力大,表现为紧张、焦虑、悲观等负性情绪,少数患者甚至存在抗拒等过激行为。针对患者易紧张、恐惧的心理特点,对患者进行宣教,减轻患者对手术的焦虑恐惧心理。鼓励家属陪伴,耐心倾听患者诉说,了解患者的心理顾虑,及时给予疏导,鼓励他们树立坚强意志。向患者介绍治愈成功的病例,以此来增加患者对介入治疗的信心,取得患者的信任,以最好的状态来配合手术。此外,还需因人而异,注意执行保护性医疗制度。

(3)术前指导:局麻患者告知其手术过程中配合操作的重要性,指导并训练患者屏气及平静呼吸等动作,确保进针路径与肿瘤位置关系相对一致;全麻患者告知其胃肠道准备的重要性;同时还应告知患者手术大概需要的时间、手术体位等,以取得患者的理解、合作。

(4)术前准备:包括以下几方面。

1)患者准备。①影像资料准备:告知患者需将2周内行超声、增强CT或增强MRI检查影像资料准备齐全,便于手术医师掌握肿瘤位置、大小、数目、形状,与大血管及周围脏器的关系,指导进针路径。②胃肠道准备:患者术前一天晚餐不进固体或难消化食物,少吃甜食,避免腹胀;手术当日应根据手术情况禁食,局部麻醉术前4小时禁饮食,全身麻醉术前12小时禁食、前4小时禁水;如一般情况较差者,应先建立静脉通路给予一定的支持治疗。③皮肤准备:术前一天洗澡或清洁穿刺区域皮肤,更换清洁衣裤。④术前摘除金属饰物;女患者如月经期及时通知责任护士;术前排空膀胱。

2)家属准备。①告知患者家属(被委托人)手术当日提前到病房,需签署手术知情同意书;②确保患者住院押金足够;③鼓励患者家属术后陪伴。

3)病房护士准备。①协助完善各项化验及常规检查:术前进行血、尿、大便常规,肝、肾功能,凝血功能,肿瘤标志物,血型检查和感染筛查,心电图、X线胸片等检查。②根据穿刺点、进针路径进行手术区域皮肤准备,并检查有无皮肤破损及感染。③术前晚视病情需要进行肠道准备。④手术当日行碘过敏试验;建立静脉通道。⑤测量生命体征,如体温、血压异常及时汇报医师。⑥术前15分钟肌内注射巴曲酶1 000 U,维生素 K_1 10 mg,护送患者赴消融治疗室。

4)手术室护士准备。①药品准备:术前准备麻醉、镇静、镇痛、止吐、止血等药物,急救设备和药品。②设备和材料:准备好吸氧装置、心电监护;备好磁兼容设备及耗材。手术室配备吸氧、吸痰装置,备有简易呼吸器、胸腔闭式引流包等。

5)医师准备。①病理检查:为明确诊断,建议行病灶穿刺活检病理检查。②制定消融方案:术前根据患者病情和医院条件进行讨论分析,选择适宜的引方式、消融治疗仪及消融治疗极,确定穿刺点、进针路径及布针方案。③术前与患者及家属充分沟通,签署手术知情同意书。

2.护理配合

(1)手术室护士与病房护士进行详细交接,确认患者身份,核对患者基本信息。

(2)局麻患者根据病灶部位协助其取合适体位(仰卧或俯卧),既要方便治疗,又要使者舒适安全。嘱患者不能自行改变体位、注意平静呼吸;连接好心电监护,观察患者血氧饱和度情况。

(3)手术室护士对患者进行压疮评估,评分≤18分提示患者有发生压疮的危险,建议采取保护性预防措施,如局部敷贴皮肤保护膜。

(4)协助医师进行皮肤消毒、铺无菌巾。

(5)手术治疗过程中应询问患者有无不适之处,注意患者面部表情变化,鼓励患者,除其焦虑情绪,以便能够顺利完成手术。

3.术后护理

(1)术后常规护理:包括以下几方面。

1)卧位护理:①局麻患者术后平卧至少6小时,6小时后可在床上做翻身、半卧等少量简单活动,24小时以后方可下床活动,指导患者待病情稳定后尽早下床做轻微活动,促进其血液循环,防止并发症的发生。②全麻患者去枕平卧6小时,头偏向一侧,备好吸引器,保持呼吸道通畅;做好呼吸道管理,保持呼吸道通畅,遵医嘱氧气吸入,协助翻身拍背;术后6小时患者生命体征平稳后可取半卧位,24小时后如无异常可在床边少量活动。③生命体征观察:责任护士按护理常规或医嘱监测生命体征,护理记录单详细、及时、准确记录;患者返回病房即给予心电监护,严密观察生命体征及血氧饱和度情况。

2)饮食指导:①术后常规禁食水2小时;2小时后可进水,鼓励患者多饮水,促进术中造影剂的排泄,减少对肾脏的损害。②6小时后病情稳定可改为半流质饮食,24小时后恢复正常。③患者术后卧床时间较长,易引起便秘、腹胀,应多食含纤维素高的食品,并鼓励多饮水;指导患者饮食以高蛋白、高热量、清淡易消化食物为主,进行营养支持。

3)消融术后综合征的处理:消融术后综合征包括低度发热、寒战、肌痛、延迟性疼痛、恶心呕吐等,一般于术后3天内出现。持续5天左右,并多于术后10天内消失,原因可能为机体对消融所致坏死组织及其所释放的细胞因子的炎性反应。①胃肠道反应:表现为恶心呕吐,遵医嘱给予甲氧氯普胺、托烷司琼等中枢镇吐药对症治疗,并给予泮托拉唑钠常规静脉滴注抑制胃酸保护胃黏膜。②发热:主要为肿瘤坏死引起的吸收热及肿瘤周围组织出现的炎性反应所致,可预防性使用抗生素。每天为患者测体温4次,必要时给予物理及药物降温。如果体温大于38.5℃应除外脓肿形成。告知患者术后发热是由于肿瘤组织坏死吸收引起,安抚患者情绪;加强皮肤护理,汗湿后及时为患者更换衣物及床单,注意保暖,鼓励患者多饮水。一般高热持续1周,给予对症治疗。③腹痛:常见原因为出血、胆囊炎及近肝被膜肿瘤消融治疗后肿瘤坏死所致的局限性腹膜炎。只要无外科急腹症指征,一般常用药物为吗啡、哌替啶、布桂嗪、芬太尼贴止痛治疗并严密观察药物的不良反应。

4)掌握肿瘤专科护理指标,及时发现异常并采取措施:患者回病房后,责任护士及时向医师了解术中情况,有无气胸、出血、冻伤等并发症发生。做好患者心理护理,并与其家属做好沟通工作,缓解患者急于知道手术效果的焦虑心理。

(2)术区护理:治疗结束后手术室护士与病房护士详细交接患者情况,观察手术皮肤视野,有无渗血、渗液、及烫伤;如发现烫伤,对面积、数量、周围组织情况进行记录;返回病房后提供宽松病服,保持局部皮肤干燥,减少物理性刺激;局部如有水疱,较小的水疱无须处理,2~3周后自行吸收干枯结痂,脱落后创面可愈合;较大水疱经消毒后予以无菌注射器将疱液抽出,无菌敷料覆盖。

(3)常见并发症的护理:局部消融引起的并发症按照严重程度分为轻度及重度。按照发生时间分为即刻并发症、围术期并发症及迟发并发症。

1)疼痛:一般在术中及术后1~2天出现,持续时间很少超过1周。轻度疼痛不需要特别处理;中、重度疼痛在排除急腹症等原因的前提下给予镇静、镇痛处理。

护理措施:同本节手术治疗的护理相应部分。

2)胆心反射:手术刺激胆道系统引起迷走神经兴奋导致的冠脉痉挛和心功能障碍,表现为心动过缓,可伴血压下降、心律失常、心肌缺血,甚至发生心室纤颤或心脏停搏。疼痛也可引起迷走神经兴奋,造成心动过缓。

护理措施:即刻停止消融治疗,静脉注射阿托品;对血压下降、心律失常、心脏停搏患者给予相应的急诊抢救治疗。对肿瘤邻近胆囊、胆管的患者,术前可应用阿托品0.5 mg静脉注射降低迷走神经兴奋性;应用镇静、镇痛药,控制疼痛;RFA及MWA可从小功率开始,逐渐调至预定参数。

3)心脏压塞:引导针、消融治疗极穿刺时误伤心包。

护理措施:①少量心包积液(<100 mL):即刻停止消融治疗,做好心包穿刺引流准备等;②中量以上心包积液(>100 mL):急诊行心包穿刺引流和相应抢救治疗。密切观察病情变化,进入急诊抢救状态。

4)肝脓肿:消融治疗区组织液化坏死继发感染或消融区形成胆汁瘤继发感染。

护理措施:及时行经皮脓肿引流及抗感染治疗。严格无菌操作。对有感染危险因素(糖尿病、十二指肠乳头切开术后等)及消融体积较大的患者可预防性应用抗生素。

5)肝包膜下血肿、腹腔出血:肝包膜、肝实质撕裂,肿瘤破裂、血管损伤、针道消融不充分等。

护理措施:严密监测患者生命体征,少量出血保守治疗;动脉性活动性出血同时行动脉栓塞或消融止血;对有失血性休克的患者积极抗休克治疗,必要时手术探查止血。护理人员尤其要关注患者对疼痛的描述,如持续性疼痛、止痛药物效果不佳时应警惕有活动性出血,及时通知医师予以相应处理。

6)气胸:穿刺时损伤脏层胸膜或肺组织。

护理措施:少量气胸保守治疗,中至大量气胸穿刺抽吸气体或胸腔闭式引流。胸腔闭式引流的护理同本节 CT 引导肺肿瘤冷冻消融治疗的相应部分。

7)胸腔积液:邻近膈肌肿瘤消融治疗后导致胸膜组织膈肌损伤,消融后坏死组织刺激胸膜,坏死组织液化或胆脂瘤直接破入胸膜腔。

护理措施:少量胸腔积液保守治疗,中至大量胸腔积液行穿刺抽吸或引流。胸腔闭式引流的护理,内容同本节 CT 引导肺肿瘤冷冻消融治疗的相应部分。

(四)CT 引导冷冻消融治疗肝癌的护理

1.术前评估与准备

(1)护理评估:与肝癌射频消融相同。

(2)术前访视:向患者及家属讲明冷冻消融的目的,术中注意事项;消融过程中一个循环所需时间,术中需要患者配合的要点等。向患者介绍治愈成功的病例,以此来增加患者对介入治疗的信心,取得患者的信任,以最好的状态来配合手术。

(3)术前指导:局麻患者告知其手术过程中配合操作的重要性,指导并训练患者屏气及平静呼吸等动作,确保进针路径与肿瘤位置关系相对一致;全麻患者告知其胃肠道准备的重要性;同时还应告知患者手术大概需要的时间、手术体位等,以取得患者的理解、合作。

(4)术前准备:同 MRI 引导射频消融治疗肝癌的术前准备。

2.护理配合

(1)手术室护士与病房护士进行详细交接,确认患者身份,核对患者基本信息。

(2)局麻患者根据病灶部位协助其取合适体位(仰卧或俯卧),既要方便治疗,又要使者舒适安全。嘱患者不能自行改变体位、注意平静呼吸;连接好心电监护,观察患者血氧饱和度情况。

(3)手术室护士对患者进行压疮评估,评分≤18 分提示患者有发生压疮的危险,建议采取保护性预防措施,如局部敷贴皮肤保护膜。

(4)协助医师进行皮肤消毒、铺无菌巾。

(5)手术治疗过程中应询问患者有无不适之处,注意患者面部表情变化。如患者出现恶心、面色苍白、寒战、体温降低、心律失常、血压下降、呼吸困难等冷休克表现,应立即通知医师暂停消融,进行抗休克紧急处理。

(6)对于靠近体表肿瘤,冷冻消融过程中针杆与皮肤表面接触易造成冻伤,可采用装有 45 ℃ 温盐水的一次性无菌手套置于针杆周围保护皮肤。或用纱布保护周围组织,避免冻伤。

3.术后护理

(1)术后常规护理:与肝癌射频消融相同。

(2)并发症护理。①冷休克:当肿瘤靠近大血管或冷冻范围较大,有可能导致患者发生冷休克,因此,术前应在 CT 检查床上提前铺好保温毯并调节温度在 37~39 ℃,密切观察患者生命体征,一旦患者出现恶心、面色苍白、寒战、肢体温度低、脉搏细速、心律失常、血压下降、呼吸困难等冷休克表现,应及时进行保护及抗休克治疗。②出血:因冷冻消融结束后无法对针道进行消融,出血的发生率高于射频消融及微波消融,因此,术后需密切观察生命体征变化,重点观察血压、心率变化以及患者对疼痛的主诉,遵医嘱急查血常规,必要时急诊行 CT 检查,应用止血药。③皮肤冻伤:对于靠近体表的肿瘤,穿刺针与皮肤表面接近,冷冻消融过程中易出现冻伤。患处皮肤给予安尔碘局部消毒,硫酸镁表面湿敷,无菌纱布包扎,根据损伤程度,选择更换敷料次数。可用沛离子抑制剂及磺胺嘧啶银等喷涂患处促进伤口愈合,包扎时采用半暴露包扎法,使患处皮肤保持清洁干燥。并在患处皮肤做好标记,观察伤口愈合情况。做好相应护理记录。保持床单及衣物清洁干燥,翻身活动时注意保护患处免受摩擦。④反应性胸腔积液:部分肿瘤靠近膈顶的患者,冰球刺激膈肌和胸膜,易导致少量胸腔积液。多数患者治疗后都有少至中等量的胸腔积液,多可自行吸收,10%左右需要性胸腔引流。应嘱患卧床休息,采用患侧体位。

(五)CT引导化学消融治疗肝癌的护理

1.术前评估与准备

(1)护理评估:与肝癌射频消融相同。

(2)术前访视:询问患者有无乙醇、碘油过敏史,向患者详细讲述化学消融的原理、注意事项、术中及术后可能出现的症状、并发症及处理措施。

(3)术前指导:局麻患者告知其手术过程中配合操作的重要性,指导并训练患者屏气及平静呼吸等动作,确保进针路径与肿瘤位置关系相对一致;同时还应告知患者手术大概需要的时间、手术体位等,以取得患者的理解、合作。

(4)术前准备:同MRI引导射频消融治疗肝癌的术前准备。

2.护理配合

(1)患者提前进入消融手术室,手术室护士与病房护士进行详细交接,确认患者身份,核对患者基本信息。

(2)局麻患者根据病灶部位协助其取合适体位(仰卧或俯卧),既要方便治疗,又要使患者舒适安全。嘱患者不能自行改变体位、注意平静呼吸;连接好心电监护,观察患者血氧饱和度情况。

(3)协助医师进行皮肤消毒、铺无菌巾。

(4)手术开始需要密切观察患者意识、面部表情变化、生命体征、保持呼吸道通畅,与患者沟通交流,询问有无不适之处,评估患者的耐受情况,发现问题及时汇报,及时处理。保证手术顺利,安全进行。

(5)嘱患者深吸气后屏气,手术医师根据将穿刺针依确定的方向刺入直到标记的深度,CT扫描确定针尖的确切位置。当穿刺针到达肝肿瘤内,拔出针芯见无回血后,护士协助术者抽吸无水酒精和碘油,术者把吸好的无水酒精、碘油混合液缓慢地注入肝肿瘤内,再进行CT扫描,在CT荧屏上可见药物在肿瘤内弥散,术者根据药物在肿瘤内弥散充盈情况调整穿刺方向及平面,反复多方向穿刺注药。术中注意无水酒精引起的毒副作用,如头晕、头痛、烧灼感、面色潮红、恶心呕吐等;注意碘油引起的变态反应。有异常,及时报告医师,及时处理。

(6)患者可因注射药物引起瘤内压力增高而致无水乙醇等化学物质外溢或沿针道流入腹腔,刺激肝被膜、腹膜或进入毛细血管、毛细胆管而引起明显疼痛、恶心、呕吐等;因此在注射药物后应严密观察患者的生命体征及疼痛、恶心、呕吐等不良反应,必要时给予止痛、止吐等对症处理。注意患者有无出现心悸、面部潮红、血压上升等乙醇过敏表现,同时注意患者有无疼痛等治疗反应,并给予患者安慰、鼓励等心理疏导,一般10~30分钟后上述症状即可逐渐减弱至消失;疼痛明显时予局部麻醉,必要时可肌内注射或静脉给予镇静、镇痛药物。

(7)药物注射完毕,插入针芯,稍停数秒后,将针尖拔至肿瘤边缘,再停数秒,继续退针至肝包膜1~1.5 cm处,CT扫描无药物返溢后,将针完全拔出。拔出穿刺针,常规消毒穿刺点,用无菌纱布覆盖穿刺口,用手轻轻压迫15～20分钟后见无回血包扎伤口。

3.术后护理

(1)常规护理:①术后平卧并给予心电监护12小时,如无异常即可鼓励患者下床,适当活动以减轻腹胀感;鼓励患者腹式呼吸以减轻局部粘连;鼓励患者多饮水促进代谢;指导患者进食高蛋白、高热量、高纤维、低脂肪食物,以减轻肝脏负担及促进排便。②术后部分患者会出现发热及疼痛,对他们要给予更多的关心,并且耐心向患者解释这是正常的术后反应,一般3～7天后即可消失,同时可遵医嘱给予必要的对症治疗。

(2)并发症护理:包括肝损害、无水乙醇过敏、血管及胆管损伤的护理。

1)肝损害:肝肿瘤化学消融所致肝损害原因为单次注入药物的剂量过大或短期内多次治疗导致肝脏负荷过重。

护理措施:①鼓励患者多食高蛋白、高热量、高纤维素、低脂易消化食物,宜少食多餐;②术后卧床休息,注意保肝治疗,监测肝功能和测量腹围;③观察患者有无明显的腹胀、尿少等,准确记录24小时尿量并监测电解质情况;④术后1～3天常规给予抗生素,观察患者体温的变化,一旦发生肝脓肿,可在B超引导下穿刺引流,对脓液进行细菌培养和药敏试验,选用敏感的抗生素。

2)无水乙醇过敏:对乙醇过敏者,应用无水乙醇进行肝肿瘤消融时可发生变态反应,患者可有面色潮红、嗜睡、四肢无力等醉酒样表现。一般10～30分钟后上述症状可逐渐减缓至消失,多无须处理。严重者按照乙醇中毒处理,积极给予扩容、利尿、对症治疗。因此治疗前应详细询问患者有无乙醇过敏史,对于初次治疗的患者,首次剂量不宜过大,并在治疗开始时从小剂量开始,观察患者无变态反应后再继续进行治疗。

3)血管及胆管损伤:多因注射药物引起瘤内压力增高而致化学药物外溢并进入小血管及胆管而引起血管及胆管损伤,少部分因穿刺针直接刺入小胆管及血管所致。因此注射药物时应缓慢推注,防止压力过高导致药物外溢;较大肿瘤应行多点穿刺注药治疗,避免单点加压注药。此外每次注药应先回抽,防止穿刺针位于小胆管或血管内,开始治疗时宜先注入少量药物后进行扫CT扫描,确定药物在肝实质内后再行注药治疗并间断进行CT扫描观察药物在肿瘤内的浸润情况,防止药物应用过量。

六、健康教育

(一)疾病指导

注意防治肝炎,不吃霉变食物、饮用安全水。有肝炎、肝硬化病史者和肝癌高发地区人群,应定期作AFP检测或B超检查,以期早期发现,早期诊断及治疗。

(二)休息与活动

术后3个月内保证充分休息,避免重体力活动或过度劳累,注意劳逸结合,进行适当锻炼,如散步、慢跑;保持情绪稳定和心情愉快,避免精神紧张和情绪激动。

(三)饮食指导

进食高热量、优质蛋白质、富含维生素和纤维素的食物。食物以清淡、易消化为宜。若有腹水、水肿,应控制水和食盐的摄入量,如有肝性脑病征象或血氨升高,应限制蛋白质摄入。

(四)用药指导

指导患者按医嘱服用抗病毒及保肝药物,服用抗病毒药必须按时坚持服用,不能随便中断。避免使用损害肝功能的药物。

(五)自我观察与复查

定期复诊,第1年每1~2个月复查AFP、胸片和B超检查1次,必要时行CT检查。若患者出现发热、水肿、体重减轻、出血倾向,黄疸和乏力等症状及时就诊,以便早期发现临床复发或转移。

七、护理评价

(1)患者是否疼痛减轻或无痛。
(2)患者营养状况是否改善,体重得以维持或增加。
(3)患者情绪是否稳定,积极配合治疗。
(4)患者有无发生并发症或并发症是否被及时发现与处理。

(王风荣)

第三节 急性梗阻性化脓性胆管炎

急性梗阻性化脓性胆管炎(acute obstructive suppurative cholangitis,AOSC)又称急性重症胆管炎(acute cholangitis of severe type,ACST),是在胆管梗阻基础上并发的急性化脓性细菌感染,急性胆管炎和急性梗阻性化脓性胆管炎是同一疾病的不同发展阶段。

一、病因

(一)胆管梗阻

最常见的原因为胆管结石性梗阻。此外,胆管蛔虫、胆管狭窄、吻合口狭窄、胆管及壶腹部肿瘤等亦可引起胆管梗阻而导致急性化脓性炎症。胆管发生梗阻时,胆盐不能进入肠道,易造成细菌移位。

(二)细菌感染

胆管内细菌多来源于胃肠道,其感染途径可经十二指肠逆行进入胆管,或小肠炎症时,细菌经门静脉系统入肝到达胆管引起感染。可以是单一菌种感染,也可是两种以上的菌种感染。以大肠埃希菌、变形杆菌、克雷伯菌、绿脓杆菌等革兰阴性杆菌多见。近年来,厌氧菌及革兰阳性球菌在胆管感染中的比例有增高的趋势。

二、病理生理

急性梗阻性化脓性胆管炎的基本病理改变是胆管梗阻、肝实质及胆管系统胆汁淤滞和胆管内化脓性感染。胆管梗阻及随之而来的胆管感染造成梗阻以上胆管扩张、胆管壁黏膜肿胀,使梗阻进一步加重并趋向完全性;胆管内压力升高,胆管壁充血、水肿、炎性细胞浸润及溃疡形成,管腔内逐渐充满脓性胆汁或脓液,使胆管内压力继续升高,当胆管内压力超过 3.9 kPa(40 cmH$_2$O)时,肝细胞停止分泌胆汁,胆管内脓性胆汁及细菌逆流,引起肝内胆管及肝细胞化脓性感染;若感染进一步加重,可使肝细胞发生大片坏死;胆小管破溃后形成胆小管与肝动脉或门静脉瘘,可在肝内形成多发性脓肿及胆管出血;大量细菌和毒素还可经肝静脉进入人体循环引起全身化脓性感染和多器官功能损害,甚至引起全身脓毒血症或感染性休克,严重者可导致多器官功能障碍综合征或多器官功能衰竭。

三、临床表现

多数患者有胆管疾病史,部分患者有胆管手术史。本病发病急骤,病情进展迅速,除了具有急性胆管炎的 Charcot 三联症(腹痛、寒战高热、黄疸)外,还有休克及中枢神经系统受抑制的表现,即 Reynolds 五联征。

(一)症状

(1)腹痛:患者常表现为突发的剑突下或右上腹持续性疼痛,可阵发性加重,并向右肩胛下及腰背部放射。腹痛及其程度可因梗阻的部位不同而有差异。肝内梗阻者疼痛较轻,肝外梗阻时症状明显。

(2)寒战、高热:体温持续升高达 39～40 ℃或更高,呈弛张热热型。

(3)胃肠道症状:多数患者伴恶心、呕吐,黄疸。

(二)体征

(1)腹部压痛或腹膜刺激征:剑突下或右上腹部可有不同程度和不同范围的压痛或腹膜刺激征,可有肝大及肝区叩痛,可扪及肿大的胆囊。

(2)黄疸:多数患者可出现不同程度的黄疸,若仅为一侧胆管梗阻可不出现黄疸。

(3)神志改变:主要表现为神志淡漠、烦躁、谵妄或嗜睡、神志不清,甚至昏迷,病情严重者可在短期内出现感染性休克表现。

(4)休克表现:呼吸急促、出冷汗、脉搏细速,可达 120 次/分以上,血压在短时间内迅速下降,可出现全身发绀或皮下瘀斑。

四、辅助检查

(一)实验室检查

血常规检查可见白细胞计数升高,可超过 $20×10^9/L$;中性粒细胞比例明显升高;细胞质内可出现中毒颗粒;凝血酶原时间延长;血生化检查可见肝功能损害、电解质紊乱和尿素氮增高等;血气分析检查可提示血氧分压降低和代谢性酸中毒的表现。尿常规检查可发现蛋白及颗粒管型。寒战时做血培养,多有细菌生长。

(二)影像学检查

B 超是主要的辅助检查方法。B 超检查可显示肝和胆囊肿大,胆囊壁增厚。肝、内外胆管扩张及胆管内结石光团伴声影。必要时可行 CT、ERCP、MRCP、PTC 等检查,以了解梗阻部位、程度、结石大小和数量等。

五、主要处理原则

紧急手术解除胆管梗阻并引流,尽早而有效降低胆管内压力,积极控制感染和抢救患者生命。

(一)非手术治疗

既是治疗手段又是手术前准备。在严密观察下进行,若非手术治疗期间症状不能缓解或病情进一步加重,则应紧急手术治疗。主要措施包括以下几种。

(1)禁食、持续胃肠减压及解痉止痛。

(2)抗休克治疗:建立通畅的静脉输液通道,加快补液扩容,恢复有效循环血量;及时应用肾上腺皮质激素,必要时使用血管活性药物;纠正水电解质酸碱平衡紊乱。

(3)抗感染治疗:联合应用足量、有效、广谱、并对肝肾毒性小的抗菌药物。

(4)其他:包括吸氧、降温、支持治疗等,以保护重要内脏器官功能。

(5)引流:非手术方法进行胆管减压引流,如PTCD、经内镜鼻胆管引流术等。

(二)手术治疗

主要目的是解除梗阻、胆管减压,挽救患者生命。手术力求简单而有效。多采用胆总管切开减压加T管引流术。术中注意肝内胆管是否引流通畅,以防形成多发性肝脓肿。若病情无改善,应及时手术治疗。

六、护理评估

(一)术前评估

1.健康史及相关因素

(1)发病情况:是否为突然发病,有无表现为起病急、症状重、进展快的特点。

(2)发病的病因和诱因:此次发病与饮食、活动的关系,有无肝内、外胆管结石或胆囊炎反复发作史,有无类似疼痛史等。

(3)病情及其程度:是否表现为急性病容,有无神经精神症状,是否为短期内即出现感染性休克的表现。

(4)既往史:有无胆管手术史;有无用药史、过敏史及腹部手术史。

2.身体状况

(1)全身:①生命体征(T、P、R、BP):患者是否在发病初期即出现畏寒发热,体温持续升高至39~40℃或更高。有无伴呼吸急促、出冷汗、脉搏细速及血压在短时间内迅速下降等。②黄疸:患者有无巩膜及皮肤黄染及黄染的程度。③神志:有无神志改变的表现,如神志淡漠、谵妄或嗜睡、神志不清甚至昏迷等。④感染:有无感染、中毒的表现,如全身皮肤湿冷、发绀和皮下瘀斑等。

(2)局部:腹痛的部位、性质、程度及有无放射痛等;肝区有无压痛、叩击痛;腹膜刺激征是否为阳性;腹部有无不对称性肿大等。

(3)辅助检查:血常规检查白细胞计数升高及中性粒细胞比例是否明显升高、细胞质内是否出现中毒颗粒;尿常规检查有无异常;凝血酶原时间有无延长;血生化检查是否提示肝功能损害、电解质紊乱、代谢性酸中毒及尿素氮增高等;血气分析检查是否提示血氧分压降低。B超及其他影像学检查是否提示肝和胆囊肿大,肝、内外胆管扩张和结石。心、肺、肾等器官功能有无异常。

3.心理和社会支持状况

了解患者和家属对疾病的认知、家庭经济状况、心理承受程度及对治疗的期望。

(二)术后评估

1.手术中情况

了解术中胆总管探查及解除梗阻、胆管减压、胆汁引流情况;术中患者生命体征是否平稳;肝内、外胆管结石清除及引流情况;有无多发性肝脓肿及处理情况;各种引流管放置位置和目的等。

2.术后病情

术后生命体征及手术切口愈合情况;T管及其他引流管引流情况等。

3.心理-社会评估

患者及其家属对术后康复的认知和期望程度。

七、护理诊断(问题)

(一)疼痛

与胆管梗阻、胆管扩张及手术后伤口疼痛有关。

(二)体液不足

与呕吐、禁食、胃肠减压及感染性休克有关。

(三)体温过高

与胆管梗阻并继发感染有关。

(四)低效性呼吸困难

与感染中毒有关。

(五)潜在并发症

胆管出血、胆瘘、多器官功能障碍或衰竭。

八、护理措施

(一)减轻或控制疼痛

根据疼痛的程度,采取非药物或药物方法止痛。

1.卧床休息

协助患者采取舒适体位,指导其有节律的深呼吸,达到放松和减轻疼痛的效果。

2.合理饮食

病情较轻且决定采取非手术治疗的急性胆囊炎患者,指导其清淡饮食,忌食油腻食物;病情严重需急诊手术的患者予以禁食和胃肠减压,以减轻腹胀和腹痛。

3.解痉镇痛

对诊断明确的剧烈疼痛者,可遵医嘱通过口服、注射等方式给予消炎利胆、解痉或止痛药,以缓解疼痛。

4.控制感染

遵医嘱及时合理应用抗生素。通过控制胆囊炎症,减轻胆囊肿胀和胆囊压力达到减轻疼痛的效果。

(二)维持体液平衡

1.加强观察

严密观察患者的生命体征和循环功能,如脉搏、血压、CVP和每小时尿量等,及时准确记录出入水量,为补液提供可靠依据。

2.补液扩容

对于休克患者应迅速建立静脉输液通路,补液扩容,尽快恢复血容量。遵医嘱及时给予肾上腺皮质激素,必要时应用血管活性药物,以改善和保证组织器官的血流灌注及供氧。

3.纠正水、电解质、酸碱平衡紊乱

根据病情、CVP、胃肠减压及每小时尿量等情况,确定补液的种类和输液量,合理安排输液的顺序和速度,维持水、电解质及酸碱平衡。

第十六章 肝胆外科护理

(三)降低体温

1.物理降温

温水擦浴、冰敷等物理方法。

2.药物降温

在物理降温的基础上,根据病情遵医嘱通过口服、注射或其他途径给予药物降温。

3.控制感染

遵医嘱联合应用足量有效的广谱抗生素,以有效控制感染,使体温恢复正常。

(四)维持有效呼吸

1.加强观察

密切观察患者的呼吸频率、节律和深浅度;动态监测血氧饱和度的变化,定期进行动脉血气分析检查,以了解患者的呼吸功能状况。若患者呼吸急促、血氧饱和度下降、氧分压降低,提示患者呼吸功能受损。

2.采取合适体位

协助患者卧床休息,减少耗氧量。非休克患者取半卧位,使腹肌放松、膈肌下降,有助于改善呼吸和减轻疼痛。半卧位还可促使腹腔内炎性渗出物局限于盆腔,减轻中毒症状。休克患者应取头低足高位。

3.禁食和胃肠减压

禁食可减少消化液的分泌,减轻腹部胀痛。通过胃肠减压,可吸出胃内容物,减少胃内积气和积液,从而达到减轻腹胀、避免膈肌抬高和改善呼吸功能的效果。

4.解痉镇痛

对诊断明确的剧烈疼痛患者,可遵医嘱给予消炎利胆、解痉或止痛药,以缓解疼痛,利于平稳呼吸,尤其是腹式呼吸。

5.吸入氧气

根据患者呼吸的频率、节律、深浅度及血气分析情况选择给氧的方式和确定氧气流量和浓度,如可通过鼻导管、面罩、呼吸机辅助等方法给氧,以维持患者正常的血氧饱和度及动脉血氧分压,改善缺氧症状,保证组织器官的氧气供给。

(五)营养支持

1.术前

不能进食或禁食及胃肠减压的患者,可从静脉补充能量、氨基酸、维生素、水、电解质等,以维持和改善营养状况。对凝血机制障碍的患者,遵医嘱给予维生素 K_1 肌内注射。

2.术后

在患者恢复进食前或进食量不足时,仍需从胃肠外途径补充营养素;当患者恢复进食后,应鼓励患者从清流饮食逐步转为进食高蛋白、高碳水化合物、高维生素和低脂饮食。

(六)并发症的预防和护理

(1)加强观察:包括神志、生命体征、每小时尿量、腹部体征及引流液的量、颜色、性质,同时注意血常规、电解质、血气分析和心电图等检查结果的变化。若T管引流液呈血性,伴腹痛、发热等症状,应考虑胆管出血;若腹腔引流液呈黄绿色胆汁样,应警惕胆瘘的可能;若患者出现神志淡漠、黄疸加深、每小时尿量减少或无尿、肝肾功能异常、血氧分压降低或代谢性酸中毒以及凝血酶原时间延长等,提示多器官功能障碍或衰竭,应及时报告医师,并协助处理。

(2)加强腹壁切口、引流管和T管护理。

(3)加强支持治疗：患者发生胆瘘时，在观察并准确记录引流液的量、颜色的基础上，遵医嘱补充水、电解质及维生素，以维持水、电解质平衡；鼓励患者进食高蛋白、高碳水化合物、高维生素和低脂易消化饮食，防止因胆汁丢失影响消化吸收而造成营养障碍。

(4)维护器官功能：一旦出现多器官功能障碍或衰竭的征象，应立即与医师联系，并配合医师采取相应的急救措施。

九、护理效果评估

(1)患者及时得到补液，体液代谢维持平衡。

(2)患者感染得到有效控制，体温恢复正常。

(3)患者能维持有效呼吸，没有发生低氧血症或发生后得到及时发现和纠正。

(4)患者的营养状况得到改善或维持。

(5)患者没有发生胆管出血、胆瘘及多器官功能障碍或衰竭等并发症，或发生后得到及时发现和处理。

（王风荣）

第四节 胆 囊 炎

胆囊炎是最常见的胆囊疾病，常与胆石症同时存在。女性多于男性。胆囊炎分为急性和慢性两种。

一、临床表现

急性胆囊炎可出现右上腹撑胀疼痛，体位改变和呼吸时疼痛加剧，右肩或后背部放射性疼痛，高热，寒战，并可有恶心，呕吐。慢性胆囊炎，常出现消化不良，上腹不适或钝疼，可有恶心，腹胀及嗳气，进食油腻食物后加剧。

胆囊炎并发胆石症者，结石嵌顿时，可引起穿孔，导致腹膜炎，疼痛加重，甚至出现中毒性休克或衰竭。胆囊炎胆石症可加重或诱发冠心病，引起心肌缺血性改变。专家认为：胆囊结石是诱发胆囊癌的重要因素之一。胆囊炎胆石症常可引起胰腺炎，由胆管疾病引起的急性胰腺炎约占50%。

二、治疗原则

(1)无症状的胆囊结石患者根据结石大小数目，胆囊壁病变确定是否手术及手术时机。应择期行胆囊切除术，有条件医院应用腹腔镜行胆囊切除术。

(2)有症状的胆囊结石患者用开放法或腹腔镜方法。

(3)胆囊结石伴有并发症时，如急性、胆囊积液或积脓，急性胆石性胰腺炎胆管结石或胆管炎，应即刻行胆囊切除术。

三、护理措施

(一)术前护理

(1)按一般外科术前常规护理。

(2)低脂饮食。

(3)急性期应给予静脉输液,以纠正电解质紊乱,输血或血浆,以改善全身情况。

(4)患者如有中毒性休克表现,应先补足血容量,用升压药等纠正休克,待病情好转后手术治疗。

(5)黄疸严重者,有皮肤瘙痒,做好皮肤护理,防止瘙痒时皮肤破损,出现皮肤感染,同时注意黄疸患者,由于胆管内胆盐缺乏,维生素K吸收障碍,容易引起凝血功能障碍,术前应注射维生素K。出现高热者,按高热护理常规护理。

(6)协助医师做好各项检查,如肝功能、心电图、凝血酶原时间测定、超声波、胆囊造影等,肝功能损害严重者应给予保肝治疗。

(7)需做胆总管与胆管吻合术时,应做胆管准备。

(8)手术前一天晚餐禁食,术晨按医嘱留置胃管,抽尽胃液。

(二)术后护理

(1)按一般外科手术后护理常规及麻醉后护理常规护理。

(2)血压平稳后改为半坐卧位,以利于引流。

(3)禁食期间,给予静脉输液,维持水电解质平衡。

(4)停留胃管,保持胃管通畅,观察引流液性质并记录量,术后2~3天肠蠕动恢复正常,可拔除胃管,进食流质,以后逐渐改为低脂半流质,注意患者进食后反应。

(5)注意腹部伤口渗液,如渗液多应及时更换敷料。

(6)停留T管引流,保持胆管引流管通畅,并记录24小时引流量及性质。

(7)引流管停留时间长,引流量多者,要注意患者饮食及消化功能,食欲差者,可口服去氧胆酸、胰酶片或中药。

(8)胆总管内有残存结石或泥沙样结石,术后两周可行T管冲洗。

(9)防止T管脱落,除手术时要固定牢靠外,应将T管用别针固定于腹带上。

(10)防止逆行感染。T管引流所接的消毒引流瓶(袋)每周更换两次,更换引流袋要在无菌操作下进行。腹壁引流伤口每天更换敷料一次。

(11)注意水电解质平衡,注意有无低钾、低钠症状出现,注意黄疸消退情况。

(12)拔T管指征及注意事项:一般术后10~14天,患者无发热、无腹痛、大便颜色正常,黄疸消退,胆汁引流量逐天减少至50 mL以下,胆汁颜色正常,呈金黄色、澄清时,用低浓度的胆影葡胺做T管造影,以了解胆管远端是否通畅,如通畅可试行钳夹T管或提高T管距腋后线10~20 mL,如有上腹胀痛、发热、黄疸加深等情况出现,说明胆管下端仍有梗阻,应立即开放引流管,继续引流,如钳夹T管48小时后无任何不适,方可拔管。拔管后1~2天可有少量胆汁溢出,应及时更换敷料,如有大量胆汁外溢应报告医师处理。拔管后还应观察患者食欲以及腹胀、腹痛、黄疸、体温和大便情况。

(王风荣)

第五节 肝胆管结石

肝胆管结石的病因比较复杂,与肝内感染、胆汁淤滞、胆道蛔虫等因素有关。肝胆管结石可弥漫存在于肝内胆管系统,也可发生在某肝叶或肝段的胆管内,且左叶明显多于右叶。在临床上,肝胆管结石患者的症状一般不很典型,在病程的间歇期多无症状,或仅表现为右上腹部轻度不适;在急性期则可出现急性化脓性胆管炎的症状,如黄疸、畏寒、发热等。

一、护理措施

(一)术前护理

1.心理护理

肝胆管结石的患者心理负担较重,主要原因是由于胆管结石反复并发胆管炎,长期深受疾病的折磨,担心肝内结石复发或残留需要多次手术。针对患者的心理特点向患者耐心地解释肝叶切除手术的必要性和治疗效果,可能出现的并发症和防治方法,增强患者治疗的信心。

2.一般护理

嘱患者戒烟和戒酒,遵医嘱给予保肝药物,进高蛋白、高维生素、低脂饮食以增强机体抵抗力;了解肝功能、凝血功能状况;练习有效的深呼吸及咳嗽、咳痰方法;修剪指甲,防止抓伤皮肤。

3.手术的相关准备

术前常规禁食、禁水6~8小时,术前一天肠道准备、备皮。手术当日遵照医嘱放置胃管和尿管。

(二)术后护理

1.严密观察病情变化

严密监测患者生命体征、意识变化。记录患者出入量。注意观察患者电解质及酸碱平衡指标以及肝肾功能检查的结果。如有异常,及时通知医师给予酌情处理。

2.伤口的护理

严密观察患者伤口敷料,注意有无渗血、渗液情况的发生,如有异常,及时通知医师给予相应处理。

3.引流管的护理

各引流管及引流袋标志清楚,固定妥善,避免脱落、打折、受压、扭曲、堵塞,确保引流通畅,严密观察记录引流液的颜色、性状及量;定期更换引流袋,注意无菌技术操作、引流管的高度,平卧时引流管的远端不可高于腋中线,坐位、站立或行走时不可高于腹部手术切口,以防止引流液或胆汁反流,引起感染。

4.皮肤护理

胆管阻塞后血液中的胆盐浓度增高,刺激皮肤神经引起全身瘙痒,嘱患者不要搔抓,协助患者用温水擦身,勤换衣服,保持皮肤清洁,防止皮肤破溃,继发感染。肝叶切除术后低蛋白血症发生率较高,应加强压疮风险管理。

5.保持呼吸道通畅

由于全身麻醉、气管插管损伤气管黏膜、受凉、置入胃管、术后活动较迟等原因使呼吸道分泌物增多。及时帮助患者取半卧位及叩背,指导患者将痰咳出,术后可遵医嘱行雾化吸入。

6.并发症的观察

(1)出血:术后早期若患者腹腔引流管内引流出的血性液增多,每小时超过 100 mL,持续2小时以上,或患者出现腹胀、腹围增大,伴面色苍白、脉搏细数、血压下降等表现时,提示患者可能有腹腔出血,应立即报告医师,并配合医师进行相应的急救和护理。

(2)胆漏:胆管损伤、胆总管下端梗阻、T 管引流不畅等均可引起胆漏。术后应加强 T 管的观察及护理,当胆汁过多或过少时应报告医师查找原因及处理;若患者腹腔引流管引流出黄绿色胆汁样液体或出现腹痛、腹胀,体温、白细胞计数升高时,往往提示发生胆漏。

(3)感染:膈下脓肿是肝叶切除术后的严重并发症之一,多由于术后引流不畅,继发感染导致。当患者出现体温、白细胞计数升高,右上腹部、右季肋部疼痛及呃逆时,需警惕发生膈下脓肿。

(三)健康指导

(1)遵医嘱适当休息,劳逸结合。

(2)调节饮食,加强营养。术后恢复期选择丰富纤维素、蛋白质的饮食,以补充能量,增强体质。

(3)术后可适当增加体育锻炼,避免过劳过累。

(4)伤口如出现红肿、有硬结、疼痛或发热症状时,可能为伤口感染,需及时就诊。

(5)定期复查。

二、主要护理问题

(一)腹痛
腹痛与胆道系统结石、梗阻、感染有关。

(二)体温过高
体温过高与全身炎症反应有关。

(三)营养失调
低于机体需要量与食欲减退、发热、消化吸收障碍等因素有关。

(四)有体液不足的危险
有体液不足的危险与禁食、呕吐、发热等有关。

(王凤荣)

第六节 胆囊结石

胆石形成的原因目前尚不明确,可能与代谢异常或胆道感染有关。胆石症分胆囊结石、胆总管结石和肝内胆管结石。其中胆囊结石的发病率高于胆管结石。胆固醇结石多于胆色素结石。胆石症常伴有炎症,临床表现为右上腹痛、发热、恶心、呕吐,有时伴有黄疸。本节主要讲述胆囊结石的护理。

一、护理措施

(一)术前护理

1.饮食

指导患者选用低脂肪饮食,因为高脂饮食可促进胆囊收缩,继而排出胆汁致使结石嵌顿而加剧疼痛。

2.术前用药

严重的胆囊结石发作性疼痛可使用镇痛剂和解痉剂如阿托品,但应避免使用吗啡,因吗啡可引起Oddis括约肌收缩,增加胆道内压力,可加重病情。

3.病情观察

应注意观察急性发作患者的体温、脉搏、呼吸、血压、尿量及腹痛情况,及时发现有无感染性休克征兆。注意患者皮肤有无黄染及粪便颜色变化,以确定有无胆管梗阻。

(二)术后护理

(1)症状观察及护理:定时监测患者生命体征的变化。通过患者神志及血压判断有无内出血。

(2)观察患者伤口敷料有无渗液、渗血。

(3)手术当日平卧位休息,术后次日可于床边活动,逐渐过渡至正常活动。

(4)术日禁食、禁水,次日可从低脂流食逐渐过渡至低脂普食。

(三)健康指导

(1)进少油腻、高维生素、低胆固醇饮食。烹调方式以蒸煮为宜,不吃或少吃油炸类食物,多吃新鲜蔬菜和水果。

(2)适当体育锻炼,提高机体抵抗力。

(3)按照医师开具的出院证明书上的要求进行复诊,如果出现伤口红、肿、热、痛或腹部疼痛等情况及时到医院就诊。

二、主要护理问题

(一)疼痛

疼痛与手术伤口有关。

(二)知识缺乏

缺乏术后饮食保健知识。

(王风荣)

第七节 胆 管 癌

一、概述

胆管癌是指原发于左、右肝管至胆总管下端的肝外胆管恶性肿瘤。50%~75%的胆管癌发生在上 1/3 段胆管,即肝门部胆管。在欧美胆囊癌的发病率为胆管癌的 1.5～5 倍,日本的资料则显示胆管癌多于胆囊癌。发病年龄多为 50～70 岁,但也可见于年轻人,男女之比约为 1.4∶1。

(一)病因

胆管癌的病因尚不清楚,与其发病可能有关的因素有溃疡性结肠炎、肝胆管结石、华支睾吸虫感染、胆总管囊肿等,这些因素都能增加胆管癌发病的危险性。近年来的研究发现,乙型肝炎、丙型肝炎病毒感染与胆管癌的发生可能有关。

(二)病理分类

1.按大体形态分

(1)弥漫性癌:可见于胆管的任何部位,最为多见,由于受累的管壁增厚可致管腔变小或狭窄进而发生阻塞现象。

(2)结节状癌:较弥漫性癌少见,可见于较晚期的胆管癌,癌结节的直径为 1.5～5.0 cm。

(3)腔内乳头状癌:最少见,此型可将胆管腔完全阻塞,癌组织除向管腔内生长外亦可进一步向管壁内浸润生长。

2.按组织学类型分

(1)腺癌:胆管癌组织学类型 95% 为腺癌,其中主要是高分化腺癌,低分化、未分化癌较少见且多发生在上段胆管。

(2)印戒细胞癌:较少见,它与胆囊或胃肠道的印戒细胞癌一样,由分化程度不等的含有黏液的癌细胞构成,癌细胞无一定结构,弥漫浸润。

(3)鳞状细胞癌:罕见,其组织形态与其他器官所见者相同。

(4)其他罕见的还有腺鳞癌、类癌。

(三)临床表现

1.症状

(1)黄疸:90%～98% 的患者出现,多为无痛性进行性阻塞性黄疸,黄疸一般进展较快,不呈波动性,大便灰白,合并食欲减退、消瘦、体重减轻和皮肤瘙痒等。

(2)腹痛:表现为上腹部饱胀不适、隐痛、胀痛或绞痛等,如合并胆结石及胆道感染可有寒战、发热等表现,且有阵发性腹痛及隐痛。

2.体征

(1)黄疸:皮肤及巩膜黄染。

(2)胆囊肿大:如为胆总管下端的胆管癌则可扪及肿大的胆囊,而上段胆管癌胆囊不可触及。

(3)肝大:部分患者可在肋缘下触及肝脏,黄疸时间较长可出现腹水或双下肢水肿。

(四)辅助检查

1.实验室检查

(1)血生化检查:主要表现为梗阻性黄疸的肝功能异常,血清总胆红素、结合胆红素、碱性磷酸酶和 γ-谷氨酰转肽酶(γ-GT)均显著增高,而谷丙转氨酶(ALT)和谷草转氨酶(AST)只轻度增高。

(2)血清肿瘤标志物:CEA、CA19-9 及 AFP 可能正常。

(3)凝血酶原时间:胆道梗阻可致维生素 K 吸收障碍,肝脏合成凝血因子受阻,导致凝血酶原时间延长。

2.影像学检查

(1)B超:反复仔细的B超检查可显示扩张的胆管梗阻的部位,甚至肿瘤。B超具有诊断早期胆管癌的价值。

(2)PTC:是诊断胆管癌的主要方法,它能显示胆管癌的位置和范围,确诊率可达94%~100%。

(3)CT、MRI:能显示胆道梗阻的部位、病变性质等。

(4)ERCP:可直接观察十二指肠乳头造影,能显示梗阻远端胆管。

(5)血管造影:血管造影术可为胆管癌能否行手术治疗提供依据。

3.细胞学检查

在PTCD基础上扩大窦道插入纤维胆道镜,可直接观察并钳取肿块活检;同时行PTC或PTCD时可抽取胆汁行细胞学检查。

(五)治疗

1.治疗原则

胆管癌化疗和放疗效果不肯定,主要采取手术治疗,各个部位的切除手术方法不尽相同。

2.手术方式

(1)胆管癌切除术。①中上段胆管癌:切除肿瘤及肿瘤边缘的组织,行胆管空肠吻合术。②下段胆管癌:须行胰十二指肠切除术。

(2)扩大根治术:除切除胆管癌外,还要切除其他脏器,如肝右三叶、胰十二指肠、全胰腺切除等。

(3)肝门部胆管癌姑息性手术:胆肠内引流术是首选的姑息手术方法,中下部癌无法切除者可选用姑息性手术方法。

二、护理

(一)术前护理

1.心理护理

胆管癌早期诊断困难,迅速加重的黄疸常被误诊为"传染性肝炎"而被延误外科治疗,手术时多为晚期,患者往往顾虑较多。护士术前应向患者讲解手术方式,讲明通过手术切除肿瘤可以解除胆管梗阻,消除黄疸,提高生存质量。同时,向患者及家属交代手术前后的注意事项,使之对术中、术后可能发生的并发症有充分的认识,避免情绪波动,影响治疗。

2.术前准备

(1)改善全身状况,纠正营养不良和贫血。给予高糖、高蛋白、高维生素、高热量饮食。严重营养不良者予以全胃肠外营养(TPN)支持;贫血较严重者少量多次输新鲜血、血浆及白蛋白;及时补充水和电解质,以防止水、电解质失衡。

(2)检测出、凝血时间,凝血酶原时间等。

(3)术前完善各项常规检查,但要尽量避免一些创伤性及侵入性检查,如PTC、PTCD。

(4)行胆管空肠Roux-en-Y吻合者,术前2天口服肾毒性小的广谱抗生素,以减少肠道细菌,术前晚行清洁灌肠。

(二)术后护理

1.一般护理

(1)生命体征监测:术后密切观察病情变化,持续监测血压、脉搏、呼吸、体温及尿量。

(2)呼吸道管理:持续鼻导管或面罩吸氧2~3天;保持呼吸道通畅,及时清除呼吸道分泌物;术后可给予雾化吸入,鼓励患者深呼吸,进行有效咳嗽排痰。

(3)重要脏器功能监测:术后定期监测肝肾功能、血小板、凝血酶原时间、电解质、血气分析等。

(4)营养支持:肝门部胆管癌扩大根治术患者,术后短期内不能正常进食,术后给予TPN,做好深静脉输液管道的护理,严格无菌操作,防止感染。

2.引流管的护理

(1)腹腔引流管:保持引流管通畅,密切观察腹腔引流情况,如术后1小时内引流出鲜血≥200 mL,提示腹腔内有活动性出血,应立即通知医师采取止血措施。

(2)T形管:一般术后2天内引流出的胆汁量较少(<200 mL/d),第3天引流量开始逐渐增多(>400 mL/d)。T形管术后一般放置时间较长(2个月左右),应妥善固定,患者翻身或搬动时防止脱出。引流袋需每天更换,严格无菌操作。患者无发热、黄疸消退、胆汁引流量减少可考虑拔除T形管,拔管前常规做T形管造影,拔管后的窦道可用凡士林纱布充填。

3.术后并发症的护理

(1)出血:密切观察患者有无低血容量性休克症状,如出现血压下降、心率加快、脉搏细速、四肢湿冷,尿量<25 mL/h或引流出大量血性液体,提示有腹腔大出血的可能。应立即建立两路静脉通道,加速补液、输血,并根据情况迅速做好再次手术准备。按时使用抗酸药物,观察胃液颜色、性质及大便色泽、性状,防止应激性溃疡发生。

(2)急性肾衰竭:重度梗阻性黄疸患者术后易发生急性肾衰竭,若术后24小时尿量<1 500 mL,补足液体后尿量仍不增加,在血压稳定的情况下,可给予呋塞米静脉注射。

(3)肝功能衰竭:积极进行保肝治疗,尽量避免使用对肝脏功能有损害的药物,慎用止痛、镇静药。术后定期检查肝功能,注意观察患者有无黄疸加重、发热、烦躁不安、昏迷、腹水和电解质紊乱等肝功能衰竭的临床表现。术后3天未排便者,可用生理盐水100 mL加入食醋50 mL灌肠,以清除肠内容物,降低肠道pH。

(4)胆瘘:如腹腔引流液胆汁样液体,应考虑有胆瘘发生。此时应充分引流,以免发生胆汁性腹膜炎而并发感染。同时,可保持瘘口周围清洁干燥,有利于瘘口愈合。发生胆瘘时,如胆汁渗漏量较少,渗漏在2周左右停止;当渗漏量较多时,可用双套管持续负压吸引引流,加强抗感染及营养支持治疗。

(5)膈下脓肿:术后如腹腔引流不充分,或合并吻合口漏、胆瘘等,则易形成膈下脓肿,而胸腔积液(右侧多见)多为膈下脓肿刺激所致。术后应保持各引流管通畅,注意观察体温变化,高热时给予降温处理。

(三)健康教育

(1)胆管癌患者宜保持低脂肪、低胆固醇、高蛋白质的膳食结构,忌食脑、肝、肾、鱼及油炸食物,更应忌食肥肉、忌饮酒,以免影响肝脏功能,或造成胆管结石。

(2)注意劳逸结合,适当锻炼,避免重体力活动。

(3)注意如下症状术后应注意有无反复或持续出现的腹痛、腹胀、皮肤巩膜黄染、小便持续变黄、食欲下降、消瘦等表现,如出院后出现上述症状,可能为肿瘤复发或腹腔内感染等迹象,应及时到医院就诊。

(4)术后带管出院者,应向患者及家属强调:①为防止引流管脱落可将其固定于腹部皮肤,活动时要检查引流管是否妥善固定。在管口标明记号,以便观察是否脱出。②引流袋每天更换一次,淋浴时可采用塑料薄膜覆盖引流管处,敷料浸湿应立即更换。③如出现腹痛、寒战、高热、黄疸,应立即到医院就诊。

(5)术后复查术后应定期(术后1个月、6个月、1年、2年)复查血常规、肝功能、血CA19-9及腹部彩超,必要时复查腹部CT,观察术区局部及远处有无肿瘤复发或转移,了解术后恢复情况。

胆管癌预后是极差的。手术切除组一般平均生存期为13个月,很少存活5年;如单做胆管内或外引流,其平均生存仅6~7个月,很少超过1年。

(王风荣)

第十七章 手术室护理

第一节 安排手术与人员

手术室护士长应合理安排择期手术与急诊手术,并保证手术室护士的配置满足手术需要。同时手术室护士每天应对次日行手术的患者进行术前访视。

一、手术预约

(一)择期手术预约

1.手术预约

所有择期手术由手术科室医师提前向手术室预约,一般在手术前一天上午,按规定时间通过电脑预约程序完成。择期手术预约的具体内容包括手术患者姓名、病区、床号、住院号、性别、年龄、术前诊断、拟定手术名称、手术切口类型、手术者包括主刀、第一助手、第二助手、第三助手、第四助手、参观人员、麻醉方式、手术特殊体位和用品等。

2.手术房间安排

手术室护士长根据不同类型的手术,安排不同级别的手术间。安排原则为无菌手术与污染手术分室进行;若无条件时,应先进行无菌手术,后进行污染手术。安排手术时应注意以下事项。①护士长应在手术日前一天的规定时间内完成次日择期手术安排,并电脑确认提交后向全院公布信息,相关手术科室医师可由医院内网查询。②临时增加或更改择期手术顺序,手术科室医师需与手术室护士长和麻醉医师协商后,决定手术时间,并及时更换手术通知单。③手术因故取消,手术科室医师应填写停刀通知单,及时与手术室护士长和麻醉医师沟通。

(二)急诊手术安排

急诊手术由急诊值班医师将急诊手术通知单填写完整(内容同择期手术),送至手术室,由手术室护士长或手术室值班护士根据急诊手术患者病情的轻重缓急、手术的切口分类,与麻醉科进行沟通后予以及时安排。如遇紧急抢救,急诊值班医师可先电话通知手术室,同时填写急诊手术通知单;手术室负责人员接电话后,应优先予以安排并与麻醉科沟通,5分钟内答复急诊手术患者入室时间,做好一切准备工作,以争取抢救时间。

二、手术人员安排与术前访视

(一)手术室护士的配置和调配

为保证医疗活动的正常进行,需根据各医院的实际工作量合理进行人员配置,一般综合性医院手术室护士与手术台比例为(2.5~3.5):1,同时需遵循以下原则,结合动态调配,将每个人的能力发挥到极致,达到人尽其用,物尽其用。

1.年龄结构配备

年龄结构合理,老、中、青三结合,根据各年龄的不同特点合理安排,建议采用1:2:1的比例。

2.职称配备

各级职称结构合理,形成一个不同层次的合理梯队,中、初级职称的比例为(0~1):4;800张以上床位的医院或教学医院比例可调整为1:3。

3.专业能力配备

专业能力结构合理,根据从事本专业的年限和实际工作能力分高层次(10年以上)、中层次(5~10年)、低层次(5年以下)。

(二)日间人员安排

手术前一天,在完成手术间安排后,麻醉科、手术室分别进行人员安排,按常规每台手术配备洗手护士和巡回护士各1名,特大手术如心脏手术、移植手术、特殊感染手术等,根据实际情况分别配备洗手护士和巡回护士各2名。根据不同的麻醉方式配备麻醉医师1~2名。

(三)夜间及节假日人员安排

除正常值班护士外,另设有备班,由第一值班护士根据手术需要进行人员统一调度安排;遇突发紧急事件时,向护士长汇报统一调配。

(四)手术前访视

1.访视目的

通过术前访视,对手术患者进行第一次身份核对和手术核对,同时对手术患者进行术前宣教和整体评估,了解手术患者心理需要,缓解其紧张和恐惧心理。

2.访视方法及内容

手术前一天,由次日负责相关手术的巡回护士进行术前访视。手术室护士进入病房查看病史,核对术前知情同意书和手术医嘱,核对相关诊断报告和影像学资料,仔细查阅手术患者的一般生命体征、疾病史、手术史、过敏史、特殊化验指标(如乙肝、丙肝、梅毒、艾滋病等)、与输血相关的表单是否齐全等。与病房护士进行交流,了解手术患者的一般情况后与手术患者进行身份核对和术前宣教。与手术患者进行核对,包括:①开放式地询问手术患者姓名、年龄等基本信息;询问手术患者手术部位和手术方式,与病历核对。②核对身份识别腕带。③核对手术标识。为手术患者进行手术前宣教,内容包括手术室及手术流程简介;禁食、禁水情况;术日晨注意事项,包括病服反穿,不能穿内衣裤、去除饰物、义齿、隐形眼镜等,小便排空,如有体温异常、经期情况及时向手术医师说明;入手术室后须知,包括防止坠床的事宜、麻醉配合、可能遇到的护理问题及配合方法指导等;询问手术患者有无特殊需求。最后按术前访视单内容对手术患者进行评估,并正确填写。

(五)手术资料汇总

每天实施的所有手术,应以手术科室为单位按手术类别(急诊、择期、日间手术),进行分类详细登记,每月汇总完成月报表交予医务处,同时保存原始资料。

(赵 伟)

第二节 转运和交换

一、转运者及转运车要求

根据手术通知单,手术室工勤人员通过手术推车或平车的方式,前往病房接手术患者,外出接送手术患者时,必须严格按要求穿外出衣、换外出鞋,检查患者推车的完好性,并保持棉被清洁、整齐无破损。

二、交接内容

到达病房后先核对手术患者的姓名、床号、住院号准确无误后,协助手术患者移动至患者推车上。病区护士应携带病历和手术所需物品护送手术患者至手术室,并与巡回护士在手术室门口半限制区进行交接,具体内容为:①根据病历内手术知情同意书和身份识别带核对手术患者姓名、病床号、住院号、拟手术名称、药物过敏史和血型。②检查手术标识是否准确无误。③确认禁食情况、肠道准备等术前准备均已完成,检查手术患者手术衣是否穿戴正确,是否已取下义齿、饰物等。④评估手术患者神志、皮肤情况、导管情况。⑤核对带入手术室的药物、影像学资料、腹带等特殊物品。交接核对无误后,病区护士与巡回护士一同填写《手术患者转运交接记录单》并签名。

此外,在转运途中,手术室护士应注意保证手术患者安全,推车者需站于手术患者头部,病历由参与护送的手术室护士或手术医师保管,他人不得随意翻阅,手术团队成员应保护手术患者的隐私。

三、转运注意事项

(1)由病房进入手术室的手术患者须戴好手术帽进入限制区,步行进入手术室的当日手术患者,需在指定区域内更换衣、裤、鞋。

(2)工勤人员和巡回护士共同护送手术患者至指定手术间,分别站于手术床两侧,协助手术患者从患者推车缓慢转移至手术床上,呈仰卧位,垫枕。

(3)予手术患者膝盖处适当的约束保护,防止意外坠床。

(4)注意给予手术患者保暖措施,冬天可以使用保温毯。

(5)为减轻手术患者的紧张情绪,可根据手术患者的不同需求选择适当的音乐放松心情。

(赵 伟)

第三节 核对手术患者

一、接患者前

接患者出发前第一次查对手术通知单与手术安排表一致,查对内容包括手术间号、患者姓名、性别、科室、床号、手术时间、手术台次。

二、病房接患者时

在病房第二次查对手术通知单、患者、病历一致,查对内容包括患者姓名、性别、科室、床号、手术时间、患者携带物品如X线片、药品等。

三、在手术患者等待区

(1)患者接至手术等待区后,由前一天值班人员第三次查对手术通知单、病历、患者(腕式识别带)、手术安排表一致,查对内容包括手术间号、患者姓名、性别、科室、床号、手术时间和手术台次。

(2)二线值班护士和麻醉医师查对患者后在手术安排表上签名,挂上手术间号码挂牌,让患者暂时在等待室等待手术;由该台手术的巡回护士与麻醉医师至等待室再次查对患者无误后将患者接入手术间。

四、患者入手术间

(1)该台手术的巡回护士核对患者科室、床号、姓名、性别、年龄、手术名称、手术部位等。

(2)麻醉医师及手术第一助手再次核对无误后,在患者及患者财产交接本相应栏签名。

(3)接台手术在同一手术间内进行时,更要注意严格查对。

五、接台手术

(1)接台手术时,巡回护士提前电话通知病房做术前准备,并在患者及患者财产交接本上填写好患者基本情况,将手术通知单夹在患者及患者财产交接本内送至机动护士或办公室护士处。

(2)若巡回护士较忙时,可电话通知机动护士去手术间取患者财产交接本并确认所接患者。

(3)患者接至等待室后,由办公室护士查对患者、为患者戴手术帽并告知办公室人员将患者手术情况动态信息录入电脑显示屏,以告慰患者家属。

(赵 伟)

第四节 手术中的护理配合

一、洗手护士配合

(一)洗手护士工作流程

洗手护士工作流程主要包括以下几个步骤:①准备术中所需物品;②外科手消毒;③准备无菌器械台;④清点物品;⑤协助铺手术巾;⑥传递器械物品配合手术;⑦清点物品;⑧关闭伤口;⑨清点物品;⑩手术结束器械送消毒供应中心处理。

(二)洗手护士职责

1.手术前准备职责

洗手护士应工作严谨、责任心强,严格落实查对制度和无菌技术操作规程;术前了解手术步骤、配合要点和特殊准备,熟练配合手术;按不同手术准备术中所需的手术器械,力求齐全。

2.手术中配合职责

洗手护士应提前15分钟洗手,进行准备。具体工作分器械准备、术中无菌管理和物品清点几个部分。

(1)器械准备包括:①整理器械台,物品定位放置;②检查器械零件是否齐全,关节性能是否良好;③正确、主动、迅速地传递所需器械和物品;④及时收回用过的器械,擦净血迹,保持器械干净。

(2)术中无菌管理包括:①协助医师铺无菌巾;②术中严格遵守无菌操作原则,保持无菌器械台及手术区整洁、干燥,无菌巾如有潮湿,应及时更换或重新加盖无菌巾。

(3)物品清点包括:①与巡回护士清点术中所需所有物品,术后确认并在物品清点单上签名;②术中病理标本要及时交予巡回护士管理,防止遗失;③关闭切口前与巡回护士共同核对术中所用的所有物品,正确无误后,告知主刀医师,才能缝合切口,关闭切口及缝合皮肤后再次清点所有物品。

3.手术后处置职责

术后擦净手术患者身上的血迹,协助包扎伤口;术后器械确认数量无误后,用多酶溶液浸泡15分钟,初步处理后送消毒供应中心按器械处理原则集中处理,不能正常使用的器械做好标识并通知及时更换。

二、巡回护士配合

(一)巡回护士工作流程

巡回护士工作流程主要包括以下几个步骤:①术前访视手术患者;②核对(患者身份、所带物品、手术部位);③检查(设备仪器、器械物品);④麻醉前实施安全核查(Time-Out);⑤放置体位;⑥开启无菌包,清点物品;⑦协助术者上台;⑧配合使用设备仪器,供应术中物品,加强术中巡视观察;⑨手术结束前清点物品,保管标本;⑩手术结束后与病房交接。

(二)巡回护士工作职责

1.术前准备职责

(1)术前实施术前访视,了解患者病情、身体、心理状况以及静脉充盈情况,必要时简单介绍手术流程,给予心理支持;了解患者手术名称、手术部位、术中要求及特殊准备等。

(2)术前了解器械、物品的要求并准备齐全;检查所需设备及手术室环境,处于备用状态。

(3)认真核对患者姓名、床号、住院号、手术名称、手术部位、血型、皮试、皮肤准备情况;按物品交接单核对所带物品;用药时认真做到"三查七对"。

(4)根据不同手术和医师要求放置体位,手术野暴露良好,使患者安全舒适。

2.术中配合职责

(1)与洗手护士共同清点所有物品,及时准确地填写物品清点单,并签全名。

(2)协助手术者上台,术中严格执行无菌操作,督查手术人员的无菌操作。

(3)严密观察病情变化,重大手术做好应急准备。

(4)严格执行清点查对制度,包括各种手术物品、输血和标本等,及时增添所需各种用物。

(5)保持手术间安静、有序。

3.手术后处置职责

(1)手术结束,协助医师包扎伤口。

(2)注意保暖,保护患者隐私。

(3)患者需带回病房的物品应详细登记,并与工勤人员共同清点。

(4)整理手术室内一切物品,物归原处,并保证所有仪器设备完好,呈备用状态。

(5)若为特殊感染手术,按有关要求处理。

三、预防术中低体温

低体温是手术过程中最常见的一种并发症,60%~90%的手术患者可发生术中低体温,而术中低体温可导致诸多并发症,由此增加的住院天数和诊疗措施,会导致额外医疗经费的支出。因此手术室护士应采取有效的护理措施来维持手术患者的正常体温,预防低体温的发生。

(一)低体温的定义和特点

通常当手术患者的核心体温低于36℃时,将其定义为低体温。在手术过程中发生的低体温呈现出3个与麻醉时间相关的变化阶段:重新分布期、直线下降期和体温平台期。重新分布期,指发生在麻醉诱导后的1小时内,核心温度迅速向周围散布,可导致核心温度下降大约1.6℃;直线下降期,指发生在麻醉后的数个小时内,在这一时期,手术患者热量的流失超过新陈代谢所产热量。在这一时期给予患者升温能有效限制热量的流失;体温平台期,指在之后一段手术期间内,手术患者体温维持不变。

(二)与低体温相关的不良后果和并发症

手术过程中出现的低体温,除了给手术患者带来不适、寒冷的感觉外,在术中及术后可能导致一系列不良后果和并发症,包括术中出血增加,导致外源性输血、术后伤口感染率增加、术后复苏时间延长、麻醉复苏时颤抖、心肌缺血、心血管并发症、药物代谢功能受损、凝血功能障碍、创伤手术患者的死亡率增加、免疫功能受损、深静脉血栓发生率增加。

(三)与低体温发生相关的风险因素

1.新生儿和婴幼儿

由于新生儿和婴幼儿体积较小,体表面积相对较大,从而导致热量快速地通过皮肤流失;同时新生儿和婴幼儿的体温中枢不完善且体温调节能力较弱,容易受环境温度的影响,当手术房间室温过低时,其体温会急剧下降。

2.外伤性或创伤性手术患者

由于失血、休克、快速低温补液、急救被脱去衣服等多因素导致外伤性或创伤性手术患者极易在手术过程中发生低体温,而且研究显示术中低体温会增加创伤性手术患者的死亡率。

3.烧伤手术患者

被烧伤的组织引起的热辐射、暴露的组织与空气进行对流传导以及皮肤保护功能的损伤,都使烧伤手术患者成为发生低体温的高危人群。

4.麻醉

全麻和半身麻醉(包括硬膜外麻醉和脊髓麻醉)过程中使用的麻醉药物尤其是抑制血管收缩类药物,使手术患者血管扩张,导致核心温度向患者体表散布。因此当麻醉过程长于1小时,患者发生低体温的风险增加。

5.年龄

老年手术患者在生理上不可避免地出现生命器官功能减退,如脂肪肌肉组织的减少、新陈代谢率降低、对温度敏感性减弱等,以及对麻醉和手术的耐受性和代偿功能明显下降,因此更容易导致低体温。

6.其他与低体温发生相关的因素

包括体重(消瘦患者)、代谢障碍(甲状腺功能减退、垂体功能减退)、抗精神病和抗抑郁症药物治疗的慢性疾病、使用电动空气止血仪、手术室室温过低、低温补液及血液制品输注、手术过程中开放的腔隙等。

(四)围术期体温监测

1.围术期体温监测的重要性

围术期常规监测体温,能够为手术室护士制订护理计划提供建议;将体温监测结果与风险因素的评估结合,有助于采取有效措施,预防和处理低体温。

2.体温监测方式

能准确监测核心体温的四种体温监测方式是鼓膜监测法、食管末梢监测法、鼻咽监测法和肺动脉监测法,其中尤以前3种在围术期可行性较高。此外常用的体温监测部位还包括肛门、腋窝、膀胱、口腔和体表等。

(五)围术期预防低体温的护理干预措施

1.术前预热手术患者

进行麻醉诱导前对手术患者进行至少15分钟的预热,能有效缩小患者核心温度和体表温度的温度梯度,同时能减小麻醉药物引起的血管扩张作用,预防低体温的发生,尤其是低体温发生第一阶段时核心温度的下降。

2.使用主动升温装置

(1)热空气加温保暖装置:临床循证学已证明热空气动力加温保暖装置能安全有效预防术中低体温,对新生儿、婴幼儿、病态肥胖患者均有效。

(2)循环水毯:将循环水毯铺于手术患者身下能有效将热量通过接触传导传递给患者,维持正常体温。

3.加温术中输液或输血

术中当手术患者需要大量输液或输血时,尤其当成年手术患者每小时的输液量超过2 L时,应该考虑使用加温器将补液或血液加温至37 ℃,防止因过量低温补液输入引起的低体温。同时有研究表明热空气动力加温保暖装置与术中静脉补液加温联合使用,预防低体温的效果更佳。

4.加温术中灌洗液

在进行开放性手术的过程中,当需要进行腹腔、胸腔、盆腔灌洗时,手术室护士可加温灌洗液至37 ℃左右或用事先放于恒温箱中的灌洗液进行术中灌洗。

5.控制手术房间温度

巡回护士应有效控制手术间温度,避免室温过低。在手术患者进手术间前15分钟开启空调,使手术间的室温在手术患者到达时已达到22~24 ℃。

6.减少手术患者暴露

将大小适宜的棉上衣盖在非手术部位,保证非手术区域的四肢与肩部不裸露,起到保暖的作用。在运送手术患者至复苏室或病房的过程中,选用相应厚薄盖被,避免手术患者肢体或肩部裸露在外。

7. 维持手术患者皮肤干燥

术前进行皮肤消毒时,须严格控制消毒液剂量,避免过剩的消毒液流至手术患者身下;术中洗手护士应及时协助手术医师维持手术区域的干燥,及时将血液、体液和冲洗液用吸引装置吸尽;手术结束时,应及时擦净擦干皮肤,更换床单保持干燥。

8. 湿化加温麻醉气体

对麻醉吸入气体进行湿化加温这种护理预防措施对预防新生儿和儿童发生低体温尤其有效。

四、外科冲洗和术中用血、用药

(一)外科冲洗

即在外科手术过程中采用无菌液体或药液冲洗手术切口、腔隙及相关手术区域,达到减少感染、辅助治疗的目的。常用于以下两种情况。

1. 肿瘤手术患者

常采用42℃低渗灭菌水1 000～1 500 mL冲洗腹腔,或化疗药物稀释液冲洗手术区域,并保留3～5分钟,可以有效防止肿瘤脱落细胞的种植。

2. 感染手术患者

常采用0.9%生理盐水2 000～3 000 mL冲洗,或低浓度消毒液体冲洗感染区域,尤其对于消化道穿孔的手术患者可以有效降低术后感染率。

(二)术中用血

1. 术中用血的方式

根据患者的病情,可采用以下几种方式。①静脉输血:经外周静脉、颈内静脉、锁骨下静脉进行输血;②动脉输血:经左手桡动脉穿刺或切开置入导管,是抢救严重出血性休克的有效措施之一,该法不常用,可迅速补充血容量,并使输入的血液首先注入心脏冠状动脉,保证大脑和心脏的供血;③自体血回输:使用自体血回输装置,将术中患者流出的血进行回收,经抗凝、过滤、离心后,将分离沉淀所得的红细胞加晶体液即可回输给患者。

2. 术中用血的注意事项

手术中用血具有一定的特殊性,应注意以下几个方面:①巡回护士应将领血单、领取血量、手术房间号等交接清楚;输血前巡回护士应与麻醉医师实施双人核对;核对无误,双方签名后方可使用,以防输错血。②避免快速、大量地输入温度过低的血液,以防患者体温过低而加重休克症状。③输血过程中应做好记录,及时计算出血量和输血量,结合生命体征,为手术医师提供信息以准确判断病情。④手术结束而输血没有结束,血制品必须与病房护士当面交班,以防出错。⑤谨防输血并发症及变态反应,特别是在全麻状态下,许多症状可能不典型,必须严密观察。

(三)术中用药

手术室的药品除了常规管理外,还必须注意以下几点:①手术室应严格区分静脉用药与外用药品,统一贴上醒目标签,以防紧急情况下拿错;②麻醉药必须专柜上锁管理,对人体有损害的药品应妥善保管;建立严格的领取制度,使用须凭专用处方领取;③生物制品、血制品及需要低温储存的药品应置于冰箱内保存,定期清点。

五、手术物品清点

手术过程中物品的清点和记录非常重要,应遵循以下原则:①清点遵循"二人四遍清点法"原则,即洗手护士和巡回护士两人,在手术开始前、关闭腔隙前、关闭腔隙后、缝合皮肤后分别进行清点;②在清点过程中,洗手护士必须说出物品的名称、数量和总数,清点后由巡回护士唱读并记录;③清点过程必须"清点一项、记录一项";④如果在清点手术用物时,发现清点有误,巡回护士必须立即通知手术医师,停止关闭腔隙或缝合皮肤,共同寻找物品去向,直至物品清点无误后再继续操作。物品清点单作为病史的组成部分具有法律效应,不可随意涂改。

六、手术室护理文书记录

护理文书是护理工作以书面记录保存的档案,是整个医疗文件的重要组成部分,护理文书与医疗记录均属于具有法律效力的证明文件。规范的手术室文书记录对提高手术室护理质量、确保手术安全、提高患者满意度起到了重要的辅助作用。

(一)手术室护理文书记录意义

手术护理文书指手术室护士记录手术患者接受专科护理治疗的情况,能客观反映事实。部分手术护理文书需保存在病历内,并且具有法律效力。特别是《医疗事故处理条例》引入了"举证责任倒置"这一处理原则,护理文书书写的规范及质量显得更为重要。手术室护士,应本着对手术患者负责、对自己负责的认真态度,根据卫健委 2010 年 3 月 1 日印发的《病历书写规范》要求及手术室护理相关规范制度,如实、准确地书写各类护理文书。

(二)手术室护理文书记录的主要内容

手术室护理文书一般包含四大部分:手术患者交接、手术安全核查、术中护理及手术患者情况和手术物品清点情况。

1.手术患者交接记录

记录的护理表单是《手术患者转运交接记录单》。手术患者入手术室后,巡回护士与病区护士进行交接,对手术患者的神志、皮肤情况、导管情况、带入手术室药物及其他物品等内容交接记录并签名;手术结束后,巡回护士对手术患者的神志、皮肤情况、导管情况、带回病区或监护室药物及其他物品等内容进行记录并签名。

2.手术安全核查

记录的护理表单是《手术安全核查表》。手术室巡回护士与手术医师、麻醉师应分别在麻醉实施前、手术划皮前和患者离开手术室前进行手术安全核查,核查步骤必须按照手术安全核查制度的内容和流程进行,每核对一项内容,并确保正确无误后,巡回护士依次在《手术安全核查表》相应核对内容前打钩表示核对通过。核对完毕无误后,三方在《手术安全核查表》上签名确认。巡回护士应负责督查手术团队成员正确执行手术安全核查制度和签名确认,不得提前填写《手术安全核查表》或提前签名。

3.术中护理及患者情况

记录的护理表单是《手术室护理记录单》。护理记录内容主要包括手术体位放置、消毒液使用、电外科设备及负压吸引使用、手术标本管理、术前及术中用药、术中止血带使用和植入物管理等内容。

4.物品清点情况

记录的护理表单是《器械、纱布、缝针等手术用品清点单》。手术室护士应记录手术中所使用的器械、纱布、缝针等手术用品名称和数目,确保所有物品不遗落在手术患者体腔或切口内。手术过程中如需增加用物,应及时清点并添加记录。手术结束,巡回护士与洗手护士应确认物品清点情况后,签名确认。

(三)手术室护理文书的书写要求

根据《病历书写基本规范》,填写手术护理记录单时,应符合以下的要求:①使用蓝黑墨水或碳素墨水填写各种记录单,要求各栏目齐全、卷面整洁、符合要求,并使用中文和医学术语,时间应具体到分钟,采用24小时制计时。②书写应当文字工整、字迹清晰、表述准确、语句通顺、标点正确;出现错字时用双划线在错字上,不得采用刮、粘、涂等方法掩盖或去除原来的字迹。③内容应客观、真实、准确、及时、完整,重点突出,简明扼要,并由注册护理人员签名;实习医务人员、试用期医务人员书写的病历应当经过本医疗机构合法执业的医务人员审阅、修改并签名。④护士长、高年资护士有审查修改下级护士书写的护理文件的责任。修改时,应当使用同色笔,必须注明修改日期、签名,并保持原记录清楚、可辨。⑤抢救患者必须在抢救结束后6小时内据实补记,并加以注明。

七、手术标本处理

(一)标本处理流程

1.病理标本

由手术医师在术中取下标本交给洗手护士,由洗手护士交予巡回护士;巡回护士将标本放入容器,并贴上标签,写明标本名称;术后与医师核对后,加入标本固定液,登记签名,交给专职人员送病理科,并由接受方核对签收。

2.术中冰冻标本

由手术医师在术中取下标本,交给洗手护士,由洗手护士交给巡回护士;巡回护士将标本放入容器,并贴上标签,写明标本名称,立即与手术医师核对,无误后登记签名,交给专职人员送病理科,并由接受方核对签收;病理科完成检查后电话通知手术室护士,同时传真书面报告;巡回护士接到检查结果后立即通知手术医师。

(二)注意事项

(1)术中取下的标本应及时交予巡回护士,装入标本容器,及时贴上标签,分类放置。

(2)术中标本应集中放置在既醒目又不易触及的地方妥善保管;传送的容器应密闭,以确保标本不易打翻。

(3)术后手术医师与巡回护士共同核对,确认无误后加入标本固定液,登记签名后将标本置于标本室的指定处。

(4)专职工勤人员清点标本总数,准确无误后送病理室,病理室核对无误后签收。

(赵 伟)

第五节 普外科手术的护理

普通外科是外科领域中历史最长、发展较全面的学科。该学科内容广泛,是外科其他各专业学科的基础;其范围较大,除了各个专业学科,如颅脑外科、骨科、整形外科、泌尿外科等之外,其余未能包括在专科范围内的内容均属于普通外科的范畴。普通外科手术以腹部外科为基础,还包括了甲状腺疾病、乳腺疾病、周围血管疾病等。在实际工作中,普通外科又可分出一些学科,如胃肠外科、肛肠外科、肝胆外科、胰腺外科、周围血管外科等。下面以几个经典的普通外科手术为例,介绍手术的护理配合。

一、急性肠梗阻手术的护理配合

小肠分为十二指肠、空肠和回肠三部分,十二指肠起自胃幽门,与空肠交接处为十二指肠悬韧带(Treitz韧带)所固定。回肠末端连接盲肠,并具回盲瓣。空肠和回肠全部位于腹腔内,仅通过小肠系膜附着于腹后壁。肠梗阻是指肠内容物不能正常运行、顺利通过肠道,是外科常见急腹症之一常为物理性或功能性阻塞,发病部位主要为小肠。小肠梗阻是指小肠肠腔发生机械性阻塞或小肠正常生理位置发生不可逆变化,如肠套叠、肠嵌闭和肠扭转等。绝大多数机械性肠梗阻需作外科手术治疗,缺血性肠梗阻和绞窄性肠梗阻更需及时急诊手术处理。

(一)主要手术步骤及护理配合

1.手术前准备

手术患者取仰卧位,行全身麻醉。切口周围皮肤消毒范围为:上至剑突、下至大腿上1/3,两侧至腋中线。按照腹部正中切口手术铺巾法建立无菌区域。

2.主要手术步骤

(1)经腹正中切口开腹:22号大圆刀切开皮肤,电刀切开皮下组织、腹白线、腹膜,探查腹腔。

(2)分离:切开相应肠系膜,分离、切断肠系膜血管,传递血管钳2把钳夹血管,解剖剪剪断,慕丝线结扎或缝扎。

(3)分别切断肠管近远端:传递肠钳钳夹肠管,15号小圆刀于两肠钳间切断,移除标本,传递碘伏棉球擦拭残端(图17-1)。

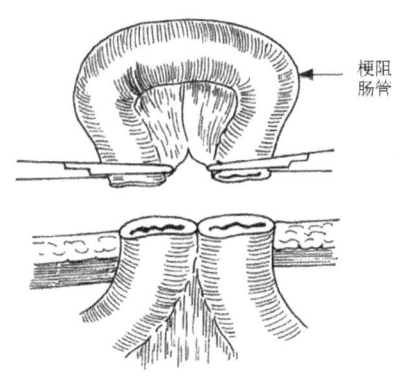

图17-1 切断肠管

(4)关闭腹腔:传递温生理盐水冲洗腹腔;放置引流管,三角针慕丝线固定;传递可吸收缝线或圆针慕丝线关腹。

(5)行肠肠吻合:对拢肠两断端,传递圆针慕丝线连续缝合或传递管型吻合器吻合(图17-2)。

(6)关闭肠系膜裂隙:传递圆针慕丝线或可吸收缝线间断缝合(图17-3)。

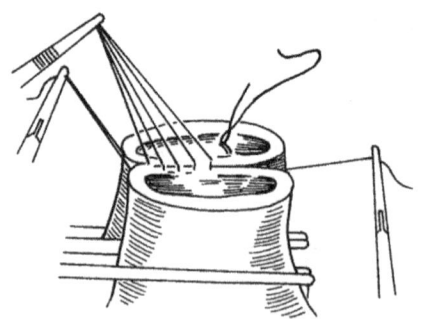

图 17-2 肠肠吻合

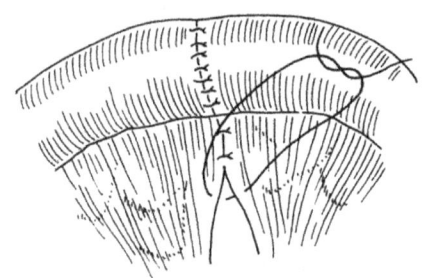

图 17-3 关闭肠系膜裂隙

(二)围术期特殊情况及处理

1.急诊手术,病情危急

手术室值班护士接到急诊手术通知单,立即安排手术间,联系相关病房做好术前准备,安排人员转运患者(病情危重的手术患者必须由手术医师陪同送至手术室)。

手术室护士按照手术要求,备齐手术器械及仪器等设备,如高频电刀、超声刀、负压吸引装置,检查仪器功能,并调试至备用状态。同时应预计可能出现的突发事件和可能需要的物品,以备不时之需。如这位患者为剖腹探查手术,除了肠道切除和吻合外,可能存在肠道破裂、腹腔污染的可能,因此必须备齐大量冲洗液体。

同时应通知手术医师及麻醉师及时到位,三方进行手术患者手术安全核查,保证在最短时间内开始手术。

2.肠道吻合的护理配合

肠道吻合器是临床常用的外科吻合装置之一,在手术使用时,主要做好以下护理配合。

(1)型号选择:应按照医师要求,根据肠腔直径和吻合位置,目测或利用测量器,选择不同型号的吻合器,目前常用的肠道吻合器型号有25~34号,并分直线和弯型吻合器。

(2)严格核对:手术医师要求使用32号直线型管型吻合器吻合肠腔,由于吻合器价格较为昂贵,为一次性高值耗材,巡回护士在打开吻合器外包装之前必须再次与手术医师认真确认吻合器的型号、规格,检查有效期及外包装完整性,均符合要求方可打开使用。

(3)配合使用:洗手护士将抵钉座组件取下交予手术医师,手术医师将抵钉座与吻合器头部分别放入将欲吻合的消化管两端,旋转吻合器手柄末端调节螺母,通过弹簧管及吻合器头部伸出的芯轴,将抵钉座连接固定于吻合器头部。医师进行击发,完成肠管钉合并切除消化管腔内多余的组织。

(4)使用后处置:吻合完成后,配合医师共同检查切下的组织切缘是否完整成环,以保证不出现吻合口瘘。吻合器使用后,按照一次性医疗废弃物标准处理,严禁任何人员将使用过的吻合器带出手术室。

二、甲状腺手术的护理配合

甲状腺是人体最大的内分泌腺体,位于甲状软骨下方,紧贴于气管两旁,由中央的峡部和左右两个侧叶构成。甲状腺由两层被膜包裹,内层被膜称甲状腺固有被膜,紧贴腺体并伸入到腺实质内;外层被膜称甲状腺外科被膜,易于剥离,两层被膜之间有甲状腺动、静脉、淋巴结、神经和甲状旁腺等,因此手术时分离甲状腺应在此两膜间进行。当单纯性甲状腺肿压迫气管、食管、喉返神经等引起临床症状,或巨大单纯甲状腺肿物影响患者生活工作,或结节性甲状腺肿有甲状腺功能亢进或恶变,或甲状腺良性肿瘤都应行甲状腺大部或部分(腺瘤小)切除,其中甲状腺腺瘤是最常见的甲状腺良性肿瘤。

(一)主要手术步骤及护理配合

1.手术前准备

手术患者取垂头仰卧位,行全身麻醉。切口周围皮肤消毒范围:上至下唇,下至乳头连线,两侧至斜方肌前缘。

2.主要手术步骤

(1)切开皮肤、皮下组织及肌肉:传递 22 号大圆刀在胸骨切迹上两横指处切皮下组织及颈阔肌。

(2)分离皮瓣:传递纱布,缝合在上下皮瓣处,牵引和保护皮肤;传递组织钳提起皮肤,电刀游离上、下皮瓣。

(3)暴露甲状腺:纵向打开颈白线,传递甲状腺拉钩牵开两侧颈前带状肌群,暴露甲状腺。

(4)处理甲状腺血管:传递圆针慕丝线缝扎甲状腺上动脉和上静脉、甲状腺下动脉和下静脉。

(5)处理峡部:传递血管钳或直角钳分离并钳夹峡部,传递 15 号小圆刀或解剖剪切除峡部。

(6)切下甲状腺组织:传递血管钳或蚊氏钳,沿预定切线依次钳夹,传递 15 号小圆刀切除,取下标本,切除时避免损伤喉返神经。传递慕丝线结扎残留甲状腺腺体,传递圆针慕丝线间断缝合甲状腺被膜。

(7)冲洗切口,置引流管,关切口:生理盐水冲洗,传递吸引器吸尽冲洗液并检查有无活动性出血;放置负压引流管置于甲状腺床,传递三角针慕丝线固定;传递圆针慕丝线依次缝合颈阔肌、皮下组织,三角针慕丝线缝合皮肤,或使用无损伤缝线进行皮内缝合,或使用专用皮肤吻合皮钉吻合皮肤。

(二)围术期特殊情况及处理

1.甲状腺次全切除术患者体位

甲状腺次全切除术的手术患者应放置垂头仰卧位,该体位适用于头面部及颈部手术。在手术患者全麻后,巡回护士与手术医师、麻醉师一同放置体位。放置垂头仰卧位时除了遵循体位放置一般原则外,还需注意:①在仰卧位的基础上,双肩下垫一肩垫平肩峰,抬高肩部 20°,使头后仰颈部向前突出,充分暴露手术野。②颈下垫颈枕,防止颈部悬空。③头下垫头圈,头两侧置小沙袋,固定头部,避免术中移动。④双手平放于身体两侧并使用中单将其保护、固定。⑤双膝用约束带固定。

2.甲状腺手术术中发生电刀故障

术中发生高频电刀报警,电刀无法正常工作使用,巡回护士应先检查连接线各部分完整性以及电刀连接线与电刀主机、电极板连接线与电刀主机的连接处,避免连接线折断或连接部位接触不紧密的情况发生;查看电极板与手术患者身体部位贴合是否紧密,是否放置在合适部位,当进行以上处理后问题仍未解除,应更换电刀头,如仍无法正常使用,更换高频电刀主机,及时联系厂家维修。此外,当手术医师反映电刀输出功率不够,要求加大功率时,巡回护士不可盲目加大功率,造成手术患者发生电灼伤隐患;应积极寻找原因,检查电刀各连接线连接是否紧密的同时,提醒洗手护士及时清除电刀头端的焦痂,保持良好传导性能。

3.手术并发症

手术患者在拔管后突然自觉呛咳、胸闷、心悸、呼吸困难、氧饱和度下降等情况,说明很可能由于手术止血不彻底,形成了切口内血肿。应立即通知手术医师及麻醉师进行抢救,并查看手术患者情况:若伤口敷料有渗血、颈部肿胀、负压引流内有大量新鲜血液,则可初步判断为切口内出血所致,应立即备好手术器械,准备二次手术止血。手术室护士首先应配合麻醉师再次气管插管,保持呼吸道通畅;传递线剪或拆钉器,协助手术医师打开切口,清除血肿,解除对气管的压迫,寻找并结扎出血的血管或组织,如手术患者情况仍无改善,则立即行气管切开。

三、肝移植手术的护理配合

移植术是指将一个体的细胞、组织或器官用手术或其他方法,移植到自体或另一个体的某一部位。人体移植学科的发展是20世纪医学最杰出的成就之一。从最早开展的输全血,到肾、肝、心、胰腺和胰岛、肺、甲状旁腺等器官组织的移植,一直发展到心肺、心肝、胰肾联合移植和腹内多器官联合移植,移植手术的操作技术和移植效果都取得了巨大成就。

近15年来,伴随外科技术、器官保存水平、免疫抑制剂运用等各医疗领域技术发展,作为移植手术中难度较高的肝移植也取得了飞速发展,成为治疗末期肝病的首选方法。目前,全世界肝移植中心已超过30个,每年平均以8 000例次为基数持续上升。标准的肝移植术式为原位肝移植,近年来创新多种术式,包括减体积性肝移植、活体部分肝移植、劈离式肝移植、背驮式原位肝移植(图17-4)等,其中活体肝移植是指从健康捐肝人体上切取部分肝脏作为供肝移植给患者的手术方式,其已成为众多先天性胆道闭锁患儿治疗的唯一选择。

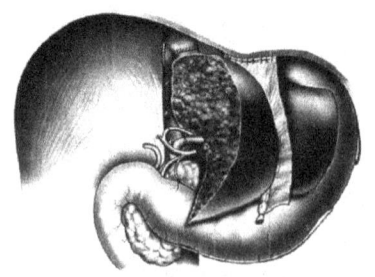

图17-4 背驮式肝移植

(一)主要手术步骤及护理配合

1.手术前准备

(1)物品准备:准备肝移植器械、肝移植双支点自动拉钩、肝移植显微器械及常用敷料包。准备高频电刀、负压吸引装置、氩气刀、变温毯、保温箱、DSA-C臂机、各种止血物品。

(2)患者准备:患者放置仰卧位,行全身麻醉。手术医师进行切口周围皮肤消毒,范围为上至颈,下至大腿中上 1/3,包括会阴部,两侧至腋中线。

(3)核对:手术划皮前巡回护士、手术医师和麻醉师三方进行 Time Out 核对患者身份、手术方式、术前备血情况等。

2.供体手术主要手术步骤

活体肝移植包括供体手术和受体手术两部分,供体手术通常为左半肝切除,具体操作如下。

(1)上腹部 L 形切口进腹:传递 22 号大圆刀划开皮肤;传递两把有齿镊、高频电刀配合常规进腹。

(2)安装肝移植悬吊拉钩:传递大纱布保护切口,按顺序安装悬吊拉钩。

(3)切除胆囊,进行胆道造影:传递小分离钳、无损伤镊、解剖剪游离胆囊和胆囊管,丝线结扎。传递硅胶管和抽有造影剂的 20 mL 针筒配合术中造影。

(4)解剖第一肝门:传递小分离钳、解剖剪进行游离;传递橡皮悬吊带牵引左肝动脉、门静脉左支。

(5)阻断左肝动脉、门静脉左支:传递无损伤镊、血管阻断夹进行阻断。

(6)切除肝脏实质:传递氩气刀或 CUSA 刀配合,遇到所有肝内管道结构,传递小分离钳、无损伤镊、解剖剪进行游离、钳夹、剪断,传递丝线进行结扎、缝扎或钛夹夹闭。

(7)处理左肝管:传递小分离钳进行游离;传递橡皮悬吊带牵引左肝管,穿刺造影确认左肝管位置后,传递解剖剪剪断并缝扎。

(8)游离左肝静脉:传递小分离钳、解剖剪,游离左肝静脉;传递橡皮悬吊带牵引。

(9)供肝血管离断、切除供肝:传递小分离钳、解剖剪剪断左肝动脉;传递 2 把门静脉阻断钳、解剖剪断门静脉左支;传递肝静脉阻断钳、解剖剪剪断左肝静脉。

(10)止血、关腹:传递无损伤缝针关闭血管及胆道残端;传递引流管;传递圆针慕丝线缝合肌肉和皮下组织,三角针慕丝线缝皮。

3.受体手术主要手术步骤

(1)上腹部 Mercede 切口(Mercede 切口又称"人字形"切口,先在肋缘下 2 横指做弧形切口,再做一纵向切口向上至剑突下)进腹:传递 22 号大圆刀划开皮肤;传递两把有齿镊、电刀配合常规进腹。

(2)肝周韧带及第一肝门、第二肝门的游离解剖:传递小分离钳、解剖剪、电刀进行游离解剖;遇血管分支准备结扎、缝扎或钛夹传递;传递橡皮悬吊带对肝动脉、门静脉、肝静脉进行牵引。

(3)切除病肝,准备供肝植入:传递阻断钳和血管阻断夹进行血管阻断。

(4)依次行供受体肝静脉、门静脉、肝动脉及胆道的吻合:传递无损伤镊、笔式持针器和无损伤缝针进行配合;在吻合肝动脉时,巡回护士须及时准备术中用显微镜;洗手护士传递显微镊、显微剪刀配合动脉吻合。

(5)止血,放置引流管,关腹:准备各类止血用物,传递引流管进行放置;传递碘伏与生理盐水 1∶10 配制的冲洗溶液及大量灭菌注射用水进行腹腔及伤口冲洗;传递圆针慕丝线关腹。

4.术后处置

巡回护士协助麻醉师妥善固定气管导管;连接腹腔引流管与集尿袋,并妥善固定,观察引流液色、质、量。仔细检查手术患者皮肤状况,尤其是骶尾部、足跟、肩胛骨、手臂肘部和枕部。监测手术患者体温,控制室温,做好保暖措施,预防术后低体温发生。巡回护士与麻醉师、手术医师一同送患者入 ICU。若手术患者为肝炎病毒携带者,则术后按一般感染手术术后处理原则进行用物和环境处理。

(二)围术期特殊情况及处理

1.肝移植手术过程中变温毯操作

(1)变温毯(以"Blanketrol Ⅱ型变温毯"为例)操作步骤如下。①手术前:检查蓄水池内水量及水位→安装耦合接头,阴阳相接→确认连接管已接好→放平水毯。②手术时:插入电源插头→打开总电源,开关处于"On"→机器自检,控制面板显示"CK STEPT"→按下"TEMPSET"开关→按上下箭头调节所需水温→按下"Manual Control"启动变温毯。

(2)使用"Blanketrol Ⅱ型变温毯"的注意事项:①蓄水池内只能使用蒸馏水,禁止使用去离子水,大部分的去离子水不是 pH 为 7 的中性水。如果去离子水是酸性,它将导致电池效应,铜质制冷机将开始腐蚀,最终导致制冷机系统泄漏。②禁止使用乙醇,因为乙醇会腐蚀变温毯。③蓄水池应每月更换蒸馏水,保护蓄水池不受细菌污染。④变温毯禁止在无水条件下操作,避免该情况引起对内部组件的破坏。⑤禁止蓄水池内过分充水,当变温毯里的水流回进处于关闭状态的系统当中,过分充水可能导致溢出。⑥禁止在患者和变温毯之间放置额外的加热设备,引起皮肤损伤。⑦患者和变温毯之间的区域应该保持干燥以避免患者意外受伤。⑧使用变温毯每隔 20 分钟,或者在医师的指导下,巡回护士应检查患者的体温和与变温毯接触区域的皮肤状况,同时检查变温毯里的水温,对小儿患者、温度敏感者、血管疾病患者必须更为频繁地进行检查。⑨关闭变温毯电源开关时,应待水毯内的水回流到蓄水器内(让管子和变温毯连接 10 分钟以上)再拔出电源线。

2.手术过程中使用氩气刀的注意事项

每次使用前,先检查钢瓶内氩气余量。操作时一定要先开氩气再开机,先关氩气再关机。术中使用时将电刀头缩回并打开氩气,将氩气喷头对准渗血部位,按下电凝开关。注意提醒手术医师氩气刀适当的工作距离,氩气刀刀头与创面最佳工作距离一般为 1~1.5 cm,禁止将氩气刀刀头直接接触创面工作。使用时注意观察氩气刀喷射时氩弧颜色:正常为蓝色,出现发红则说明工作距离太近。选择合适喷射角度使氩气喷头与受损组织成 45°~60°最佳。每次使用完毕后,检查钢瓶内氩气余量,当余量不足时应充足备用。

(赵　伟)

参考文献

[1] 马戎.外科手术学基础[M].北京:科学出版社,2023.

[2] 张文涛,林涛,邓兴旺,等.实用外科常见疾病诊治[M].青岛:中国海洋大学出版社,2022.

[3] 门中俊.普外科治疗路径与案例精解[M].南昌:江西科学技术出版社,2022.

[4] 夏士涛,倪文凤,王振姣,等.临床外科疾病诊治精要[M].南京:江苏凤凰科学技术出版社,2022.

[5] 彭笑怒.胸外科基础与手术精要[M].上海:上海交通大学出版社,2023.

[6] 薛勇.普外科疾病诊疗基础与实践应用[M].汕头:汕头大学出版社,2022.

[7] 宁尚波.现代外科技术与手术治疗方法[M].北京:中国纺织出版社,2022.

[8] 苏成海.普通外科疾病手术与围术期管理[M].上海:上海交通大学出版社,2023.

[9] 李步军,孙小钧,廉恩英,等.普外科疾病诊疗与并发症防治[M].哈尔滨:黑龙江科学技术出版社,2022.

[10] 张义,苗挺,郭元鹏,等.现代外科临床治疗学[M].上海:上海科学技术文献出版社,2023.

[11] 李学礼,丁凯,贺伟,等.外科疾病诊治基础与临床进展[M].北京/西安:世界图书出版公司,2022.

[12] 张海波,马维昌,李北镇,等.实用外科常见病诊断与手术治疗[M].上海:上海科学普及出版社,2022.

[13] 王振波.实用普通外科疾病处置与手术[M].上海:上海交通大学出版社,2023.

[14] 周福生,徐存东,刘大成,等.普外科疾病临床实践[M].哈尔滨:黑龙江科学技术出版社,2022.

[15] 刘磊.临床外科常见病规范化诊疗与实践[M].沈阳:辽宁科学技术出版社,2022.

[16] 刘丛丛,戴永花,匙国静,等.外科疾病诊断治疗与护理[M].成都:四川科学技术出版社,2023.

[17] 赵秀瑶,付强,张景坤,等.现代外科常见病与微创手术[M].哈尔滨:黑龙江科学技术出版社,2022.

[18] 姜金栋.临床心胸外科诊疗进展[M].上海:上海交通大学出版社,2023.

[19] 高善语,王次保,邹俊卿,等.普通外科特色技术与微创治疗[M].哈尔滨:黑龙江科学技术出版社,2022.

[20] 赵日志.普通外科疾病理论与实践[M].上海:上海交通大学出版社,2023.

[21] 田浩,孙艳南,昌春雷,等.普通外科疾病诊疗方法与手术要点[M].北京:中国纺织出版社,2022.

[22] 王文鹏,陈德强,李宗枝,等.外科医师临床必备[M].哈尔滨:黑龙江科学技术出版社,2022.

[23] 杨阳,王伟,刘兰峰.外科常见疾病临床思维与实践[M].上海:上海交通大学出版社,2023.

[24] 王新伟,宋小颖,李闯,等.普外科临床诊治与案例解析[M].南昌:江西科学技术出版社,2022.

[25] 何巍,逯家宇,陈枝.临床外科与麻醉[M].汕头:汕头大学出版社,2022.

[26] 许振国.外科手术学实验教程[M].北京:中国中医药出版社,2023.

[27] 赵德伟,徐永清,柴益民,等.显微外科手术教程[M].北京:人民卫生出版社,2022.

[28] 王大鹏.新编外科诊疗学[M].天津:天津科学技术出版社,2022.

[29] 任珊珊,吴海燕,刘治祥,等.临床外科常见病诊断与治疗[M].上海:上海科学普及出版社,2023.

[30] 李清晨.外科札记[M].北京:清华大学出版社,2022.

[31] 景小松.普外科诊疗精要与病例解析[M].开封:河南大学出版社,2023.

[32] 王瀚锐,陈云飞,黄勇平,等.普外科常见疾病诊疗与周围血管外科手术技巧[M].北京:中国纺织出版社,2022.

[33] 丁志刚,王强,丁嘉宁.外科综合治疗新思维[M].汕头:汕头大学出版社,2022.

[34] 朱广勇.外科常见病手术治疗与麻醉[M].青岛:中国海洋大学出版社,2023.

[35] 栾术亮.实用普通外科临床实践[M].汕头:汕头大学出版社,2022.

[36] 黑发贤,郭卫东,谈震,等.胆囊结石致胆囊十二指肠内瘘一例[J].肝胆胰外科杂志,2023,35(12):760-762.

[37] 王玲.经消化内镜上止血夹与注射肾上腺素治疗胃十二指肠出血的效果比较[J].中国现代药物应用,2023,17(4):56-59.

[38] 王海涛,张芃芃,张浩荡,等.IVIM-DWI 和 T1 mapping 动态评估 COVID-19 康复者肝脏损伤[J].中国医学影像学杂志,2023,31(6):622-629.

[39] 杜宁,陈曦,刘桂杰,等.17 例自发性脾破裂临床分析[J].中国现代普通外科进展,2023,26(8):630-630.

[40] 李林兵,刘玉贵,贺进军,等.腹腔镜联合十二指肠镜与腹腔镜联合胆道镜手术治疗急性胆源性胰腺炎伴胆囊结石的疗效对比[J].中国临床医生杂志,2023,51(4):451-454.